CIRURGIA ORAL e MAXILOFACIAL CONTEMPORÂNEA

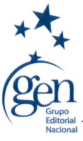

O GEN | Grupo Editorial Nacional – maior plataforma editorial brasileira no segmento científico, técnico e profissional – publica conteúdos nas áreas de ciências da saúde, exatas, humanas, jurídicas e sociais aplicadas, além de prover serviços direcionados à educação continuada e à preparação para concursos.

As editoras que integram o GEN, das mais respeitadas no mercado editorial, construíram catálogos inigualáveis, com obras decisivas para a formação acadêmica e o aperfeiçoamento de várias gerações de profissionais e estudantes, tendo se tornado sinônimo de qualidade e seriedade.

A missão do GEN e dos núcleos de conteúdo que o compõem é prover a melhor informação científica e distribuí-la de maneira flexível e conveniente, a preços justos, gerando benefícios e servindo a autores, docentes, livreiros, funcionários, colaboradores e acionistas.

Nosso comportamento ético incondicional e nossa responsabilidade social e ambiental são reforçados pela natureza educacional de nossa atividade e dão sustentabilidade ao crescimento contínuo e à rentabilidade do grupo.

CIRURGIA ORAL e MAXILOFACIAL CONTEMPORÂNEA

JAMES R. HUPP, DMD, MD, JD, MBA
Vice Dean for Student and Faculty Experience
Professor of Surgery
Elson S. Floyd College of Medicine
Washington State University
Spokane, Washington
Founding Dean and Professor Emeritus
School of Dental Medicine
East Carolina University
Greenville, North Carolina

EDWARD ELLIS III, DDS, MS
Professor and Chair
Department of Oral and Maxillofacial Surgery
University of Texas Health Science Center
San Antonio, Texas

MYRON R. TUCKER, DDS
Oral and Maxillofacial Surgery Education Consultant
Charlotte, North Carolina
Isle of Palms, South Carolina
Adjunct Clinical Professor
Department of Oral and Maxillofacial Surgery
Louisiana State University
New Orleans, Louisiana

Sétima edição

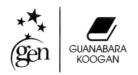

- Os autores deste livro e a editora empenharam seus melhores esforços para assegurar que as informações e os procedimentos apresentados no texto estejam em acordo com os padrões aceitos à época da publicação, *e todos os dados foram atualizados pelos autores até a data do fechamento do livro.* Entretanto, tendo em conta a evolução das ciências, as atualizações legislativas, as mudanças regulamentares governamentais e o constante fluxo de novas informações sobre os temas que constam do livro, recomendamos enfaticamente que os leitores consultem sempre outras fontes fidedignas, de modo a se certificarem de que as informações contidas no texto estão corretas e de que não houve alterações nas recomendações ou na legislação regulamentadora.

- Data do fechamento do livro: 10/12/2020

- Os autores e a editora se empenharam para citar adequadamente e dar o devido crédito a todos os detentores de direitos autorais de qualquer material utilizado neste livro, dispondo-se a possíveis acertos posteriores caso, inadvertida e involuntariamente, a identificação de algum deles tenha sido omitida.

- **Atendimento ao cliente: (11) 5080-0751 | faleconosco@grupogen.com.br**

- Traduzido de:
CONTEMPORARY ORAL AND MAXILLOFACIAL SURGERY, SEVENTH EDITION.
Copyright © 2019 by Elsevier, Inc.
Previous editions copyrighted 2014, 2008, 2003, 1998, 1993, 1988 by Mosby, Inc., an affiliate of Elsevier, Inc.
All rights reserved.

  This edition *Contemporary Oral and Maxillofacial Surgery, 7th edition*, by James R. Hupp, Edward Ellis III and Myron R. Tucker, is published by arrangement with Elsevier Inc.
ISBN: 978-0-323-55221-9
Esta edição de *Contemporary Oral and Maxillofacial Surgery, 7ª edição*, by James R. Hupp, Edward Ellis III e Myron R. Tucker, é publicada por acordo com a Elsevier Inc.

- Direitos exclusivos para a língua portuguesa
Copyright © 2021 by
GEN | Grupo Editorial Nacional S.A.
Publicado pelo selo Editora Guanabara Koogan Ltda.
Travessa do Ouvidor, 11
Rio de Janeiro – RJ – CEP 20040-040
www.grupogen.com.br

- Reservados todos os direitos. É proibida a duplicação ou reprodução deste volume, no todo ou em parte, em quaisquer formas ou por quaisquer meios (eletrônico, mecânico, gravação, fotocópia, distribuição pela Internet ou outros), sem permissão, por escrito, do GEN | Grupo Editorial Nacional Participações S/A.

- Capa: Bruno Sales

- Editoração eletrônica: Diretriz

Nota
Este livro foi produzido pelo GEN	Grupo Editorial Nacional, sob sua exclusiva responsabilidade. Profissionais da área da Saúde devem fundamentar-se em sua própria experiência e em seu conhecimento para avaliar quaisquer informações, métodos, substâncias ou experimentos descritos nesta publicação antes de empregá-los. O rápido avanço nas Ciências da Saúde requer que diagnósticos e posologias de fármacos, em especial, sejam confirmados em outras fontes confiáveis. Para todos os efeitos legais, a Elsevier, os autores, os editores ou colaboradores relacionados a esta obra não podem ser responsabilizados por qualquer dano ou prejuízo causado a pessoas físicas ou jurídicas em decorrência de produtos, recomendações, instruções ou aplicações de métodos, procedimentos ou ideias contidos neste livro.

- Ficha catalográfica

H927c
7. ed.

Hupp, James R.
　Cirurgia oral e maxilofacial contemporânea / James R. Hupp, Edward Ellis III, Myron R. Tucker ; [revisão técnica André Takahashi ... et al.] ; [tradução Flor de Letras (Firma)]. - 7. ed. - Rio de Janeiro : GEN | Grupo Editorial Nacional S.A. Publicado pelo selo Editora Guanabara Koogan Ltda., 2021.
696 p. : il. ; 28 cm.

　Tradução de: Hupp - contemporary oral and maxillofacial surgery, 7th edition
　Apêndice
　Inclui índice
　ISBN 978-85-9515-778-1

　1. Boca - Cirurgia. 2. Maxilares - Cirurgia. 3. Face - Cirurgia. I. Ellis III, Edward. II. Tucker, Myron R. III. Takahashi, André. IV. Flor de Letras (Firma). V. Título.

20-67758　　　　　　　　　　　　　　　　　　　　　　　　　　　CDD: 617.522059
　　　　　　　　　　　　　　　　　　　　　　　　　　　　　　　　CDU: 616.31-089

Leandra Felix da Cruz Candido – Bibliotecária – CRB-7/6135

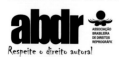

Revisão Técnica e Tradução

REVISÃO TÉCNICA

André Takahashi
(Capítulos 1 a 4, 6 a 8, 12, 13, 24 a 27)
Cirurgião-Dentista pela Faculdade de Odontologia de Araçatuba, da Universidade Estadual Paulista "Júlio de Mesquita Filho" (FOA-UNESP). Mestre em Cirurgia e Traumatologia Bucomaxilofacial pela Universidade de São Paulo (USP). Doutor em Cirurgia e Traumatologia Bucomaxilofacial pela Pontifícia Universidade Católica do Rio Grande do Sul (PUCRS). Especialista em Gestão em Saúde e Bacharel em Direito pela Universidade Estadual de Ponta Grossa (UEPG). Especialista em Direito Penal e Processual Penal pela Escola Paulista de Direito (EPD-SP). Professor Associado de Cirurgia e Traumatologia Bucomaxilofacial no Departamento de Odontologia da UEPG.

Elio Hitoshi Shinohara
(Capítulos 22 e 23)
Cirurgião-Dentista e Doutor em Odontologia (Estomatologia) pela Faculdade de Odontologia de Araçatuba, da Universidade Estadual Paulista "Júlio de Mesquita Filho" (FOA-UNESP). Residência Odontológica no Hospital A.C. Camargo. Especialista em Cirurgia Bucomaxilofacial pelo Capítulo VIII (São Paulo) do Colégio Brasileiro de Cirurgia e Traumatologia Bucomaxilofacial (CBCTBMF). Assistente do Serviço de Cirurgia e Traumatologia Bucomaxilofacial no Hospital Regional de Osasco (SUS-SP). Professor Orientador do Programa de Pós-Graduação em Odontologia da Universidade Ibirapuera (UNIB).

Ellen Cristina Gaetti Jardim
(Capítulos 15, 17, 18)
Especialista, Mestre e Doutora em Cirurgia e Traumatologia Bucomaxilofacial. Especialista e Mestre em Estomatologia. Cirurgiã-Dentista pela Faculdade de Odontologia de Araçatuba, da Universidade Estadual Paulista "Júlio de Mesquita Filho" (FOA-UNESP). Professora Adjunta da área de Cirurgia e Traumatologia Bucomaxilofacial da Faculdade de Odontologia da Universidade Federal de Mato Grosso do Sul (FAODO-UFMS). Tutora da Residência em Cirurgia e Traumatologia Bucomaxilofacial e da Residência Multiprofissional do Hospital Universitário Maria Aparecida Pedrossian, da Universidade Federal de Mato Grosso do Sul (HUMAP-UFMS).

Fernando Kendi Horikawa
(Capítulos 19 a 21)
Cirurgião-Dentista pela Faculdade de Odontologia de Araçatuba, da Universidade Estadual Paulista "Júlio de Mesquita Filho" (FOA-UNESP). Residência em Cirurgia e Traumatologia Bucomaxilofacial na Santa Casa de São Paulo. Doutor em Diagnóstico Bucal pela Faculdade de Odontologia da Universidade de São Paulo (FOUSP). Assistente do Serviço de Cirurgia e Traumatologia Bucomaxilofacial do Hospital Regional de Osasco (SUS-SP).

Gleisse Wantowski
(Capítulo 5)
Cirurgiã-Dentista. Especialista em Cirurgia e Traumatologia Bucomaxilofacial pela Associação Paulista de Cirurgiões-Dentistas (APCD) Bauru. Mestre em Cirurgia e Traumatologia Bucomaxilofacial e Doutora em Estomatologia pela Pontifícia Universidade Católica do Rio Grande do Sul (PUCRS). Professora da disciplina de Cirurgia e do curso de Especialização em Cirurgia e Traumatologia Bucomaxilofacial na Universidade Positivo.

Hedelson Odenir Iecher Borges
(Capítulo 16)
Cirurgião-Dentista. Especialista em Implantodontia. Especialista, Mestre e Doutor em Cirurgia e Traumatologia Bucomaxilofacial. Professor Associado do Departamento de Medicina Oral e Odontologia Infantil da Universidade Estadual de Londrina.

Ivy Kiemle Trindade Suedam
(Capítulo 28)
Cirurgiã-Dentista pela Faculdade de Odontologia de Bauru, da Universidade de São Paulo (FOB-USP). Professora Associada do Departamento de Ciências Biológicas, disciplina de Fisiologia, pela FOB-USP. Docente Pesquisadora do Laboratório de Fisiologia do Hospital de Reabilitação de Anomalias Craniofaciais da Universidade de São Paulo (HRAC-USP). Adjunct Assistant Professor, School of Dentistry, University of North Carolina, USA. Pós-Doutoramento em Fisiologia Oral pelo HRAC-USP. Doutora em Periodontia pela Universidade Estadual Paulista "Júlio de Mesquita Filho" (UNESP) Araraquara. Mestre em Cirurgia Bucomaxilofacial pela Faculdade de Odontologia da Universidade de São Paulo (FOUSP). Aperfeiçoamento em Cirurgia Bucal no HRAC-USP.

Marconi Eduardo Sousa Maciel Santos
(Capítulo 11)
Cirurgião-Dentista. Especialista em Morfologia pela Universidade Federal de Pernambuco (UFPE). Especialista e Mestre em Cirurgia e Traumatologia Bucomaxilofacial pela Pontifícia Universidade Católica do Rio Grande do Sul (PUCRS). Doutorado e Pós-Doutorado em Cirurgia e Traumatologia Bucomaxilofacial pela Universidade de Pernambuco (UPE). Professor Adjunto e Coordenador do Curso de Graduação em Odontologia do Centro Universitário Tabosa de Almeida (ASCES-UNITA), em Caruaru, PE. Professor Adjunto na UPE, Campus Arcoverde, PE.

Otacílio Luiz Chagas Júnior
(Capítulos 30 e 31)
Cirurgião-Dentista pela Universidade Federal do Rio Grande do Norte (UFRN). Mestre e Doutor em Cirugia e Traumatologia Bucomaxilofacial pela Pontifícia Universidade Católica do Rio Grande do Sul (PUCRS). Professor Associado do Departamento de Cirurgia e Traumatologia Bucomaxilofacial da Faculdade de Odontologia da Universidade Federal de Pelotas (UFPEL).

Roger Lanes Silveira
(Capítulo 29)
Cirurgião-Dentista pela Pontifícia Universidade Católica de Minas Gerais (PUCMG). Doutor, Mestre e Especialista em Cirurgia e Traumatologia Bucomaxilofacial Pela PUC do Rio Grande do Sul (PUCRS). Membro Titular do Colégio Brasileiro de Cirurgia Bucomaxilofacial. Cirurgião Bucomaxilofacial e Subcoordenador do Curso de Residência em Cirurgia e Traumatologia Bucomaxilofacial do Hospital de Pronto Socorro João XXIII – Fundação Hospitalar do Estado de Minas Gerais (FHEMIG). Habilitação em Odontologia Hospitalar pelo Conselho Federal de Odontologia/Conselho Regional de Odontologia de Minas Gerais (CFO/CRO-MG). Médico pelo Centro Universitário de Belo Horizonte (UNI-BH). Otorrinolaringologista e Cirurgião Cervicofacial na Santa Casa de BH/Sociedade Brasileira de Otorrinolaringologia e Cirurgia Cervicofacial. Especialista em Cirurgia de Cabeça e Pescoço pela Santa Casa de BH. Cirurgião Craniomaxilofacial pela Sociedade Brasileira de Cirurgia Craniomaxilofacial. Médico Assistente (Preceptor) da Equipe de Otorrinolaringologia e Cirurgia de Cabeça e Pescoço da Santa Casa de BH. Médico da equipe de Otorrinolaringologia e Cirurgia Cervicofacial do Hospital Mater Dei (Contorno/Betim-Contagem), responsável pela área de Cirurgia Craniomaxilofacial.

Rosilene Andrea Machado
(Capítulos 9 e 10)
Cirurgiã-Dentista pela Pontifícia Universidade Católica do Paraná (PUCPR). Mestre em Cirurgia e Traumatologia Bucomaxilofacial pela PUC do Rio Grande do Sul (PUCRS). Especialista em Ortodontia pela Associação Brasileira de Odontologia (ABO), Curitiba, PR.

TRADUÇÃO
Flor de Letras

Minhas contribuições para este livro são dedicadas à minha família maravilhosamente solidária: Carmen, minha esposa, melhor amiga e o amor da minha vida; nossos filhos, Jamie, Justin, Joelle e Jordan; nossas filhas e genros, Natacha, Joe, Jordan e Ted; e nossos preciosos netos, Peyton, Morgan e Owen.

James R. Hupp

Aos muitos estudantes e residentes que me permitiram participar de sua educação.

Edward Ellis III

Para todas as pessoas com quem trabalhei nos últimos 40 anos em cirurgia bucomaxilofacial, incluindo meus mentores, os colegas de trabalho, residentes, estudantes e a equipe que me apoiou tanto. Vocês todos sabem quem são.

Myron R. Tucker

Colaboradores

Richard Bauer, DMD, MD
Assistant Professor, Department of Oral and Maxillofacial Surgery, University of Pittsburgh (Pittsburgh, Pennsylvania).

Troy R. Eans, DMD
Clinical Assistant Professor, Prosthodontics, University of Pittsburgh (Pittsburgh, Pennsylvania).

Edward Ellis III, DDS, MS
Professor and Chair, Oral and Maxillofacial Surgery, University of Texas Health Science Center (San Antonio, Texas).

Brian Farrell, DDS, MD, FACS
Private Practice and Fellowship Director, Carolinas Center for Oral and Facial Surgery (Charlotte, North Carolina). Assistant Clinical Professor, Department of Oral and Maxillofacial Surgery, Louisiana State University Health Science Center (New Orleans, Louisiana).

Tirbod Fattahi, DDS, MD, FACS
Professor and Chair, Department of Oral and Maxillofacial Surgery, University of Florida College of Medicine (Jacksonville, Florida).

Michael Han, DDS
Assistant Professor, Oral and Maxillofacial Surgery, University of Illinois at Chicago (Chicago, Illinois).

Michaell Huber, DDS
Professor & Diplomate, American Board of Oral Medicine, Department of Comprehensive Dentistry, UT Health San Antonio School of Dentistry (San Antonio, Texas).

James Hupp, DMD, MD, JD, MBA
Vice Dean for Student and Faculty Experience, Professor of Surgery, Elson S. Floyd College of Medicine, Washington State University (Spokane, Washington). Founding Dean and Professor Emeritus, School of Dental Medicine, East Carolina University (Greenville, North Carolina).

Antonia Kolokythas, DDS, MSc, FACS
Head and Program Director, Oral and Maxillofacial Surgery, University of Rochester (Rochester, New York).

Stuart Lieblich, DMD
Clinical Professor, Oral and Maxillofacial Surgery, University of Connecticut (Farmington, Connecticut). Private Practice, Avon Oral and Maxillofacial Surgery (Avon, Connecticut).

Michael R. Markiewicz, DDS, MPH, MD
Assistant Professor, Oral and Maxillofacial Surgery, University of Illinois at Chicago Cancer Center. Assistant Professor, Feinberg School of Medicine, Northwestern University. Assistant Professor, Ann & Robert H. Lurie Children's Hospital (Chicago, Illinois).

Michael Miloro, DMD, MD, FACS
Professor, Department Head, and Program Director, Oral and Maxillofacial Surgery, University of Illinois (Chicago, Illinois).

John Nale, DMD, MD, FACS
Assistant Clinical Professor, Oral and Maxillofacial Surgery, Louisiana State University Health Science Center (New Orleans, Louisiana). Private Practice, Carolinas Center for Oral and Facial Surgery (Charlotte, North Carolina).

Edward M. Narcisi, DMD
Assistant Clinical Professor, Department of Restorative Dentistry, Clinical Co-Director, Multi-Disciplinary Implant Center, Clinical Co-Director, University of Pittsburgh Medical Center Presbyterian (Shadyside). School of Dental Medicine, University of Pittsburgh. Private Practice (Pittsburgh, Pennsylvania).

Mark W. Ochs, DMD, MD
Professor and Chair, Department of Oral and Maxillofacial Surgery, School of Dental Medicine University of Pittsburgh. Professor, Otolaryngology-Head and Neck Surgery, University of Pittsburgh Medical Center (Pittsburgh, Pennsylvania).

Salam O. Salman, DDS, MD, FACS
Residency Program Director and Assistant Professor, Department of Oral and Maxillofacial Surgery University of Florida College of Medicine (Jacksonville, Florida).

Myron R. Tucker, DDS
Oral and Maxillofacial Surgery Educational Consultant (Charlotte, North Carolina; Isle of Palms, South Carolina). Adjunct Clinical Professor, Department of Oral and Maxillofacial Surgery, Louisiana State University (New Orleans, Louisiana).

Alison Yeung, DDS, MD
Clinical Assistant Professor, Division of Oral and Maxillofacial Surgery, School of Dental Medicine, East Carolina University (Greenville, North Carolina).

Prefácio

A sétima edição de *Cirurgia Oral e Maxilofacial Contemporânea*, adotada internacionalmente e muito celebrada, destina-se a fornecer aos cirurgiões-dentistas, iniciantes ou não, os princípios fundamentais da avaliação clínica, do plano de tratamento e dos cuidados cirúrgicos para pacientes com doenças e deformidades da região oral e maxilofacial. Ela contém importantes detalhes sobre as técnicas de avaliação, diagnóstico e cuidados para problemas clínicos comumente tratados pelo cirurgião-dentista clínico geral. O grande número de ilustrações torna as técnicas cirúrgicas facilmente compreensíveis e aumenta a valorização dos leitores quanto à base biológica e aos fundamentos técnicos, possibilitando que eles conduzam situações cirúrgicas de rotina, bem como aquelas que vão além de "casos de livros didáticos".

Esta sétima edição tem dois objetivos principais: (1) apresentar uma descrição abrangente dos procedimentos básicos de cirurgias bucais realizadas por clínicos gerais e (2) oferecer informações sobre avaliação e tratamento avançados de procedimentos cirúrgicos mais complexos para pacientes com problemas que, em geral, são tratados por cirurgiões bucomaxilofaciais especialistas, mas que são comumente atendidos primariamente e avaliados por outros cirurgiões-dentistas.

Se você é um estudante de Odontologia, residente ou já formado, este livro é um excelente recurso para adicionar à sua biblioteca profissional e consultar regularmente no atendimento ao paciente.

Novidades desta edição

Os Capítulos 1 e 2, *Avaliação Pré-Operatória* e *Prevenção e Tratamento de Emergências Clínicas*, foram completamente atualizados.

O Capítulo 6, *Controle da Dor e da Ansiedade na Clínica Cirúrgica*, é inteiramente novo, com uma abordagem sucinta de anestesia local e sedação com óxido nitroso, uma vez que elas se relacionam com a cirurgia bucal em consultório.

No Capítulo 8, *Princípios da Exodontia de Rotina*, novas fotografias e ilustrações ajudam a melhorar a compreensão dos procedimentos exodônticos de rotina.

O Capítulo 11, *Manejo do Paciente Pós-Exodontia*, oferece informações abrangentes sobre como prevenir e administrar as sequelas pós-operatórias e as complicações da exodontia.

O Capítulo 12, *Considerações Médico-Legais*, foi atualizado com as mais recentes informações do Health Insurance Portability and Accountability Act (HIPAA) e do Affordable Health Care Act, que dizem respeito à odontologia e à cirurgia bucomaxilofacial.

O Capítulo 15, *Tratamento com Implantes: Conceitos Avançados e Casos Complexos*, foi atualizado com as mais recentes opções de planejamento virtual, além de novos casos.

O Capítulo 20, *Doenças Odontogênicas dos Seios Maxilares*, inclui tratamento e manejo clínicos atualizados e com procedimentos endoscópicos.

O Capítulo 21, *Diagnóstico e Tratamento dos Distúrbios das Glândulas Salivares*, contém atualizações de técnicas de imagem e tratamento clínico.

No Capítulo 25, *Tratamento das Fraturas Faciais*, novos casos foram adicionados, com ênfase nas mais recentes utilizações da cirurgia guiada por imagens.

No Capítulo 26, *Correção de Deformidades Dentofaciais*, as aplicações mais atuais do planejamento cirúrgico virtual computadorizado foram ampliadas. Além disso, novas ilustrações usando a tecnologia *Dolphin Aquarium* foram adicionadas para demonstrar osteotomias cirúrgicas, juntamente com muitos novos relatos de casos.

O Capítulo 27, *Cirurgia Facial Cosmética*, foi reescrito por um novo autor, enfatizando o escopo completo da cirurgia facial cosmética e incluindo os tratamentos cirúrgico e não cirúrgico da face envelhecida.

O Capítulo 29, *Reconstrução Cirúrgica dos Defeitos Mandibulares*, inclui novas informações sobre o uso da combinação de proteína óssea morfogenética, concentrado de células aspiradas da medula óssea e osso alógeno para reconstruir as mandíbulas sem a necessidade de grandes enxertos ósseos autógenos.

O Capítulo 31, *Tratamento das Disfunções Temporomandibulares*, recebeu atualizações sobre a conduta clínica não cirúrgica. Ademais, os conceitos mais recentes de reconstrução da degeneração grave da articulação temporomandibular e a tecnologia atual para a substituição da articulação foram ampliados.

Agradecimentos

Agradeço a Katie DeFrancesco, por sua paciência e seu trabalho árduo gerenciando a produção desta edição. Sou grato a Makani Dollinger, Cameron McGee, Jordan White e Alison Yeung, por concordarem em posar para as novas fotografias, e a Steven Lichti por tirar as fotos. Também expresso minha gratidão aos colegas do corpo docente, os Drs. Alison Yeung e Steven Thompson, pelo apoio enquanto eu estava preparando minhas contribuições.

James R. Hupp

Agradeço à minha filha, Ashley Tucker, por todo o trabalho de *design* gráfico realizado para minhas publicações nos últimos 12 anos.

Myron R. Tucker

Estou em débito com todos aqueles que facilitaram minha educação. Esta lista inclui meus professores, colegas e residentes.

Edward Ellis III

Sumário

Parte 1 Princípios da Cirurgia, *1*

1. Avaliação Pré-Operatória, *2*
   James R. Hupp e Alison Yeung

2. Prevenção e Tratamento de Emergências Clínicas, *20*
   James R. Hupp e Alison Yeung

3. Princípios da Cirurgia, *39*
   James R. Hupp

4. Reparo de Feridas, *45*
   James R. Hupp

5. Controle de Infecções na Prática Cirúrgica, *55*
   James R. Hupp

6. Controle da Dor e da Ansiedade na Clínica Cirúrgica, *66*
   James R. Hupp

Parte 2 Princípios da Exodontia, *81*

7. Instrumental para Cirurgia Bucal Básica, *82*
   James R. Hupp

8. Princípios da Exodontia de Rotina, *104*
   James R. Hupp

9. Princípios da Exodontia Complexa, *132*
   James R. Hupp

10. Princípios de Tratamento para Dentes Impactados, *156*
    James R. Hupp

11. Manejo do Paciente Pós-Exodontia, *181*
    James R. Hupp

12. Considerações Médico-Legais, *200*
    Myron R. Tucker e James R. Hupp

Parte 3 Cirurgia Pré-Protética e de Implantes, *213*

13. Cirurgia Pré-Protética, *214*
    Myron R. Tucker e Richard E. Bauer

14. Tratamento com Implante: Conceitos Básicos e Técnicas, *247*
    Edward M. Narcisi, Myron R. Tucker e Richard E. Bauer

15. Tratamento com Implantes: Conceitos Avançados e Casos Complexos, *276*
    Myron R. Tucker, Richard E. Bauer, Troy R. Eans e Mark W. Ochs

Parte 4 Infecções, *313*

16. Princípios de Tratamento e Prevenção das Infecções Odontogênicas, *314*
    Michael D. Han, Michael R. Markiewicz e Michael Miloro

17. Infecções Odontogênicas Complexas, *331*
    Michael R. Markiewicz, Michael D. Han e Michael Miloro

18. Princípios da Cirurgia Endodôntica, *357*
    Stuart E. Lieblich

19. Tratamento do Paciente Submetido à Radioterapia ou à Quimioterapia, *381*
    Edward Ellis III

20. Doenças Odontogênicas dos Seios Maxilares, *400*
    Myron R. Tucker e Richard E. Bauer

21. Diagnóstico e Tratamento dos Distúrbios das Glândulas Salivares, *413*
    Michael Miloro e Antonia Kolokythas

Parte 5 Tratamento de Lesões Orais Patológicas, *439*

22. Princípios de Diagnóstico Diferencial e de Biopsia, *440*
    Edward Ellis III e Michaell A. Huber

23. Tratamento Cirúrgico das Lesões Patológicas Orais, *466*
    Edward Ellis III

Parte 6 Traumatismo Bucomaxilofacial, *485*

24. Ferimentos dos Tecidos Moles e Dentoalveolares, *486*
    Edward Ellis III

25. Tratamento das Fraturas Faciais, *506*
    Mark W. Ochs, Myron R. Tucker e Richard E. Bauer

Parte 7 Deformidades Dentofaciais, *531*

26 Correção de Deformidades Dentofaciais, *532*
Myron R. Tucker, Brian B. Farrell e Richard E. Bauer

27 Cirurgia Facial Cosmética, *576*
Tirbod Fattahi e Salam Salman

28 Tratamento de Pacientes com Fissuras Orofaciais, *590*
Edward Ellis III

29 Reconstrução Cirúrgica dos Defeitos Mandibulares, *609*
Edward Ellis III

Parte 8 Distúrbios da Articulação Temporomandibular e Outros Problemas Orofaciais, *623*

30 Neuropatologia Facial, *624*
James R. Hupp

31 Tratamento das Disfunções Temporomandibulares, *633*
John C. Nale e Myron R. Tucker

Apêndice 1 Partes que Compõem o Registro da Cirurgia (Prontuário do Consultório), *661*

Apêndice 2 Listas e Exemplos de Fármacos da Drug Enforcement Administration, *662*

Apêndice 3 Exemplos de Prescrições Úteis, *663*

Apêndice 4 Consentimento para Exodontias e Anestesia, *664*

Apêndice 5 Visão Geral sobre Antibióticos, *665*

Índice Alfabético, *667*

PARTE 1

Princípios da Cirurgia

A cirurgia é uma disciplina calcada em princípios que evoluíram a partir de pesquisas básicas e séculos de tentativas e erros. Tais princípios permeiam todas as áreas da cirurgia, seja bucomaxilofacial, periodontal ou gastrintestinal. A Parte 1 fornece informações sobre avaliação da saúde do paciente, manejo de emergências clínicas, conceitos cirúrgicos, princípios de assepsia e controle da dor e da ansiedade que, juntas, formam o fundamento necessário para a apresentação das técnicas cirúrgicas especializadas nos capítulos seguintes deste livro.

Muitos pacientes têm condições clínicas que afetam sua capacidade de tolerar uma cirurgia e a anestesia bucomaxilofacial. O Capítulo 1 discute o processo de avaliação do estado de saúde dos pacientes, além de descrever métodos seguros de adaptação de planos de tratamento cirúrgico para indivíduos com as condições clínicas mais comuns.

Evitar emergências clínicas no paciente submetido à cirurgia bucomaxilofacial ou outras cirurgias odontológicas é sempre mais fácil do que gerenciar emergências, caso ocorram. O Capítulo 2 discute os meios de reconhecer e lidar com emergências clínicas comuns no consultório odontológico, e também fornece informações sobre as medidas para diminuir a probabilidade dessas emergências.

A cirurgia contemporânea é guiada por um conjunto de princípios orientadores, a maioria dos quais se aplica independentemente do local do corpo em que são colocados em prática. Assim, o Capítulo 3 aborda os princípios mais importantes para os profissionais que realizam cirurgia nas regiões bucal e maxilofacial.

A cirurgia sempre deixa uma ferida, mesmo se ela já estivesse presente. Embora evidente, muitas vezes esse fato é esquecido pelo cirurgião com pouca experiência, que pode agir como se o procedimento cirúrgico fosse concluído após a última sutura e o paciente ter ido embora. A principal responsabilidade do cirurgião para com o paciente continua até a ferida ter cicatrizado; portanto, saber sobre cicatrização de feridas é obrigatório para quem pretende realizá-las cirurgicamente ou tratar as acidentais. O Capítulo 4 apresenta conceitos básicos de cicatrização de feridas, principalmente no que se refere à cirurgia bucal.

O trabalho de Semmelweiss e Lister, no século XIX, sensibilizou os médicos para a origem microbiana das infecções pós-operatórias, transformando a cirurgia em uma intervenção previsivelmente mais bem-sucedida, em vez de um último recurso. O advento dos antibióticos projetados para serem utilizados sistemicamente na área cirúrgica avançada possibilitou que a cirurgia eletiva fosse realizada com baixo risco. No entanto, ainda existem organismos patogênicos transmissíveis e, quando a barreira epitelial é rompida durante o procedimento, eles podem causar infecções nas feridas ou doenças infecciosas sistêmicas. Os exemplos mais sérios são o vírus da hepatite B e o vírus da imunodeficiência humana (HIV). Além disso, estão surgindo micróbios resistentes até aos antimicrobianos mais poderosos da atualidade, o que torna a assepsia cirúrgica mais importante do que nunca. O Capítulo 5 descreve os meios de minimizar o risco de contaminação significativa da ferida e a disseminação de organismos infecciosos entre os indivíduos. Isso inclui descontaminação completa dos instrumentos cirúrgicos, desinfecção da sala em que o procedimento será realizado, redução da contagem bacteriana no local da cirurgia e adesão aos princípios de controle de infecção pelos membros da equipe cirúrgica – em outras palavras, adesão estrita à técnica asséptica.

Por fim, o Capítulo 6 aborda os métodos comuns usados por quem realiza cirurgia bucal para controlar a dor e a ansiedade, sobretudo mediante o uso de anestesia local e sedação por óxido nitroso.

1
Avaliação Pré-Operatória

JAMES R. HUPP E ALISON YEUNG

VISÃO GERAL DO CAPÍTULO

História clínica, 2
　Dados pessoais, 3
　Queixa principal, 3
　História da queixa principal, 3
　História clínica, 3
　Revisão dos sistemas, 6

Exame físico, 6

Manejo dos pacientes com condições de saúde comprometidas, 8
　Disfunções cardiovasculares, 8
　　Cardiopatia isquêmica, 8
　　Acidente vascular encefálico (derrame), 10
　　Arritmias, 10
　　Anomalias cardíacas que predispõem à endocardite infecciosa, 11
　　Insuficiência cardíaca congestiva (cardiomiopatia hipertrófica), 11
　Disfunções pulmonares, 11
　　Asma, 11
　　Doença pulmonar obstrutiva crônica, 12
　Disfunções renais, 12
　　Insuficiência renal, 12
　　Transplante renal e de outros órgãos, 13
　　Hipertensão, 13
　Disfunções hepáticas, 13
　Disfunções endócrinas, 14
　　Diabetes melito, 14
　　Insuficiência suprarrenal, 14
　　Hipertireoidismo, 15
　　Hipotireoidismo, 16
　Disfunções hematológicas, 16
　　Coagulopatias hereditárias, 16
　　Anticoagulação terapêutica, 16
　Disfunções neurológicas, 17
　　Distúrbios convulsivos, 17
　　Etilismo (alcoolismo), 17

Tratamento de pacientes durante e após a gravidez, 18
　Gravidez, 18
　Pós-parto, 19

A extensão da história clínica, do exame físico e da avaliação laboratorial de pacientes que necessitam de cirurgia dentoalveolar ambulatorial – sob anestesia local, sedação por óxido nitroso ou por ambos – difere substancialmente da necessária para um indivíduo que precisa de hospitalização e anestesia geral para procedimentos cirúrgicos. O médico da atenção primária costuma realizar a história clínica periódica e o exame físico dos pacientes; por esse motivo, é impraticável e de pouca utilidade o cirurgião-dentista duplicar esse processo. No entanto, o dentista deve descobrir a existência ou a história de problemas clínicos que possam afetar a segurança do tratamento que planeja fornecer, assim como qualquer condição que afete especificamente a saúde da região bucomaxilofacial. Tal fato aplica-se especialmente a pacientes nos quais a cirurgia dentoalveolar é planejada. Isso se deve a vários fatores, como a experiência do paciente com o estresse físico da cirurgia, o surgimento de uma ferida sangrante que precisa ser tratada, a natureza invasiva da cirurgia, que normalmente introduz microrganismos nos tecidos dos pacientes e a comum necessidade de medidas de controle da dor e da ansiedade mais elaboradas, além do uso de medicamentos mais potentes.

Os dentistas são instruídos nas ciências biomédicas básicas e na fisiopatologia sobre alterações sistêmicas comuns, sobretudo as relacionadas à região maxilofacial. Essa competência especial em tópicos clínicos como os relacionados à região bucal faz dos cirurgiões-dentistas integrantes valiosos em uma equipe de saúde. Por isso, os cirurgiões-dentistas carregam a responsabilidade de ser capazes de reconhecer e lidar apropriadamente com condições bucais patológicas. Para manter essa competência, o cirurgião-dentista deve estar sempre informado sobre os novos avanços na medicina, além de estar atento enquanto realiza procedimentos e preparado para comunicar uma minuciosa, mas sucinta avaliação da saúde bucal dos pacientes para os outros profissionais de saúde.

História clínica

Uma história clínica precisa é a informação mais útil que um médico pode ter quando decide se um paciente pode, com segurança, se submeter a um tratamento odontológico. O cirurgião-dentista deve estar preparado para prever como problemas clínicos podem alterar a resposta do paciente com relação aos agentes anestésicos planejados e à cirurgia. Se a história clínica de um paciente for bem apurada, o exame físico e a avaliação laboratorial geralmente têm papéis secundários na avaliação pré-operatória. O formato padrão usado para registrar resultados de histórias clínicas e exames físicos está ilustrado no Boxe 1.1. Esse formato tende a ser seguido, mesmo em prontuários eletrônicos.

A entrevista para obter a história clínica e o exame físico deve ser feita de acordo com cada paciente, levando em consideração os

• **Boxe 1.1** Formato padrão para registro de resultados da história clínica e do exame físico.

1. Dados biográficos
2. Queixa principal e seu histórico
3. História clínica
4. Históricos social e familiar
5. Revisão de sistemas
6. Exame físico
7. Resultados de exames laboratoriais e de imagem

problemas clínicos, a idade, o nível de instrução, as circunstâncias sociais, a complexidade do procedimento programado e os métodos anestésicos previstos.

Dados pessoais

A primeira informação que se deve obter de um paciente são seus dados pessoais. Esses dados são: nome completo, endereço residencial, idade, sexo e profissão, assim como o nome do médico da atenção primária. O dentista usa essas informações, junto com suas impressões sobre a personalidade e o nível de instrução do indivíduo, para avaliar a confiabilidade do paciente. Isso é importante porque o valor da história clínica fornecida pelo paciente depende, principalmente, de sua credibilidade como um transmissor de seus dados clínicos. Se os dados pessoais do paciente e a entrevista derem razões ao profissional para suspeitar que a história clínica possa não ser confiável, devem-se tentar métodos alternativos para se obterem as informações necessárias. Uma avaliação da confiabilidade deve continuar ao longo de toda a entrevista clínica e do exame físico, com o entrevistador atento a respostas ilógicas, improváveis ou inconsistentes do paciente e que sugiram a necessidade de corroboração de informações.

Queixa principal

Todo paciente deve ser inquirido sobre sua queixa principal. Isso pode ser feito por meio de um formulário a ser preenchido ou a resposta do paciente deve ser transcrita (preferencialmente de maneira literal), no prontuário odontológico, durante a entrevista inicial, por um membro da equipe ou pelo próprio cirurgião-dentista. Essa declaração ajuda o profissional de assistência primária a estabelecer prioridades durante a obtenção da história e a planejar o tratamento. Além disso, formular a queixa principal incentiva os pacientes a esclarecer, tanto para eles mesmos quanto para o profissional, o motivo pelo qual desejam tratamento. Às vezes, pode haver uma razão particular para o paciente, consciente ou inconscientemente. Nessas circunstâncias, as informações subsequentes extraídas da entrevista podem revelar a verdadeira razão para a procura do tratamento.

História da queixa principal

O paciente deve ser questionado a descrever a história da queixa atual ou doença, especialmente quando ela apareceu, se houve mudanças desde a primeira aparição e se é influenciada por outros fatores. Por exemplo, descrições de dor devem incluir data de início, intensidade, duração, local e radiação, assim como fatores que pioram e amenizam a dor. Além disso, uma investigação deve ser feita sobre sintomas sistêmicos como febre, calafrios, letargia, anorexia, mal-estar e qualquer fraqueza associada à queixa principal.

Essa parte do histórico de saúde pode ser mais simples e direta, como relato de dor de 2 dias e ocorrência de inchaço em torno do terceiro molar erupcionando. No entanto, a queixa principal pode estar relativamente envolvida, como um longo histórico de dor, em um local de extração não percebido em um paciente que recebeu radioterapia. Nesse caso mais complexo, é importante obter uma história mais detalhada da queixa principal.

História clínica

A maioria dos cirurgiões-dentistas considera os formulários de histórico de saúde (questionários) um meio eficiente de iniciar a coleta da história clínica, sejam eles obtidos por escrito ou em formato eletrônico. Quando um paciente confiável completa um formulário de histórico de saúde, o cirurgião-dentista pode usar as respostas pertinentes para conduzir a entrevista. Auxiliares propriamente treinados podem sinalizar respostas importantes dadas pelo paciente no formulário (p. ex., circular as alergias a medicamentos em vermelho ou sinalizá-las eletronicamente), a fim de chamar a atenção do cirurgião-dentista para as respostas positivas.

Questionários de saúde devem ser escritos de modo claro, em uma linguagem que não seja técnica e de maneira concisa. Para diminuir a chance de os pacientes fornecerem respostas incompletas ou inexatas e para cumprir as regulamentações da Lei de Portabilidade de Seguros de Saúde e Responsabilidade (*Health Insurance Portability and Accountability Act*), o formulário deve incluir uma declaração que assegure ao paciente a confidencialidade das informações e um consentimento identificando os indivíduos aos quais ele permitiu acesso ao prontuário odontológico, como o médico de cuidados primários e outros profissionais envolvidos na prática.[1] O formulário também deve incluir um espaço (p. ex., uma linha para ser assinada) para o paciente expressar ter entendido as questões e a necessidade de ser preciso em suas respostas. Vários questionários de saúde formulados para pacientes odontológicos estão disponíveis em fontes como a American Dental Association e em livros de odontologia (Figura 1.1).

As respostas aos itens listados no Boxe 1.2 (coletados em um formulário, via *touchscreen* ou verbalmente) ajudam a estabelecer um adequado banco de dados do histórico de saúde para os pacientes. Se os dados forem coletados verbalmente, é importante a documentação por escrito subsequente dos resultados.

Além dessas informações básicas, convém investigar especificamente sobre problemas clínicos comuns que possam alterar o tratamento odontológico do paciente. Esses problemas são angina, infarto do miocárdio, sopros cardíacos, cardiopatia reumática, distúrbios hemorrágicos (incluindo uso de anticoagulantes), asma, doença pulmonar crônica, hepatite, doenças sexualmente transmissíveis (DSTs), diabetes, uso de corticosteroide, distúrbio convulsivo, acidente vascular encefálico (AVE) e qualquer prótese implantada como articulação artificial e válvulas cardíacas. Os pacientes devem ser perguntados especificamente sobre alergias a anestésicos locais, ácido acetilsalicílico e penicilina. Pacientes do

• **Boxe 1.2** Base para dados de histórico de saúde.

1. Internações anteriores, operações, lesões traumáticas e doenças graves
2. Doenças leves recentes ou sintomas
3. Medicações usadas no momento ou recentemente e alergias (em especial, alergias a medicamentos)
4. Descrição de hábitos relacionados à saúde ou vícios como o uso de álcool, tabaco e drogas ilícitas, e a quantidade e o tipo de exercício diário
5. Data e resultado do último *check-up* médico ou visita ao médico

---
[1] N.R.T.: Ver normas brasileiras no *site* do Conselho Federal de Odontologia.

HISTÓRIA CLÍNICA

Nome _____ M __ F __ Data de nascimento _____

Endereço _____

Telefone: (residencial) _____ (comercial) _____ Altura _____ Peso _____

Data de hoje _____ Ocupação _____

Responda a todas as perguntas circulando SIM ou NÃO e preencha todos os espaços em branco quando indicado. As respostas para as perguntas a seguir são apenas para nossos registros, e são confidenciais.

1. Seu último exame físico médico foi em (aproximadamente) _____

2. O nome e o endereço do seu médico pessoal são _____

3. Você está agora sob os cuidados de um médico? .... SIM   NÃO
   Se sim, qual é a condição que está sendo tratada? _____

4. Você já teve alguma doença grave ou passou por cirurgia? .... SIM   NÃO
   Se sim, qual foi a doença ou cirurgia? _____

5. Você foi hospitalizado nos últimos 5 anos? .... SIM   NÃO
   Se sim, por qual motivo? _____

6. Você tem ou teve alguma das seguintes doenças ou condições:
   a. Febre reumática ou doença cardíaca reumática .... SIM   NÃO
   b. Anormalidades cardíacas presentes desde o nascimento .... SIM   NÃO
   c. Doença cardiovascular (problemas cardíacos, infarto agudo do miocárdio, angina, derrame, pressão alta, sopro cardíaco) .... SIM   NÃO
      (1) Você sente dor ou pressão no peito após fazer esforço? .... SIM   NÃO
      (2) Você sente falta de ar após fazer exercícios leves? .... SIM   NÃO
      (3) Seus tornozelos incham? .... SIM   NÃO
      (4) Você fica com falta de ar quando se deita ou precisa de mais travesseiros quando dorme? .... SIM   NÃO
      (5) Já lhe disseram que você tem um sopro no coração? .... SIM   NÃO
   d. Asma ou rinite alérgica .... SIM   NÃO
   e. Urticária ou erupção cutânea .... SIM   NÃO
   f. Desmaios ou convulsões .... SIM   NÃO
   g. Diabetes .... SIM   NÃO
      (1) Você tem que urinar mais de 6 vezes por dia? .... SIM   NÃO
      (2) Você sente sede a maior parte do tempo? .... SIM   NÃO
      (3) Sua boca geralmente parece seca? .... SIM   NÃO
   h. Hepatite, icterícia ou doença hepática .... SIM   NÃO
   i. Artrite ou outros problemas articulares. .... SIM   NÃO
   j. Úlceras no estômago. .... SIM   NÃO
   k. Problema nos rins .... SIM   NÃO
   l. Tuberculose .... SIM   NÃO
   m. Você tem tosse persistente ou tosse com sangue? .... SIM   NÃO
   n. Doenças venéreas .... SIM   NÃO
   o. Outros (listar) _____

7. Você já teve sangramento anormal associado a extrações, cirurgias ou traumatismos anteriores? .... SIM   NÃO
   a. Você se contunde facilmente? .... SIM   NÃO
   b. Você já precisou de transfusão de sangue? .... SIM   NÃO
   c. Se sim, explique as circunstâncias _____

8. Você tem alguma doença no sangue, como anemia (inclusive anemia falciforme)? .... SIM   NÃO

9. Você já fez cirurgia ou tratamento com radiação para tumor, câncer ou outra doença de cabeça ou pescoço? .... SIM   NÃO

● **Figura 1.1** Exemplo de questionário de histórico de saúde útil para a triagem dos pacientes odontológicos. Adaptada do formulário fornecido pela American Dental Association.

HISTÓRIA CLÍNICA — continuação

10. Você está fazendo uso de algum medicamento ou erva medicinal? . . . . SIM   NÃO
    Se sim, qual? _____

11. Você está tomando algum dos seguintes medicamentos:
    a. Antibióticos ou sulfas . . . . SIM   NÃO
    b. Anticoagulantes . . . . SIM   NÃO
    c. Medicamento para pressão alta . . . . SIM   NÃO
    d. Cortisona (esteroides) (incluindo prednisona) . . . . SIM   NÃO
    e. Calmantes . . . . SIM   NÃO
    f. Ácido acetilsalicílico . . . . SIM   NÃO
    g. Insulina, tolbutamida ou medicamentos similares para diabetes . . . . SIM   NÃO
    h. Digitálicos ou medicamentos para condições cardíacas . . . . SIM   NÃO
    i. Nitroglicerina . . . . SIM   NÃO
    j. Anti-histamínico . . . . SIM   NÃO
    k. Anticoncepcionais orais (pílula) ou outra terapia hormonal . . . . SIM   NÃO
    l. Medicamentos para osteoporose . . . . SIM   NÃO
    m. Outros _____

12. Você é alérgico ou tem reação adversa a:
    a. Anestésicos locais (procaína) . . . . SIM   NÃO
    b. Penicilina ou outros antibióticos . . . . SIM   NÃO
    c. Sulfas . . . . SIM   NÃO
    d. Ácido acetilsalicílico . . . . SIM   NÃO
    e. Iodo ou contraste para radiografias . . . . SIM   NÃO
    f. Codeína ou outros narcóticos . . . . SIM   NÃO
    g. Outros _____

13. Você teve algum problema sério associado a qualquer tratamento dentário
    prévio? . . . . SIM   NÃO
    Se sim, explique _____
    _____

14. Você tem alguma doença, condição ou problema não listado anteriormente
    que considere que eu deva saber? . . . . SIM   NÃO
    Se sim, explique _____
    _____

15. Você está envolvido em qualquer situação que o exponha regularmente a
    raios X ou outras radiações ionizantes? . . . . SIM   NÃO

16. Você está usando lentes de contato? . . . . SIM   NÃO

MULHERES:
17. Você está grávida ou sua menstruação atrasou recentemente? . . . . SIM   NÃO

18. Você está amamentando atualmente? . . . . SIM   NÃO

Queixa odontológica principal (qual o motivo que o trouxe ao consultório hoje?): ___
_____
_____
_____

_____
Assinatura do paciente (após verificar a
precisão dos dados fornecidos)

_____
Assinatura do dentista

● **Figura 1.1** *Continuação.*

sexo feminino, no grupo etário apropriado, devem ser indagadas, em cada consulta, se estão ou podem estar grávidas.

Uma breve história familiar pode ser útil e deve se concentrar nas doenças hereditárias relevantes, como a hemofilia (Boxe 1.3). A história médica deve ser atualizada regularmente. Muitos cirurgiões-dentistas pedem para seus assistentes perguntarem a cada paciente nas consultas se houve alguma mudança na saúde desde a última visita odontológica. O cirurgião-dentista é alertado se alguma mudança ocorreu, e anota-se isso no prontuário.

Revisão dos sistemas

A revisão dos sistemas é um método sequencial e detalhado de esclarecer os sintomas do paciente com base em investigações de órgão por órgão. Ela pode revelar alterações de saúde não diagnosticadas. Essa revisão pode ser ampla, quando realizada por um médico que tenha um paciente com problemas sistêmicos complicados. No entanto, a revisão dos sistemas conduzida pelo cirurgião-dentista antes da cirurgia bucal deve ser guiada por respostas pertinentes obtidas por meio da história clínica. Por exemplo, a revisão do sistema cardiovascular em um paciente com história de doença isquêmica do coração inclui perguntas sobre desconforto no peito (durante esforço, refeições ou momento de descanso), palpitações, desmaios e inchaço do tornozelo. Tais perguntas ajudam o cirurgião-dentista a decidir se realizará a cirurgia ou mudará os métodos cirúrgicos ou anestésicos. Se for planejado controle adicional de ansiedade, como sedação intravenosa ou inalatória, os sistemas cardiovascular, respiratório e nervoso devem ser sempre verificados. Isso pode revelar problemas que não foram diagnosticados anteriormente que podem prejudicar o sucesso da sedação. No papel de um especialista em saúde bucal, espera-se que o dentista realize uma rápida verificação de cabeça, orelhas, olhos, nariz, boca e garganta de todo paciente, independentemente se os outros sistemas foram revisados. Os itens que devem ser verificados estão listados no Boxe 1.4.

A necessidade da revisão sistemática, além das estruturas que integram a região maxilofacial, depende das circunstâncias clínicas. Os sistemas cardiovascular e respiratório geralmente requerem avaliação antes da cirurgia bucal ou da sedação (Boxe 1.5).

• **Boxe 1.3** — **Condições comuns de saúde para perguntar verbalmente ou em questionário de saúde.**

- Amamentação
- Alergias a antibióticos ou anestésicos locais
- Angina
- Anticoagulantes em uso
- Asma
- Convulsão
- Diabetes
- Dispositivos protéticos implantados
- Distúrbios hemorrágicos
- Doença renal
- Doença reumática cardíaca
- Doenças pulmonares
- Doenças sexualmente transmissíveis
- Gravidez
- Hepatites
- Hipertensão
- Infarto agudo do miocárdio
- Sopros cardíacos
- Osteoporose
- Tuberculose
- Uso de corticosteroides

• **Boxe 1.4** — **Revisão de rotina das regiões da cabeça, do pescoço e maxilofacial.**

- *Sistêmica*: febre, calafrios, sudorese, perda de peso, fadiga, mal-estar, perda de apetite
- *Cabeça*: dor de cabeça, tontura, desmaio, insônia
- *Orelhas*: diminuição da audição, tinido (zumbido), dor
- *Olhos*: visão turva, visão dobrada, excesso de lágrimas, secura, dor
- *Nariz e seios paranasais*: rinorreia, epistaxe, problemas em respirar pelo nariz, dor, mudança em sentir cheiro
- *Área da articulação temporomandibular*: dor, ruído, limitação nos movimentos mandibulares, travamento
- *Bucal*: dor nos dentes ou sensibilidade, irritação nos lábios ou na mucosa, problemas ao mastigar, problemas ao falar, mau hálito, obturações soltas, irritação na garganta, ronco alto
- *Pescoço*: dificuldade em engolir, mudanças na voz, dor, rigidez

---

• **Boxe 1.5** — **Revisão dos sistemas cardiovascular e respiratório.**

Revisão cardiovascular

Desconforto no peito em momentos de esforço, de repouso ou quando come; palpitações; desmaios; inchaço no tornozelo; falta de ar (dispneia) durante esforço; dispneia quando em posição supina (ortopneia ou dispneia paroxística noturna); hipotensão postural; fadiga; cãibra no músculo da perna

Revisão respiratória

Dispneia durante esforço, sibilo, tosse, produção excessiva de escarro; tosse com sangue (hemoptise)

Exame físico

O exame físico do paciente odontológico concentra-se na cavidade bucal e, em menor grau, em toda a região maxilofacial. O registro dos resultados do exame físico deve ser um exercício de descrição precisa, em vez de uma lista de suspeitas diagnósticas. Por exemplo, o odontólogo pode encontrar uma lesão da mucosa dentro do lábio inferior com 5 mm de diâmetro, saliente e consistente e que não dói quando palpada. Essas constatações físicas devem ser anotadas de maneira descritiva similar. O cirurgião-dentista não deve ir direto ao diagnóstico, e só registrá-la como "fibroma no lábio inferior".

Qualquer exame físico deve começar com a aferição dos sinais vitais. Isso serve como um dispositivo de triagem para detectar problemas clínicos que não foram previstos e como uma base para futuras aferições. As técnicas de aferição da pressão arterial e frequência cardíaca estão ilustradas nas Figuras 1.2 e 1.3.

Geralmente, a avaliação física de várias partes do corpo envolve um ou mais dos seguintes meios primários de avaliação: (1) inspeção, (2) palpação, (3) percussão e (4) auscultação. Na região bucomaxilofacial, deve ser sempre realizada a inspeção. O odontólogo deve notar a distribuição e a textura dos pelos, a simetria e a proporção facial, os movimentos oculares e a cor da conjuntiva, a permeabilidade nasal em cada lado, a existência ou a ausência de lesões cutâneas ou descoloração e massas na face e no pescoço. É necessária uma inspeção minuciosa da cavidade bucal, contemplando a orofaringe, a língua, o assoalho da boca e a mucosa bucal (Figura 1.4).

A palpação é importante quando examinamos o funcionamento da articulação temporomandibular (ATM); o tamanho e a função da glândula salivar; o tamanho da glândula tireoide; a existência ou a ausência de linfonodos aumentados e sensíveis; e o endurecimento dos tecidos moles da cavidade bucal, bem como determinamos a dor ou a presença de flutuações nas áreas inchadas.

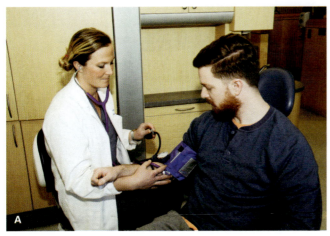
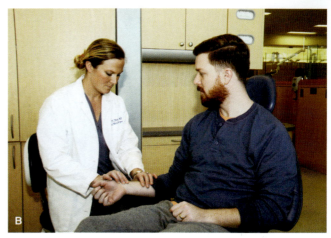

- **Figura 1.2 A.** Medição da pressão arterial sistêmica. Um manguito de tamanho apropriado é colocado firmemente ao redor da parte de cima do braço para que a borda inferior do manguito fique de 2 a 4 cm acima da fossa antecubital. Palpa-se a artéria braquial na fossa, coloca-se o diafragma do estetoscópio sobre a artéria e mantém-se nessa posição com os dedos da mão esquerda. O bulbo mantém-se na palma da mão direita, e a válvula é atarraxada próximo ao polegar e ao dedo indicador da mesma mão. O bulbo é insuflado repetidamente até indicar aproximadamente 220 mmHg. Deixa-se o ar escapar lentamente do manguito pela abertura parcial da válvula enquanto o cirurgião-dentista ouve por meio do estetoscópio. A leitura do manômetro ocorre no ponto em que se ouve o som de um leve batimento, que corresponde à pressão arterial sistólica. Já a leitura do manômetro quando o som da artéria desaparece é a pressão diastólica. Uma vez obtida a leitura da pressão diastólica, a válvula é aberta para desinsuflar o manguito completamente. **B.** A pulsação e o ritmo são normalmente avaliados usando-se as pontas dos dedos médio e indicador da mão direita para palpar a artéria radial no punho. Quando o ritmo for determinado como regular, o número de pulsações que ocorrerem durante 30 segundos é multiplicado por 2 para obtermos o número de pulsos por minuto. Se houver uma pulsação fraca ou um ritmo irregular durante a palpação do pulso radial, o coração deve ser auscultado diretamente para determinar a frequência cardíaca e o ritmo.

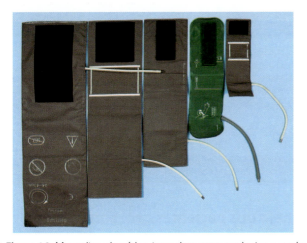

- **Figura 1.3** Manguitos de vários tamanhos para pacientes com braços de diferentes diâmetros (variando entre crianças e pacientes adultos obesos). O uso de um manguito impróprio pode prejudicar a exatidão dos resultados da pressão arterial. Um manguito muito pequeno pode causar uma leitura incorreta e indicar pressão alta, e um muito largo leva a leituras enganosas de pressão baixa. Os manguitos normalmente são classificados de acordo com o tipo e o tamanho do paciente para quem foram desenhados.

• Boxe 1.6	Exame físico antes das cirurgias bucal e maxilofacial.

Inspeção
- *Cabeça e face*: forma geral, simetria, distribuição de cabelo
- *Ouvido*: reação normal a sons (examinar com otoscópio, se indicado)
- *Olho*: simetria, tamanho, reatividade das pupilas, cor da esclera e da conjuntiva, movimento, teste de visão
- *Nariz*: septo, mucosa, permeabilidade
- *Boca*: dentes, mucosa, faringe, lábios, tonsilas
- *Pescoço*: tamanho da glândula tireoide, distensão venosa jugular

Palpação
- *Articulação temporomandibular*: crepitação, sensibilidade
- *Paranasal*: dor sobre os seios paranasais
- *Boca*: glândulas salivares, assoalho da boca, lábios, músculos da mastigação
- *Pescoço*: tamanho da glândula tireoide, linfonodos

Percussão
- *Paranasal*: ressonância nos seios paranasais (dificuldade em avaliar)
- *Boca*: dentes

Auscultação
- *Articulação temporomandibular*: cliques, crepitação
- *Pescoço*: sons da carótida

Os médicos costumam usar a técnica de percussão durante o exame torácico e abdominal e os cirurgiões-dentistas podem usá-la para testar os dentes e os seios paranasais. O cirurgião-dentista utiliza a auscultação primariamente para avaliar a articulação temporomandibular, mas esta também é usada em avaliações dos sistemas cardíaco, pulmonar e gastrintestinal (Boxe 1.6). Um breve exame maxilofacial que todos os cirurgiões-dentistas devem ser capazes de realizar está descrito no Boxe 1.7.

Os resultados da avaliação clínica são usados para atribuir uma classificação ao estado físico. Existem alguns sistemas de classificação, mas, geralmente, o mais usado é o sistema de classificação do estado físico da American Society of Anesthesiologists (ASA) (Boxe 1.8).

Uma vez determinado o uso da classificação ASA de estado físico, o cirurgião-dentista pode decidir se o tratamento requerido pode ser realizado no consultório odontológico de modo seguro e habitual. Se o paciente não for ASA I ou um ASA II relativamente saudável, o profissional tem as quatro opções seguintes: (1) modificar os planos habituais do tratamento com medidas de redução de ansiedade, técnicas farmacológicas de controle de ansiedade, monitoramento mais cuidadoso do paciente durante o procedimento ou a combinação desses métodos (é o que costuma ser necessário para ASA grau II); (2) solicitar uma consulta médica para orientação e preparação dos

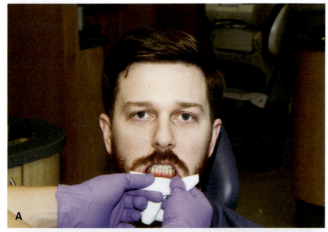
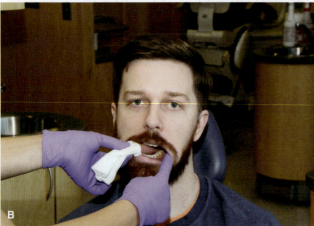
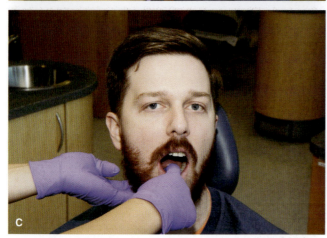

• **Figura 1.4 A.** A mucosa do lábio é examinada pela eversão dos lábios superior e inferior. **B.** Examina-se a língua com o paciente projetando-a. O examinador, então, segura a língua com uma gaze e delicadamente a movimenta para verificar as bordas laterais. Também se solicita ao paciente levantar a língua para possibilitar a visualização da superfície ventral e o assoalho da boca. **C.** A glândula submandibular é examinada pela palpação bimanual, sentindo-se a glândula através do assoalho da boca e da pele abaixo dele.

• **Boxe 1.7 Breve exame maxilofacial.**

Enquanto consulta o paciente, o cirurgião-dentista deve examinar visualmente a forma geral e a simetria da cabeça e do esqueleto facial, o movimento dos olhos, a cor da esclera e da conjuntiva e a habilidade de audição. O profissional deve escutar problemas na fala, sons da articulação temporomandibular e habilidade de respiração.

Exame de rotina
Região da articulação temporomandibular
- Palpar e auscultar as articulações
- Medir a variação de movimento da mandíbula e o padrão de abertura

Região nasal e paranasal
- Fechar cada narina, individualmente, para checar permeabilidade
- Inspecionar a mucosa nasal anterior

Boca
- Retirar todas as próteses removíveis
- Inspecionar a cavidade bucal em busca de lesões orais, nos dentes e na mucosa da faringe. Avaliar visualmente as tonsilas e a úvula
- Segurar a língua fora da boca com uma gaze seca enquanto as bordas laterais são inspecionadas
- Palpar a língua, os lábios, o assoalho da boca e as glândulas salivares (observar a saliva)
- Palpar o pescoço para verificar o tamanho dos linfonodos e da glândula tireoide. Inspecionar as veias jugulares

• **Boxe 1.8 Classificação do estado físico pela American Society of Anesthesiologists (ASA).**

ASA I: paciente normal, saudável
ASA II: paciente com doença sistêmica leve ou com um significante fator de risco à saúde
ASA III: paciente com doença sistêmica grave não incapacitante
ASA IV: paciente com doença sistêmica grave que oferece risco constante à vida
ASA V: paciente moribundo que, provavelmente, não sobreviverá sem a cirurgia
ASA VI: paciente com morte cerebral declarada que está passando por remoção de órgãos para doá-los

Manejo dos pacientes com condições de saúde comprometidas

Às vezes, pacientes com complicações de saúde precisam de adaptações em seus cuidados pré-operatórios quando uma cirurgia bucal é planejada. Este tópico discute algumas considerações para as principais categorias de problemas de saúde.

Disfunções cardiovasculares

Cardiopatia isquêmica
Angina de peito
O estreitamento das artérias do miocárdio é um dos problemas de saúde mais comuns que os cirurgiões-dentistas encontram. Esta complicação ocorre, principalmente, em homens com mais de 40 anos e também é prevalente em mulheres na pós-menopausa. O processo básico da doença consiste em um estreitamento progressivo ou um espasmo (ou ambos) de uma ou mais artérias coronárias. Isso leva a um descompasso entre a demanda miocárdica de oxigênio e a capacidade das artérias coronárias de suprir o corpo com o sangue arterial. A demanda de oxigênio do miocárdio pode ser aumentada, por exemplo, pelo esforço ou pela ansiedade.

pacientes que serão submetidos a cirurgias bucais ambulatoriais (p. ex., não reclinar totalmente um paciente com insuficiência cardíaca congestiva [ICC]) ou cardiomiopatia hipertrófica (CMH); (3) recusar se a tratar o paciente em ambiente ambulatorial; ou (4) encaminhar o indivíduo para um cirurgião bucomaxilofacial. Adaptações no sistema ASA feitas para tornar a classificação mais específica para a odontologia estão disponíveis, mas ainda não são muito usadas entre os profissionais da saúde.

A angina é um sintoma reversível de cardiopatia isquêmica produzido quando o suprimento sanguíneo do miocárdio não aumenta suficientemente para suprir o aumento de oxigênio necessário que resulta de uma doença arterial coronariana. O miocárdio torna-se isquêmico, produzindo uma pressão pesada ou uma sensação de aperto na região subesternal que pode se irradiar ao ombro e ao braço esquerdo e até a região mandibular. O paciente pode reclamar de uma intensa sensação de dificuldade de respirar adequadamente. (O termo *angina* deriva da palavra do grego antigo que significa "sensação de asfixia".) Normalmente, a estimulação da atividade vagal resulta em náuseas, sudorese e bradicardia. O desconforto costuma desaparecer quando se reduzem as exigências de trabalho do miocárdio e se aumenta o suprimento de oxigênio para o músculo cardíaco.

A responsabilidade profissional diante de um paciente com história de angina é usar todas as medidas preventivas disponíveis. Dessa maneira, reduz-se a possibilidade de o procedimento cirúrgico precipitar um episódio de angina. As medidas preventivas começam com a obtenção de um criterioso histórico da angina do paciente, que deve ser questionado sobre os acontecimentos que tendem a desencadear a angina; a frequência, a duração e a gravidade desta; e a resposta a medicamentos ou à diminuição das atividades. O médico pode ser consultado sobre o estado cardíaco do paciente.

Se a angina surgir apenas durante um esforço moderadamente vigoroso e responder imediatamente ao descanso e à administração de nitroglicerina oral e se não tiver ocorrido um agravamento recente, os procedimentos de cirurgia bucal ambulatorial costumam ser seguros quando realizados com as precauções apropriadas.

No entanto, se os episódios de angina ocorrerem com mínimos esforços, se várias doses de nitroglicerina forem necessárias para aliviar o desconforto no peito ou se o paciente tiver angina instável (p. ex., angina presente em estado de repouso ou piora na frequência, na gravidade, na facilidade da precipitação e na duração do ataque ou da previsibilidade da resposta à medicação), a cirurgia eletiva deve ser postergada até que uma consulta médica seja realizada. Uma alternativa é o encaminhamento do paciente para um cirurgião bucomaxilofacial, se uma cirurgia de emergência for necessária.

Uma vez decidido que a cirurgia bucal eletiva ambulatorial pode ser realizada com segurança, o indivíduo com histórico de angina deve ser preparado para a cirurgia e a demanda de oxigênio do miocárdio deve ser reduzida ou seu aumento, prevenido. O aumento da demanda de oxigênio durante a cirurgia bucal ambulatorial é resultado, em primeiro lugar, da ansiedade do paciente. Portanto, um protocolo de redução de ansiedade deve ser iniciado (Boxe 1.9). A anestesia local profunda é o melhor meio de limitar a ansiedade do paciente. Embora existam algumas controvérsias sobre o uso de anestésicos locais contendo epinefrina em pacientes com angina, os benefícios (p. ex., anestesia prolongada e acentuada) compensam os riscos. No entanto, convém tomar cuidado para evitar a administração excessiva de epinefrina por meio do uso de técnicas de injeção apropriadas. Alguns profissionais da saúde que estão na assistência também aconselham não dar mais que 4 mℓ de uma solução anestésica local com uma concentração de epinefrina de 1:100.000 em uma dose total para adultos de 0,04 mg em um período de 30 minutos.

Antes e durante a cirurgia, os sinais vitais devem ser monitorados periodicamente. Além disso, deve ser mantido contato verbal regular com o paciente. O uso de óxido nitroso ou outros métodos de sedação consciente para controle de ansiedade em pacientes com cardiopatia isquêmica deve ser considerado. Convém dispor de nitroglicerina por perto, para usar quando necessário (Boxe 1.10).

A introdução de cateteres com balão nas pontas em artérias coronárias estreitas com o propósito de restabelecer o fluxo sanguíneo adequado e o uso de *stents* para manter as artérias abertas

• **Boxe 1.9** Protocolo geral de redução de ansiedade.

Antes da cirurgia
- Agente hipnótico para estimular o sono na noite anterior à cirurgia (opcional)
- Agente sedativo para diminuir a ansiedade na manhã da cirurgia (opcional)
- Consulta matinal agendada para reduzir o tempo na sala de recepção

Durante a cirurgia
Meios não farmacológicos de controle de ansiedade
- Tranquilização verbal frequente
- Conversa para distrair o paciente
- Não fazer surpresas (o profissional da saúde avisa o paciente antes de fazer qualquer coisa que possa causar ansiedade)
- Não fazer barulhos desnecessários
- Instrumentos cirúrgicos longe do campo de visão do paciente
- Música de fundo relaxante

Meios farmacológicos de controle de ansiedade
- Anestésicos locais de duração e intensidade suficientes
- Óxido nitroso
- Ansiolíticos intravenosos

Após a cirurgia
- Instruções breves para cuidados no pós-operatório
- Informar o paciente sobre sequelas pós-cirúrgicas esperadas (p. ex., inchaço ou leve gotejamento de sangue)
- Tranquilização adicional
- Analgésicos eficazes
- Informar com quem o paciente pode entrar em contato se houver qualquer problema
- Telefonar para a casa do paciente durante a noite após a cirurgia para conferir se há algum problema

• **Boxe 1.10** Manejo de pacientes com histórico de angina de peito.

1. Consultar o médico do paciente
2. Usar um protocolo de redução de ansiedade
3. Ter tabletes ou *sprays* de nitroglicerina prontamente disponíveis. Usar pré-medicação com nitroglicerina, se indicado
4. Garantir anestesia local profunda antes de começar a cirurgia
5. Considerar o uso de sedação com óxido nitroso
6. Monitorar os sinais vitais atentamente
7. Considerar uma possível limitação da quantidade de epinefrina usada (máximo de 0,04 mg)
8. Manter contato verbal com o paciente durante o procedimento para monitorar seu estado

tornaram-se algo corriqueiro. Se a angioplastia foi bem-sucedida (com base em testes de estresse cardíaco), a cirurgia bucal pode ser realizada logo depois, com as mesmas precauções que devem ser tomadas em pacientes com angina.

Infarto do miocárdio
O infarto agudo do miocárdio (IAM) ocorre quando a isquemia (resultante de uma incompatibilidade entre a demanda de oxigênio e seu suprimento) não é aliviada e causa disfunção celular miocárdica e morte. Normalmente, o infarto do miocárdio acontece quando uma área estreita de uma artéria coronária tem um coágulo que bloqueia todo ou a maior parte do fluxo sanguíneo. A área infartada do miocárdio para de funcionar e, por fim, torna-se necrótica e margeada, geralmente, por uma área de isquemia miocárdica reversível que é propensa a servir como um nicho para arritmias. Durante as primeiras horas e semanas após um IAM, se o tratamento

trombolítico foi tentado mas não obteve sucesso, a continuação seria limitar as necessidades de trabalho do miocárdio, aumentar o suprimento de oxigênio miocárdico e suprimir a produção de arritmias por focos irritantes no tecido isquêmico ou pelo *bypass* cirúrgico dos vasos bloqueados para promover a revascularização. Além disso, se qualquer caminho de condução primária estiver envolvido na área infartada, pode ser necessário inserir marca-passo. Se o paciente tiver sobrevivido às primeiras semanas depois do IAM, a variabilidade do tamanho da área necrótica pode ser gradualmente substituída por tecido cicatricial, que é incapaz de contrair-se ou conduzir adequadamente sinais elétricos.

O tratamento de um problema cirúrgico bucal em um paciente que tenha tido um IAM começa com uma consulta ao médico. Em geral, recomenda-se que os principais procedimentos cirúrgicos programados sejam adiados até, pelo menos, 6 meses após o infarto. Tal atraso é baseado em evidências estatísticas de que o risco de um novo infarto após um IAM cai para o nível mais baixo possível por volta de 6 meses depois, sobretudo se o paciente for devidamente supervisionado clinicamente. O advento de estratégias de tratamento com base em trombolíticos e a melhora dos cuidados para os pacientes que sofreram IAM tornaram a espera de 6 meses para a realização do procedimento odontológico desnecessária. Cirurgias bucais mais simples, tipicamente realizadas no consultório dentário, podem ser concretizadas antes de 6 meses após o IAM, se for pouco provável que o procedimento provoque ansiedade significativa e se o paciente tiver uma recuperação do IAM sem intercorrências. Além disso, outros procedimentos odontológicos podem ser realizados se o médico do paciente deixar isso claro na consulta.

Indivíduos com histórico de IAM devem ser cuidadosamente questionados sobre a saúde cardiovascular. Convém tentar obter evidências de arritmias que não tiverem sido diagnosticadas ou ICC. Pacientes que tiveram IAM tomam ácido acetilsalicílico ou outros antiplaquetários ou anticoagulantes para diminuir a trombogênese coronariana. Devem ser buscados detalhes sobre isso, pois tais medicamentos podem afetar o processo de decisão cirúrgica.

Se mais de 6 meses tiverem se passado ou a liberação do médico tiver sido obtida, o manejo de um paciente que teve um IAM é similar aos cuidados com um indivíduo com angina. Deve-se adotar um programa de redução de ansiedade. O oxigênio suplementar pode ser considerado, mas costuma ser desnecessário. A nitroglicerina profilática deve ser administrada somente se recomendada pelo médico da atenção primária do paciente, mas convém estar prontamente disponível. A utilização de anestésicos locais contendo epinefrina é segura, se administrados em quantidades adequadas usando-se uma técnica de aspiração. Os sinais vitais devem ser monitorados durante o período peroperatório (Boxe 1.11).

- **Boxe 1.11** **Manejo de paciente com histórico de infarto agudo do miocárdio (IAM).**

1. Consultar o médico de cuidados primários do paciente
2. Verificar com o médico se será preciso tratamento odontológico invasivo antes de 6 meses, a partir do IAM
3. Verificar se o paciente está usando anticoagulantes (incluindo salicilatos)
4. Usar um protocolo de redução de ansiedade
5. Ter nitroglicerina disponível; usá-la profilaticamente, se o médico aconselhar
6. Administrar oxigênio suplementar (opcional)
7. Fornecer anestesia local profunda
8. Considerar a administração de óxido nitroso
9. Monitorar os sinais vitais e manter contato verbal com o paciente
10. Considerar possível limitação no uso de epinefrina para 0,04 mg
11. Considerar indicação a um cirurgião bucomaxilofacial

Em geral, no que diz respeito aos cuidados para cirurgias bucais maiores, pacientes que passaram por uma revascularização do miocárdio são tratados de maneira similar aos que tiveram um IAM. Antes de a cirurgia eletiva maior ser realizada, é necessário esperar 3 meses. Se cirurgia maior for indispensável antes de 3 meses após a revascularização do miocárdio, o médico do paciente deve ser consultado. Em geral, pacientes que realizaram revascularização do miocárdio apresentam um histórico de angina, IAM ou ambos e, por isso, devem ser tratados conforme descrito anteriormente. Procedimentos cirúrgicos habituais em consultórios odontológicos podem ser realizados de modo seguro em pacientes com menos de 6 meses após a realização da cirurgia de revascularização do miocárdio, se suas recuperações forem sem complicações e a ansiedade for mantida em um nível mínimo.

Acidente vascular encefálico (derrame)

Pacientes que sofreram um AVE são sempre suscetíveis a novos acidentes neurovasculares. A esses indivíduos, frequentemente são prescritos anticoagulantes ou medicação antiplaquetária, dependendo da causa do AVE. Se forem hipertensos, recebem agentes redutores da pressão arterial. Os AVEs são tipicamente um resultado de um êmbolo a partir de história de fibrilação atrial, um trombo devido a um estado de hipercoagulabilidade ou vasos estenóticos. No caso de paciente com AVE embólico ou trombótico, o paciente provavelmente recebe um anticoagulante para evitar um AVE isquêmico secundário a vasos estenóticos, caso em que o indivíduo estaria usando um medicamento antiagregante plaquetário. Se um paciente desse tipo precisar de cirurgia, é desejável que seja liberado por seu médico ou adie até que as tendências hipertensivas importantes sejam controladas. O estado neurológico básico do paciente deve ser avaliado e registrado no pré-operatório. O indivíduo deve ser tratado por um protocolo de redução de ansiedade não farmacológico e ter seus sinais vitais cuidadosamente monitorados durante a cirurgia. Se a sedação farmacológica for necessária, podem ser utilizadas baixas concentrações de óxido nitroso. Técnicas para o manejo de pacientes que recebem anticoagulantes são discutidas mais à frente neste capítulo.

Arritmias

As arritmias cardíacas manifestam-se como contrações descoordenadas das câmaras do coração, secundárias aos déficits de condução iniciados por problemas na geração ou na propagação do impulso. As arritmias podem ocorrer como resultado de uma história de doença sistêmica crônica, como doença cardíaca prévia, cirurgia cardíaca aberta, valvulopatia, doença tireoidiana, síndrome metabólica e anormalidades eletrolíticas ou idiopaticamente. A fibrilação atrial é a arritmia mais comum em pacientes com mais de 50 anos. Como os pacientes propensos ou com arritmias cardíacas podem ter história de doença cardíaca isquêmica, algumas modificações no manejo odontológico devem ser consideradas. Muitos defendem que se deve limitar a administração de epinefrina à quantidade de 0,04 mg, mas isso deve ser equilibrado com o risco geral do paciente para um evento cardíaco e sua capacidade de obter uma anestesia profunda para minimizar a dor e a ansiedade intraoperatórias. Além disso, os pacientes podem estar recebendo anticoagulantes ou ter um marca-passo cardíaco permanente. Os marca-passos não apresentam contraindicações à cirurgia bucal. Também não há evidências que mostrem a necessidade de profilaxia antibiótica em pacientes com marca-passos. Equipamentos elétricos como o eletrocautério e o micro-ondas não devem ser usados perto do paciente. Assim como em outros pacientes com a saúde comprometida, os sinais vitais devem ser cuidadosamente monitorados, e convém considerar todas as outras comorbidades.

Anomalias cardíacas que predispõem à endocardite infecciosa

A superfície interna cardíaca, ou endocárdio, pode ser predisposta a infecções quando anomalias de sua superfície possibilitam que bactérias patológicas a ataquem e se multipliquem. Uma descrição completa desse processo e meios possíveis e recomendados de evitá-lo são discutidos no Capítulo 18.

Insuficiência cardíaca congestiva (cardiomiopatia hipertrófica)

A ICC (CMH) ocorre quando um miocárdio doente é incapaz de fornecer o débito cardíaco exigido pelo corpo ou quando demandas excessivas sobrecarregam um miocárdio normal. O coração começa a ter maior volume diastólico final, o que, no caso de miocárdios normais, aumenta a contratilidade por intermédio do mecanismo de Frank-Starling. No entanto, como um miocárdio normal ou doente mais tardiamente irá se dilatar, o bombeamento torna-se menos eficiente, fato causado pelo retorno do sangue dentro dos leitos vasculares pulmonar, hepático e mesentérico. Isso, eventualmente, resulta em um edema pulmonar, disfunção hepática e absorção intestinal de nutrientes comprometida. A redução do débito cardíaco causa fraqueza generalizada e deficiência na eliminação renal, levando ao excesso de fluido, o que proporciona a sobrecarga vascular.

Os sintomas de insuficiência cardíaca congestiva são ortopneia, dispneia paroxística noturna e edema no tornozelo. A ortopneia é um transtorno respiratório que exibe encurtamento da respiração quando o paciente está em posição supina. Geralmente, a ortopneia ocorre como resultado de uma redistribuição do sangue concentrado na extremidade inferior quando o paciente assume a posição supina (como quando dorme). O coração está sobrecarregado, tentando lidar com o aumento da pré-carga cardíaca, e o sangue volta à circulação pulmonar, induzindo o edema pulmonar. Pacientes com ortopneia normalmente dormem com a parte superior do corpo apoiada em vários travesseiros.

A dispneia paroxística noturna é um sintoma de ICC similar à ortopneia. O paciente tem dificuldade respiratória uma ou duas horas depois de se deitar. O distúrbio ocorre quando o sangue que está concentrado e o líquido intersticial, reabsorvido pela vasculatura das pernas, são redistribuídos centralmente, forçando o coração e produzindo edema pulmonar. Algum tempo depois de deitar-se para dormir, os pacientes repentinamente acordam sentindo encurtamento da respiração e são obrigados a sentar-se para tentar recuperar o fôlego.

O edema de extremidade inferior, que geralmente aparece como um inchaço do pé, do tornozelo ou de ambos, é causado pelo aumento do líquido intersticial. Normalmente, o líquido aumenta por causa de qualquer problema que eleve a pressão venosa ou reduza a proteína sérica. Isso possibilita que a maior quantidade de plasma mantenha-se nos tecidos dos pés. O edema é detectado pressionando-se o dedo na área inchada por alguns segundos. Se uma reentrância for deixada no tecido mole depois que o dedo é removido, considera-se o edema no pé como presente. Outros sintomas de insuficiência cardíaca congestiva são ganho de peso e dispneia por esforço físico.

Normalmente, pacientes com insuficiência cardíaca congestiva sob cuidados médicos seguem dietas de baixo teor de sódio para reduzir a retenção de líquido e recebem diuréticos para diminuir o volume intravascular; glicosídeos cardíacos, como digoxina, para melhorar a eficiência cardíaca; e, às vezes, substâncias que reduzem a pós-carga, como nitratos, antagonistas beta-adrenérgicos ou antagonistas do canal de cálcio para controlar a quantidade de trabalho que o coração precisa realizar. Além disso, aos pacientes com fibrilação atrial crônica causada pela CMH são geralmente prescritos anticoagulantes para prevenir a formação de trombose atrial.

Pacientes com ICC que estejam bem compensados por meio de dietas e terapia medicamentosa podem, com segurança, submeter-se a uma cirurgia bucal ambulatorial. Um protocolo de redução de ansiedade e oxigênio suplementar também ajuda. Pacientes com ortopneia não devem ser postos em posição supina durante qualquer procedimento. É melhor que a cirurgia para pacientes com insuficiência cardíaca congestiva descompensada seja adiada até que seja possível compensá-los ou os procedimentos possam ser realizados em ambiente hospitalar (Boxe 1.12).

Disfunções pulmonares

Asma

Quando um paciente tem histórico de asma, o cirurgião-dentista deve determinar primeiramente, por meio de mais perguntas, se ele realmente tem asma ou outro problema respiratório, como a rinite alérgica, que não é tão significativa para tratamentos odontológicos. A asma verdadeira envolve o estreitamento episódico de pequenas inflamações das vias respiratórias, que produzem sibilos e dispneia como resultado de estimulações químicas, infecciosas, imunológicas ou emocionais ou a combinação de todas. Pacientes com asma devem ser perguntados sobre fatores precipitantes, frequência e gravidade dos ataques, medicações usadas e resposta a essas medicações. A gravidade dos ataques pode, normalmente, ser avaliada pela necessidade de visitas ao pronto-socorro e internações hospitalares. Tais pacientes devem ser questionados especificamente sobre alergia ao ácido acetilsalicílico por causa da relativa alta frequência generalizada de alergia a anti-inflamatórios não esteroides (AINEs) em pessoas com asma, rinite crônica ou sinusite e pólipos nasais, conhecidos como tríade de Samter.

Médicos prescrevem fármacos para pacientes com asma de acordo com a frequência, a gravidade e as causas de suas doenças. Pacientes com asma grave precisam de broncodilatadores derivados de xantina, como teofilina, bem como da inalação de corticosteroides ou cursos de curta duração de altas doses de corticosteroides sistêmicos. O cromoglicato dissódico pode ser usado para proteger contra ataques agudos, mas não é eficiente quando ocorre o broncospasmo. Muitos pacientes levam aminas simpaticomiméticas, assim como epinefrina ou orciprenalina em aerossol, que podem ser autoadministrados se ocorrer o chiado. Os agonistas beta-adrenérgicos inalatórios, como o salbutamol, são tipicamente prescritos para episódios de broncospasmo agudo a fim de promover a broncodilatação imediata.

O manejo da cirurgia bucal de um paciente com asma envolve o reconhecimento do papel da ansiedade na iniciação do broncospasmo e do potencial de supressão suprarrenal em indivíduos recebendo terapia sistêmica de corticosteroide. Cirurgias bucais eletivas devem ser adiadas, se houver infecção do sistema respiratório ou chiado.

- **Boxe 1.12 Manejo de paciente com insuficiência cardíaca congestiva (cardiomiopatia hipertrófica).**

1. Adiar o tratamento até que se melhore o funcionamento cardíaco com medicamentos e o médico do paciente achar que é possível realizar o procedimento
2. Usar um protocolo de redução de ansiedade
3. Considerar possível administração de oxigênio suplementar
4. Evitar o uso da posição supina
5. Considerar indicação a um cirurgião bucomaxilofacial

Quando a cirurgia estiver sendo realizada, um protocolo de redução de ansiedade deve ser seguido. Se o paciente receber esteroides, o médico da atenção primária do paciente pode ser consultado sobre a possível necessidade de aumento de corticosteroide durante o período transoperatório se um procedimento cirúrgico maior estiver planejado. Mostra-se seguro prescrever óxido nitroso para pessoas com asma e este é especialmente indicado para pacientes que têm a asma provocada por ansiedade. Ele pode promover alguns efeitos broncodilatadores leves. O próprio inalador do paciente deve estar disponível durante a cirurgia, e convém manter substâncias como epinefrina injetável, teofilina e beta-agonistas inalatórios no *kit* de emergência. O uso de AINEs deve ser evitado porque eles geralmente precipitam ataques de asma em indivíduos suscetíveis (Boxe 1.13).

Doença pulmonar obstrutiva crônica

As doenças pulmonares costumam ser agrupadas sob os títulos de obstrutiva (doença pulmonar obstrutiva crônica [DPOC]) ou doença pulmonar restritiva. Antigamente, os termos *enfisema* e *bronquite* eram usados para descrever manifestações clínicas de DPOC, mas foi reconhecido que a DPOC é um espectro de problemas pulmonares patológicos. DPOC costuma ser causada por longa exposição a irritantes pulmonares, como fumaça de tabaco, o que acarreta a metaplasia do tecido das vias respiratórias pulmonares. As vias respiratórias ficam inflamadas, rompem-se, perdem suas propriedades elásticas e tornam-se obstruídas por causa de edema da mucosa, secreções excessivas e broncospasmo, produzindo as manifestações clínicas de DPOC. Os pacientes com DPOC frequentemente se tornam dispneicos de modo leve ou moderado. Apresentam tosse crônica que produz grandes quantidades de secreções grossas, infecções frequentes do sistema respiratório e tórax em forma de barril e podem franzir os lábios para respirar e ter sibilo audível durante a respiração. Podem ainda desenvolver hipertensão pulmonar associada e eventual insuficiência cardíaca do lado direito.

Broncodilatadores, como teofilina, beta-agonistas ou anticolinérgicos inalatórios, são normalmente prescritos para pacientes com DPOC significativa. Em casos mais graves, os pacientes recebem agentes de ação prolongada e corticosteroides inalados ou cursos de curta duração de corticosteroides sistêmicos. Apenas nos casos crônicos mais graves, usa-se o oxigênio suplementar portátil.

No tratamento odontológico de pacientes com DPOC que estejam recebendo corticosteroides, o cirurgião-dentista deve considerar o uso de suplementação adicional antes de uma cirurgia maior. Sedativos, hipnóticos e narcóticos que deprimem a respiração devem ser evitados. Os pacientes podem precisar ser mantidos sentados de modo ereto na cadeira odontológica para conseguir lidar com suas secreções pulmonares normalmente copiosas. Por fim, não deve ser administrado oxigênio suplementar superior à taxa habitual a pacientes com DPOC grave durante a cirurgia, a menos que o médico o aconselhe. Ao contrário das pessoas saudáveis em que o nível elevado de dióxido de carbono (CO_2) arterial é o maior estímulo para a respiração, o paciente com DPOC grave torna-se adaptável a níveis elevados de CO_2 arterial e vem a depender inteiramente de níveis baixos de oxigênio arterial para estimular a respiração. Se a concentração de O_2 arterial for elevada pela administração de O_2 em alta concentração, remove-se a estimulação respiratória com base no efeito da hipoxia e a frequência respiratória do paciente pode ficar criticamente baixa (Boxe 1.14).

Disfunções renais

Insuficiência renal

Pacientes com insuficiência renal crônica necessitam de diálises renais periódicas. Precisam de atenções especiais durante o tratamento cirúrgico bucal. O tratamento da diálise crônica costuma necessitar da presença de um *shunt* arteriovenoso, que é uma ampla junção criada cirurgicamente entre a artéria e a veia. O *shunt* possibilita um fácil acesso vascular e a administração de heparina, fazendo com que o sangue se mova por meio do equipamento da diálise sem coagular. O cirurgião-dentista nunca deve usar o *shunt* para acesso venoso, exceto em emergências que ponham a vida em risco. O manguito do esfigmomanômetro nunca deve ser usado no braço em que há um *shunt* arteriovenoso.

É melhor realizar a cirurgia bucal eletiva 1 dia após o tratamento por diálise. Isso possibilita que a heparina usada durante a diálise desapareça e que o paciente esteja em seu melhor estado fisiológico com relação ao volume intravascular e ao subproduto metabólico.

Medicações que dependam do metabolismo renal ou da excreção devem ser evitadas ou usadas em doses modificadas para evitar a toxicidade sistêmica. Substâncias removidas durante a diálise também precisam de regimes especiais de doses. Medicações relativamente nefrotóxicas, como AINEs, devem também ser evitadas em pacientes com rins seriamente comprometidos.

Devido à alta incidência de hepatite em pacientes que passam por diálise renal, os cirurgiões-dentistas devem tomar precauções necessárias. A aparência alterada do osso causada por hiperparatireoidismo em pacientes com insuficiência renal também deve ser observada. Radiolucências que ocorrem como resultado de processo metabólico não devem ser confundidas com doenças odontológicas (Boxe 1.15).

• **Boxe 1.13** **Manejo de paciente com asma.**

1. Adiar o tratamento odontológico até que a asma esteja bem controlada e o paciente não tenha mais nenhum sinal de infecção no sistema respiratório
2. Usar o estetoscópio para escutar o tórax com o intuito de detectar qualquer sibilo antes de grandes procedimentos cirúrgicos ou sedação
3. Usar um protocolo de redução de ansiedade, com óxido nitroso, mas evitar o uso de depressores respiratórios
4. Consultar o médico do paciente sobre o possível uso de cromoglicato dissódico no pré-operatório
5. Se o paciente está ou já esteve tomando corticosteroides cronicamente, promover profilaxia para insuficiência suprarrenal
6. Manter um inalador contendo broncodilatador prontamente acessível
7. Evitar o uso de anti-inflamatórios não esteroides em pacientes suscetíveis

• **Boxe 1.14** **Manejo de paciente com doença pulmonar obstrutiva crônica (DPOC).**

1. Adiar o tratamento até que o funcionamento pulmonar melhore e torne o tratamento possível
2. Escutar o tórax bilateralmente com estetoscópio para determinar a adequação dos sons pulmonares
3. Usar um protocolo de redução de ansiedade, mas evitar o uso de depressores respiratórios
4. Se o paciente precisar de suplementação crônica de oxigênio, manter a taxa de fluxo prescrita. Se não necessitar de terapia de oxigênio suplementar, consultar o médico do paciente antes de administrar oxigênio
5. Se o paciente receber terapia com corticosteroide cronicamente, controlá-lo para evitar insuficiência suprarrenal
6. Evitar colocar o paciente em posição supina até que se esteja confiante de que ele possa permanecer na posição
7. Manter um inalador contendo broncodilatador por perto
8. Monitorar constantemente as frequências respiratória e cardíaca
9. Agendar consultas vespertinas para a remoção de secreções

CAPÍTULO 1 Avaliação Pré-Operatória

• **Boxe 1.15** Manejo de paciente com insuficiência renal e paciente recebendo hemodiálise.

1. Evitar o uso de medicações que dependem de metabolismo renal ou excreção. Adaptar a dose se tais medicações forem necessárias. Não usar tubo atrioventricular para administrar medicamentos ou para coletar amostras de sangue
2. Evitar o uso de substâncias nefrotóxicas como os AINEs
3. Adiar o tratamento odontológico até o dia seguinte da realização da diálise
4. Consultar o médico do paciente sobre o uso de antibióticos profiláticos
5. Monitorar pressão arterial e frequência cardíaca
6. Procurar por sinais de hiperparatireoidismo secundário
7. Considerar triagem para o vírus da hepatite B antes do tratamento odontológico. Tomar as precauções necessárias, se não for possível detectar a hepatite

AINEs, anti-inflamatórios não esteroides.

• **Boxe 1.16** Manejo de paciente com transplante renal.*

1. Adiar o tratamento até o médico do paciente ou o cirurgião-dentista que realizou o transplante liberá-lo para o procedimento odontológico
2. Evitar o uso de fármacos nefrotóxicos†
3. Considerar a utilização suplementar de corticosteroides
4. Monitorar a pressão arterial
5. Considerar o rastreio do vírus da hepatite B antes dos cuidados dentários. Tomar as precauções necessárias caso não seja possível rastrear a hepatite
6. Observar a presença de hiperplasia gengival induzida pela ciclosporina A. Enfatizar a importância da higiene bucal
7. Considerar o uso de antibióticos profiláticos, sobretudo em pacientes que fazem uso de agentes imunossupressores

*A maioria dessas recomendações também pode ser aplicada a pacientes com outros órgãos transplantados.
†Em pacientes com outros órgãos transplantados, o médico deve evitar o uso de substâncias tóxicas a esses órgãos.

Transplante renal e de outros órgãos

Geralmente, o paciente que requer cirurgia após transplante renal ou de um órgão importante está recebendo várias medicações para preservar a função do tecido transplantado. Esse indivíduo recebe corticosteroides e pode necessitar de corticosteroides suplementares no período transoperatório (ver discussão sobre insuficiência suprarrenal mais adiante neste capítulo).

A maioria desses pacientes também recebe agentes imunossupressores que podem causar o agravamento de infecções autolimitadas, tornando-as graves. Portanto, é justificado o uso mais agressivo de antibióticos, além da hospitalização precoce para as infecções. O médico da atenção primária do paciente deve ser consultado sobre a necessidade de antibióticos profiláticos.

A ciclosporina A, um fármaco imunossupressor administrado depois do transplante de órgão, pode causar hiperplasia gengival. O cirurgião-dentista que realiza a cirurgia bucal deve saber disso para não cometer o erro de atribuir a hiperplasia gengival inteiramente a problemas de higiene.

Ocasionalmente, pacientes que receberam transplantes renais têm problemas com hipertensão grave. Os sinais vitais devem ser obtidos logo antes de a cirurgia bucal ser realizada nesses pacientes (Boxe 1.16), independentemente de o paciente ter sido orientado a consultar seu médico da atenção primária.

Hipertensão

A pressão sanguínea cronicamente alta por causa desconhecida é chamada de hipertensão *essencial*. A hipertensão leve ou moderada (p. ex., pressão sistólica < 200 mmHg ou pressão diastólica < 110 mmHg) não costuma ser um problema na realização de um tratamento cirúrgico bucal ambulatorial, desde que o paciente não esteja apresentando sinais ou sintomas de envolvimento de órgãos-alvo secundários à pressão arterial elevada.

O cuidado com pacientes com hipertensão pouco controlada inclui o uso de um protocolo de redução de ansiedade e monitoramento de sinais vitais. Anestésicos locais contendo epinefrina devem ser usados com cautela. Após a cirurgia, os pacientes devem ser aconselhados a procurar tratamento médico para hipertensão.

A cirurgia bucal eletiva para pacientes com hipertensão grave (p. ex., pressão sistólica de ≥ 200 mmHg ou pressão diastólica de ≥ 110 mmHg) deve ser adiada até a pressão estar mais bem controlada. Cirurgias bucais de emergência em pacientes hipertensos graves devem ser realizadas em um ambiente bem controlado, ou em um hospital, para que o indivíduo seja monitorado com cuidado durante o procedimento, controlando-se a pressão sanguínea subsequentemente (Boxe 1.17).

• **Boxe 1.17** Manejo de paciente com hipertensão.

Hipertensão leve a moderada (sistólica > 140 mmHg; diastólica > 90 mmHg)
1. Recomendar que o paciente procure orientação de seu médico da atenção primária para a terapia médica da hipertensão. Não é necessário adiar o tratamento odontológico
2. Monitorar a pressão arterial do paciente em cada visita e em qualquer momento em que administração do anestésico local contendo epinefrina passar de 0,04 mg durante apenas uma visita
3. Usar um protocolo de redução de ansiedade
4. Evitar mudanças de postura repentinas em pacientes que usem fármacos que causem vasodilatação
5. Evitar administração de soluções intravenosas contendo sódio

Hipertensão grave (sistólica > 200 mmHg; diastólica > 110 mmHg)
1. Evitar tratamento odontológico programado até a hipertensão estar mais bem controlada
2. Considerar encaminhar o paciente a um cirurgião bucomaxilofacial, se o problema for de emergência

Disfunções hepáticas

O paciente com danos graves no fígado resultantes de doença infecciosa, abuso de álcool ou congestão biliar ou vascular precisa de atenção especial antes da realização da cirurgia bucal. Alterar a dose ou evitar medicações que requeiram metabolismo hepático podem ser procedimentos necessários.

A produção de quase todos os fatores de coagulação, assim como as proteínas C e S, pode estar reduzida na doença hepática grave. Portanto, obter a relação normalizada internacional (INR; do inglês, *international normalized ratio*; tempo de protrombina [TP]) ou tempo de tromboplastina parcial ativado (TTPa) pode ser útil antes da cirurgia em pacientes com doenças hepáticas mais graves que estejam passando por cirurgia com perda de sangue potencialmente significativa. A hipertensão portal causada por doença hepática pode também acarretar hiperesplenismo e sequestro de plaquetas, o que causa uma relativa trombocitopenia. A trombopoetina também é produzida no fígado, e a diminuição de sua produção pode resultar em uma trombocitopenia verdadeira. A detecção de um tempo de sangramento prolongado ou de baixa contagem de plaquetas revela esse problema. O paciente com disfunção renal grave pode precisar de hospitalização para cirurgia odontológica, pois sua baixa habilidade de metabolizar nitrogênio no sangue engolido pode causar encefalopatia. Por fim, a menos que se prove o contrário, deve-se presumir que um paciente com doença hepática de origem desconhecida seja portador do vírus da hepatite (Boxe 1.18).

Disfunções endócrinas

Diabetes melito

O diabetes melito é causado pela baixa produção de insulina, pela resistência dos receptores de insulina nos órgãos terminais a seus efeitos ou por ambos. O diabetes costuma ser dividido em diabetes dependente de insulina (tipo 1) e diabetes não dependente de insulina (tipo 2). Em geral, o diabetes tipo 1 tem início durante a infância ou a adolescência. O maior problema desse tipo de diabetes é a baixa produção de insulina, que resulta na inabilidade do paciente de usar a glicose apropriadamente. A glicose sérica sobe acima do nível que a reabsorção renal de toda a glicose pode realizar, causando glicosúria. O efeito osmótico do soluto glicose resulta em poliúria, estimulando a sede e causando polidipsia (consumo frequente de líquido) no paciente. Além disso, o metabolismo de carboidratos é alterado, levando à quebra de gordura e à produção de corpos cetônicos. Isso pode causar cetoacidose e, concomitantemente, taquipneia com sonolência e eventualmente coma.

As pessoas com diabetes tipo 1 devem estabelecer um balanço com relação à ingestão calórica, aos exercícios e à dose de insulina. Qualquer diminuição na ingestão calórica regular ou aumento de atividade, de taxa metabólica ou de dose de insulina pode levar à hipoglicemia e vice-versa.

Normalmente, os pacientes com diabetes tipo 2 produzem insulina, mas em quantidades insuficientes, por causa de sua baixa atividade, da resistência do receptor de insulina ou ambos. Esse tipo de diabetes tipicamente tem início na fase adulta, é exacerbado pela obesidade e, normalmente, não precisa de terapia insulínica. É tratado por meio de controle de peso, restrições alimentares e uso de hipoglicemiantes orais. A insulina é necessária apenas se o paciente for incapaz de manter níveis aceitáveis de glicose sérica usando as medidas terapêuticas habituais. A hiperglicemia grave em pacientes com diabetes tipo 2 raramente produz cetoacidose, mas leva ao estado hiperosmolar com níveis alterados de consciência.

A curto prazo, a hiperglicemia leve a moderada normalmente não é um problema significativo para pessoas com diabetes. Portanto, quando se planeja um procedimento cirúrgico bucal, é melhor pecar por excesso de hiperglicemia do que de hipoglicemia. Ou seja, é melhor evitar doses de insulina excessivas e administrar fonte de glicose. Procedimentos cirúrgicos bucais ambulatoriais devem ser realizados no começo do dia, usando-se um programa de redução de ansiedade. A discussão com o médico da atenção primária do paciente é justificável, a respeito dos ajustes que precisam ser feitos no regime de medicação do indivíduo, à luz das mudanças dietéticas necessárias para o dia da cirurgia ou no período pós-operatório imediato. Se a sedação intravenosa não estiver planejada, o paciente deve ser orientado a se alimentar normalmente e a tomar a quantidade matinal habitual de insulina regular e metade da dose prevista de insulina humana recombinante (NPH) (Tabela 1.1). Os sinais vitais do paciente devem ser monitorados. Se sinais de hipoglicemia – hipotensão, fome, sonolência, náuseas, sudorese, taquicardia ou mudança de humor – ocorrerem, um suprimento oral ou intravenoso de glicose deve ser administrado. A rigor, os consultórios devem ter um glicosímetro eletrônico disponível com o qual o médico ou o paciente possam rapidamente determinar a glicose sérica com uma gota de sangue do paciente. Tal dispositivo pode ajudar a determinar a necessidade de tratar o paciente devido à hiperglicemia leve. O paciente deve ser aconselhado a observar de perto a glicose sérica pelas primeiras 24 h do pós-operatório e ajustar a insulina de acordo com os resultados do monitoramento.

Se o paciente estiver em jejum antes do procedimento cirúrgico, ele deve ser avisado a não administrar nenhuma insulina pela manhã e só retomá-la quando o suprimento de calorias for restabelecido. A insulina regular deve então ser usada, com a dose baseada no monitoramento da glicose sérica e nas orientações do médico do paciente. Uma vez o paciente tendo retomado os padrões normais de alimentação e atividade física, o regime usual de insulina pode ser reiniciado.

Pessoas com o diabetes bem controlado não são mais suscetíveis a infecções do que aquelas sem diabetes, mas apresentam maior dificuldade em contê-las. Isso é causado pela alteração da função leucocitária ou por outros fatores que afetam a habilidade do corpo de controlar uma infecção. A dificuldade em conter infecções é mais significativa em pessoas com diabetes mal controlado. Portanto, cirurgias bucais eletivas devem ser adiadas em pacientes com diabetes mal controlado até que esse controle seja alcançado. Entretanto, se houver uma situação de emergência ou uma infecção bucal grave em qualquer pessoa com diabetes, deve-se considerar uma internação hospitalar para o controle agudo da hiperglicemia e o tratamento agressivo da infecção. Muitos médicos também acreditam que antibióticos profiláticos devem ser administrados rotineiramente a pacientes com diabetes que se submetem a qualquer procedimento cirúrgico. No entanto, essa posição é um assunto controverso (Boxe 1.19).

Insuficiência suprarrenal

As doenças do córtex suprarrenal podem causar insuficiência suprarrenal. Os sintomas primários de insuficiência suprarrenal

---

• **Boxe 1.18** Manejo do paciente com insuficiência hepática.

1. Tentar saber a causa da disfunção no fígado. Se a causa for hepatite B, tomar precauções habituais
2. Evitar fármacos que exijam metabolismo hepático ou excreção. Se eles forem necessários, adaptar a dose
3. Fazer triagem de pacientes com doenças hepáticas graves para distúrbios hemorrágicos usando testes para determinar a contagem de plaquetas, o tempo de protrombina, o tempo parcial de protrombina e o tempo de sangramento
4. Tentar evitar situações em que o paciente possa engolir grandes quantidades de sangue

---

Tabela 1.1 Tipos de insulina.

Início e duração da ação	Nomes	Pico de ação do efeito (horas após a injeção)	Duração da ação (horas)
Rápida (R)	Regular	2 a 3	6
	Semilenta	3 a 6	12
Intermediária (I)	Zíncica globina	6 a 8	18
	NPH	8 a 12	24
	Lenta	8 a 12	24
Longa (L)	Zíncica protamina	16 a 24	36
	Ultralenta	20 a 30	36

As fontes de insulina são: suína – R, I; bovina – R, I, L; bovina e suína – R, I, L; e DNA recombinante – R, I, L.

NPH, *neutral protamine Hagedorn*.

• Boxe 1.19 — Tratamento de pacientes com diabetes.

Diabetes dependente de insulina (tipo 1)
1. Adiar a cirurgia até o diabetes estar bem controlado; consultar o médico do paciente
2. Agendar uma consulta de manhã cedo; evitar consultas demoradas
3. Usar protocolo de redução de ansiedade, mas evitar técnicas de sedação profunda em pacientes atendidos de forma ambulatorial
4. Monitorar pulsação, respiração e pressão arterial antes, durante e após a cirurgia
5. Manter contato verbal com o paciente durante a cirurgia
6. Se o paciente não puder comer ou beber antes da cirurgia bucal e tiver dificuldade em se alimentar após o procedimento, aconselhá-lo a não tomar a dose habitual de insulina regular ou NPH. Começar a administração intravenosa de 5% de dextrose em gotejamento a 150 mℓ/hora
7. Se permitido, deixar o paciente tomar um café da manhã normal antes da cirurgia e a tomar a dose habitual de insulina regular, mas só metade da dose de NPH
8. Aconselhar os pacientes a não retomarem as doses de insulina normais até estarem aptos a retornar ao nível habitual de ingestão de calorias e às atividades físicas
9. Consultar o médico se houver qualquer dúvida sobre a modificação do regime de insulina
10. Ficar atento(a) a sinais de hipoglicemia
11. Tratar infecções de maneira agressiva

Diabetes não dependente de insulina (tipo 2)
1. Adiar a cirurgia até o diabetes estar bem controlado
2. Agendar uma consulta de manhã cedo e evitar consultas longas
3. Empregar protocolo de redução de ansiedade
4. Monitorar pulsação, respiração e pressão arterial antes, durante e após a cirurgia
5. Manter contato verbal com o paciente durante a cirurgia
6. Se o paciente não puder comer ou beber antes da cirurgia bucal e tiver dificuldade em se alimentar após o procedimento, aconselhá-lo a pular qualquer medicação hipoglicêmica oral no dia do tratamento
7. Se o paciente puder comer antes e após a cirurgia, aconselhá-lo a tomar um café da manhã normal e a tomar a dose habitual do agente hipoglicêmico
8. Ficar atento(a) a sinais de hipoglicemia
9. Tratar infecções de maneira agressiva

NPH, *neutral protamine Hagedorn*.

• Boxe 1.20 — Manejo de paciente com supressão suprarrenal que requer cirurgias bucais maiores.

Se o paciente estiver tomando corticosteroides no momento:
1. Usar protocolo de redução de ansiedade
2. Monitorar a pulsação e a pressão arterial antes, durante e após a cirurgia
3. Aconselhar o paciente a dobrar a dose habitual no dia anterior, no próprio dia e no dia após a cirurgia
4. No segundo dia pós-cirúrgico, aconselhar o paciente a retornar à dose habitual de esteroides.

Se o paciente não estiver tomando esteroides no momento, mas tiver recebido pelo menos 20 mg de hidrocortisona (cortisol ou equivalente) por mais de 2 semanas durante o ano anterior:
1. Usar protocolo de redução de ansiedade
2. Monitorar a pulsação e a pressão arterial antes, durante e após a cirurgia
3. Aconselhar o paciente a tomar 60 mg de hidrocortisona (ou equivalente) no dia anterior e na manhã da cirurgia (ou o cirurgião-dentista deve administrar 60 mg de hidrocortisona ou equivalente de modo intramuscular ou intravenoso antes da cirurgia complexa)
4. Nos dois primeiros dias pós-cirúrgicos, a dose deve ser reduzida a 40 mg e diminuída a 20 mg 3 dias depois da redução anterior. O médico pode parar a administração de esteroides suplementares 6 dias após a cirurgia

Se um procedimento cirúrgico maior for planejado, o médico da atenção primária deve considerar seriamente a hospitalização do paciente e consultar o médico do paciente se tiver alguma dúvida sobre a necessidade ou a dose suplementar de corticosteroides.

---

são fraqueza, perda de peso, fadiga e hiperpigmentação da pele e das mucosas. Entretanto, a causa mais comum da insuficiência suprarrenal é a administração terapêutica crônica de corticosteroides (insuficiência suprarrenal secundária). Frequentemente, pacientes que recebem corticosteroides apresentam rostos redondos (em formato de lua), gibosidade nas costas e pele fina e translúcida. Sua inabilidade em aumentar os níveis de corticosteroides endógenos em resposta ao estresse psicológico pode deixá-los hipotensos, com síncope, nauseados e febris durante uma cirurgia complexa e prolongada, o que é consistente com uma crise suprarrenal.

Se o paciente com supressão suprarrenal primária ou secundária precisar de uma cirurgia bucal complexa, o médico da atenção primária deve ser consultado sobre a necessidade potencial de esteroides suplementares. Em geral, procedimentos simples precisam apenas de um protocolo de redução de ansiedade. Por conseguinte, esteroides suplementares não são necessários para a maioria dos procedimentos odontológicos. Entretanto, o profissional deve monitorar o paciente de perto para quaisquer sinais ou sintomas de crise suprarrenal. Procedimentos mais complicados, como cirurgias ortognáticas em pacientes com supressão suprarrenal, normalmente requerem suplementação de esteroides (Boxe 1.20).

Hipertireoidismo

O problema da glândula tireoide de significância primária em cirurgias bucais é a tireotoxicose. Isso porque ela consiste na única doença da tireoide em que crises agudas podem ocorrer. A tireotoxicose resulta do excesso de tri-iodotironina e tiroxina circulantes, o que é causado frequentemente por doença de Graves, bócio multinodular ou adenoma da tireoide. As primeiras manifestações da produção excessiva de hormônios da tireoide são cabelos finos e quebradiços, hiperpigmentação da pele, sudorese excessiva, taquicardia, palpitações, perda de peso e instabilidade emocional. Os pacientes frequentemente, embora não invariavelmente, têm exoftalmia (abaulamento ou saliência do globo ocular causado por aumento de gordura na órbita). Se o hipertireoidismo não for logo descoberto, o paciente pode sofrer insuficiência cardíaca. Realiza-se o diagnóstico pela demonstração das altas concentrações circulantes dos hormônios da tireoide, usando-se técnicas laboratoriais diretas ou indiretas.

Normalmente, os pacientes tireotóxicos são tratados com agentes que bloqueiam a síntese e a secreção de hormônios da tireoide, com tireoidectomia ou ambos. No entanto, indivíduos que não recebem tratamento ou são tratados de maneira incompleta podem ter uma crise tireotóxica causada pela secreção repentina de grandes quantidades de hormônios tireoidianos pré-formados. Os primeiros sintomas de crise tireotóxica são inquietação, náuseas e cólicas abdominais. Os sintomas e sinais tardios são febre alta, sudorese intensa, taquicardia e, eventualmente, descompensação cardíaca. O paciente fica entorpecido e hipotenso, e há risco de morte se não ocorrer intervenção.

O cirurgião-dentista pode diagnosticar previamente casos de hipertireoidismo ao obter histórico médico completo e realizar exame detalhado do paciente, com inspeção da glândula tireoide e palpação. Se houver suspeita de hipertireoidismo após o histórico e a inspeção, a glândula não deve ser palpada porque essa manipulação isolada pode iniciar uma crise. Pacientes com suspeita de hipertireoidismo devem ser encaminhados para avaliação clínica antes da cirurgia bucal.

Pacientes com doença da glândula tireoide devidamente tratada podem passar por cirurgia bucal ambulatorial de modo seguro. Entretanto, se o paciente tiver infecção bucal, o médico da atenção primária deve ser avisado, sobretudo se o indivíduo mostrar sinais de hipertireoidismo. Atropina e quantidades excessivas de soluções que contêm epinefrina devem ser evitadas, se houver desconfiança de que o paciente apresenta hipertireoidismo tratado inadequadamente (Boxe 1.21).

Hipotireoidismo

O cirurgião-dentista pode ter papel importante no reconhecimento inicial do hipotireoidismo. Os primeiros sintomas do hipotireoidismo são fadiga, constipação intestinal, ganho de peso, rouquidão, dores de cabeça, artralgia, distúrbios menstruais, edema, pele seca e cabelos e unhas quebradiças. Se os sintomas do hipotireoidismo forem leves, nenhuma modificação no tratamento odontológico é necessária.

Disfunções hematológicas

Coagulopatias hereditárias

Em geral, pacientes com doenças hemorrágicas hereditárias são cientes de seus problemas, o que possibilita ao médico tomar as precauções necessárias antes de qualquer procedimento cirúrgico. Entretanto, em muitos pacientes o sangramento prolongado após a extração de um dente pode ser a primeira evidência de uma doença hemorrágica. Por isso, todos os pacientes devem ser perguntados sobre sangramentos prolongados depois de ferimentos e cirurgias anteriores. Um histórico de epistaxe (sangramento nasal), contusões fáceis, hematúria, sangramento menstrual intenso e hemorragia espontânea deve alertar o cirurgião-dentista sobre a possível necessidade de triagem laboratorial de coagulação pré-cirúrgica ou consulta com hematologista. Utiliza-se o TP para testar os fatores da via extrínseca, enquanto o TTPa é considerado para detectar fatores da via intrínseca. Para padronizar melhor os valores de TP dentro e entre hospitais, foi desenvolvido o método INR. Essa técnica ajusta o TP atual para variações em agentes usados para realizar o teste, e o valor é apresentado como uma relação entre o TP do paciente e o valor padronizado do mesmo laboratório.

Em geral, a inadequação de plaquetas causa contusões fáceis e é avaliada pelo tempo de sangramento e pela contagem de plaquetas. Se houver suspeita de uma coagulopatia, o médico da atenção primária ou um hematologista devem ser consultados sobre testes mais refinados para definir melhor a causa do distúrbio hemorrágico e para ajudar no manejo do paciente no período peroperatório.

O manejo de pacientes com coagulopatias que precisam de cirurgia bucal depende da natureza do distúrbio hemorrágico. Os fatores específicos da deficiência – como hemofilia A, B ou C ou doença de von Willebrand – costumam ser tratados por administração transoperatória de concentrados de fatores de coagulação ou desmopressina e pelo uso de um agente antifibrinolítico, como o ácido aminocaproico. O médico é quem decide o modo como a reposição do fator será realizada, com base no grau de deficiência do fator e no histórico de reposição de fator do paciente. Os pacientes que recebem reposição de fator, embora raramente os haja, correm o risco de contrair uma doença infecciosa transmitida pelo sangue. Precauções universais devem ser empregadas, assim como em todos os pacientes, para reduzir o risco de transmissão a todos os funcionários e profissionais de saúde.

Os problemas plaquetários podem ser quantitativos ou qualitativos. A deficiência quantitativa da plaqueta pode ser um problema cíclico, e o hematologista pode ajudar a determinar o momento propício da cirurgia eletiva. Pacientes com contagem de plaquetas baixa e crônica podem receber transfusões plaquetárias. Em geral, as contagens estão abaixo de 50.000/mm³ antes de ocorrer hemorragia pós-operatória anormal. Se a contagem de plaquetas estiver entre 20.000/mm³ e 50.000/mm³, o hematologista pode desejar reter a transfusão plaquetária até a hemorragia pós-operatória se tornar um problema. Entretanto, transfusões plaquetárias podem ser realizadas em pacientes com contagens acima de 50.000/mm³, se existir um problema qualitativo de plaquetas simultâneo. Os distúrbios plaquetários qualitativos devem-se tipicamente à administração de medicamentos antiagregantes plaquetários (como ácido acetilsalicílico ou clopidogrel), mas também podem estar relacionados com a disfunção hepática ou esplênica. Contagens de plaquetas inferiores a 20.000/mm³ costumam requerer transfusão plaquetária pré-cirúrgica ou do adiamento da cirurgia até o número de plaquetas aumentar. Se houver suspeita de um distúrbio plaquetário qualitativo, os testes de função plaquetária podem ser solicitados, e a modificação do regime de medicação deve ser ponderada contra o risco de complicações pós-operatórias. A anestesia local deve ser administrada por meio de infiltração local, não por bloqueio troncular, para diminuir a probabilidade de danificar vasos sanguíneos maiores, o que pode levar a uma prolongada hemorragia após a injeção e à formação de hematoma. Convém considerar o uso de substâncias tópicas que promovam a coagulação em feridas bucais, e o paciente deve ser cuidadosamente instruído de modo a evitar o deslocamento de coágulos sanguíneos, pois já foram formados (Boxe 1.22). Ver o Capítulo 12 para modos adicionais de prevenir ou tratar a hemorragia pós-extração.

Anticoagulação terapêutica

Realiza-se a anticoagulação terapêutica em pacientes com dispositivos trombogênicos implantados, como próteses de válvulas cardíacas; com problemas cardiovasculares trombogênicos como

---

• Boxe 1.22   Manejo de paciente com coagulopatia.

1. Adiar a cirurgia até um hematologista ser consultado sobre o manejo do paciente
2. Contar com testes de coagulação como base de referência, conforme indicado (tempo de protrombina, tempo tromboplastina parcial, tempo de sangramento, contagem de plaquetas) e realizar triagem para hepatite
3. Agendar a cirurgia de modo que seja realizada pouco tempo depois de qualquer medida de correção de coagulação ter sido tomada (após transfusão de plaquetas, reposição de fator ou administração de ácido aminocaproico)
4. Aumentar a coagulação durante a cirurgia com o uso de substâncias tópicas que a promovam e aplicar firmemente suturas e compressas
5. Monitorar a ferida por duas horas para assegurar que uma boa coagulação inicial esteja se formando
6. Aconselhar o paciente a evitar o deslocamento do coágulo e orientá-lo sobre o que fazer se a hemorragia recomeçar
7. Evitar prescrever AINEs
8. Tomar precauções para que o paciente não contraia hepatite durante a cirurgia

---

• Boxe 1.21   Manejo de paciente com hipertireoidismo.

1. Adiar a cirurgia até a disfunção da glândula tireoide estar bem controlada
2. Monitorar a pulsação e a pressão arterial antes, durante e após a cirurgia
3. Limitar a quantidade de epinefrina usada

Pacientes com coagulopatias graves que necessitem de cirurgia de grande porte devem ser hospitalizados.
AINEs, anti-inflamatórios não esteroides.

fibrilação atrial ou infarto do miocárdio; com história prévia de estados de hipercoagulabilidade hereditários ou adquiridos, como embolia pulmonar recorrente ou trombose venosa profunda; ou com a necessidade de fluxo sanguíneo extracorpóreo como por hemodiálise. Pacientes também podem tomar fármacos com propriedades antiplaquetárias, como ácido acetilsalicílico, para efeito secundário.

Quando é preciso realizar uma cirurgia bucal eletiva, a necessidade de anticoagulação contínua deve ser ponderada contra a de hemostasia após a cirurgia. Essa decisão deve ser tomada em consulta com o médico da atenção primária do paciente. Em geral, medicamentos como a baixa dose de salicilatos não precisam ser suspensos para possibilitar cirurgias de rotina. Pacientes que fazem uso de heparina normalmente podem ter suas cirurgias adiadas até que a heparina circulante esteja inativa (6 horas, se for dada a heparina intravenosa; 24 horas, se for dada de modo subcutâneo). O sulfato de protamina, que reverte os efeitos da heparina, também pode ser usado se uma cirurgia bucal não puder ser adiada até a heparina ser naturalmente inativada.

Os pacientes que usam varfarina para anticoagulação e que precisam de cirurgia bucal eletiva se beneficiam da estreita cooperação entre o médico e o dentista. O intervalo terapêutico para a maioria das condições que requerem a administração de varfarina é tipicamente uma INR de 2 a 3 e, em alguns casos, esta pode ser aumentada para 3,5. A varfarina demora de 2 a 3 dias para o início de sua ação. Portanto, as alterações dos efeitos anticoagulantes da varfarina aparecem vários dias após a dose ser mudada. A INR é usada para avaliar a ação anticoagulante da varfarina. A maioria dos médicos deixará que a INR caia para, mais ou menos, 2 durante o período peroperatório, o que normalmente possibilita uma coagulação suficiente para uma cirurgia segura. Os pacientes devem parar de tomar varfarina 2 ou 3 dias antes da cirurgia planejada, supondo-se que a suspensão da medicação seja necessária pela previsível perda de sangue excessiva no procedimento. Na manhã da cirurgia, o valor da INR deve ser verificado. Se estiver entre 2 e 3, a cirurgia bucal de rotina pode ser tipicamente realizada com o uso de medidas adjuvantes no consultório. Se o TP ainda estiver maior que INR 3, a cirurgia deve ser adiada até que o TP se aproxime de INR 3. As feridas cirúrgicas devem ser irrigadas com substâncias trombogênicas, e o paciente deve ser instruído a promover a retenção de coágulos. A terapia com varfarina pode ser retomada no dia da cirurgia (Boxe 1.23).

O recente desenvolvimento de inibidores diretos e indiretos de Xa tornou a terapia anticoagulante mais viável para uma população maior de pacientes. Esses medicamentos não exigem monitoramento laboratorial de rotina porque os valores de INR são inócuos para determinar a eficácia do fármaco. Normalmente, esses medicamentos têm meia-vida mais curta se a suspensão for necessária. No entanto, na maioria dos casos, a suspensão desses medicamentos antes de procedimentos cirúrgicos bucais de rotina não é necessária. Procedimentos adjuvantes apropriados devem ser implementados para se obter e manter a hemostasia estável de todos os locais cirúrgicos.

A suspensão de qualquer medicação anticoagulante ou antiplaquetária não deve ser realizada levianamente. Na maioria dos procedimentos cirúrgicos bucais de rotina, geralmente o sangramento intraoperatório esperado pode ser controlado com técnicas hemostáticas adjuvantes se os dados laboratoriais do paciente estiverem dentro da faixa terapêutica para aquele medicamento. Após qualquer tipo de cirurgia, há uma resposta inflamatória sistêmica natural que promove um estado de hipercoagulabilidade local e sistêmica, que pode predispor o paciente a risco aumentado de formação de coágulos em outras partes do corpo, com complicações clínicas mais graves, como AVE, embolia pulmonar ou infarto do miocárdio.

• **Boxe 1.23** Manejo de paciente cujo sangue é anticoagulado terapeuticamente.

Pacientes recebendo salicilatos ou outras medicações inibidoras de plaquetas
1. Consultar o médico do paciente para determinar se é seguro parar o anticoagulante por vários dias
2. Adiar a cirurgia até que as medicações inibidoras de plaquetas tenham sido interrompidas por 5 dias
3. Tomar medidas extras durante e após a cirurgia para ajudar a promover a formação de coágulos e a retenção
4. Recomeçar a terapia com os fármacos no dia após a cirurgia se nenhuma hemorragia estiver ocorrendo

Pacientes recebendo varfarina
1. Consultar o médico do paciente para determinar se é seguro deixar o TP cair de INR 2 para 3. Isso pode levar alguns dias*
2. Obter a base de referência de TP
3. (a) Se o TP for inferior a INR 3,1, prosseguir com a cirurgia e pular para o passo 6; (b) Se o TP for superior a INR 3, ir para o passo 4
4. Parar o uso de varfarina por, aproximadamente, 2 dias antes da cirurgia
5. Verificar o TP diariamente e prosseguir com a cirurgia no dia em que o TP cair para INR 3
6. Tomar medidas extras durante e após a cirurgia para ajudar a promover a formação e a retenção de coágulos
7. Recomeçar a administração de varfarina no dia da cirurgia

Pacientes recebendo heparina
1. Consultar o médico do paciente para determinar se é seguro interromper o uso da heparina no período peroperatório
2. Adiar a cirurgia até, pelo menos, seis horas após a heparina ser interrompida ou reverter a heparina com protamina
3. Retomar o uso da heparina, uma vez havendo boa coagulação

*Se o médico do paciente acredita que não é seguro deixar cair o TP, o paciente deve ser hospitalizado para conversão da varfarina em anticoagulação com heparina durante o período peroperatório.

Disfunções neurológicas

Distúrbios convulsivos

Pacientes com histórico de convulsões devem ser questionados sobre a frequência, o tipo, a duração e as sequelas dessas convulsões. As convulsões podem ser consequência de síndrome de abstinência do álcool, febre alta, desequilíbrio eletrolítico, hipoglicemia ou dano cerebral traumático ou ser idiopáticas. O cirurgião-dentista deve perguntar sobre os medicamentos usados para controlar o distúrbio convulsivo, sobretudo sobre o cumprimento da receita médica e qualquer medição recente de níveis séricos. O médico do paciente deve ser consultado sobre o histórico de convulsões e se a cirurgia bucal deve ser adiada por algum motivo. Se o distúrbio convulsivo estiver bem controlado, o tratamento cirúrgico bucal padrão pode ser realizado sem nenhuma precaução adicional (exceto pelo uso do protocolo de redução da ansiedade; Boxe 1.24). Se um bom controle não puder ser obtido, o paciente deve ser encaminhado a um cirurgião bucomaxilofacial para tratamento sob sedação profunda[2] no consultório ou no hospital.

Etilismo (alcoolismo)

Pacientes que voluntariamente relatam um histórico de abuso de álcool ou que são suspeitos de etilismo e têm essa suspeita confirmada por outros meios, além da história clínica, requerem considerações especiais antes da cirurgia. Os problemas primários

---
[2]N.R.T.: No Brasil, apenas a sedação consciente é permitida no ambulatório.

- **Boxe 1.24 Manejo de paciente com distúrbio convulsivo.**

1. Adiar a cirurgia até que as convulsões estejam bem controladas
2. Considerar ter níveis séricos de medicamentos anticonvulsivos medidos, se o consentimento do paciente for questionável
3. Usar um protocolo de redução de ansiedade
4. Tomar medidas para evitar a hipoglicemia e a fadiga no paciente

que os etilistas têm com relação a tratamentos odontológicos são insuficiência hepática, interação de medicamentos com álcool, anormalidades eletrolíticas e efeitos da abstinência. A insuficiência hepática já foi discutida. O álcool interage com muitos dos sedativos usados para o controle da ansiedade durante a cirurgia bucal. Geralmente, a interação potencializa o nível de sedação e suprime o reflexo de vômito.

Os etilistas podem passar pelo fenômeno da abstinência no período peroperatório se tiverem reduzido bruscamente a ingestão diária de álcool antes de procurarem tratamento dentário. Tal fenômeno pode causar leve agitação e hipertensão grave, que pode progredir para tremores, convulsões, sudorese intensa ou, raramente, *delirium tremens* (tremedeira do corpo todo) com alucinações, agitação considerável e colapso circulatório.

Pacientes que necessitam de cirurgia bucal e que apresentam sinais de grave doença alcoólica do fígado ou sinais de abstinência de álcool devem ser tratados em ambiente hospitalar. Testes de funcionamento do fígado, perfil da coagulação e consulta médica antes da cirurgia são desejáveis. Em pacientes que podem ser tratados em regime ambulatorial, a dose de medicações metabolizada no fígado deve ser alterada. Além disso, os pacientes devem ser monitorados de perto para ver se há sinais de excesso de sedação.

Tratamento de pacientes durante e após a gravidez

Gravidez

Embora não seja um estado de doença, a gravidez ainda se mostra uma situação que requer considerações especiais para proteger a mãe e o feto em desenvolvimento quando uma cirurgia bucal é necessária. A preocupação primária, quando se trata de fornecer tratamento para uma paciente grávida, é a prevenção de danos genéticos ao feto. As duas áreas do tratamento cirúrgico bucal com potencial para criar danos fetais são: (1) exames de imagem odontológicos e (2) administração de fármacos. É praticamente impossível realizar um procedimento cirúrgico bucal com sucesso sem o uso de radiografias ou medicamentos; portanto, uma opção é adiar qualquer cirurgia bucal eletiva até depois do parto para evitar riscos ao feto. Frequentemente, medidas paliativas podem ser usadas para postergar a cirurgia.

No entanto, se o procedimento durante a gravidez não puder ser adiado, devem ser realizados esforços para diminuir a exposição fetal aos fatores teratogênicos. No que diz respeito a exames de imagem, podem ser utilizados aventais de proteção e tomadas com filmes periapicais digitais somente nas áreas que requeiram cirurgia (Figura 1.5). A lista de substâncias que se acredita oferecerem pouco risco ao feto é pequena. Para cirurgias bucais, acredita-se que as seguintes medicações sejam menos prováveis de causar danos ao feto quando usadas em quantidades moderadas: lidocaína, bupivacaína, paracetamol, codeína, penicilina e cefalosporinas. A utilização de AINEs, como salicilatos e ibuprofeno, não deve ser feita durante a gravidez, especialmente ao fim do terceiro trimestre, devido às suas propriedades antiplaquetárias e ao potencial para causar o fechamento prematuro do ducto arterioso. Todas as medicações sedativas devem ser evitadas em pacientes grávidas. O óxido nitroso não deve ser usado durante o primeiro trimestre, mas, se necessário, pode ser considerado no segundo e no terceiro trimestres desde que seja aplicado com, pelo menos, 50% de oxigênio e em consulta com o obstetra da paciente (Boxes 1.25 e 1.26). A U.S. Food and Drug Administration (FDA) criou um sistema de categorização de substâncias fundamentado no conhecido grau de risco ao feto humano causado por medicações específicas. Quando for preciso administrar uma medicação a uma grávida, o profissional deve verificar se o fármaco está em uma categoria de risco aceitável antes de fornecê-lo à paciente (Boxe 1.27).

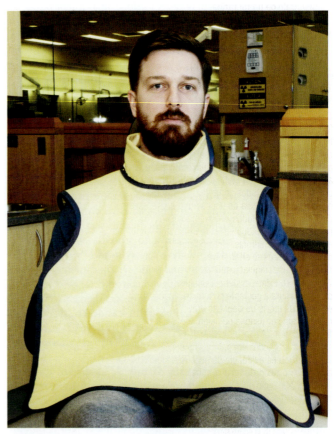

- **Figura 1.5** Uma proteção apropriada com avental de chumbo é usada durante a radiografia odontológica.

- **Boxe 1.25 Manejo de pacientes gestantes.**

1. Adiar cirurgia programada até depois do parto, se possível
2. Consultar o obstetra da paciente, se a cirurgia não puder ser adiada
3. Evitar radiografias odontológicas, a menos que sejam necessárias informações sobre as raízes do dente ou do osso para um tratamento dentário eficaz. Se radiografias tiverem que ser realizadas, usar proteção de chumbo apropriada
4. Evitar o uso de medicações com potencial teratogênico. Usar anestésicos locais, quando a anestesia for necessária
5. Usar, pelo menos, 50% de oxigênio, se a sedação com óxido nitroso for utilizada, mas evitar durante o primeiro trimestre
6. Evitar manter a paciente em posição supina por longos períodos para evitar a compressão da veia cava
7. Permitir que a paciente vá ao banheiro, sempre que for necessário

> • **Boxe 1.26** Medicamentos odontológicos que devem ser evitados em pacientes grávidas.

Salicilatos e outros anti-inflamatórios não esteroidais
- Carbamazepina
- Clordiazepóxido
- Cloridrato de difenidramina (se usado cronicamente)
- Corticosteroides
- Diazepam e outros benzodiazepínicos
- Hidrato de cloral (se usado cronicamente)
- Morfina
- Óxido nitroso (se houver exposição > 9 horas/semana, concentração de oxigênio < 50% ou se a gravidez estiver no primeiro trimestre)

Agentes anti-inflamatórios não esteroides
- Cloridrato de pentazocina
- Cloridrato de prometazina
- Fenobarbital
- Tetraciclinas

> • **Boxe 1.27** Classificação das medicações com relação ao risco fetal potencial.

Categoria A: Estudos controlados em mulheres falharam em demonstrar o risco fetal no primeiro trimestre (e não há nenhuma evidência de risco em outros trimestres), e a possibilidade de dano ao feto parece remota

Categoria B: Nenhum estudo de reprodução animal demonstrou risco fetal e não há nenhum estudo controlado em gestantes, ou os estudos de reprodução animal mostraram um efeito adverso (além de fertilidade reduzida) que não foi confirmado em estudos controlados em mulheres no primeiro trimestre (e não há nenhuma evidência de riscos em outros trimestres).

Categoria C: Os estudos em animais revelaram efeitos fetais adversos e não há estudos controlados em seres humanos, ou não estão disponíveis estudos em mulheres e animais. Os medicamentos nesta categoria devem ser administrados apenas se alternativas mais seguras não estiverem disponíveis e se o benefício em potencial justificar os riscos fetais conhecidos.

Categoria D: Existe evidência positiva de que há risco fetal humano, mas os benefícios para a gestante podem ser aceitáveis, mesmo havendo perigo, como em risco de morte ou doenças graves para as quais medicações mais seguras não possam ser usadas ou sejam ineficazes. Uma declaração apropriada deve figurar no item "Aviso" no rótulo dos fármacos desta categoria.

Categoria X: Estudos em animais ou em seres humanos demonstraram anomalias fetais, ou há evidência de risco fetal com base em experiência humana (ou ambos); e o risco de usar a substância em gestantes claramente ultrapassa qualquer benefício possível. A medicação é contraindicada para mulheres que estejam ou possam ficar grávidas. Uma declaração apropriada deve aparecer no item "Contraindicações" no rótulo dos fármacos dessa categoria.

De U. S. Food and Drug Administration.

A gravidez pode ser estressante emocional e psicologicamente. Portanto, recomenda-se um protocolo de redução de ansiedade. Os sinais vitais da paciente devem ser obtidos, com atenção particular a qualquer elevação na pressão sanguínea (um possível sinal de pré-eclâmpsia). Uma paciente que esteja prestes a dar à luz pode precisar de um posicionamento especial da cadeira durante o tratamento, porque, se a mulher for colocada totalmente na posição supina, o conteúdo uterino pode causar compressão na veia cava inferior, comprometendo o retorno venoso ao coração e o débito cardíaco. A paciente pode precisar estar em uma posição mais ereta ou ter seu tronco levemente virado para o lado esquerdo durante a cirurgia. Pausas frequentes para que a paciente urine costumam ser necessárias ao fim da gravidez, por conta da pressão fetal na bexiga. Antes de realizar qualquer cirurgia bucal em uma gestante, o médico deve consultar o obstetra da paciente.

Pós-parto

Considerações especiais devem ser feitas enquanto se fornece tratamento cirúrgico bucal a uma paciente no período pós-parto em que ela esteja amamentando. Convém evitar substâncias conhecidas por entrar na composição do leite materno e que possam ser perigosas para os lactentes (o pediatra pode dar orientações). São fornecidas informações sobre algumas medicações na Tabela 1.2. Entretanto, em geral, todas as substâncias comumente utilizadas nos tratamentos cirúrgicos bucais são seguras quando usadas em doses moderadas. Corticosteroides, aminoglicosídeos e tetraciclinas são exceções e, por isso, não devem ser utilizados.

Tabela 1.2 Efeitos de medicamentos odontológicos em mães lactantes.

Sem efeitos clínicos aparentes em lactentes	Efeitos clínicos potencialmente perigosos em lactentes
Anti-histamínicos	Ácido acetilsalicílico
Cefalexina	Ampicilina
Codeína	Atropina
Eritromicina	Barbitúricos
Fluoreto	Corticosteroides
Lidocaína	Diazepam
Meperidina	Hidrato de cloral
Oxacilina	Metronidazol
Paracetamol	Penicilina
Pentazocina	Tetraciclina

2
Prevenção e Tratamento de Emergências Clínicas

JAMES R. HUPP E ALISON YEUNG

VISÃO GERAL DO CAPÍTULO

Prevenção, 20

Preparação, 21
    Educação continuada, 21
    Treinamento da equipe de apoio do consultório, 21
    Acesso ao socorro, 21
    Equipamentos e suprimentos de emergência, 21

Emergências clínicas, 22
    Reações de hipersensibilidade, 23
    Desconforto torácico, 25
    Dificuldade respiratória, 27
        Asma, 27
        Hiperventilação, 27
        Doença pulmonar obstrutiva crônica, 28
        Aspiração de corpo estranho, 28
        Aspiração do conteúdo gástrico, 29
    Alteração da consciência, 30
        Síncope vasovagal, 30
        Hipotensão ortostática, 31
        Convulsões, 32
        Toxicidade do anestésico local, 34
        Diabetes melito, 34
        Disfunção da tireoide, 35
        Insuficiência suprarrenal, 36
        Comprometimento vascular cerebral, 37

Felizmente, as emergências clínicas graves no consultório odontológico são raras. A principal razão para a limitada frequência de emergências na prática odontológica é a natureza da educação odontológica, que prepara os profissionais para reconhecer problemas potenciais e gerenciá-los antes que provoquem uma emergência ou encaminhar pacientes comprometidos que precisam de alguma intervenção para cirurgiões bucomaxilofaciais. Cirurgiões-dentistas que atendem pacientes em comunidades com situação de saúde precária podem observar um número desproporcional de indivíduos mais propensos a emergências no ambiente odontológico.

Quando é necessário realizar procedimentos cirúrgicos bucais, o aumento do estresse mental e fisiológico, inerente a tais cuidados, pode levar o paciente com condições clínicas moderadamente ou mal compensadas a experimentar uma situação de emergência. Da mesma maneira, os métodos modernos de controle da dor e da ansiedade, frequentemente necessários para a realização de uma cirurgia bucal, podem predispor o paciente a situações de emergência. Este capítulo começa com uma apresentação de diversas maneiras de reduzir a probabilidade de emergências clínicas no consultório odontológico. O capítulo também detalha meios de se preparar para tais situações e discute as manifestações clínicas e o gerenciamento inicial dos tipos de emergências mais comuns no consultório odontológico.

Prevenção

A compreensão da frequência relativa de emergências e do reconhecimento das pessoas com probabilidade de evoluírem para grave morbidade e mortalidade é importante quando se estabelecem prioridades para medidas preventivas. Estudos revelam que a hiperventilação, as convulsões e a suspeita de hipoglicemia são as situações de emergência de ocorrência mais comum nos pacientes antes, durante ou logo após o tratamento odontológico. Elas são seguidas, quanto à frequência, por síncope vasovagal, angina de peito, hipotensão ortostática e reações de hipersensibilidade (alergias).

A incidência de emergências clínicas é maior em pacientes submetidos à cirurgia bucal ambulatorial, se comparados com aqueles submetidos a procedimentos não cirúrgicos, devido a três fatores: (1) a cirurgia provoca mais estresse, (2) uma quantidade maior de medicamentos costuma ser administrada durante o período peroperatório e (3) frequentemente são necessárias consultas mais longas para a realização de cirurgias. Tais fatores são conhecidos por aumentar a probabilidade de ocorrência de emergências clínicas. Outros fatores que aumentam o potencial de emergências são a idade do paciente (mais riscos para indivíduos muito jovens e para idosos), a maior capacidade de o profissional atender pessoas relativamente não saudáveis em regime ambulatorial e a grande variedade de medicamentos que os cirurgiões-dentistas administram em seus consultórios.

A prevenção é a base do gerenciamento de emergências. O primeiro passo consiste na avaliação do risco, que começa com uma cuidadosa avaliação pré-operatória no consultório odontológico, o que exige uma história clínica precisa do paciente, com revisão de sistemas orientada por respostas positivas pertinentes ao histórico do paciente. Devem-se registrar os sinais vitais, assim como é preciso fazer um exame físico (adaptado à história clínica e às condições atuais de cada paciente) que deve ser regularmente atualizado. As técnicas estão descritas no Capítulo 1.

Embora qualquer paciente possa ter uma emergência clínica a qualquer momento, certas condições predispõem os indivíduos a emergências no consultório odontológico. Tais condições são mais propensas a se transformar em uma situação de emergência quando o paciente está fisiologicamente ou emocionalmente estressado. As condições mais comuns precipitadas ou causadas pela ansiedade estão listadas no Boxe 2.1. Uma vez que os pacientes suscetíveis a ter emergências clínicas sejam reconhecidos, o profissional pode evitar que a maioria dos problemas ocorra ao modificar a maneira de realizar o tratamento cirúrgico bucal.

Preparação

A preparação é o segundo fator mais importante (depois da prevenção) na gestão das emergências clínicas. A preparação para lidar com emergências inclui quatro ações específicas: (1) assegurar que o próprio conhecimento do cirurgião-dentista sobre gestão de emergência seja adequado e atualizado, (2), ter a equipe de apoio do consultório treinada para auxiliar nas emergências clínicas, (3) estabelecer um sistema de acesso imediato a prestadores de cuidados médicos capazes de auxiliar em situações de emergência e (4) equipar o consultório com instrumental e suprimentos necessários aos cuidados iniciais de pacientes com problemas graves (Boxe 2.2).

Educação continuada

Na faculdade de Odontologia, cirurgiões-dentistas são treinados para avaliar o risco do paciente e lidar com emergências clínicas. No entanto, devido à raridade de ocorrência destes problemas, os profissionais devem buscar educação continuada na área, não só para atualizar seus conhecimentos, mas também para aprender novos conceitos sobre a avaliação clínica e o tratamento de emergências. Uma característica importante da educação continuada é manter a certificação em suporte básico de vida (SBV), com o uso de unidades de desfibrilador externo automático (Boxe 2.3). Alguns especialistas recomendam que se mantenha anualmente uma educação continuada sobre o gerenciamento de emergências, enquanto a atualização das habilidades em SBV deve ser revista a cada 2 anos. O cirurgião-dentista que administra sedativos parenterais (menos óxido nitroso) deve receber treinamento em suporte cardíaco de vida avançado (SCVA) e ter o equipamento necessário para SCVA disponível.

• Boxe 2.1 Emergências clínicas normalmente provocadas por ansiedade.

- Angina de peito
- Crise tireoidiana
- Infarto do miocárdio
- Choque insulinêmico
- Broncospasmo asmático
- Hiperventilação
- Insuficiência suprarrenal (aguda)
- Epilepsia
- Hipertensão grave

• Boxe 2.2 Preparação para emergências clínicas.

1. Educação continuada pessoal no reconhecimento e abordagem de emergências
2. Treinamento da equipe auxiliar na identificação e no tratamento de emergências
3. Criação e teste periódico de um sistema para acionar a assistência médica externa rapidamente em caso de emergências
4. Equipar o consultório com suprimentos necessários para o atendimento emergencial

---

• Boxe 2.3 Suporte básico de vida.

ABC
- A – *Airway* – Vias respiratórias
- B – *Breathing* – Respiração
- C – *Circulation* – Circulação

Obtém-se e mantém-se a via respiratória pela combinação do seguinte:
1. Estendendo-se a cabeça ao empurrar o queixo para cima com uma das mãos e empurrando a testa para trás com a outra mão
2. Empurrando-se a mandíbula para frente, pressionando-se os ângulos mandibulares
3. Puxando-se a mandíbula para frente pela parte anterior
4. Puxando-se a língua para frente, usando-se material de sutura ou instrumento para segurar a parte anterior da língua

A respiração é fornecida por uma das seguintes opções:
1. Ventilação boca-máscara
2. Bolsa de ventilação para reanimação (Ambu®)

Promove-se a circulação por compressões cardíacas externas

Treinamento da equipe de apoio do consultório

O cirurgião-dentista deve se assegurar que toda a equipe do consultório esteja treinada para auxiliar no reconhecimento e no tratamento de emergências. Isso deve incluir o reforço com exercícios regulares de emergências e a revisão anual das habilidades de SBV de todos os membros da equipe. Esta deve ter responsabilidades específicas predefinidas de modo a, em caso de emergência, cada um saber o que fazer.

Acesso ao socorro

A facilidade de acesso a outros profissionais de saúde varia de consultório para consultório. Uma providência útil é identificar previamente indivíduos com treinamento que os tornem úteis durante uma emergência clínica. Se o consultório odontológico estiver localizado próximo de outros consultórios, recomenda-se realizar acordos prévios para obter apoio, no caso de uma emergência. Nem todos os médicos estão treinados para o tratamento de emergência, e os cirurgiões-dentistas devem ser seletivos com os que entrarem em contato para conseguir auxílio durante tal situação. Cirurgiões bucomaxilofaciais são uma boa opção, assim como a maioria dos cirurgiões gerais, clínicos gerais e anestesiologistas. Ambulâncias equipadas com técnicos em emergências clínicas são úteis para o cirurgião-dentista que se depara com uma situação de emergência, e as comunidades têm fácil acesso telefônico (Serviço de Assistência Móvel de Urgência (SAMU) – 192) ao atendimento de equipes de emergência clínica. Por fim, é importante identificar nas proximidades um hospital ou uma unidade de emergência com profissionais especializados.

Uma vez estabelecido pelo cirurgião-dentista quem pode ser útil no caso de emergência, os números telefônicos devem estar bem acessíveis. Listas de fácil identificação podem ser colocadas em cada telefone do consultório, ou os números telefônicos podem ser inseridos na memória dos telefones com discagem automática e/ou adicionados aos contatos do celular. Esses números devem ser acionados periodicamente para se testar a eficiência.

Equipamentos e suprimentos de emergência

O último tópico do preparo para emergências é garantir que medicamentos, suprimentos e equipamentos de emergência adequados estejam disponíveis no consultório. Uma peça básica do equipamento é a cadeira odontológica, que deve facilitar a colocação do paciente em posição supina ou, melhor ainda, naquela em que cabeça esteja baixa, com os pés elevados. Além disso, convém abaixar a cadeira o mais próximo possível do chão para que as manobras do SBV sejam realizadas corretamente ou os mochos devem estar prontamente disponíveis. Os consultórios devem ser de tamanho suficiente para que o paciente seja colocado no chão para a realização das manobras de SBV e proporcionar espaço para o cirurgião-dentista e outros indivíduos desempenharem os cuidados emergenciais. Se o consultório for demasiado pequeno para o paciente ser colocado no chão, placas especiais podem ser colocadas sob o tórax do indivíduo para a realização eficaz das manobras de SBV na cadeira odontológica.

Frequentemente, faz-se necessário o uso de equipamentos para a assistência respiratória e a administração de medicamentos injetáveis durante as emergências no consultório. São equipamentos para a assistência respiratória as vias respiratórias orais e nasais, os grandes sugadores, o tubo conector que possibilita o uso de aspiração de grandes volumes e as bolsas de reanimação com máscaras faciais. Laringoscópios e sondas endotraqueais para intubação traqueal podem ser úteis para cirurgiões-dentistas treinados ou para outros profissionais convocados para auxiliar durante uma emergência.

Equipamentos úteis para a administração de medicamentos consistem em seringas e agulhas, torniquetes, soluções intravenosas (IV), cateteres e tubulação IV (Tabela 2.1). *Kits* de emergência contendo uma grande variedade de medicamentos estão disponíveis comercialmente (Figura 2.1). Se os cirurgiões-dentistas fizerem acordos para obter o apoio de médicos das redondezas, é possível que também queiram incluir em seus *kits* medicamentos que sejam úteis nos atendimentos emergenciais. Os medicamentos e quaisquer equipamentos do *kit* devem estar claramente identificados e ser verificados com frequência para assegurar que nenhuma medicação ultrapasse sua data de validade. Os rótulos devem incluir não apenas o nome do medicamento, mas também as situações em que é mais usado. Na Tabela 2.2, apresentamos uma lista de medicamentos que devem constar do *kit* de emergência de um consultório dentário.

Um item de emergência que deve estar disponível nos consultórios odontológicos é o oxigênio. Muitos cirurgiões-dentistas usam oxigênio de um sistema portátil. O cirurgião-dentista deve ser adequadamente treinado para ser capaz de fornecer o oxigênio sob pressão positiva para o paciente. É importante estabelecer um sistema para verificar periodicamente se o suprimento de oxigênio se mostra suficiente. Os cirurgiões-dentistas que usam sistema central de oxigênio também precisam ter oxigênio portátil disponível para a utilização fora do consultório, como na sala de espera ou durante o transporte para uma unidade de emergência.

Emergências clínicas

Uma breve descrição da fisiopatologia, das manifestações clínicas e do tratamento de diversas situações de emergência é apresentada no tópico seguinte, organizado de acordo com problemas específicos, como reações de hipersensibilidade, e com problemas orientados por sintomas, como desconforto torácico.

Tabela 2.1	Suprimentos de emergência para o consultório odontológico.
Uso	Suprimentos
Estabelecer e manter o acesso intravenoso	Cateter de permanência de plástico, cateter de permanência de metal, tubos intravenosos com válvula de fluxo, torniquete, fita plástica de 1 polegada de largura, solução cristaloide (salina normal, dextrose a 5% em água)
Aspirar grande volume	Ponta de sucção de grande diâmetro, ponta de sucção tonsilar, tubo de extensão, conectores para adaptar a tubulação à sucção do consultório
Administrar medicamentos	Seringas plásticas (5 e 10 mℓ), agulhas (calibres 18 e 21)
Administrar oxigênio	Máscara facial transparente, bolsa de reanimação (unidade de bolsa de máscara de ar), tubo de oxigênio de extensão (com e sem cateteres nasais), cilindro de oxigênio com válvula de fluxo e vias respiratórias nasais,[a] tubo endotraqueal,[a] máscara de oxigênio com válvula de demanda[a]

[a]Para uso por cirurgiões-dentistas com formação adequada ou por profissionais em assistência emergencial.

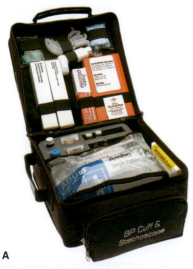
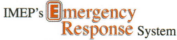
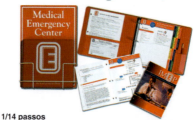

● **Figura 2.1** **A.** Exemplo de *kit* de emergência disponível comercialmente, com tamanho e complexidade adequados para consultórios odontológicos. **B.** Manuais de resposta para emergências de consultório disponíveis para orientar o cirurgião-dentista e sua equipe durante tais situações e em treinamentos. (*B*, cortesia de Institute of Medical Emergency Preparedness (Imep), Virginia Beach, VA.).

Tabela 2.2 Medicamentos de emergência para o consultório odontológico.

Grupo de medicamentos gerais	Exemplos comuns
Preparações parenterais	
Analgésico	Sulfato de morfina
Antagonista narcótico/antagonista benzodiazepínico	Naloxona Flumazenil
Anticonvulsivante	Diazepam, midazolam
Anti-hipoglicêmico	Dextrose a 50% em água, glucagon
Anti-histamínico	Difenidramina, clorfeniramina
Corticosteroide	Metilprednisolona, dexametasona, hidrocortisona
Simpatomimético	Epinefrina
Vagolítico	Atropina
Preparações orais	
Anti-hipoglicêmico	Doces (contendo açúcar), suco de frutas, cubos de açúcar, gel de glicose
Anti-histamínico	Difenidramina, clorfeniramina
Antiplaquetário	Ácido acetilsalicílico
Vasodilatador	Nitroglicerina
Preparações inaladas	
Broncodilatador	Orciprenalina, bitartarato de epinefrina, salbutamol
Oxigênio	–
Estimulante respiratório	Amônia aromática

Reações de hipersensibilidade

Muitos medicamentos administrados a pacientes submetidos à cirurgia bucal podem atuar como estímulos antigênicos, provocando reações alérgicas. Dos quatro tipos básicos de reações de hipersensibilidade, apenas o tipo 1 (hipersensibilidade imediata) pode causar uma condição grave, potencialmente fatal. As reações alérgicas tipo 1 são mediadas, principalmente, por anticorpos imunoglobulina E (IgE). Tal como acontece com todas as alergias, a iniciação de uma resposta de tipo 1 exige a exposição a um antígeno encontrado antes pelo sistema imunológico. A reexposição ao antígeno desencadeia uma série de eventos que são, então, manifestados localmente, sistemicamente ou de ambos os modos, em diferentes graus de gravidade, sobretudo em resposta à significativa degranulação de mastócitos e à liberação generalizada de histamina. A Tabela 2.3 detalha as manifestações das reações de hipersensibilidade tipo 1 e seu tratamento.

A manifestação menos grave da hipersensibilidade tipo 1 é a dermatológica. Reações cutâneas ou em mucosas são áreas localizadas de prurido, eritema, urticária (pápulas que consistem em regiões ligeiramente elevadas de tecido epitelial que aparecem eritematosas e endurecidas) e angioedema (grandes extensões de tecido inchado geralmente com pouco eritema ou endurecimento). Embora as reações da pele e das mucosas não sejam por si sós perigosas, podem ser a primeira indicação de manifestações alérgicas mais graves, que logo surgirão. As lesões de pele costumam levar de minutos a horas para aparecer; aquelas que aparecem e progridem rapidamente após a administração de um medicamento antigênico são as mais perigosas e preocupantes quanto à progressão para apresentações clínicas mais ameaçadoras à vida.

As reações alérgicas que afetam o sistema respiratório são as mais graves e requerem uma intervenção mais agressiva. O envolvimento das pequenas vias respiratórias surge com o sibilo, quando ocorrem constrições da musculatura lisa brônquica (broncospasmo) e inflamação da mucosa das vias respiratórias. O paciente vai se queixar de dispneia e pode, eventualmente, tornar-se cianótico. Ele pode usar músculos acessórios para auxiliar na respiração. Geralmente, o envolvimento de vias respiratórias maiores ocorre primeiro na parte mais estreita da passagem do ar – as cordas vocais na laringe. O angioedema das cordas causa a obstrução parcial ou total das vias respiratórias. Em geral, o paciente é incapaz de falar e produz ruídos estridentes quando o ar passa pelas cordas comprimidas. Com a piora do edema, pode ocorrer a obstrução total da via respiratória superior, o que representa uma ameaça imediata à vida.

A anafilaxia generalizada é a reação alérgica mais dramática, geralmente ocorrendo dentro de segundos ou minutos após a administração parenteral de medicamentos antigênicos. Um ataque mais demorado ocorre após a administração oral ou tópica de medicamentos. Existem muitos sinais e sintomas de anafilaxia, porém os mais importantes, no que diz respeito ao tratamento precoce, são aqueles resultantes de distúrbios dos sistemas respiratório e cardiovascular.

Uma típica reação anafilática começa com um paciente queixando-se de mal-estar ou uma sensação de morte iminente. As manifestações cutâneas logo aparecem, com rubor, urticária e prurido na face e no tronco. Náuseas e vômitos, cólicas abdominais e incontinência urinária também podem ocorrer. Os sintomas de comprometimento respiratório logo surgem, acompanhados de dispneia e sibilo. A seguir, ocorrerá cianose das unhas e das mucosas se a troca de ar se tornar insuficiente. Por fim, ocorre obstrução total das vias respiratórias superiores, o que leva o paciente rapidamente à inconsciência. Inicialmente, a disfunção cardiovascular ocorre com taquicardia e palpitações. A pressão arterial tende a cair devido à diminuição do débito cardíaco secundariamente à vasodilatação periférica e quando surgem as arritmias cardíacas. O débito cardíaco pode ser eventualmente comprometido em um grau suficiente para causar perda de consciência e parada cardíaca. Apesar dos distúrbios cardiovasculares potencialmente graves, a causa comum de morte em pacientes com um ataque anafilático é a obstrução da laringe ocasionada pelo edema das cordas vocais.

Como acontece com qualquer condição que apresente potencial de emergência, a prevenção é a melhor estratégia. Durante a consulta inicial e as subsequentes visitas de revisão, os pacientes devem ser questionados sobre seu histórico de alergias a medicamentos. Além disso, os cirurgiões-dentistas devem perguntar aos pacientes especificamente sobre os medicamentos que pretendem utilizar nos procedimentos. Se um paciente reclamar de alergia a um determinado medicamento, o cirurgião-dentista deve questioná-lo sobre como ocorreu a reação alérgica e sobre o que foi necessário fazer para administrar a situação. Muitos pacientes irão reclamar de alergia aos anestésicos locais. No entanto, antes de submeter os pacientes a outros tipos de anestesia, o cirurgião-dentista deve tentar se certificar de que a alergia ao anestésico local exista de fato. Muitos pacientes foram informados de que experimentaram uma reação alérgica quando, na verdade, tratou-se de um episódio de hipotensão vasovagal ou palpitações leves secundárias à sensibilidade à epinefrina. Se uma alergia for verdadeiramente possível, o paciente pode necessitar de encaminhamento para um médico que realize testes de hipersensibilidade. Depois de determinar que um paciente tenha alergia a um determinado medicamento, a informação deve

Tabela 2.3 Manifestações e tratamento das reações de hipersensibilidade (alergias).

Manifestações	Tratamento
Sinais cutâneos	
Sinais cutâneos tardios: eritema, urticária, prurido, angioedema	1. Interromper a administração dos medicamentos 2. Administrar difenidramina 50 mg ou clorfeniramina 10 mg IV ou IM 3. Encaminhar para um médico 4. Prescrever anti-histamínico oral, como difenidramina 50 mg a cada 6 horas ou clorfeniramina 10 mg a cada 6 horas 5. Pode-se prescrever uma dose reduzida de um corticosteroide oral (pacote de dose de prednisona ou metilprednisolona)
Sinais cutâneos imediatos: eritema, urticária, prurido	1. Interromper a administração dos medicamentos em uso 2. Administrar anti-histamínico IM ou IV: difenidramina 50 mg ou clorfeniramina 10 mg 3. Considerar a administração de 100 mg de hidrocortisona, 8 mg de dexametasona ou 125 mg de metilprednisolona 4. Monitorar os sinais vitais 5. Consultar o médico do paciente 6. Observar no consultório durante 1 hora 7. Prescrever difenidramina 50 mg a cada 6 horas ou clorfeniramina 10 mg a cada 6 horas 8. Prescrever corticosteroide oral em doses decrescentes
Sinais no sistema respiratório com ou sem sinais cutâneos ou cardiovasculares	
Sibilos, dispneia leve	1. Interromper a administração de todos os medicamentos atualmente em uso 2. Colocar o paciente em posição sentada 3. Administrar 2 jatos de beta-agonista inalado; repetir até 3 doses se não houver comprometimento cardiovascular 4. Considerar a administração de 100 mg de hidrocortisona, 8 mg de dexametasona ou 125 mg de metilprednisolona 5. Administrar epinefrina se houver sinais de comprometimento cardiovascular ou obstrução das vias respiratórias[a] 6. Providenciar acesso IV 7. Consultar o médico do paciente ou do serviço de emergência 8. Observar o paciente no consultório por, pelo menos, 1 hora 9. Prescrever anti-histamínico
Respiração com estridor (chiado), dispneia moderada a intensa	1. Interromper a administração de todos os medicamentos em uso 2. Sentar o paciente na posição vertical e pedir para alguém convocar reforço médico 3. Administrar epinefrina 4. Administrar oxigênio (6 ℓ/min) por máscara facial ou nasal 5. Monitorar os sinais vitais com frequência 6. Administrar anti-histamínico 7. Proporcionar o acesso IV; se os sinais piorarem, tratar como anafilaxia 8. Consultar o médico do paciente ou o médico socorrista; preparar o transporte para um hospital se os sinais não melhorarem rapidamente
Anafilaxia (com ou sem sinais cutâneos): mal-estar, sibilo, respiração ruidosa, cianose, obstrução total das vias respiratórias, náuseas e vômitos, cólicas abdominais, incontinência urinária, taquicardia, hipotensão, arritmias cardíacas e parada cardíaca	1. Interromper a administração de todos os medicamentos em uso 2. Colocar o paciente em posição supina no encosto da cadeira ou no chão e pedir para alguém convocar reforço médico 3. Administrar epinefrina 4. Iniciar o SBV e monitorar os sinais vitais 5. Considerar uma cricotireotomia, se for treinado para executá-la e se o laringospasmo não for rapidamente aliviado com epinefrina 6. Providenciar acesso IV 7. Administrar oxigênio a 6 ℓ/min 8. Administrar anti-histamínico IV ou IM 9. Preparar o paciente para o transporte

[a]Como descrito no tópico "Sinais cutâneos imediatos".
IM, intramuscular; IV, intravenoso; SBV, suporte básico de vida.

constar em seu registro, para alertar os profissionais de saúde e, ainda assim, manter a confidencialidade. O tratamento das reações alérgicas depende da gravidade dos sinais e dos sintomas. A resposta inicial a qualquer sinal de reação inconveniente a um medicamento fornecido por via parenteral deve ser a interrupção de sua administração. Se a reação alérgica estiver limitada à pele ou à mucosa, deve-se administrar um anti-histamínico IV ou intramuscular (IM). Normalmente, são usados o cloridrato de difenidramina 50 mg ou o maleato de clorfeniramina 10 mg como histamínicos.* O anti-histamínico é mantido sob forma oral (difenidramina 50 mg ou clorfeniramina 8 mg) a cada 6 a

*Todas as dosagens fornecidas neste capítulo são as recomendadas para um adulto médio. As dosagens variam para crianças, idosos e pacientes com doenças debilitantes. Consultar, para informação adicional, livros de referência sobre fármacos.

8 horas, durante 24 a 48 horas para garantir que a medicação tenha sido eliminada do corpo. Reações urticariformes graves e imediatas justificam a administração parenteral imediata (IV ou IM) de um corticosteroide contendo uma solução como 100 mg de hidrocortisona, 8 mg de dexametasona ou 125 mg de metilprednisolona, seguida de um anti-histamínico. Os sinais vitais do paciente devem ser monitorados frequentemente durante 1 hora. Se ele estiver estável, deve ser encaminhado para um médico ou para um hospital para uma avaliação mais aprofundada.

Se um indivíduo começar a exibir sinais de comprometimento da parte inferior do sistema respiratório (ou seja, durante uma reação alérgica), vários procedimentos podem ser adotados. O serviço médico de urgência deve ser acionado imediatamente. O paciente deve ser colocado em posição semirreclinada para início de oxigênio nasal. Se estiver dispneico, porém estável em termos cardiovasculares, duas doses de salbutamol podem ser administradas, seguidas de mais duas doses, se houver melhora. Se o paciente apresentar desconforto respiratório significativo, o profissional da saúde não deve hesitar em administrar epinefrina por injeção IM de 0,3 mℓ de uma solução 1:1.000 ou com um inalador de aerossol (p. ex., bitartarato de epinefrina, cada inalação com 0,3 mg). A epinefrina é de curta ação; se os sintomas recorrerem ou persistirem, a dose pode ser repetida dentro de 5 minutos. São administrados, então, anti-histamínicos como difenidramina ou clorfeniramina, assim como corticosteroides. A pessoa deve ser imediatamente transferida para o hospital mais próximo, a fim de receber um tratamento mais adequado.

Se um paciente apresentar sinais de obstrução da laringe (estridor), deve-se administrar epinefrina (0,3 mℓ de 1:1.000 de solução IM) o quanto antes, assim como fornecer oxigênio. Caso perca a consciência e as tentativas para ventilar seus pulmões falhem, pode ser necessário realizar uma cricotireotomia de emergência ou intubação para contornar a obstrução da laringe.* As descrições das técnicas de cricotireotomia ou de traqueotomia estão fora do objetivo deste livro, mas tais técnicas podem salvar vidas em uma reação anafilática. Deve-se notar que a verdadeira via respiratória de emergência é a cricotireotomia, porque o procedimento de traqueostomia deve ser feito em um ambiente controlado e bem iluminado (como um centro cirúrgico) para garantir a preservação de estruturas vitais. Uma vez restabelecida a via respiratória, convém administrar um anti-histamínico e mais doses de epinefrina. Os sinais vitais devem ser monitorados. Além disso, as medidas necessárias para estabilizar o paciente devem ser tomadas até o atendimento emergencial.

Pacientes que apresentam sinais de comprometimento do sistema cardiovascular devem ser cuidadosamente monitorados quanto ao surgimento de hipotensão e bradicardia, que podem exigir o início de manobras de SBV, caso o débito cardíaco caia abaixo do nível necessário para manter sua viabilidade ou se ocorrer parada cardíaca (ver Boxe 2.3).

Desconforto torácico

O surgimento de desconforto torácico durante o período peroperatório em um paciente que possa ter doença isquêmica do coração exige a rápida identificação da causa, para que sejam tomadas as medidas adequadas (Boxe 2.4). O desconforto da isquemia cardíaca costuma ser descrito como uma sensação de compressão, como um peso no peito (Boxe 2.5). Geralmente,

---

*A cricotireotomia é a criação cirúrgica de uma abertura na membrana cricotireóidea, logo abaixo da cartilagem tireóidea, para criar uma abertura na qual a ventilação ultrapasse as cordas vocais.

o desconforto começa em região retroesternal, irradiando para o ombro e o braço esquerdos. Pacientes com registro de doença cardíaca que já tiveram esse desconforto, em geral, são capazes de confirmar que o desconforto está relacionado com a angina. Para aqueles que não se recordam de já terem experimentado tal sensação antes ou que tenham sido orientados por seus médicos de que tal desconforto não representou doença cardíaca, é preciso obter mais informações antes de se presumir uma origem cardíaca para o sintoma. O cirurgião-dentista deve solicitar que o paciente descreva a localização exata do desconforto e qualquer irradiação, se o desconforto muda com o tempo e se a questão postural afeta o desconforto. A dor resultante do refluxo gástrico para o esôfago devido à posição da cadeira deve melhorar quando o indivíduo se senta e toma um antiácido. O desconforto causado pela costocondrite ou por alterações pulmonares deve variar com a respiração ou ser estimulado pela pressão manual sobre o tórax. A única outra condição comum que pode ocorrer com desconforto torácico é ansiedade, que pode ser difícil de diferenciar de outras condições cardiogênicas sem o uso de dispositivos de monitoramento, normalmente ausentes do consultório odontológico.

Se houver suspeita de o desconforto torácico ser causado por isquemia do miocárdio ou se essa possibilidade não puder ser descartada, devem-se tomar medidas para reduzir o trabalho do miocárdio e aumentar seu suprimento de oxigênio. Todos os procedimentos odontológicos devem ser interrompidos, mesmo que a cirurgia esteja apenas parcialmente realizada. O paciente deve

---

• **Boxe 2.4** **Características clínicas da dor torácica causada por isquemia miocárdica ou infarto, conforme descrito pelos pacientes.**

1. Compressão, explosão, pressão, queimadura, choque ou esmagamento (normalmente não em pontadas ou punhaladas)
2. Localizada embaixo do esterno, com irradiação variável para ombro, braço ou lado esquerdo da nuca e da mandíbula (ou uma combinação destas áreas); ocasionalmente, pode manifestar-se como dor grave nas costas entre as omoplatas
3. Frequentemente associada a início de esforço, refeição pesada, ansiedade ou ao se assumir a postura horizontal
4. Aliviada por vasodilatadores, como nitroglicerina ou por repouso (no caso da angina)
5. Acompanhada de dispneia, náuseas, fraqueza, palpitações, transpiração ou sensação de morte iminente (ou uma combinação destes sintomas)

• **Boxe 2.5** **Diagnóstico diferencial de dor torácica aguda.**

Causas comuns
- *Sistema cardiovascular:* angina de peito, infarto do miocárdio
- *Sistema gastrintestinal:* dispepsia (azia), hérnia hiatal, esofagite de refluxo, úlceras gástricas
- *Sistema musculoesquelético:* espasmo muscular intercostal, contusões musculares na costela ou no tórax
- *Psicológica:* hiperventilação

Causas incomuns
- *Sistema cardiovascular:* pericardite, aneurisma dissecante da aorta
- *Sistema respiratório:* embolia pulmonar, pleurite, traqueobronquite, mediastinite, pneumotórax
- *Sistema gastrintestinal:* ruptura do esôfago, acalasia
- *Sistema musculoesquelético:* osteocondrite, condrosternite
- *Psicológica:* dor torácica psicogênica (ou seja, dor torácica imaginada)

ter certeza de que tudo está sob controle. Enquanto se verificam seus sinais vitais, deve-se iniciar o fornecimento de oxigênio e administrar nitroglicerina por via sublingual ou por *spray* oral. A dose de nitroglicerina deve ser de 0,4 mg dissolvido, sublingual, e repetida (se necessário) a cada 5 minutos, até o máximo de três doses, enquanto a pressão sanguínea sistólica estiver em pelo menos 90 mmHg. Se os sinais vitais permanecerem normais, ocorrer alívio no desconforto torácico e a quantidade de nitroglicerina necessária para aliviar o incômodo não tiver sido acima do normalmente necessário, o indivíduo pode ser liberado para agendar a cirurgia a ser futuramente realizada no consultório ou em um hospital, depois de conversar com o médico do paciente (Figura 2.2).

Algumas circunstâncias realmente exigem o transporte para uma unidade de emergência. Se o pulso estiver irregular, rápido ou fraco, ou se a pressão arterial estiver abaixo do padrão, será preciso convocar apoio emergencial externo, enquanto o paciente é posto em posição supina com as pernas levantadas, e, então, inicia-se a terapia com oxigênio e nitroglicerina. Se possível, faz-se o acesso venoso e inicia-se a administração de soro fisiológico com dextrose 5% IV com gotejamento lento para a equipe de emergência. Outra situação grave que exige a transferência para um hospital é quando não se alivia o desconforto do paciente após 20 min de terapia adequada. Nesse caso, deve-se presumir que um infarto do miocárdio esteja em andamento. Tal paciente fica especialmente propenso ao aparecimento de arritmias cardíacas graves ou parada cardíaca. Portanto, os sinais vitais devem ser monitorados frequentemente e, se indicado, convém iniciar as manobras de SBV. O ácido acetilsalicílico pode ser administrado no caso de suspeita de infarto do miocárdio (325 mg mastigados e engolidos), para ajudar a diminuir a progressão do trombo por seus efeitos antiplaquetários. Deve-se administrar sulfato de morfina (4 a 6 mg) IM ou SC para ajudar a aliviar o desconforto e a reduzir a ansiedade. A morfina também proporciona um efeito benéfico em indivíduos que estejam desenvolvendo edema pulmonar. No entanto, deve-se ter cuidado para evitar hipotensão significativa (ver Figura 2.2). A transferência para um hospital deve ser acelerada, porque a terapia pode ser iniciada na forma de agentes trombolíticos, angioplastia, implante de *stent* ou revascularização do miocárdio, que pode ser capaz de preservar parte ou todo o miocárdio isquêmico.

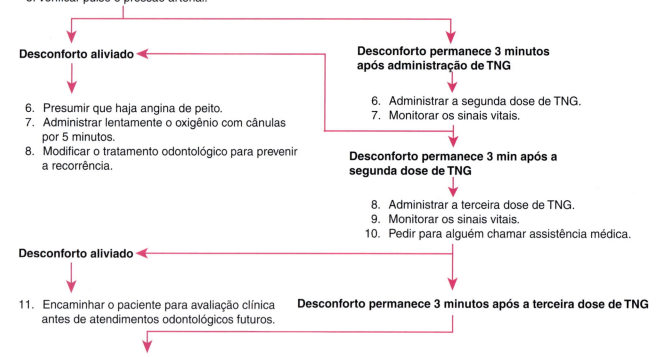

• **Figura 2.2** Tratamento de paciente com desconforto torácico durante cirurgia dentária. IV, intravenoso; SBV, suporte básico de vida; SC, subcutâneo; TNG, trinitroglicerina.

Dificuldade respiratória

Muitos pacientes estão predispostos a alterações respiratórias no ambiente odontológico, como aqueles com asma ou doença pulmonar obstrutiva crônica (DPOC), os extremamente ansiosos, os que são atópicos e aqueles nos quais é preciso utilizar técnica sedativa não inalatória, com uso de medicamentos depressores respiratórios. É preciso tomar precauções especiais para ajudar a prevenir a ocorrência de situações de emergência. Se esses pacientes não forem imediatamente tratados, a situação pode representar risco à vida.

Asma

Pacientes com histórico de asma podem ser um especial desafio na administração segura da situação se o estresse emocional ou determinados agentes farmacológicos desencadearem facilmente seus problemas respiratórios. A maioria dos pacientes com asma está ciente dos sintomas que sinalizam o início de seu broncospasmo. Os indivíduos queixam-se de falta de ar e querem se sentar eretos. Normalmente, escuta-se um sibilo, ocorrem taquipneia e taquicardia e os pacientes começam a usar os músculos acessórios da respiração. Com o progresso do broncospasmo, os pacientes podem ficar hipóxicos e cianóticos, com eventual perda de consciência (Boxe 2.6).

O tratamento deve começar posicionando-se os pacientes na vertical ou na semivertical. Os indivíduos devem se autoadministrar, em seguida, broncodilatadores utilizando seus próprios inaladores ou um do fornecedor emergencial do consultório. O inalador pode conter epinefrina, isoprenalina, orciprenalina ou salbutamol. Doses repetidas devem ser administradas cuidadosamente para evitar a superdosagem. A seguir, é preciso fornecer oxigênio utilizando-se cânulas nasais ou máscara facial, caso seja necessário oxigênio de alto fluxo. Nos episódios de asma mais graves ou quando a terapia de aerossol for ineficaz, a epinefrina (0,3 mℓ de uma diluição 1:1.000) pode ser injetada SC ou IM. Quando os pacientes apresentarem grave desconforto respiratório, pode ser necessária a assistência médica emergencial externa (Figura 2.3).

Os problemas respiratórios causados pela alergia a medicamentos podem ser difíceis de diferenciar daqueles que resultam de asma. O tratamento dos problemas respiratórios, no entanto, é o mesmo para ambos os casos.

Hiperventilação

A causa mais frequente de dificuldades respiratórias no ambiente odontológico é a ansiedade, que se manifesta como hiperventilação, geralmente observada em indivíduos na adolescência ou de 20 a 30 e poucos anos. Isso frequentemente pode ser evitado pelo

• **Boxe 2.6** Manifestações de uma crise asmática aguda.

Leves a moderadas
- Sibilo (audível com ou sem estetoscópio)
- Dispneia (dificuldade para respirar)
- Taquicardia
- Tosse
- Ansiedade

Graves
- Dispneia intensa, com narinas dilatadas e uso dos músculos respiratórios acessórios
- Cianose de mucosas e unhas
- Sons da respiração em volume mínimo sob ausculta
- Rubor facial
- Ansiedade extrema
- Confusão mental
- Transpiração

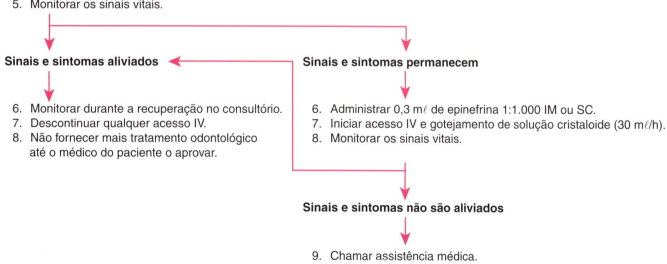

• **Figura 2.3** Tratamento de uma crise aguda de asma ocorrendo durante a cirurgia odontológica. IM, intramuscular; IV, intravenoso; SC, subcutâneo.

controle da ansiedade. Os cirurgiões-dentistas devem estar atentos aos sinais de apreensão do paciente e, por meio da consulta médica, devem incentivá-los a expressar suas preocupações. Os pacientes com extrema ansiedade devem ser tratados com um protocolo de redução de ansiedade.

A primeira manifestação da síndrome da hiperventilação costuma ser uma queixa quanto à incapacidade de obter ar suficiente. O paciente respira rapidamente (taquipneia) e torna-se agitado. A ventilação rápida aumenta a eliminação de dióxido de carbono (CO_2) através dos pulmões. O paciente logo fica sem fôlego, com dispneia, e pode queixar-se de tontura e experimentar uma sensação de formigamento nos dedos das mãos e dos pés e na região perioral, até desenvolvendo espasmos musculares ou convulsões. Eventualmente, ocorre perda de consciência (Boxe 2.7).

O tratamento adequado para o paciente hiperventilado envolve a suspensão do procedimento cirúrgico, posicionando-o de modo semivertical e tranquilizando-o. Se ocorrerem sintomas de alcalose, o paciente deve ser forçado a respirar para dentro e para fora de uma pequena bolsa para que o nível adequado de CO_2 retorne ao normal. Se a hiperventilação continuar, o médico pode precisar administrar 2 a 4 mg de um sedativo, como midazolam IM ou por titulação IV, até a hiperventilação cessar ou o paciente estar sedado. Uma vez resolvida a hiperventilação, a consulta deve ser remarcada, com planos para utilização de ansiolíticos pré-operatórios ou de sedação intraoperatória (ou de ambos) em futuras visitas (Boxe 2.8).

Doença pulmonar obstrutiva crônica

Pacientes com DPOC bem compensada podem apresentar dificuldades durante a cirurgia bucal. Muitos desses pacientes dependem da manutenção de uma postura ereta para respirar adequadamente. Além disso, eles se acostumam a ter altos níveis de CO_2 arterial e usam um baixo nível de oxigênio no sangue (hipoxia) como o principal estímulo para conduzir as respirações. Muitos dos pacientes apresentam dificuldades se colocados quase em posição supina ou se receberem grande fluxo de oxigênio por via nasal. Diversas vezes, os pacientes com DPOC dependem dos músculos acessórios da respiração para respirar. A posição em decúbito dorsal interfere

• **Boxe 2.7** **Manifestações da síndrome da hiperventilação.**

Neurológicas
- Tonturas
- Síncopes
- Formigamento ou dormência dos dedos dos pés, das mãos ou dos lábios

Respiratórias
- Dor no peito
- Sensação de encurtamento da respiração
- Aumento do número e da profundidade das respirações
- Xerostomia (boca seca)

Cardíacas
- Palpitações
- Taquicardia

Musculoesqueléticas
- Espasmo muscular
- Mialgia
- Tetania
- Tremor

Psicológica
- Extrema ansiedade

• **Boxe 2.8** **Tratamento da síndrome de hiperventilação.**

1. Interromper o tratamento odontológico e remover corpos estranhos da boca
2. Posicionar o paciente na cadeira de modo quase totalmente vertical
3. Tentar acalmar o paciente verbalmente
4. Fazer o paciente respirar ar enriquecido com dióxido de carbono, expirando e inspirando em um pequeno saco ou nas mãos em concha
5. Se os sintomas persistirem ou se agravarem, administrar diazepam 10 mg IM ou diluir lentamente IV até aliviar a ansiedade; ou administrar midazolam 5 mg IM ou diluir lentamente IV até aliviar a ansiedade
6. Monitorar os sinais vitais
7. Realizar todos os procedimentos cirúrgicos posteriores empregando medidas de redução da ansiedade

IM, intramuscular; IV, intravenoso.

na utilização destes músculos acessórios. Portanto, os pacientes costumam pedir ou fazer um grande esforço para sentar antes que os problemas resultantes do posicionamento ocorram. As excessivas secreções pulmonares, que são mais difíceis de retirar quando se está em decúbito dorsal, também acompanham a DPOC.

Se excesso de oxigênio for administrado a um paciente suscetível a DPOC, a frequência respiratória vai cair, o que produz cianose e, eventualmente, pode ocorrer apneia. O tratamento para isso é interromper a administração de oxigênio antes de o paciente se tornar apneico. A frequência respiratória deve melhorar em breve. Se ocorrer apneia e o paciente perder a consciência, manobras de SBV devem ser iniciadas, assim como o acionamento de assistência emergencial.

Todos os pacientes com história de DPOC apresentam risco de problemas respiratórios durante uma exacerbação aguda. Aqueles que exibirem sinais de dificuldade respiratória (uso de músculos acessórios, taquipneia) devem ser questionados quanto a maior frequência da tosse ou mudança característica na produção de escarro. Se houver suspeita de uma exacerbação aguda, a cirurgia eletiva deve ser adiada até o paciente receber a atenção médica apropriada. No caso de cirurgia de emergência, deve-se tomar cuidado para otimizar as vias respiratórias com o uso de uma dose profilática de um broncodilatador, e convém considerar o encaminhamento para um cirurgião bucomaxilofacial.

Aspiração de corpo estranho

A aspiração de corpos estranhos pelas vias respiratórias sempre será um problema potencial durante a cirurgia ou outros procedimentos odontológicos. Isso se verifica, principalmente, se o paciente estiver em posição supina ou semivertical na cadeira ou se estiver sedado o suficiente para entorpecer o reflexo de vômito. Os objetos que caem na hipofaringe são frequentemente engolidos e, em geral, passam inofensivamente pelo sistema gastrintestinal. Mesmo que o cirurgião-dentista tenha certeza de que o material foi engolido, será preciso realizar radiografias torácicas e abdominais para eliminar a possibilidade de ter ocorrido aspiração assintomática para o sistema respiratório. Ocasionalmente, o objeto estranho é aspirado para a laringe, na qual, em pacientes não sedados ou levemente sedados, provocará tosse violenta que pode expelir o material. Em geral, o paciente ainda consegue falar e respirar. No entanto, a aspiração de objetos maiores pode obstruir as vias respiratórias e alojar-se de tal maneira que a tosse se torna ineficaz, visto que os pulmões não conseguem ser preenchidos com ar antes da tentativa de tossir. Nessa situação, o paciente normalmente não pode produzir quaisquer vocalizações e torna-se extremamente ansioso. Logo surge a cianose, seguida de perda de consciência (Boxe 2.9).

- **Boxe 2.9** Manifestações agudas da aspiração para a parte inferior do sistema respiratório.

Grande corpo estranho
- Tosse
- Sensação de asfixia
- Respiração ruidosa (sons agudos)
- Dispneia grave
- Sensação de algo preso na garganta
- Incapacidade de respirar
- Cianose
- Perda de consciência

Conteúdo gástrico
- Tosse
- Respiração ruidosa
- Chiados ou crepitação (sons ásperos) na auscultação do tórax
- Taquicardia
- Hipotensão
- Dispneia
- Cianose

A maneira pela qual devemos lidar com os corpos estranhos aspirados depende, principalmente, do grau de obstrução das vias respiratórias. Pacientes que mantêm o reflexo de vômito intacto, e a via respiratória parcialmente obstruída, devem tentar expelir o corpo estranho pela tosse. Se o material não subir, o indivíduo deve receber oxigênio suplementar e ser transportado para uma unidade de emergência para realizar laringoscopia ou broncoscopia. O paciente adulto completamente obstruído, mas lúcido, deve receber compressões abdominais ou manobra de Heimlich até ocorrer a expulsão do objeto ou a perda da consciência (Figura 2.4). Se o indivíduo estiver com o reflexo de vômito comprometido como resultado da sedação, ou estiver com as vias respiratórias completamente obstruídas e perder a consciência, devem-se realizar compressões abdominais com o paciente em decúbito dorsal. Após cada série de impulsos, o paciente deve ser rapidamente virado de lado. Em seguida, o cirurgião-dentista deve inspecionar a boca da pessoa com o dedo para remover qualquer objeto que possa ter sido forçado para fora. Caso o paciente não esteja respirando, manobras de SBV devem ser iniciadas. Se o ar não puder ser soprado para dentro dos pulmões, devem-se tentar compressões abdominais adicionais, seguidas de varreduras orais e manobras de SBV. Os cirurgiões-dentistas treinados em laringoscopia podem verificar a laringe e utilizar uma pinça Magill para tentar remover qualquer material estranho. No entanto, o tempo não deve ser desperdiçado tentando-se recuperar um objeto estranho se isso prolongar a hipoxia. Se diversas tentativas de aliviar a obstrução falharem, pode ser necessário realizar uma cricotireotomia de emergência (Figura 2.5).

Aspiração do conteúdo gástrico

A aspiração do conteúdo gástrico para a parte inferior do sistema respiratório apresenta outra situação que frequentemente leva a dificuldades respiratórias graves. O conteúdo gástrico provoca a obstrução física das vias respiratórias pulmonares, mas geralmente é a elevada acidez do material gástrico que produz os problemas mais sérios. O baixo pH do suco gástrico necrosa rapidamente o tecido pulmonar atingido, e logo ocorre uma síndrome de desconforto respiratório, com transudação de fluido para os alvéolos pulmonares e perda de tecido pulmonar. O indivíduo com reflexo faríngeo intacto raramente aspira conteúdo gástrico durante o vômito. Pelo contrário, é o paciente com reflexo faríngeo diminuído causado

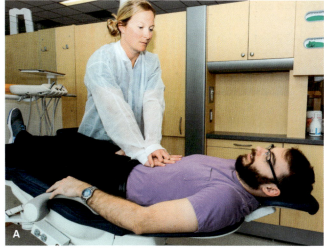

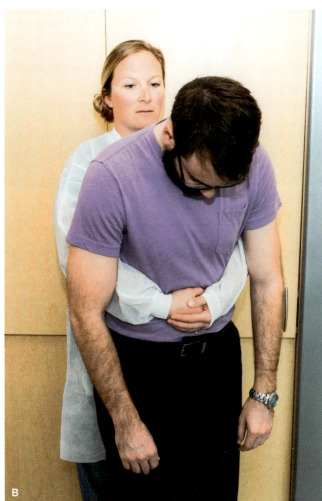

- **Figura 2.4 A.** Método para realizar compressões abdominais em um paciente inconsciente com um corpo estranho obstruindo as vias respiratórias. Primeiro, colocar a cadeira na posição reclinada. A base da palma da mão direita do cirurgião-dentista deve ficar no abdome, logo abaixo do processo xifoide, com o cotovelo fixo, e põe-se a mão esquerda sobre a direita para maior transmissão da força. Os braços são rapidamente impulsionados contra o abdome do paciente, direcionando a força para baixo e para cima. **B.** Demonstra-se o posicionamento adequado para a manobra de Heimlich. O socorrista aproxima-se do paciente por trás e posiciona as mãos no abdome do indivíduo, logo abaixo da caixa torácica. Então, as mãos do socorrista são rapidamente trazidas em direção à área abdominal, em uma tentativa de que qualquer ar residual nos pulmões desfaça a obstrução das vias respiratórias.

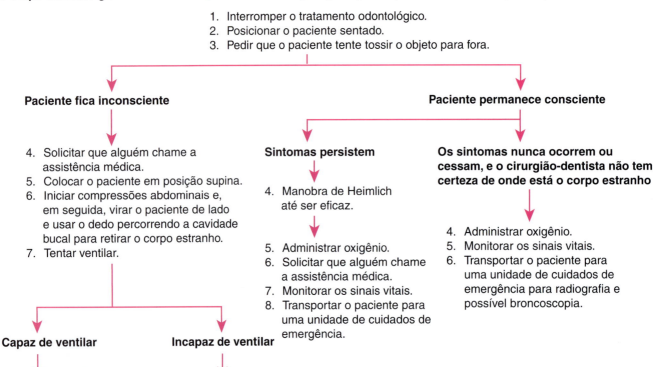

• **Figura 2.5** Tratamento para aspiração de corpos estranhos no sistema respiratório em pacientes submetidos a cirurgias odontológicas.

por sedação, inconsciência ou anestesia tópica na orofaringe que apresenta o maior risco de aspiração gástrica. O indivíduo sedado ou inconsciente que aspira uma quantidade significativa de material gástrico primeiro demonstrará sinais de dificuldade respiratória, como taquipneia e sibilo. Logo, podem ocorrer taquicardia e hipotensão; e, como a capacidade ventilatória piora, surge a cianose. Eventualmente, ocorre insuficiência respiratória refratária às manobras de SBV. Isso exige providenciar a intubação e o fornecimento de altas concentrações de oxigênio.

A prevenção da aspiração gástrica envolve instrução aos pacientes para que evitem comer ou beber 8 horas antes de qualquer cirurgia bucal, durante a qual poderão estar moderada ou profundamente sedados.

Uma pessoa profundamente sedada ou inconsciente que começa a vomitar deve ser imediatamente colocada com a cabeça baixa e os pés elevados e virada de lado, além de ser incentivada a fazer a drenagem oral do vômito. O Boxe 2.10 lista vários sintomas apresentados por pacientes que se preparam para vomitar. Deve-se utilizar a aspiração de alta potência para auxiliar na remoção do vômito da cavidade bucal. Caso o cirurgião-dentista suspeite que o material gástrico possa ter entrado na parte inferior do sistema respiratório, será preciso contatar imediatamente a assistência emergencial. O indivíduo deve receber oxigênio suplementar e ter seus sinais vitais monitorados. Se possível, o cirurgião-dentista deve realizar acesso venoso (i. e., iniciar um acesso IV) e preparar-se para administrar solução cristaloide (p. ex., solução salina ou dextrose a 5% em solução salina normal) a fim de auxiliar no tratamento da pressão em queda e possibilitar que os técnicos da emergência administrem broncodilatadores IV, se necessário. É imprescindível providenciar o transporte do paciente para uma unidade hospitalar (Figura 2.6).

Alteração da consciência

Uma alteração no nível de consciência de um paciente pode resultar de diversas condições clínicas. O estado alterado pode variar desde uma leve sensação de tontura a uma perda total da consciência. Sem tentar incluir todas as possíveis causas de alteração da consciência, apresentamos aqui uma discussão sobre as frequentes condições que podem levar a um estado alterado de consciência, antes ou enquanto o paciente está sendo submetido a procedimentos cirúrgicos bucais.

Síncope vasovagal

A causa mais comum de uma perda transitória da consciência no consultório odontológico é a síncope vasovagal. Geralmente, isso ocorre devido a uma série de eventos cardiovasculares desencadeados pelo estresse emocional provocado pela antecipação do atendimento odontológico ou por sua execução em si. O evento inicial em um episódio de síncope vasovagal é o aumento

• **Boxe 2.10** Sinais de vômito iminente.

- Náuseas
- Sensação de calor
- Deglutição frequente
- Sensação de ansiedade
- Transpiração
- Engasgos

Tratamento de casos de vômitos com possível aspiração de conteúdos gástricos

1. Interromper o tratamento odontológico.
2. Posicionar o paciente sobre o lado direito e na horizontal.
3. Aspirar a orofaringe.

Uma vez cessado o vômito, não há sintomas de aspiração

4. Monitorar os sinais vitais por 30 minutos.
5. Se houver qualquer suspeita de aspiração, transferir para o serviço de emergência.

Uma vez cessado o vômito, os sintomas de aspiração estão presentes

4. Solicitar que alguém providencie assistência médica.
5. Administrar oxigênio.
6. Iniciar o acesso IV e administrar solução cristaloide a 150 mℓ/h.
7. Monitorar os sinais vitais.

Sinais de hipoxia

8. Realizar intubação endotraqueal; providenciar lavagem pulmonar com solução salina normal e pressão positiva de oxigênio.
9. Administrar teofilina 250 mg IV lentamente.
10. Iniciar SBV se respiração parar.
11. Transportar o paciente para uma unidade de cuidados de emergência.

Sem sinais de hipoxia

8. Transportar para uma unidade de cuidados de emergência.

• **Figura 2.6** Tratamento de casos de vômitos com possível aspiração de conteúdos gástricos. IV, intravenoso; SBV, suporte básico de vida.

da quantidade de catecolaminas, induzido pelo estresse que, via manobras reflexivas, causa diminuição da resistência vascular periférica secundária à vasodilatação, bradicardia mediada por estímulo vagal e sudorese. O paciente pode queixar-se de sentir um calor generalizado, assim como náuseas e palpitações. Com o sangue concentrado na periferia, a queda na pressão arterial aparece com a correspondente diminuição no fluxo sanguíneo cerebral. O indivíduo pode, então, se queixar de tonturas ou fraqueza. Uma vez que a pressão arterial caia abaixo dos níveis necessários para manter a consciência, ocorre a síncope (Figura 2.7).

Se a isquemia cerebral for suficientemente lenta, o paciente pode primeiro desenvolver convulsões. O episódio de síncope e qualquer convulsão acompanhante geralmente cessam rapidamente, tão logo o paciente assuma ou seja colocado em posição horizontal (supina), com os pés elevados (posição de Trendelenburg) (Figura 2.8). Uma vez recuperada a consciência, o paciente pode apresentar palidez, náuseas e fraqueza por vários minutos.

A prevenção contra as reações de síncopes vasovagais envolve a própria preparação do paciente. O indivíduo extremamente ansioso deve ser tratado com o uso de um protocolo de redução de ansiedade e, se necessário, convém administrar ansiolíticos antes do tratamento. Os procedimentos cirúrgicos devem ser realizados com o paciente na posição semissupina ou totalmente supina. Quaisquer sinais de síncope iminente devem ser rapidamente tratados colocando-se o paciente em posição totalmente supina ou em uma em que as pernas estejam elevadas acima do nível do coração e colocando-se uma toalha úmida em sua testa. Se o paciente estiver hipoventilando e com lenta recuperação da consciência, um estimulante respiratório, como a amônia aromática, pode ser útil. Se o retorno da consciência demorar mais de um minuto, devemos considerar uma causa alternativa para tal inconsciência, além da síncope. Após a superação do episódio de síncope, o paciente deve permanecer no consultório recuperando-se e, em seguida, liberado com um acompanhante. Futuras consultas do paciente exigirão sedação pré-operatória e outras medidas para a redução da ansiedade.

Hipotensão ortostática

Outra causa comum para um estado transitório de consciência alterada no consultório odontológico é a hipotensão ortostática (ou postural). Esse problema ocorre devido à concentração de sangue na área periférica, que não é remanejado de modo suficientemente rápido, via vasoconstrição periférica e aumento da frequência cardíaca, para evitar a isquemia cerebral quando o paciente assume rapidamente uma posição vertical. Portanto, o indivíduo irá se sentir tonto ou terá uma síncope. Geralmente, os pacientes com hipotensão ortostática que permanecem conscientes se queixam de palpitações e fraqueza generalizada. A maioria dos indivíduos que não estão hipovolêmicos ou têm hipotensão ortostática resultante dos efeitos farmacológicos dos medicamentos, como os agentes anti-hipertensivos, recupera-se rapidamente ao reassumir uma posição reclinada. Uma vez que os sintomas desapareçam, o paciente geralmente pode sentar-se (embora isso deva ser feito lentamente sentando-se na beira da cadeira por alguns instantes antes de se levantar). A pressão arterial deve ser verificada em cada posição, possibilitando-se que volte ao normal antes de uma postura mais ereta ser assumida (Boxe 2.11).

Alguns pacientes têm predisposição para hipotensão ortostática. Na população ambulatorial, isso normalmente ocorre em pacientes que utilizam os seguintes medicamentos: aqueles que produzem depleção intravascular como os diuréticos; os que produzem vasodilatação periférica como a maioria dos agentes anti-hipertensivos não diuréticos, narcóticos e muitos remédios psiquiátricos; e fármacos que impeçam o aumento reflexivo da frequência cardíaca, como betabloqueadores adrenérgicos (p. ex., propranolol). Geralmente, os pacientes com predisposição para a hipotensão postural podem ser tratados possibilitando-se um

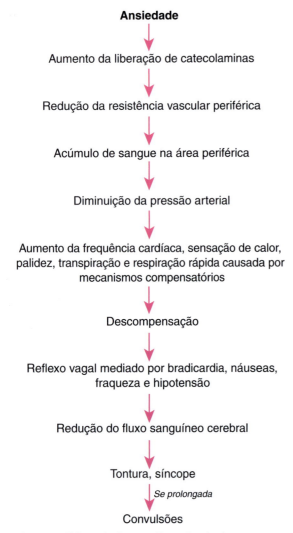

• **Figura 2.7** Fisiopatologia e manifestações da síncope vasovagal.

• **Boxe 2.11** **Tratamento da hipotensão ortostática.**

1. Interromper o tratamento odontológico
2. Colocar o paciente em posição supina, com as pernas levantadas acima do nível da cabeça
3. Monitorar os sinais vitais
4. Uma vez que a pressão sanguínea aumente, o paciente deve retornar lentamente à posição sentada
5. Liberar o paciente uma vez que os sinais vitais estejam normais e estáveis
6. Providenciar consulta médica antes de qualquer outro atendimento odontológico

período mais longo até alcançar a posição de pé (ou seja, parando em vários momentos enquanto atinge a posição vertical para que o reflexo da compensação cardiovascular ocorra). Se o paciente estava sedado por uso de narcóticos de longa duração, pode ser necessário administrar um antagonista como a naloxona. Pacientes com graves problemas de hipotensão postural, como resultado de terapia com fármacos, devem ser encaminhados a seu médico para uma possível modificação do regime medicamentoso.

Convulsões

As convulsões idiopáticas manifestam-se de diversas maneiras. Variam de convulsões do tipo grande mal – com seu aspecto assustador envolvendo contorções espasmódicas do tronco e extremidades – a convulsões do tipo pequeno mal, que podem ocorrer apenas como ausências episódicas (p. ex., olhar fixo em nada). Apesar de raras, algumas desordens, como as resultantes do dano cerebral induzido por lesão ou do dano causado por abuso de álcool, têm causa conhecida. Normalmente, o paciente apresenta o distúrbio convulsivo previamente diagnosticado e está utilizando medicamentos anticonvulsivos, como fenitoína ou levetiracetam. Portanto, o cirurgião-dentista deve descobrir, por meio da consulta médica, o grau de controle do paciente com relação às crises para decidir se o procedimento bucal pode ser realizado com segurança. Deve-se pedir que o paciente descreva o que testemunhas relataram ocorrer antes, durante e após suas convulsões. É muito útil descobrir quaisquer fatores que pareçam precipitar a convulsão, a aceitação do paciente com relação às medicações anticonvulsivantes e a frequência recente das crises. Pacientes com convulsões que demonstram ter um bom controle de sua doença, isto é, episódios raros que são breves e não são facilmente precipitados por ansiedade, geralmente conseguem passar por cirurgias bucais realizadas no ambulatório com segurança (ver Capítulo 1 para recomendações).

A ocorrência de convulsões enquanto um paciente está sob cuidados no consultório odontológico, apesar de causar grande preocupação na equipe, raramente é uma emergência que exige atuações além de simplesmente proteger o indivíduo, evitando que ele se machuque. Contudo, o modo de lidar com o paciente durante e após a convulsão varia, dependendo do tipo de convulsão ocorrida. A capacidade do paciente para respirar deve ser monitorada de perto. Se houver sinais de que a via respiratória esteja obstruída, devem ser adotadas medidas para reabri-la colocando-se a cabeça em extensão moderada (queixo afastado do tórax) e afastando-se a mandíbula da faringe. Se o paciente vomitar ou parecer que está tendo problemas com as secreções, sua cabeça deve ser virada para o lado, possibilitando que materiais que obstruem a boca escoem para fora. Se possível, deve-se utilizar um sugador de alta potência para retirar materiais da faringe. Breves períodos de apneia que possam ocorrer não requerem outro tratamento além da garantia da permeabilidade das vias respiratórias. No entanto, uma apneia acima de 30 segundos exige iniciação de manobras de SBV. Embora seja frequentemente descrita como importante, a colocação de objetos entre os dentes, em uma tentativa de evitar que o paciente morda a língua, é perigosa e deve ser evitada.

As convulsões contínuas ou repetidas, sem períodos de recuperação entre elas, são conhecidas como *estado de mal epiléptico*. Tal condição exige solicitação de assistência emergencial externa porque é o tipo de epilepsia que mais causa mortalidade. A terapia inclui a aplicação de medidas já descritas para convulsões autolimitantes. Além disso, indica-se a administração de benzodiazepínicos. Os benzodiazepínicos injetáveis insolúveis em água, como o diazepam, devem ser administrados IV, a fim de possibilitar a previsibilidade dos resultados, o que pode ser difícil nos pacientes em convulsão, se o acesso venoso ainda não estiver disponível. Os benzodiazepínicos injetáveis, solúveis em água, como o midazolam, oferecem uma alternativa melhor, porque a injeção IM provocará uma resposta mais rápida. No entanto, o profissional de saúde que administra benzodiazepínicos para convulsões deve estar preparado para realizar manobras de SBV porque os pacientes podem experimentar um período de apneia após receber uma grande dose rápida desses medicamentos.

Após as convulsões cessarem, a maioria dos pacientes ficará sonolenta ou inconsciente. Os sinais vitais devem ser cuidadosamente monitorados durante tal período, e o paciente não deve deixar o consultório até estar totalmente alerta e acompanhado. O médico pessoal do paciente deve ser notificado sobre a ocorrência para decidir se convém uma avaliação e se o atendimento odontológico ambulatorial é aconselhável futuramente (Figura 2.9).

Tratamento do paciente com sintomas ou sinais de síncope

Pródromos:
1. Interromper o tratamento odontológico.
2. Colocar o paciente em posição supina com as pernas levantadas acima do nível da cabeça.
3. Tentar acalmar o paciente.
4. Colocar uma toalha fria na testa do paciente.
5. Monitorar os sinais vitais.

Episódio de síncope:
1. Interromper o tratamento odontológico.
2. Colocar o paciente em posição supina com as pernas levantadas.
3. Verificar a respiração.

Se ausente:
4. Iniciar SBV.
5. Pedir que alguém providencie assistência médica.
6. Considerar outras causas de síncope, como hipoglicemia, AVE ou arritmia cardíaca.

Se presente:
4. Partir uma ampola de amônia sob o nariz, administrar O_2.
5. Monitorar os sinais vitais.
6. O paciente deve voltar para casa acompanhado.
7. Planejar medidas de controle da ansiedade durante futuros atendimentos odontológicos.

• **Figura 2.8** Tratamento da síndrome vasovagal e seus pródromos. AVE, acidente vascular encefálico; SBV, suporte básico de vida.

Tratamento de um paciente convulsionando

Manifestações

Convulsão breve e isolada

Movimentos tônico-clônicos em tronco e extremidades, perda de consciência, vômitos, obstrução das vias respiratórias, perda do controle dos esfíncteres urinário e anal

Tratamento agudo
1. Interromper o tratamento odontológico.
2. Colocar em posição supina.
3. Proteger de objetos próximos.

Depois da convulsão

Paciente está inconsciente
4. Solicitar que alguém providencie assistência médica.
5. Posicionar o paciente de lado e aspirar as vias respiratórias.
6. Monitorar os sinais vitais.
7. Iniciar SBV, se necessário.
8. Administrar oxigênio.
9. Transportar para uma unidade de cuidados de emergência.

Paciente está consciente
4. Aspirar as vias respiratórias, se necessário.
5. Monitorar os sinais vitais.
6. Administrar oxigênio.
7. Consultar o médico.
8. Observar o paciente no consultório durante 1 hora.
9. O paciente deve voltar para casa acompanhado.

Convulsão repetida ou prolongada (estado de mal epiléptico)

(conforme acima)

1. Administrar diazepam 5 mg/min IV até 10 mg ou midazolam 3 mg/min IV ou IM até 6 mg* titulados até que as convulsões cessem.
2. Solicitar que alguém providencie assistência médica.
3. Proteger o paciente de objetos próximos.

Uma vez cessada a convulsão
4. Posicionar o paciente de lado e aspirar as vias respiratórias.
5. Monitorar os sinais vitais.
6. Iniciar SBV, se necessário.
7. Administrar oxigênio.
8. Transferir para uma unidade de cuidados de emergência.

*A dose total pode ser duplicada se não houver sinais de depressão respiratória. Deve-se reduzir a dose para a metade em crianças e pacientes mais velhos.

• **Figura 2.9** Manifestações e tratamento imediato de convulsões. IM, intramuscular; IV, intravenoso; SBV, suporte básico de vida.

Geralmente, tremores, palpitações e ansiedade extrema precedem convulsões causadas pela retirada do álcool. Por conseguinte, o aparecimento destes sinais em um paciente deve alertar o profissional da saúde, a fim de adiar o tratamento até que seja instituído um atendimento médico adequado à condição do paciente. Costuma-se obter o controle por meio do emprego de benzodiazepínicos, que são utilizados até que os efeitos indesejáveis da abstinência do álcool terminem. As convulsões que ocorrem em pacientes que abusam do álcool são tratadas de modo similar às outras.

Toxicidade do anestésico local

Os anestésicos locais, quando bem utilizados, são um meio seguro e eficaz de controlar a dor durante a cirurgia dentoalveolar (ver Capítulo 6). No entanto, como ocorre com todos os medicamentos, reações à toxicidade podem surgir, se o anestésico local for administrado em quantidade ou de maneira que produza uma excessiva concentração sérica.

A prevenção contra uma reação de toxicidade aos anestésicos locais envolve vários fatores. Em primeiro lugar, a dose utilizada deve ser a menor quantidade de anestésico local necessária para produzir a intensidade e a duração do controle da dor, o suficiente para concluir com sucesso o procedimento cirúrgico planejado. A idade do paciente, a massa corporal, a função hepática e o histórico de reações com anestésicos locais devem ser considerados ao se escolher a dose de anestesia local. O segundo fator a ser considerado na prevenção de uma reação à superdosagem de anestésico local é o método de administração do fármaco. O cirurgião-dentista deve administrar a dose necessária gradualmente, evitando a injeção intravascular, e usar vasoconstritores para retardar a entrada de anestésicos locais na corrente sanguínea. Convém lembrar que a utilização tópica de anestésicos locais em feridas ou em superfícies mucosas possibilita a entrada rápida deles na circulação sistêmica. A escolha dos agentes anestésicos locais é o terceiro fator importante a ser considerado na tentativa de reduzir o risco de uma reação de toxicidade. Os anestésicos locais variam quanto a solubilidade lipídica, propriedades vasodilatadoras, ligações proteicas e toxicidades inerentes. Portanto, o cirurgião-dentista deve ter conhecimento sobre os diversos anestésicos locais disponíveis para tomar uma decisão racional quanto à escolha de qual fármaco administrar e em que quantidades (Tabela 2.4; ver também Capítulo 6).

As manifestações clínicas de uma superdosagem de anestesia local variam, dependendo da gravidade da superdosagem, da velocidade em que ocorre e da duração das concentrações séricas excessivas. Os sinais de uma leve reação de toxicidade podem se limitar a aumento da confusão mental, eloquência, ansiedade e fala balbuciante. Com o aumento da gravidade da superdosagem, o paciente pode apresentar gagueira, nistagmo (oscilações rítmicas, repetidas e involuntárias de um ou ambos os olhos) e tremores generalizados. Também podem ocorrer sintomas como dor de cabeça, tonturas, visão turva e sonolência. Os casos mais graves de manifestações de toxicidade anestésica local envolvem o aparecimento de convulsões tônico-clônicas generalizadas e depressão cardíaca levando a parada cardíaca (Tabela 2.5).

O tratamento de reações leves à superdosagem de anestésicos locais se dá por meio do monitoramento dos sinais vitais, da orientação para o paciente hiperventilar moderadamente com ou sem a administração de oxigênio e do estabelecimento de um acesso venoso. Se os sinais da toxicidade anestésica não desaparecerem rapidamente, deve-se administrar uma dose lenta de 2,5 mg a 5 mg IV de diazepam. Também é preciso solicitar assistência médica externa se os sinais de toxicidade não se resolverem rapidamente ou se piorarem progressivamente.

Se ocorrerem convulsões, os pacientes devem ser protegidos para não se ferirem. Quando necessário, medidas de SBV devem ser tomadas e, se possível, providencia-se acesso venoso para a administração de anticonvulsivantes. É preciso contar com assistência médica externa. Caso o acesso venoso esteja disponível, deve-se titular lentamente diazepam até as convulsões cessarem (5 a 25 mg é a média habitual efetiva). Os sinais vitais devem ser verificados com frequência.

Diabetes melito

O diabetes melito é uma doença metabólica em que o prognóstico a longo prazo do paciente parece depender da manutenção dos níveis séricos de glicose próximos ao normal. Um indivíduo com diabetes insulinodependente não tratado corre o risco constante de desenvolver cetoacidose (pacientes tipo 1) ou estado hiperosmolar (pacientes tipo 2) e sua concomitante alteração de consciência, necessitando de tratamento de emergência. Apesar de um paciente com diabetes tipo 1 poder sofrer problemas a longo prazo, devido aos níveis relativamente altos de glicose no sangue, a situação de emergência mais comum é a hipoglicemia resultante da incompatibilidade da dose de insulina e da glicose sérica. A hipoglicemia grave é a situação de emergência que os cirurgiões-dentistas estão mais propensos a enfrentar ao realizar uma cirurgia bucal em paciente com diabetes.

A concentração de glicose sérica no paciente com diabetes representa um equilíbrio entre a insulina administrada, a glicose presente no sangue por diversas fontes e a utilização desta última. As duas fontes primárias de glicose são a dieta e a gliconeogênese a partir das reservas de glicogênio dos tecidos adiposo e muscular. A atividade física é o principal método para diminuir a glicose no

Tabela 2.4 Dose máxima sugerida para os anestésicos locais.

Fármaco	Concentração	Dose máxima (mg/kg)	Número máximo de tubetes de 1,8 mℓ
Lidocaína	2%	4	10
Lidocaína com epinefrina[a]	Lidocaína a 2% 1:100.000 de epinefrina	7	10
Mepivacaína	3%	5	6
Mepivacaína com levonordefrina	Mepivacaína a 2% 1:20.000 de levonordefrina	5	8
Prilocaína	4%	5	6
Bupivacaína com epinefrina	Bupivacaína a 0,5% 1:200.000 de epinefrina	1,5	10
Etidocaína com epinefrina	Etidocaína a 1,5% 1:200.000 de epinefrina	8	15

[a]A dose máxima de epinefrina é de 0,2 mg por consulta. As doses máximas são para os indivíduos normais e saudáveis.

Tabela 2.5	Manifestações e tratamento da toxicidade do anestésico local.
Manifestações	Tratamento
Toxicidade leve: ansiedade, eloquência, fala arrastada, confusão	• Interromper a administração de anestésicos locais • Monitorar os sinais vitais • Observar o paciente no consultório por 1 hora
Toxicidade moderada: gagueira, nistagmo, tremores, dor de cabeça, desorientação, visão turva, sonolência	• Interromper a administração de todos os anestésicos • Colocar o paciente em posição supina • Monitorar os sinais vitais • Administrar oxigênio • Observar o paciente no consultório por 1 hora
Toxicidade grave: convulsões, arritmia cardíaca ou parada cardíaca	• Colocar o paciente em posição supina • Se ocorrer convulsão, proteger o paciente dos objetos próximos; aspirar o conteúdo da cavidade bucal se ocorrer vômito • Pedir para alguém chamar assistência médica • Monitorar os sinais vitais • Administrar oxigênio • Providenciar acesso IV • Administrar lentamente diazepam 5 a 10 mg ou midazolam 2 a 6 mg • Realizar manobras de SBV, se necessário • Transferir o paciente para um hospital

IV, intravenoso; SBV, suporte básico de vida.

• **Boxe 2.12** Manifestações da hipoglicemia aguda.

Leve
- Fome
- Náuseas
- Alteração de humor (irritabilidade)
- Fraqueza

Moderada
- Ansiedade
- Mudança de comportamento: agressividade, confusão, ausência de cooperatividade
- Palidez
- Transpiração
- Taquicardia

Grave
- Hipotensão
- Convulsões
- Inconsciência

---

sangue. Contudo, os níveis de glicose podem cair devido a qualquer um dos itens a seguir (ou devido a todos eles):

1. Aumento da insulina administrada
2. Diminuição da ingestão calórica
3. Aumento metabólico do uso da glicose (exercícios, infecções ou estresse emocional).

Os problemas de hipoglicemia durante o atendimento odontológico costumam surgir porque o paciente diminuiu drasticamente a ingestão calórica, está com alguma infecção ou apresenta maior taxa metabólica provocada pela considerável ansiedade. Se o paciente não compensou esta diminuição da glicose disponível por meio da diminuição da dose habitual de insulina, ocorrerá hipoglicemia. Embora os indivíduos que utilizam hipoglicemiantes orais também possam apresentar problemas de hipoglicemia, as oscilações de seus níveis de glicose sérica geralmente são menos pronunciadas do que as daqueles que usam insulina. Assim, eles são muito menos propensos a se tornarem rapidamente hipoglicêmicos graves.

Muitos pacientes com diabetes estão bem informados sobre sua doença e são capazes de diagnosticar a própria hipoglicemia antes que se torne grave. O paciente pode sentir fome, náuseas ou vertigens ou ter dor de cabeça. O cirurgião-dentista pode observar o paciente tornando-se irritável ou letárgico, com diminuição da espontaneidade em conversar e de sua capacidade de concentração. Com a piora da hipoglicemia, o paciente pode se tornar diaforético, apresentar taquicardia, piloereção ou aumento da ansiedade ou exibir um comportamento incomum. O paciente pode, talvez em pouco tempo, tornar-se estuporoso ou perder a consciência (Boxe 2.12).

Em geral, a hipoglicemia grave em pacientes com diabetes pode ser evitada com a adoção de medidas destinadas a manter os níveis séricos da glicose próximos do normal ou mesmo temporariamente acima do normal. Durante a anamnese do paciente, o cirurgião-dentista deve obter uma ideia clara do grau de controle do diabetes do paciente.

Se os pacientes não verificam regularmente sua própria glicemia ou se não estão cientes do seu nível de hemoglobina glicada (HbA1c), será preciso entrar em contato com o médico para determinar se o tratamento odontológico de rotina pode ser realizado com segurança. Antes de planejar quaisquer procedimentos, as medidas discutidas no Capítulo 1, que se referem a paciente com diabetes, devem ser adotadas.

Se o indivíduo com diabetes apresentar uma sensação de baixa de açúcar no sangue ou se surgirem sinais ou sintomas de hipoglicemia, o procedimento odontológico deve ser interrompido. Além disso, o paciente deve consumir um carboidrato de alto teor calórico, como alguns punhados de açúcar, um copo de suco de frutas ou outro agente oral contendo açúcar (gel ou pasta de glicose). Se o paciente não melhorar rapidamente, tornar-se inconsciente ou for incapaz de consumir uma fonte de glicose por via oral, deve-se providenciar um acesso venoso para a administração de uma ampola (50 mℓ) de glicose 50% (dextrose) em água durante 2 a 3 minutos. Se o acesso venoso não puder ser estabelecido, pode ser administrado 1 mg de glucagon IM. Se a glicose 50% e o glucagon não estiverem disponíveis, pode-se administrar uma dose de 0,5 mℓ de epinefrina a 1:1.000 SC e repetir a cada 15 minutos, se necessário (Figura 2.10).

Um paciente que parece ter se recuperado de um episódio de hipoglicemia deve permanecer no consultório durante, pelo menos, 1 hora. Além disso, os sintomas posteriores devem ser tratados com fontes de glicose por via oral. É preciso garantir que o paciente seja acompanhado até sua casa e instruído sobre como evitar um episódio de hipoglicemia durante a próxima consulta odontológica.

Disfunção da tireoide

Hipertireoidismo e hipotireoidismo são distúrbios que se desenvolvem lentamente e podem produzir um estado de consciência alterado, mas raramente causam emergências. A circunstância mais comum na qual um paciente ambulatorial, aparentemente saudável, tem uma emergência relacionada com a disfunção da tireoide é quando ocorre uma tempestade tireoidiana (crise tireotóxica).

A crise tireoidiana é uma repentina e grave exacerbação do hipertireoidismo que pode ou não ter sido previamente diagnosticado. Ela pode ser precipitada por infecção, cirurgia, traumatismo, gravidez ou qualquer outro estresse fisiológico ou emocional. Pacientes predispostos à crise da tireoide frequentemente apresentam sinais de hipertireoidismo, como tremor, taquicardia, perda de peso, hipertensão, irritabilidade, intolerância ao calor e exoftalmia. Além disso, podem até mesmo ter recebido terapia para a disfunção tireoidiana.

Tratamento da hipoglicemia aguda

1. Interromper o tratamento odontológico.

Sinais e sintomas de hipoglicemia leve

2. Administrar uma fonte de glicose, como açúcar ou fruta, por via oral.
3. Monitorar os sinais vitais.
4. Antes de outros atendimentos odontológicos, consultar o médico se não tiver certeza se ou por que a hipoglicemia ocorreu.

Sinais e sintomas de hipoglicemia moderada

2. Administrar fontes de glicose, como açúcar ou suco de fruta, por via oral.
3. Monitorar os sinais vitais.
4. Se os sintomas não melhorarem rapidamente, administrar 50 mℓ de glicose a 50% ou 1 mg de glucagon IV ou IM.
5. Consultar o médico antes de outros atendimentos odontológicos.

Sinais e sintomas de hipoglicemia grave

2. Administrar 50 mℓ de glicose a 50% IV ou IM ou 1 mg de glucagon.
3. Solicitar que alguém providencie assistência médica.
4. Monitorar os sinais vitais.
5. Administrar oxigênio.
6. Transferir para uma unidade de cuidados de emergência.

• **Figura 2.10** Tratamento da hipoglicemia aguda. IM, intramuscular; IV, intravenoso.

O cirurgião-dentista deve consultar o médico que trata do hipertireoidismo do paciente antes de realizar qualquer procedimento cirúrgico bucal. O controle adequado da produção excessiva do hormônio tireoidiano deve ser determinado pelo médico do paciente, e se necessário, o paciente deve receber medicação antitireoidiana e tratamento com iodeto no pré-operatório. Se houver liberação para a cirurgia ambulatorial, o paciente deverá ser tratado conforme mostrado no Capítulo 1.

O primeiro sinal de uma crise de tireoide em desenvolvimento é a elevação da temperatura e da frequência cardíaca. A maioria dos sinais e sintomas habituais de hipertireoidismo não tratado ocorre de modo exagerado. O paciente torna-se irritado, delirante ou, até mesmo, comatoso. Hipotensão, vômito e diarreia também podem ocorrer.

O tratamento da crise tireotóxica começa com a interrupção de qualquer procedimento e com a notificação de pessoal externo apto para prestar assistência emergencial. Convém providenciar um acesso venoso e iniciar solução cristaloide com uma taxa moderada, e o paciente deve ser mantido o mais calmo possível. É preciso tentar tranquilizar o paciente até que seja transportado para um hospital, onde antitireoidianos e medicamentos bloqueadores simpáticos podem ser administrados de maneira segura (Boxe 2.13).

Insuficiência suprarrenal

A insuficiência suprarrenal primária (doença de Addison) ou outras condições clínicas em que o córtex suprarrenal seja destruído são raras. No entanto, a insuficiência suprarrenal resultante da administração de corticosteroides exógenos é comum, devido às diversas condições clínicas para as quais se utiliza a administração terapêutica de corticosteroides. Pacientes com insuficiência suprarrenal frequentemente não são informados sobre a necessidade potencial de medicação suplementar. Ademais, aqueles com insuficiência suprarrenal secundária podem deixar de informar o cirurgião-dentista que estão tomando corticosteroides. Isso não é um problema, desde que o paciente não esteja fisiológica ou emocionalmente estressado.

No entanto, se o indivíduo estiver estressado, a supressão suprarrenal que resulta de corticosteroides exógenos pode impedir a liberação natural de glicocorticoides endógenos em quantidades necessárias para auxiliar o organismo a atender às demandas metabólicas elevadas. Os pacientes em risco de insuficiência suprarrenal aguda

• **Boxe 2.13** Manifestações e tratamento da crise de tireoidiana aguda.

Manifestações
- Dores abdominais
- Arritmias cardíacas
- Hiperpirexia (febre)
- Náuseas e vômitos
- Nervosismo e agitação
- Palpitações
- Perda parcial ou total da consciência
- Taquicardia
- Tremor
- Fraqueza

Tratamento
1. Interromper todo o tratamento odontológico
2. Pedir para alguém providenciar assistência médica externa
3. Administrar oxigênio
4. Monitorar todos os sinais vitais
5. Iniciar manobras de SBV, se necessário
6. Iniciar um acesso IV com gotejamento de solução cristaloide (150 mℓ/h)
7. Transferir o paciente para uma unidade de atendimento de emergência

IV, intravenoso; SBV, suporte básico de vida.

como um resultado da supressão suprarrenal costumam ser aqueles que tomam pelo menos 20 mg de cortisol (ou seu equivalente) por dia durante pelo menos 2 semanas ao longo do ano que antecede o procedimento cirúrgico bucal maior planejado (Tabela 2.6). No entanto, em procedimentos cirúrgicos bucais mais simples, realizados com anestesia local ou óxido nitroso mais anestesia local, a administração de corticosteroides suplementares é desnecessária. Quando se suspeita de uma significativa supressão suprarrenal, as etapas discutidas no Capítulo 1 devem ser seguidas.

São manifestações clínicas iniciais da crise de insuficiência suprarrenal aguda confusão mental, náuseas, fadiga e fraqueza muscular. Como o quadro se agrava, o paciente desenvolve mais confusão mental grave; dor nas costas, abdome e pernas; vômitos; e hipotensão. Sem tratamento, o paciente eventualmente começará a entrar e sair da consciência, com o coma indicando a fase pré-terminal (Boxe 2.14).

Tabela 2.6 — Equivalência de glicocorticosteroides normalmente utilizados.

Duração de ação relativa	Nome genérico	Potência relativa do glicocorticosteroide	Dose relativa do glicocorticosteroide (mg)
Curta	Cortisol (hidrocortisona)	1	20
	Cortisona	0,8	25
	Prednisona	4	5
	Prednisolona	4	5
	Succinato sódico de metilprednisolona	5	4
Intermediária	Triancinolona	5	4
Longa	Betametasona	25	0,6
	Dexametasona	30	0,75
	Acetato de metilprednisolona	5	4

Boxe 2.14 — Manifestações de insuficiência suprarrenal aguda.

- Dor abdominal
- Confusão
- Sensação de fadiga extrema
- Hipotensão
- Mialgia
- Náuseas
- Perda parcial ou total da consciência
- Fraqueza

Boxe 2.15 — Tratamento da insuficiência suprarrenal aguda.

1. Interromper o tratamento odontológico
2. Colocar o paciente em posição supina, com as pernas levantadas acima do nível da cabeça
3. Pedir para alguém providenciar assistência médica externa
4. Administrar corticosteroides (hidrocortisona 100 mg IM ou IV ou equivalente)
5. Administrar oxigênio
6. Monitorar os sinais vitais
7. Providenciar acesso IV e solução cristaloide em gotejamento lento
8. Iniciar manobras de SBV, se necessário
9. Transportar o paciente para o hospital

IM, intramuscular; IV, intravenoso; SBV, suporte básico de vida.

O tratamento de uma crise suprarrenal começa com a interrupção do tratamento odontológico e com a verificação dos sinais vitais. Se o paciente for considerado hipotensivo, deve ser colocado imediatamente com a cabeça baixa e as pernas elevadas. Deve ser acionada a assistência médica externa. É preciso administrar oxigênio e providenciar o acesso venoso. Uma dose de 100 mg de succinato sódico de hidrocortisona deve ser administrada IV (ou IM, se necessário). Fluidos devem ser rapidamente administrados IV até a hipotensão melhorar. Os sinais vitais devem ser aferidos com frequência, enquanto medidas terapêuticas são adotadas. Se o paciente perder a consciência, a necessidade de se iniciar manobras de SBV deve ser avaliada (Boxe 2.15).

Comprometimento vascular cerebral

Alterações no fluxo sanguíneo cerebral podem representar comprometimentos de três origens principais: (1) a embolização particular de uma área distante, (2) a formação de um trombo em um vaso cerebral ou (3) a ruptura de um vaso. O material que emboliza o cérebro surge mais frequentemente por intermédio de trombos no lado esquerdo do coração, por meio da artéria carótida ou de vegetações bacterianas sobre superfícies do coração infectadas. Os trombos vasculares cerebrais costumam se formar em áreas de alterações ateroscleróticas. Por fim, a ruptura vascular pode ocorrer devido a malformações congênitas raras no vaso, como aneurismas ou malformações arteriovenosas.

O efeito de um problema vascular cerebral sobre o nível de consciência depende da gravidade da lesão cerebral. Se o problema for resolvido rapidamente, conforme acontece com ataques isquêmicos transitórios, os sintomas de comprometimento vascular cerebral podem durar apenas alguns segundos ou minutos. No entanto, se a isquemia for suficientemente grave, pode ocorrer infarto em uma área do cérebro, deixando um déficit neurológico.

Um ataque isquêmico transitório que ocorra durante o atendimento odontológico exige que o procedimento seja interrompido. No entanto, pouco pode ser feito pelo paciente, além de confortá-lo, pois a maioria dos indivíduos acometidos experimenta apenas uma dormência temporária ou fraqueza de ambas as extremidades em um lado do corpo e um distúrbio de fala ou visual. A consciência costuma não se alterar. Ataques isquêmicos transitórios frequentemente precedem um infarto cerebral; então, o encaminhamento médico imediato é importante.

O comprometimento vascular cerebral que resulta de embolia normalmente ocorre, primeiro, com uma leve dor de cabeça, seguida pelo surgimento de outros sintomas neurológicos, como vertigem, tontura ou fraqueza em uma das extremidades. Contudo, a hemorragia cerebral apresenta, tipicamente, um ataque abrupto de dor de cabeça, seguido de várias horas de náuseas, tonturas, vertigens e sudorese. O paciente pode, eventualmente, perder a consciência (Boxe 2.16).

Se surgirem sinais ou sintomas de um AVE e não forem transitórios, pode estar ocorrendo um problema maior que afete a vascularização cerebral. O procedimento deve ser interrompido, e convém iniciar o monitoramento frequente dos sinais vitais. É preciso que se providencie apoio médico imediato para ajudar no caso de o paciente tornar-se hipotensivo ou inconsciente, e para transportar o indivíduo para um hospital, onde uma intervenção neurocirúrgica ou uma terapia trombolítica possam ser realizadas, conforme indicado. Se o paciente desenvolver dificuldade respiratória, deve-se administrar oxigênio. No entanto, o oxigênio é contraindicado em pacientes com insuficiência vascular cerebral. Quaisquer medicamentos narcóticos que tenham sido administrados à pessoa devem ser revertidos. Se o paciente perder a consciência, os sinais vitais devem ser monitorados com frequência e manobras de SBV devem ser iniciadas, caso necessário (Boxe 2.17).

- **Boxe 2.16** Manifestações de comprometimento vascular cerebral em progresso.

- Dor de cabeça que pode variar de leve até chegar a pior que o paciente já experimentou
- Fraqueza unilateral ou paralisia dos membros ou músculos faciais ou ambas
- Discurso incompreensível ou incapacidade para falar
- Dificuldade de respirar ou engolir ou ambos
- Perda do controle da bexiga e do intestino
- Convulsões
- Distúrbio visual
- Tonturas
- Perda parcial ou total da consciência

- **Boxe 2.17** Tratamento do comprometimento vascular cerebral em progresso.

1. Interromper o tratamento odontológico
2. Pedir para alguém buscar auxílio médico emergencial externo
3. Colocar o paciente em posição supina, com a cabeça ligeiramente levantada
4. Monitorar os sinais vitais
5. Se ocorrer perda de consciência, administrar oxigênio e iniciar manobras de SBV, se necessário
6. Transportar o paciente para um hospital

Se os sintomas se fizerem presentes apenas brevemente (ou seja, ataques isquêmicos transitórios), interromper o tratamento dentário, monitorar os sinais vitais e consultar o médico do paciente com relação à segurança de tratamentos odontológicos posteriores. SBV, suporte básico de vida.

3
Princípios da Cirurgia

JAMES R. HUPP

VISÃO GERAL DO CAPÍTULO

Desenvolvimento do diagnóstico cirúrgico, 39
Necessidades básicas para cirurgia, 39
Técnica asséptica, 40
Incisões, 40
Planejamento do retalho, 40
  Prevenção de necrose no retalho, 40
  Prevenção de deiscência do retalho, 40
  Prevenção da dilaceração do retalho, 40
Manipulação de tecido, 41
Hemostasia, 41
  Meios para promover hemostasia da ferida, 43
  Manejo do espaço morto, 43
Descontaminação e desbridamento, 43
Controle da inflamação, 44
Saúde geral do paciente e cicatrização de feridas, 44

Os tecidos humanos têm características geneticamente predeterminadas que estipulam respostas normais a lesões. Em razão de as respostas à lesão serem previsíveis, os princípios da cirurgia evoluíram para ajudar a otimizar o ambiente de cicatrização de feridas, guiados por pesquisas básicas e clínicas. Este capítulo apresenta os conceitos baseados em evidências da prática cirúrgica que foram considerados bem-sucedidos não só para o procedimento bucal, mas também para aqueles em todos os outros locais do corpo.

Desenvolvimento do diagnóstico cirúrgico

As decisões importantes concernentes ao procedimento cirúrgico devem ser tomadas bem antes do início da administração da anestesia. A resolução de se fazer uma cirurgia deve provir do exame cuidadoso do paciente. Primeiramente, o cirurgião-dentista identifica vários sinais e sintomas, além de informação histórica relevante; depois, usando os dados diagnósticos disponíveis do paciente e raciocínio lógico com base em experiência clínica, estabelece a relação entre os problemas específicos para os quais a intervenção pode ser indicada.

A etapa inicial na avaliação pré-cirúrgica é a coleta de dados pertinentes e precisos. Realiza-se essa etapa por meio de entrevistas com o paciente e exames físicos, laboratoriais e de imagem. Isso pode incluir o encaminhamento para consultas com outros profissionais da saúde. Consultas com o paciente e exames físicos devem ser realizados sem pressa e de maneira cuidadosa. O profissional não deve estar disposto a aceitar dados incompletos, tais como radiografia de baixa qualidade, especialmente quando for provável que informações adicionais possam alterar decisões relacionadas com a cirurgia.

Para uma análise apropriada, os dados diagnósticos devem ser organizados em um formulário que possibilite testar hipóteses. Ou seja, o cirurgião-dentista deve estar apto a considerar uma lista de possíveis doenças e eliminar aquelas incompatíveis com os dados do paciente, a frequência de doenças e a ciência baseada em evidências. Usando tal método, junto com o conhecimento de doenças prováveis, o profissional geralmente está apto a tomar a decisão se a cirurgia é indicada e qual procedimento deve ser executado.

Os profissionais da saúde que estão na assistência também devem ser observadores atentos. Sempre que um procedimento for realizado, eles devem refletir sobre todos os aspectos de seu resultado para desenvolver conhecimentos cirúrgicos e melhorar os resultados futuros. Esse procedimento também deve ser seguido toda vez que um profissional da saúde estiver aprendendo sobre uma nova técnica. Além disso, o cirurgião-dentista deve praticar a Odontologia baseada em evidências, por meio de avaliação de supostos resultados de qualquer técnica nova, pesando o mérito científico de estudos usados para investigá-la. Frequentemente, os métodos científicos são desacreditados pela introdução não reconhecida do efeito placebo, pelo viés de observação, pela variabilidade do paciente ou pelo uso de grupo controle inadequado.

Necessidades básicas para cirurgia

Existem pequenas diferenças entre as necessidades básicas requeridas para cirurgia bucal e aquelas requeridas para a realização apropriada de outras especialidades da Odontologia. Os dois requisitos principais são: (1) visibilidade adequada; e (2) assessoramento.

Embora a visibilidade pareça ser muito óbvia para mencionar como requisito para a realização da cirurgia bucal, os cirurgiões-dentistas frequentemente subestimam sua importância, especialmente quando o inesperado ocorre. Uma visibilidade adequada depende dos três fatores a seguir: (1) acesso adequado; (2) iluminação adequada; e (3) campo cirúrgico livre de excesso de sangue e outros fluidos e debris.

O acesso adequado requer, além da capacidade do paciente de abrir bem a boca, uma exposição cirúrgica suficientemente ampla. A retração dos tecidos a distância do campo operatório proporciona bem o acesso necessário. (A retração apropriada também protege os tecidos afastados de acidentalmente sofrer danos, como por instrumentos afiados.) Obtém-se melhor acesso pela criação de retalhos cirúrgicos, discutidos posteriormente neste capítulo.

A iluminação adequada é outra necessidade evidente na cirurgia. No entanto, os cirurgiões-dentistas frequentemente esquecem que muitos procedimentos colocam eles mesmos ou o assistente em posições que bloqueiam as fontes de luz do equipo odontológico. Para corrigir esse problema, a fonte de luz deve ser reposicionada continuamente. O cirurgião-dentista ou o assistente devem evitar obstruí-la. A disponibilidade de mais de um refletor de luz ou o uso de um foco cirúrgico de cabeça melhoram muito a iluminação do sítio cirúrgico.

Um campo cirúrgico livre de fluidos e debris também é necessário para uma visibilidade adequada. Um aspirador cirúrgico de alta potência com uma ponta de sucção relativamente pequena pode rapidamente remover o sangue e outros fluidos do campo.

Como em outras especialidades da Odontologia, um assistente focado e apropriadamente treinado oferece inestimável ajuda durante a cirurgia bucal. O assistente deve estar bastante familiarizado com os procedimentos realizados para antecipar as necessidades do cirurgião-dentista. Uma cirurgia bem-sucedida dificilmente se realizará com pouca ou nenhuma assistência.

Técnica asséptica

Emprega-se a técnica asséptica para minimizar a contaminação da ferida por micróbios patogênicos. Este importante princípio cirúrgico é discutido em detalhes no Capítulo 5.

Incisões

Muitos procedimentos na cirurgia bucomaxilofacial necessitam de incisões. Ao se realizarem incisões nos tecidos, convém relembrar alguns princípios básicos.

O primeiro deles é o uso de lâmina afiada de tamanho e forma adequados. Uma lâmina afiada possibilita que o cirurgião faça as incisões com precisão, sem causar lesões desnecessárias por movimentos repetitivos. A rapidez com a qual a lâmina perde o fio de corte depende da resistência dos tecidos que ela incisa. O osso e os tecidos ligamentares cegam as lâminas muito mais rapidamente que a mucosa bucal. Portanto, o cirurgião-dentista deve trocar a lâmina sempre que o bisturi não estiver fazendo a incisão com facilidade.

O segundo princípio é que a incisão deve ser firme e contínua. Repetições e tentativas de incisar aumentam a quantidade de dano tecidual e de sangramento em uma ferida cirúrgica. Incisões longas e contínuas são preferíveis a incisões curtas e intermitentes (Figura 3.1A).

O terceiro princípio é a preservação de estruturas importantes, evitando incisá-las por acidente. A microanatomia de cada paciente mostra-se única. Portanto, para evitar o corte não intencional de grandes vasos ou nervos, o cirurgião deve fazer incisões apenas em profundidade suficiente para definir o próximo plano maior, quando fará cortes próximos a vasos maiores, ductos e nervos. Os vasos podem ser controlados mais facilmente antes de serem completamente divididos. Importantes nervos também costumam poder ser separados dos tecidos adjacentes e afastados da área a ser incisada. Além disso, quando usar um bisturi, o cirurgião deve permanecer focado na localização da lâmina a fim de evitar cortar estruturas inadvertidamente, como os lábios, ao mover o bisturi para dentro e para fora da boca.

O quarto princípio é que incisões em superfícies epiteliais, as quais o cirurgião planeja reaproximar, devem ser feitas com a lâmina em posição perpendicular. Tal ângulo produz bordas quadradas no corte, mais fáceis de reorientar apropriadamente durante a sutura, e menos suscetíveis à necrose nas bordas da incisão como resultado da isquemia (ver Figura 3.1B).

O quinto princípio é que as incisões na cavidade bucal devem ser bem posicionadas. Incisões em gengivas inseridas e sobre ossos saudáveis são mais desejáveis que aquelas em gengivas não inseridas e em ossos doentes e ausentes. Incisões posicionadas apropriadamente possibilitam que as margens da ferida sejam suturadas sobre tecido intacto. O osso saudável deve estar, pelo menos, a alguns milímetros de distância do osso danificado, o que oferece suporte para a cicatrização da incisão. Do mesmo modo, quando possível, é melhor evitar incisões sobre proeminências, como a eminência canina, porque a pressão na ferida fechada em uma proeminência pode interferir na cicatrização. Incisões posicionadas próximo ao dente a ser extraído devem ser feitas no sulco gengival, a não ser que haja a necessidade de incisar a gengiva marginal ou deixar a gengiva marginal intacta.

Planejamento do retalho

Retalhos cirúrgicos são feitos para se conseguir acesso cirúrgico a uma área ou para mover o tecido de um local para outro. Vários princípios básicos de desenhos de retalho devem ser seguidos a fim de prevenir as complicações primárias do retalho cirúrgico: necrose, deiscência e dilaceração.

Prevenção de necrose no retalho

A necrose no retalho pode ser evitada se o cirurgião atender a quatro princípios básicos do projeto do retalho: (1) o ápice do retalho nunca deve ser maior que a base, a não ser que a artéria principal esteja presente na base. Preferivelmente, os retalhos devem ter lados paralelos um ao outro ou convergir da base para o ápice do retalho. (2) Geralmente, a altura de um retalho deve ter não mais que duas vezes a largura da base. A largura da base deve ser preferivelmente maior que a altura do retalho (Figura 3.2). A adesão estrita a tal princípio é menos relevante com relação à cavidade bucal, devido à robusta vascularização da mucosa bucal, mas, geralmente, o comprimento do retalho não deve jamais exceder sua largura. (3) Quando possível, um suprimento de sangue axial deve ser colocado na base do retalho. Por exemplo, um retalho no palato deve ser posto na direção da artéria palatina maior, quando possível. (4) A base dos retalhos não deve ser excessivamente torcida, esticada ou pressionada com qualquer coisa que danifique os vasos, pois essas manobras podem comprometer a alimentação do suprimento sanguíneo e drenar o retalho, assim como os delicados vasos linfáticos.

Prevenção de deiscência do retalho

Previne-se a deiscência (separação que leva à abertura de uma incisão suturada) da margem do retalho pela aproximação das bordas do retalho sobre o osso saudável, pela delicada manipulação das bordas do retalho e pelo não posicionamento das margens do retalho sob tensão. Não deverá ser necessário usar nenhuma força significativa para unir os tecidos enquanto se sutura uma ferida. A deiscência expõe o osso subjacente e outros tecidos, produzindo dor, perda óssea e aumento da cicatriz.

Prevenção da dilaceração do retalho

A dilaceração de um retalho é uma complicação comum do cirurgião principiante que tenta realizar um procedimento usando um retalho que oferece acesso insuficiente. Uma incisão longa devidamente reparada cicatriza-se tão rápido quanto uma incisão curta. Por isso, é preferível criar um retalho no começo da cirurgia que seja amplo

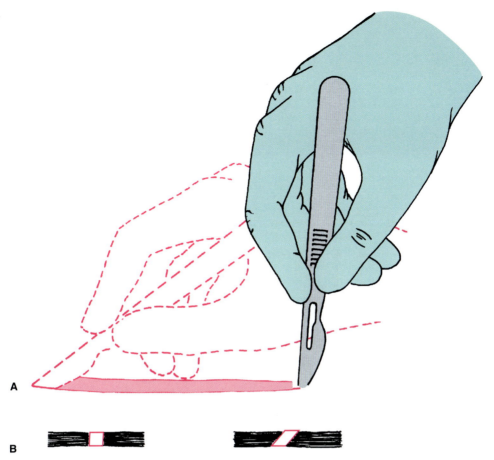

• **Figura 3.1 A.** Método apropriado de fazer incisão usando-se bisturi lâmina nº 15. Observe o movimento do bisturi feito com a mão à altura do pulso e não com todo o antebraço. **B.** Quando se deseja criar planos de tecidos que serão aproximados com suturas, a lâmina deve ser mantida perpendicular à superfície do tecido a fim de criar bordas quadradas no corte. Segurar a lâmina em qualquer ângulo que não seja 90° cria um corte oblíquo na superfície do tecido que é difícil de fechar apropriadamente e compromete o fornecimento de sangue para a borda da ferida. (Adaptada de Clark HB Jr. *Practical oral surgery*, 3. ed., Philadelphia: Lea & Febiger;1965.)

o suficiente para o profissional evitar a dilaceração ou interromper o procedimento para estender mais a incisão. Retalhos em envelope são aqueles criados por incisões que produzem um retalho de apenas uma face. Um exemplo é uma incisão feita ao redor do colo de vários dentes para expor o osso alveolar sem quaisquer incisões relaxantes verticais. No entanto, se um retalho em envelope não oferecer acesso suficiente, ele deve ser aumentado ou outra incisão (uma relaxante) deve ser realizada a fim de evitar a dilaceração do retalho (Figura 3.3). Em geral, incisões relaxantes verticais (oblíquas) devem ser posicionadas envolvendo o espaço de um dente inteiro anterior à área de qualquer remoção óssea planejada. A incisão costuma ser iniciada no ângulo linear de um dente ou na papila interdental adjacente e é realizada obliquamente e para apical na gengiva não inserida. A necessidade de mais de uma incisão relaxante mostra-se incomum quando se usa um retalho para ganhar acesso cirúrgico bucal de rotina.

Manipulação de tecido

Muitas vezes, a diferença entre um resultado cirúrgico aceitável e um excelente depende de como o cirurgião manipula os tecidos. O uso das técnicas de uma incisão e o formato apropriado do retalho são importantes; contudo, o tecido também deve ser manuseado com cuidado. Puxar ou apertar excessivamente, temperaturas extremas, dissecção ou uso de produtos químicos não fisiológicos danificam facilmente o tecido. Portanto, o cirurgião deve ser cuidadoso sempre que manipular o tecido. Quando usar pinças, não se deve apertar com muita força, mas, de preferência, usá-las para segurar delicadamente o tecido. Quando possível, devem-se usar pinças denteadas ou ganchos de tecido (Figura 3.4). Além disso, os tecidos não devem ser afastados com força para se conseguir maior acesso cirúrgico. Isso inclui não puxar excessivamente as bochechas ou a língua durante o afastamento cirúrgico. Note que o afastamento excessivo é desconfortável para os pacientes, mesmo se as bochechas ou a língua estiverem anestesiadas. Quando o osso é cortado, deve ser empregada irrigação abundante para diminuir a quantidade de osso danificado devido ao calor da fricção. O tecido mole também deve ser protegido do calor da fricção ou do traumatismo direto do equipamento de perfuração. Não se deve deixar que os tecidos sejam desidratados; cortes abertos devem ser umedecidos frequentemente ou cobertos com uma gaze úmida, se o cirurgião não estiver trabalhando neles por um tempo. Por fim, apenas substâncias fisiológicas devem entrar em contato com tecido vivo. Por exemplo, pinças de tecido usadas para colocar uma amostra na formalina durante o procedimento da biopsia não devem retornar à ferida até não haver qualquer contaminação com tal substância. O cirurgião que manuseia o tecido de maneira delicada e fisiológica é recompensado com a gratidão dos pacientes, cujas feridas cicatrizaram com menos complicações.

Hemostasia

A prevenção de perda excessiva de sangue durante a cirurgia é importante para preservar a capacidade de o paciente transportar oxigênio. No entanto, manter a hemostasia meticulosa durante a

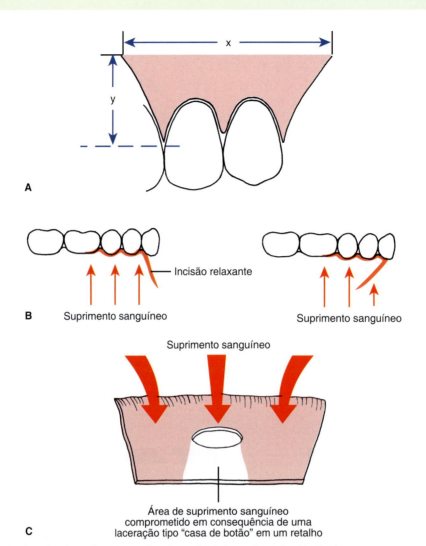

- **Figura 3.2 A.** Princípios do desenho do retalho. Em geral, a dimensão da base do retalho (*x*) não deve ser menor que a dimensão da altura (*y*) e convém ser, de preferência, aproximadamente *x* = 2*y*. **B.** Quando uma incisão relaxante é usada para rebater um retalho de duas faces, a incisão deve ser projetada para maximizar o suprimento de sangue do retalho ao deixar uma base grande. O desenho à esquerda está correto; o desenho à direita está incorreto. **C.** Quando uma dilaceração tipo "casa de botão" ocorrer próximo à borda livre do retalho, há comprometimento do retalho no lado do orifício fora da base do retalho.

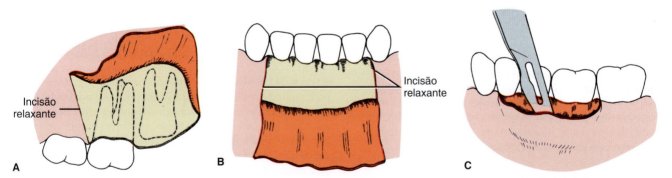

- **Figura 3.3** Três tipos de retalhos dos tecidos moles da boca devidamente projetados. **A.** Incisões horizontais e verticais únicas realizadas para criar retalho de dois lados. **B.** Duas incisões verticais e uma horizontal costumam gerar retalhos de três lados. **C.** Incisão horizontal única para proporcionar retalho (em envelope) de um lado.

cirurgia mostra-se necessário por outros motivos importantes. Um deles é a diminuição da visibilidade, ocasionada por sangramento incontrolável. Mesmo um sugador de alta potência não consegue manter um campo cirúrgico completamente seco, sobretudo na região bucomaxilofacial, que é bem vascularizada. Outro problema que causa sangramento é a formação de hematomas (coleções de sangue sob tecido mole). Os hematomas pressionam as feridas, diminuindo a vascularização. Eles aumentam a tensão nas bordas da ferida e agem como meios de cultura, potencializando o desenvolvimento de infecções.

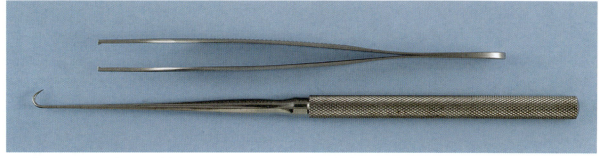

• **Figura 3.4** Instrumentos usados para minimizar os danos ao segurar tecido mole. *Em cima*, pinça de tecido com dentes delicados (dente de rato). *Embaixo*, gancho de tecido mole (pele).

Meios para promover hemostasia da ferida

Obtém-se hemostasia da ferida por quatro meios. O primeiro é auxiliando mecanismos hemostáticos naturais. Isso costuma ser realizado utilizando-se uma esponja de gaze para pressionar os vasos que estão sangrando ou colocando um hemostático em um vaso. Ambos os métodos causam estagnação do sangue nos vasos, o que promove coagulação. Em geral, apenas alguns vasos pequenos requerem pressão por 20 ou 30 segundos, enquanto vasos maiores requerem de 5 a 10 minutos de pressão contínua. O cirurgião e os assistentes devem comprimir, em vez de esfregar, a ferida com esponjas de gaze para remover o sangue extravasado. Esfregando, é mais provável que reabram os vasos que já estão fechados com o sangue coagulado.

Um segundo meio de obter hemostasia é pelo uso do calor para fundir a ponta dos vasos cortados (coagulação térmica/eletrocoagulação). O calor costuma ser aplicado por meio de uma corrente elétrica que o cirurgião-dentista concentra no vaso em sangramento, segurando o vaso com um instrumento de metal, como uma pinça hemostática, ou tocando o vaso diretamente com a ponta do bisturi elétrico. Três condições devem ser criadas para o uso apropriado da coagulação térmica: (1) o indivíduo deve estar aterrado para que a corrente entre em seu corpo; (2) a ponta do cautério e qualquer instrumento de metal que a ponta do cautério tocar não podem tocar o paciente em nenhum ponto que não seja o local do sangramento do vaso (caso contrário, a corrente pode seguir um caminho indesejado e ocasionar uma queimadura); e (3) o terceiro procedimento para a coagulação térmica é a remoção de qualquer sangue ou fluido que se tenha acumulado em torno do vaso a ser cauterizado. O fluido funciona como um reservatório de energia e, assim, evita que uma quantidade suficiente de calor atinja o vaso para a cauterização.

O terceiro meio de promover a hemostasia cirúrgica é pela ligadura por sutura. Se um vaso de tamanho considerável for cortado, segura-se cada ponta com uma pinça hemostática. O cirurgião-dentista, então, amarra suturas não absorvíveis ao redor do vaso. Se este puder ser dissecado livre do tecido conjuntivo ao redor, antes que seja cortado, duas pinças hemostáticas podem ser colocadas no vaso com espaço suficiente entre elas para dividi-lo. Uma vez que o vaso esteja cortado, suturas são amarradas em volta de cada ponta e as pinças hemostáticas são removidas.

A quarta maneira de promover hemostasia é colocar substâncias vasoconstritoras na ferida, como a epinefrina, ou aplicar pró-coagulantes, como trombina ou colágeno. A epinefrina funciona como um vasoconstritor mais efetivamente quando colocada no local em que se deseja a vasoconstrição por, pelo menos, 7 minutos antes de a cirurgia começar. A epinefrina é ineficaz na promoção de hemostasia local se for administrada depois de iniciado o sangramento.

Manejo do espaço morto

Espaço morto em uma ferida é qualquer área que permaneça desprovida de tecido após o fechamento da ferida. Pode ser gerado pela remoção de tecido na profundidade de uma ferida e pela não reaproximação de todos os planos teciduais durante o fechamento. O espaço morto em uma ferida costuma ser preenchido com sangue, o que cria um hematoma com grande potencial para infecção.

O espaço morto pode ser eliminado de quatro maneiras. (1) A primeira é suturar por meio de planos teciduais para minimizar o vazio pós-operatório. (2) A segunda é colocar um curativo compressivo sobre a ferida suturada. Os curativos comprimem os planos teciduais juntos até que estejam ligados pela fibrina ou prensados juntos por um edema cirúrgico (ou ambos). Isso geralmente leva de 12 a 18 horas. (3) O terceiro modo de eliminar espaço morto é colocar uma compressa no espaço até que o sangramento pare e, então, remover a compressa. Essa técnica costuma ser usada quando o cirurgião não pode suturar o tecido ou colocar curativos compressivos (p. ex., quando uma cavidade óssea permanece após a remoção do cisto). O material de compressa deve estar impregnado com medicação antibacteriana para diminuir a chance de infecção. (4) A quarta maneira de evitar espaço morto é usar drenos, isoladamente ou com curativos compressivos. Drenos de sucção removem continuamente todo o sangue acumulado em uma ferida até que o sangramento pare e os tecidos se unam, eliminando qualquer espaço morto. Drenos de não sucção fazem com que todo o sangramento seja drenado até a superfície, em vez de formar um hematoma (Figura 3.5). Na maioria dos procedimentos cirúrgicos bucais de rotina realizados por cirurgiões-dentistas, a criação de um espaço morto não é um grande problema.

Descontaminação e desbridamento

Invariavelmente, bactérias contaminam todos os cortes abertos em um ambiente externo ou bucal. Uma vez que o risco de infecção aumenta com a quantidade de microrganismos inoculados, um meio de diminuir a chance de infecção da ferida é reduzir o número de bactérias. Isso pode ser feito facilmente ao irrigar a ferida repetidas vezes durante a cirurgia e o fechamento. A irrigação, sobretudo quando feita sob pressão, afasta bactérias e outros materiais externos e os "enxágua" para fora da ferida. A irrigação pode ser feita forçando grandes volumes de fluido sobre pressão na ferida. Embora soluções contendo antibióticos possam ser consideradas, a maioria dos cirurgiões usa simplesmente soro fisiológico ou água esterilizados.

Desbridamento da ferida é a remoção cuidadosa de tecido gravemente isquêmico e necrosado e de material externo do tecido lesionado que impediria o reparo da ferida. Em geral, adota-se o

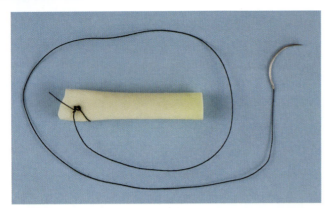

• **Figura 3.5** Exemplo de dreno de não sucção. Este dreno de Penrose é feito de material emborrachado e flexível, que pode ser colocado na ferida durante o fechamento ou depois da incisão e da drenagem do abscesso. O procedimento evita uma vedação prematura da ferida antes que a coleta de sangue ou secreção purulenta possa drenar a superfície. O material de drenagem estende-se ao longo e através do dreno de Penrose. Neste exemplo, uma sutura foi atada ao dreno, que está pronto para a inserção na ferida. A ponta da agulha da sutura será usada para unir o dreno à borda da ferida a fim de segurá-lo no local.

desbridamento apenas durante o tratamento de feridas ocorridas traumaticamente ou em caso de dano grave no tecido causado por uma condição patológica, como uma infecção.

Controle da inflamação

O edema ocorre após a cirurgia como resultado de lesão tecidual. Ele é um acúmulo de fluido no espaço intersticial devido a transudação fluida de vasos danificados e obstrução linfática pela fibrina. Duas variáveis ajudam a determinar o grau de edema pós-cirúrgico: (1) quanto maior a quantidade de lesão tecidual, maior a quantidade de edema; e (2) quanto mais frouxo o tecido conjuntivo contido na região lesionada, maior o edema. Por exemplo, a gengiva inserida tem pouco tecido conjuntivo frouxo e, por isso, apresenta menor tendência para edema; no entanto, os lábios e o assoalho da boca contêm uma grande quantidade de tecido conjuntivo frouxo e podem inchar significativamente.

O cirurgião-dentista pode controlar a quantidade de edema pós-cirúrgico realizando o procedimento de modo a minimizar lesões no tecido. Alguns acreditam que a aplicação de gelo em uma área recém-ferida reduza a vascularidade e, assim, a transudação e o edema. No entanto, nenhum estudo controlado verificou a eficácia dessa prática. O posicionamento do paciente no período pós-operatório inicial também é usado para diminuir o edema ao tentar que o paciente mantenha a cabeça elevada acima do resto do corpo tanto quanto possível durante os primeiros dias depois da cirurgia. A curto prazo, altas doses de corticosteroides sistêmicos, que apresentam um impressionante poder de diminuir a inflamação e a transudação (e, por conseguinte, o edema), podem ser administradas ao paciente. No entanto, os corticosteroides são úteis para controlar o edema apenas se a administração for iniciada antes de o tecido ser lesionado.

Saúde geral do paciente e cicatrização de feridas

A cicatrização apropriada da ferida depende da capacidade do paciente de resistir a infecções, de fornecer nutrientes essenciais para usar como materiais de construção e executar processos celulares reparadores. Inúmeras condições clínicas prejudicam a capacidade do paciente de resistir a infecções e cicatrizar cortes. Isso inclui condições que estabelecem um estado catabólico de metabolismo que impede a entrega de oxigênio ou nutrientes aos tecidos ou que requerem administração de medicamentos ou agentes físicos que interferem em células imunológicas ou cicatrização de cortes. São exemplos de enfermidades que induzem um estado metabólico catabólico: diabetes melito tipo 1 mal controlado, doença hepática ou renal em estágio final e doenças malignas. São condições que interferem na entrega de oxigênio ou nutrientes a tecidos lesionados: doença pulmonar obstrutiva crônica (DPOC) grave, insuficiência cardíaca congestiva (ICC) descompensada e toxicodependências, como o alcoolismo. Por sua vez, são enfermidades que requerem a administração de medicamentos que interferem nas defesas do hospedeiro ou na capacidade de cicatrizar feridas: doenças autoimunes para as quais é administrada terapia com corticosteroides a longo prazo e malignidades para as quais são usados agentes citotóxicos e irradiação.

O profissional pode ajudar a aumentar as chances de o paciente ter cicatrização normal de uma ferida cirúrgica eletiva ao avaliar e melhorar o estado geral de saúde do indivíduo antes do procedimento. Para pacientes malnutridos, convém melhorar o estado nutricional para que este tenha um equilíbrio positivo de nitrogênio e metabolismo anabólico.

4
Reparo de Feridas

JAMES R. HUPP

VISÃO GERAL DO CAPÍTULO

Causas dos danos teciduais, 45

Reparo de feridas, 45
   Epitelização, 45
   Fases do reparo das feridas, 46
      Fase inflamatória, 46
      Fase fibroblástica, 47
      Fase de remodelação, 47

Importância cirúrgica dos conceitos de reparo das feridas, 48
   Fatores que prejudicam o reparo das feridas, 48
      Corpo estranho, 48
      Tecido necrótico, 48
      Isquemia, 48
      Tensão, 49
   Reparo por primeira, segunda e terceira intenções, 49
   Reparo de alvéolos pós-extração, 49
   Reparo ósseo, 49
   Osteointegração de implante, 50
   Neuropatologia facial de origem traumática, 52
      Cicatrização do nervo, 52
      Classificação, 53

Um aspecto importante em qualquer procedimento cirúrgico é a preparação do ferimento para o reparo apropriado. Portanto, um conhecimento profundo sobre a biologia da reparação do tecido normal é fundamental para indivíduos que pretendem realizar uma cirurgia.

A lesão tecidual pode ser causada por patologias ou eventos traumáticos. O cirurgião-dentista tem certo controle sobre o dano tecidual patológico, como a possibilidade de uma infecção na ferida. Além disso, o cirurgião pode alterar a extensão e a gravidade da lesão tecidual induzida e, assim, contribuir para promover ou impedir o reparo da ferida.

Este capítulo discute as maneiras como as lesões teciduais peroperatórias ocorrem e os eventos que costumam acontecer durante o reparo dos tecidos moles e duros.

Causas dos danos teciduais

Lesões traumáticas podem ser causadas por agressões físicas ou químicas (Boxe 4.1). Os meios físicos de produção do dano tecidual consistem em: incisão, esmagamento, temperaturas extremas, irradiação, desidratação e obstrução do fluxo arterial ou venoso. Os produtos químicos capazes de causar lesões são aqueles com pH não fisiológico, com hiper ou hipotonicidade, aqueles que rompem a integridade das proteínas e os que causam isquemia, produzindo constrição vascular ou trombose.

Reparo de feridas

Epitelização

O epitélio lesionado tem uma capacidade regenerativa geneticamente programada que lhe possibilita restabelecer sua integridade por meio da proliferação, da migração e de um processo conhecido como *inibição de contato*. Em geral, qualquer margem de um epitélio normal começará e continuará a migrar (por proliferação de células epiteliais germinativas que avançam da extremidade livre para frente) até entrar em contato com outra borda livre do epitélio, onde é sinalizado para parar de crescer lateralmente. Convém notar que o outro epitélio pode ser de um tipo diferente.

Apesar da hipótese de que os mediadores químicos (liberados pelas células epiteliais que perderam contato com outras células epiteliais a seu redor) regulam esse processo, ainda não existe nenhuma evidência definitiva sobre isso. As feridas em que apenas a superfície do epitélio foi lesionada (ou seja, abrasões) são reparadas pela proliferação do tecido epitelial por meio do leito da ferida do epitélio contido na epiderme e nos tecidos anexos. Como normalmente não contém vasos sanguíneos, nas feridas em que o tecido subepitelial também é danificado o epitélio prolifera em qualquer leito de tecido vascularizado que esteja disponível e permanece sob a porção de coágulo sanguíneo superficial que resseca (forma uma crosta) até atingir outra margem epitelial.

• Boxe 4.1   Causas de danos nos tecidos.

Físicas
- Fluxo de sangue comprometido
- Esmagamento
- Desidratação
- Incisão
- Irradiação
- Resfriamento
- Aquecimento

Químicas
- Agentes com pH não fisiológico
- Agentes com tonicidade não fisiológica
- Proteases
- Vasoconstritores
- Agentes trombogênicos

Uma vez que a ferida esteja inteiramente epitelizada, a crosta se solta e é removida.

Um exemplo do efeito às vezes prejudicial do processo de inibição por contato que controla a epitelização é quando uma abertura é acidentalmente feita dentro do seio maxilar durante a extração de um dente (ver Capítulo 11). Se o epitélio das paredes do seio e a mucosa bucal forem lesionados, ele começa a proliferar em ambas as áreas. Nesse caso, a primeira margem epitelial livre do seio do epitélio que pode entrar em contato é a mucosa bucal, criando, assim, uma fístula oroantral (um trajeto entre o epitélio da cavidade bucal e o do seio maxilar).

O processo de reepitelização (epitelização secundária) é, por vezes, utilizado terapeuticamente pelos cirurgiões bucomaxilofaciais durante determinados procedimentos pré-protéticos em que uma área da mucosa bucal esteja sem o tecido epitelial (gengiva não inserida) e depois deixada para epitelização por um epitélio adjacente (gengiva inserida), que cresce lentamente sobre o leito da ferida.

Fases do reparo das feridas

Independentemente da causa da lesão ao tecido não epitelial, inicia-se um processo padronizado que, se continuar sem impedimentos, "trabalha" para restaurar a integridade do tecido. Tal processo é chamado de *reparo das feridas*. Dividiu-se o processo em fases básicas que, embora não se excluam mutuamente, ocorrem predominantemente nessa sequência. As três fases são: (1) inflamatória, (2) fibroblástica e (3) de remodelação.

Fase inflamatória

A fase inflamatória começa no momento em que ocorre a lesão tecidual e, na ausência de fatores que prolonguem a inflamação, dura de 3 a 5 dias. A fase inflamatória tem duas etapas: (1) vascular e (2) celular. Os eventos vasculares iniciam-se na fase inflamatória e começam com uma vasoconstrição dos vasos lesionados como resultado do tônus vascular normal. A vasoconstrição diminui o fluxo sanguíneo para a área de lesão, promovendo a coagulação do sangue. Dentro de minutos, histamina e prostaglandinas E_1 e E_2, elaboradas pelos glóbulos brancos, causam vasodilatação e pequenos espaços abertos entre as células endoteliais, o que possibilita o extravasamento do plasma e de leucócitos para migrar para os tecidos intersticiais. A fibrina do plasma transudado provoca obstrução linfática, e o plasma transudado – auxiliado por vasos linfáticos obstruídos – acumula-se na área da lesão, funcionando como diluente de contaminantes. Essa coleção de fluidos é chamada de *edema* (Figura 4.1).

Os sinais cardinais da inflamação são rubor (eritema) e tumor (edema), com calor e dor – rubor et tumor cum calore et dolore (Celsius, 30 a.C.-38 d.C.) – e perda da função – functio laesa (Virchow, 1821-1902). O calor e o eritema são causados por vasodilatação; o inchaço é ocasionado por transudação de fluido; e a dor e a perda de função são geradas pela histamina, pelas cininas e pelas prostaglandinas liberadas por leucócitos, assim como pela pressão do edema.

A etapa celular da inflamação desencadeia-se pela ativação do sistema de complemento sérico decorrente do traumatismo

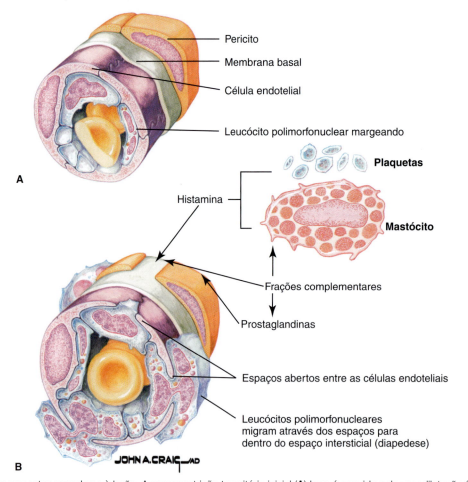

• **Figura 4.1** Primeiras respostas vasculares à lesão. A vasoconstrição transitória inicial (**A**) logo é seguida pela vasodilatação (**B**). A vasodilatação é causada pela ação da histamina, das prostaglandinas e de outras substâncias vasodilatadoras. A dilatação faz com que espaços intercelulares ocorram, o que possibilita a saída plasmática e a emigração de leucócitos. (Ilustração Netter de www.netterimages.com. © Elsevier Inc. Todos os direitos reservados.)

tecidual. Os produtos da ativação do complemento, sobretudo C_{3a} e C_{5a}, atuam como fatores quimiotáticos e fazem com que os leucócitos polimorfonucleares (neutrófilos) fiquem ao lado das veias sanguíneas (marginação) e, em seguida, migrem através das paredes dos vasos (diapedese). Uma vez em contato com materiais estranhos (p. ex., bactérias), os neutrófilos liberam o conteúdo de seus lisossomos (degranulação). As enzimas lisossomais (consistindo principalmente em proteases) trabalham para destruir as bactérias e outros corpos estranhos e para digerir o tecido necrosado. A remoção de detritos também é auxiliada pelos monócitos, como os macrófagos, que fagocitam corpos estranhos e necróticos. Com o tempo, os linfócitos acumulam-se no local da lesão dos tecidos.

A fase inflamatória é, por vezes, denominada *fase de intervalo*, pois é o período durante o qual não ocorre ganho significativo na consistência da ferida (porque há pouca deposição de colágeno). O principal material que mantém a ferida unida durante a fase inflamatória é a fibrina, que apresenta pouca resistência à tração (Figura 4.2).

Fase fibroblástica

Os filamentos de fibrina, que são derivados da coagulação do sangue, entrecruzam-se nas feridas formando uma rede na qual os fibroblastos começam a produzir as substâncias fundamentais e o tropocolágeno. Esta é a fase fibroblástica do reparo de feridas. A substância fundamental é composta de vários mucopolissacarídeos, que agem para manter as fibras de colágeno juntas. Os fibroblastos induzem as células mesenquimais pluripotentes presentes no local e na circulação a começar a produção de tropocolágeno no terceiro ou no quarto dia após a lesão do tecido. Os fibroblastos também secretam fibronectina, uma proteína que desempenha várias funções. A fibronectina ajuda a estabilizar a fibrina, auxilia no reconhecimento de corpo estranho que precisa ser removido pelo sistema imunológico, atua como fator quimiotático para fibroblastos e ajuda a guiar os macrófagos ao longo das redes de fibrina para a eventual fagocitose de fibrina pelos macrófagos.

A rede de fibrina também é utilizada pelos novos capilares, que brotam de vasos já existentes ao longo das margens da ferida e percorrem filamentos de fibrina para se cruzarem através da ferida. Conforme a fibroplasia continua, com o aumento do crescimento interno de células novas, ocorre a fibrinólise, causada pela plasmina trazida pelos novos capilares para remover as cadeias de fibrina que se tornaram desnecessárias (Figura 4.3).

Os fibroblastos depositam tropocolágeno, que se entrelaça para a produção de colágeno. Inicialmente, o colágeno é produzido em grande quantidade e fixado de maneira aleatória. A má orientação das fibras diminui a eficácia de uma dada quantidade de colágeno para produzir uma ferida resistente. Portanto, um excesso de colágeno é necessário para reforçar a cicatrização da ferida inicialmente. Apesar da má organização do colágeno, a resistência da ferida aumenta rapidamente durante a fase fibroblástica, o que costuma ocorrer ao longo de 2 a 3 semanas. Se uma ferida for submetida a tensão no início da fibroplasia, ela tende a se abrir ao longo da linha inicial. No entanto, se a ferida for colocada sob tensão, perto do fim da fibroplasia, ela tende a abrir ao longo da junção entre o colágeno antigo depositado sobre as margens da ferida e o colágeno recém-depositado. Clinicamente, a ferida no fim da etapa de fibroplasia será rígida por causa dessa quantidade excessiva de colágeno, eritematosa devido ao elevado grau de vascularização e capaz de suportar de 70 a 80% da tensão suportada por um tecido sadio (Figura 4.4).

Fase de remodelação

A fase final do reparo da ferida, que continua indefinidamente, é conhecida como *fase de remodelação*, embora alguns usem o termo *maturação da ferida*. Durante essa fase, muitas das fibras de colágeno, anteriormente depositadas de maneira aleatória, são removidas à medida que são substituídas por novas fibras de colágeno, orientadas para melhor resistir às forças de tensão sobre a ferida. Além disso, a resistência da ferida aumenta lentamente, mas não com a mesma magnitude observada durante a fase fibroblástica. A resistência da ferida não alcança mais do que 80 a 85% da resistência do tecido

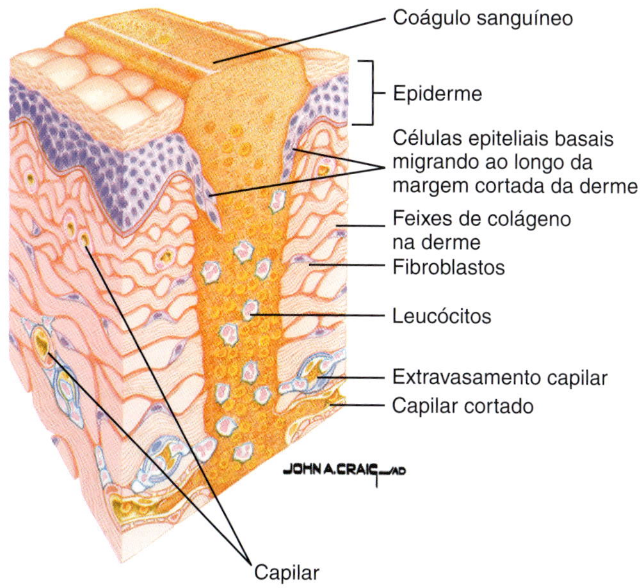

• **Figura 4.2** Fase inflamatória (tardia) do reparo de feridas. A ferida enche-se de sangue coagulado, células inflamatórias e plasma. O epitélio adjacente começa a migrar para dentro da ferida, e as células mesenquimatosas indiferenciadas começam a transformar-se em fibroblastos. (Ilustração Netter de www.netterimages.com. © Elsevier Inc. Todos os direitos reservados.)

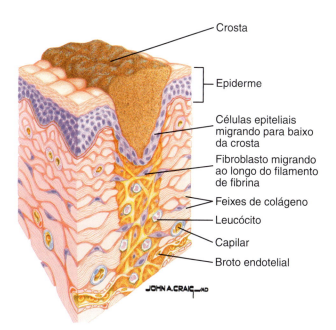

• **Figura 4.3** Etapa migratória da fase fibroblástica do reparo. Ocorre migração epitelial contínua, os leucócitos eliminam materiais estranhos e necróticos, inicia-se a neoformação capilar e os fibroblastos migram para a ferida pelos filamentos de fibrina. (Ilustração Netter de www.netterimages.com. © Elsevier Inc. Todos os direitos reservados.)

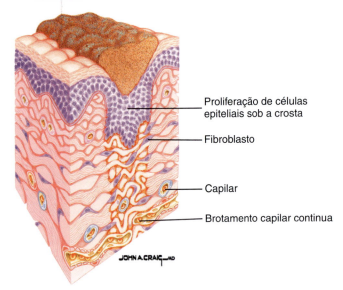

• **Figura 4.4** Etapa de proliferação da fase fibroblástica no reparo de feridas. A proliferação aumenta a espessura epitelial, as fibras de colágeno são irregularmente depositadas pelos fibroblastos e os brotos capilares começam a estabelecer contato com seus homólogos de outros locais na ferida. (Ilustração Netter de www.netterimages.com. © Elsevier Inc. Todos os direitos reservados.)

sadio. Devido à orientação mais eficiente das fibras de colágeno, um número menor delas é necessário; remove-se o excesso, o que possibilita o amolecimento da cicatriz. Com a diminuição do metabolismo das feridas, reduz-se a vascularização, o que minimiza seu eritema. A elastina encontrada em peles normais e ligamentos não é reposta durante a cicatrização; assim, lesões nesses tecidos causam perda de elasticidade na área cicatrizada (Figura 4.5).

Um processo final, que começa próximo do término da fibroplasia e continua durante a fase inicial da remodelação, é a *contração da ferida*. Na maioria dos casos, essa fase desempenha um papel benéfico no reparo de feridas, embora o mecanismo exato de contração ainda seja obscuro. Durante a contração da ferida, as margens migram uma em direção à outra. Em uma ferida na qual as margens não estão ou não serão colocadas em justaposição, a contração da ferida diminui o tamanho dela. No entanto, a contração pode causar problemas como os observados em vítimas de queimaduras de terceiro grau (espessura total), em que se desenvolvem contrações deformantes e debilitantes se as feridas não forem cobertas com enxertos de pele e se uma intensa fisioterapia não for realizada. Outro exemplo de contração prejudicial é visto em indivíduos que sofrem lacerações bruscamente curvadas, que frequentemente são deixadas com excesso de tecido no lado côncavo da cicatriz devido à contração da ferida, mesmo quando as margens são bem readaptadas. A contração pode ser diminuída pela colocação de uma camada de epitélio entre as margens livres de uma ferida. Os cirurgiões aproveitam-se desse fenômeno quando colocam enxertos de pele sobre o periósteo nu durante uma vestibuloplastia ou em feridas feitas por queimaduras.

Importância cirúrgica dos conceitos de reparo das feridas

Os cirurgiões podem criar condições para aumentar ou impedir o processo natural do reparo de feridas. A adesão aos princípios cirúrgicos (ver Capítulo 3) facilita o reparo ideal da ferida, com o restabelecimento da continuidade do tecido, minimizando o tamanho da cicatriz e restaurando a função do tecido. Devemos nos lembrar de que nenhuma ferida na pele, na mucosa bucal ou no músculo se repara sem a formação de uma cicatriz. O objetivo do cirurgião com relação à cicatriz não é preveni-la, mas, ao contrário, produzir uma cicatriz que minimize a perda de função e que tenha uma aparência tão discreta quanto possível.

Fatores que prejudicam o reparo das feridas

Quatro fatores podem afetar o reparo das feridas em um indivíduo saudável: (1) corpos estranhos, (2) tecido necrosado, (3) isquemia e (4) tensão na ferida.

Corpo estranho

Corpo estranho consiste em tudo o que é visto pelo sistema imunológico do organismo hospedeiro como "não próprio" – por exemplo, bactérias, sujeira e material de sutura. Os corpos estranhos causam três problemas básicos. Em primeiro lugar, as bactérias podem proliferar e causar uma infecção na qual se liberam proteínas bacterianas que destroem o tecido do hospedeiro. Em segundo lugar, o material estranho não bacteriano atua como um paraíso para as bactérias, protegendo-as de defesas do hospedeiro e, assim, promovendo a infecção. Em terceiro lugar, muitas vezes o corpo estranho é antigênico e pode estimular uma reação inflamatória crônica que reduz a fibroplasia.

Tecido necrótico

O tecido necrosado em uma ferida causa dois problemas. O primeiro é que sua presença serve como barreira para o crescimento interno de células reparadoras. A fase inflamatória é então prolongada, enquanto os glóbulos brancos do sangue trabalham para remover os restos necrosados pelos processos de lise enzimática e fagocitose. O segundo problema é que, semelhante ao corpo estranho, o tecido necrosado serve como um nicho protegido para as bactérias. O tecido necrosado frequentemente tem sangue acumulado na ferida (hematoma), que pode servir como excelente fonte de nutrientes para as bactérias.

Isquemia

A diminuição do fornecimento de sangue a uma ferida interfere em sua reparação de várias maneiras. A redução do fornecimento sanguíneo pode levar a mais necrose de tecido e diminuir o afluxo

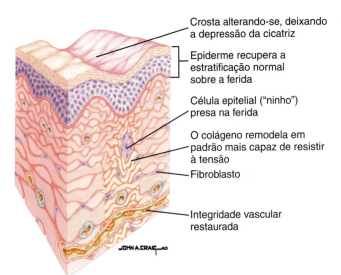

• **Figura 4.5** Fase de remodelação do reparo de feridas. Restaura-se a estratificação epitelial, o colágeno é remodelado em padrões organizados de maneira mais eficiente, os fibroblastos desaparecem lentamente e a integridade vascular mostra-se restabelecida. (Ilustração Netter de www.netterimages.com. © Elsevier Inc. Todos os direitos reservados.)

para a ferida de anticorpos, glóbulos brancos do sangue e antibióticos, aumentando a probabilidade de infecção. A isquemia da ferida diminui o fornecimento de oxigênio e de nutrientes necessários para uma boa cicatrização. Ela pode ser causada por vários fatores, como suturas apertadas ou localizadas incorretamente, retalhos projetados inadequadamente, excessiva pressão externa na ferida, pressão interna na ferida (conforme visto, por exemplo, em hematomas), hipotensão sistêmica, doença vascular periférica e anemia.

Tensão

A tensão sobre uma ferida é o último fator que pode impedir seu reparo. Tensão, nesse caso, é qualquer coisa que tenda a manter as margens da ferida distantes. Se as suturas forem usadas para juntar os tecidos com força, os finos vasos sanguíneos no tecido englobado por elas será comprimido, produzindo isquemia. Se as suturas forem removidas no início do processo de cicatrização, a ferida sob tensão provavelmente irá reabrir e se reparar com a formação excessiva de cicatriz e maior contração da ferida. Se as suturas forem deixadas por muito tempo na tentativa de ultrapassar a tensão da ferida, ela ainda tenderá a abrir totalmente durante a fase de remodelação no reparo, e o trajeto dentro do epitélio, através do qual a sutura passou, deve epitelizar, deixando marcas permanentes e desfigurantes.

Reparo por primeira, segunda e terceira intenções

Os profissionais da saúde utilizam os termos *primeira* e *segunda intenção* para descrever dois métodos básicos de reparo de feridas. No reparo por primeira intenção, as margens de uma ferida na qual não há perda de tecido são colocadas e estabilizadas essencialmente na mesma posição anatômica que tinham antes da lesão. Isso possibilita a cura. Assim, a reparação da ferida ocorre com a formação mínima de cicatrizes porque os tecidos podem não "perceber" que a lesão ocorreu. Estritamente falando, o reparo por primeira intenção é apenas um ideal teórico, impossível de alcançar-se clinicamente. Contudo, o termo costuma ser usado para designar feridas cujas margens são cuidadosamente reaproximadas. Esse método de reparação de feridas diminui a quantidade necessária de reepitelização, deposição de colágeno, contração e remodelação para a cura. Portanto, a cura ocorre mais rapidamente, com menos risco de infecção e menos formação de cicatrizes do que as preparadas para curar por segunda intenção. São exemplos de feridas que se curaram por primeira intenção as lacerações ou as incisões bem reparadas e as fraturas ósseas bem reduzidas. Em contrapartida, o reparo por segunda intenção implica que seja deixado um espaço entre as margens de uma incisão ou dilaceração ou entre o osso ou as extremidades nervosas após a reparação ou implica que ocorra perda de tecido em uma ferida para evitar a aproximação das extremidades da ferida. Essas situações exigem uma grande quantidade de migração epitelial, deposição de colágeno, contração e remodelação durante a cicatrização. A cura é lenta e produz mais cicatrizes que no caso com a cura por primeira intenção. São exemplos de feridas que se curaram por meio da segunda intenção as cavidades alveolares de extração, as fraturas mal reduzidas, as úlceras profundas e as grandes lesões por avulsão em qualquer tecido mole.

Alguns cirurgiões adotam o termo *terceira intenção* para se referir à cura de feridas pela utilização de enxertos de tecido para cobrir grandes feridas e diminuir a distância entre suas margens.

Reparo de alvéolos pós-extração

A remoção de um dente inicia a mesma sequência de inflamação, epitelização, fibroplasia e remodelação, vista em protótipos de pele ou em feridas na mucosa. Conforme mencionado, os alvéolos cicatrizam-se por segunda intenção, e muitos meses devem se passar até que um alvéolo chegue ao grau em que se torna difícil distingui-lo do osso circundante observado radiograficamente.

Quando se remove um dente, o alvéolo vazio consiste em osso cortical (a lâmina dura radiográfica) coberto por ligamentos periodontais dilacerados, com um aro do epitélio bucal (gengiva) deixado na porção coronária. O alvéolo enche-se de sangue, que coagula e o veda do ambiente bucal.

A fase inflamatória ocorre durante a primeira semana do reparo. Os glóbulos brancos entram no alvéolo para remover bactérias contaminantes da área. Desse modo, começam a remover todos os detritos, como fragmentos de ossos deixados nos alvéolos. A fibroplasia também começa durante a primeira semana, com o crescimento interno de fibroblastos e vasos capilares. O epitélio migra por toda a parede do alvéolo até alcançar um nível em que entre em contato com o epitélio do outro lado do alvéolo ou encontre a camada de tecido de granulação (cheio de numerosos capilares imaturos e fibroblastos) sob o coágulo de sangue sobre o qual o epitélio pode migrar. Por fim, durante a primeira semana de reparo, os osteoclastos acumulam-se ao longo da crista óssea.

A segunda semana é marcada pela grande quantidade de tecido de granulação que preenche o alvéolo. A deposição de osteoide começa ao longo do osso alveolar que reveste o alvéolo. Em alvéolos menores, o epitélio pode ter completado sua formação nessa fase.

Os processos iniciados durante a segunda semana continuam durante a terceira e a quarta semanas de reparo, com epitelização na maioria dos alvéolos completa nesse momento. O osso cortical continua a ser reabsorvido da crista e das paredes do alvéolo, e deposita-se um novo osso trabecular por meio do alvéolo. Somente de 4 a 6 meses após a extração é que a linha de osso cortical que reveste o alvéolo (lâmina dura) se torna totalmente reabsorvida. Isso pode ser verificado radiograficamente pela perda da distinção da lâmina dura. Como o osso preenche o alvéolo, o epitélio move-se em direção à crista e, eventualmente, encontra-se em nível com a crista gengival adjacente. O único vestígio visível do alvéolo depois de 1 ano é um halo de tecido fibroso (cicatrizes) que permanece sobre a crista alveolar edêntula.

Reparo ósseo

Os eventos que ocorrem durante a cicatrização normal de feridas em lesões de tecidos moles (p. ex., inflamação, fibroplasia e remodelação) também ocorrem durante o reparo de um osso lesionado. No entanto, ao contrário dos tecidos moles, osteoblastos e osteoclastos também estão envolvidos na reconstrução e na remodelação do tecido ósseo danificado.

As células osteogênicas (osteoblastos) importantes para a cicatrização óssea são derivadas de três fontes: (1) periósteo, (2) endósteo e (3) de células mesenquimais pluripotentes circulantes. Os osteoclastos, derivados de células monócitas precursoras, têm a função de reabsorver um osso necrosado e um osso que precisa ser remodelado. Os osteoblastos amadurecem em osteócitos, que ficam aprisionados em lacunas na matriz óssea, que sofre calcificação.

Os termos *primeira intenção* e *segunda intenção* são apropriados para descrever a reparação óssea. Se um osso é fraturado* e suas extremidades livres estão afastadas por mais de 1 milímetro (mm), o osso cicatriza-se por segunda intenção. Isto é, durante a fase fibroblástica, uma grande quantidade de colágeno deve ser depositada para reforçar o defeito ósseo (Figura 4.6). Os fibroblastos e os osteoblastos atuantes produzem tanta matriz fibrosa que a cicatrização do

---

*Usa-se o termo *fratura* com relação à reparação óssea, incluindo não só a lesão traumática do osso como também cortes ósseos feito de propósito por um cirurgião durante uma cirurgia reconstrutiva.

tecido se estende circunferencialmente para além das extremidades livres do osso e forma o que é chamado de *calo* (Figura 4.7). Sob condições normais, o tecido fibroso, incluindo o calo, ossifica. Durante a fase de remodelação, o osso depositado de maneira desorganizada (osso não lamelar; imaturo) é reabsorvido pelos osteoclastos, e os osteoblastos fixam um novo osso organizado (osso lamelar) e resistente às tensões de baixo grau a que o osso é submetido (Figura 4.8).

O reparo ósseo por primeira intenção ocorre quando o osso é fraturado de maneira incompleta, de modo que as extremidades fraturadas não se separam uma das outras (fraturas em galho verde) ou quando um cirurgião reaproxima cuidadosamente e estabiliza de maneira rígida as extremidades fraturadas de um osso (redução anatômica da fratura). Em ambas as situações, há pouca produção de tecido fibroso, e a reossificação do tecido no interior da área da fratura ocorre rapidamente, com formação mínima de calos. A técnica cirúrgica que mais se aproxima de possibilitar que o osso cicatrize por primeira intenção é a redução anatômica com a colocação de placas no osso que mantêm as extremidades ósseas rigidamente unidas. Isso minimiza a distância entre as extremidades de um osso fraturado, de modo que a ossificação por todo o defeito da fratura pode ocorrer com pouca formação de tecido fibroso.

Dois fatores são importantes para a cicatrização óssea adequada: (1) a vascularização e (2) a imobilização. O tecido conjuntivo fibroso que se forma no local de uma fratura óssea precisa de um elevado grau de vascularização (que transporta o sangue com um teor normal de oxigênio) para posterior ossificação. Se a vascularização ou o fornecimento de oxigênio forem comprometidos, ocorre formação de cartilagem em vez de osso. Além disso, se a vascularização ou o fornecimento do oxigênio forem fracos, o tecido fibroso não ossifica.

O osso necessita de alguma tensão estimuladora para que os osteoblastos continuem a formação óssea. O osso forma-se perpendicularmente à linha de tensão para ajudar a suportar as forças de tensão sobre ele. Essa é a base do conceito da matriz funcional de remodelação óssea. No entanto, excesso de tensão ou torque colocado em um local de cicatrização de fratura produz mobilidade no local. Essa mobilidade compromete a vascularização da ferida e favorece a formação de cartilagem ou tecido fibroso, em vez do osso ao longo da linha de fratura. Em uma fratura contaminada, isso propiciará a infecção da ferida (ver Figura 4.8).

Osteointegração de implante

A descoberta da osteointegração na década de 1960 forçou uma reavaliação dos conceitos tradicionais de cicatrização de feridas. Antes da aceitação dessas descobertas, pensava-se que o organismo poderia expelir qualquer corpo estranho colocado através de uma superfície epitelial. A expulsão aconteceria quando o epitélio, beirando o corpo estranho, migrasse para baixo ao longo de toda a interface junto ao corpo estranho, por fim envolvendo-o completamente. O corpo estranho ficaria isolado do organismo, fazendo com que o material fosse completamente externado da barreira epitelial. Para um implante dentário, isso significa eventual afrouxamento e perda do implante.

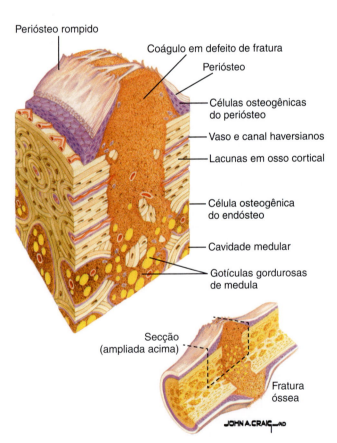

• **Figura 4.6** Etapa inicial da fase fibroblástica na reparação óssea. Células osteogênicas do periósteo e medula proliferam e diferenciam-se em osteoblastos, osteoclastos e condroblastos. Em seguida, começa o crescimento do capilar. (Ilustração Netter de www.netterimages.com. © Elsevier Inc. Todos os direitos reservados.)

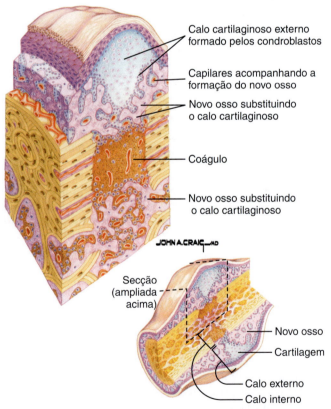

• **Figura 4.7** Etapa tardia da fase fibroblástica na reparação óssea. Osteoclastos reabsorvem o osso necrosado. Em áreas de suficiente tensão de oxigênio, osteoblastos fixam um novo osso; em áreas de baixa tensão de oxigênio, condroblastos fixam cartilagem. Além disso, o crescimento interno de capilares continua, e os calos internos e externos se formam. (Ilustração Netter de www.netterimages.com. © Elsevier Inc. Todos os direitos reservados.)

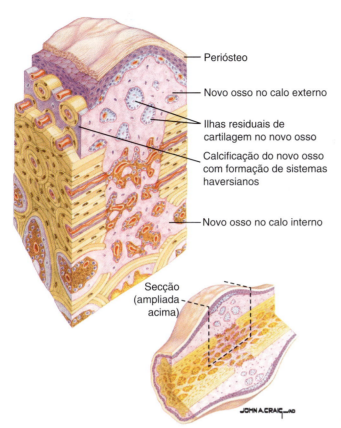

• **Figura 4.8** Fase de remodelação na reparação óssea. Osteoclastos removem o osso desnecessário, e os osteoblastos depositam um novo tecido ósseo em resposta à tensão colocada no osso. Novos sistemas haversianos desenvolvem-se enquanto camadas concêntricas do osso cortical são depositadas nos vasos sanguíneos. Os calos vão diminuindo de tamanho gradativamente. (Ilustração Netter de www.netter-image.com. © Elsevier Inc. Todos os direitos reservados.)

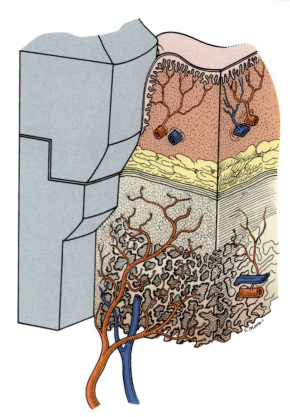

• **Figura 4.9** Implantes osteointegrados com contato direto de osso e implante. A migração de epitélio superficial ao longo do implante é interrompida devido à integração direta com o implante ósseo.

A tendência inata do epitélio não maligno para cercar e exteriorizar o material estranho foi considerada o resultado do princípio de inibição por contato (discutido anteriormente) em que qualquer superfície epitelial interrompida por qualquer força ou objeto desencadeia o crescimento epitelial e a migração. O epitélio continua espalhando-se até entrar em contato com outras células epiteliais e inibir o posterior crescimento lateral. Os pesquisadores descobriram que, se um corpo estranho inerte fosse colocado através de uma barreira epitelial e se fosse permitido desenvolver uma ligação biológica com o osso circunjacente, parte da migração epitelial para dentro do osso ao longo da superfície do implante seria impedida. No entanto, se, em vez disso, o implante tivesse uma camada intermediária de tecido conjuntivo entre ele próprio e o osso, o epitélio migraria para baixo do implante, exteriorizando-o. Assim, quando um implante se integra ao osso (osteointegração), o crescimento lateral do epitélio cessa, sem a inibição por contato, como era classicamente concebido antes (Figura 4.9).

As razões pelas quais o epitélio não continua migrando quando encontra um osso e uma interface de implante ainda não estão claras. No entanto, a Odontologia tem usado tal anormalidade dos princípios comuns de cicatrização de feridas para promover a integração de pinos de metal (implantes), que são úteis para estabilizar próteses dentárias. Os cirurgiões usam técnicas semelhantes para colocar implantes através da pele em outros locais do corpo a fim de estabilizar próteses de orelhas, olhos e nariz.

O reparo em torno dos implantes dentários envolve os dois fatores fundamentais: (1) o reparo ósseo para o implante e (2) o reparo do tecido mole alveolar para o implante. Os implantes dentários feitos de titânio puro são usados nos debates de reparação ao redor dos implantes dentários. Um reparo semelhante ocorre em torno de implantes colocados adequadamente feitos de outros materiais inertes.

O reparo ósseo sobre a superfície de um implante tem de ocorrer antes que qualquer tecido mole se forme entre a superfície óssea e a do implante. Para se maximizar a probabilidade de o tecido ósseo vencer essa corrida contra o tecido mole a fim de recobrir o implante, quatro fatores são necessários: (1) curta distância entre o osso e o implante; (2) ossos viáveis ao longo do implante ou em sua proximidade; (3) nenhum movimento do implante enquanto for inserido na superfície óssea; e (4) superfície de implante razoavelmente livre de contaminação por materiais orgânicos ou inorgânicos.

A curta distância entre o osso e o implante depende da preparação de um sítio ósseo no qual o implante se encaixe precisamente. A minimização do dano ósseo durante a preparação do local preserva a viabilidade de osso perto da superfície do implante. Grande parte dos danos causados pela preparação do local de implante é o resultado do calor de atrito durante o processo de perfuração.

Limitar a produção de calor e rapidamente dissipar o calor gerado no local ajuda a proteger a viabilidade do osso ao longo da superfície de perfuração. Isso é feito por meio de instrumentos afiados para perfuração óssea, limitando a velocidade de rotação para minimizar o calor de fricção e mantendo o osso resfriado por meio de irrigação durante a preparação do local. Danos adicionais na superfície de perfuração do osso podem ocorrer, se o local for infectado. Tal fato pode ser evitado de certa maneira por meio de técnicas cirúrgicas assépticas, antibióticos tópicos/sistêmicos ou ambos.

Manter o implante sem carga impede movimentos ao longo do osso em reparação. Também impede a interface do implante durante a parte crítica do período de reparação. O uso de implantes com ombro embutido (*countersinking*) e a utilização de parafusos de cicatrização de perfil baixo diminuem a possibilidade de quaisquer forças serem transmitidas. Cobrir o topo do implante com a gengiva durante a cicatrização protege ainda mais, apesar de alguns protocolos de implantes não necessitarem da cobertura gengival. Implantes rosqueados ou que de outro modo se encaixam firmemente no local preparado estão mais protegidos do movimento do que os não rosqueáveis ou os frouxamente instalados. Eventualmente, uma vez que ocorra a integração inicial, certa pressão limitada por dia sobre o implante (1.000 μm de força) irá efetivamente acelerar a deposição de osso cortical na superfície.

Por fim, a superfície de osteointegração deve ser razoavelmente livre de contaminantes. Bactérias, óleo, pó de luva, metais estranhos e proteínas estranhas devem ser minimizados. A superfície de um implante destinada à osteointegração não deve ser manuseada com dedos de luvas ou pinças feitas de um metal diferente do implante. Do mesmo modo, não deve conter óleo de máquina ou detergente.

A superfície de implantes de titânio puro é completamente coberta por uma fina camada de 2.000 Å de espessura de óxido de titânio. Isso estabiliza a superfície, e é nesta superfície oxidada que o osso se liga para que ocorra a osteointegração.

Independentemente do cuidado que se tenha para minimizar os danos ao osso durante a preparação do local do implante, uma camada superficial do osso perfurado torna-se não viável como resultado do traumatismo térmico e vascular. Embora as células vivas no osso morram, a estrutura do osso inorgânico permanece. Sob a influência de fatores de crescimento locais, as células ósseas diretamente adjacentes a essa camada dão um suporte para a estrutura óssea e as células sanguíneas mesenquimais indiferenciadas repovoam e remodelam o arcabouço ósseo com osteoblastos, osteoclastos e osteócitos. O osso inviável é lentamente substituído por um novo e viável osso cortical por meio do processo de substituição gradual. Os cones de reabsorção deslocam-se através do osso a uma taxa de 40 μm por dia, removendo o osso desvitalizado e depositando um novo osteoide.

Na superfície do implante, as glicosaminoglicanas secretadas pelos osteócitos revestem a camada de óxido. Logo, os osteoblastos começam a secretar uma camada de osteoide sobre a camada de proteoglicana. O osso então se forma, se as condições adequadas (p.ex., nenhum movimento do implante e uma boa fonte de oxigênio) continuarem durante os meses necessários para o reparo. Quanto maior for a superfície do implante, maior será a área de integração óssea. Assim, implantes mais longos ou com maior diâmetro e aqueles com tratamento de superfície com jatos de areia, em vez de superfícies polidas, têm mais área superficial disponível para a osteointegração.

A deposição inicial de osso deve ocorrer antes que o epitélio migre ou que o tecido conjuntivo fibroso se forme sobre a superfície do implante. Se o tecido mole chegar primeiro em qualquer parte da superfície do implante, o osso nunca irá substituir o tecido mole naquele local. Se uma boa parte da superfície do implante ficar coberta com o tecido mole em vez do osso, o implante não será suficientemente osteointegrado para ser utilizado em uma prótese dentária.

Pesquisadores descobriram que, em algumas circunstâncias, os cirurgiões podem seletivamente ajudar no processo de formação óssea na corrida para cobrir uma superfície antes que os tecidos moles preencham o local. Um exemplo disso é a utilização de membranas ósseas com um tamanho de poro suficiente para o oxigênio e outros nutrientes alcançarem o osso que se desenvolve abaixo enquanto os fibroblastos e outros elementos teciduais são mantidos afastados para fora delas. Ao excluir seletivamente os tecidos moles, o osso é "guiado" para uma posição desejada; assim, a *regeneração guiada de tecidos* é o termo usado para descrever este processo.

O componente de um implante que se estende através da mucosa bucal também tem a capacidade de alterar o processo de inibição por contato que normalmente controla o fechamento das aberturas através do epitélio. Nesse caso, uma vez que o epitélio bucal alcança a superfície de um pilar de titânio, isso parece parar a migração e secreta uma substância fundamental que liga o tecido mole ao metal. Forma-se um sistema de lâmina basal de hemidesmossoma, que fortalece ainda mais o tecido mole fixado ao pilar do implante.

Neuropatologia facial de origem traumática

As lesões de nervos sensoriais na região maxilofacial, ocasionalmente, ocorrem como resultado de fraturas faciais, durante o tratamento de dentes inclusos ou condições patológicas bucais, ou quando se realiza a cirurgia reconstrutiva maxilofacial. Felizmente, os nervos mais atingidos recuperam-se espontaneamente. No entanto, no passado, pouco foi feito para tratar disfunções nervosas sensoriais persistentes. Avanços na compreensão de como os nervos se curam e nos meios cirúrgicos de reparação de nervos periféricos proporcionaram aos pacientes a possibilidade de recuperar-se parcial ou completamente a função normal deles.

Cicatrização do nervo

O reparo do nervo costuma ter duas fases: (1) degeneração; e (2) regeneração. Dois tipos de degeneração podem ocorrer. O primeiro é a desmielinização segmentar, na qual a bainha mielínica é dissolvida em segmentos isolados. Tal desmielinização parcial causa uma desaceleração na velocidade de condução e pode impedir a transmissão de alguns impulsos nervosos. Os sintomas são *parestesia* (sensação alterada espontânea e subjetiva de que o paciente não se encontra com dor), *disestesia* (sensação alterada espontânea e subjetiva de que o paciente se encontra desconfortável), *hiperestesia* (sensibilidade excessiva do nervo à estimulação) e *hipoestesia* (sensibilidade diminuída do nervo à estimulação). A desmielinização segmentar pode ocorrer após lesões neuropráxicas ou com disfunções vasculares ou do tecido conjuntivo (ver Figura 4.11) e pode sofrer regeneração espontânea.

A degeneração walleriana é o segundo tipo de degeneração que ocorre após um traumatismo no nervo. Nesse processo, os axônios e a bainha mielínica do nervo distal ao local da interrupção do tronco nervoso* (longe do sistema nervoso central [SNC]) também sofrem alguma degeneração, que ocasionalmente envolve o corpo celular, mas, em geral, afeta apenas alguns nós de Ranvier. A degeneração walleriana interrompe toda a condução nervosa distal ao coto axonal proximal. Esse tipo de degeneração segue a transecção nervosa e outros processos destrutivos que afetam os nervos periféricos (ver Figura 4.10) e, provavelmente, sofrerá regeneração espontânea.

A regeneração do nervo periférico pode começar quase logo após a lesão nervosa. Normalmente, o coto do nervo proximal envia um grupo de novas fibras (brotos axonais ou cone de crescimento), que crescem no tubo remanescente da célula de Schwann. O crescimento

---

*Os termos *distal* e *proximal* usados na descrição de nervos e ossos referem-se a posições mais distantes (distal) ou mais próximas (proximal) do sistema nervoso central. Nesse caso, distal não é usado no mesmo sentido em relação aos dentes e à arcada dentária.

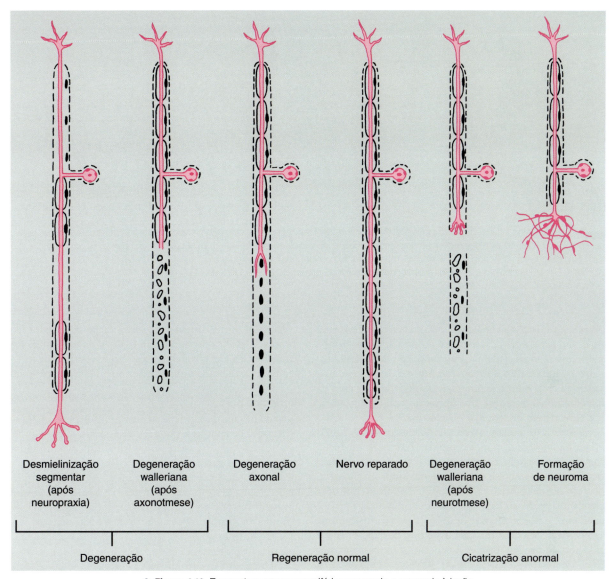

• **Figura 4.10** Respostas nervosas periféricas normais e anormais à lesão.

progride a uma taxa de 1 a 1,5 mm/dia e continua até que o local inervado seja alcançado ou a regeneração nervosa seja bloqueada por tecido conjuntivo fibroso interposto ou tecido nervoso (fibroma) ou osso. Durante a regeneração, novas bainhas de mielina podem se formar à medida que os axônios aumentam de diâmetro. Conforme os contatos funcionais são realizados, o paciente pode experimentar sensações alteradas no local da área sem sensibilidade, que podem assumir a forma de parestesias ou diestesias.

Problemas podem ocorrer durante a regeneração, impedindo a cura normal do nervo. Se a continuidade do tubo da célula de Schwann for interrompida, o tecido conjuntivo pode entrar no tubo enquanto ele estiver parcialmente vazio. Quando o cone de crescimento (brotos axonais) alcança a obstrução pelo tecido conjuntivo, pode encontrar um modo de contorná-lo e prosseguir ou formar massa de fibras nervosas sem objetivo que constitui um neuroma traumático sujeito à produção de dor quando acionado (ponto de gatilho) (Figura 4.10).

Os dois ramos do nervo trigêmeo mais comumente lesionados, para o qual a sensação alterada é clinicamente significativa, são: (1) o nervo mentual-alveolar inferior e (2) o nervo lingual. Quando o nervo mentual-alveolar é lesionado, as causas mais comuns são:
1. Fraturas mandibulares de corpo e ângulo
2. Procedimentos cirúrgicos pré-protéticos, como colocação de implante
3. Cirurgia de osteotomia sagital
4. Ressecção mandibular para neoplasias bucais
5. Remoção de terceiros molares inferiores inclusos
6. Injeção de anestésico local

O dano do nervo lingual ocorre ao longo de uma cirurgia para remover neoplasias bucais malignas ou terceiros molares inclusos.

Classificação

Pesquisas e experiências clínicas têm demonstrado que a intervenção cirúrgica para reparar nervos danificados é mais bem-sucedida quando realizada logo após a ocorrência da lesão. Assim, uma compreensão dos vários tipos de lesão nos nervos, especialmente seus prognósticos, é importante porque possibilita que o profissional da saúde decida quando o encaminhamento para a cirurgia de nervos periféricos é necessário.

Os três tipos de lesões nervosas são: (1) neuropraxia; (2) axonotmese; e (3) neurotmese (Figura 4.11). Embora a determinação de qual tipo de lesão ocorreu no nervo normalmente seja feita retrospectivamente, o conhecimento da fisiopatologia de cada tipo é importante para fazer uma análise do reparo do nervo.

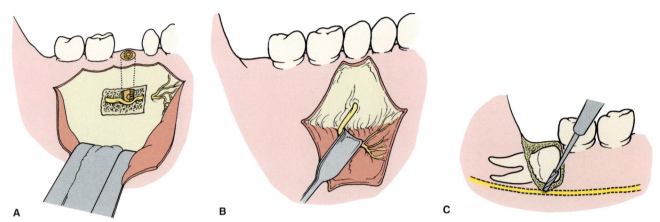

• **Figura 4.11** Três tipos de lesões do nervo periférico. **A.** Neuropraxia. Lesão do nervo que não provoca nenhuma perda de continuidade do axônio ou do endoneuro. O exemplo mostrado é um implante colocado no canal alveolar inferior, o qual comprime o nervo. **B.** Axonotmese. Lesão do nervo que provoca a perda da continuidade axonal, mas preserva o endoneuro. O exemplo mostrado é de retração excessiva do nervo mentual. **C.** Neurotmese. Lesão do nervo que provoca a perda da continuidade do axônio e do endoneuro. O exemplo mostra o corte do nervo alveolar inferior durante a remoção de um terceiro molar profundamente afetado.

A *neuropraxia*, forma mais branda de lesão do nervo periférico, é a contusão de um nervo em que se mantém a continuidade da bainha epineural e dos axônios. Traumatismo ou tração (alongamento) de um nervo, inflamação ao redor de um nervo ou isquemia local deste podem produzir neuropraxia. Como não há perda da continuidade axonal, acontece a recuperação total da função do nervo, geralmente em poucos dias ou semanas.

A *axonotmese* ocorre quando a continuidade dos axônios, mas não da bainha epineural, é interrompida. Traumatismo forte, esmagamento do nervo ou extrema tração do nervo podem produzir esse tipo de lesão. Como a bainha epineural ainda está intacta, a regeneração axonal pode (mas não sempre) ocorrer com uma resolução da disfunção do nervo e varia de 2 a 6 meses.

A *neurotmese*, o tipo mais grave de lesão do nervo, envolve uma completa perda de sua continuidade. Esse tipo de dano pode ser produzido por fraturas extremamente deslocadas, rompimento por projéteis de arma de fogo ou facas durante um assalto ou transecção iatrogênica. O prognóstico para a recuperação espontânea de nervos que sofreram neurotmese é ruim, salvo se as extremidades do nervo afetado de algum modo tiverem sido deixadas próximas e devidamente orientadas.

Existem outros sistemas de classificação para lesões nervosas, como a Classificação Sunderland (I a V) e a Medical Research Council Scale. Eles possibilitam a avaliação contínua da regeneração nervosa e facilitam a comunicação entre médicos e pesquisadores.

Reparo do nervo

Quando há falta de regeneração neurossensorial espontânea devido à formação de neuroma, pode ser necessária a microneurocirurgia para se alcançar a recuperação sensorial funcional (Figura 4.12). Para uma lesão nervosa alveolar inferior, o acesso deve ser obtido mediante osteotomia óssea (ver Figura 4.12A). Tal abordagem pode fornecer uma descompressão do nervo e possibilitar a inspeção de um neuroma que possa exigir ressecção (ver Figura 4.12B). Se o neuroma for identificado, a microcirurgia é realizada para ressecá-lo. As extremidades do nervo são então reparadas com uma sutura epineural bem fina (ver Figura 4.12C). Se não for possível reparar sem tensão, um enxerto de nervo (autógeno ou alogênico) pode ser necessário no espaço entre as extremidades nervosas. Por fim, em alguns casos de pacientes com disestesia, medicações sistêmicas (p. ex., agonistas do ácido gama-aminobutírico) podem também ser necessárias para controlar sintomas neuropáticos desconfortáveis.

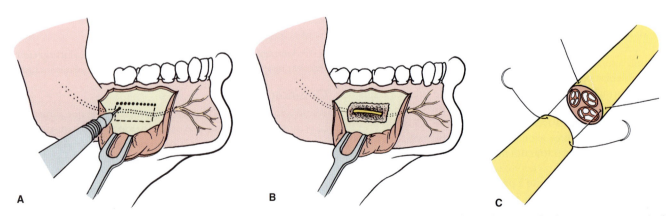

• **Figura 4.12 A.** Exemplo de acesso intrabucal do nervo alveolar inferior para microneurocirurgia. A área sobre a porção do nervo a ser exposto é marcada para possibilitar a remoção do osso sobressalente. **B.** Nervo exposto pronto para reparo cirúrgico. **C.** Reparo epineural do nervo troncular. Suturas epineurais são colocadas para restabelecer a continuidade do epineuro. Utiliza-se esse tipo de reparo para um nervo recentemente cortado ou após a ressecção de um neuroma.

5
Controle de Infecções na Prática Cirúrgica

JAMES R. HUPP

VISÃO GERAL DO CAPÍTULO

Agentes patogênicos transmissíveis, 55
  Bactérias, 55
    Microbiota da parte superior do sistema respiratório, 55
    Microbiota da pele em região maxilofacial, 56
    Microbiota não maxilofacial, 56
  Organismos virais, 56
    Vírus da hepatite, 56
    Vírus da imunodeficiência humana, 57
  Patógenos bacterianos | *Mycobacterium*, 57

Técnicas assépticas, 58
  Terminologia, 58
  Conceitos, 58
  Técnicas de esterilização de instrumentos, 58
  Esterilização por calor, 58
    Calor seco, 58
    Calor úmido, 59
  Esterilização com gás, 60
  Técnicas de desinfecção de instrumentos, 60
  Manutenção da esterilização, 60
    Materiais descartáveis, 60
    Manutenção de campo cirúrgico, 61
  Desinfecção operatória, 61
  Preparação da equipe cirúrgica, 62
    Preparação dos braços e das mãos, 62
    Técnica de limpeza, 62
    Técnica de esterilização, 63
  Assepsia pós-cirúrgica, 63
    Manejo das feridas, 63
    Manuseio de objetos perfurocortantes, 63

Atualmente, os conceitos de saúde pessoal e saúde coletiva têm sido difundidos na cultura das sociedades por meio da educação familiar e escolar e reforçados por diretrizes governamentais e campanhas publicitárias. No passado, entretanto, medidas de higiene para o controle de doenças infecciosas não eram divulgadas e, consequentemente, mostravam-se pouco compreendidas pela população. A partir do estudo de Semmelweis, Koch e Lister, as técnicas de assepsia passaram a integrar os protocolos de atendimento.

Profissionais da saúde devem ser orientados a trabalhar dentro de protocolos que impeçam a disseminação dos microrganismos patogênicos, durante e após o atendimento do paciente. O cumprimento desses protocolos é ainda mais fundamental na realização de cirurgias, por dois motivos: em primeiro lugar, durante um procedimento, o cirurgião-dentista, ao realizar incisões em pele e mucosas, rompe a barreira mais importante contra a infecção; em segundo lugar, durante os procedimentos cirúrgicos bucais, o profissional e sua equipe frequentemente se contaminam com sangue e saliva do paciente.

Agentes patogênicos transmissíveis

Duas das mais importantes etapas do conhecimento em qualquer "batalha" são a identidade do agressor e seus pontos fortes e fracos. Para a cirurgia bucal, esses possíveis agressores são bactérias, vírus e fungos. Os pontos fortes dos patógenos são os meios que tais microrganismos utilizam para não serem eliminados, enquanto seus pontos fracos são a suscetibilidade aos agentes químicos, biológicos e físicos. Conhecendo-se o patógeno, o cirurgião-dentista pode tomar decisões racionais sobre o controle de infecção.

Bactérias

Microbiota da parte superior do sistema respiratório

A microbiota bucal normal contém microrganismos saprófitas, ou seja, que estão presentes na saliva e nas superfícies dos tecidos bucais, em indivíduos saudáveis, imunocompetentes e que não tenham sido expostos a agentes capazes de alterar a composição da microbiota bucal. Uma descrição completa desta microbiota pode ser encontrada no Capítulo 16. Em resumo, a microbiota bucal normal consiste em microrganismos aeróbios, cocos gram-positivos (principalmente estreptococos), actinômices, bactérias anaeróbias e espécies de cândida (Tabela 5.1). O número total de organismos bucais é mantido em equilíbrio por estes quatro processos: (1) rotatividade rápida pela descamação epitelial; (2) fatores imunológicos do hospedeiro, como imunoglobulina salivar A (IgA); (3) diluição pelo fluxo salivar; e (4) disponibilidade de nutrientes e locais de fixação para os microrganismos. Qualquer agente – físico, biológico ou químico – que altere uma das forças que mantêm os microrganismos bucais sob controle fará com que os organismos potencialmente patogênicos proliferem e iniciem um processo infeccioso.

Os microrganismos mais frequentemente encontrados na mucosa nasal e no seio maxilar são os estreptococos aeróbios gram-positivos e anaeróbios. Além disso, em crianças observam-se com relativa frequência bactérias do tipo *Haemophilus influenzae* e, em adultos, *Staphylococcus aureus*, como parte da microbiota transitória ou permanente dos seios nasais e paranasais. A mucosa nasal e os seios paranasais são revestidos por um epitélio respiratório pseudoestratificado, ciliado, não queratinizado, que, diante de um processo inflamatório ou infeccioso, sofre descamação e proliferação de

Tabela 5.1 Microbiota normal.

Região	Bactéria
Cavidade oral	Organismos aeróbios gram-positivos, principalmente *Streptococcus* spp., *Actinomyces* spp. Bactérias anaeróbias, como a *Prevotella melaninogenica* *Candida* spp.
Cavidade nasal	Organismos gram-positivos aeróbios, principalmente *Streptococcus* spp. Em crianças, frequentemente *Haemophilus influenzae* presente Em adultos, frequentemente *Staphylococcus aureus* presente
Pele da face	*Staphylococcus* spp.: principalmente *S. epidermidis* e ocasionalmente *S. aureus* *Corynebacterium diphtheriae* *Propionibacterium acnes*
Todas as áreas abaixo das clavículas, inclusive as mãos	*S. epidermidis* *C. diphtheriae* Aeróbios gram-negativos, como *Escherichia coli*, *Klebsiella* spp. e *Proteus* spp. Organismos anaeróbios entéricos, como *Bacteroides fragilis*

imunoglobulinas secretoras. Os cílios epiteliais que revestem o sistema respiratório apresentam função locomotora, deslocando patógenos retidos para o sistema gastrintestinal.

Microbiota da pele em região maxilofacial

A microbiota normal da pele em região maxilofacial apresenta, curiosamente, poucos microrganismos residentes. As espécies mais frequentes são as bactérias dos tipos *S. epidermidis* e *Corynebacterium diphtheriae*. *Propionibacterium acnes* é encontrada especialmente em poros e folículos pilosos e *S. aureus*, concentradas na pele do nariz (ver Tabela 5.1).

A pele apresenta inúmeras barreiras para prevenir a entrada de organismos através de sua superfície. Sua camada mais superficial é constituída por células epiteliais queratinizadas, capazes de resistir a um leve traumatismo. Além disso, as células epiteliais entrelaçam-se de maneira muito próxima, para dificultar a entrada de bactérias.

Processos que alteram a microbiota normal da pele são, por exemplo, a aplicação de curativos oclusivos (previnem a dissecção e a descamação da pele), sujeira ou sangue seco (fonte de nutrientes e áreas de retenção para microrganismos) e agentes antimicrobianos (capazes de alterar o equilíbrio entre os microrganismos).

Microbiota não maxilofacial

A microbiota da região das clavículas até a região pélvica é colonizada por um número gradativamente crescente de organismos entéricos gram-negativos aeróbios e anaeróbios. Ela piora gradativamente pela interposição dos dedos, frequentemente sujos. O conhecimento geral dessas bactérias é importante para os dentistas, no momento em que se preparam para um procedimento cirúrgico e durante o tratamento de pacientes que necessitam de venopunção ou outros procedimentos distantes da região orofacial.

Organismos virais

Os vírus são onipresentes no meio ambiente, mas, felizmente, poucos representam uma ameaça para o paciente e para a equipe cirúrgica. Os tipos considerados mais agressivos são o vírus das hepatites B e C e o vírus da imunodeficiência humana (HIV).

A fim de se prevenir sua propagação, é necessário entender as diferenças com relação à suscetibilidade viral, durante a inativação celular. Cada tipo de vírus é descrito com relação à sua capacidade de resistência e o modo específico de transmissão. Além disso, os sintomas clínicos que possibilitam ao profissional o diagnóstico de um desses vírus serão descritos brevemente, o que proporcionará à equipe cirúrgica a tomada de medidas protetivas, embora a utilização dos meios de precaução universal seja a melhor estratégia, conforme será discutido mais adiante neste capítulo.

Vírus da hepatite

Os vírus das hepatites A, B, C e D são os principais responsáveis pelo desencadeamento de doenças hepáticas altamente infecciosas. A hepatite A é transmitida, principalmente, pelo contato com as fezes de pessoas infectadas. O vírus da hepatite C pode se espalhar por meio de fezes ou sangue contaminados. Já os vírus das hepatites B e D espalham-se por meio do contato com qualquer secreção humana.

O vírus da hepatite B apresenta alto risco de transmissão para os dentistas não vacinados, sua equipe e seus pacientes. Esse vírus costuma ser transmitido por meio da inoculação de sangue infectado na corrente sanguínea de um indivíduo suscetível. Indivíduos infectados secretam grandes quantidades do vírus na saliva, capaz de contaminar outros indivíduos pelo contato com superfícies úmidas (mucosa) ou feridas (pele ou mucosa). Os vírus podem transmitir doenças, mesmo que em quantidades diminutas (apenas 105 a 107 partículas/mℓ de sangue). Diferentemente da maioria dos vírus, o da hepatite B é excepcionalmente resistente à desinfecção química, incluindo álcoois, fenóis e compostos de quaternário de amônio. Portanto, o vírus da hepatite B é difícil de se conter, especialmente em procedimentos de cirurgia bucal.

Felizmente, os meios de inativar o vírus da hepatite B contemplam desinfetantes contendo halogênios (p. ex., iodo e hipoclorito), formaldeído, gás de óxido de etileno, esterilização por calor adequadamente realizada e irradiação. Tais métodos podem ser usados para se prevenir a propagação da hepatite de um paciente para outro.

Além de se evitar a contaminação de paciente para paciente, o cirurgião-dentista e a equipe também precisam tomar precauções para proteger-se da contaminação. Isso porque são muitos os casos em que os cirurgiões-dentistas têm sido a principal fonte de uma epidemia de hepatite B. Os dentistas que realizam procedimentos cirúrgicos bucais estão expostos a sangue e saliva; portanto, devem usar equipamentos para se proteger da contaminação, atentando para feridas abertas nas mãos e superfícies das mucosas expostas. Essas medidas envolvem o uso de luvas, máscara facial, toucas descartáveis e óculos de proteção durante a cirurgia. Durante os procedimentos, o paciente também deve usar óculos de proteção. A equipe odontológica deve continuar utilizando os equipamentos de proteção enquanto limpa os instrumentais e manuseia moldagens ou peças anatômicas de pacientes. Acidentes com materiais perfurocortantes, como agulhas e lâminas contaminadas com sangue ou saliva, representam o meio mais comum da inoculação do vírus. Portanto, os profissionais e sua equipe devem estar atentos à adequada manipulação desses materiais. A maneira mais efetiva para se reduzir a suscetibilidade da equipe odontológica é a vacina contra a hepatite B, embora a longevidade da proteção não tenha sido precisamente determinada. Por fim, os funcionários da limpeza e os técnicos de laboratório comerciais devem ser protegidos por meio da segregação e da rotulagem dos objetos contaminados e pelo descarte em recipiente adequado para os objetos perfurocortantes (Boxe 5.1).

> **Boxe 5.1** Métodos elaborados para limitar a propagação do vírus da hepatite.

De pacientes infectados para outros pacientes
- Usar materiais descartáveis
- Desinfetar superfícies
  A. Compostos halogênicos
     1. Iodóforos
     2. Hipoclorito (água sanitária)
  B. Compostos aldeídos:
     1. Formaldeído
     2. Glutaraldeído
- Esterilizar os instrumentais reutilizáveis
  A. Com calor
  B. Com gás óxido de etileno
- Utilizar materiais descartáveis.

De pacientes infectados para equipe odontológica
- Aprender a reconhecer os indivíduos que possam ser portadores de doenças
- Utilizar barreiras de proteção (p.ex., luvas, máscara facial e óculos de proteção) durante a cirurgia, ao manusear objetos contaminados e durante a limpeza
- Descartar prontamente os objetos perfurocortantes em recipientes apropriados
- Descartar agulhas de maneira imediata após a utilização ou recolocar a proteção nos instrumentos em uso
- Utilizar uma pinça com apreensão firme para colocar uma lâmina de bisturi ou tirá-la do cabo
- Certificar-se de que a equipe odontológica tenha sido vacinada contra a hepatite B.

A identificação de todos os indivíduos portadores dos vírus das hepatites B e C auxiliaria na decisão de mais precauções. No entanto, apenas aproximadamente metade das pessoas infectadas com hepatite apresenta sinais e sintomas clínicos. Além disso, alguns indivíduos completamente recuperados da doença ainda lançam partículas de vírus intactas em suas secreções. A introdução dos equipamentos de proteção universal foi desenvolvida para abordar a incapacidade dos profissionais de saúde no diagnóstico de todos os pacientes com doenças transmissíveis. A teoria em que se baseia o conceito dos equipamentos de proteção universal é a da autoproteção de funcionários e pacientes contra a contaminação. O uso de barreiras durante o tratamento de todos os pacientes, como se todos eles tivessem uma doença transmissível, garante a proteção contra aqueles que não têm um processo contagioso reconhecido.

Equipamentos de proteção universal como máscaras, toucas descartáveis, óculos de proteção e luvas devem ser utilizados por todos os profissionais que entram em contato com o sangue ou secreções do paciente, seja diretamente ou em forma de aerossol. A descontaminação de todas as superfícies expostas a sangue, tecidos e secreções do paciente faz parte das barreiras de precaução universal. Além disso, o manual de precauções universais preconiza evitar o toque das superfícies (p.ex., relatório dental, teclado de computador, cabos de luz descobertos e telefone) com luvas ou instrumentos contaminados.

Vírus da imunodeficiência humana

Devido à sua relativa incapacidade de sobreviver fora do organismo hospedeiro, o HIV (agente causador da síndrome de imunodeficiência adquirida [AIDS]) atua de modo semelhante a outros agentes de doenças sexualmente transmissíveis (DST). Ou seja, a transferência da carga viral de um indivíduo para outro requer o contato direto entre o sangue ou as secreções do organismo hospedeiro infectado para a mucosa ou a ferida epitelial do hospedeiro em potencial. Evidências mostram que o HIV, uma vez desidratado, perde sua infecciosidade. Além disso, poucas pessoas portadoras do vírus HIV secretam o vírus em sua saliva, e aquelas que tendem a secretar o fazem em quantidades extremamente pequenas. Não existem evidências epidemiológicas que sustentem a possibilidade de infecção pelo HIV exclusivamente por meio da saliva. Mesmo o sangue de pacientes soropositivos tem baixas concentrações de partículas infecciosas (106 partículas/mℓ) em comparação aos pacientes portadores de hepatite (1.013 partículas/mℓ). Isso provavelmente explica por que os profissionais que não estão em nenhum dos conhecidos grupos de alto risco para positividade do HIV têm uma probabilidade extremamente baixa de contraí-la, mesmo quando expostos ao sangue e às secreções de um grande número de pacientes soropositivos, durante a realização da cirurgia ou acidentalmente pela autoinoculação com sangue ou secreções contaminadas. Mas, até que a transmissão do HIV se torne totalmente compreendida, os cirurgiões prudentes devem tomar medidas para evitar a disseminação da infecção do paciente portador de HIV a si próprios e a seus assistentes, utilizando equipamentos de proteção universal, como as técnicas de barreira protetiva.

Em geral, as precauções universais utilizadas para os agentes patogênicos virais, bacterianos e micóticos protegem o cirurgião-dentista, a equipe e os pacientes da disseminação do vírus da AIDS (ver Boxe 5.1). Pacientes imunossuprimidos requerem uma atenção especial no que se refere aos cuidados para se evitar a contaminação cruzada. Pacientes afetados pelo HIV que apresentem contagem do linfócito T CD4+ inferior a 200/$\mu\ell$ ou categoria B ou C (na infecção pelo HIV) devem ser tratados por profissionais livres de doenças infecciosas clinicamente evidentes. Esses indivíduos devem ficar longe dos pacientes que apresentam sintomas clínicos de uma doença transmissível.

Patógenos bacterianos | *Mycobacterium*

Mycobacterium tuberculosis é considerado um dos microrganismos mais significativos para os cirurgiões-dentistas. Embora a tuberculose (TB) seja uma doença rara nos EUA e no Canadá, o movimento frequente de pessoas que transitam entre os países, como aqueles onde a TB é comum, continua a disseminar microrganismos de *M. tuberculosis* em todo o mundo, inclusive regiões da América do Norte. Algumas espécies de *M. tuberculosis* tornaram-se, recentemente, resistentes aos medicamentos mais comuns para tratar a TB. Portanto, é fundamental seguir as medidas para evitar a disseminação da doença dos pacientes para a equipe odontológica. O teste cutâneo para TB nos dentistas e membros da equipe deve ser incluído nessas medidas.

A TB é transmitida principalmente ao exalar aerossóis que transportam os bacilos *M. tuberculosis* dos pulmões de um indivíduo infectado para os pulmões de outro. Gotículas são produzidas por pessoas com tuberculose não tratada durante a respiração, a tosse, o espirro e a fala, mas *M. tuberculosis* não é um microrganismo altamente contagioso. A transmissão também pode ocorrer pela esterilização inadequada dos instrumentais. Além disso, embora não forme esporos, *M. tuberculosis* é altamente resistente ao processo degradatório (em ambientes extremamente secos) e à maioria dos desinfetantes químicos. Para se evitar a contaminação cruzada (paciente/profissionais), a equipe odontológica deve utilizar máscaras de rosto (especificamente, máscaras respiratórias cirúrgicas N95) sempre que entrar em contato com indivíduos infectados. Esses microrganismos são sensíveis a calor, óxido de etileno e irradiação. Portanto, para evitar a propagação, todos os instrumentais e materiais reutilizáveis devem ser esterilizados com calor ou gás de óxido de etileno. Para a segurança da equipe, os procedimentos cirúrgicos devem ser postergados até que o paciente infectado tenha iniciado o tratamento para TB.

Técnicas assépticas

Terminologia

Diferentes termos são usados para descrever os meios de prevenção às infecções. No entanto, apesar de suas diferentes definições, termos como *desinfecção* e *esterilização* são frequentemente empregados como sinônimos. E termos equivocados podem induzir a prática de determinadas técnicas ou produtos químicos, acreditando-se que o material tenha sido esterilizado, quando, na verdade, apenas se reduziu o nível de contaminação. Portanto, a equipe odontológica deve estar ciente da definição exata das palavras usadas para suas respectivas técnicas.

Define-se *sepse* como a degradação do tecido vivo produzida por microrganismos que pode desencadear uma resposta inflamatória. Assim, a presença de bactérias, em bacteriemia, não constitui um estado séptico propriamente. A *assepsia médica* é a tentativa de manter os pacientes, a equipe de saúde e os objetos o mais livres possível de agentes que causem infecção. Já a *assepsia cirúrgica* é a tentativa de impedir que os agentes patogênicos tenham acesso às feridas criadas cirurgicamente.

Antisséptico e *desinfetante* são termos muitas vezes utilizados de maneira equivocada. Ambos se referem a substâncias que podem impedir a multiplicação de organismos capazes de causar infecção. A diferença é que antissépticos são aplicados a tecidos vivos, enquanto desinfetantes são projetados para o uso em objetos e superfícies.

A *esterilidade* consiste na eliminação total das formas viáveis de microrganismos. A esterilidade representa um estado absoluto; não há graus de esterilidade. *Desinfecção* é a redução do número de microrganismos viáveis para níveis considerados seguros pelos padrões da saúde pública. Por sua vez, desinfecção não deve ser confundida com esterilização. *Descontaminação* é semelhante a desinfecção, exceto por não estar conectada com as normas de saúde pública.

Conceitos

Os agentes químicos e físicos são os dois principais meios de redução no número de germes sobre uma superfície. Antissépticos, desinfetantes e gás óxido de etileno são os principais meios químicos para eliminar os microrganismos nas superfícies. O calor, a irradiação e o deslocamento mecânico são considerados meios físicos primários para a eliminação dos patógenos viáveis (Boxe 5.2).

Os principais microrganismos infecciosos causadores de doenças em humanos são: bactérias, vírus, parasitas, micobactérias e fungos. Esses patógenos apresentam capacidade variável para resistir a agentes químicos ou físicos; os endósporos bacterianos são considerados os mais resistentes à eliminação. Portanto, em geral, qualquer método de esterilização ou desinfecção capaz de destruir os endósporos também é capaz de eliminar bactérias, vírus, fungos, micobactérias e parasitas. Esse conceito é usado para testar a efetividade das técnicas de desinfecção e esterilização.

Boxe 5.2 — Métodos gerais para redução no número de organismos viáveis de uma superfície.

Físicos
- Calor
- Deslocamento mecânico
- Radiação

Químicos
- Antissépticos
- Desinfetantes
- Gás óxido de etileno

Técnicas de esterilização de instrumentos

Os meios de esterilização a serem utilizados no atendimento odontológico clínico ou cirúrgico devem ser confiáveis e práticos e não danificar os instrumentais. Os três métodos mais utilizados para a esterilização dos instrumentais são calor seco, calor úmido e óxido de etileno.

Esterilização por calor

O calor é um dos mais antigos meios de destruição dos microrganismos. Pasteur usava o calor para reduzir o número de agentes patogênicos em líquidos de conservação. Koch foi o primeiro a usar o calor para a esterilização. Ele descobriu que 1,5 h de calor seco a 100°C poderia destruir todas as bactérias vegetativas, mas que 3 h de calor seco a 140°C eram necessárias para eliminar os esporos do bacilo do antraz. Koch, em seguida, testou o calor úmido e encontrou um meio mais eficiente de esterilização por calor, no qual se reduzia a temperatura e o tempo necessário para matar os esporos. Provavelmente o calor úmido é mais eficaz, pois o calor seco oxida as proteínas celulares, um processo que requer temperaturas extremamente altas. Já o calor úmido provoca a coagulação da proteína destruindo-a rapidamente, a temperaturas relativamente baixas.

Como os esporos são as formas mais resistentes de vida microbiana, eles são usados para controlar as técnicas de esterilização. O esporo da bactéria *Bacillus stearothermophilus* é extremamente resistente ao calor e, portanto, utilizado para testar a confiabilidade da esterilização por esse meio. Esse bacilo pode ser coletado em hospitais, faculdades de Odontologia e consultórios privados e introduzido nas autoclaves, junto com os instrumentais a serem esterilizados. Após o processo de esterilização, um laboratório posiciona os esporos tratados termicamente em um meio próprio de cultura. Se não for observado crescimento, o procedimento de esterilização é considerado bem-sucedido.

Demonstrou-se que, 6 meses após a esterilização, a possibilidade da penetração de microrganismos nos pacotes de esterilização aumenta, embora algumas pessoas considerem que um período mais longo seja aceitável, desde que as embalagens sejam adequadamente manipuladas. Portanto, todos os itens esterilizados devem ser rotulados com uma data de validade que esteja dentro do prazo de 6 a 12 meses (Figura 5.1).

Uma alternativa útil para armazenar instrumentais cirúrgicos esterilizados é montar *kits* para a utilização em apenas um paciente, duplamente embalados em papel grau cirúrgico (próprio para esterilização), e acondicioná-los em caixas plásticas tampadas.

Calor seco

O calor seco apresenta-se como o método de esterilização mais econômico, pois o equipamento utilizado é uma espécie de forno, controlado termostaticamente por um temporizador. O calor seco é mais comumente empregado para esterilizar itens de vidro ou embalagens volumosas, que possam suportar o calor, ou instrumentais suscetíveis à ferrugem. O sucesso da esterilização não depende apenas de alcançar uma determinada temperatura, mas também da manutenção desta durante tempo suficiente. Portanto, convém considerar estes três fatores quando se utiliza calor seco: (1) o tempo para o aquecimento do forno e os materiais a serem esterilizados; (2) a condutividade térmica dos materiais; e (3) o fluxo de ar no interior do forno pelos objetos que estão sendo esterilizados. Além disso, o tempo para o equipamento esterilizado esfriar após o aquecimento deve ser levado em consideração. O tempo excessivamente alto para se terminar o ciclo de esterilização

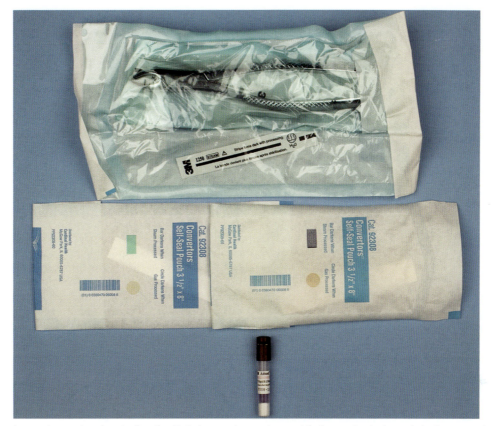

● **Figura 5.1** Testes dos equipamentos de esterilização. Embalagens de papel grau cirúrgico contendo áreas de teste no pacote que mudam a cor de acordo com a exposição a temperaturas de esterilização ou gás de óxido de etileno (*em cima* e ao *centro*). O frasco contém esporos de *B. stearothermophilus*, utilizado para testar a eficiência de equipamentos de esterilização por calor (*embaixo*).

por calor seco limita sua viabilidade na rotina clínica, pois obriga o dentista a ter muitos instrumentais duplicados.

As vantagens do calor seco são a relativa facilidade de utilização do equipamento e a improbabilidade de danificar instrumentais resistentes ao calor. As desvantagens são o tempo necessário para alcançar a esterilização e o potencial de danos ao instrumental sensível ao calor. Na Tabela 5.2, relacionam-se orientações para a utilização de esterilização por calor seco.

Calor úmido

A esterilização por calor úmido é mais eficiente do que a esterilização por calor seco, pois trabalha em temperaturas mais baixas e requer menos tempo para a finalização do ciclo. Tal processo baseia-se em vários princípios físicos. Primeiro, a água entra em ebulição a 100°C e leva menos tempo para destruir os microrganismos que o calor seco na mesma temperatura, pois a água transfere melhor o calor se comparada ao ar. Segundo, para converter água em vapor de ebulição é necessária uma quantidade sete vezes maior de calor, assim como ocorre com a mesma quantidade de água na temperatura ambiente para que ela comece a ferver. O vapor condensa-se quase que instantaneamente quando entra em contato com um instrumental, liberando esse calor armazenado em forma de energia, e quase que instantaneamente desnatura as proteínas celulares vitais. O vapor saturado sob pressão (autoclave) é ainda mais eficiente do que o vapor sem pressão. A pressão aumenta o ponto de ebulição da água, de modo que o novo vapor entra nesse recipiente fechado e torna-se gradualmente mais quente. As temperaturas alcançáveis por meio de vapor sob pressão são 109°C a 5 psi, 115°C a 10 psi, 121°C a 15 psi e 126°C a 20 psi (ver Tabela 5.2).

Tabela 5.2 Diretrizes para a esterilização por calor seco e vapor.

Temperatura	Duração do tratamento ou exposição[a]
Calor seco	
121°C	6 a 12 h
140°C	3 h
150°C	2,5 h
160°C	2 h
170°C	1 h
Vapor	
116°C	60 min
118°C	36 min
121°C	24 min
125°C	16 min
132°C	4 min
138°C	1,5 min

[a]Tempo para que os tratamentos por calor seco não comecem até que a temperatura da estufa alcance a meta. Usam-se testes de esporos semanais para avaliar a eficácia da técnica de esterilização do equipamento. Devem ser utilizados monitores sensíveis à temperatura cada vez que o equipamento for empregado, para indicar que se iniciou o ciclo de esterilização.

O equipamento utilizado para fornecer vapor sob pressão é conhecido como autoclave (Figura 5.2). A autoclave funciona mediante a criação de vapor e, em seguida, por meio de uma série de válvulas, é capaz de aumentar a pressão, de modo que o vapor de água se torne superaquecido. Os instrumentais colocados na

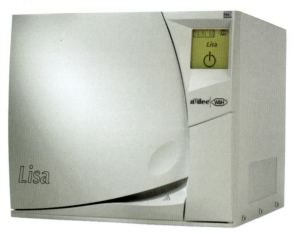

• **Figura 5.2** Autoclave de consultório (Lisa Sterilizer® – exemplo de calor a vapor), esterilizadora a vapor ou calor seco. (Cortesia de A-dec, Inc., Newberg, OR.)

autoclave devem ser empacotados em embalagens próprias para esterilização ou enrolados em campo de tecido e distribuídos de maneira a possibilitar o fluxo livre do vapor em torno dos instrumentais.

Imergir os instrumentais em água fervente ou submetê-los ao fluxo de vapor são procedimentos de desinfecção e não são considerados esterilização. A uma temperatura de 100°C, muitos esporos e alguns vírus são resistentes.

As vantagens da esterilização por calor úmido são a eficácia, a rapidez e a disponibilidade relativamente fácil da aquisição de uma autoclave em consultórios. As desvantagens são a propensão de o calor úmido tirar o corte de instrumentos e enferrujá-los, além dos custos relativos de autoclaves (Tabela 5.3).

Esterilização com gás

Certos gases exercem ação letal sobre as bactérias, destruindo as enzimas ou as estruturas bioquímicas vitais. Entre os diferentes tipos de gases disponíveis para a esterilização, o óxido de etileno é o mais utilizado. Trata-se de um gás altamente inflamável; por isso, é misturado com dióxido de carbono ou nitrogênio para torná-lo seguro durante a aplicação. O óxido de etileno é um gás que, na temperatura ambiente, pode facilmente difundir-se através dos materiais porosos, como o plástico e a borracha. A 50°C, o óxido de etileno é eficaz para destruir todos os organismos, inclusive esporos, no prazo de 3 horas. No entanto, por ser altamente tóxico para os tecidos vivos, o equipamento exposto ao óxido de etileno deve ser arejado durante 8 a 12 horas, a 50°C a 60°C ou à temperatura ambiente durante 4 a 7 dias.

A vantagem do óxido de etileno é sua eficácia na esterilização de materiais porosos, equipamentos de grande porte e materiais sensíveis ao calor ou à umidade. As desvantagens são a necessidade de equipamento especial e a duração da esterilização e do tempo de arejamento, requeridos para reduzir sua toxicidade nos tecidos. Essa técnica é pouco difundida em consultórios odontológicos, pois necessita de acesso direto aos gases dispostos para a esterilização de equipamentos (p.ex., hospitais ou centros cirúrgicos).

Técnicas de desinfecção de instrumentos

Muitos instrumentais de uso odontológico não suportam as temperaturas necessárias para a esterilização por calor. Portanto, se a esterilização com gás não estiver disponível e a esterilidade absoluta não for necessária, podem ser realizados procedimentos de desinfecção química. Agentes químicos com capacidade potencial de desinfecção foram classificados como apresentando atividade biocida alta, média ou baixa. A classificação baseia-se na capacidade do agente para inativar bactérias vegetativas, bacilos da tuberculose, esporos bacterianos, vírus lipídicos e vírus não lipídicos. Os agentes com baixa atividade biocida só são eficazes contra bactérias vegetativas e vírus lipídicos. Os desinfetantes intermediários são eficazes contra todos os microrganismos, exceto os esporos bacterianos, e os agentes cuja atividade é alta são biocidas para todos os micróbios. A classificação depende não só das propriedades inatas do produto químico, mas também da maneira como o produto químico é utilizado (Tabela 5.4).

As substâncias aceitáveis para a desinfecção de instrumentais odontológicos na cirurgia são: glutaraldeído, iodóforos, compostos de cloro e formaldeído. O glutaraldeído composto é o mais utilizado. A Tabela 5.5 resume a atividade biocida da maioria dos agentes de desinfecção aceitáveis, quando usados corretamente. O álcool não é apropriado para a desinfecção odontológica de maneira geral, pois evapora demasiadamente rápido, mas deve ser utilizado, por exemplo, para desinfetar cartuchos de anestésicos locais.

Compostos de amônio quaternário não são recomendados para a Odontologia por não serem eficazes na destruição do vírus da hepatite B e por se tornarem inativos pelo sabão e por agentes aniônicos.

Alguns procedimentos devem ser seguidos para garantir a desinfecção máxima, independentemente da solução desinfetante. Os agentes devem ser adequadamente reformulados e descartados periodicamente, conforme especificado pelo fabricante. Os instrumentais devem permanecer em contato com a solução durante o período designado pelo fabricante. Outros instrumentais contaminados não podem ser adicionados à solução durante esse tempo. Antes de serem submersos em solução desinfetante, todos os instrumentais devem ser lavados de maneira a ficar livres de sangue ou de qualquer outra sujidade visível. Por fim, após a desinfecção, os instrumentais que foram imersos devem ser enxaguados em água corrente, até estarem livres dos produtos químicos.

Um esboço do método mais adequado de esterilização dos instrumentais odontológicos selecionados é apresentado na Tabela 5.6.

Manutenção da esterilização

Materiais descartáveis

Os materiais e os medicamentos utilizados durante a cirurgia oral e maxilofacial – como suturas, anestésicos locais, lâminas de bisturi e seringas com agulhas – são esterilizados pelo fabricante,

Tabela 5.3	Comparação entre a esterilização por calor seco e as técnicas de esterilização por calor úmido.		
	Calor seco	**Calor úmido**	
Efeito antimicrobiano	Oxida as proteínas celulares	Desnatura as proteínas celulares	
Tempo necessário para alcançar a esterilização	Longo	Curto	
Complexidade e custo do equipamento	Baixos	Altos	
Potencial de causar danos aos instrumentais (cegar e enferrujar)	Baixo	Alto	
Disponibilidade de equipamentos feitos sob medida para uso no consultório	Boa	Boa	

CAPÍTULO 5 Controle de Infecções na Prática Cirúrgica

Tabela 5.4 Sistema de classificação para os efeitos biocidas de desinfetantes químicos.

Nível de atividade biocida[a]	Bactérias vegetativas	Vírus lipídicos	Vírus não lipídicos	Bacilos da tuberculose	Esporos bacterianos
Baixo	+	+	–	–	–
Médio	+	+	+	+	–
Alto	+	+	+	+	+

[a]Considerando-se ausência de matéria orgânica sobre superfícies a serem desinfetadas.

Tabela 5.5 Atividade biocida dos diversos desinfetantes químicos.

Nome genérico	Tempo de exposição	Intermediário	Alto
Formaldeído 3% 8% ou 8% em álcool 70%	≥ 30 min 10 h	+	
Glutaraldeído a 2% com etoxilatos não iônicos de álcool Temperatura ambiente 40 a 45°C 60°C	≥ 10 min 4 h 4 h	+	+ +
Glutaraldeído a 2% alcalino com tampão de fenólicos Diluído a 1:6 Potência total	≥ 10 min 7 h	+	+
Glutaraldeído a 2% alcalino	≥ 10 min 10 h	+	+
Composto de cloro a 1% diluído a 1:5	≥ 30 min	+	
O-fenilfenol a 9% mais O-benzila-p-clorofenol a 1%, diluído a 1:32	≥ 10 min	+	
Iodóforos com 1% de iodo	≥ 30 min	+	

[a]Contaminação visível ao olho nu, como sangue, deve ser removida antes da desinfecção química para que se alcance a melhor atividade biocida.

com uma variedade de técnicas, como o uso de gases, autoclavagem, filtração e irradiação. Para manter a esterilidade, apenas o profissional adequadamente paramentado deve remover de modo apropriado o material ou a medicação de seu recipiente. Muitos dos materiais de consumo utilizados nas cirurgias são duplamente embalados (com exceção da lâmina de bisturi). A embalagem exterior é projetada para ser manuseada de modo não estéril e, geralmente, selada de maneira a possibilitar a um indivíduo sem paramentação e desenluvado desembrulhar e transferir o material ainda envolto na embalagem interior estéril. O indivíduo sem luvas pode deixar o material cirúrgico na embalagem interior estéril cair sobre uma parte estéril do campo cirúrgico ou um indivíduo com luvas estéreis pode pegar o material pela embalagem interna, o que mantém a esterilidade (Figura 5.3). Lâminas de bisturi são tratadas de modo semelhante. A lâmina não embalada pode ser deixada no campo ou segurada de modo estéril pelo operador paramentado.

Manutenção de campo cirúrgico

Obter um campo cirúrgico absolutamente estéril é algo impossível de alcançar. Para procedimentos bucais, mesmo em campo relativamente limpo é difícil de se manter a esterilidade, devido à contaminação por via oral (VO) e pela parte superior do sistema respiratório. Portanto, durante a cirurgia bucomaxilofacial, o objetivo é evitar que microrganismos provenientes da equipe, ou mesmo de outros pacientes, penetrem na ferida cirúrgica.

Uma vez esterilizados ou desinfetados, os instrumentais devem ser manuseados durante o procedimento de maneira a limitar a probabilidade de contaminação cruzada por microrganismos estranhos da microbiota bucal do paciente. Para a montagem do campo, prefere-se uma bancada plana, como uma mesa de Mayo, recoberta por duas camadas de toalhas de papel ou papéis impermeáveis estéreis. Em seguida, o pacote deve ser aberto pelo auxiliar contaminado, e os instrumentais esterilizados devem ser posicionados sobre a bancada pelo cirurgião ou membro da equipe que esteja paramentado. Todo o material depositado na bancada deve estar estéril ou desinfetado. Nesse momento, a equipe deve prestar atenção especial aos instrumentais extremamente molhados deixados sobre o campo cirúrgico. A umidade excessiva é capaz de propiciar que as bactérias da face inferior do campo, não esterilizadas, afetem os instrumentais esterilizados.

Desinfecção operatória

Durante o procedimento cirúrgico, existem inúmeros tipos de superfície, com distintos requisitos relativos à desinfecção e que dependem do potencial de contaminação e do grau de contato do paciente. Qualquer superfície que entre em contato com as secreções do paciente é potencial portadora de organismos infecciosos. A utilização de motores de alta rotação dispersa sangue e demais secreções para todas as superfícies do campo operatório. O campo operatório pode ser desinfetado de duas maneiras básicas. A primeira é limpar todas as superfícies com uma solução desinfetante hospitalar. A segunda é recobrir superfícies com barreiras de proteção, que são trocadas ao fim do procedimento cirúrgico. Felizmente, muitos desinfetantes químicos, como compostos de cloro e glutaraldeído, conseguem evitar a contaminação pelo vírus da hepatite, quando utilizados nas superfícies, em concentrações específicas (0,2% para o cloro, 2% para o glutaraldeído). Encostos de cabeça, bandejas, mangueiras, cabos, controle de equipamentos (como o de óxido nitroso), cadeira odontológica e pegadores do refletor devem ser envolvidos por protetores descartáveis. O restante da cadeira deve ser higienizado com um desinfetante. Em geral, bancadas entram em contato com os pacientes apenas indiretamente. Logo, os balcões devem ser desinfetados periodicamente, em especial antes de procedimentos cirúrgicos. Limitar o número de objetos deixados nas bancadas operatórias torna a limpeza periódica mais fácil e efetiva.

Dispenser de sabão e torneiras de pia são outra fonte de contaminação. A rigor, eles devem ser ativados sem usar as mãos ou desinfetados periodicamente, pois representam meios de contaminação por bactérias, que proliferam, mesmo em um local contendo sabão (assunto discutido mais adiante). Essa é a razão pela qual o sabão não deve ser considerado o agente ideal para lavagem cirúrgica das mãos.

Tabela 5.6	Métodos de esterilização ou desinfecção de instrumentos odontológicos selecionados.			
				DESINFECÇÃO QUÍMICA
Itens	Vapor de autoclave (15 a 30 min necessários por ciclo)	Forno de calor seco (1 a 1,5 hora necessária por ciclo)	Esterilização[a]
Instrumentos inoxidáveis (soltos) como brocas	++	++	–
Instrumentos em embalagens	++	+ (pacotes pequenos)	–
Bandejas para organização dos instrumentais cirúrgicos ou de restauração	+ (limitado por tamanho)	++	–
Instrumentos sujeitos à oxidação	(Apenas quando revestidos com protetor químico)	++	–
Peças de mão (autoclave)	++	–	–
Peças de mão (sem autoclave)	–	–	± (desinfetante iodóforo)
Contra-ângulo[b]	+	+	–
Artigos de borracha	++	–	–
Discos de polimento	++	+	–
Próteses removíveis[c]	–	–	–
Aspiradores de plástico resistentes ao calor	++	+	–

[a]Desinfecção química e soluções esterilizadoras não são os métodos de escolha para a esterilização de todos os itens utilizados na boca. Em algumas circunstâncias, podem ser recomendadas quando outros meios mais adequados não estiverem disponíveis.
[b]O cirurgião-dentista deve confirmar com o fabricante se o contra-ângulo é capaz de suportar a esterilização por calor.
[c]Lavar a prótese vigorosamente e imergir em solução de água sanitária de 1:10 (5 a 6% de hipoclorito de sódio) por 5 minutos. Lavar a prótese em água corrente e repetir o procedimento de desinfecção antes de devolvê-la ao paciente.

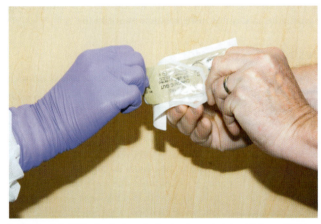

• **Figura 5.3** Método de transferência de material estéril envolvido em dupla embalagem. A face contaminada da embalagem é manipulada pelo auxiliar (mãos sem luvas) e entregue para o indivíduo com paramentação estéril (luvas). A embalagem foi projetada para se abrir a partir de uma aleta, sem tocar no interior estéril. O conteúdo estéril é, então, prontamente entregue para o cirurgião.

Equipamentos para anestesia inalatória, como cilindros de oxigênio e óxido nitroso, também podem propagar a infecção de um paciente para outro. Cânulas nasais plásticas devem ser descartadas após a utilização. As máscaras nasais e os tubos que conduzem o gás até a máscara estão disponíveis na forma descartável ou devem ser cobertos com luvas descartáveis.

Preparação da equipe cirúrgica

A preparação da equipe cirúrgica difere de acordo com a natureza do procedimento a ser executado e do local da cirurgia. Os dois tipos básicos de assepsia pessoal a serem discutidos são: (1) técnicas de limpeza; e (2) técnicas de esterilização. Os antissépticos são usados em ambas as técnicas. Portanto, serão discutidos em primeiro lugar.

Preparação dos braços e das mãos

Os antissépticos são usados para preparo das mãos e dos braços da equipe cirúrgica, antes da colocação das luvas, e para a desinfecção do paciente. Como os antissépticos são usados em tecidos vivos, eles foram projetados para manter as propriedades de desinfecção, com baixa toxicidade tecidual. Os três antissépticos mais utilizados na Odontologia são: (1) iodóforos; (2) clorexidina; e (3) hexaclorofeno.

Iodóforos como a solução de iodopolivinilpirrolidona (iodopovidona) apresentam o espectro de ação antisséptica mais amplo, e são eficazes para bactérias gram-positivas e negativas e a maioria dos vírus, além de *M. tuberculosis*, esporos e fungos.

Os iodóforos costumam ser formulados em uma solução de 1% de iodo. A forma degermante agrega um detergente aniônico. Os iodóforos são preferíveis em comparação às soluções de iodo não compostas, por serem mais solúveis em água e menos tóxicos para o tecido. Entretanto, estão contraindicados para indivíduos sensíveis à fórmula, pacientes que apresentam hipotireoidismo não tratado e gestantes. Os iodóforos devem permanecer em contato com a superfície por alguns minutos para que alcancem o efeito máximo.

Clorexidina e hexaclorofeno também são antissépticos úteis. A clorexidina é amplamente utilizada em todo o mundo e está disponível nos EUA como uma solução para preparo da pele e para uso interno. O hexaclorofeno, por sua vez, tem utilização restrita, em razão do potencial de toxicidade sistêmica, pelo uso repetido. Ambos os agentes são mais eficazes contra as bactérias gram-positivas do que contra as bactérias gram-negativas, o que os torna úteis para o preparo dos procedimentos maxilofaciais. A clorexidina e o hexaclorofeno são mais eficazes quando utilizados repetidamente durante o dia, pois se acumulam na pele e deixam um efeito antibacteriano residual após cada lavagem. No entanto, sua incapacidade para destruir o bacilo da tuberculose, esporos e inúmeros vírus os torna menos eficazes do que os iodóforos.

Técnica de limpeza

Cirurgias realizadas em consultório odontológico não requerem a utilização de todos os equipamentos especificamente estéreis.

Para os materiais que não podem ser esterilizados, a limpeza é efetiva. Os procedimentos cirúrgicos odontológicos que exigem uma técnica estéril contemplam qualquer tipo de cirurgia em que se incisa a pele. A técnica de limpeza é projetada tanto para proteger a equipe odontológica quanto os pacientes de eventuais patógenos transmitidos por indivíduos infectados e que possam se alojar nos equipamentos da equipe.

Ao considerar a técnica de limpeza, a equipe odontológica deve usar roupas do dia a dia limpas, cobertas por jalecos de mangas compridas (Figura 5.4). Outra opção é a utilização de um uniforme odontológico (p.ex., pijamas cirúrgicos) sem cobertura ou coberto por um avental cirúrgico de mangas compridas.

Os cirurgiões-dentistas devem usar luvas estéreis sempre que forem realizar algum tipo de procedimento odontológico invasivo. Quando se utiliza a técnica de limpeza, as mãos devem ser lavadas com sabão antisséptico e secadas com papel-toalha descartável antes de colocar as luvas. As luvas devem ser estéreis e calçadas de acordo com técnica específica, a fim de manter a esterilidade das superfícies externas. A técnica de vestimenta das luvas estéreis está ilustrada na Figura 5.5.

Em geral, a proteção dos olhos deve ser usada quando houver dispersão de sangue ou saliva – no uso da caneta de alta rotação, por exemplo (ver Figura 5.4). A máscara facial e o gorro devem ser utilizados sempre que houver dispersão de aerossóis ou uma incisão cirúrgica.

Na maioria dos casos, não é absolutamente necessário preparar o local da operação quando se utiliza a técnica de limpeza. No entanto, quando se realiza uma cirurgia na cavidade bucal, a pele em torno da boca pode ser descontaminada com as mesmas soluções usadas para lavar as mãos. A cavidade bucal pode ser preparada com escovação ou bochechos de gliconato de clorexidina (0,12%) ou bochecho de produtos com base alcoólica. Tais procedimentos reduzem a quantidade de contaminação da pele ou da mucosa bucal e diminuem a carga microbiana de quaisquer aerossóis produzidos durante o uso de brocas de alta velocidade. O dentista deve cobrir o paciente com um campo cirúrgico fenestrado a fim de proteger suas roupas e impedir que objetos entrem acidentalmente nos olhos e para diminuir a contaminação da sutura caso ela caia em uma parte descoberta e despreparada do corpo do paciente.

Durante o procedimento cirúrgico odontológico, usam-se apenas água estéril ou solução salina estéril para irrigar feridas abertas. Uma seringa de injeção descartável, uma seringa reutilizável ou uma bomba de irrigação ligada a um saco de solução intravenosa podem ser utilizadas para proporcionar a irrigação. Reservatórios que alimentam as linhas de irrigação para peças de mão também devem ser preenchidos com fluidos de irrigação estéreis.

Técnica de esterilização

A técnica de esterilização é empregada para cirurgias em consultório odontológico ou em centro cirúrgico. Uma incisão limpa é feita através da pele intacta, tratada previamente com antisséptico. O objetivo da técnica de esterilização é minimizar o número de organismos que entram nas feridas criadas pelo cirurgião-dentista. A técnica exige muita atenção aos detalhes e cooperação entre os membros da equipe cirúrgica.

A lavagem cirúrgica das mãos e dos braços é outra maneira de diminuir a possibilidade de contaminação da ferida do paciente. Embora se utilizem as luvas estéreis, elas podem rasgar e expor a pele do cirurgião durante o procedimento (especialmente quando se utilizam brocas de alta velocidade ou se trabalha com fios de aço para fixação óssea). Ao lavar as mãos e os braços pela técnica de lavagem cirúrgica das mãos com soluções antissépticas, o índice bacteriano é altamente reduzido.

A maioria dos hospitais tem um protocolo próprio de lavagem cirúrgica das mãos. Embora inúmeros métodos aceitáveis possam ser utilizados, o padrão para a maioria das técnicas é a utilização de uma solução de sabão antisséptico, uma escova moderadamente rígida e o limpador de unha. Um *dispenser* de parede ou escovas impregnadas são os produtos recomendados para se aplicar uma grande quantidade de sabão antisséptico nas mãos e nos braços. O sabão antisséptico deve permanecer nos braços enquanto toda a sujeira é removida, especialmente aquela que fica embaixo das unhas. Lavam-se as mãos e os antebraços em uma pia, e as mãos são mantidas acima do nível dos cotovelos após a lavagem, até que possam ser secas em compressas ou papel-toalha esterilizados.

Assepsia pós-cirúrgica

Manejo das feridas

Alguns princípios de atendimento pós-cirúrgico são úteis para evitar a propagação de patógenos. As feridas devem ser inspecionadas utilizando-se luvas limpas e novas. Quando vários pacientes estiverem aguardando atendimento, deve-se priorizar aqueles que não apresentam processos infecciosos. Pacientes com processos infecciosos ativos, como uma drenagem de abscesso, devem ser atendidos por último, ao fim da rotina clínica diária.

Manuseio de objetos perfurocortantes

Durante e depois de qualquer cirurgia, os materiais contaminados devem ser eliminados de modo que a equipe e outros pacientes não sejam infectados. O risco mais comum de transmissão da doença de pacientes infectados para a equipe é por meio da perfuração acidental com agulhas ou lacerações com lâmina de bisturi. Lesões por materiais cortantes podem ser evitadas usando-se, por exemplo, a agulha de anestesia local para elevar sua embalagem e encapá-la depois do uso. Outra opção seria utilizar um instrumento como uma pinça hemostática para segurar a embalagem enquanto a agulha é recoberta ou, ainda, agulhas com recobrimento automático (Figura 5.6A e B). Outro cuidado importante a ser observado é o de nunca inserir ou remover a lâmina de um cabo de bisturi sem o auxílio de uma pinça de apreensão. Lâminas usadas, agulhas e outros itens descartáveis perfurocortantes devem ser eliminados em recipientes rígidos, especialmente projetados para objetos cortantes contaminados (ver Figura 5.6C). Para a proteção do meio ambiente, materiais contaminados devem ser descartados em sacos devidamente identificados e removidos por uma empresa especializada em gestão de resíduos perigosos.

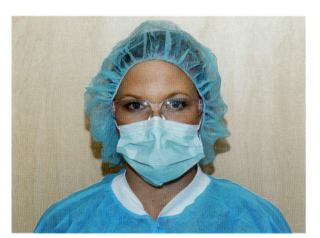

• **Figura 5.4** Cirurgião-dentista paramentado para realizar uma cirurgia no consultório, usando avental estéril sobre a roupa do dia a dia, máscara sobre o nariz e a boca, gorro descartável cobrindo todo o cabelo, luvas estéreis e óculos de proteção resistentes à quebra. Brincos pequenos são aceitáveis em técnica limpa.

64 PARTE 1 **Princípios da Cirurgia**

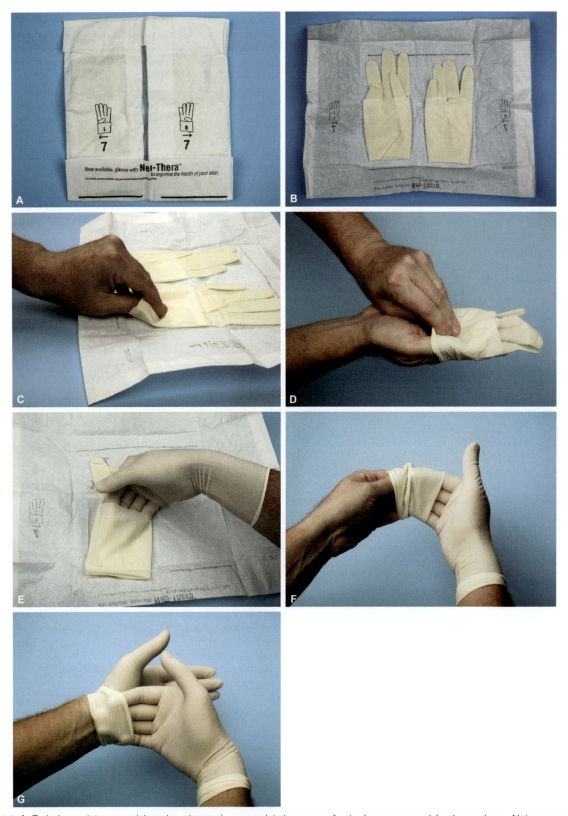

• **Figura 5.5 A.** Embalagem interna posicionada na bancada com os letreiros para a frente da pessoa que irá calçar as luvas. Nota-se que as superfícies exteriores dessa embalagem são consideradas não esterilizadas, enquanto a superfície interna que toca as luvas é estéril. **B.** Ao se tocar no lado de fora do invólucro, puxam-se simultaneamente as dobras de cada lado, expondo as luvas. **C.** Nota-se que a extremidade aberta de cada luva é dobrada para criar uma bainha. Usando a ponta dos dedos da mão direita, segura-se a dobra da bainha da luva esquerda, sem tocar qualquer outra coisa. Traz-se a luva para os dedos esticados da mão esquerda e desliza-se o dedo para a luva, enquanto a mão direita ajuda a puxar a luva. Solta-se o punho da luva sem desdobrar a bainha. **D.** Colocam-se os dedos da mão esquerda na bainha da luva direita. Traz-se a luva para os dedos esticados da mão direita. **E.** Deslizam-se os dedos da mão direita na luva, continuando a segurá-la com a mão esquerda na bainha para estabilizar. Uma vez colocada a luva, deve-se desenrolar a bainha utilizando os dedos ainda dentro da bainha. **F.** Por fim, colocam-se os dedos da mão direita na bainha da luva esquerda para desenrolar a bainha. **G.** As luvas podem agora ser usadas para conferir se as extremidades dos dedos estão inteiramente nas pontas dos dedos das luvas, tendo o cuidado, a partir desse momento, de tocar apenas as superfícies esterilizadas.

CAPÍTULO 5   Controle de Infecções na Prática Cirúrgica   65

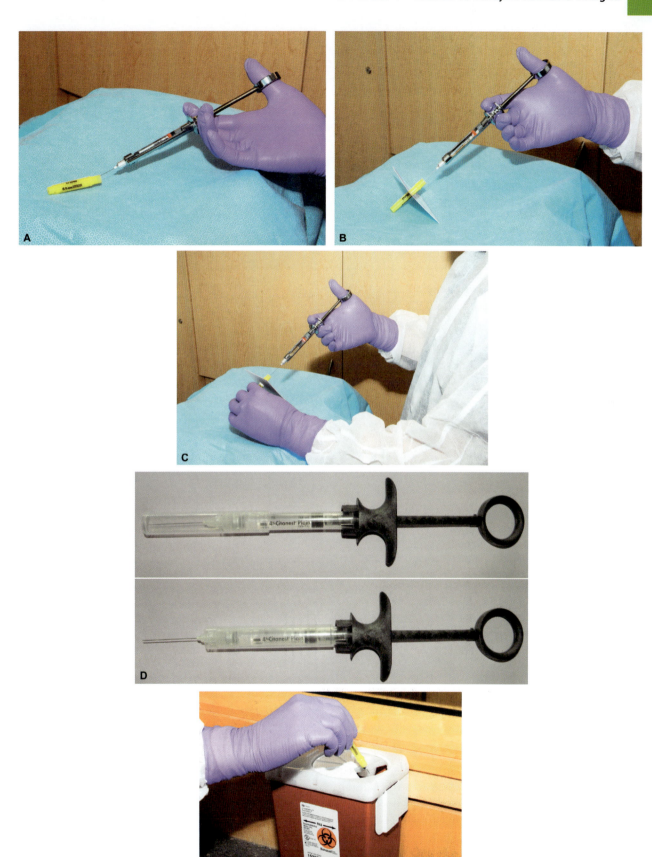

• **Figura 5.6** **A.** Técnica de coleta para recolocar a capa da agulha anestésica. **B.** Técnica de reutilização da agulha com suporte de papelão para estabilizar a capa da agulha. **C.** Cirurgião segurando a capa da agulha com papelão protetor enquanto reutiliza a agulha. **D.** Agulha autoencapável. **E.** Descarte adequado de materiais perfurocortantes descartáveis em recipientes identificados e rígidos, para evitar a inoculação acidental no consultório ou da equipe de limpeza com objetos contaminados. (Foto: Ultra Safety Plus XL syringe por Septodont Inc., New Castle, DE.)

6
Controle da Dor e da Ansiedade na Clínica Cirúrgica

JAMES R. HUPP

VISÃO GERAL DO CAPÍTULO

Anestesia local, 66
  Mecanismo de ação, 66
  Farmacologia, 67
  Reações tóxicas, 67
  Vasoconstritores, 68
  Modulação do desconforto da injeção, 68
  Anatomia relevante, 68
  Técnica para aplicação de anestesia local
    na cirurgia bucal, 68
    Princípios gerais, 69
    Injeções na maxila, 71
    Injeções na mandíbula, 71
    Injeção no ligamento periodontal, 73
  Tratamento da dor pós-extração, 74

Controle de ansiedade, 74
  Controle não farmacológico da ansiedade, 75
  Sedação oral, 75
  Sedação farmacológica, 75
  Sedação com óxido nitroso, 75
    Armazenamento e fornecimento de óxido nitroso, 75
    Avaliação da pré-sedação, 76
    Protocolo geral para uso de óxido nitroso, 77
    Advertências importantes para o uso de óxido nitroso, 78

Praticamente todos os procedimentos de cirurgia bucal causam dor, e para a maioria dos pacientes, a perspectiva de passar por uma cirurgia provoca algum tipo de ansiedade. Portanto, cabe aos que realizam a cirurgia bucal dominar técnicas que controlem a dor e a ansiedade no peroperatório. Para a maior parte dos procedimentos cirúrgicos bucais de rotina, a anestesia local é suficiente para controlar a dor ocasionada durante a cirurgia e no pós-operatório imediato. O controle da ansiedade, por outro lado, é um tema mais complexo. Os pacientes podem precisar ou não de controle farmacológico. A maioria é adequadamente tratada apenas com técnicas comportamentais não farmacológicas. Entretanto, alguma sedação mediada por fármacos costuma ser útil ou necessária para indivíduos com níveis mais elevados de ansiedade pré-cirúrgica ou em procedimentos conhecidos por causar ansiedade intraoperatória. Este capítulo enfoca o uso de anestesia local em cirurgias bucais de rotina, limitando-se ao controle da ansiedade por sedação com óxido nitroso. A anestesia local e a sedação para tratamento odontológico são abordadas de modo muito mais abrangente em outros manuais.[1,2]

Anestesia local

Anestesiar localmente uma parte específica do corpo é um dos avanços da farmacologia. É difícil imaginar a prática moderna da odontologia sem os anestésicos locais (ALs). A polpa dentária e os tecidos moles adjacentes aos dentes são bastante sensíveis a todos os tipos de estímulo, inclusive os que provocam dor. Portanto, a anestesia local profunda é obrigatória para realizar cirurgias bucais em pacientes acordados.

Há muitos ALs disponíveis para os cirurgiões-dentistas. Entretanto, conforme ocorre com a maioria dos medicamentos, aqueles que os administram consideram ideal limitar o número de formas diferentes de produzir efeito similar. Isso faz com que o profissional da saúde que está na assistência realmente domine o uso da categoria de medicamento que opta por administrar, tornando-o completamente familiarizado com sua química, seu mecanismo de ação e sua farmacodinâmica clínica. Aquele que escolhe limitar o número de versões diferentes de uma categoria de medicamento pode concentrar-se apenas nelas. Isso lhe dá a oportunidade de adquirir uma experiência clínica valiosa quanto ao uso, tornando possível reconhecer reações habituais e incomuns dos pacientes, além de ficar mais facilmente a par dos novos conhecimentos relacionados a elas. Por isso, este capítulo limita sua cobertura a seis ALs específicos apenas. No mundo todo, há outros ALs eficazes disponíveis, além de outras referências para fornecer informações detalhadas sobre eles.[1]

Mecanismo de ação

Os ALs, por definição, são concebidos para bloquear a função dos nervos sensoriais, embora também sejam capazes de inibir nervos motores e outros tecidos nervosos. Para entender o mecanismo de ação dos ALs, é preciso lembrar como as fibras nervosas transmitem impulsos elétricos. No caso dos nervos sensoriais, quando a terminação nervosa periférica ou o tronco nervoso são muito estimulados, o potencial de repouso da membrana nervosa é levado à despolarização por uma mudança na permeabilidade da membrana, o que possibilita o deslocamento de íons sódio através dela para o axoplasma. Inicialmente, ocorre uma despolarização lenta, porém, uma vez que o potencial transmembrana negativo diminui até o ponto-limite do lançamento, ocorre uma rápida despolarização.

Correntes locais dentro do axônio ajudam a propagar o impulso por ele, desencadeando uma rápida despolarização ao longo do trajeto até o corpo celular e o sistema nervoso central (SNC).

Os ALs funcionam, principalmente, aumentando o limiar de disparo da membrana necessário para acionar ou propagar um impulso elétrico. Eles também produzem anestesia local ao afetar receptores sensoriais e membranas nervosas de outras maneiras. O resultado é que a membrana nervosa permanece em estado polarizado, incapaz de conduzir impulsos e, assim, também não transmite sensações dolorosas.

Farmacologia

A química de vários ALs afeta diretamente as propriedades farmacológicas de cada medicamento. Os ALs discutidos neste tópico são todos aminoterciários, classificados como amidoamínicos, o que os torna relativamente resistentes à hidrólise. Os ALs tendem a funcionar melhor em pH neutro. Seu pH sem vasoconstritores é de cerca de 6,5. Os fabricantes reduzem o pH dos ALs quando agentes vasoconstritores, como a epinefrina, são adicionados visando inibir a oxidação do vasoconstritor. A acidificação do AL produz a sensação de "queimação" que os pacientes podem sentir durante a injeção. Outro efeito clínico relacionado com o pH do AL é a tendência de que sejam menos eficazes quando injetados em uma área de inflamação/infecção. Isso acontece devido à natureza ácida do tecido inflamado, que interfere na eficácia do AL.

Os ALs diferem na capacidade de se ligar a proteínas e na solubilidade lipídica. Eles também vêm em concentrações variadas. Tais fatores afetam a velocidade de início e a duração de sua ação. Quando usados para cirurgia bucal, o início da ação também é afetado pela proximidade ao nervo-alvo do AL injetado. Quanto menor a distância de que o fármaco precisa para se difundir até alcançar o nervo, mais rápido o início. A duração da ação é afetada pela quantidade de substância administrada e pela vascularização do tecido da área da injeção. Quanto mais substância for administrada e menos dela for difundida pelos vasos sanguíneos locais, maior a duração da ação. Adicionam-se vasoconstritores aos ALs para reduzir os efeitos dos vasos locais na difusão do fármaco, prolongando, assim, sua duração.

A farmacologia das várias soluções anestésicas locais usadas deve ser lembrada para que elas possam ser administradas adequadamente. A Tabela 6.1 resume os ALs comumente usados e a duração esperada da anestesia completa. O cirurgião deve lembrar que a anestesia pulpar de dentes superiores após infiltração local dura um tempo bem menor se comparada com a de dentes inferiores após anestesia por bloqueio. Além disso, a anestesia pulpar desaparece de 60 a 90 minutos antes da anestesia dos tecidos moles. Portanto, é comum que o paciente perceba o lábio anestesiado, mas recupere a sensação pulpar e sinta dor.

Tabela 6.1 Duração da anestesia.

Anestesia local	Dentes superiores	Dentes inferiores	Tecido mole
Grupo 1[a]	10 a 20 min	40 a 60 min	2 a 3 h
Grupo 2[b]	50 a 60 min	90 a 100 min	3 a 4 h
Grupo 3[c]	60 a 90 min	3 h	4 a 9 h

[a] Grupo 1: anestésicos locais sem vasoconstritores: mepivacaína a 3%, prilocaína a 4%.
[b] Grupo 2: anestésicos locais com vasoconstritores: lidocaína a 2% com epinefrina 1:50.000 ou 1:100.000, mepivacaína a 2% com levonordefrina 1:20.000, prilocaína a 4% com epinefrina 1:400.000, articaína a 4% com epinefrina 1:100.000.
[c] Grupo 3: anestésicos de longa duração: bupivacaína a 0,5% com epinefrina 1:200.000, etidocaína a 1,5% com epinefrina 1:200.000.

Reações tóxicas

Apenas certa quantidade de AL pode ser usada com segurança em determinados pacientes. Para proporcionar anestesia em diversas extrações dentárias, pode ser necessário injetar vários tubetes de AL. Portanto, mostra-se importante saber quantos tubetes de uma determinada solução anestésica local podem ser administrados com segurança. A Tabela 6.2 resume (de duas maneiras diferentes) as quantidades máximas de AL que podem ser utilizadas. Primeiro, cada AL tem uma dose máxima recomendada com base em miligramas por quilograma (mg/kg). A segunda coluna da Tabela 6.2 indica a quantidade de tubetes que podem ser usados com segurança em um adulto saudável de 70 kg. Raramente é necessário exceder essa dose, mesmo em pacientes com peso superior a 70 kg. Quem tem peso abaixo disto, especialmente crianças, deve receber proporcionalmente menos. Uma situação de risco comum envolvendo superdose de AL é a administração de mepivacaína 3% (carbocaína) em crianças pequenas. Para uma criança que pesa 20 kg, recomenda-se a quantidade máxima de mepivacaína de 100 mg. Se ela receber dois tubetes de 1,8 mℓ cada, a dose totaliza 108 mg. Portanto, não se deve administrar um terceiro tubete. Como com qualquer substância, a menor quantidade de solução anestésica local para atuar profundamente é a adequada.

Os ALs podem afetar todos os tipos de nervos, inclusive aqueles que controlam o miocárdio e os vasos sanguíneos periféricos. Além disso, como os ALs podem atravessar a barreira hematencefálica, também podem afetar o tecido do SNC. Níveis excessivos de ALs causam depressão miocárdica. Isso pode reduzir o débito cardíaco e possibilitar a ocorrência de arritmias. Em níveis tóxicos, os ALs afetam os vasos sanguíneos periféricos ao relaxar os músculos lisos, responsáveis pela manutenção do tônus vascular normal; isso leva à hipotensão. No SNC, níveis tóxicos de ALs têm efeitos paradoxais. Naqueles mais baixos, eles podem produzir sinais e sintomas de depressão do SNC e apresentar propriedades anticonvulsivas. No entanto, à medida que a concentração sérica aumenta para níveis tóxicos mais elevados, produz-se um estado pré-convulsivo que pode levar a convulsões.

Tabela 6.2 Doses máximas de anestesia local recomendadas.

Fármaco/solução	Quantidade máxima (mg/kg)	Número de tubetes para adulto de 70 kg	Número de tubetes para criança de 20 kg
Lidocaína a 2% com epinefrina 1:100.000	5	10	3
Mepivacaína a 2% com levonordefrina 1:20.000	5	10	3
Mepivacaína a 3% (sem vasoconstritor)	5	6	2
Prilocaína a 4% com epinefrina 1:200.000	5	6	2
Articaína a 4% com epinefrina 1:100.000	7	6	1,5
Bupivacaína a 0,5% com epinefrina 1:200.000	1,5	10	3
Etidocaína a 1,5% com epinefrina 1:200.000	8,0	15	5

Vasoconstritores

Os dois vasoconstritores mais comuns adicionados aos ALs utilizados em cirurgia odontológica são a epinefrina e a levonordefrina. Os ALs usados em cirurgia bucal têm concentrações variadas dessas duas substâncias. A epinefrina é adicionada a todos os ALs discutidos neste capítulo, exceto a mepivacaína, que está disponível em duas formas. A mepivacaína 3% para odontologia não contém vasoconstritor, enquanto a fórmula com 2% tem levonordefrina em uma concentração de 1/20.000.

Tanto a epinefrina quanto a levonordefrina prolongam a duração da anestesia local ao produzirem vasoconstrição local. Elas também proporcionam hemostasia local pelos efeitos vasoconstritores nos leitos capilares. A epinefrina e a levonordefrina têm efeitos semelhantes em outras partes do sistema cardiovascular, aumentando a frequência cardíaca, a contratilidade miocárdica e a pressão arterial. Os efeitos cardíacos aumentam o consumo de oxigênio pelo miocárdio, podendo provocar arritmias. Portanto, técnicas para limitar a quantidade desses vasoconstritores fazem parte do protocolo padrão de administração. São exemplos a aspiração antes da aplicação do anestésico nos tecidos com vasos sanguíneos de tamanho considerável e a limitação da quantidade total de AL utilizado. Isso se torna ainda mais importante para pacientes com distúrbios cardiovasculares preexistentes, como doença arterial coronariana ou tendências arrítmicas, e para aqueles com hipertensão mal controlada. No entanto, deve-se ter em mente que nível ou duração inadequada de anestesia local expõe os pacientes a sensações dolorosas intraoperatórias que estimularão a liberação de catecolaminas endógenas. Portanto, existem diretrizes para o uso de ALs com vasoconstritores para tentar equilibrar a necessidade de anestesia profunda ao longo de todo um procedimento a fim de evitar efeitos colaterais potencialmente perigosos dos vasoconstritores.

Modulação do desconforto da injeção

Em muitas circunstâncias clínicas, os pacientes têm mais medo da injeção do AL que do procedimento cirúrgico. Embora existam estudos em andamento sobre a eficácia dos ALs tamponados para diminuir a dor produzida por sua acidez, pouco se pode fazer para combater a sensação de ardor ou forte pressão experimentada pelos pacientes quando se injetam tais substâncias nos tecidos com as seringas comumente usadas. No entanto, existem meios de diminuir o desconforto da agulha penetrando na mucosa. As agulhas de anestesia local são pontiagudas e têm pequeno diâmetro. Portanto, quando inseridas adequadamente, causam relativamente pouco desconforto. Muitos profissionais optam por usar anestesia tópica antes da inserção da agulha para minimizar ainda mais o desconforto da injeção. A benzocaína tem propriedades farmacológicas que a tornam um anestésico tópico eficaz para a mucosa bucal. Ela tem um início de ação muito rápido (geralmente < 1 minuto) e risco extremamente baixo de causar efeitos colaterais indesejados. Quando aplicada na mucosa seca, pode eliminar o desconforto da inserção da agulha por 60 segundos. No entanto, a benzocaína não penetra o suficiente para eliminar o desconforto da deposição do anestésico.

Outras abordagens para diminuir a dor da aplicação da anestesia são diminuir o ritmo, preaquecer os tubetes e usar técnicas de distração, como mexer nos tecidos adjacentes (p. ex., a bochecha) ou conversar com o paciente sobre assuntos não relacionados com a cirurgia durante a injeção. Para alguns pacientes, a sedação com óxido nitroso pode ser necessária antes da injeção do AL (discutida adiante neste capítulo).

Anatomia relevante

A anestesia local profunda é necessária se o desejo for remover o dente sem causar dor aguda no paciente. Portanto, é fundamental que o cirurgião se lembre precisamente das inervações de todos os dentes e tecidos moles adjacentes, bem como dos tipos de injeção necessários para anestesiá-los completamente. A Tabela 6.3 resume a inervação sensorial dos dentes e do tecido circundante. As Figuras 6.1 a 6.4 mostram os principais nervos relevantes para a anestesia local destinada à cirurgia dentoalveolar.

Ao anestesiar um dente maxilar para extração, o cirurgião também deve insensibilizar os dentes adjacentes. Durante o processo de extração, os adjacentes costumam ser submetidos a alguma pressão, o que pode ser suficiente para causar dor. Isso também serve para as extrações mandibulares, mas a injeção de bloqueio mandibular normalmente produz anestesia suficiente para os dentes adjacentes.

A anestesia local densa resulta na perda de toda a sensação de dor, temperatura e tato, mas não insensibiliza as fibras proprioceptivas dos nervos envolvidos. Assim, durante uma extração, o paciente tem uma sensação de pressão, sobretudo quando a força empregada é considerável. Portanto, o cirurgião deve lembrar que o paciente precisará distinguir dor aguda de sensação de pressão, ainda que intensa, ao determinar a adequação da anestesia. Em geral, é difícil fazer essa distinção.

Técnica para aplicação de anestesia local na cirurgia bucal

Aprende-se melhor a administração de anestesia local para cirurgia bucal de rotina com cirurgiões-dentistas bastante experientes. Este tópico apresenta um resumo das principais abordagens para

Tabela 6.3 Inervação sensorial da mandíbula.

Nervo	Dentes	Tecido mole
Nervo alveolar inferior	Todos os dentes mandibulares	Tecido mole bucal de pré-molares, caninos e incisivos
Nervo lingual	Nenhum	Tecido mole lingual de todos os dentes
Nervo bucal longo	Nenhum	Tecido mole bucal dos molares e do segundo pré-molar
Nervo alveolar superior anterior	Dentes incisivos maxilares e caninos	Tecido mole bucal de incisivos e caninos
Nervo alveolar superior médio	Dentes pré-molares maxilares e uma porção do primeiro molar	Tecido mole bucal dos pré-molares
Nervo alveolar superior posterior	Dentes molares maxilares, exceto por uma porção do primeiro molar	Tecido mole bucal dos molares
Nervo palatino maior	Nenhum	Tecido mole palatino de molares e pré-molares
Nervo nasopalatino	Nenhum	Tecido mole palatino de incisivos e caninos

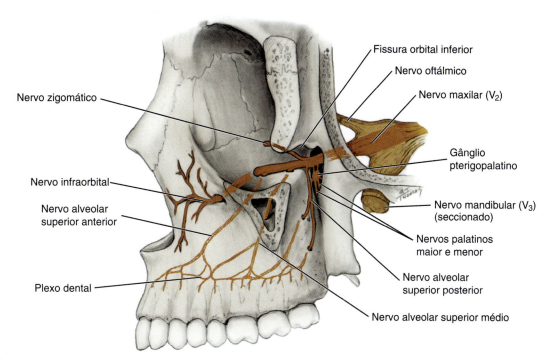

• **Figura 6.1** Ramos do nervo alveolar superior que inervam os dentes maxilares e os tecidos moles labiobucais adjacentes.

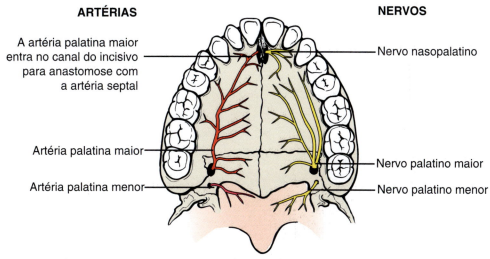

• **Figura 6.2** Nervos palatino maior e incisivo que inervam o tecido mole no palato duro.

aplicação de anestesia local na cirurgia bucal. As figuras pretendem ser uma revisão das técnicas mais comuns das principais formas de aplicação de injeções utilizadas em cirurgias bucais básicas.

Princípios gerais

As principais técnicas usadas para a cirurgia dentoalveolar são o bloqueio dos nervos alveolar inferior e lingual e o bloqueio do nervo bucal longo na mandíbula, enquanto na maxila os dentes são anestesiados por infiltração bucal/labial junto com anestesia palatina dos nervos incisivo e/ou palatino maior. Além disso, o tecido mole lingual ou palatino de um dente pode ser anestesiado de modo eficaz por infiltração no tecido mole adjacente aos dentes a serem operados. Algumas advertências aplicam-se a todos esses tipos de injeção. Primeiro, quanto mais lenta a aplicação, menor a dor produzida. No entanto, a velocidade lenta deve ser contrabalançada com a ansiedade que a maioria dos pacientes sente enquanto a injeção ainda está sendo aplicada. Segundo, injeções no tecido palatino tendem a ser mais desconfortáveis, devido à quantidade limitada de tecido conjuntivo frouxo presente. Em tais tecidos, elas exigem que o cirurgião aplique mais pressão no êmbolo e cause dor em razão da entrada forçada do anestésico. Anestésicos tópicos podem diminuir o desconforto, mas não o eliminam. Terceiro, injeções em áreas com vasos sanguíneos maiores devem ser precedidas de aspiração, para ajudar a diminuir a possibilidade de injeção intra-arterial. Das técnicas discutidas, isso se aplica aos bloqueios dos nervos alveolares inferior e superior posterior. Em quarto lugar, o início da ação do AL injetado varia de acordo com sua farmacologia e a precisão da deposição. Portanto, deve-se estabelecer um tempo adequado antes de iniciar a cirurgia. Ao tentar anestesiar os nervos alveolar inferior, lingual e bucal, a área a ser atingida deve ser testada quanto à capacidade de o paciente detectar um estímulo doloroso antes de se presumir

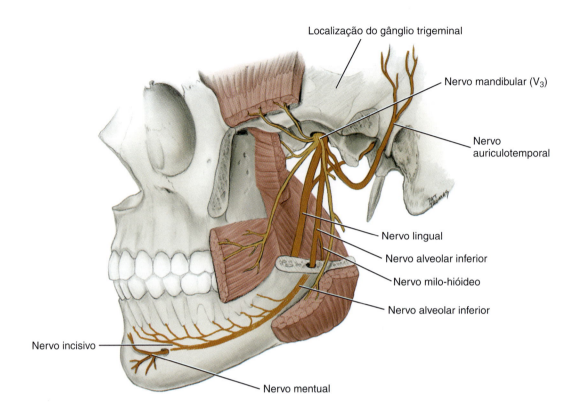

- **Figura 6.3** Nervo alveolar inferior inervando dentes mandibulares e tecidos moles na distribuição do nervo mentual.

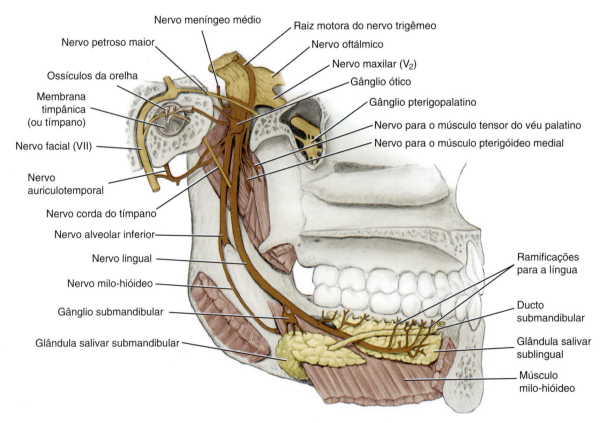

- **Figura 6.4** Nervos lingual e milo-hióideo que inervam a língua e os tecidos moles do assoalho da boca.

que a substância esteja surtindo efeito. O simples questionamento aos pacientes quanto a estarem anestesiados (dormentes) não é suficiente. Vale lembrar que a propriocepção de um paciente não é eliminada pelo AL. Por isso, tanto os pacientes inadequadamente anestesiados quanto os totalmente anestesiados retêm essa sensibilidade. Assim, perguntar a um indivíduo se ele consegue sentir que você está tocando o lábio dele não é a técnica adequada para testar a profundidade da anestesia local. Em quinto lugar, para todos os procedimentos planejados que envolvam dentes pré-molares mandibulares ou molares, o bloqueio do nervo bucal longo deve ser realizado e constar da abordagem, a fim de bloquear o nervo alveolar inferior (aplicar a injeção bucal longa usando-se uma pequena parte restante do tubetes de AL antes de retirar a seringa da boca). Sexto, convém sempre cobrir a agulha antes de se descartar a seringa.

Injeções na maxila

Na anestesia local superior, o objetivo é colocar o anestésico o mais próximo possível do nervo a ser dessensibilizado, de modo a produzir anestesia local profunda rapidamente. Para a cirurgia odontológica na maxila, a anestesia local é relativamente simples, uma vez que os ápices da maioria dos dentes estão próximos da superfície do caracteristicamente fino osso alveolar. Assim, o objetivo é a colocação do anestésico próximo dos ápices dos dentes que se planeja operar. Os ápices de todos os dentes superiores, exceto a raiz do canino e a raiz palatina dos molares, tendem a localizar-se no fundo da prega mucovestibular. O posicionamento da ponta da agulha anestésica bem na mucosa dessa área proporcionará anestesia pulpar e também do tecido mole vestibular/labial adjacente ao local da injeção. Para os caninos, a ponta da agulha precisará penetrar alguns milímetros mais profundamente na maxila (Figuras 6.5 a 6.7). Ao operar vários dentes maxilares posteriores, pode-se utilizar o bloqueio do nervo alveolar superior posterior (Figura 6.8). Como os tecidos moles da face palatina dos dentes a serem operados também precisam ser anestesiados, pode ser útil uma infiltração do nervo palatino maior ou do nervo incisivo. Entretanto, o tecido mole palatino de qualquer dente também pode ser anestesiado por infiltração local adjacente a ele (Figuras 6.9 a 6.12).

Injeções na mandíbula

A anestesia local dos dentes mandibulares é mais complexa, em função da espessura do osso alveolar ao redor de seus ápices. Por isso, são necessários bloqueios dos nervos alveolar inferior e lingual (Figuras 6.13 a 6.17). Para indivíduos que desejem anestesia pulpar profunda dos dentes inferiores anteriores, deve-se evitar o bloqueio do nervo mentoniano. Bloqueios desse nervo produzem excelente anestesia dos tecidos moles por ele inervados, mas raramente proporcionam anestesia pulpar confiável e adequada. Além disso, com o bloqueio do nervo mentoniano, torna-se difícil determinar se o bloqueio subsequente do nervo alveolar inferior foi adequado. Ademais, conforme discutido anteriormente, ao se realizarem procedimentos próximos à linha média, geralmente há inervação cruzada a partir do nervo alveolar inferior contralateral. Portanto, bloqueios bilaterais do nervo alveolar inferior podem ser necessários. O bloqueio bilateral do nervo alveolar inferior não é perigoso para o paciente; por isso, deve ser feito sem hesitação quando indicado.

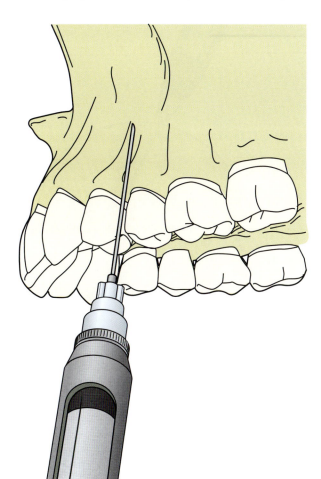

• **Figura 6.5** Ponto de deposição de anestésico local para a técnica de infiltração a fim de anestesiar dentes maxilares individuais. A ponta da agulha deve ser posicionada adjacente ao osso que cobre o ápice do dente a ser anestesiado.

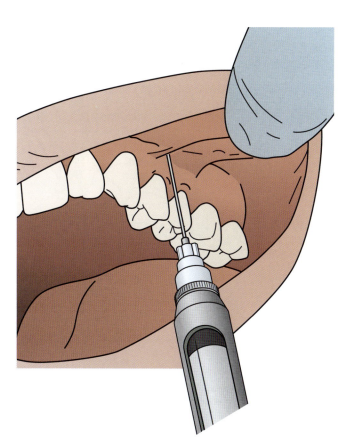

• **Figura 6.6** Técnica para infiltrar ápices próximos de dentes individuais. Observa-se que os ápices dos dentes superiores, exceto do canino, tendem a estar no fundo da prega mucovestibular. Portanto, a penetração da ponta da agulha precisa ser de apenas 2 a 3 mm.

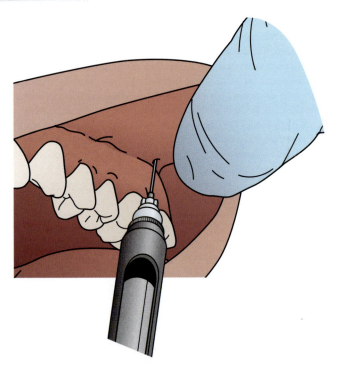

• **Figura 6.7** Injeção para anestesiar molares superiores. O bloqueio do nervo superior posterior pode ocorrer se a profundidade de penetração for adequada e a ponta da agulha estiver próxima à superfície óssea.

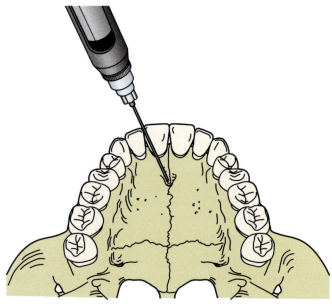

• **Figura 6.9** Local de posicionamento da agulha para infiltração a fim de anestesiar o nervo incisivo. Nota-se que esta é uma infiltração tão altamente precisa que não há exigência quanto ao posicionamento da ponta da agulha para que se alcance o resultado desejado. Não se fazem tentativas de entrar no canal incisivo.

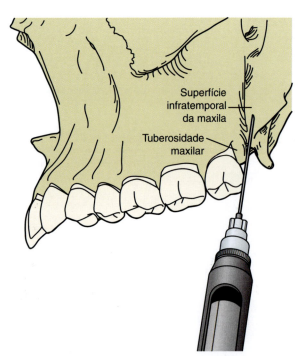

• **Figura 6.8** Ponto de deposição de anestésico local para dessensibilizar o nervo alveolar superior posterior. Observa-se como a superfície do osso maxilar corre medialmente à medida que começa a formar a parede maxilar posterior. Assim, o corpo da seringa deve ser virado lateralmente ao penetrar no tecido, para ajudar a manter a ponta da agulha próxima à superfície do osso.

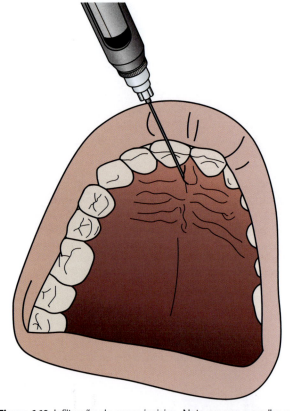

• **Figura 6.10** Infiltração de nervo incisivo. Nota-se que a agulha entra apenas lateralmente à papila incisiva. A profundidade de penetração é de 2 a 3 mm. Não se fazem tentativas de entrar no canal incisivo. A injeção tende a ser desconfortável, em função da densidade do tecido e de sua aderência firme ao osso subjacente.

CAPÍTULO 6 Controle da Dor e da Ansiedade na Clínica Cirúrgica

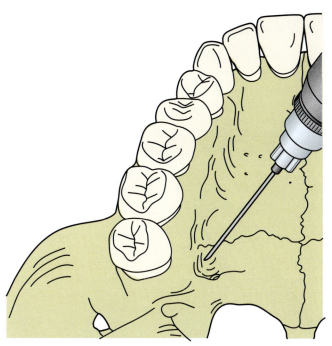

• **Figura 6.11** Ponto para deposição do anestésico local, a fim de anestesiar o nervo palatino maior. Não se fazem tentativas de entrar no canal palatino maior.

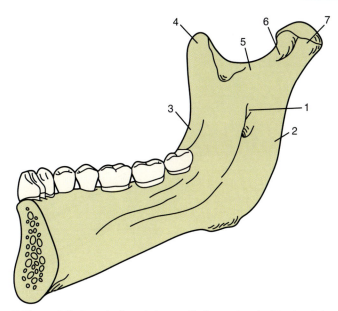

• **Figura 6.13** Aspecto lingual da mandíbula mostrando (*1*) o local de entrada do nervo alveolar inferior; (*2*) a borda posterior; (*3*) a incisura coronoide; (*4*) o processo coronoide; (*5*) a incisura da mandíbula; (*6*) o colo condilar; e (*7*) a cabeça condilar.

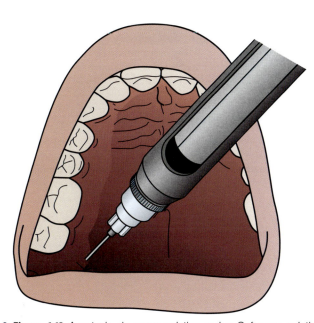

• **Figura 6.12** Anestesia do nervo palatino maior. O forame palatino maior é tipicamente encontrado na junção dos elementos verticais e horizontais do palato duro, na área do segundo molar. A agulha apenas penetra de 2 a 3 mm. Para esta técnica, não se fazem tentativas de entrar no forame.

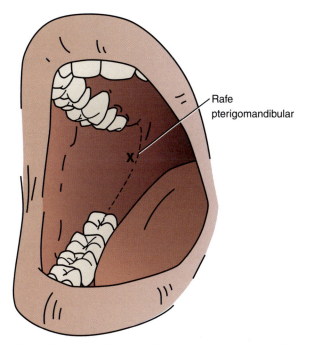

• **Figura 6.14** Local de penetração da mucosa por injeção intrabucal para bloqueio do nervo alveolar inferior. Quando a boca do paciente está bem aberta, a rafe pterigomandibular fica tensa e geralmente se torna uma linha de referência visível. O ponto de injeção deve ser simplesmente lateral a essa linha, para que a agulha não penetre na própria rafe. No momento da primeira penetração da agulha, o corpo da seringa deve estar sobre os incisivos inferiores contralaterais.

Um ponto importante a ser lembrado é que, nas áreas de transição nervosa, existe inervação cruzada. Por exemplo, na região do segundo pré-molar superior, os tecidos moles da boca são inervados, principalmente, pelo ramo mentoniano do nervo alveolar inferior, mas também pelos ramos terminais do nervo bucal longo.

Desse modo, é apropriado suplementar um bloqueio do nervo alveolar inferior com um longo bloqueio do nervo bucal para obter anestesia adequada do tecido mole bucal ao extrair um segundo pré-molar inferior ou ao criar uma incisão nessa área (Figura 6.18A e B).

Injeção no ligamento periodontal

Mesmo com profunda anestesia dos tecidos moles e aparente anestesia pulpar, um paciente pode continuar com dor aguda caso um dente esteja luxado. Isso é especialmente provável

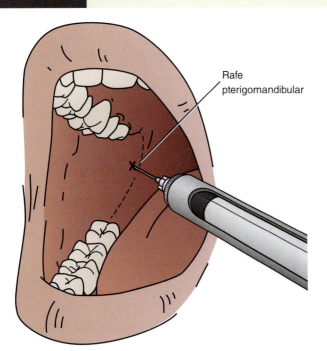

• **Figura 6.15** Uma vez que a agulha tenha penetrado alguns milímetros, o corpo da seringa deve ser girado para que esteja sobre a área dos pré-molares contralaterais.

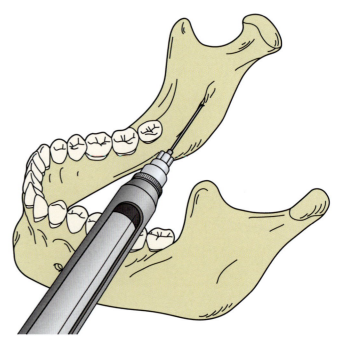

• **Figura 6.17** Agulha posicionada no local da deposição de anestesia, perto da entrada do nervo alveolar inferior. Nota-se que o corpo da seringa está sobre os pré-molares contralaterais.

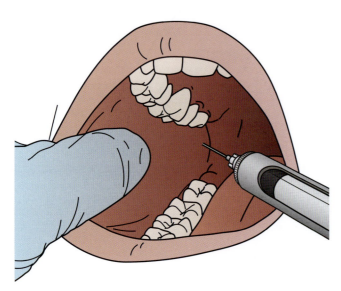

• **Figura 6.16** Durante um bloqueio do nervo alveolar inferior usando-se uma agulha longa, cerca de dois terços a três quartos da agulha devem estar dentro dos tecidos moles. Se toda a agulha estiver nos tecidos antes que o osso seja detectado pela ponta, ela deve ser retirada parcialmente e o corpo da seringa movido mais posteriormente antes de avançar novamente.

quando os dentes têm pulpite ou se os tecidos moles e duros circundantes estiverem inflamados ou infectados. Uma técnica que deve ser usada nessas situações consiste na injeção no ligamento periodontal. Quando se aplica tal injeção corretamente, com a solução anestésica local injetada sob pressão, ocorre uma anestesia profunda local imediata em quase todas as situações. A anestesia é de curta duração; então, o procedimento cirúrgico deve ter duração de 15 a 20 minutos.

Por fim, ao se realizar uma biopsia de tecido mole por via oral, mesmo quando uma técnica de bloqueio pode oferecer anestesia local adequada, infiltrar os tecidos adjacentes ao local da biopsia planejada com um vasoconstritor contendo AL pode ser útil para ajudar a limitar o sangramento. São necessários cerca de 7 minutos entre a injeção e a incisão para dar tempo de o vasoconstritor alcançar sua eficácia hemostática ideal.

Tratamento da dor pós-extração

Embora seja evidente que a anestesia local é necessária para o controle da dor intraoperatória, o cirurgião também deve reconhecer seu papel no controle da dor pós-operatória. Para extrações de rotina nas quais apenas analgésicos leves a moderados serão necessários, não se costuma precisar de nenhuma outra anestesia local. Depois de procedimentos mais traumáticos (p. ex., remoção de dentes retidos) e nos quais analgésicos mais fortes são provavelmente necessários, muitos cirurgiões usam um AL de longa duração (p. ex., bupivacaína) em vez de, ou, em adição, a seu AL habitual. Fazendo isso, o profissional proporciona ao paciente 4 a 8 horas de anestesia local. Tal método também oferece um tempo adequado para que o paciente tome os analgésicos orais e que esses medicamentos façam efeito antes que qualquer desconforto mais significativo comece. (Ver Capítulo 12 para mais informações sobre este tópico.)

Controle de ansiedade

O controle da ansiedade do paciente deve ser uma consideração importante nos procedimentos cirúrgicos bucais. A ansiedade é um fator mais importante em procedimentos cirúrgicos bucais do que na maioria das outras áreas da Odontologia. Os pacientes em geral já estão sentindo dor e podem estar agitados e fatigados; ambas essas situações reduzem a capacidade de o indivíduo suportar a dor ou situações de produção de dor. Pacientes que passarão por extrações podem ter noções preconcebidas ou experiências anteriores de quão dolorosos são tais procedimentos. Eles podem ter ouvido outros pacientes, como pessoas da família, relatar como é doloroso

CAPÍTULO 6 Controle da Dor e da Ansiedade na Clínica Cirúrgica

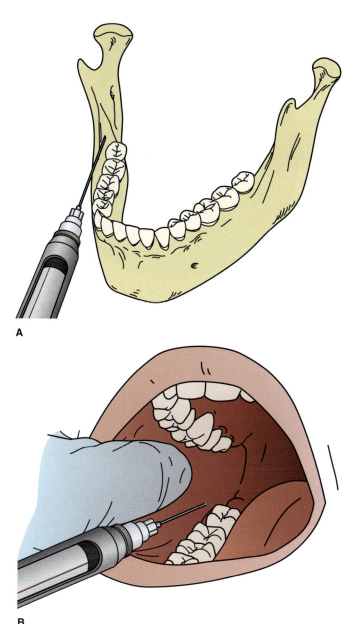

• **Figura 6.18** Colocação de agulha para anestesiar o nervo bucal longo. A ponta da agulha penetra o tecido exatamente lateral e posterior ao local do terceiro molar inferior. **A.** Anatomia do tecido duro. **B.** Anatomia de superfície.

passar por uma extração dentária. Muitos estão convencidos de que o procedimento que estão prestes a experimentar será muito desagradável. Além disso, os indivíduos podem experimentar certas complicações psicológicas quando os procedimentos cirúrgicos bucais estiverem sendo realizados. A remoção dos dentes provoca várias reações: o paciente pode sofrer como se perdesse parte do corpo ou perceber a extração como a confirmação de que a juventude passou. Isso aumenta a ansiedade pré-cirúrgica causada pelo medo da dor.

Por fim, a ansiedade é normal mesmo em pacientes com experiências positivas de extrações anteriores, pois o procedimento realmente tem aspectos desagradáveis. Conforme observado anteriormente, embora a dor aguda seja eliminada pela anestesia local, ainda existe uma quantidade considerável de sensações proprioceptivas (de pressão). Outros estímulos nocivos, como o estalido de dentes e o tilintar dos instrumentos, estão presentes durante um procedimento de extração. Por essas razões, cirurgiões-dentistas prudentes usam um método planejado de controle de ansiedade a fim de preparar seus pacientes para lidar com a ansiedade associada à extração dentária.

Controle não farmacológico da ansiedade

O controle da ansiedade começa, na maioria dos casos, com uma explicação adequada do procedimento planejado, garantindo ao paciente que o cirurgião-dentista tomará todas as medidas para minimizar a sensação de dor aguda inesperada. A empatia do cirurgião-dentista pelo que o paciente possa estar temendo também é uma atitude adequada. Para o indivíduo levemente ansioso com um cirurgião-dentista cuidadoso, nenhuma assistência farmacológica além da anestesia local costuma ser necessária para extrações de rotina.

Sedação oral

À medida que a ansiedade do paciente aumenta, muitas vezes é necessário auxílio farmacológico. No pré-operatório, medicação oral como o diazepam pode ajudar o paciente a descansar bem na noite anterior à cirurgia e proporcionar algum alívio da ansiedade pela manhã. Medicamento como o lorazepam pode ser útil quando administrado na manhã da cirurgia (alguém deve acompanhar o paciente na consulta em tais circunstâncias). Outras fontes oferecem mais detalhes sobre o uso de sedativos orais.[2]

Sedação farmacológica

Frequentemente, a sedação pela inalação de óxido nitroso é a técnica de escolha para pacientes ansiosos e pode ser a única necessária para muitos daqueles com ansiedade leve a moderada. O óxido nitroso tem margem notavelmente boa de segurança quando usado de maneira correta. Um paciente extremamente ansioso que terá várias extrações não complicadas pode exigir sedação mais profunda, geralmente por via intravenosa (IV). Sedação com ansiolíticos, como o diazepam ou o midazolam, com ou sem um narcótico, possibilita que pacientes com ansiedade moderada a grave se submetam a procedimentos com estresse psicológico mínimo. Se o cirurgião-dentista não for habilitado em usar essa modalidade, os indivíduos que necessitam de sedação IV devem ser encaminhados a um cirurgião-dentista treinado para realizá-la.[2]

Sedação com óxido nitroso

O óxido nitroso é um gás inodoro e incolor não irritante às vias respiratórias. Mostra-se tóxico para humanos se administrado em concentrações muito altas, mas, quando misturado corretamente com oxigênio puro e fornecido apropriadamente, pode ser um analgésico e ansiolítico extremamente potente. Isso o torna útil em cirurgias bucais, bem como para pacientes que temem, sobretudo, injeções de anestesia local.

Armazenamento e fornecimento de óxido nitroso

Em instalações clínicas equipadas para fornecer óxido nitroso, tanto o óxido nitroso quanto o oxigênio vêm em cilindros pressurizados. A principal diferença é que o óxido nitroso está na forma líquida quando sob pressão, enquanto o oxigênio está no estado gasoso sob a pressão do cilindro (Figura 6.19). Isso resulta nas diferenças de leituras e comportamento dos manômetros nos cilindros de óxido nitroso e de oxigênio; enquanto os medidores do cilindro de oxigênio mostrarão diretamente a pressão real no cilindro em todas as pressões, os medidores do cilindro de óxido nitroso lerão 750 psi enquanto a pressão estiver acima dessa quantidade. Contudo,

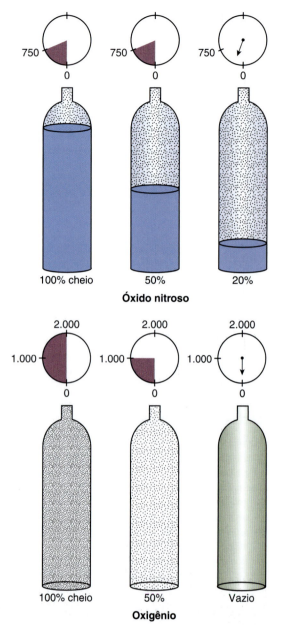

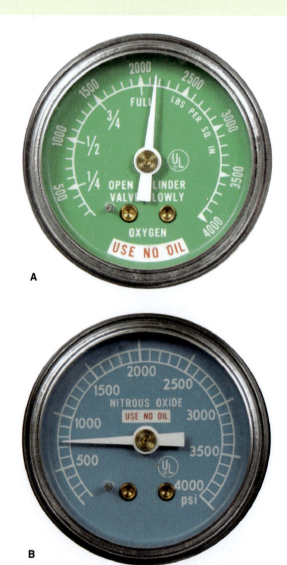

• **Figura 6.19** Comparação dos comportamentos do óxido nitroso e oxigênio armazenados. O óxido nitroso está, principalmente, no estado líquido quando armazenado sob pressão a 21°C, enquanto o oxigênio está no estado gasoso.

• **Figura 6.20** Medidores de pressão em cilindros contendo (**A**) oxigênio e (**B**) óxido nitroso requerem diferentes interpretações de quanto permanece no cilindro. Quando um cilindro de oxigênio está cheio, o medidor mostra o psi real do oxigênio restante no cilindro. No entanto, para o óxido nitroso, o psi demonstrado no medidor representa apenas a pressão do vapor de N_2O flutuando acima do N_2O líquido. É somente quando a quantidade de líquido começa a esgotar-se que o psi no manômetro de N_2O cai abaixo de 750 psi. Até esse momento, o medidor lerá 750 psi.

apenas quando a pressão cai abaixo de 750 psi é que o mostrador indica a pressão real do cilindro proporcional à quantidade de gás restante (Figura 6.20).

Os cilindros usados para fornecer sedação de óxido nitroso podem ser dispostos centralmente e o gás ser conduzido por encanamento à sala operatória ou armazenado em cilindros menores localizados na própria sala operatória. Em ambos os casos, o equipamento empregado para fornecer o gás utiliza um sistema de indexação para impedir a fixação equivocada do gás no registro de fornecimento (Figura 6.21).

Os registros de óxido nitroso e oxigênio são conectados a um sistema de fornecimento conhecido como unidade de inalação de fluxo contínuo. Vários tipos dessas unidades estão disponíveis. Alguns usam apenas um mostrador para controlar uma mistura de óxido nitroso/oxigênio, enquanto outras unidades têm botões de controle separados para definir o fluxo de litros por minuto de cada gás (Figuras 6.22 e 6.23). Tubos são anexados à unidade de fluxo e a uma máscara nasal para fornecer a mistura de gás e remover o ar expirado. Utilizam-se exaustores nasais de tamanhos variados para fornecer a mistura de gases ao paciente. Todos devem proporcionar um bom ajuste ao rosto do indivíduo e remover o ar expirado do paciente, a fim de reduzir o óxido nitroso no ar operatório. Além de usar a máscara nasal, o profissional também deve assegurar que o gás exalado esteja conectado a um sistema de exaustão de gases residuais na taxa adequada (Figura 6.24).

Avaliação da pré-sedação

Antes de decidir se o óxido nitroso deve ser usado com um paciente, o profissional deve conhecer a história clínica e anestésica do indivíduo. A má experiência anterior com o óxido nitroso pode torná-lo uma opção errada para sedação odontológica. Indivíduos claustrofóbicos podem não tolerar o uso da máscara nasal. Pacientes que não conseguem lidar com substâncias que alteram

CAPÍTULO 6   Controle da Dor e da Ansiedade na Clínica Cirúrgica

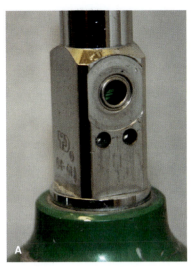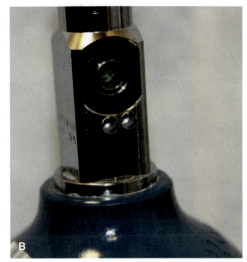

• **Figura 6.21** O sistema de indexação de pinos é usado para impedir a conexão errada do gás na porta da unidade/controlador de sedação de fluxo contínuo. Notam-se os padrões diferentes de depressão abaixo da porta de saída de gás para (**A**) oxigênio e (**B**) óxido nitroso.

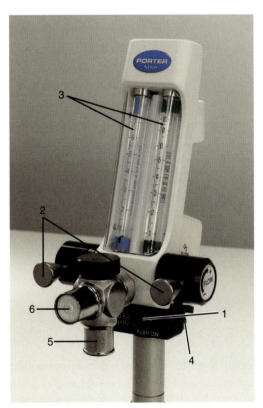

• **Figura 6.22** Exemplo de uma unidade/controlador de sedação de fluxo contínuo usada para criar a mistura desejada de $N_2O:O_2$. (*1*) Controle mestre (*on-off*); (*2*) controles para medidores de vazão de O_2 e N_2O; (*3*) fluxômetros; (*4*) botão de descarga de O_2; (*5*) local de conexão para bolsa de reservatório; (*6*) válvula unidirecional para o paciente.

a mente são maus candidatos ao óxido nitroso; isso inclui aqueles com distúrbios que não toleram a perda relativa de controle que podem sentir sob a influência desse gás. Isso também pode ser um problema em pacientes mais velhos, mas pode não se manifestar até que os efeitos do óxido nitroso comecem a ocorrer. Problemas clínicos, como doença de insuficiência pulmonar obstrutiva crônica ou uma infecção respiratória que interfira na respiração nasal, são contraindicações relativas ao uso de sedação com óxido nitroso.

É prudente evitar o uso de óxido nitroso durante o primeiro trimestre em mulheres grávidas. O uso em trimestres posteriores deve ser conduzido pelo obstetra das pacientes.

Protocolo geral para uso de óxido nitroso

O protocolo geral para administrar o óxido nitroso no sistema odontológico começa com a administração de oxigênio 100% ao paciente. Enquanto isso estiver sendo feito, o profissional deve verificar se há adaptação adequada da máscara no rosto do paciente, bem como deixar que ele a utilize alguns minutos para que se acostume e possa, assim, tolerá-la. Após alguns minutos de pré-oxigenação, a quantidade do fluxo de óxido nitroso (N_2O)/oxigênio (O_2) deve ser ajustada para fornecer uma vazão de 20%:80% de mistura $N_2O:O_2$. Para a maioria dos pacientes, isso não produzirá qualquer efeito; no entanto, após 2 minutos nesse nível o indivíduo deve ser questionado se está começando a perceber quaisquer mudanças no humor ou outras sensações. Se não estiver, a mistura de gases deve ser alterada para 30%:70% $N_2O:O_2$. Mais uma vez, depois de 2 minutos em tal nível, o paciente deve ser questionado se está começando a sentir quaisquer mudanças no humor ou outras sensações. E, se houver alterações, deve ser questionado se são boas ou ruins. Se forem ruins, a porcentagem de N_2O deve ser reduzida para 25%, e, após 2 minutos, o paciente deve ser questionado se ainda sente algum efeito e se algo é positivo ou negativo. Se for negativo, pode ser que o paciente não tolere níveis baixos de N_2O e, então, encerra-se a tentativa de sedação por inalação. No entanto, se o paciente não sentir efeito em 30% de N_2O ou alguns efeitos positivos, o profissional deve aumentar a porcentagem de N_2O para 35%. Mais uma vez, depois de 2 minutos, o paciente deve ser questionado quanto à sensação de alguns efeitos ou se, anteriormente, sentiu alguns efeitos positivos e se os efeitos tiverem se tornado ou não mais positivos. Se eles tiverem se tornado mais positivos e o paciente estiver se sentindo relaxado, o profissional pode proceder com a anestesia local e a cirurgia. Se o paciente sentir que os efeitos anteriormente positivos não são tão positivos quanto a 30%, o profissional pode diminuir a concentração de N_2O para 32% ou 33% para tentar sintonizar os efeitos sedativos. A titulação da mistura de gases deve continuar até que o paciente se sinta relaxado. Quando um bom nível for alcançado, o atendimento clínico pode continuar. Observe que

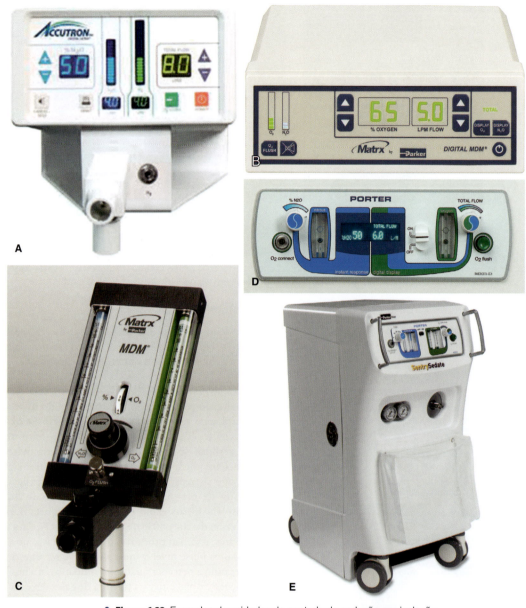

• **Figura 6.23** Exemplos de unidades de controle de sedação por inalação.

alguns pacientes com experiência regular em estados que alteram a mente podem desejar doses mais altas de N_2O, mas é importante certificar-se de que a máscara se encaixe corretamente e que estejam inspirando e expirando pelo nariz. O profissional da saúde deve julgar sobre quão alta deve ser a concentração de N_2O fornecida em tais circunstâncias. Geralmente, níveis de N_2O acima de 50% devem ser evitados, e quando níveis acima de 40% estiverem em uso, deve-se monitorar o humor do paciente, pois em algumas circunstâncias os indivíduos podem repentinamente ficar desorientados ou, até mesmo, resistentes. Além disso, para procedimentos mais longos, o cirurgião-dentista deve verificar regularmente se o paciente ainda está relaxado e se sentindo bem. Os indivíduos podem começar a achar os efeitos do óxido nitroso menos confortáveis e precisar de uma pausa da sedação. Felizmente, quando o paciente começa a respirar oxigênio a 100% ou ar ambiente, os efeitos do N_2O dissipam-se logo. Isso também ocorre, uma vez que cesse a necessidade de sedação e coloque-se o paciente em 100% oxigênio por cerca de 5 minutos para se recuperar.

Advertências importantes para o uso de óxido nitroso

Existem algumas advertências importantes para o uso de sedação por óxido nitroso. Primeiro, como outros procedimentos em atendimento odontológico, embora seja muito seguro de usar, os pacientes devem dar consentimento informado para a sedação por óxido nitroso. Em segundo lugar, como todos os medicamentos administrados aos pacientes, os registros odontológicos devem indicar os sinais vitais do paciente e a dose usada durante a sedação com o gás. Isso também é útil, uma vez que, logo que se determina a mistura ideal de óxido nitroso e oxigênio, é provável que a mesma dose ótima seja eficaz. Assim, a titulação gradual torna-se desnecessária. Em terceiro lugar, existem raros casos em que os pacientes sob a influência de óxido nitroso experimentem delírios eróticos. Portanto, um membro do sexo oposto ao do cirurgião operacional deve estar sempre presente durante o uso de óxido nitroso. Em quarto lugar, alguém da equipe clínica deve sempre estar presente junto ao paciente enquanto o óxido nitroso estiver em uso e durante o período de recuperação.

CAPÍTULO 6 Controle da Dor e da Ansiedade na Clínica Cirúrgica

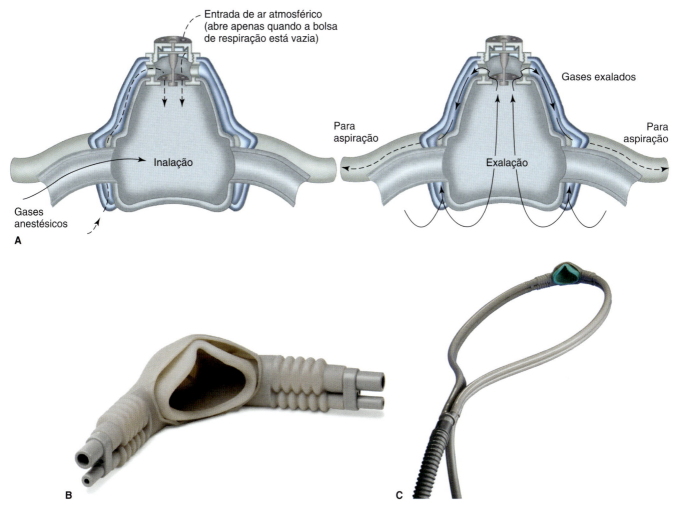

• **Figura 6.24** **A.** Máscara nasal que o paciente usa para sedação por óxido nitroso. Nota-se que, durante a exalação, o ar expirado é aspirado através de uma válvula unidirecional para o sistema de exaustão. **B.** Máscara nasal fabricada para fornecer oxigênio e óxido nitroso e eliminar o ar expirado. **C.** Máscara nasal conectada ao tubo que se liga ao tubo alimentador O_2-N_2O e ao tubo de exaustão.

Referências bibliográficas

1. Malamed SF. *Handbook of Local Anesthesia*. 6 ed. St. Louis: Elsevier; 2013.
2. Malamed SF. *Sedation: A Guide to Patient Management*. St. Louis: Elsevier; 2018.

PARTE 2

Princípios da Exodontia

Para a maioria dos leigos, o termo "cirurgia bucal" normalmente traz à mente a extração dental. A extração atraumática de um dente é um procedimento que requer delicadeza, conhecimento e habilidade por parte do cirurgião-dentista. O propósito desta parte é apresentar os princípios da exodontia, assim como a instrumentação, as técnicas e o manejo de pacientes submetidos à cirurgia de extração.

O Capítulo 7 apresenta o equipamento comumente usado na exodontia. Ilustram-se e discutem-se o instrumental básico e as aplicações fundamentais dos equipamentos para objetivos cirúrgicos.

Já o Capítulo 8 contempla os aspectos básicos de como retirar um dente irrompido atraumaticamente. A avaliação pré-operatória e a preparação do paciente são discutidas sucintamente. Detalham-se a posição do paciente na cadeira e a posição do cirurgião-dentista e de suas mãos para remover dentes em várias partes da boca. Também são apresentados em ilustrações e descrições o equipamento e os movimentos necessários para extrair cada tipo de dente.

O Capítulo 9 apresenta os aspectos básicos de como lidar com extrações complicadas (normalmente chamadas de *extrações cirúrgicas*). Elas se referem primeiramente ao resgate das raízes do dente e dos dentes que são propensos a fraturar, já foram fraturados ou, por alguma outra razão, têm algum obstáculo para a extração. Nessas situações, a remoção cirúrgica do osso ou a secção cirúrgica do dente costumam ser necessárias.

O Capítulo 10 apresenta os aspectos fundamentais sobre o manejo de dentes impactados. Apresenta-se a remoção dos dentes inclusos no início. A seguir, discutem-se a classificação e a determinação do grau de dificuldade da inclusão. Por fim, há uma breve descrição das técnicas cirúrgicas básicas requeridas para retirar terceiros molares inclusos.

Já o Capítulo 11 apresenta as técnicas para o manejo do paciente durante o período pós-operatório. Esse capítulo discute instruções pós-operatórias que devem ser dadas ao paciente, assim como medicações típicas no pós-operatório. Também abrange sequelas cirúrgicas comuns e complicações encontradas na extração dos dentes. Enfatiza-se a antecipação de sequelas e complicações e a tomada de medidas para preveni-las ou minimizá-las.

Por fim, o Capítulo 12 aborda as considerações clínicas e legais envolvidas na exodontia básica. Uma considerável parte desse capítulo discute o conceito de consentimento informado para o paciente no que se refere à exodontia. São contemplados, ainda, os direitos de privacidade do paciente.

7
Instrumental para Cirurgia Bucal Básica

JAMES R. HUPP

VISÃO GERAL DO CAPÍTULO

Incisão do tecido, 82

Elevação do mucoperiósteo, 83

Afastamento do tecido mole, 84

Preensão do tecido mole, 85

Controle de hemorragias, 86

Remoção do osso, 86
  Pinças-goivas, 86
  Broca e peça de mão, 87
  Martelo e cinzel, 87
  Lima para ossos, 87

Remoção do tecido mole de cavidades ósseas, 88

Sutura do tecido mole, 88
  Porta-agulha, 88
  Agulha de sutura, 88
  Material para sutura, 89
  Tesouras, 90

Manutenção da boca aberta, 91

Remoção de fluidos, 92

Manutenção de campos cirúrgicos em posição, 92

Irrigação, 92

Extração de dentes, 93
  Alavancas dentárias, 93
  Tipos de alavancas, 93
  Periótomos, 94
  Fórceps de extração, 94
    Componentes do fórceps, 95
    Fórceps maxilares, 96
    Fórceps mandibulares, 99

Sistema de bandeja de instrumentos, 100

Este capítulo apresenta o instrumental comumente utilizado para realizar extrações dentárias de rotina e outras intervenções cirúrgicas bucais básicas. Os instrumentais ilustrados e descritos têm diversas finalidades, incluindo procedimentos em tecidos moles e duros. O capítulo fornece, essencialmente, uma descrição dos instrumentais; sua utilização é discutida nos capítulos subsequentes.

Incisão do tecido

Muitos procedimentos cirúrgicos começam com uma incisão. O instrumento básico para fazer incisões é o bisturi, composto por um cabo e por uma lâmina estéril bem afiada (Figura 7.1). Os bisturis são de uso único com cabo de plástico e lâminas fixas; também há alças de bisturi, às quais as lâminas descartáveis podem ser anexadas. O cabo mais comumente usado para a cirurgia bucal é o de nº 3. A ponta de um cabo de bisturi está configurada para receber várias lâminas de diferentes formatos, as quais são inseridas na ranhura do cabo.

A lâmina de bisturi mais frequentemente usada para a cirurgia intrabucal é a de nº 15 (Figura 7.2). Ela é pequena e usada para fazer incisões em torno dos dentes e nos tecidos moles. A lâmina assemelha-se em forma com a maior lâmina de nº 10, usada para grandes incisões na pele em outras partes do corpo. Outras lâminas empregadas em cirurgia intrabucal são as de nº 11 e de nº 12. A nº 11 é uma lâmina pontiaguda utilizada, principalmente, para fazer pequenas incisões, como para incisar um abscesso e drená-lo. A lâmina em forma de gancho nº 12 é útil para procedimentos nas áreas mucogengivais em que as incisões são feitas sobre as faces posteriores dos dentes ou na área da tuberosidade maxilar.

A lâmina de bisturi deve ser cuidadosamente colocada no cabo que prende a lâmina com um porta-agulha. Isso diminui a chance de lesionar os dedos. Segura-se a lâmina pela extremidade sem corte, a qual é reforçada com um pequeno encaixe, e segura-se o cabo de modo que a parte macho do encaixe esteja apontada para cima (Figura 7.3A). Depois, desliza-se lentamente a lâmina de bisturi para o cabo pelos sulcos da porção macho até que se encaixe na posição (Figura 7.3B).

Desmonta-se o bisturi de modo semelhante. O porta-agulha prende a extremidade oposta da lâmina (Figura 7.3C) e levanta-a para soltá-la do encaixe macho. Desliza-se, então, a lâmina de bisturi para fora do cabo, sempre longe do corpo e de alguém

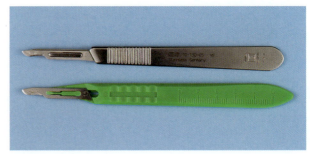

● **Figura 7.1** Bisturis são compostos por um cabo e uma lâmina. *Em cima*, cabo de bisturi reutilizável nº 3 com lâmina de uso único (uma lâmina nº 15 é mais comumente usada para cirurgia bucal). *Embaixo*, unidade cabo-lâmina de uso único (descartável) com lâmina nº 15.

próximo (Figura 7.3D). A lâmina usada é logo descartada em um recipiente rígido para objetos afiados, especificamente projetado (ver Figura 5.6C).

Quando se utiliza o bisturi para fazer uma incisão, o cirurgião-dentista segura o cabo normalmente como se fosse uma caneta (Figura 7.4), para ter o controle máximo da lâmina durante a incisão. Para a máxima eficácia da incisão, o tecido móvel deve ser mantido firmemente no lugar sob alguma tensão para que, enquanto a incisão for feita, a lâmina incise e não apenas afaste a mucosa. Quando se realiza a incisão do tecido mole retrátil, um instrumento tipo afastador deve ser utilizado para segurar o tecido distendido durante a incisão. Quando se deseja a espessura total da incisão mucoperiosteal, a lâmina deve ser pressionada para baixo, firmemente, de modo que a incisão penetre a mucosa e o periósteo com o mesmo movimento.

As lâminas de bisturi são projetadas para uso em um único paciente. Elas perdem o corte facilmente quando entram em contato com tecidos duros, como ossos ou dentes, e mesmo depois de repetidos movimentos através de tecido queratinizado. Se forem necessárias várias incisões do mucoperiósteo ao osso, pode ser necessário usar mais de uma lâmina durante uma cirurgia. Lâminas cegas não fazem incisões limpas, precisas em tecidos moles. Portanto, devem ser substituídas antes que se tornem excessivamente imprecisas.

Elevação do mucoperiósteo

O plano tecidual entre o periósteo e o osso é relativamente exangue e bem definido. Quando é feita uma incisão através do periósteo, este deve ser preferencialmente rebatido a partir do osso cortical subjacente em apenas uma camada subperiosteal, com um elevador periosteal. O instrumental mais comumente usado em cirurgia bucal é o elevador periosteal Molt nº 9 (Figura 7.5). Ele apresenta uma extremidade pontiaguda afiada e uma ponta arredondada

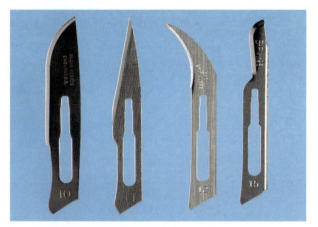

• **Figura 7.2** As lâminas de bisturi utilizadas na cirurgia bucal são as de nº 10, nº 11, nº 12 e nº 15 (da esquerda para a direita).

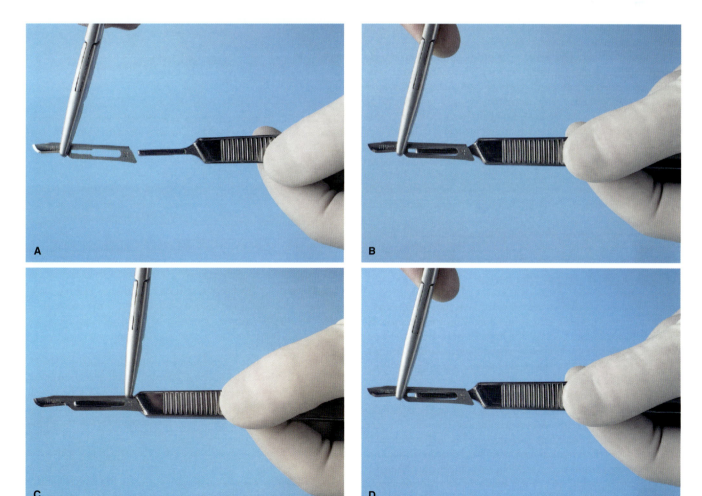

• **Figura 7.3** **A.** Ao colocar uma lâmina de bisturi, o cirurgião-dentista prende a porção não cortante da lâmina no porta-agulha e segura o cabo, com a parte macho do encaixe apontada para cima. **B.** O cirurgião-dentista, em seguida, desliza a lâmina para o cabo até que se encaixe. **C.** Para remover a lâmina, utiliza o porta-agulha para agarrar a extremidade da lâmina ao lado do cabo e levanta-o para desengatar do encaixe. **D.** O cirurgião, então, desliza suavemente a lâmina para fora do cabo longe do corpo e de qualquer pessoa próxima.

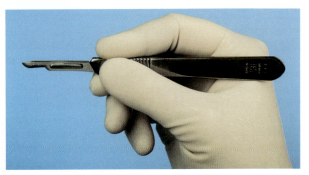

• **Figura 7.4** Segura-se o cabo do bisturi como se fosse uma caneta para possibilitar o controle máximo.

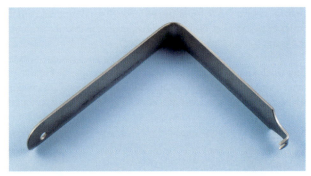

• **Figura 7.6** O afastador de Austin é um afastador de ângulo reto que pode ser usado para afastar a bochecha, a língua ou os retalhos.

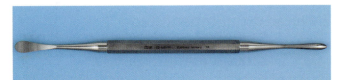

• **Figura 7.5** O elevador de periósteo tipo Molt nº 9 é o mais utilizado em cirurgias bucais.

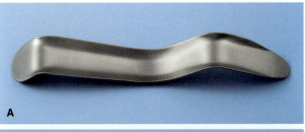

A

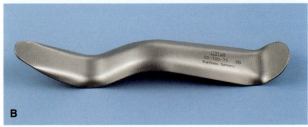

B

• **Figura 7.7** O afastador de Minnesota é um instrumento compensado utilizado para separar bochechas e retalhos. **A.** Vista frontal. **B.** Vista posterior.

mais larga. Utiliza-se a extremidade pontiaguda para iniciar a elevação do periósteo e rebater papilas entre os dentes, enquanto a extremidade larga e arredondada é destinada a continuar a elevação do periósteo do osso.

O elevador periosteal Molt nº 9 é tipicamente empregado para rebater o tecido por dois métodos. No primeiro método, utiliza-se a extremidade pontiaguda em movimento de torção, forçando o movimento para elevar tecido mole, geralmente ao elevar uma papila entre dentes ou na gengiva inserida em torno de um dente a ser extraído ou quando começar a descolar toda a espessura do retalho mucoperiosteal. O segundo método envolve o movimento de impulso, em que se deslizam o lado da extremidade pontiaguda ou a extremidade larga do instrumento por baixo do periósteo, separando-o do osso subjacente. Esse é o movimento mais eficiente e resulta na divulsão mais precisa do periósteo.

Existem outros tipos de elevadores periosteais para periodontistas, cirurgiões ortopédicos e outros cirurgiões que trabalham com ossos.

Afastamento do tecido mole

Um bom acesso e uma boa visão são essenciais para executar uma excelente cirurgia. Vários afastadores foram projetados especificamente para afastar a bochecha, a língua e os retalhos mucoperiosteais, proporcionando acesso e visibilidade durante a cirurgia. Afastadores também são usados para ajudar a proteger o tecido mole de instrumentais afiados cortantes.

Os dois afastadores de bochecha mais populares são: (1) o afastador de Austin de ângulo reto (Figura 7.6); e (2) o afastador de Minnesota de diversas dobras em ângulos (Figura 7.7). Eles também podem ser utilizados para afastar a bochecha e o retalho mucoperiosteal simultaneamente. Antes da criação do retalho, mantém-se o afastador frouxamente na bochecha. Uma vez divulsionado o retalho, coloca-se a borda do afastador no osso e, depois, utiliza-se essa borda para afastar o retalho.

Os afastadores de Seldin e Henahan são outros tipos de instrumentais (Figura 7.8) empregados para afastar tecidos moles da boca. Embora sejam semelhantes a um elevador periosteal, a borda desses afastadores não é afiada, mas lisa. Esses instrumentais

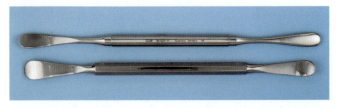

• **Figura 7.8** Os afastadores de Henahan (*superior*) e Seldin (*inferior*) são instrumentais mais amplos que proporcionam ampla separação e melhor visualização.

não devem ser usados normalmente para elevar o mucoperiósteo. O elevador periosteal Molt de nº 9 também pode ser usado como um afastador para pequenos retalhos. Uma vez elevado o periósteo, mantém-se a lâmina larga do descolador periosteal firmemente contra o osso, com o retalho mucoperiosteal elevado para uma posição encurvada.

O instrumental mais utilizado para afastar a língua durante a exodontia de rotina é o espelho bucal. Em geral, o espelho faz parte de todo instrumental básico, porque se mostra útil para examinar a boca e visualizar indiretamente os procedimentos odontológicos. O afastador de língua de Weider é um afastador largo, em formato de coração, serrilhado de um lado de modo a poder afastar a língua de maneira mais firme e afastá-la para a posição medial e anterior (Figura 7.9A). Quando se utiliza esse afastador, convém ter cuidado para não o posicionar tão posteriormente a ponto de provocar náuseas ou empurrar a língua para a orofaringe (ver Figura 7.9B). Uma pinça de campo (Figura 7.28) também pode ser utilizada para segurar a língua em determinadas circunstâncias. Quando se realiza o procedimento da biopsia na parte posterior da língua, a melhor maneira de controlá-la é segurando-a na posição anterior com uma pinça de campo. A anestesia local deve ser profunda onde se coloca a pinça e, se for o caso, é aconselhável avisar ao paciente que esse método de afastamento pode ser utilizado.

Preensão do tecido mole

Vários procedimentos em cirurgia bucal requerem que o cirurgião faça uma preensão do tecido mole para realizar uma incisão, parar o sangramento ou passar uma agulha de sutura. O instrumental mais utilizado para isso é a pinça de Adson (ou *pick-up*) (Figura 7.10A). Trata-se de uma pinça delicada, com ou sem pequenos dentes nas pontas, que pode ser usada para segurar o tecido delicadamente enquanto o estabiliza. Quando essa pinça é usada, deve-se tomar cuidado para não segurar o tecido com muita força, evitando esmagá-lo. As pinças dentadas possibilitam que se aperte o tecido mais delicadamente do que uma pinça sem dentes.

Ao se trabalhar na parte posterior da boca, a pinça de Adson pode ser muito curta. O instrumental mais longo com forma semelhante é a pinça de Stillies, que tem, geralmente, 7 a 9 polegadas (18 a 22 centímetros) de comprimento e consegue facilmente apreender o tecido na parte posterior da boca, deixando ainda uma parte projetando-se para além dos lábios, a fim de que o cirurgião os segure e controle (ver Figura 7.10B).

Às vezes, é mais conveniente ter uma pinça angulada. Isso engloba a pinça clínica ou de algodão (também chamadas pinça para algodão) (ver Figura 7.10B). Embora esse tipo de pinça não seja especialmente útil para o manuseio de tecido, é um excelente instrumental para pegar fragmentos soltos de dente, amálgama ou outros materiais estranhos e para colocar ou remover compressas de gaze.

Em alguns tipos de cirurgia, especialmente quando se removem grandes quantidades de tecido ou são realizadas biopsias, como em uma epúlide fissurada, necessita-se de pinças com travas nos cabos e dentes, que irão apreender firmemente o tecido. Nessa situação, são utilizadas as pinças de Allis para tecidos (Figura 7.11A e B). A cremalheira do cabo possibilita que as pinças sejam colocadas na posição correta e, em seguida, seguradas por um assistente, a fim de proporcionar a tensão necessária para a dissecação do tecido. A pinça de Allis nunca deve ser usada no tecido que será deixado na

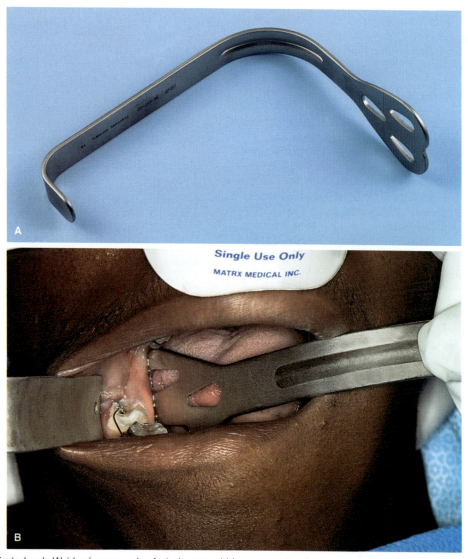

• **Figura 7.9 A.** O afastador de Weider é um grande afastador concebido para retrair a língua. A superfície serrilhada ajuda a encaixar a língua de modo a sustentá-la de maneira segura. **B.** Utiliza-se afastador de Weider para manter a língua fora do campo cirúrgico. O afastador de Austin é usado para retrair a bochecha.

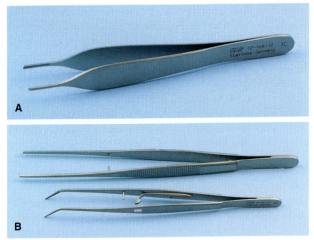

- **Figura 7.10 A.** Pequenas e delicadas pinças de Adson são usadas para estabilizar suavemente o tecido mole para sutura ou dissecção. **B.** A pinça de Stillies (*superior*) é maior do que a pinça de Adson e é empregada para manipular tecidos mais posteriores da boca. As pinças clínicas (*inferior*) são anguladas para pegar pequenos objetos na boca ou da bandeja. A pinça clínica mostrada aqui representa a versão com travamento.

boca. Isso porque causa uma quantidade relativamente grande de tecido esmagado (Figura 7.11C). Esse instrumental, no entanto, pode ser usado para apreender a língua de modo semelhante a uma pinça de campo.

Controle de hemorragias

Quando se realizam incisões através dos tecidos, pequenas artérias e veias são incisadas, causando hemorragia. Para a maioria das cirurgias dentoalveolares, a pressão sobre a ferida costuma ser suficiente para controlar o sangramento. Ocasionalmente, a pressão não para o sangramento de uma artéria ou uma veia maior. Quando isso ocorre, um instrumental chamado *pinça hemostática* é útil (Figura 7.12A). Pinças hemostáticas têm várias formas: podem ser pequenas e delicadas ou maiores, retas ou curvas. A pinça hemostática mais usada em cirurgia é a curva (ver Figura 7.12B).

A pinça hemostática tem pontas longas e delicadas, usadas para apreender tecido, e um cabo com cremalheira. O mecanismo de cremalheira possibilita ao cirurgião fixar a pinça hemostática em um vaso e, em seguida, deixar de manusear o instrumental ou deixar um assistente segurá-lo. A ponta da pinça hemostática permanece presa no tecido. Isso é útil quando o cirurgião-dentista pretende colocar uma sutura em torno do vaso ou cauterizá-lo (ou seja, usar o calor para selar o vaso fechado).

Além de sua utilização como instrumental para controlar a hemorragia, a pinça hemostática mostra-se especialmente útil em uma cirurgia bucal para remover o tecido de granulação de alvéolo do dente e para pegar pequenas pontas de raízes, pedaços de cálculo, amálgama, fragmentos e quaisquer outras partículas pequenas que tenham caído nas áreas das feridas ou adjacências. Não deve, no entanto, ser utilizada para suturar.

Remoção do osso

Pinças-goivas

O instrumental mais utilizado para a remoção de osso em uma cirurgia dentoalveolar é a pinça-goiva. Ela tem lâminas afiadas que são pressionadas juntas pelos cabos, ao cortar ou apreender o osso. As pinças-goivas têm um mecanismo que, quando se

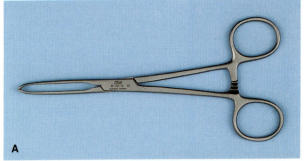

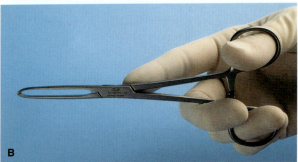

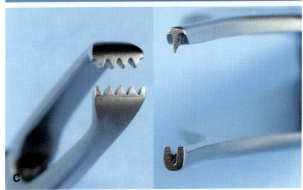

- **Figura 7.11 A.** A pinça de Allis é útil para apreender e sustentar o tecido que será excisado. **B.** Deve-se segurar a pinça de Allis como se segura um porta-agulha. **C.** Uma comparação entre as pontas da Adson (*à direita*) com as pontas da Allis (*à esquerda*) mostra as diferenças de *design* e uso.

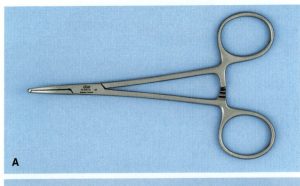

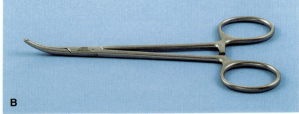

- **Figura 7.12 A.** Vista superior da pinça hemostática usada para a cirurgia bucal. **B.** Vista oblíqua da pinça hemostática curva. Também há hemostáticas retas.

libera a pressão da mão, o instrumental reabre. Isso possibilita ao cirurgião-dentista fazer manobras de corte repetidas no osso sem reabrir manualmente o instrumental (Figura 7.13A). Os dois principais modelos de pinças-goivas são: (1) o de corte lateral; e (2) o de corte lateral e terminal (ver Figura 7.13B).

As pinças de cortes lateral e terminal (pinças-goivas) são mais práticas para a maioria dos procedimentos cirúrgicos dentoalveolares que exigem remoção óssea. As de corte final podem ser inseridas nos alvéolos para a remoção de osso inter-radicular e também para retirar margens cortantes do osso. As pinças-goivas podem ser usadas para remover grandes quantidades de osso com eficiência e rapidez. Como a pinça é um instrumental delicado, o cirurgião-dentista não deve usá-la para remover grandes quantidades de osso de uma só vez – pequenas quantidades de osso devem ser removidas em várias apreensões. Da mesma maneira, ela nunca deve ser usada na remoção dos dentes, porque tal prática rapidamente irá deixá-la sem corte e danificá-la, além do risco de se perder um dente na orofaringe do paciente. Isso porque a pinça-goiva não é projetada para segurar firmemente um dente extraído. Pinças-goivas são caras; por isso, deve-se tomar cuidado para mantê-las afiadas e em funcionamento.

Broca e peça de mão

Outro método para a remoção de osso é o uso de broca em uma peça de mão. Essa é a técnica que a maioria dos profissionais da área utiliza durante a remoção do osso na cirurgia odontológica. Peças de mão de alto torque e de moderada velocidade com pontas de carboneto afiadas removem o osso cortical de maneira eficiente (Figura 7.14). Usam-se brocas como as fissuradas de nº 557 ou de nº 703 e as brocas esféricas de nº 8. Quando grandes quantidades de osso são removidas, como na redução de *torus*, utiliza-se normalmente uma grande broca de osso semelhante a uma de acrílico.

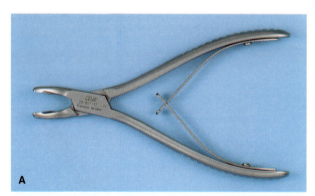

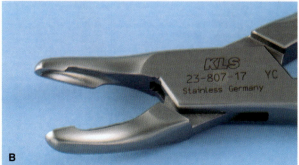

• **Figura 7.13 A.** Pinças-goivas são fórceps de corte ósseo que apresentam molas nos cabos. **B.** As pinças-goivas Blumenthal compreendem ambas as lâminas de corte, dianteiras e laterais. Elas são as preferidas para os procedimentos cirúrgicos bucais.

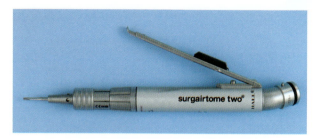

• **Figura 7.14** Peça de mão típica de moderada velocidade, alto torque, esterilizável, com broca de nº 703.

Qualquer peça de mão usada para cirurgia bucal precisa ser completamente esterilizada. Ao se comprar uma peça de mão, as especificações do fabricante devem ser verificadas com cuidado para se assegurar a esterilização. A peça de mão deve ter alta velocidade e alto torque (Figura 7.14). Isso possibilita a remoção óssea rápida e eficiente corte de dentes. A peça de mão não deve ter exaustão de ar no campo operatório, o que tornaria inadequado usar as típicas brocas de alta velocidade da turbina de ar empregadas na Odontologia restauradora de rotina. A razão é que o ar expelido para a ferida pode ser forçado para dentro de planos teciduais mais profundos e produzir enfisema do tecido, uma complicação perigosa.

Martelo e cinzel

Ocasionalmente, realiza-se a remoção óssea utilizando-se um martelo e um cinzel (Figura 7.15), embora a disponibilidade de peças de mão de alta velocidade para a remoção de ossos e cortes de dentes tenha limitado muito a necessidade desses instrumentais. Às vezes, o martelo e o cinzel são empregados na remoção do *torus* lingual. A ponta do cinzel deve ser mantida afiada para funcionar efetivamente (ver Capítulo 13).

Lima para ossos

O nivelamento final do osso antes da conclusão da cirurgia costuma ser realizado com uma pequena lima para osso (Figura 7.16A). Geralmente, é um instrumental de ponta dupla, com uma extremidade pequena e outra maior. Não é eficiente para a remoção de grandes quantidades de osso; portanto, é empregada somente para nivelamento final. Os dentes da maioria de limas para osso são organizados de tal maneira que removem apropriadamente o osso com um simples movimento de tração (ver Figura 7.16B). Empurrar esse tipo de lima contra o osso resulta apenas no polimento e no esmagamento do osso, e isso deve ser evitado.

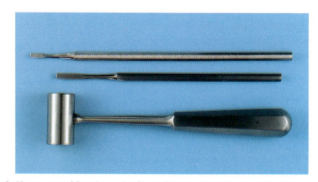

• **Figura 7.15** Martelo e cinzéis cirúrgicos podem ser utilizados para remover ossos.

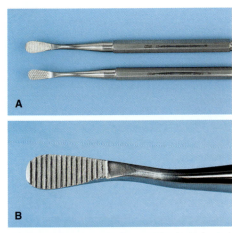

• **Figura 7.16** **A.** A lima para ossos com ponta dupla é usada para lapidar pequenas bordas cortantes ou espículas ósseas. **B.** Os dentes da lima para osso são eficazes com um simples movimento de tração.

Remoção do tecido mole de cavidades ósseas

A cureta comumente usada para a cirurgia bucal é um instrumental com duas pontas anguladas usado para remover o tecido mole de defeitos ósseos (Figura 7.17). Seu uso principal é a remoção dos granulomas ou pequenos cistos de lesões periapicais, mas também pode ser usada para remover pequenas quantidades de restos de tecido de granulação e detritos do alvéolo dentário. Existem grandes curetas para a remoção de tecidos moles de grandes cavidades ósseas, como cistos. Observa-se que a cureta periapical é claramente diferente da periodontal em desenho e função.

Sutura do tecido mole

Uma vez concluído o procedimento cirúrgico, devolve-se o retalho mucoperiosteal à sua posição original e mantém-se o mesmo no lugar por meio de suturas. O porta-agulha é o instrumental utilizado para essas suturas.

Porta-agulha

O porta-agulha é um instrumental que tem um cabo com travamento e pontas curtas e arredondadas. Para a colocação intrabucal de suturas, recomenda-se um porta-agulha de 7 polegadas (17 cm) (Figura 7.18). A ponta de um porta-agulha é mais curta e mais forte do que a de uma pinça hemostática (Figura 7.19). A face interna da ponta do porta-agulha tem ranhuras cruzadas, a fim de possibilitar uma apreensão positiva da agulha de sutura. A pinça hemostática tem sulcos paralelos na face interna das pontas, o que diminui o controle sobre a agulha e a sutura. Portanto, a pinça hemostática não é um instrumental utilizado para sutura.

Para controlar a abertura e o fechamento da cremalheira adequadamente e para direcionar o porta-agulha, o cirurgião tem que segurar o instrumental de maneira correta (Figura 7.20). Inserem-se o polegar e o dedo anelar através dos anéis. O dedo indicador é mantido ao longo do comprimento do porta-agulha para estabilizá-lo e direcioná-lo. O segundo dedo auxilia no controle da apreensão do instrumental. O dedo indicador não deve ser colocado através do anel de dedo do porta-agulha, pois isso resultará em considerável diminuição do controle.

Agulha de sutura

A agulha utilizada no fechamento de incisões da mucosa bucal costuma ser uma agulha de sutura com um semicírculo pequeno ou três oitavos de círculo. A agulha é curva para que passe através de um espaço limitado, onde uma agulha reta não consegue

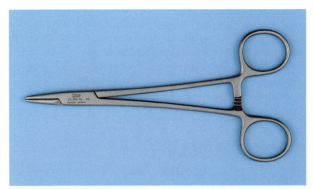

• **Figura 7.18** O porta-agulha tem cabo com travamento e ponta curta e arredondada.

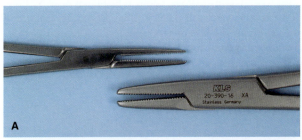

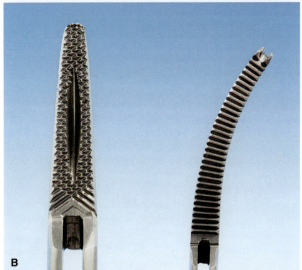

• **Figura 7.19** **A.** A pinça hemostática (*superior*) tem ponta fina e longa em comparação à ponta do porta-agulha (*inferior*) e por isso não deve ser utilizada para a sutura. **B.** A face interna da ponta do porta-agulha é mais curta e hachurada, a fim de garantir a preensão da agulha (*à esquerda*). Já a da pinça hemostática tem sulcos paralelos que não possibilitam um controle sobre a agulha (*à direita*).

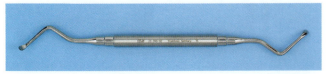

• **Figura 7.17** A cureta periapical é um instrumental de duas pontas, em formato de colher, usado para remover tecido mole de cavidades ósseas.

CAPÍTULO 7 Instrumental para Cirurgia Bucal Básica   89

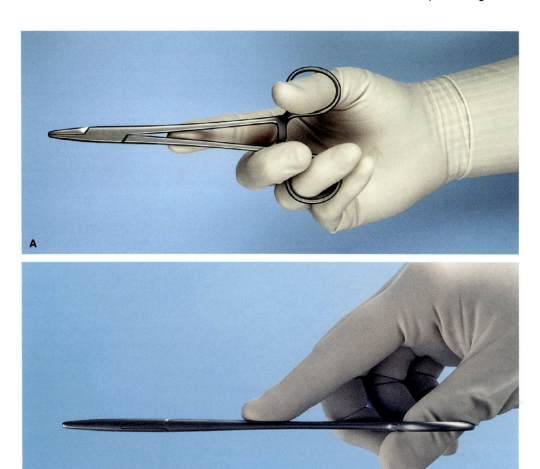

• **Figura 7.20** Segura-se o porta-agulha utilizando o polegar e o dedo anelar nos anéis do instrumento (**A**) e os dedos indicador e médio para controlar o instrumento (**B**).

alcançar, e a passagem pode ser feita com uma torção do pulso. Há agulhas de sutura de vários formatos, desde muito pequenas até muito grandes (Figura 7.21A). As pontas das agulhas de sutura são afiadas como agulhas de costura ou têm pontas triangulares, que as possibilitam ser agulhas de corte. Uma agulha de corte passa através do mucoperiósteo mais rápido do que uma agulha cônica (ver Figura 7.21B). A porção de corte da agulha estende-se cerca de um terço do comprimento da agulha, e a porção remanescente é arredondada. As agulhas cônicas são utilizadas em tecidos mais delicados, como no caso das cirurgias oculares ou vasculares. Deve-se tomar cuidado com agulhas cortantes – se não forem usadas corretamente, podem seccionar o tecido lateral ao caminho da agulha. O material de sutura utilizado para cirurgia bucal costuma ser adquirido já embutido (fundindo-se a extremidade de um fio de sutura a uma agulha) pelo fabricante.

Mantém-se a curvatura da agulha a cerca de dois terços da distância entre a ponta e a base da agulha (Figura 7.22). Isso possibilita que uma quantidade suficiente da agulha seja exposta e passe através do tecido, fazendo com que o porta-agulha agarre a agulha em sua porção mais forte e impeça seu dobramento ou a perda do corte na ponta. As técnicas de sutura são discutidas mais detalhadamente no Capítulo 8.

Material para sutura

Há muitos tipos de materiais de sutura. Os materiais são classificados pelo diâmetro, pela capacidade de reabsorção e pelo fato de serem mono ou polifilamentares.

O tamanho do fio de sutura refere-se a seu diâmetro e é designado por uma série de zeros. O diâmetro mais utilizado na sutura de mucosa bucal é 3-0 (000). A sutura de maior porte é 2-0 ou 0. Os tamanhos menores são designados com mais zeros (p. ex., 4-0, 5-0 e 7-0). Em geral, as suturas de tamanho muito fino, como 7-0, são utilizadas em locais bem visíveis na pele – por exemplo, no rosto – porque, se forem aplicadas adequadamente, suturas menores costumam causar menos cicatrizes. As suturas de tamanho 3-0 são grandes o suficiente para suportar a tensão intrabucal colocada sobre elas e fortes o bastante para amarrar mais facilmente o nó com um porta-agulha em comparação com suturas de menor diâmetro.

As suturas podem ser reabsorvíveis ou não reabsorvíveis. Exemplos de materiais de sutura não reabsorvíveis são: náilon, seda, vinil e aço inoxidável, entre outros. A sutura não reabsorvível mais comumente utilizada na cavidade bucal é a de seda. Náilon, vinil e aço inoxidável raramente são utilizados na boca. Suturas reabsorvíveis são feitas principalmente de intestino. Embora o termo *categute* seja frequentemente empregado para designar esse tipo de sutura, na verdade a tripa deriva da superfície serosa do intestino de ovelha. O *categute* liso é reabsorvido rapidamente na cavidade bucal. Raramente dura mais do que 3 a 5 dias. O intestino tratado com solução de curtimento (ácido crômico) é chamado de *intestino crômico* e dura mais que o intestino normal – de 7 a 10 dias. Há várias suturas absorvíveis sintéticas também. Esses materiais consistem em longas cadeias de polímeros trançadas em material de sutura. São exemplos o ácido poliglicólico e o ácido polilático. Estes são reabsorvidos lentamente, o que leva

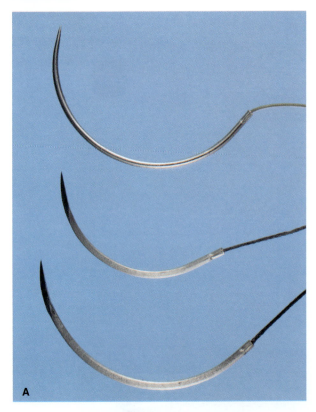

até 4 semanas para acontecer. Tais suturas reabsorvíveis de longa duração são raramente indicadas para cirurgia bucal básica.

Por fim, as suturas são classificadas por serem mono ou polifilamentares. Suturas monofilamentares são aquelas como intestino simples e crômico, náilon e aço inoxidável. As suturas de polifilamentos são suturas trançadas, como a seda, o ácido poliglicólico e o ácido polilático. Suturas feitas de material trançado são mais fáceis de manusear e amarrar que as monofilamentares e, raramente, vêm soltas. Em geral, as extremidades de corte são macias e não irritantes para a língua e os tecidos moles adjacentes. No entanto, por causa dos múltiplos filamentos, elas tendem a "absorver" fluidos bucais ao longo da sutura para os tecidos subjacentes. Essa absorção pode transportar bactérias junto com a saliva. Suturas de monofilamento não causam essa absorção, mas podem ser mais difíceis de amarrar e tendem a se soltar. Além disso, as extremidades cortadas são mais rígidas – portanto, mais irritantes para a língua e os tecidos moles.

Uma das suturas mais comumente utilizadas para a cavidade bucal é a seda preta 3-0. O tamanho 3-0 tem a quantidade adequada de força; a natureza polifilamentosa da seda torna mais simples amarrar e é bem tolerada pelos tecidos moles do paciente. A cor facilita a visualização da sutura quando o paciente retorna para a remoção. Suturas que seguram a mucosa juntas costumam ficar por mais de 5 a 7 dias, para que a ação lubrificante seja de pouca importância clínica. Muitos cirurgiões preferem a sutura crômica 3-0 para evitar a necessidade de removê-la mais tarde. (As técnicas de sutura e os tipos de nós são apresentados no Capítulo 8.)

Tesouras

Os instrumentais finais necessários para se colocarem suturas são as tesouras (Figura 7.23). Elas costumam ter curtas arestas cortantes, pois seu único propósito é cortar as suturas. A tesoura de sutura mais comumente usada para a cirurgia bucal é a tesoura Dean, com cabos ligeiramente curvos e lâminas serrilhadas que

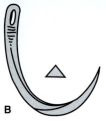

- **Figura 7.21** **A.** Comparação de agulhas usadas na cirurgia bucal. *Em cima*, agulha C-17, que geralmente tem o tamanho 4-0. *No meio*, agulha PS-2. *Embaixo*, SH. Todas são agulhas de corte, e o material de sutura está embutido na agulha. **B.** A ponta da agulha utilizada para sutura mucoperiosteal mostra-se triangular em corte transversal para torná-la uma agulha de corte.

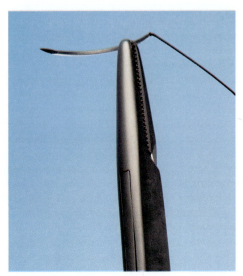

- **Figura 7.22** O porta-agulha prende a agulha curva com dois terços de distância a partir da ponta da agulha.

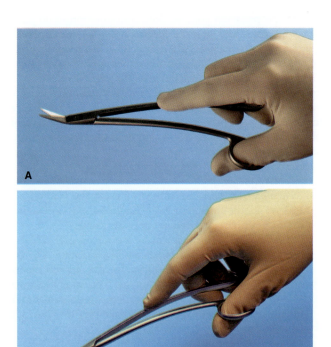

- **Figura 7.23** Deve-se segurar a tesoura de sutura do mesmo modo que o porta-agulha.

fazem o corte das suturas mais facilmente. A tesoura de sutura geralmente tem cabos longos, além de encaixes para o polegar e para os demais dedos. Deve-se segurar a tesoura da mesma maneira que o porta-agulha.

Outros tipos de tesoura são projetados para o corte de tecidos moles. Os dois principais tipos de tesoura de pele são a Iris e a Metzenbaum (Figura 7.24), que podem ter lâminas retas ou curvas. A tesoura Iris é pequena, de pontas afiadas – uma ferramenta suave para trabalhos delicados. A tesoura de Metzenbaum é usada para divulsionar o tecido mole e para cortar. Elas podem ter pontas afiadas ou arredondadas. Tesouras de tecidos, como a Iris ou a Metzenbaum, não devem ser utilizadas para cortar suturas, pois o material de sutura cega as margens das lâminas e as torna menos eficazes e mais traumáticas durante o corte do tecido.

Manutenção da boca aberta

Na realização de extrações de dentes mandibulares, é necessário apoiar a mandíbula para evitar o estresse sobre a articulação temporomandibular (ATM). Apoiar a mandíbula do paciente em um bloco de mordida ajudará a proteger a articulação. O bloco de mordida é exatamente o que o nome indica (Figura 7.25). Ele é macio, semelhante a uma borracha, onde o paciente pode descansar seus dentes. O paciente abre a boca em uma amplitude confortável e insere-se o bloco de mordida de borracha; o bloco mantém a boca na posição desejada, sem esforço por parte do indivíduo. Os blocos de mordida vêm em vários tamanhos, para caber na boca de pacientes de diversos tamanhos e produzir diferentes graus de abertura. Se o cirurgião-dentista precisar de uma abertura maior da boca usando qualquer tamanho de bloco de mordida, o

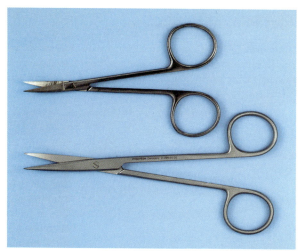

• **Figura 7.24** Há dois modelos de tesoura de tecidos. As tesouras Iris (*em cima*) são pequenas e de pontas afiadas. Já as tesouras Metzenbaum (*embaixo*) são mais longas e delicadas. Há tesouras Metzenbaum com ponta afiada (*mostrada aqui*) ou com ponta arredondada.

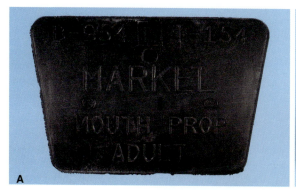
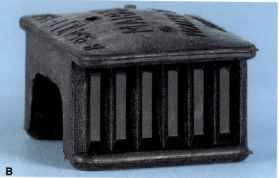
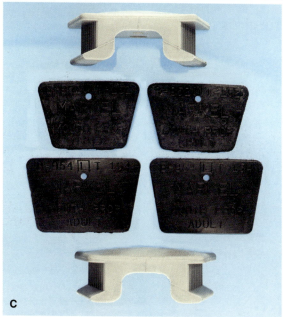

• **Figura 7.25 A.** O bloco de mordida é usado para manter a boca do paciente aberta na posição escolhida por ele próprio. **B.** Os lados do bloco de mordida são corrugados a fim de proporcionar uma superfície para os dentes se encaixarem. **C.** Os blocos vêm em vários tamanhos.

paciente deve abrir a boca mais amplamente e o bloco de mordida deve ser posicionado mais para a parte posterior da boca. Para a maioria dos pacientes adultos, um bloco de mordida de tamanho pediátrico é adequado quando colocado sobre os dentes molares.

O abridor de boca de ação lateral, ou abridor de boca de Molt (Figura 7.26), pode ser utilizado para abrir a boca de maneira mais ampla, se necessário. Tal suporte bucal tem ação do tipo catraca, abrindo-a mais amplamente conforme se fecha o cabo. Esse tipo de suporte deve ser utilizado com cuidado, devido à grande pressão que pode ser aplicada aos dentes e à ATM. Além disso, pode ocorrer lesão com o uso indiscriminado. Tal suporte é útil em pacientes que estejam profundamente sedados ou que apresentem formas leves de trismo.

Sempre que um bloco de mordida ou um abridor de boca de ação lateral for usado, o cirurgião-dentista deve tomar cuidado para evitar abrir excessivamente a boca do paciente, pois pode causar estresse na ATM. Às vezes, isso pode resultar em lesão por estiramento na articulação, causando a necessidade de tratamento adicional. Quando são realizados procedimentos de longa duração, é uma boa ideia remover o suporte periodicamente e deixar o paciente mover a mandíbula e descansar os músculos durante um curto período.

Remoção de fluidos

Para proporcionar uma visualização adequada, o sangue, a saliva e as soluções irrigantes devem ser removidas do local da cirurgia. O aspirador cirúrgico tem um orifício menor do que o tipo utilizado em Odontologia geral, para que se possa remover fluidos mais rapidamente do local cirúrgico, a fim de manter uma visualização adequada. Muitos desses aspiradores são projetados com vários orifícios, de modo que o tecido mole não seja sugado para o orifício de aspiração, causando lesão tecidual (Figura 7.27A).

O aspirador Fraser tem um buraco na parte do cabo que pode ser coberto com a ponta dos dedos, conforme necessário. Quando se corta o tecido duro sob irrigação abundante, cobre-se o orifício para que a solução seja retirada rapidamente. Quando se aspira o tecido mole, o furo pode ser deixado descoberto para evitar lesões do tecido ou obstrução do tecido mole na ponta de aspiração (ver Figura 7.27B).

Manutenção de campos cirúrgicos em posição

Quando se colocam campos em torno de um paciente, pode-se mantê-los presos com uma pinça de campo (Figura 7.28). Tal instrumental tem uma cremalheira no cabo e anéis para o polegar e os demais dedos. As extremidades de ação da pinça de campo podem ser afiadas ou arredondadas. Aquelas com extremidades curvas penetram nos campos cirúrgicos. Quando se usa esse instrumental, o operador deve ter muito cuidado para não prender a pele subjacente do paciente.

Irrigação

Ao usar uma peça de mão e uma broca para remover o osso, é essencial que a área seja irrigada com um fluxo constante de solução de irrigação, normalmente água ou soro fisiológico estéreis.

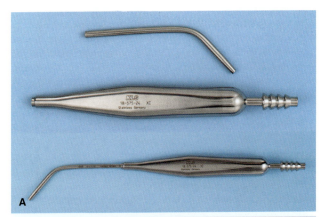
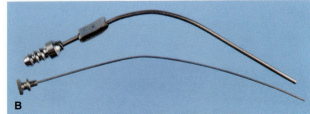

• **Figura 7.27 A.** A ponta de aspiração cirúrgica tem diâmetro pequeno. Normalmente, há um orifício para evitar a lesão tecidual causada por pressão excessiva na aspiração. *Em cima*, desmontadas para a limpeza. *Embaixo*, montadas para utilização. **B.** A ponta Fraser tem um dispositivo no punho para proporcionar a quem o manipula mais controle sobre a quantidade de poder de aspiração. Manter o polegar sobre o orifício aumenta a aspiração na ponta. Utiliza-se um desentupidor metálico para limpar a ponta quando partículas de osso ou dente se prendem durante a aspiração.

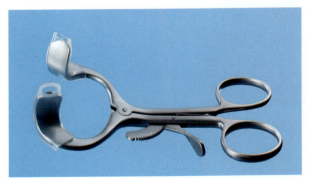

• **Figura 7.26** O abridor de boca ou Molt pode ser usado para abrir a boca do paciente quando este se mostra incapaz de cooperar, como durante a sedação ou quando há algum tipo de trismo.

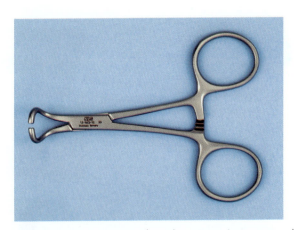

• **Figura 7.28** A pinça de campo é usada para manter o campo cirúrgico em posição. As pontas ativas apreendem os campos, e os cabos com cremalheira mantêm o campo cirúrgico na posição. A pinça mostra que não apresenta ponta penetrante. Pinças de campo com as pontas penetrantes e afiadas também estão disponíveis.

A irrigação esfria a broca e evita o acúmulo de calor, prejudicial ao osso. A irrigação também aumenta a eficiência da broca, por lavar e retirar fragmentos de osso das estrias do instrumental, proporcionando certa quantidade de lubrificação. Além disso, uma vez completado o procedimento cirúrgico e antes de suturar o retalho mucoperiosteal de volta à posição, o campo operatório deve ser cuidadosamente irrigado. Uma grande seringa de plástico com agulha de ponta romba calibre 18 é comumente usada para a irrigação. Embora descartável, a seringa pode ser esterilizada várias vezes antes de ser descartada. A agulha deve ser sem corte e lisa, de modo a não danificar o tecido mole, além de ser inclinada para a direção mais eficiente do fluxo de irrigação (Figura 7.29).

Extração de dentes

Um dos instrumentais mais importantes utilizados no processo de extração é a alavanca dentária. Utiliza-se esse instrumento para luxar (afrouxar) dentes do osso circundante. Afrouxar os dentes antes da aplicação do fórceps dental torna o procedimento mais simples. Ao elevar os dentes antes da aplicação do fórceps, o cirurgião-dentista pode minimizar a incidência de coroas, raízes e ossos quebrados. Por fim, a luxação de dentes é conveniente antes da aplicação do fórceps para facilitar a remoção de uma raiz fraturada. Isso porque o uso prévio de alavanca proporciona o afrouxamento da raiz no alvéolo dentário. Além de seu papel no afrouxamento dos dentes do osso circundante, alavancas dentárias também são utilizadas para expandir o osso alveolar. Ao expandir a cortical óssea vestibulocervical, o cirurgião facilita a remoção de um dente que tenha percurso limitado e obstruído para remoção. Por fim, as alavancas são usadas para remover as raízes fraturadas ou cirurgicamente seccionadas de seus alvéolos.

Alavancas dentárias

Os três principais componentes da alavanca são o cabo, a haste e a lâmina (Figura 7.30). O cabo da alavanca costuma ser de tamanho generoso, para que seja manuseado confortavelmente para aplicar uma força substancial, porém controlada. A aplicação de uma força específica é fundamental para o uso correto de alavancas dentárias. Em alguns casos, utilizam-se alavancas com um cabo em cruz ou em forma de "T". Esses instrumentais devem ser usados com muita cautela, pois podem gerar uma quantidade excessiva de força, o que pode fraturar o dente e os ossos (Figura 7.31).

A haste da alavanca simplesmente liga a alavanca para a parte ativa, ou a lâmina. A haste costuma ser de tamanho substancial, e é suficientemente forte para transmitir a força do cabo para a lâmina. A lâmina da alavanca é a parte ativa e utilizada para transmitir a força para dentes, ossos ou ambos.

Tipos de alavancas

A maior variação no tipo de alavancas está na forma e no tamanho da lâmina. Os três tipos básicos de alavancas são: (1) o tipo reto; (2) o tipo de triângulo ou em forma de flâmula; e (3) o tipo apical. A alavanca reta é a mais comumente usada para luxar dentes (Figura 7.32A). A lâmina da frente da alavanca tem uma superfície côncava de um lado, colocada para o dente a ser elevado (ver Figura 7.32B). A alavanca reta pequena, nº 301, é frequentemente usada para iniciar a luxação de um dente erupcionado antes do uso do fórceps (Figura 7.33). As alavancas retas maiores são empregadas para descolar as raízes de seus alvéolos e luxar os

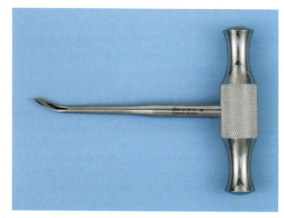

• **Figura 7.31** Cabos em "T" são utilizados em algumas alavancas. Esse tipo de cabo pode gerar grande quantidade de força e, portanto, deve ser usado com muita cautela.

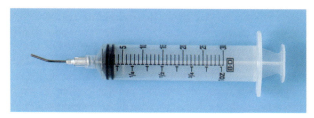

• **Figura 7.29** Seringas grandes de plástico com ponta romba angular sem corte podem ser utilizadas para irrigar a solução no local da cirurgia.

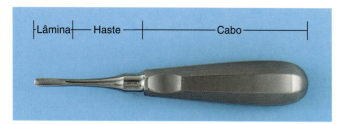

• **Figura 7.30** Os componentes principais de uma alavanca são o cabo, a haste e a lâmina.

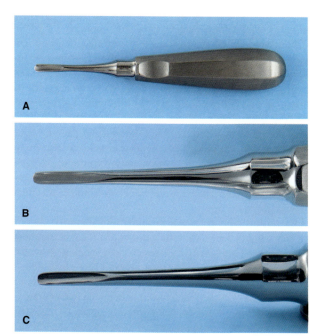

• **Figura 7.32** **A.** Alavancas retas são os tipos mais comumente utilizados. **B** e **C.** A lâmina da alavanca reta é côncava no lado de trabalho.

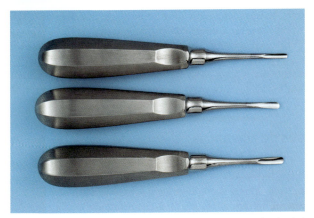

• **Figura 7.33** Alavancas retas variam de tamanho, dependendo da largura da lâmina.

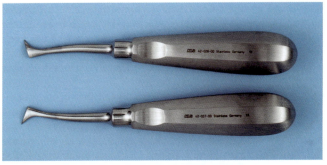

• **Figura 7.34** Alavancas triangulares (Cryer) são instrumentais em pares e, portanto, utilizados para as raízes mesial ou distal.

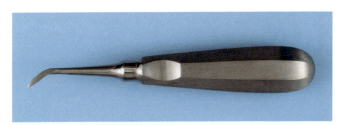

• **Figura 7.35** A alavanca de Crane, ou apical, é um instrumento robusto usado para elevar raízes inteiras ou, até mesmo, dentes após a preparação do ponto de apoio com uma broca.

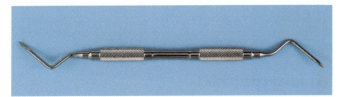

• **Figura 7.36** O delicado elevador para ápices radiculares é usado para luxar o ápice radicular no alvéolo. A ponta fina pode se quebrar ou dobrar, se o instrumento for utilizado de maneira inadequada.

dentes mais espaçados, uma vez que a alavanca reta de menor porte torna-se menos eficaz. A alavanca reta maior mais utilizada é a nº 34S, mas a nº 46 e a nº 77R também são usadas ocasionalmente.

A forma da lâmina da alavanca reta pode ser angulada a partir da haste, o que possibilita a este instrumental uma utilização em partes mais posteriores da boca. Dois exemplos da haste angulada da alavanca com uma lâmina semelhante à da alavanca reta são as alavancas de Miller e Potts.

O segundo tipo de alavanca mais comumente usado é o triangular (Figura 7.34). Essa alavanca apresenta-se em pares: uma esquerda e outra direita. A alavanca triangular é mais útil quando a raiz fraturada permanece no alvéolo do dente e o alvéolo adjacente está vazio. Um exemplo típico seria quando há fratura de um primeiro molar inferior, deixando a raiz distal no receptáculo, mas removendo a raiz mesial com a coroa. Coloca-se a ponta da alavanca triangular no alvéolo, com a haste da alavanca apoiada na cortical óssea vestibular. A alavanca é então girada em uma rotação de rodas e eixos, com a ponta afiada do elevador envolvendo o cemento da raiz distal remanescente. Então, gira-se a alavanca, e a raiz é removida. Existem diversos tipos e angulações de alavancas triangulares, mas a Cryer é a mais comum (os pares dessas alavancas são também comumente chamados de *alavancas leste-oeste*.)

O terceiro tipo de alavanca utilizado com alguma frequência é a alavanca apical. Usa-se esse tipo de alavanca para remover raízes. A versão robusta da alavanca apical é a do tipo Crane (Figura 7.35). Esse instrumental é utilizado como alavanca para elevar uma raiz fraturada do alvéolo do dente. Normalmente, mostra-se necessário fazer um furo com uma broca (ponto de apoio) de, aproximadamente, 3 mm de profundidade na raiz na altura da crista óssea. A ponta da alavanca é então inserida no furo e, com a cortical vestibular do osso como um fulcro, eleva-se a raiz do alvéolo do dente. Às vezes, a ponta afiada pode ser usada sem a preparação de um ponto de apoio ao envolver o cemento ou a bifurcação do dente.

O segundo tipo de alavanca apical é o elevador de ápice radicular (Figura 7.36). Esse elevador apical é um instrumental delicado usado para luxar pequenos ápices dentais de seus alvéolos. Enfatiza-se que este é um instrumental fino e não deve ser usado como roda-eixo ou alavanca, tipo Cryer ou Crane apical. A ponta da raiz é usada para luxar uma pequena extremidade da raiz de um dente, inserindo-se a ponta no espaço do ligamento periodontal entre a ponta da raiz e a parede do alvéolo. Esse instrumental funciona melhor em raízes deixadas após um dente estar bem elevado.

Periótomos

Periótomos são instrumentais utilizados para extração dentária preservando-se a anatomia do alvéolo do dente. O princípio geral de sua utilização é cortar alguns dos ligamentos periodontais do dente, a fim de facilitar sua remoção. Existem vários tipos de periótomos com diferentes formas de lâmina (Figura 7.37).

Insere-se a ponta da lâmina do periótomo no espaço do ligamento periodontal e avança-se por pressão no sentido apical, ao longo do eixo do dente. Ela avança cerca de 2 a 3 mm e, em seguida, é removida e reinserida em um local acessível adjacente. O processo continua em torno do dente, avançando-se gradualmente a profundidade da ponta do periótomo e progredindo-se apicalmente. Após a separação suficiente dos ligamentos periodontais, o dente é retirado com uma alavanca dental, um fórceps de extração ou ambos, tendo-se o cuidado de evitar a expansão excessiva ou a fratura do osso.

Fórceps de extração

Os fórceps de extração são instrumentos utilizados para remover o dente do osso alveolar. O ideal é que os fórceps sejam usados para auxiliar a alavanca na luxação dos dentes dos alvéolos, em vez de puxar os dentes de sua base. Quando apropriadamente utilizados, eles também podem ajudar a expandir o osso durante as extrações.

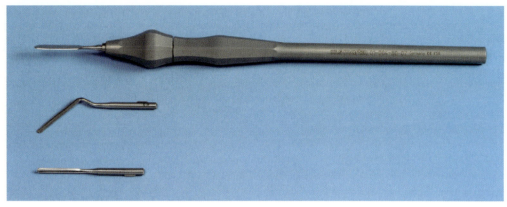

• **Figura 7.37** Periótomo com cabos e lâminas substituíveis. Outros tipos de periótomos têm lâminas fixas ou são ligados a um motor.

Há fórceps em muitos estilos e configurações para se adaptar à variedade de dentes em que são usados. Cada tipo básico oferece diversas variações para coincidir com as preferências individuais do cirurgião. Esse tópico lida com os tipos básicos e fundamentais e discute brevemente algumas das variações.

Componentes do fórceps

Os componentes básicos de um fórceps de extração dentária são os cabos, a dobradiça e a ponta (Figura 7.38). Em geral, os cabos são de tamanho adequado para serem usados confortavelmente e oferecer pressão e alavancagem suficientes para a remoção do dente; apresentam superfície serrilhada que possibilita uma apreensão positiva e evita o deslizamento.

Os cabos dos fórceps são manuseados de maneiras diferentes, dependendo da posição do dente a ser removido. Os fórceps maxilares são manuseados com a palma da mão sob o fórceps de modo que a ponta seja direcionada para cima (Figura 7.39). Os fórceps utilizados para remover dentes mandibulares são manuseados com a palma da mão sobre o fórceps de maneira que a ponta seja direcionada para baixo, na direção dos dentes (Figura 7.40). Os cabos dos fórceps geralmente são retos, mas podem ser curvos para proporcionar ao operador melhor ajuste (Figura 7.41).

A dobradiça do fórceps, como a haste da alavanca, é apenas um mecanismo para conectar os cabos à ponta. A articulação transfere e concentra a força aplicada aos cabos para a ponta. Existe uma diferença distinta de estilos: o tipo americano comum tem a dobradiça na direção horizontal e é usado como foi descrito (ver Figura 7.38). Já o tipo inglês tem a dobradiça vertical e o cabo vertical correspondente (Figura 7.42A). Dessa maneira, o cabo e a dobradiça do estilo inglês são usados com a mão na direção vertical de maneira oposta à direção horizontal (ver Figura 7.42B).

As pontas dos fórceps de extração variam muito. Elas são projetadas para se adaptar à raiz do dente próximo à junção da coroa e da raiz. Deve-se lembrar de que as pontas dos fórceps são projetadas para serem adaptadas à estrutura da raiz do dente, e não para a coroa. Nesse sentido, diferentes pontas foram projetadas para os dentes unirradiculares e os dentes de duas e três raízes. A variação é tal que as pontas se adaptam às diversas formações de raiz, melhorando o controle da força do cirurgião-dentista na raiz e diminuindo as chances de uma fratura. Quanto mais próximas as pontas dos fórceps ficarem das raízes dos dentes, mais eficiente será a extração e menor a chance de resultados indesejados.

Uma variação no desenho final é a largura da ponta. Algumas pontas de fórceps são estreitas, porque sua principal utilização é extrair dentes estreitos, como os incisivos. Outras pontas são mais largas, pois os dentes para os quais foram projetadas são substancialmente mais largos, como os molares inferiores. Fórceps delineados para remover um incisivo inferior podem, teoricamente, ser usados para extrair um molar inferior, mas, por causa de suas pontas estreitas, são ineficazes para esse objetivo. Da mesma maneira, o fórceps molar mais largo não se adapta ao espaço estreito ocupado pelos incisivos inferiores. Portanto, não pode ser usado nessa situação sem danos para os dentes adjacentes.

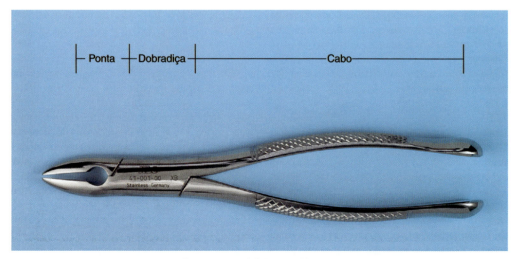

• **Figura 7.38** Componentes básicos do fórceps para exodontia.

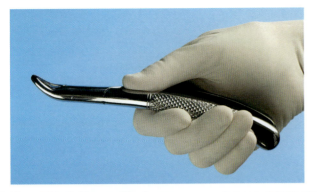

• **Figura 7.39** Os fórceps utilizados para remover dentes superiores são segurados com a palma da mão sob o cabo.

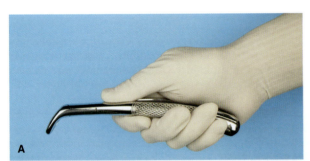

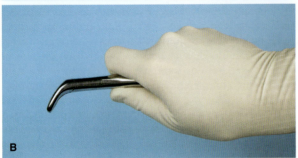

• **Figura 7.40 A.** Seguram-se os fórceps utilizados para remover os dentes mandibulares com a palma da mão em cima dele. **B.** Consegue-se uma aderência mais firme para a entrega de maior quantidade de força de rotação movendo-se o polegar em torno e por baixo do cabo.

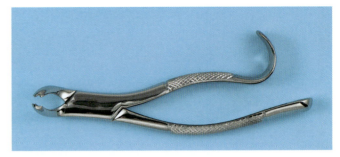

• **Figura 7.41** Os cabos retos costumam ser os preferidos, mas alguns cirurgiões usam os cabos curvos.

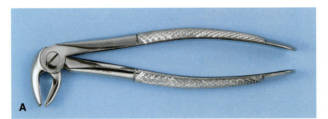

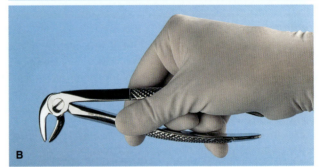

• **Figura 7.42 A.** Um cabo de estilo inglês tem a dobradiça na direção vertical. **B.** Segura-se esse tipo de fórceps na direção vertical.

As pontas do fórceps são anguladas, de modo a serem posicionadas paralelamente ao longo do eixo do dente, com o cabo em uma posição confortável. Por isso, as pontas de fórceps para maxila são geralmente paralelas aos cabos. Os fórceps para molares superiores têm a forma de baioneta, para que o cirurgião-dentista alcance o aspecto posterior da boca confortavelmente e ainda mantenha as pontas paralelas ao eixo do dente. As pontas de fórceps mandibulares costumam ser fixadas perpendicularmente aos cabos, o que possibilita ao cirurgião-dentista chegar aos dentes inferiores e manter uma posição confortável e controlada.

Fórceps maxilares

A remoção dos dentes superiores requer o uso de instrumentos concebidos para os dentes unirradiculares e para aqueles com três raízes. Incisivos, caninos e pré-molares são considerados dentes unirradiculares. O primeiro pré-molar frequentemente tem raiz bifurcada, porém, como isso só ocorre no terço apical, não tem influência no desenho do fórceps. Os molares superiores têm raízes trifurcadas. Assim, há um fórceps de extração que vai adaptar-se a essa configuração.

Após a elevação adequada, dentes superiores unirradiculares costumam ser removidos com um fórceps universal para superiores, em geral de nº 150 (Figura 7.43). O fórceps nº 150 tem discretamente a forma de S quando visto de lado, e essencialmente reta quando visto de cima. As partes curvas de um fórceps encontram-se apenas na ponta. A ligeira curvatura do fórceps nº 150 possibilita ao cirurgião alcançar confortavelmente não só os incisivos, mas também os pré-molares. A ponta ativa dos fórceps nº 150 vem em um estilo que tem sido ligeiramente adaptado para formar o fórceps de nº 150A (Figura 7.44). O fórceps nº 150A é útil para a extração de pré-molares superiores e não deve ser utilizado para extrair os incisivos, devido à sua má adaptação às raízes dos incisivos.

Além dos fórceps nº 150, há também os retos. Os fórceps nº 1 (Figura 7.45), que podem ser utilizados para incisivos e caninos, são mais fáceis de usar em comparação com o fórceps nº 150 para os incisivos superiores.

Os molares superiores são dentes de três raízes com apenas uma raiz palatina e uma bifurcação bucal. Portanto, um fórceps especificamente adaptado para encaixar os molares superiores deve ter superfície lisa, côncava para a raiz palatina, e um bico pontiagudo, com formato que se encaixe na bifurcação bucal. Isso exige que os fórceps molares venham em pares: um esquerdo e um direito. Além disso, a ponta do fórceps molar superior deve ser deslocada para que o cirurgião alcance a face posterior da boca e permaneça na posição correta. Os fórceps molares mais comumente utilizados são os de nº 53 para a direita e para a esquerda (Figura 7.46). Tais fórceps são projetados para se adaptar anatomicamente ao redor da ponta palatina, e as pontas bucais encaixam-se na bifurcação bucal. A ponta é compensada para proporcionar um bom posicionamento do cirurgião.

CAPÍTULO 7   Instrumental para Cirurgia Bucal Básica   97

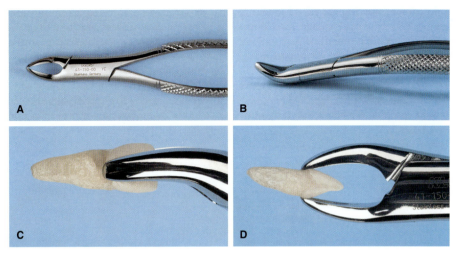

• **Figura 7.43** **A.** Vista superior do fórceps nº 150. **B.** Vista lateral do fórceps nº 150. **C** e **D.** Fórceps nº 150 adaptados ao incisivo central superior.

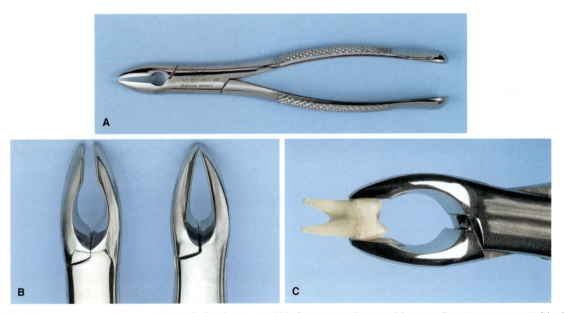

• **Figura 7.44** **A.** Vista superior do fórceps nº 150A. **B.** Os fórceps nº 150A têm pontas ativas paralelas que não se tocam, ao contrário das pontas ativas do fórceps nº 150. **C.** Adaptação do fórceps nº 150A para o pré-molar superior.

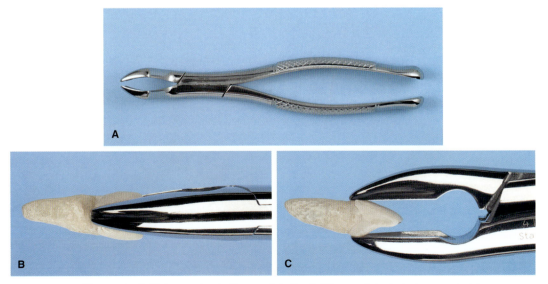

• **Figura 7.45** **A.** Vista superior do fórceps nº 1. **B** e **C.** Fórceps nº 1 adaptado para o incisivo.

Nota-se a variação do projeto nos fórceps nº 88 direito e esquerdo, que apresentam pontas com as extremidades mais longas e acentuadas (Figura 7.47). Eles são úteis sobretudo para molares superiores com coroas gravemente cariadas. As pontas ativas pontiagudas podem alcançar mais profundamente a trifurcação até tocarem na dentina. A principal desvantagem é que destroem a crista alveolar óssea e, quando utilizados em dentes hígidos sem a devida cautela e a elevação apropriada, podem fraturar grande quantidade de osso alveolar bucal.

Às vezes, os segundos molares superiores e os terceiros molares em erupção têm apenas uma raiz cônica. Nessa situação, fórceps com pontas ativas lisas e amplas com curvatura do cabo podem ser úteis. O fórceps nº 210S está exemplificado na Figura 7.48. Nota-se outra variação no modelo do fórceps molar compensado com uma ponta ativa muito estreita. Tais fórceps são utilizados, principalmente, para remover as raízes fraturadas de molares superiores, mas podem ser usados para a remoção dos pré-molares estreitos e incisivos inferiores. Esses

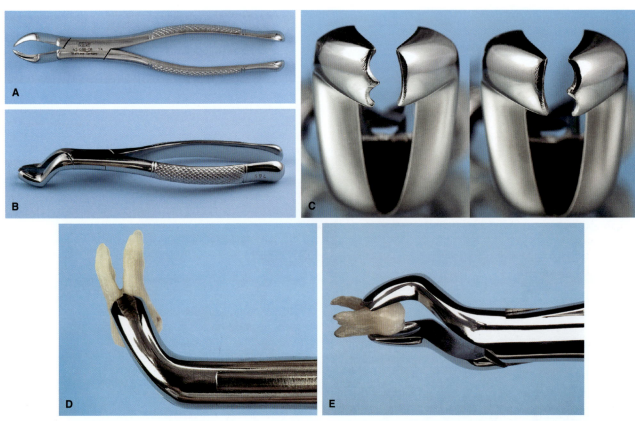

• **Figura 7.46 A.** Vista superior do fórceps nº 53L. **B.** Vista oblíqua do fórceps nº 53L. **C.** *Direita*, nº 53L; *esquerda*, nº 53R. **D** e **E.** Fórceps nº 53L adaptado para o molar superior.

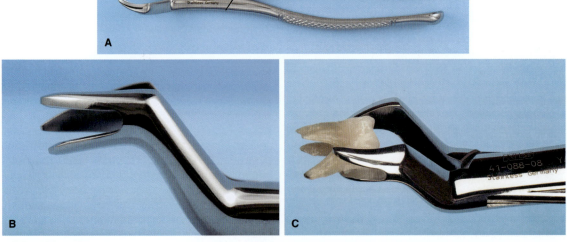

• **Figura 7.47 A.** Vista superior do fórceps nº 88L. **B.** Vista lateral do fórceps nº 88L. **C.** Fórceps nº 88R adaptado ao molar superior.

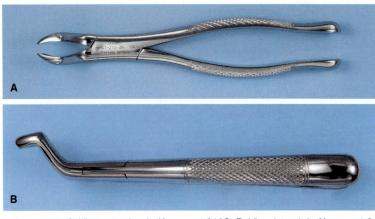
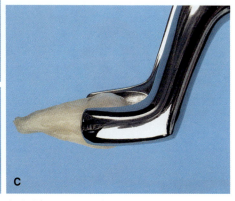

• **Figura 7.48 A.** Vista superior do fórceps nº 210S. **B.** Vista lateral do fórceps nº 210S. **C.** Fórceps nº 210S adaptado ao molar superior.

fórceps, os de nº 65, também são conhecidos como *fórceps apicais* (Figura 7.49).

Uma versão menor do fórceps nº 150, o de nº 150S, é útil para a remoção de dentes decíduos (Figura 7.50). Esse fórceps adapta-se bem a todos os dentes superiores decíduos e pode ser usado como fórceps universal para dentes decíduos.

Fórceps mandibulares

A extração de dentes mandibulares requer um fórceps que pode ser usado para dentes unirradiculares como os incisivos, caninos e pré-molares, bem como para os dentes com duas raízes, como os molares. O instrumental mais comumente usado para os dentes unirradiculares é o fórceps inferior universal ou o nº 151 (Figura 7.51). Esse fórceps tem cabos de forma semelhante ao fórceps nº 150, mas as pontas são direcionadas inferiormente para os dentes inferiores. As pontas são lisas e estreitas e tocam-se apenas nas extremidades. Isso possibilita que a ponta se encaixe na linha cervical do dente para abarcar a raiz.

Os fórceps nº 151A foram ligeiramente adaptados para dentes pré-molares inferiores (Figura 7.52). Esse tipo de fórceps não deve ser utilizado em outros dentes inferiores, pois seu formato impede a adaptação às raízes dos dentes.

O modelo inglês de fórceps com dobradiça vertical pode ser usado para os dentes unirradiculares na mandíbula (Figura 7.53). Consegue-se uma grande força com esses fórceps. A não ser que se tenha muito cuidado, a incidência de fratura radicular é maior com tal instrumento.

Os molares inferiores são bifurcados. Os dentes de duas raízes possibilitam o uso de fórceps que anatomicamente se adaptam ao dente. Já que a bifurcação está nos lados da boca e da língua, apenas um único fórceps molar é necessário para ambos os lados, ao contrário da maxila, para a qual se exige um conjunto de fórceps molares direito e esquerdo.

O fórceps molar inferior mais utilizado é o de nº 17 (Figura 7.54). Esse fórceps geralmente tem cabos retos, e as pontas ativas são fixadas obliquamente para baixo. As pontas apresentam extremidades pontiagudas no centro para que sejam encaixadas na bifurcação de dentes molares inferiores. O restante da parte ativa adapta-se bem aos lados da bifurcação. Por causa de suas pontas, os fórceps nº 17 não podem ser utilizados em dentes molares cujas raízes se fundem, tornando-se cônicas. Para essa finalidade, utilizam-se os fórceps nº 151.

A maior variação de modelos em fórceps molares inferiores é o nº 87, os chamados *fórceps chifre de vaca* (Figura 7.55). Esses instrumentais são projetados com duas pontas, longas e pontiagudas, que entram na bifurcação de molares inferiores. Após colocar o fórceps na posição correta, geralmente enquanto os cabos são bombeados suavemente para cima e para baixo, o dente é realmente elevado, apertando-se os cabos do fórceps com força. Como as pontas ativas são espremidas para a bifurcação, eles usam as tábuas corticais bucal e lingual como fulcros, e o dente pode ser literalmente espremido para fora do alvéolo. Tal como acontece com o modelo inglês de fórceps, o uso impróprio do chifre de vaca pode resultar em um aumento da incidência de efeitos indesejáveis, como fraturas de osso alveolar ou dano dos dentes superiores, se o fórceps não for adequadamente controlado pelo cirurgião-dentista quando os molares saírem do alvéolo. Um cirurgião-dentista inexperiente deve, portanto, utilizar o fórceps chifre de vaca com cautela.

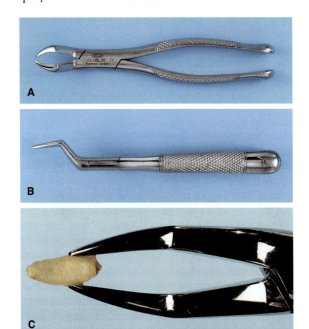

• **Figura 7.49 A.** Vista superior do fórceps nº 65. **B.** Vista lateral do fórceps nº 65. **C.** Fórceps nº 65 adaptado à raiz fraturada.

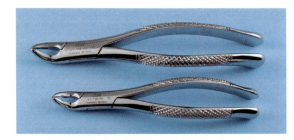

• **Figura 7.50** Os fórceps nº 150S (*embaixo*) são uma versão menor dos fórceps nº 150 (*em cima*) e são utilizados em dentes decíduos.

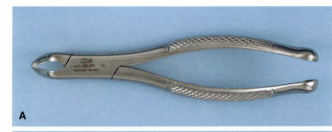
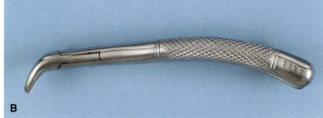
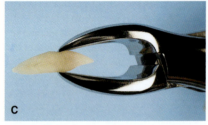

• **Figura 7.51 A.** Vista superior do fórceps nº 151. **B.** Vista lateral do fórceps nº 151. **C.** Fórceps nº 151 adaptado ao incisivo inferior.

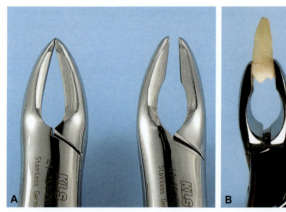

• **Figura 7.52 A.** O fórceps nº 151A tem pontas paralelas que não se adaptam bem às raízes da maioria dos dentes, ao contrário das pontas do fórceps nº 151. **B.** Fórceps nº 151A adaptado a um dente molar inferior. Nota-se a falta de adaptação de fecho nas extremidades das partes ativas para a raiz do dente.

Os fórceps nº 151 também foram adaptados para dentes decíduos. Os de nº 151S apresentam o mesmo modelo geral que os de nº 151, mas foram reduzidos para se adaptar aos dentes decíduos. Esses fórceps são adequados para a remoção de todos os dentes inferiores decíduos (Figura 7.56).

Sistema de bandeja de instrumentos

Muitos cirurgiões-dentistas acham prático usar o método de bandeja para montar instrumentais que serão utilizados para tipos específicos de procedimentos. Conjuntos-padrão de instrumentais são embalados, esterilizados e, em seguida, abertos na cirurgia. O "pacote" típico de extração básica inclui uma seringa de anestesia local, uma agulha, um tubete de anestesia local, um elevador de periósteo de nº 9, uma cureta periapical, alavancas retas pequena e grande, um par de pinças para algodão, uma pinça hemostática curva, uma pinça de campo, um afastador de Austin ou de Minnesota, uma ponta de aspiração e compressas de gaze 5 × 5 cm ou 7,5 × 7,5 cm (Figura 7.57). Os fórceps necessários seriam adicionados a essa bandeja depois de aberta.

Uma bandeja para extrações cirúrgicas inclui os itens da bandeja para exodontia básica e mais um porta-agulha, um fio de sutura, uma tesoura de sutura, um cabo e uma lâmina de bisturi, pinça de tecido de Adson, uma lima para osso, um afastador de língua, um par de alavancas Cryer, uma pinça-goiva e uma peça de mão e uma broca (Figura 7.58). Tais instrumentais possibilitam a incisão e o descolamento do tecido mole, a remoção de osso, a odontossecção, a remoção de raízes, o desbridamento da ferida e a sutura do tecido mole.

A bandeja de biopsia inclui a bandeja básica (menos as alavancas), um cabo de lâmina e uma lâmina, um porta-agulha e sutura, uma tesoura de sutura, uma tesoura de tecido, uma pinça de Allis, uma pinça de Adson e uma pinça hemostática curva (Figura 7.59). Tais instrumentais possibilitam incisão, dissecção de um espécime de tecido mole e fechamento das feridas com suturas.

A bandeja de pós-operatório tem os instrumentos necessários para irrigar o sítio cirúrgico e remover suturas (Figura 7.60). Em geral, a bandeja inclui tesouras, pinça de algodão, seringa de irrigação, hastes de algodão, gaze e ponta de aspiração.

Os instrumentais podem ser colocados em uma bandeja plana, embalados com papel de esterilização e esterilizados. Quando pronta para uso, leva-se a bandeja para a mesa operatória e abre-se de modo a preservar a esterilização do instrumental, e os instrumentais são utilizados da bandeja. Esse sistema requer uma grande autoclave para acomodar a bandeja.

Como alternativa, os estojos de metal podem ser utilizados no lugar de bandeja. Os estojos são mais compactos, mas também devem ser forrados com papel esterilizado.

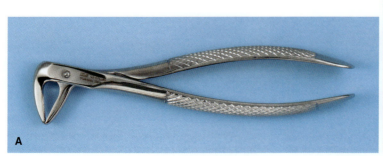
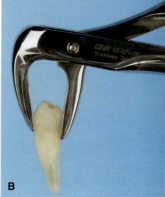

• **Figura 7.53 A.** Vista lateral do fórceps de estilo inglês. **B.** Fórceps adaptado para a parte inferior dos pré-molares.

CAPÍTULO 7 Instrumental para Cirurgia Bucal Básica 101

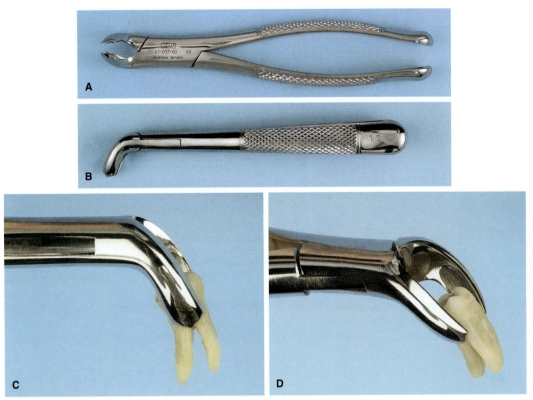

• **Figura 7.54** **A.** Vista superior do fórceps para molares de nº 17. **B.** Vista lateral do fórceps para molares de nº 17. **C** e **D.** Fórceps nº 17 adaptado ao molar inferior.

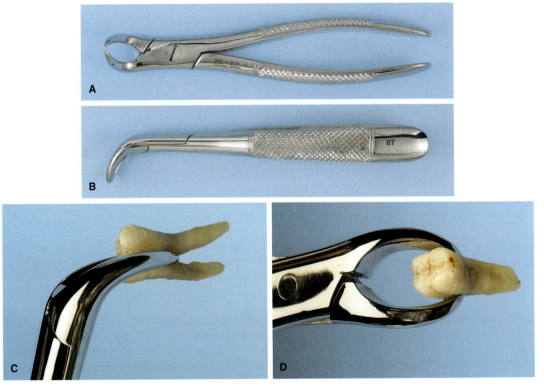

• **Figura 7.55** **A.** Vista superior do fórceps chifre de vaca nº 87. **B.** Vista lateral do fórceps chifre de vaca. **C** e **D.** Fórceps chifre de vaca adaptado ao molar inferior.

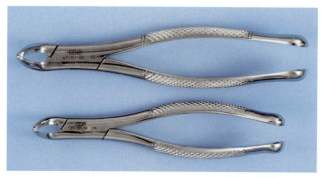

• **Figura 7.56** Os fórceps nº 151S (*embaixo*) são a versão menor dos nº 151 (*em cima*) e são usados para extrair dentes decíduos.

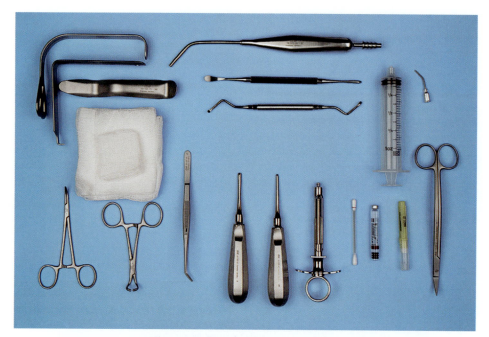

• **Figura 7.57** Bandeja básica para extração.

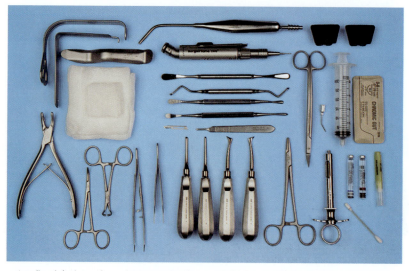

• **Figura 7.58** A bandeja de extração cirúrgica reúne a instrumentação necessária para refazer retalhos de tecidos moles, retirar ossos, seccionar dentes, recuperar raízes e suturar os retalhos de volta à posição.

CAPÍTULO 7 **Instrumental para Cirurgia Bucal Básica** 103

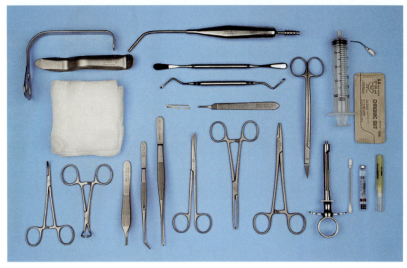

- **Figura 7.59** A bandeja de biopsia reúne os equipamentos necessários para remover o espécime do tecido mole e as feridas fechadas por sutura.

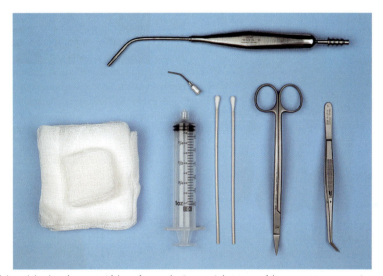

- **Figura 7.60** A bandeja de pós-operatório reúne os instrumentais necessários para remover suturas e irrigar a boca.

8
Princípios da Exodontia de Rotina

JAMES R. HUPP

VISÃO GERAL DO CAPÍTULO

Avaliação pré-operatória, 104

Indicações para a extração dentária, 104
  Cáries, 105
  Necrose pulpar, 105
  Doença periodontal, 105
  Razões ortodônticas, 105
  Dentes mal posicionados, 105
  Dentes fraturados, 105
  Dentes inclusos, 105
  Dentes supranumerários, 105
  Dentes associados a lesões patológicas, 105
  Radioterapia, 105
  Dentes envolvidos em fraturas, 105
  Questões financeiras, 105

Contraindicações para a extração dentária, 105
  Contraindicações locais, 106

Avaliação clínica dos dentes para remoção, 106
  Acesso ao dente, 106
  Mobilidade do dente, 106
  Condição da coroa, 106

Exame radiográfico do dente a ser removido, 106
  Relação com estruturas vitais, 108
  Configuração das raízes, 108
  Condição do osso circundante, 109

Preparação do paciente e do cirurgião, 110

Posição da cadeira para extrações, 110

Princípios mecânicos envolvidos na extração dentária, 114

Princípios do uso dos elevadores e do fórceps, 115

Procedimento para extração fechada, 118
  Função da mão oposta, 121
  Função do assistente durante a extração, 121

Técnicas específicas para remoção de cada dente, 121
  Dentes maxilares, 121
    Incisivos, 121
    Caninos, 122
    Primeiro pré-molar, 122
    Segundo pré-molar, 123
    Molares, 123
  Dentes mandibulares, 124
    Dentes anteriores, 124
    Pré-molares, 127
    Molares, 127
  Adaptações para a extração de dentes decíduos, 129

Cuidados com o alvéolo pós-extração, 129

A extração de um dente combina os princípios de cirurgia e de mecânica da física elementar. Quando tais princípios são aplicados corretamente, o dente pode ser removido do processo alveolar até por alguém não muito forte e sem usar força inadequada ou causar sequelas. Este capítulo apresenta os princípios cirúrgicos e mecânicos relacionados a extrações dentárias não complicadas. Além disso, tem uma descrição detalhada das técnicas de remoção de dentes específicos com instrumentais apropriados. Nos dentes totalmente erupcionados, como a coroa já está "fora" do osso, a extração dentária concentra-se na extração da raiz. Seguir esse conceito evita que o cirurgião se concentre em usar a força nas coroas para retirar os dentes. Ignorar esse conceito costuma resultar em fraturas das coroas ou raízes ou do osso ao redor das raízes.

A extração dentária adequada não necessita de uma grande quantidade de força. Ao contrário, quando feita apropriadamente, é executada com delicadeza. A extração de dente erupcionado envolve o uso de força controlada de maneira que o dente não seja puxado para fora do osso, mas, sim, levantado delicadamente de seu alvéolo. Durante o planejamento pré-extração, avalia-se previamente o grau de dificuldade para a remoção de um dente específico. Se tal avaliação levar o cirurgião a acreditar que o grau de dificuldade será alto ou se as tentativas iniciais de remoção do dente confirmarem essa hipótese, uma abordagem cirúrgica intencional – não uma aplicação excessiva de força – deve ser efetuada. A força excessiva pode lesionar o tecido mole local e prejudicar o osso e os dentes ao redor. Tal força pode fraturar a coroa, em geral tornando a extração substancialmente mais difícil do que teria sido se fosse feita de outra maneira. Além disso, força excessiva e pressa durante a extração aumentam o desconforto e a ansiedade operatória e pós-operatória do paciente.

Avaliação pré-operatória

Quando o cirurgião estiver conduzindo a avaliação pré-operatória, é importantíssimo que examine a condição clínica do indivíduo. Os pacientes podem ter vários problemas de saúde que necessitam de modificação de tratamento ou acompanhamento clínico anterior para que a cirurgia seja feita de maneira segura. Podem ser necessárias medidas especiais para controlar o sangramento, diminuir a chance de infecção ou evitar uma emergência clínica. Essas informações foram discutidas detalhadamente no Capítulo 1, o qual inclui dados sobre especificações de alteração do tratamento cirúrgico por motivos clínicos.

Indicações para a extração dentária

Extraem-se dentes por diversas razões. Este tópico discute a variedade de indicações gerais para a remoção do dente. Tais indicações são apenas guias, e não regras absolutas.

Cáries

Talvez a razão mais comum e amplamente aceita para remover um dente é que ele esteja tão cariado que não possa ser restaurado. A dimensão de até onde o dente está cariado e seja considerado não restaurável é uma decisão a ser tomada entre o dentista e o paciente. Às vezes, a complexidade e o custo necessários para salvar um dente gravemente cariado também torna a extração uma escolha razoável. Isso é sobretudo verdadeiro diante da disponibilidade das bem-sucedidas próteses implantossuportadas.

Necrose pulpar

Um segundo motivo para extração dentária consiste na necrose pulpar, ou pulpite irreversível, em que não se indica a endodontia. Isso pode ser resultado de o paciente recusar o tratamento endodôntico ou quando o dente tem um canal radicular tortuoso, calcificado e não tratável por técnicas endodônticas convencionais. Também inclui-se nessa categoria de indicações gerais o caso em que o tratamento endodôntico foi feito, mas falhou em aliviar a dor ou conseguir drenagem e o paciente não deseja retratar.

Doença periodontal

Uma razão comum para a extração dentária é a doença periodontal extensa e grave. Se a periodontite grave do adulto existir há algum tempo, serão encontradas ampla perda óssea e mobilidade dental irreversível. Nessas situações, o dente com excesso de mobilidade deve ser extraído. Além disso, uma perda óssea periodontal ativa pode prejudicar a chance de colocação imediata de implantes, tornando a extração um passo sensível mesmo antes de o dente se tornar moderada ou gravemente mole.

Razões ortodônticas

Frequentemente, pacientes que estão prestes a passar por correção ortodôntica de dentição apinhada com comprimento de arco insuficiente precisam de extração de dentes para gerar espaço para alinhamento dentário. Os dentes mais comumente extraídos são os pré-molares superiores e inferiores, mas um incisivo inferior, às vezes, pode precisar ser extraído pela mesma razão. Convém muito cuidado para confirmar se a extração se mostra realmente necessária e que o dente ou os dentes corretos sejam removidos se é outro profissional que fez a indicação, que não o cirurgião que está fazendo as extrações.

Dentes mal posicionados

Pode-se indicar a extração de dentes mal posicionados em algumas situações. Caso traumatizem tecido mole e não possam ser reposicionados por tratamento ortodôntico, devem ser extraídos. Um exemplo comum disso é o terceiro molar superior, que erupciona em posições vestibulares e causa ulceração e traumatismo do tecido mole e da bochecha. Outro exemplo são os dentes mal posicionados que estão extruídos devido à perda dos dentes no arco oposto. Se a reabilitação protética for feita no arco oposto, esses dentes podem interferir na construção de uma prótese adequada. Nessa situação, deve-se considerar a extração do dente mal posicionado.

Dentes fraturados

Uma indicação incomum para extração é um dente com coroa ou raiz fraturada. O dente fraturado pode estar doendo e não passível de ser tratado por uma técnica mais conservadora. Frequentemente, os dentes fraturados já passaram por tratamento endodôntico em algum momento, o que tende a tornar a coroa e a raiz mais frágeis e difíceis de serem removidas.

Dentes inclusos

Convém considerar a extração cirúrgica de dentes inclusos, se estiver claro que um dente parcialmente incluso não esteja apto a irromper em oclusão funcional devido a espaço inadequado, interferência de dentes adjacentes ou alguma outra razão. Ver Capítulo 10 para uma discussão mais aprofundada sobre este tópico.

Dentes supranumerários

Os dentes supranumerários são normalmente inclusos e devem ser removidos. Um dente supranumerário pode interferir com a erupção dos dentes que o sucedem e tem o potencial de causar reabsorção e fazer com que fiquem mal posicionados.

Dentes associados a lesões patológicas

Os dentes envolvidos em lesões patológicas podem precisar de remoção. Isso costuma ser visto em cistos odontogênicos. Em algumas situações, o dente ou os dentes podem ser mantidos e o tratamento endodôntico pode ser executado. Entretanto, se a manutenção do dente comprometer a completa remoção cirúrgica da lesão quando ela for fundamental, o dente então deve ser removido.

Radioterapia

Pacientes que estão recebendo radioterapia para câncer bucal, na cabeça ou no pescoço devem considerar a remoção dos dentes que estão na direção da radiação, sobretudo se estes estiverem comprometidos de alguma maneira. Entretanto, muitos desses dentes podem ser mantidos com devido cuidado. Consultar o Capítulo 19 para uma discussão mais profunda dos efeitos da radioterapia nos dentes e maxilares.

Dentes envolvidos em fraturas

Às vezes, pacientes que sofrem fratura de mandíbula ou do processo alveolar precisam ter dentes removidos. Em algumas situações, o dente envolvido na linha de fratura pode ser mantido, mas se o dente estiver comprometido ou infectado ou gravemente luxado no tecido ósseo circundante ou interferir na redução e na fixação da fratura, indica-se sua remoção.

Questões financeiras

A indicação final para a remoção dentária está relacionada com a situação financeira do paciente. Todas as razões para extração já mencionadas podem se tornar mais fortes se o paciente não estiver com vontade ou não puder, financeiramente, decidir-se por manter o dente. A incapacidade do indivíduo de pagar pelo procedimento pode fazer com que ele decida pela remoção do dente. Além disso, a restauração com implantes tem normalmente uma relação custo-benefício mais eficaz para o paciente do que a manutenção de um dente comprometido.

Contraindicações para a extração dentária

Mesmo que um determinado dente apresente um dos requisitos para remoção, em algumas situações ele não deve ser removido, seja por outros fatores ou por contraindicações para a extração.

Esses fatores, assim como as indicações, são relativos. Em certas situações, a contraindicação pode ser modificada pelo emprego de cuidados ou tratamentos adicionais; assim, a extração indicada pode ser feita. Em outras situações, entretanto, a contraindicação pode ser tão significativa que o dente não deve ser removido sem que se tomem precauções especiais. Em geral, as contraindicações são divididas em dois grupos: sistêmica e local. As contraindicações sistêmicas à cirurgia bucal de rotina são discutidas no Capítulo 1.

Contraindicações locais

Existem algumas contraindicações locais para a extração do dente. A mais importante e mais crítica é a história de radiação terapêutica por câncer. Extrações feitas em área de radiação podem resultar em osteorradionecrose e, por isso, a extração deve ser feita com extremo cuidado. O Capítulo 19 discute isso em detalhes.

Dentes localizados em uma área de tumor, especialmente um tumor maligno, não devem ser extraídos. O procedimento cirúrgico para extração pode disseminar células malignas, despertando, assim, metástases locais.

Pacientes com pericoronarite grave ao redor do terceiro molar mandibular não devem ter o dente extraído até a condição ter sido tratada. O tratamento não cirúrgico deve incluir irrigações e remoção do terceiro molar maxilar, se necessário, para aliviar o impacto do tecido mole edêntulo que cobre a inclusão mandibular. Alguns cirurgiões-dentistas também administram antibióticos. Se o terceiro molar for removido durante pericoronarite grave, a incidência de complicações aumenta. No entanto, se a pericoronarite for moderada e o dente puder ser removido de maneira direta, a extração imediata poderá ser feita.

Por fim, o abscesso dentoalveolar agudo deve ser mencionado. Muitos estudos em perspectiva deixaram bastante claro que se obtém a solução mais rápida para uma infecção resultante de necrose pulpar quando se remove o dente o mais rápido possível. Assim, a infecção aguda não é contraindicação para extração. Entretanto, talvez seja difícil extrair tal dente, pois o paciente pode não ser capaz de abrir a boca o suficiente em razão de trismo ou pode ser difícil conseguir a anestesia local profunda. Se acesso e anestesia forem viáveis, o dente deve ser removido o mais rapidamente possível. Por outro lado, também deve ser iniciada antibioticoterapia, além de se planejar a extração o mais brevemente possível.

Avaliação clínica dos dentes para remoção

No período de exames pré-operatórios, os dentes a serem extraídos devem ser examinados cuidadosamente para verificar a dificuldade de extração. Vários fatores devem ser especificamente examinados para fazer o exame apropriado e o plano de tratamento.

Acesso ao dente

O primeiro fator a ser avaliado no exame pré-operatório é a extensão de abertura de boca do paciente. Qualquer limitação de abertura pode comprometer a habilidade de o cirurgião-dentista dar anestesia local ou executar uma extração de rotina. Se a abertura de boca do paciente estiver substancialmente comprometida, o cirurgião deve considerar uma abordagem cirúrgica ao dente em vez da extração de rotina com alavancas e fórceps. Isso requer colocar o indivíduo sob sedação profunda ou anestesia geral. Além disso, o cirurgião deve procurar pela causa da redução da abertura. As causas mais comuns são trismo associado a infecção ao redor dos músculos de mastigação, disfunção de articulação temporomandibular (ATM) e fibrose muscular.

A localização e a posição do dente a ser extraído no arco dental devem ser examinadas. Um dente perfeitamente alinhado tem acesso normal para colocação de alavancas e fórceps. Entretanto, dentes apinhados ou mal posicionados podem apresentar dificuldades para o posicionamento dos fórceps normalmente usados na extração a ser realizada. Quando o acesso for um problema, pode ser necessário um fórceps diferente ou indicada uma abordagem cirúrgica.

Mobilidade do dente

A mobilidade do dente a ser extraído pode ser avaliada no pré-operatório. Uma mobilidade maior que o comum costuma ser vista na doença periodontal grave. Se os dentes forem excessivamente moles, deve-se esperar uma remoção dentária não complicada, porém o manejo do tecido mole após a extração pode ser mais complexo (Figura 8.1A).

Dentes com mobilidade menor que o normal devem ser avaliados cuidadosamente pela presença de hipercementose ou anquilose das raízes. A anquilose costuma ser vista em primeiros molares que estão retidos e se tornaram submergidos (ver Figura 8.1B). Além disso, observa-se anquilose ocasionalmente em dentes não vitais que tiveram tratamento endodôntico muitos anos antes da extração. Se o cirurgião-dentista acredita que o dente está anquilosado, é prudente planejar remoção cirúrgica do mesmo em vez de extração por fórceps. A hipercementose pode criar raízes bulbosas mais difíceis de se remover.

Condição da coroa

A avaliação da coroa do dente antes da extração deve ser relacionada à presença de grandes cáries ou restaurações na coroa. Se grandes partes da coroa foram destruídas pela cárie, a probabilidade de a coroa se quebrar durante a extração é maior, causando mais dificuldade na remoção do dente (Figura 8.2). Da mesma maneira, a existência de grandes restaurações de amálgama gera fraqueza da coroa, e a restauração provavelmente irá fraturar durante o processo de extração (Figura 8.3). Além disso, um dente tratado endodonticamente torna-se ressecado e frágil e desmorona facilmente quando se aplica alguma força. Nessas três situações, é fundamental que o dente seja elevado o máximo possível e que o fórceps só então seja aplicado o mais apicalmente possível para agarrar uma porção radicular intacta do dente em vez da coroa.

Se o dente a ser extraído tiver grande acúmulo de tártaro, tal acúmulo deve ser removido com uma cureta ou um limpador ultrassônico antes da extração. As razões para isso são que o tártaro interfere na colocação apropriada do fórceps e que o cálculo fraturado pode contaminar o alvéolo vazio do dente quando este for extraído.

O cirurgião-dentista deve também avaliar a condição dos dentes adjacentes. Se apresentarem grandes restaurações de amálgama ou coroas ou tiverem passado por tratamento endodôntico, é importante manter isso em mente quando as alavancas e os fórceps forem utilizados para luxar e remover os dentes indicados. Se os dentes adjacentes tiverem restaurações grandes, o cirurgião-dentista deve usar as alavancas com extremo cuidado, pois podem ocorrer fratura ou deslocamento das restaurações (Figura 8.4). O paciente deve ser informado no processo de obtenção do consentimento, antes do procedimento cirúrgico, sobre a possibilidade de danificar essas restaurações.

Exame radiográfico do dente a ser removido

É essencial que sejam feitas radiografias adequadas de todo dente a ser extraído. Em geral, as radiografias periapicais dão informação mais precisa e detalhada sobre o dente, suas raízes e o tecido ao redor.

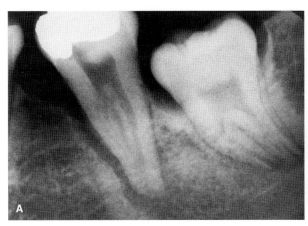
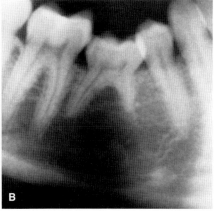

• **Figura 8.1 A.** Dente com doença periodontal grave com perda óssea e espaço do ligamento periodontal alargado. Esse tipo de dente é fácil de ser extraído. **B.** Segundo molar inferior decíduo retido sem o respectivo dente permanente. O molar está parcialmente submerso, e a probabilidade de anquilose das raízes mostra-se grande.

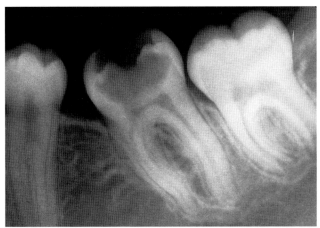

• **Figura 8.2** Dentes com grandes lesões de cárie são mais suscetíveis à fratura durante a extração, tornando sua remoção mais difícil.

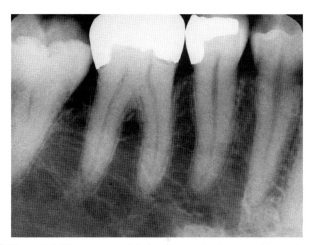

• **Figura 8.4** Primeiro molar inferior. Se o molar for removido, o cirurgião deve tomar cuidado para não fraturar o amálgama no segundo pré-molar com elevadores ou fórceps.

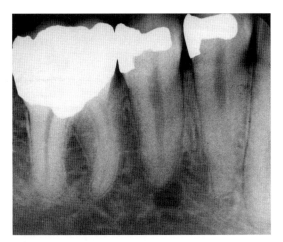

• **Figura 8.3** Dentes com grandes restaurações de amálgama são mais propensos a serem frágeis e a fraturarem quando se aplicam forças para extração.

Frequentemente, usam-se radiografias panorâmicas, mas sua maior utilidade é para dentes inclusos em vez de dentes erupcionados.

Para que as radiografias tenham seu máximo valor, elas devem respeitar certo critério. Devem, sobretudo, ser expostas adequadamente, com acuidade adequada e bom contraste. O filme radiográfico ou o sensor devem ser posicionados apropriadamente para que mostre todas as porções da coroa e das raízes do dente sob consideração sem distorção (Figura 8.5). Se a imagem digital não for usada, a radiografia deve ser processada apropriadamente, com boas fixação, secagem e montagem. A montagem deve ser etiquetada com o nome do paciente e a data na qual o filme foi exposto. A radiografia deve ser montada pelo método padronizado da American Dental Association (ADA), que é ver a radiografia como se olhando para o paciente; o ponto elevado no filme fica virado para o observador. A radiografia deve ser razoavelmente atual para caracterizar a situação presente. Radiografias antigas com mais de 1 ano devem ser refeitas antes da cirurgia. Por fim, exames de imagem não digitais devem ser montados em um negatoscópio que esteja visível ao cirurgião-dentista durante o procedimento. Imagens digitais também devem ser exibidas para que o cirurgião-dentista possa olhar para elas durante a extração sem precisar interromper a cirurgia ou desenluvar. Radiografias tiradas, mas que não estejam disponíveis durante a cirurgia, são de valor limitado.

A relação do dente a ser extraído com os dentes adjacentes irrompidos e não irrompidos deve ser percebida. Se o dente for decíduo, a relação de suas raízes com o dente sucessor abaixo deve ser cuidadosamente considerada. Na extração do dente decíduo, pode ser possível danificar ou deslocar o dente que está embaixo. Se a remoção cirúrgica de uma raiz ou parte de uma

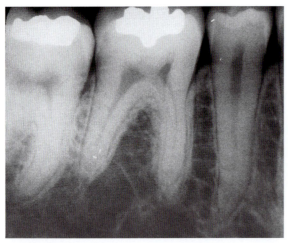

• **Figura 8.5** Radiografia exposta adequadamente para a extração do primeiro molar inferior.

raiz for necessária, deve-se saber a relação entre a estrutura da raiz ou de dentes adjacentes. A remoção de osso deve ser feita criteriosamente sempre que necessário, mas é importante, acima de tudo, ser cuidadoso se as raízes adjacentes estiverem próximas à raiz que será removida.

Relação com estruturas vitais

Quando estiver fazendo extrações dos molares superiores, é essencial estar ciente quanto à proximidade das raízes dos molares no assoalho do seio maxilar. Se apenas uma fina camada de osso existir entre o seio e as raízes dos molares, o potencial de perfuração do seio maxilar durante a extração aumenta. Assim, o plano de tratamento cirúrgico pode ser alterado para uma técnica de cirurgia aberta, com a divisão das raízes do molar superior em raízes individuais antes que o procedimento prossiga (Figura 8.6).

O canal alveolar inferior pode se aproximar das raízes dos molares inferiores. Apesar de a remoção do molar erupcionado raramente afetar o canal alveolar inferior, se um dente incluso estiver para ser removido, é importante que o espaço entre as raízes dos molares e o canal seja examinado. Tal extração pode levar à lesão do canal e causar consequente prejuízo ao nervo alveolar inferior (Figura 8.7). Imagens de tomografia computadorizada (*cone beam*) são utilizadas nessas circunstâncias.

Radiografias feitas antes da remoção do pré-molar inferior devem incluir o forame mentoniano. Um retalho cirúrgico pode ser necessário para extrair uma raiz do pré-molar, e é essencial que o cirurgião-dentista saiba onde está o forame mentoniano para evitar lesão ao nervo mentoniano durante o desenvolvimento do retalho (Figura 8.8; ver também Figura 8.3).

Configuração das raízes

A avaliação radiográfica dos dentes a serem extraídos provavelmente é o que mais contribui na determinação da dificuldade da extração. O primeiro fator a se avaliar é o número de raízes do dente a ser extraído. A maioria dos dentes tem um número típico de raízes; nesse caso, o plano cirúrgico pode ser levado de maneira habitual, mas muitos dentes apresentam um número anormal de raízes. Se o número de raízes for conhecido antes da extração dentária, uma alteração no plano pode ser feita para evitar a fratura de alguma raiz adicional (Figura 8.9).

O cirurgião deve conhecer a curvatura das raízes e o grau de divergência delas para planejar adequadamente o procedimento de extração. Raízes de número habitual e tamanho normal podem divergir substancialmente e, assim, fazer com que a largura total das raízes seja tão grande que impeça a extração com fórceps.

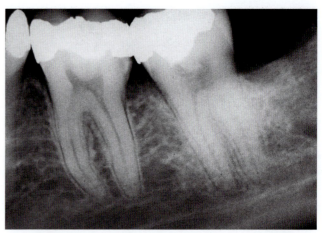

• **Figura 8.7** Dentes molares inferiores próximos ao canal alveolar inferior. A remoção do terceiro molar é um procedimento com maior probabilidade de resultar em lesão do nervo.

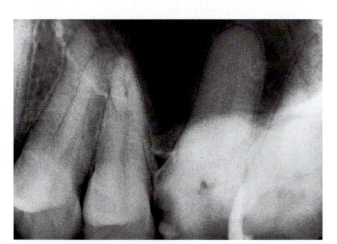

• **Figura 8.6** O dente molar superior imediatamente adjacente ao seio apresenta perigo maior de exposição sinusal.

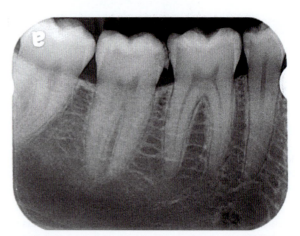

• **Figura 8.8** Antes da extração de pré-molares que necessitam de um retalho cirúrgico, é essencial saber a relação entre o forame mentoniano e os ápices das raízes. Observe a área radiolúcida no ápice do segundo pré-molar, que representa o forame mentoniano.

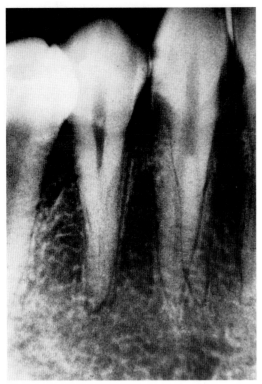

• **Figura 8.9** Canino inferior com duas raízes. O conhecimento desse fato no pré-operatório pode resultar em uma extração menos traumática.

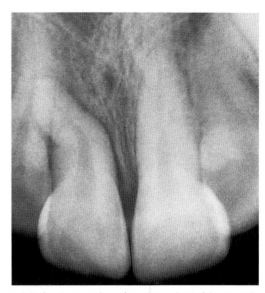

• **Figura 8.11** A curvatura das raízes deste dente é inesperada. Radiografias pré-operatórias ajudam o cirurgião a planejar a extração mais cuidadosamente.

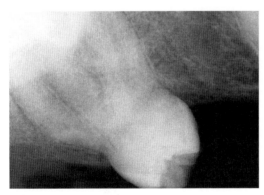

• **Figura 8.10** As raízes amplamente divergentes desse primeiro molar superior tornam a extração mais difícil.

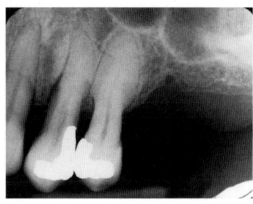

• **Figura 8.12** A hipercementose aumenta a dificuldade dessas extrações, pois as raízes são maiores no ápice que na região cervical. Provavelmente, a extração cirúrgica será necessária.

Em situações de excessos de curvatura com grande divergência, pode ser necessária a extração cirúrgica com planejamento de divisão da coroa (Figura 8.10).

A forma da raiz individual deve ser levada em consideração. Raízes podem ser pequenas, de formato cônico, o que a torna fácil de remover. Entretanto, raízes longas com curvaturas grandes e abruptas ou ganchos na região apical são mais difíceis de remover. O cirurgião deve ter conhecimento das raízes antes do procedimento para adequar seu plano cirúrgico (Figura 8.11).

O tamanho da raiz deve ser examinado. Dentes com raízes pequenas são mais fáceis de remover, em comparação com os de raízes longas. Uma raiz longa e bulbosa, resultado de hipercementose, é ainda mais difícil de ser removida. As radiografias periapicais de pacientes mais velhos devem ser examinadas cuidadosamente por evidências de hipercementose, pois tal processo parece ser resultado do envelhecimento (Figura 8.12).

O cirurgião deve procurar por evidência de cárie que se estenda para as raízes. As cáries radiculares podem enfraquecer substancialmente a raiz e deixá-la mais propensa à fratura quando a força do fórceps for aplicada (Figura 8.13).

Deve-se avaliar a reabsorção radicular, interna ou externa, em exame radiográfico. Assim como as cáries radiculares, a reabsorção radicular enfraquece a estrutura da raiz e a deixa mais propensa à fratura. Pode-se considerar a extração cirúrgica em situações de reabsorção radicular extensa (Figura 8.14).

Deve-se avaliar se o dente passou por terapia endodôntica prévia. Se houve tratamento endodôntico muitos anos antes da extração, pode haver anquilose do dente e a raiz pode estar frágil. Em ambas as situações, pode ser indicada a extração cirúrgica (Figura 8.15).

Condição do osso circundante

O exame cuidadoso da radiografia periapical indica a densidade do osso circundante ao dente a ser extraído. O osso que está mais radiolúcido é, provavelmente, menos denso, o que torna a extração mais fácil. Entretanto, se o osso parece ser radiograficamente opaco (indicando densidade aumentada), com evidência de osteíte condensante ou outro processo similar de esclerose, a extração será mais difícil.

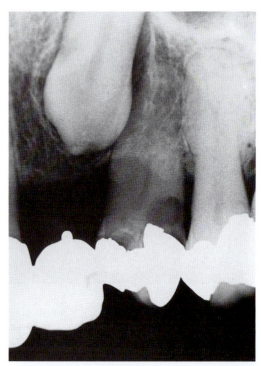

• **Figura 8.13** Cáries radiculares no primeiro pré-molar tornam a extração mais difícil, pois a fratura do dente é provável. Percebe-se a hipercementose no segundo pré-molar.

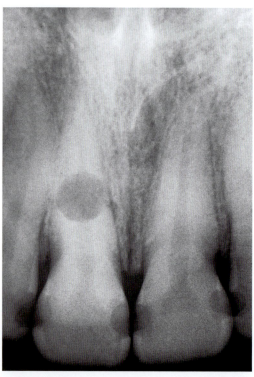

• **Figura 8.14** A reabsorção interna da raiz torna a extração fechada quase impossível porque é quase certo que ocorra fratura de raiz.

O osso circundante deve ser também examinado cuidadosamente para evidenciar qualquer patologia apical. Dentes com polpas não vitais podem ter radiolucidez apical, que significam granulomas ou cistos. Saber da existência de tais lesões é importante, uma vez que elas devem ser removidas na hora da cirurgia (Figura 8.16).

Preparação do paciente e do cirurgião

Os cirurgiões devem evitar a lesão inadvertida ou a transmissão de infecção a seus pacientes ou a si mesmos. Os princípios de precaução universal afirmam que todos os pacientes devem ser encarados como portadores de doenças transmissíveis pelo sangue que possam infectar a equipe cirúrgica e os outros pacientes. Para evitar essa transmissão, luvas cirúrgicas, máscaras cirúrgicas e óculos com vedamento lateral são necessários. (Ver Capítulo 5 para uma discussão detalhada sobre este tópico.) Além disso, a maioria das autoridades recomenda que a equipe cirúrgica use jalecos de manga comprida, que devem ser trocados quando ficarem visivelmente sujos (Figura 8.17).

Se o cirurgião-dentista tiver cabelos compridos, é essencial prendê-los e cobri-los com gorro cirúrgico. Uma grande falha na técnica de assepsia é deixar que o cabelo do cirurgião-dentista fique caindo no rosto do paciente.

Antes de o paciente passar pelo procedimento cirúrgico, é necessário um mínimo de preparo. Um campo estéril deve ser colocado sobre o peito do paciente para diminuir o risco de contaminação (ver Figura 8.17).

Antes da extração, alguns cirurgiões aconselham os pacientes a lavar suas bocas vigorosamente com antisséptico bucal, como a clorexidina. Isso reduz a contaminação bacteriana na boca do paciente até certo grau. Não está claro que efeito tal procedimento possa ter nos problemas pós-operatórios.

Para evitar que dentes ou fragmentos de dentes caiam na boca do paciente e possam ser engolidos ou aspirados para os pulmões, muitos cirurgiões preferem colocar uma gaze de 4 × 4 polegadas [10 × 10 cm] parcialmente dobrada no fundo da boca. Tal procedimento

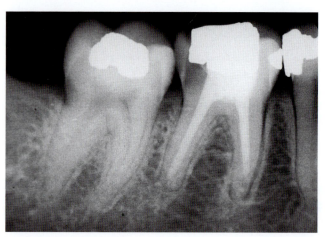

• **Figura 8.15** O dente tornou-se frágil por causa do tratamento endodôntico prévio. Sua remoção é mais difícil.

serve como barreira para o caso de o dente escorregar do fórceps ou se quebrar com a força do instrumental. O dente será preso pela gaze, em vez de engolido ou aspirado. O cirurgião deve tomar cuidado para que a gaze não seja posicionada muito posteriormente, para não acionar o reflexo de vômito. O cirurgião deve explicar o propósito dessa proteção a fim de ganhar a aceitação do paciente e a cooperação para que a gaze seja posicionada.

Posição da cadeira para extrações

As posições do paciente, da cadeira e do cirurgião-dentista são fundamentais para o completo sucesso da extração. A melhor posição é a que seja confortável para o paciente e o profissional e possibilite que o cirurgião-dentista tenha máximo controle da força exercida no dente do indivíduo por meio das alavancas e do fórceps.

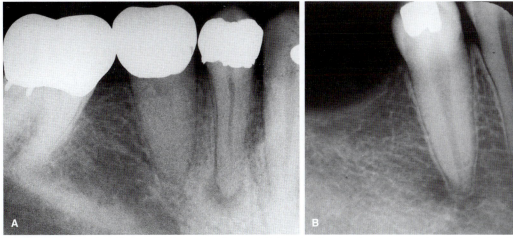

• **Figura 8.16** **A.** Radiolucidez periapical. O cirurgião deve estar atento a tal fato antes da extração para o manejo correto. **B.** A radiolucidez periapical ao redor do pré-molar inferior representa o forame mentoniano. O cirurgião deve estar ciente de que isso não é uma condição patológica. Uma lâmina dura intacta em *B*, mas não em *A*.

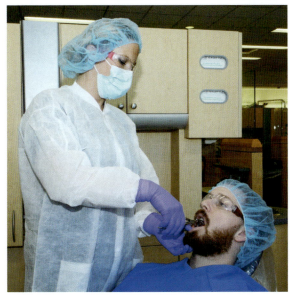

• **Figura 8.17** O cirurgião está preparado para a cirurgia usando óculos de proteção, máscara e luvas. Os cirurgiões devem estar com cabelos curtos ou presos e usar jalecos de manga comprida, trocados diariamente, ou antes, se ficarem sujos. O paciente protege-se com um avental à prova d'água.

A posição correta gera estabilidade e suporte. Isso também faz com que o cirurgião-dentista mantenha os pulsos retos o bastante para fazer a força com o braço e os ombros, e não com os dedos ou as mãos. A força exercida pode, assim, ser controlada no caso de repentina perda de resistência por uma fratura de raiz ou do osso.

Normalmente, os dentistas ficam em pé durante as extrações. Então, a posição para o cirurgião que trabalha em pé será descrita primeiro. As modificações necessárias para operar sentado serão apresentadas depois. Além disso, as descrições das técnicas são para profissionais destros. Os cirurgiões canhotos devem espelhar as instruções quando trabalhar nos vários quadrantes.

O erro mais comum que cirurgiões-dentistas cometem no posicionamento da cadeira odontológica para extrações é mantê-la muito alta. Isso os obriga a operar com os ombros levantados, tornando difícil exercer a quantidade certa de força para que o dente seja extraído de maneira correta. Também é cansativo para o cirurgião. Outro problema de posicionamento frequente é o dentista se inclinar sobre o paciente e colocar seu rosto perto da boca do indivíduo. Isso interfere na iluminação cirúrgica, é ruim para as costas e o pescoço do dentista e também interfere no posicionamento adequado do resto do corpo do profissional.

Para a extração de dentes superiores, a cadeira deve ser inclinada para trás, a fim de que o plano oclusal dos dentes superiores esteja em um ângulo de 60° com o chão. Levantar as pernas do paciente ao mesmo tempo ajuda a melhorar seu conforto. A altura da cadeira deve ser tal que a boca do paciente esteja levemente abaixo do nível do cotovelo do dentista (Figura 8.18). Conforme mencionado anteriormente, profissionais inexperientes tendem a posicionar a cadeira muito alta. Durante a cirurgia no quadrante maxilar direito, a cabeça do paciente deve estar virada substancialmente na direção do cirurgião, a fim de que se alcancem acesso e visualização adequados (Figura 8.19). Para extração dos dentes na porção anterior do arco superior, o paciente deve estar olhando direto para a frente (Figura 8.20). A posição para a região superior esquerda do arco é similar, exceto que a cabeça do paciente está virada levemente na direção do cirurgião (Figura 8.21).

Para a extração de dentes inferiores, o paciente deve estar em uma posição mais elevada para que, quando sua boca estiver aberta, o plano oclusal esteja paralelo ao chão (Figura 8.22). Um bloco de mordida de tamanho adequado deve ser considerado para estabilizar a mandíbula quando a extração com fórceps for utilizada. Mesmo que o cirurgião apoie a mandíbula, outro suporte gerado pelo bloco de mordida resultará em menos estresse e possibilitará ao paciente descansar os músculos da mastigação. Deve-se tomar cuidado para evitar usar um bloco de mordida muito grande, pois ele pode esticar demais os ligamentos da ATM e causar desconforto ao paciente. Tipicamente, blocos de mordida pediátricos são melhores, mesmo em adultos.

Durante a remoção dos dentes inferiores posteriores do lado direito, a cabeça do paciente deve estar bastante virada na direção do cirurgião a fim de possibilitar o acesso adequado à mandíbula; o cirurgião deve manter a posição adequada de braços e mãos (Figura 8.23). Quando remover um dente na região anterior da mandíbula, o cirurgião deve estar ao lado do paciente (Figuras 8.24 e 8.25). Quando operar na região mandibular posterior esquerda, o cirurgião deve se mover para o lado do paciente, mas a cabeça deste não deve virar tanto na direção do dentista (Figura 8.26).

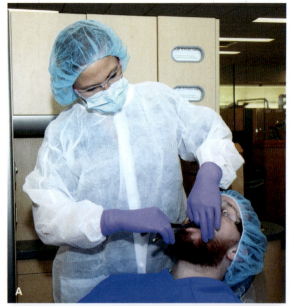

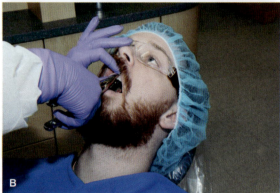

• **Figura 8.18** Paciente posicionado para extração de dentes superiores. A cadeira é inclinada para trás para que o plano oclusal esteja em um ângulo de cerca de 60° com o chão. A altura da cadeira deve garantir que o nível da boca do paciente esteja levemente abaixo do cotovelo do cirurgião.

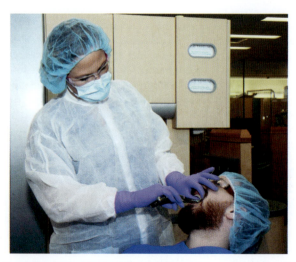

• **Figura 8.19** Extração do dente no quadrante superior direito. Nota-se que a cabeça do paciente está voltada para a direção do cirurgião.

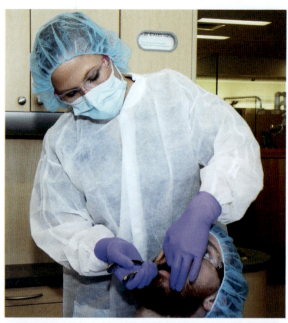

• **Figura 8.20** Extração de dentes superiores anteriores. O paciente olha para a frente.

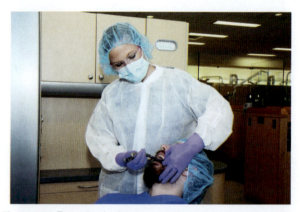

• **Figura 8.21** Extração de dentes posteriores superiores esquerdos. A cabeça do paciente está ligeiramente voltada para o cirurgião.

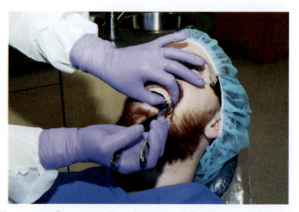

• **Figura 8.22** Para extrações de dentes inferiores, o paciente deve estar mais para cima para que o plano oclusal mandibular da boca aberta esteja paralelo ao chão. A altura da cadeira também é mais baixa, para que o braço do cirurgião esteja mais reto.

CAPÍTULO 8   Princípios da Exodontia de Rotina   113

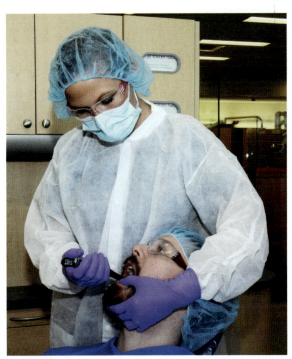

• **Figura 8.23** Extração de dentes superiores posteriores direitos. O paciente está com a cabeça voltada para o cirurgião.

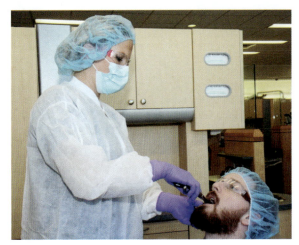

• **Figura 8.24** Extração de dentes inferiores anteriores. O cirurgião fica ao lado do paciente, que olha para a frente.

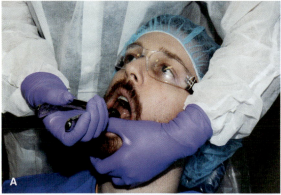

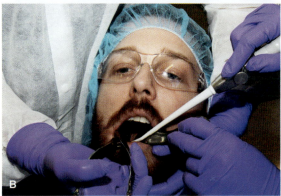

• **Figura 8.25** Quando o fórceps estilo inglês é usado para a extração de dentes inferiores anteriores, posiciona-se a cabeça do paciente para a frente.

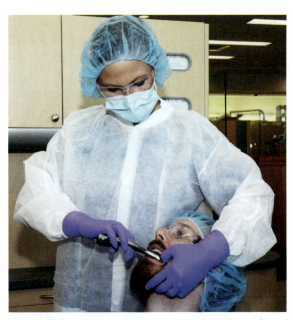

• **Figura 8.26** Extração de dentes inferiores posteriores. O paciente vira-se levemente na direção do cirurgião.

Alguns cirurgiões preferem acessar dentes superiores e inferiores por trás. Isso faz com que a mão esquerda do cirurgião apoie melhor a mandíbula, mas exige que o fórceps seja segurado com a mão por baixo e que o profissional veja o campo em uma perspectiva invertida. A mão esquerda do cirurgião vai ao redor da cabeça do paciente e apoia a mandíbula. A abordagem por trás do paciente pode ser vista nas Figuras 8.27 e 8.28. Observa-se que o braço direito do cirurgião-dentista é mantido próximo ao corpo, o que aumenta a força.

Se o cirurgião-dentista fizer as extrações sentado, algumas modificações precisam ser consideradas. Para extrações de dentes superiores, posiciona-se o paciente de modo semirreclinado, similar ao adotado quando o cirurgião está em pé. Entretanto, o paciente não está tão reclinado; assim, o plano oclusal não está perpendicular ao chão como quando o cirurgião-dentista está em pé. O paciente deve estar o mais baixo possível para que o nível de sua boca esteja o mais próximo do cotovelo do cirurgião (Figura 8.29). As posições da mão e do braço para extração de dentes superiores anteriores e posteriores são parecidas com as posições usadas para as mesmas extrações feitas em pé (Figura 8.30).

Da mesma maneira de quando o Exodontista está de pé, para a extração de dentes no arco inferior o paciente está levemente mais elevado que para a extração de dentes superiores. O cirurgião pode trabalhar pela frente do paciente (Figuras 8.31 e 8.32) ou por

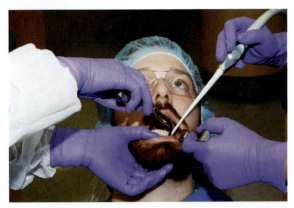

• **Figura 8.27** Abordagem por trás do paciente para a extração de dentes inferiores posteriores direitos. Esse procedimento possibilita que o cirurgião fique em uma posição estável e confortável.

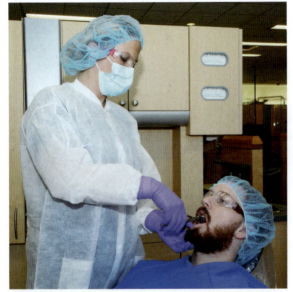

• **Figura 8.28** Abordagem por trás do paciente para a extração de dentes inferiores posteriores esquerdos. Posiciona-se a mão do cirurgião por baixo do fórceps.

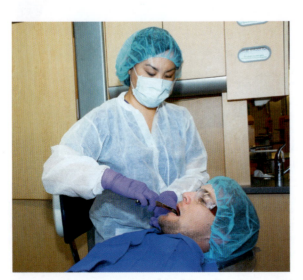

• **Figura 8.29** Na posição em que o cirurgião está sentado, posiciona-se o paciente o mais baixo possível para que a boca esteja no nível ou abaixo do cotovelo do cirurgião.

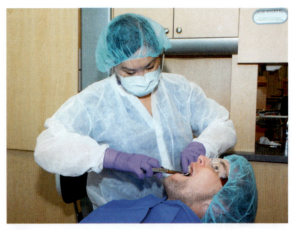

• **Figura 8.30** Para a extração dos dentes superiores, reclina-se o paciente para trás em, aproximadamente, 60 graus. As posições da mão e do fórceps são as mesmas para a posição de pé.

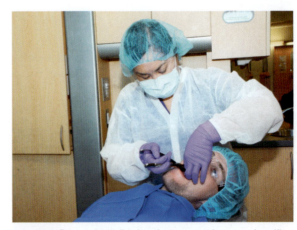

• **Figura 8.31** Para a extração dos dentes superiores, o cirurgião pode segurar o fórceps na posição com a mão por baixo.

trás deste (Figuras 8.33 e 8.34). Quando se utiliza o fórceps de estilo inglês, a posição do cirurgião costuma ser atrás do paciente (Figura 8.35). Deve ser notado que o cirurgião e o assistente têm as posições da mão e do braço similares às usadas quando o cirurgião está em pé.

Princípios mecânicos envolvidos na extração dentária

A remoção de dentes do processo alveolar necessita do uso dos seguintes princípios mecânicos e instrumentais simples: a alavanca, a cunha, a roda e o eixo.

Os elevadores são utilizados, principalmente, como alavancas. Uma alavanca é um mecanismo para transmitir uma força modesta – com a vantagem mecânica de um braço de potência longo e um braço de resistência curto – em um pequeno movimento contra uma grande resistência (Figura 8.36). Um exemplo do uso da alavanca é quando se insere a ponta de um elevador de Crane dentro de um ponto criado no dente e depois se usa o instrumento para elevar o dente (Figura 8.37).

O segundo mecanismo simples utilizado é a cunha (Figura 8.38). A cunha é útil em diversas maneiras para a extração dos dentes. Primeiro, as pontas dos fórceps de extração são normalmente estreitas; elas se alargam conforme vão subindo. Quando os fórceps são usados, deve haver um esforço consciente para forçar as pontas

CAPÍTULO 8   Princípios da Exodontia de Rotina   115

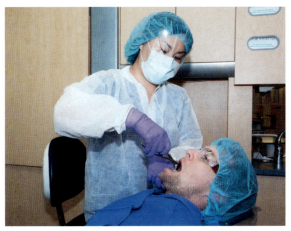

• **Figura 8.32** Para a extração de dentes inferiores posteriores, o cirurgião pode segurar o fórceps com as mãos por cima.

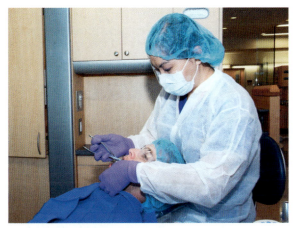

• **Figura 8.33** Na remoção de dentes anteriores, o cirurgião move-se para uma posição atrás do paciente a fim de que sua mandíbula e o processo alveolar sejam apoiados pela outra mão do cirurgião.

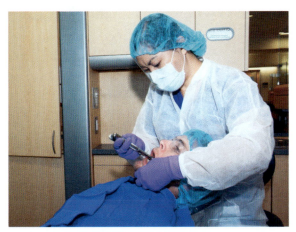

• **Figura 8.34** A posição atrás do paciente pode ser usada para a remoção dos dentes inferiores posteriores. A mão do cirurgião é posicionada por baixo do fórceps para máximo controle.

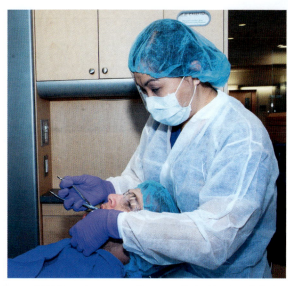

• **Figura 8.35** Quando se usa o fórceps estilo inglês, é preferível a posição por trás do paciente.

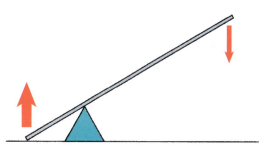

• **Figura 8.36** Uma alavanca de primeira classe transforma uma pequena força e um grande movimento em um pequeno movimento e uma grande força.

dentro do espaço do ligamento periodontal na crista óssea. Usa-se a raiz do dente como uma cunha para expandir o osso; como as pontas do fórceps são pressionadas apicalmente na raiz, vão ajudar a forçar o dente para fora da cavidade (Figura 8.39). O princípio da cunha é também útil quando se usa o elevador reto para luxar um dente do alvéolo. Coloca-se um pequeno elevador dentro do espaço do ligamento periodontal, que desloca a raiz na direção oclusal e, assim, para fora do alvéolo (Figura 8.40).

O terceiro mecanismo usado na extração dentária é a roda e o eixo, mais identificado com o elevador triangular ou em forma de bandeira. Quando uma raiz de um dente com várias raízes é deixada no processo alveolar, posiciona-se e gira-se um elevador em forma de flâmula, como a Cryer, no alvéolo. O cabo serve, então, como eixo; a ponta do elevador triangular age como roda e encaixa-se e levanta a raiz do dente para fora do alvéolo (Figura 8.41).

Princípios do uso dos elevadores e do fórceps

Os principais instrumentais usados para remover um dente do processo alveolar são os extratores do tipo elevadores e o fórceps. Os elevadores podem ajudar na luxação de um dente; o fórceps continua o processo por meio de expansão óssea e de rompimento dos ligamentos periodontais. O objetivo do uso do fórceps é triplo: (1) expansão do alvéolo ósseo pelo uso das pontas em forma de cunha e dos movimentos do próprio dente com o fórceps; (2) torção de raízes cônicas para romper ligamentos periodontais; e (3) remoção do dente do alvéolo.

O elevador dental consiste em um cabo, uma haste e uma lâmina. O cabo do elevador costuma ser alinhado com a haste e é mais largo para que seja segurado na palma da mão. O elevador

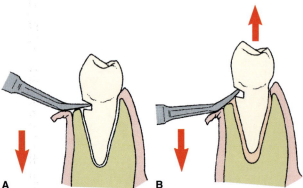

• **Figura 8.37** Na remoção do pré-molar inferior, colocou-se o ponto de apoio no dente, o que cria uma situação de alavanca de primeira classe. Quando se insere a alavanca apical de Crane no ponto de apoio e se abaixa o cabo apicalmente (**A**), eleva-se o dente oclusalmente para fora do alvéolo com o osso alveolar vestibular sendo usado como fulcro (**B**).

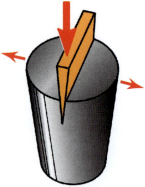

• **Figura 8.38** Uma cunha pode ser empregada para expandir, dividir e deslocar porções onde ela é usada.

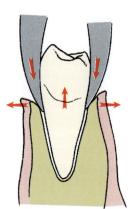

• **Figura 8.39** As pontas dos fórceps atuam como cunhas para expandir o osso alveolar e deslocar o dente na direção oclusal.

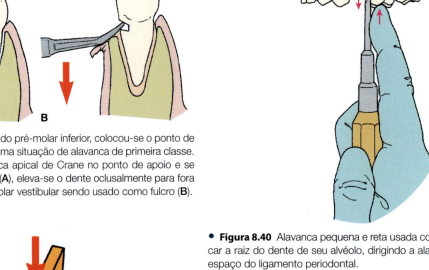

• **Figura 8.40** Alavanca pequena e reta usada como cunha para deslocar a raiz do dente de seu alvéolo, dirigindo a alavanca apicalmente no espaço do ligamento periodontal.

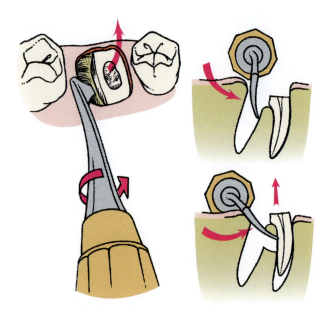

• **Figura 8.41** Alavanca triangular na função de eixo e roda usada para remover a raiz do alvéolo.

pode também ter áreas achatadas para os dedos agarrarem e ajudar a guiá-lo. O cabo também pode ser perpendicular à haste (elevadores tipo barra transversal). A haste conecta o cabo à lâmina. As lâminas podem ser retas, triangulares (Cryer), curvas (Potts) ou pontiagudas (Crane Pick).

Os fórceps podem executar cinco grandes movimentos para luxar dentes: o primeiro é a pressão apical, que consegue dois objetivos: (1) apesar de o dente se mover em direção apical minimamente, o alvéolo dental é expandido pela inserção das pontas para baixo no espaço do ligamento periodontal (Figura 8.42). Assim, a pressão apical do fórceps no dente causa expansão óssea. (2) Um segundo efeito da pressão apical é que ela desloca o centro e a rotação do dente apicalmente. Como o dente está se movendo em resposta à força exercida pelo fórceps, ele se torna o instrumental de expansão. Se o ponto de fulcro for alto (Figura 8.43), aplica-se uma quantidade maior de força na região apical do dente, o que aumenta a chance de fratura no terço apical da raiz. Se as pontas do fórceps forem forçadas no espaço do ligamento periodontal, mexe-se no centro de rotação apicalmente, o que resulta em maior movimento das forças de expansão na crista e menos força no ápice do dente no sentido lingual (Figura 8.44). Este processo diminui a chance de fratura apical da raiz.

CAPÍTULO 8 Princípios da Exodontia de Rotina 117

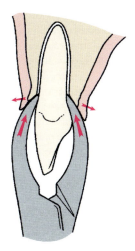

• **Figura 8.42** O fórceps de extração deve ser ajustado com forte pressão apical para expandir a crista óssea e deslocar o centro de rotação o mais apicalmente possível.

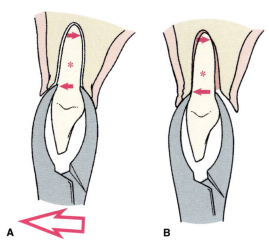

• **Figura 8.44 A.** Se o fórceps for ajustado apicalmente, o centro de rotação (*asterisco*) desloca-se apicalmente e geram-se menores pressões apicais. **B.** Isso resulta em maior expansão do córtex vestibular, menor movimento do ápice do dente e, assim, menor chance de fratura da raiz.

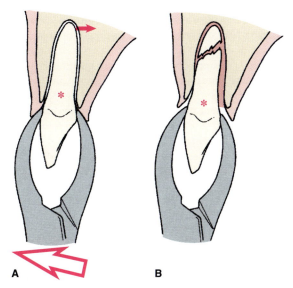

• **Figura 8.43 A.** Se o centro de rotação (*asterisco*) não for apicalmente distante o bastante, ele é muito oclusal, o que resulta em excesso de movimento do ápice do dente. **B.** O excesso de movimento do ápice da raiz causado por um centro de rotação alto resulta em fratura do ápice da raiz.

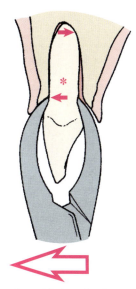

• **Figura 8.45** A pressão vestibular aplicada ao dente expandirá a cortical vestibular na crista óssea, com alguma expansão lingual na parte apical da raiz. O *asterisco* indica o centro de rotação.

A segunda maior pressão, ou movimento, aplicada pelo fórceps é a força vestibular. As pressões vestibulares resultam em expansão da lâmina vestibular, sobretudo na crista óssea (Figura 8.45). Apesar de a pressão vestibular causar forças de expansão na crista óssea, é importante lembrar que isso também causa pressão lingual apical. Além do mais, a força excessiva pode fraturar o osso vestibular ou causar fratura da porção apical da raiz.

O terceiro movimento é a pressão lingual, ou palatina, similar ao conceito da pressão vestibular, mas tem como objetivo expandir o osso da crista lingual e, ao mesmo tempo, evitar pressão excessiva no osso apical vestibular (Figura 8.46). Como o osso lingual tende a ser mais espesso do que o osso vestibular em áreas posteriores da boca, ocorre uma expansão óssea limitada.

O quarto movimento, pressão rotacional, como o nome indica, roda o dente, o que causa alguma expansão interna do alvéolo dental e rompimento dos ligamentos periodontais. Os dentes com raízes únicas, cônicas (como incisivos, caninos e pré-molares inferiores) e aqueles com raízes que não são curvas são os mais fáceis de luxar com essa técnica (Figura 8.47). Os dentes que têm outras raízes que não sejam cônicas ou aqueles com múltiplas raízes – especialmente se elas forem curvas – são mais passíveis de fratura sob esse tipo de pressão.

Por fim, as forças de tração são úteis para tirar o dente do alvéolo, uma vez sendo alcançada a expansão óssea adequada. Conforme mencionado anteriormente, os dentes não devem ser puxados de seus alvéolos. As forças de tração devem ser limitadas à porção final do processo de extração e ser delicadas (Figura 8.48). Se for necessário empregar força excessiva, outras manobras devem ser executadas para melhorar a luxação radicular.

Resumindo, diversas forças podem ser usadas para extração dentária. Uma grande força apical é sempre útil e deve ser aplicada sempre que o fórceps for adaptado ao dente. Remove-se a maioria

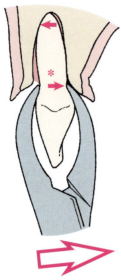

• **Figura 8.46** A pressão lingual irá expandir a cortical lingual na crista alveolar e expandir levemente o osso vestibular na área apical. O *asterisco* indica o centro de rotação.

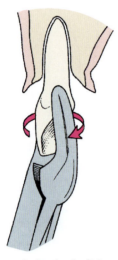

• **Figura 8.47** As forças rotacionais são úteis para os dentes com raízes cônicas, como os incisivos superiores e os pré-molares inferiores.

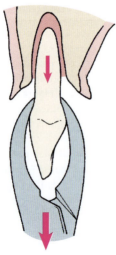

• **Figura 8.48** As forças de tração são úteis para a remoção final do dente do alvéolo. Essas forças devem sempre ser pequenas, pois os dentes não são puxados.

dos dentes por uma combinação de forças vestibulares e linguais (palatinas). Como o osso maxilar vestibular costuma ser mais fino e o palatino é uma cortical mais espessa, normalmente os dentes maxilares são removidos por forças vestibulares mais intensas e forças palatinas menos vigorosas. Na mandíbula, o osso vestibular é mais fino a partir da linha média posterior à área dos molares. Assim, incisivos, caninos e pré-molares são removidos, principalmente, como resultado de uma força vestibular contínua maior e pressão lingual menos vigorosa. Conforme mencionado anteriormente, as forças rotacionais são úteis para dentes unirradiculares que têm raízes cônicas e sem curvaturas no fim da raiz. Os incisivos maxilares, especialmente o incisivo central e os pré-molares mandibulares, são mais suscetíveis a forças rotacionais.

Procedimento para extração fechada

Uma raiz irrompida pode ser extraída usando-se uma ou duas técnicas principais: fechada ou aberta. A técnica fechada é também conhecida como *técnica de rotina*. A técnica aberta é também conhecida como *técnica cirúrgica* ou *técnica a retalho*. Este tópico discute a técnica de extração fechada. A técnica aberta (cirúrgica) é abordada no Capítulo 9.

A técnica fechada é a mais frequentemente usada e a primeira considerada para quase todas as extrações. Utiliza-se a técnica aberta quando o clínico acredita que seria necessário aplicar força excessiva para remover o dente, quando uma quantidade substancial da coroa está ausente ou coberta por tecido ou quando uma coroa frágil está presente.

A técnica correta para qualquer situação deve levar a uma extração atraumática. Em geral, a técnica errada resulta em uma extração excessivamente traumática e demorada.

Independentemente da técnica escolhida, os três fundamentos requeridos para uma boa extração continuam os mesmos: (1) acesso e visualização adequados do campo cirúrgico; (2) um caminho sem impedimentos para a remoção do dente; e (3) o uso de força controlada para luxar e remover o dente.

Para o dente ser removido do alvéolo ósseo, costuma ser necessário expandir as paredes do alvéolo ósseo para abrir um caminho livre para a raiz do dente, e é necessário romper as fibras do ligamento periodontal que prendem o dente ao alvéolo ósseo. O uso de elevadores e fórceps como alavancas e cunhas com constante aumento de força pode alcançar esses dois objetivos.

Cinco etapas gerais formam o procedimento de extração fechada. A *Etapa 1* envolve a divulsão do tecido mole inserido da porção cervical do dente. O primeiro passo na remoção pela técnica de extração fechada é soltar o tecido mole ao redor do dente com um instrumental afiado, como lâmina de bisturi e a ponta afiada de um elevador de periósteo nº 9 (Figura 8.49). O propósito da divulsão do tecido mole do dente é duplo: (1) primeiro, isso faz com que o cirurgião tenha certeza de que a anestesia profunda foi alcançada. Quando esse passo estiver concluído, o cirurgião informa ao paciente que a cirurgia está prestes a começar e que o primeiro passo será empurrar o tecido mole para longe do dente. O paciente experimenta uma pequena pressão nessa etapa, mas não deve haver dor ou desconforto se foi aplicada anestesia profunda no local. Assim, o cirurgião começa o procedimento de descolamento, delicadamente no início e depois aumentando a força. (2) A segunda razão pela qual o tecido mole é solto é para possibilitar que o elevador e o fórceps de extração sejam posicionados mais apicalmente, sem interferência ou impedimento da gengiva. À medida que o tecido é afastado do dente, ele é ligeiramente refletido, o que aumenta a largura do sulco gengival e facilita a entrada da ponta chanfrada

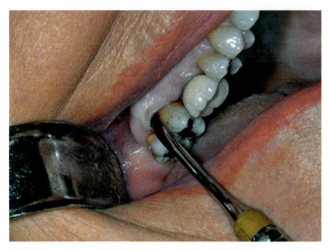

• **Figura 8.49** Elevador de periósteo, usado para divulsionar a inserção gengival e a papila interdental. (Cortesia do Dr. Edward Ellis III.)

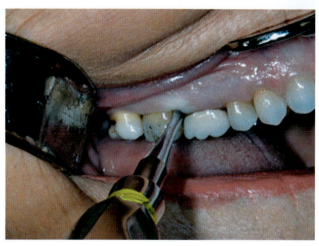

• **Figura 8.50** Elevador pequeno e reto inserido perpendicularmente no dente depois de a papila ser divulsionada. (Cortesia do Dr. Edward Ellis III.)

do fórceps. A papila gengival adjacente do dente deve também ser divulsionada para evitar lesão pela inserção do elevador reto.

A *Etapa 2* consiste na luxação do dente com um elevador dental. A luxação do dente começa com um elevador, normalmente o reto. Na maioria das situações, a elevação na face lingual ou palatina das raízes é limitada, devido ao acesso ruim e à eficácia limitada. A elevação deve ocorrer nas faces vestibulares mesial e distal da raiz. Não se deve tentar elevação ao longo da vestibular do osso, pois pode ser facilmente fraturada, ou o cirurgião-dentista pode perder o controle e causar lesão nos tecidos moles.

A expansão e a dilatação do osso alveolar e o rompimento do ligamento periodontal requerem que o dente seja luxado de muitas maneiras. Insere-se o elevador reto perpendicularmente ao dente dentro do espaço interdental, após a divulsão da papila interdental (Figuras 8.50 a 8.52). Então, move-se o elevador para direcionar a lâmina apicalmente. O elevador é, então, girado em pequenos movimentos para trás e para frente, enquanto se faz pressão apical para avançar a lâmina para o espaço do ligamento periodontal. Inicialmente, deve ser usado um elevador reto com uma pequena lâmina. Uma vez que algum movimento dentário seja notado, um elevador reto maior deve ser inserido e usado de maneira similar. Se o dente estiver intacto, em contato com dentes estáveis anterior e posteriormente, a quantidade de movimento obtido com o elevador reto será mínima. A utilidade desse passo é maior se o paciente não tiver dente posterior ao dente que está sendo extraído ou se estiver quebrado a uma extensão que as coroas não impeçam o movimento dele ou se o adjacente também estiver planejado para extração na mesma consulta.

A luxação do dente com elevador reto deve ser feita com cuidado. Forças excessivas podem prejudicar ou, até mesmo, deslocar os dentes adjacentes àqueles que estão sendo extraídos. Isso é especialmente verdadeiro se o dente adjacente tiver uma restauração grande ou lesão cariosa. Tal fato é apenas o passo inicial no processo de avaliação. Em seguida, insere-se um pequeno elevador reto no espaço do ligamento periodontal no ângulo da linha mesiovestibular. Posiciona-se o elevador apicalmente enquanto se gira para trás e para a frente, ajudando a luxar o dente com ação de sua ponta enquanto se avança apicalmente. Uma ação similar com o elevador pode ser feita na linha do ângulo distovestibular. Quando um pequeno elevador reto gira facilmente, usa-se um elevador de maior tamanho para fazer o mesmo avanço apical. Geralmente, o dente irá se afrouxar o suficiente para ser removido facilmente com o fórceps.

A *Etapa 3* consiste na adaptação do fórceps ao dente. Agora, os fórceps adequados são escolhidos para o dente a ser extraído.

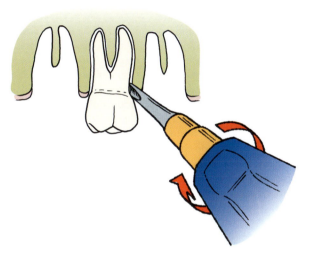

• **Figura 8.51** O cabo do elevador reto pequeno é girado de modo que o lado oclusal de sua lâmina esteja virado na direção do dente. O cabo também é movido apicalmente para ajudar a elevar o dente.

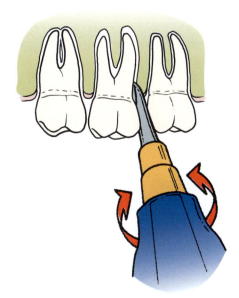

• **Figura 8.52** O cabo do elevador pode ser girado na direção oposta para deslocar o dente para fora do alvéolo. Isso pode ser conseguido apenas se não houver nenhum dente adjacente posterior.

As pontas do fórceps devem apresentar formato adequado para se adaptarem anatomicamente ao dente, apicalmente à margem cervical, ou seja, na superfície radicular. Desse modo, o fórceps é ajustado ao dente para que suas pontas agarrem a raiz abaixo do tecido mole descolado (Figura 8.53). A ponta lingual costuma ser ajustada primeiro e, depois, a ponta vestibular. Deve-se tomar cuidado para confirmar que as pontas do fórceps estejam embaixo do tecido mole e não encostando no dente adjacente. Uma vez que o fórceps tenha sido posicionado no dente, o cirurgião aperta os cabos do instrumental nas extremidades para maximizar a vantagem mecânica e o controle (Figura 8.54). Se a raiz for mal posicionada de tal modo que o fórceps normal não possa agarrar o dente sem lesionar o dente adjacente, deve ser usado outro fórceps com pontas mais estreitas. Podem ser utilizados fórceps para raízes superiores a fim de abordar de dentes anteriores inferiores apinhados.

As pontas do fórceps devem ser posicionadas paralelamente ao longo do eixo do dente para que a força gerada pela aplicação de pressão no cabo seja distribuída ao longo do eixo do dente para maior efetividade na dilatação e na expansão do osso alveolar. Se as pontas não estiverem paralelas ao longo do eixo do dente, é muito provável que a raiz frature.

Assim, o fórceps é impulsionado apicalmente o máximo possível para agarrar a raiz do dente o mais apicalmente possível. Com isso, conseguem-se duas coisas: (1) as pontas do fórceps agem como cunhas para dilatar a crista óssea nas faces lingual e vestibular; e (2) forçando as pontas apicalmente, o centro de rotação (ou fulcro) do fórceps aplicado ao dente é deslocado na direção do ápice do dente, o que resulta em maior efetividade da expansão óssea e menor probabilidade de fratura da parte apical da raiz do dente.

Nesse ponto, a mão do cirurgião deve estar segurando o fórceps com firmeza, com o pulso travado e o braço preso junto ao corpo; o cirurgião deve estar preparado para aplicar força com o ombro e a parte superior do braço sem pressionar o pulso. O cirurgião deve estar de pé, ereto, com os pés confortavelmente separados.

A *Etapa 4* envolve a luxação do dente com o fórceps. O cirurgião começa a luxar o dente usando os movimentos discutidos anteriormente. A maior parte da força é feita na direção do osso mais fino e, portanto, mais fraco. Assim, em todos os dentes da maxila e todos os mandibulares, menos o molar, o movimento será labial e vestibular (p. ex., na direção da camada fina do osso). O cirurgião usa força lenta, controlada e constante para deslocar o dente vestibularmente, em vez de uma série de movimentos que fazem pouca expansão óssea. O movimento é controlado e lento, e gradualmente aumenta-se sua força. Em seguida, o dente é movido na direção oposta com pressão ponderada, lenta e forte. Enquanto o osso alveolar começa a se expandir, posiciona-se o fórceps apicalmente com um movimento firme e controlado que causa expansão adicional do osso alveolar e depois desloca o centro de rotação apicalmente. Pressões linguais e vestibulares continuam a expandir o alvéolo ósseo. Para alguns dentes, movimentos pequenos de rotação são então usados para ajudar a expandir os alvéolos e romper os ligamentos periodontais. Cirurgiões iniciantes têm tendência a aplicar pressão inadequada por período insuficiente de tempo.

Os três fatores seguintes devem ser enfatizados novamente: (1) o fórceps deve estar ajustado o mais apicalmente possível e reajustado periodicamente durante a extração; (2) as forças aplicadas nas direções lingual e vestibular devem ser lentas, controladas, e não com manobras bruscas; e (3) a força deve ser mantida por alguns segundos para que o osso tenha tempo para expandir. Deve-se lembrar que os dentes não são puxados; ao contrário, eles são delicadamente levantados dos alvéolos, uma vez que o processo alveolar tenha sido expandido o bastante.

A *Etapa 5* é a remoção do dente do alvéolo. Uma vez que o osso alveolar tenha sido suficientemente expandido e o dente luxado, pode ser usada uma força de tração leve, geralmente de direção vestibular. Forças de tração devem ser minimizadas, pois se usa esse último movimento quando o processo alveolar é suficientemente expandido e o ligamento periodontal está completamente rompido.

Deve-se lembrar que a luxação do dente com fórceps e a remoção do dente do osso são passos separados na extração. Direciona-se a luxação para a expansão do osso e o rompimento do ligamento periodontal. O dente não é removido do osso até que esses dois objetivos sejam alcançados. O cirurgião novato deve perceber que o principal papel do fórceps não é remover o dente, mas expandir os ossos para que a(s) raiz(raízes) possa(m) ser removida(s).

Para dentes mal posicionados ou com posições incomuns no processo alveolar, a luxação com fórceps e a remoção do processo alveolar podem ser em direções pouco comuns. O cirurgião deve

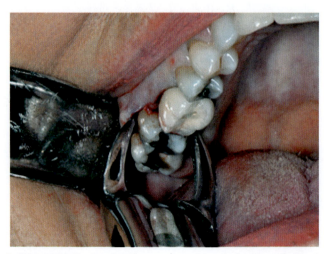

• **Figura 8.53** Pontas dos fórceps, forçados apicalmente embaixo do tecido mole. (Cortesia do Dr. Edward Ellis III.)

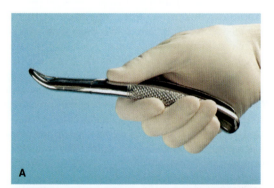

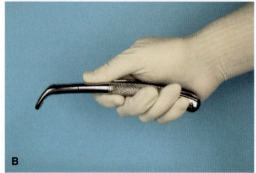

• **Figura 8.54** Cabo do fórceps, segurado na porção final para otimizar a vantagem mecânica e o controle do instrumental. **A.** Fórceps superior universal. **B.** Fórceps inferior universal.

determinar um sentido em que o dente deve se mover e ser, assim, capaz de movê-lo nessa direção. A cuidadosa avaliação pré-operatória e o planejamento ajudam a guiar tal determinação durante a extração.

Função da mão oposta

Durante o uso do fórceps e de alavancas para luxar e remover dentes, é importante que a mão oposta do cirurgião tenha um papel ativo no procedimento. Para operadores destros, a mão esquerda tem diversas funções. A mão esquerda é responsável pelo afastamento dos tecidos moles das bochechas, dos lábios e da língua para gerar visualização adequada da área da cirurgia. A mão esquerda ajuda a proteger outros dentes do fórceps, caso ele se solte repentinamente do alvéolo dentário. A mão esquerda, e às vezes o braço, ajudam a estabilizar a cabeça do paciente durante o processo de extração. Em algumas situações, grande quantidade de força é necessária para expandir osso alveolar denso. Assim, a cabeça do paciente precisa de ajuda ativa para se manter estável. A mão oposta tem importante papel no apoio e na sustentação da mandíbula quando os dentes mandibulares estão sendo extraídos. A mão oposta costuma ser necessária para aplicar considerável pressão a fim de expandir o osso mandibular denso, e tais forças podem causar desconforto e até mesmo lesão à ATM, a menos que se atue com mão firme de modo oposto a elas. Um bloco de mordida no lado contralateral também é usado para ajudar a abrir a mandíbula nessa situação. Por fim, a mão oposta suporta o processo alveolar e dá informação tátil ao cirurgião no que diz respeito à expansão do processo alveolar durante o período de luxação. Em algumas situações, é impossível para a mão oposta exercer todas essas funções ao mesmo tempo. Então, o cirurgião solicita um assistente para ajudar em algumas das funções.

Função do assistente durante a extração

Para alcançar um resultado de sucesso em qualquer procedimento cirúrgico, é muito útil ter um assistente habilidoso. Durante a extração, o assistente exerce diversas funções importantes que contribuem para tornar a experiência cirúrgica atraumática para o paciente. O assistente auxilia o cirurgião a visualizar e a ganhar acesso à área da cirurgia. Assim, afasta os tecidos moles das bochechas e da língua para que o dentista tenha uma visão desobstruída do campo de procedimento. Mesmo durante a extração fechada, o assistente pode afastar o tecido mole a fim de que o cirurgião possa aplicar os instrumentais para divulsionar o ligamento do tecido mole e adaptar o fórceps ao dente de modo mais eficaz.

Outra importante atividade do assistente é sugar sangue, saliva ou solução irrigadora utilizada durante o procedimento cirúrgico. Isso evita que os fluidos se acumulem e proporciona visualização apropriada ao campo cirúrgico. A aspiração também é importante para o conforto do paciente, pois muitos indivíduos não conseguem tolerar nenhuma acumulação de sangue ou outros fluidos na garganta (Figura 8.55).

Durante a extração, o assistente deve também ajudar a proteger os dentes do arco oposto, o que é especialmente importante quando se removem os dentes inferiores posteriores. Se as forças de tração forem necessárias para remover um dente inferior, ocasionalmente, o dente se solta de repente e o fórceps bate nos dentes superiores e pode fraturar uma cúspide. O assistente deve segurar uma ponta de aspiração ou o dedo contra os dentes superiores para protegê-los de uma pancada.

Durante a extração de dentes inferiores, o assistente pode ter papel importante apoiando a mandíbula durante a aplicação

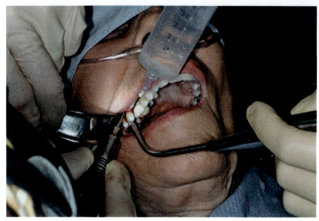

• **Figura 8.55** Enquanto o cirurgião segura a peça de mão cirúrgica e o afastador de Minnesota, o assistente faz a irrigação para refrigeração e aspira. (Cortesia do Dr. Edward Ellis III.)

das forças de extração. Um cirurgião que usa a mão para afastar o tecido mole pode não conseguir apoiar a mandíbula. Se esse for o caso, o assistente tem atuação importante, estabilizando a mandíbula para evitar o desconforto da ATM. Mais comumente, o cirurgião estabiliza a mandíbula, o que torna tal papel menos relevante para o assistente.

O assistente também oferece apoio psicológico e emocional ao paciente, ajudando a aliviar sua ansiedade durante a administração de anestesia e a cirurgia. O assistente é importante na confiança do paciente e em sua cooperação, usando linguagem positiva e contato físico com ele durante a preparação e o procedimento em si. O assistente deve evitar fazer comentários casuais espontâneos que possam aumentar a ansiedade do paciente e diminuir sua cooperação.

Técnicas específicas para remoção de cada dente

Este tópico descreve técnicas específicas para a remoção de cada dente na boca depois de serem luxados. Em algumas situações, alguns dentes são agrupados (p. ex., os dentes maxilares anteriores), pois a técnica de remoção é essencialmente a mesma. O leitor deve atentar para o papel da mão esquerda em cada instância.

Dentes maxilares

Na posição correta para a extração dos dentes maxilares esquerdos ou anteriores, o dedo indicador esquerdo do cirurgião deve afastar os tecidos do lábio e das bochechas, enquanto o polegar deve repousar no processo alveolar palatino (Figura 8.56). Dessa maneira, a mão esquerda é capaz de afastar o tecido mole da bochecha, estabilizar a cabeça do paciente, apoiar o processo alveolar e oferecer informação tátil ao cirurgião a respeito do processo de extração. Quando se adota tal posição durante a extração do molar superior, o cirurgião pode sentir com a mão esquerda a raiz palatina do molar tornando-se livre no processo alveolar, antes de senti-la com o fórceps ou com a mão da extração. Para o lado direito, posiciona-se o dedo indicador no palato, com o polegar na superfície vestibular.

Incisivos

Os incisivos superiores são extraídos com o fórceps universal superior (nº 150), apesar de outros fórceps poderem ser usados, como

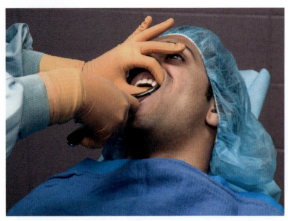

- **Figura 8.56** Extração de dentes superiores posteriores esquerdos. O dedo indicador esquerdo afasta o lábio e a bochecha e apoia o processo alveolar no lado vestibular. O polegar é posicionado na parte palatina do processo alveolar e apoia o processo alveolar. Estabiliza-se a cabeça por essa posição e obtém-se informação tátil sobre os movimentos do dente e do osso.

o reto (nº 1). Em geral, os incisivos maxilares têm raízes cônicas, com os incisivos laterais apresentando-se levemente mais longos e mais delgados. O incisivo lateral é o que tem maior probabilidade de também apresentar uma curvatura distal no terço apical da raiz. Então, isso deve ser conferido radiograficamente antes da extração desse dente. O osso alveolar é fino no lado vestibular e mais espesso no lado palatino, o que indica que a maior expansão do processo alveolar será na direção vestibular. O movimento inicial é lento, constante e firme na direção labial, com expansão da crista óssea vestibular. Desse modo, uma força palatina menos vigorosa é aplicada, seguida de uma rotacional lenta e firme. Movimentos rotacionais devem ser minimizados para o incisivo lateral, especialmente se houver curvatura no dente. Remove-se o dente na direção labioincisal, com pequena quantidade de força de tração (Figura 8.57).

Caninos

O canino superior costuma ser o dente mais longo da boca. A raiz é oblonga em seção transversal e normalmente produz uma protuberância chamada *eminência canina* na superfície anterior da maxila. O resultado é que o osso sobre a face vestibular dos caninos maxilares costuma ser fino. Apesar do osso vestibular fino, esse dente pode ser difícil de extrair simplesmente por causa de sua raiz longa e da área superficial larga para a inserção de ligamento periodontal. Além disso, não é incomum um segmento de osso alveolar vestibular fraturar na lâmina vestibular e ser removido com o dente.

O fórceps universal superior (nº 150) é o instrumental preferido para remover o canino superior, depois da luxação. Como todas as extrações, a colocação inicial das pontas do fórceps no canino deve ser o mais apical possível. O movimento inicial é apical e depois para o lado vestibular, com retorno da pressão para o lado palatino. Enquanto o osso se expande e o dente fica com mobilidade, o fórceps deve ser reposicionado apicalmente. Uma pequena quantidade de força rotacional pode ser usada na expansão do alvéolo dentário, especialmente se dentes adjacentes estiverem ausentes ou tiverem acabado de ser extraídos. Após o dente ter sido bem luxado, é removido do alvéolo na direção labioincisal com forças de tração vestibulares (Figura 8.58).

Durante o processo de luxação com o fórceps, se o cirurgião sentir uma parte do osso vestibular fraturando, ele deve se decidir com relação ao próximo passo. Se a palpação digital indicar que uma pequena quantidade de osso se soltou e está presa ao canino, a extração deve continuar da maneira habitual. Entretanto, se a palpação digital indicar que uma porção maior do rebordo alveolar vestibular foi fraturada, o cirurgião deve parar o procedimento cirúrgico. Geralmente, a porção fraturada do osso ainda está presa ao periósteo e, portanto, é viável. O cirurgião deve usar um elevador de periósteo fino para divulsionar uma pequena quantidade de mucosa ao redor do dente até o nível do osso fraturado. Desse modo, o dente canino deve ser estabilizado com o fórceps de extração, e convém o cirurgião tentar liberar o osso fraturado do dente, com o elevador de periósteo utilizado como alavanca para separar o osso da raiz. Se alcançar êxito, o dente pode ser removido e o osso deixado na posição, preso ao periósteo. Deverá ocorrer cicatrização normal. Se o osso ficar solto do periósteo durante essas tentativas, ele deve ser removido, pois provavelmente estará sem vitalidade e poderá prolongar o tempo de cicatrização. Esse mesmo procedimento pode ser usado sempre que osso alveolar for fraturado durante a extração.

A prevenção da fratura do rebordo alveolar vestibular é importante. Após a elevação e durante o processo de luxação com o fórceps, se uma quantidade normal de pressão não resultar em nenhuma movimentação do dente, o cirurgião deve considerar seriamente fazer uma extração aberta. Rebatendo um retalho de tecido mole e removendo uma pequena quantidade de osso, o cirurgião pode ser capaz de extrair o dente canino sem fraturar uma grande quantidade de osso vestibular. Usando-se a técnica aberta, haverá uma redução na quantidade total de osso perdido e no tempo de cicatrização pós-operatório.

Primeiro pré-molar

O primeiro pré-molar maxilar é unirradicular nos primeiros dois terços, com a bifurcação na raiz vestibulolingual normalmente ocorrendo do terço apical até a metade. Tais raízes podem ser extremamente finas e sujeitas a fratura, especialmente em pacientes mais idosos, nos quais a densidade óssea é grande e a elasticidade óssea, menor. Talvez a fratura de raiz mais comum durante a extração em adultos ocorra com esse dente. Quanto aos outros dentes maxilares, o osso vestibular é fino comparado com o osso palatino.

O fórceps superior universal (nº 150) é o instrumental de escolha. Como alternativa, o fórceps nº 150 pode ser usado para a remoção do primeiro pré-molar superior. Pela grande probabilidade de fratura radicular, o dente deve ser luxado o máximo possível com o elevador reto. Se ocorrer fratura de raiz, uma ponta de raiz solta pode ser removida mais facilmente que uma que não tenha sido bem luxada pela elevação.

Pela bifurcação do dente em duas raízes de pontas finas, as forças de extração devem ser cuidadosamente controladas durante a remoção do primeiro pré-molar superior. Os movimentos iniciais devem ser vestibulares. Os movimentos palatinos são feitos com pequenas quantidades de força para evitar a fratura da ponta palatina da raiz, que é a mais difícil de recuperar. Quando se luxa o dente vestibularmente, é mais provável que a raiz que se quebre seja a palatina. Das duas pontas da raiz, a vestibular é mais fácil de recuperar, devido ao osso fino que a recobre. Assim, como em outros dentes maxilares, as pressões vestibulares devem ser maiores que as pressões palatinas. Qualquer força rotacional deve ser evitada. A remoção final do dente do alvéolo é feita com força de tração em direção oclusal e levemente vestibular (Figura 8.59).

CAPÍTULO 8 Princípios da Exodontia de Rotina 123

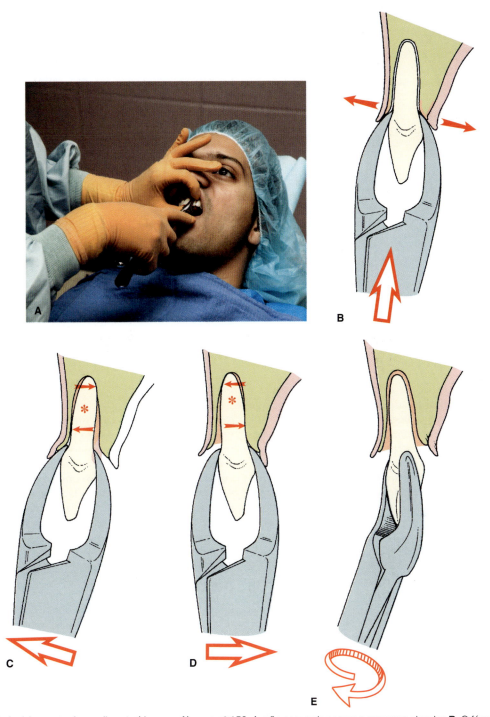

• **Figura 8.57 A.** Os incisivos superiores são extraídos com fórceps nº 150. A mão esquerda segura o processo alveolar. **B.** O fórceps é posicionado o mais apicalmente possível. **C.** A luxação começa com força vestibular. **D.** Usa-se leve força lingual. **E.** Remove-se o dente em direção labioincisal com movimento de tração rotacional. O *asterisco* indica o centro de rotação.

Segundo pré-molar

O segundo pré-molar superior é unirradicular por todo o comprimento da raiz, que é grossa e tem extremidade arredondada. Consequentemente, a raiz do segundo pré-molar raramente se quebra. O osso alveolar que o cobre é similar ao de outros dentes maxilares, fino na face vestibular, com a face alveolopalatina mais espessa.

O fórceps recomendado é o universal superior, ou o nº 150; alguns cirurgiões preferem o fórceps nº 150A. Os fórceps são forçados o mais apicalmente possível para que ganhem maior vantagem mecânica na extração desse dente. Como a raiz do dente é robusta e arredondada, a extração requer movimentos vigorosos de vestibular para palatino e, depois, na direção vestíbulo-oclusal, tracionando com força rotacional (Figura 8.60).

Molares

O primeiro molar superior tem três raízes grandes e robustas. As raízes vestibulares costumam estar próximas, e as palatinas divergem amplamente na direção do palato. Se as duas raízes vestibulares também forem muito divergentes, torna-se difícil remover tal dente por extração fechada. Mais uma vez, o osso alveolar que o cobre se mostra similar aos outros dentes na maxila; a cortical

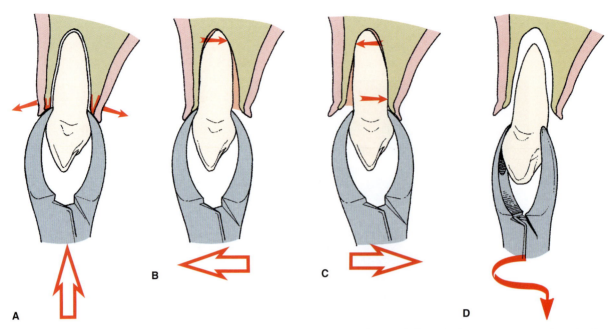

• **Figura 8.58 A.** As posições da mão e do fórceps para a remoção do canino superior são similares às da remoção dos incisivos. Os fórceps são posicionados o mais apicalmente possível. **B.** O movimento inicial é em direção vestibular. **C.** Aplicam-se pequenas quantidades de força lingual. **D.** Remove-se o dente na direção labioincisal com leve força rotacional.

vestibular é fina e a cortical palatina, espessa e densa. Quando estiver avaliando esse dente radiograficamente, o dentista deve notar o tamanho, a curvatura e a aparente divergência das três raízes. Além disso, deve olhar atentamente as relações entre as raízes dos dentes com o seio maxilar. Se o seio estiver próximo às raízes e estas forem muito divergentes, é bastante provável ocorrer perfuração sinusal causada pela remoção de uma porção do assoalho do seio durante a extração dentária. Se isso for provável após a avaliação pré-operatória, o cirurgião deve considerar fortemente uma extração cirúrgica.

Normalmente, os pares de fórceps nº 53R e nº 53L são usados para a extração dos molares superiores. Esses dois fórceps têm projeções nas pontas vestibulares para caber na bifurcação vestibular. Alguns cirurgiões preferem usar os fórceps nº 89 e nº 90. Esses dois fórceps são especialmente úteis se a coroa do molar apresentar cáries extensas ou grandes restaurações.

Os fórceps para molares superiores são adaptados ao dente e ajustados o mais apicalmente possível da maneira habitual (Figura 8.61). O movimento básico de extração é usar pressões vestibulares e palatinas intensas, com mais força na direção vestibular em vez da palatina. A força rotacional não é útil para a extração desse dente por causa de suas três raízes. Conforme mencionado na discussão sobre a extração de primeiros pré-molares maxilares, é preferível fraturar uma raiz vestibular a uma palatina (porque se mostra mais fácil recuperar as raízes vestibulares). Assim, se o dente tiver raízes muito divergentes e o cirurgião suspeitar de que uma delas possa estar fraturada, o dente deve ser luxado de modo a evitar a fratura da raiz palatina. O cirurgião deve minimizar a força palatina, pois ela fratura a raiz palatina. Uma pressão vestibular intensa, lenta e constante expande a cortical vestibular e rompe as fibras do ligamento periodontal que seguram a raiz palatina em posição. Deve-se adotar força palatina, mas de maneira reduzida.

A anatomia do segundo molar maxilar é similar à do primeiro, exceto pelo fato de as raízes tenderem a ser menores e menos divergentes, com as raízes vestibulares mais comumente fusionadas em apenas uma raiz. Isso significa que o dente é mais facilmente extraído pela mesma técnica descrita para o primeiro molar.

O terceiro molar irrompido frequentemente tem raízes cônicas e costuma ser extraído com fórceps nº 210S, que é o universal utilizado para os lados direito e esquerdo. Em geral, o dente é removido logo, porque o osso vestibular é fino e as raízes são normalmente fusionadas e cônicas. O terceiro molar irrompido também costuma ser extraído com o uso apenas de elevadores. A visualização clara dos terceiros molares superiores na radiografia pré-operatória é importante, pois a anatomia das raízes desse dente é variável e, frequentemente, existem raízes pequenas dilaceradas e com ganchos nesta região. A recuperação de raízes fraturadas nessa região é difícil, devido à maior limitação do acesso.

Dentes mandibulares

Quando removemos dentes mandibulares, o dedo indicador da mão esquerda está na região vestibular e o segundo dedo, na região lingual, afastando o lábio, a bochecha e a língua (Figura 8.62). Coloca-se o polegar da mão esquerda abaixo do queixo para que a mandíbula seja segura entre os dedos e o polegar, o que a apoia e minimiza a pressão na ATM. Essa técnica dá menos informação tátil, mas, durante a extração de dentes inferiores, a necessidade de apoio da mandíbula supera a necessidade de suporte do processo alveolar. Uma alternativa útil é colocar um bloco de mordida entre os dentes contralateralmente (Figura 8.63). O bloco de mordida possibilita ao paciente estabilizar as forças para limitar a pressão sobre a ATM. A mão do cirurgião ou do assistente deve continuar a dar mais apoio à porção inferior da mandíbula.

Dentes anteriores

Os incisivos mandibulares e os caninos são similares em formato; os incisivos são menores e levemente mais finos, e as raízes dos caninos são maiores e mais densas. As raízes dos incisivos são mais passíveis de fratura, por serem finas. Assim, elas devem ser removidas apenas após adequada luxação pré-extração. O osso alveolar que cobre os incisivos e os caninos é fino nos lados labial e lingual. O osso sobre o canino pode ser mais espesso, especialmente na face lingual.

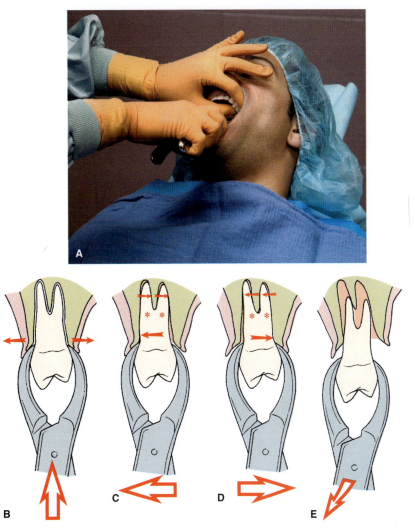

• **Figura 8.59 A.** Os pré-molares superiores são removidos com fórceps nº 150. A posição da mão é similar à usada em dentes anteriores. **B.** Primeiramente, aplica-se de modo firme uma pressão apical no centro de rotação mais baixo, o mais longe possível, para expandir a crista óssea. **C.** De início, aplica-se uma pressão vestibular para expandir a cortical óssea vestibular. Os ápices das raízes são empurrados lingualmente e estão, por isso, sujeitos a fratura. **D.** Aplica-se uma pressão palatal, porém menos vigorosamente que uma pressão vestibular. **E.** Remove-se o dente em direção buco-oclusal com uma combinação de forças vestibulares e de tração.

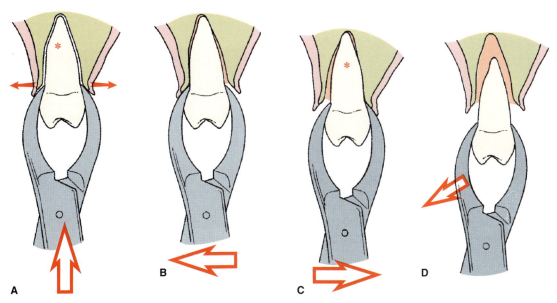

• **Figura 8.60 A.** Quando se extrai o segundo pré-molar superior, o fórceps é ajustado o mais apicalmente possível. **B.** A luxação começa com pressão vestibular. **C.** Aplica-se uma pressão lingual muito leve. **D.** Remove-se o dente em direção buco-oclusal. O *asterisco* indica o centro de rotação.

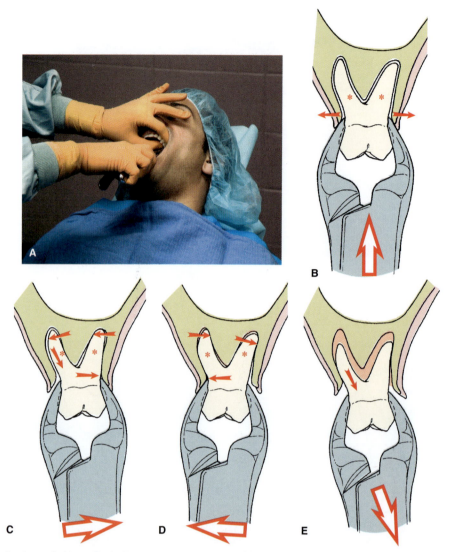

- **Figura 8.61** **A.** Extração dos molares maxilares. Retraem-se os tecidos moles dos lábios e bochechas e agarra-se o processo alveolar com a mão oposta. **B.** As pontas do fórceps são ajustadas o mais apicalmente possível. **C.** A luxação começa com grande força vestibular. **D.** Faz-se pressão lingual apenas moderadamente. **E.** O dente é removido em direção vestíbulo-oclusal. O *asterisco* indica o centro de rotação.

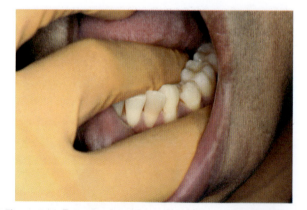

- **Figura 8.62** Extração dos dentes inferiores posteriores esquerdos. Posiciona-se o dedo indicador esquerdo do cirurgião no vestíbulo bucal, retraindo as bochechas. O segundo dedo é posicionado no vestíbulo lingual, retraindo a língua. O polegar fica embaixo do queixo. A mandíbula é agarrada entre os dedos e o polegar para dar apoio durante a extração.

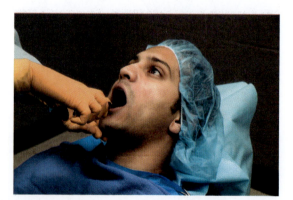

- **Figura 8.63** Um bloco de mordida de borracha pode ser colocado entre os dentes do paciente contralateralmente para dar apoio à mandíbula e evitar a pressão excessiva na articulação temporomandibular.

O fórceps universal inferior (nº 151) costuma ser usado para remover esses dentes. Outras escolhas são o nº 151A ou o fórceps estilo inglês de Ashe. As pontas dos fórceps são posicionadas no dente e ajustadas apicalmente com grande força. Em geral, os movimentos de extração são em direção vestibular e lingual, com igual pressão em ambos os sentidos. Uma vez que o dente esteja luxado e móvel, podem ser realizados movimentos rotacionais para expandir mais o osso alveolar. O dente é removido do alvéolo com forças de tração na direção labioincisal (Figura 8.64).

Pré-molares

Os pré-molares inferiores estão entre os dentes mais simples de se extrair. As raízes tendem a ser retas e cônicas, embora algumas vezes sejam finas. O osso alveolar que o cobre é fino na cortical vestibular e mais denso no lado lingual.

O fórceps universal inferior (nº 151) costuma ser escolhido para a extração dos pré-molares inferiores. O fórceps nº 151A e o fórceps estilo inglês são alternativas populares para a extração desses dentes.

Os fórceps são forçados apicalmente o mais longe possível, com os movimentos básicos na direção vestibular, retornando para lingual e, por fim, rotacionando. Realiza-se o movimento rotacional mais na extração desses dentes do que em quaisquer outros, exceto, talvez, pelos incisivos centrais maxilares. Os dentes são então removidos na direção oclusovestibular (Figura 8.65). Cuidadosas radiografias pré-operatórias podem confirmar que não há curvatura no terço apical da raiz. Se tal curvatura existir, o movimento rotacional deve ser reduzido ou eliminado no procedimento de extração (Figura 8.66).

Molares

Os molares inferiores costumam ter duas raízes; do primeiro molar são mais amplamente divergentes que as raízes do segundo molar. Além disso, as raízes podem convergir no ápice.

Em geral, os fórceps nº 17 são usados na extração dos molares inferiores. Esses fórceps têm pequenas projeções nas pontas e ambos os bicos para adaptar na bifurcação das raízes dos dentes. Os fórceps são adaptados à raiz do dente na forma habitual. E aplica-se pressão para ajustar os fórceps o mais apicalmente possível. Realiza-se um movimento vestibulolingual robusto para expandir o alvéolo ósseo e possibilitar que o dente seja extraído na direção vestíbulo-oclusal. O osso alveolar lingual ao redor do segundo molar é mais fino que a lâmina vestibular, para que o segundo molar possa ser removido mais facilmente com pressão lingual em vez de pressão vestibular (Figura 8.67). Um fórceps de molar inferior em estilo inglês também está disponível.

Se as raízes forem claramente bifurcadas, o fórceps nº 23, ou fórceps chifre de vaca, pode ser usado. Esse instrumental é projetado para ser fechado à força com os cabos, comprimindo as pontas dentro da bifurcação. Isso cria uma força contra a crista alveolar na direção vestibulolingual e, literalmente, força os dentes para cima e diretamente para fora do alvéolo (Figura 8.68). Se isso não

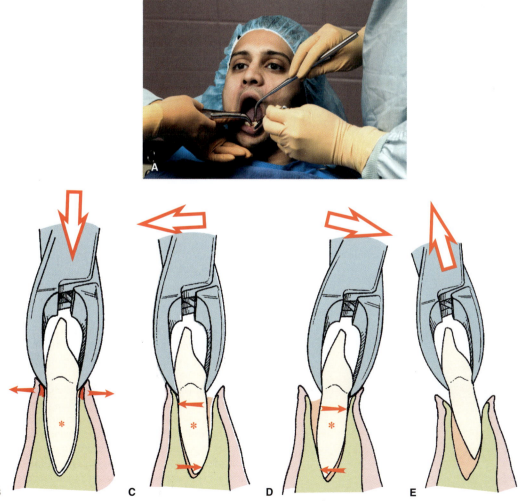

• **Figura 8.64** **A.** Na extração de dentes inferiores anteriores, utiliza-se o fórceps nº 151. O assistente afasta a bochecha do paciente e faz a aspiração. **B.** Os fórceps são colocados o mais apicalmente possível. **C.** Aplica-se pressão labial moderada para iniciar o processo de luxação. **D.** Aplica-se força lingual para continuar a expansão óssea. **E.** O dente é removido em direção labioincisal. O *asterisco* indica o centro de rotação.

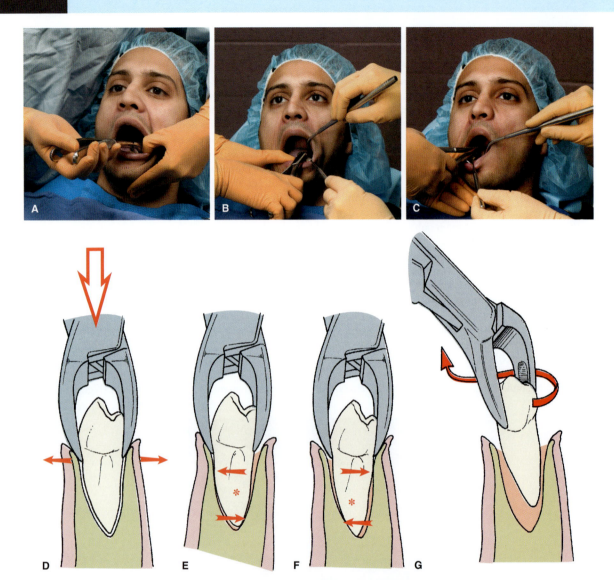

- **Figura 8.65** **A.** Extração do pré-molar inferior. Estabiliza-se a mandíbula, afastam-se os tecidos moles e posiciona-se o fórceps nº 151. **B.** Altera-se levemente a posição da mão na técnica, colocando-a por trás do paciente. **C.** Fórceps estilo inglês também podem ser usados. **D.** Os fórceps são colocados o mais apicalmente possível para deslocar o centro de rotação e começar a expansão da crista óssea. **E.** Aplica-se o fórceps pelo vestíbulo para começar o processo de luxação. **F.** Adota-se leve pressão lingual. **G.** O dente é removido com força de tração e de rotação. O *asterisco* indica o centro de rotação.

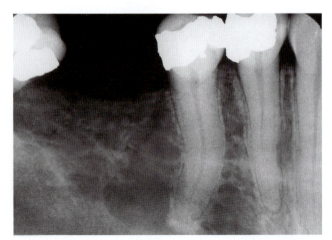

- **Figura 8.66** Se houver alguma curvatura na raiz do pré-molar, forças rotacionais de extração resultarão em fratura da porção curva da raiz. Assim, tais forças devem ser minimizadas.

obtiver sucesso inicialmente, usam-se os fórceps em movimentos vestibulolinguais para expandir o osso alveolar, e movem-se os cabos do fórceps para cima e para baixo, a fim de ajustar as pontas mais profundamente na furca. Faz-se mais pressão nos cabos do fórceps. Deve-se tomar cuidado com esse fórceps para evitar danos aos dentes maxilares, pois o molar inferior pode, literalmente, pular para fora do alvéolo e soltar o fórceps, para bater nos dentes superiores.

Normalmente, terceiros molares inferiores erupcionados apresentam raízes cônicas. Como a bifurcação não é comum, o fórceps nº 222 – de pontas curtas, angulado – é usado para extrair esses dentes. A cortical óssea lingual mostra-se definitivamente mais fina que a cortical vestibular. Desse modo, a maioria das forças de extração deve ser feita para a lingual. O terceiro molar é removido em direção oclusolingual. Os terceiros molares mandibulares irrompidos que estão em função podem ser decepcionantemente difíceis de extrair. O dentista deve levar em consideração usar a alavanca reta e alcançar determinado grau de luxação antes da aplicação do fórceps. A pressão deve ser aumentada gradualmente, e deve-se tentar mover o dente antes de realizar fortes pressões finais.

CAPÍTULO 8   Princípios da Exodontia de Rotina   129

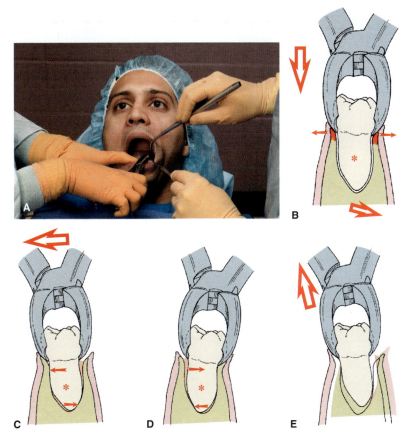

● **Figura 8.67 A.** Molares inferiores são extraídos com o fórceps nº 17 ou o nº 23. A posição das mãos do cirurgião-dentista e a do assistente são as mesmas para ambos os fórceps. **B.** Coloca-se o fórceps nº 17 o mais apicalmente possível. **C.** Inicia-se a luxação do molar com um forte movimento vestibular. **D.** Aplica-se forte pressão lingual para continuar a luxação. **E.** O dente é removido em direção vestíbulo-oclusal. O *asterisco* indica o centro de rotação.

Adaptações para a extração de dentes decíduos

Raramente é necessário remover dentes decíduos antes que a reabsorção radicular substancial tenha ocorrido. Entretanto, quando a remoção é necessária, ela deve ser feita com muito cuidado porque as raízes dos dentes decíduos são longas e delicadas e sujeitas a fratura. Isso é especialmente verdadeiro por causa dos dentes sucessores que causam reabsorção das porções coronal da estrutura radicular e, assim, as enfraquecem. Os fórceps normalmente usados são os fórceps universais superior e inferior, nº 150S e nº 151S. Eles são posicionados e forçados apicalmente de maneira habitual, com movimentos firmes e lentos na direção vestibular e, depois, para a lingual.

Podem ser realizados movimentos de rotação, mas estes devem ser mínimos e feitos de maneira criteriosa em dentes multirradiculares. O cirurgião-dentista deve ter muita atenção à direção de menor resistência e remover o dente nesse sentido. Se as raízes do molar decíduo "abraçarem" a coroa do pré-molar permanente, o cirurgião-dentista deve considerar seccionar o dente. Raramente, as raízes seguram a coroa dos pré-molares permanentes de modo firme o bastante para fazer com que sejam amolecidos ou extraídos.

Uma vez que um dente decíduo com reabsorção radicular substancial tenha sido extraído, o local de extração deve ser cuidadosamente inspecionado para ajudar a garantir que nenhum pequeno pedaço de dente permaneça.

Cuidados com o alvéolo pós-extração

Depois de removido o dente, o alvéolo requer cuidado apropriado. O alvéolo deve ser desbridado apenas se necessário. Se uma lesão periapical for visível na radiografia pré-operatória e não houver granuloma preso ao dente quando este for removido, a região periapical deve ser cuidadosamente curetada com uma cureta periapical para remover o granuloma ou o cisto. Se algum resíduo for evidente, como cálculo ou amálgama, ou algum fragmento de dente permanecer no alvéolo, ele deve ser delicadamente removido com a cureta ou a ponta do aspirador (Figura 8.69). Entretanto, se não houver nem lesão periapical nem debris, o alvéolo não deve ser curetado. Os remanescentes do ligamento periodontal e o das paredes ósseas sangrantes estão nas melhores condições para gerar cura rápida. A curetagem vigorosa desse alvéolo produz apenas lesão adicional e pode atrasar a cicatrização.

As corticais ósseas bucolinguais e linguais expandidas devem ser comprimidas de volta à configuração original. Deve-se aplicar pressão digital às corticais vestibulolinguais para comprimir as corticais delicadamente, mas firmemente em sua posição original. Isso ajuda a evitar espículas ósseas que podem ter sido causadas por expansão excessiva da lâmina vestibular, especialmente depois da extração do primeiro molar. Convém tomar cuidado para não reduzir muito o alvéolo, se a colocação de implantes for planejada ou possível no futuro. Em alguns casos, nenhuma redução deve ser feita, se os implantes forem planejados.

Se dentes forem removidos devido a doença periodontal, pode haver acúmulo excessivo de tecido de granulação ao redor da orla gengival. Se esse for o caso, convém atenção especial para remover tal tecido de granulação com cureta, tesoura de tecido ou pinça hemostática. As arteríolas do tecido de granulação têm pequena ou nenhuma capacidade de retração ou constrição, o que leva a sangramento contínuo, se for deixado excesso de tecido de granulação no local.

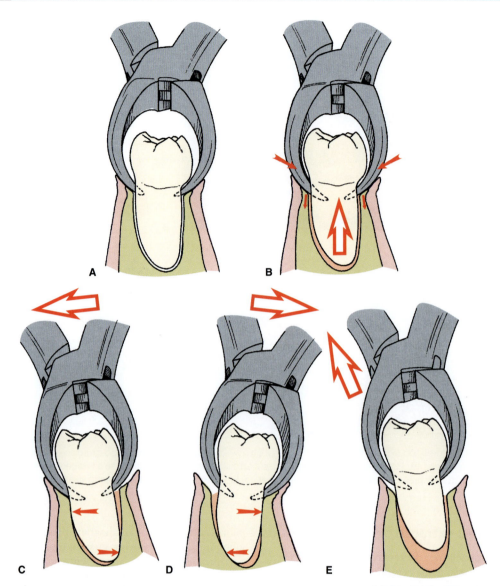

• **Figura 8.68 A.** O fórceps nº 23 é cuidadosamente posicionado para se encaixar na área de bifurcação do molar inferior. **B.** Os cabos do fórceps são apertados com força, o que faz com que as pontas do fórceps sejam forçadas na bifurcação e tracionem o dente. **C.** Realizam-se grandes forças bucais para expandir o alvéolo. **D.** Aplicam-se forças linguais intensas para luxar o dente ainda mais. **E.** O dente é removido na direção vestíbulo-oclusal com forças vestibulares e de tração.

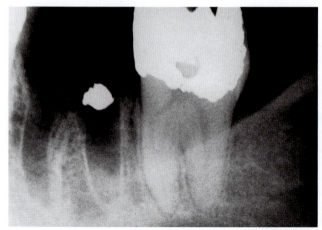

• **Figura 8.69** Fragmento de amálgama deixado no alvéolo dentário após a extração porque o cirurgião falhou ao inspecionar e desbridar o campo cirúrgico.

Por fim, o osso deve ser palpado através da mucosa que o cobre para procurar qualquer projeção óssea afiada. Se encontrar alguma, a mucosa deve ser divulsionada e as pontas afiadas devem ser alisadas criteriosamente com uma lima para osso ou aparadas com pinça goiva.

É possível alcançar o controle inicial da hemorragia usando uma gaze úmida de 2 × 2 polegadas [5 × 5 cm] colocada sobre o alvéolo da extração. A gaze deve ser posicionada de modo que o paciente consiga ocluir os dentes. Ela se encaixa no espaço previamente ocupado pela coroa do dente. A pressão da oclusão do dente junto com a pressão feita pela gaze é transmitida para o alvéolo, o que resulta em hemostasia. Se a gaze for simplesmente colocada na região oclusal, a pressão aplicada ao alvéolo sangrante é insuficiente para se conseguir uma hemostasia adequada (Figura 8.70). Uma gaze maior (4 × 4 polegadas [10 × 10 cm]) pode ser necessária se vários dentes forem extraídos e se o arco oposto for edêntulo.

A extração de múltiplos dentes de uma vez é um procedimento mais complexo e discutido no Capítulo 9.

CAPÍTULO 8   Princípios da Exodontia de Rotina   131

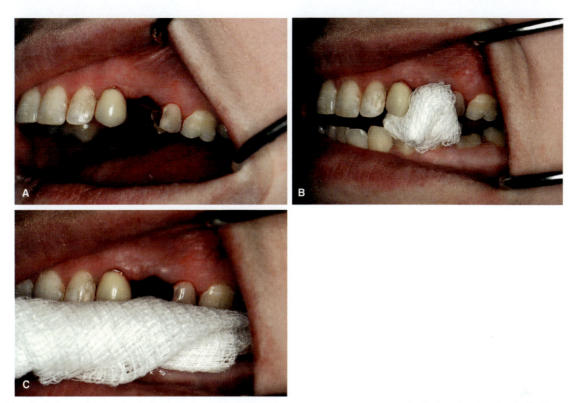

• **Figura 8.70** **A.** Após a extração de um único dente, existe um pequeno espaço em que a coroa do dente estava localizada. **B.** Uma gaze (2 × 2 polegadas [5 × 5 cm]) é dobrada ao meio e colocada no espaço. Quando o paciente morde a gaze, transmite-se a pressão diretamente à gengiva e ao alvéolo. **C.** Se um pedaço grande de gaze for usado, a pressão será nos dentes, e não na gengiva ou no alvéolo.

Princípios da Exodontia Complexa

JAMES R. HUPP

VISÃO GERAL DO CAPÍTULO

Princípios para o delineamento, a realização e o manejo do retalho, 132
  Parâmetros para o delineamento dos retalhos de tecido mole, 132
  Tipos de retalhos mucoperiosteais, 134
  Técnicas para a realização de um retalho mucoperiosteal, 135
  Princípios de sutura, 136

Princípios e técnicas para extrações abertas, 140
  Indicações para extração aberta, 140
  Técnica para extração aberta de dentes unirradiculares, 144
  Técnica para extração de dentes multirradiculares, 146
  Remoção de fragmento de raiz e ápices radiculares, 150
  Justificativa para permanência de fragmentos de raiz, 152

Múltiplas extrações, 154
  Plano de tratamento, 154
  Sequência de extração, 154
  Técnica para extrações múltiplas, 154

A remoção da maioria dos dentes erupcionados (irrompidos) pode ser realizada por extração fechada, mas ocasionalmente essa técnica não proporciona acesso cirúrgico adequado. A extração aberta ou cirúrgica é o método de escolha quando convém um acesso maior para se retirar com segurança um dente ou suas raízes remanescentes. Além disso, a remoção de vários dentes durante uma mesma sessão cirúrgica requer mais do que as técnicas de rotina de extração dentária descritas no Capítulo 8. E, também, a abordagem cirúrgica para extrações costuma ser necessária para o recontorno e o alisamento do osso, após múltiplas extrações.

Este capítulo discute os métodos cirúrgicos de extração dentária. Os princípios para a escolha do retalho, o descolamento, o manejo e a sutura são explicados, assim como aqueles para extração aberta de dentes unirradiculares e multirradiculares. Também se discutem os princípios envolvidos em extrações múltiplas e a necessidade da alveoloplastia.

Princípios para o delineamento, a realização e o manejo do retalho

A palavra *retalho*, quando utilizada para descrever um procedimento cirúrgico, indica uma área de tecido que será cirurgicamente movida de um local do corpo para outro ou temporariamente movida para melhorar o acesso cirúrgico. O retalho pode ser constituído apenas por tecido mole ou incluir ossos e/ou outros tecidos a serem realocados. Frequentemente, os cirurgiões bucomaxilofaciais criam retalhos que contêm ossos e tecidos moles adjacentes para reconstruir as mandíbulas (ver Capítulo 29).

O *retalho*, conforme abordado neste capítulo, consiste em uma parte de tecido mole que (1) é delimitada por uma incisão cirúrgica; (2) contém seu próprio suprimento sanguíneo; (3) possibilita o acesso cirúrgico aos tecidos profundos; (4) pode ser recolocado na posição original; e (5) é mantido com suturas. Os retalhos de tecido mole costumam ser realizados em cirurgia bucal, periodontal e procedimentos endodônticos para fornecer acesso aos dentes retidos e ao tecido ósseo. O cirurgião-dentista que extrai dentes rotineiramente deve ter um entendimento claro dos princípios de delineamento, realização e manejo de retalhos de tecidos moles.

Parâmetros para o delineamento dos retalhos de tecido mole

O retalho deve ser delineado corretamente para garantir uma exposição apropriada do campo cirúrgico e promover cicatrização adequada. O cirurgião-dentista deve lembrar que existem alguns parâmetros ao projetar um retalho, que variam de acordo com a situação clínica.

Quando se delineia o retalho, a base deve ser normalmente mais larga que a margem livre, para preservar um provimento sanguíneo adequado. Isso significa que todas as áreas do retalho devem ter vascularização ininterrupta a fim de evitar a necrose isquêmica de parte e/ou de todo o retalho (Figura 9.1).

Quando se utilizam retalhos para obtenção de acesso cirúrgico, eles devem ser de tamanho apropriado por várias razões. É preciso um rebatimento de tecido mole suficiente para gerar excelente visualização do local cirúrgico. Também deve haver um acesso adequado para a inserção de instrumentais necessários para a execução da cirurgia. Além disso, o retalho deve ser mantido fora da linha de visão do cirurgião, utilizando-se um elevador que deve se apoiar em osso intacto. O elevador deve segurar o retalho sem tensioná-lo. Além disso, o tecido mole cicatriza através da incisão, não ao longo do comprimento dela. As incisões agudas cicatrizam mais rapidamente que o tecido dilacerado. Assim, uma incisão longa e reta com adequado descolamento do retalho cicatriza mais rapidamente que uma incisão curta, com dilaceração de tecidos, pois essa cicatriza lentamente por segunda intenção. Para que um retalho tipo envelope seja de tamanho apropriado, seu comprimento na dimensão anteroposterior normalmente deve se estender por dois dentes anteriores e um dente posterior à área da cirurgia (Figura 9.2A). Como alternativa, se for planejada uma incisão relaxante anterior, o retalho apenas precisa se estender um dente anterior e um dente posterior ao dente ou dentes que serão extraídos (Figura 9.2B).

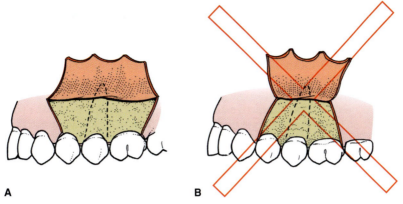

- **Figura 9.1 A.** O retalho deve ter uma base mais larga que a margem gengival livre. **B.** Se o retalho for muito estreito na base, o suprimento sanguíneo pode ser inadequado, o que pode levar o retalho à necrose.

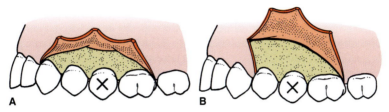

- **Figura 9.2 A.** Para ter acesso suficiente à raiz do segundo molar, o retalho tipo envelope deve se estender anteriormente, mesial ao canino e posteriormente, distal ao primeiro molar. **B.** Se uma incisão relaxante (p. ex., retalho triangular) for adotada, estende-se o retalho mesialmente ao primeiro pré-molar.

Os retalhos para remoção dentária devem contemplar o tecido mucoperiosteal total, em toda a espessura. Isso significa que o retalho inclui a superfície mucosa, a submucosa e o periósteo. Como o objetivo da cirurgia é remover ou alterar a forma do osso, todo tecido de recobrimento deve ser rebatido. Além disso, retalhos de espessura total são necessários, pois o periósteo é o principal tecido responsável pela consolidação óssea, e a recolocação do periósteo em sua posição original acelera o processo de cicatrização. Ademais, o tecido dilacerado, dividido e macerado cicatriza mais lentamente em comparação com o retalho de espessura total rebatido de maneira correta. Além disso, o espaço entre o osso e o periósteo é relativamente avascular, de modo que há menos sangramento quando se eleva um retalho de espessura total.

As incisões que delimitam o retalho devem ser feitas sobre o osso que permanecerá intacto após o término do procedimento cirúrgico. Se a condição patológica causou erosão na cortical (lâmina) vestibular, a incisão deve ser pelo menos 6 a 8 mm distante dela em área de osso intacto. Além disso, se o osso for removido sobre um dente em particular, a incisão deve ser suficientemente afastada para que, depois que o osso for removido, ela fique de 6 a 8 mm distante do defeito ósseo criado pela cirurgia. Se a linha de incisão não for sustentada por um osso intacto, ele tende a colapsar dentro do defeito ósseo, o que resulta em deiscência da ferida e atraso na cicatrização (Figura 9.3).

Deve-se delinear o retalho para evitar lesão a estruturas vitais na área da cirurgia. As duas estruturas mais importantes que podem ser prejudicadas estão localizadas na mandíbula: são o *nervo lingual* e o *nervo mentoniano*. Ao se fazerem as incisões na região posterior da mandíbula, principalmente na região do terceiro molar, as incisões devem ser bem distantes da região lingual da mandíbula. Na área do terceiro molar inferior, o nervo lingual pode estar aderido próximo à região lingual da mandíbula ou até mesmo passar na parte (correr no aspecto) superior da área retromolar. As incisões podem resultar em lesão ou secção do nervo lingual, com consequente anestesia prolongada ou permanente de parte da língua. Do mesmo modo, a cirurgia na região apical dos pré-molares mandibulares deve ser

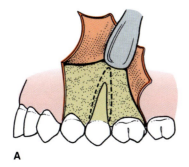 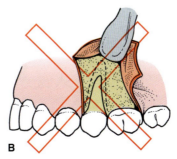

- **Figura 9.3 A.** Ao planejar um retalho, é preciso antecipar quanto de osso será removido para que, depois da cirurgia completa, a incisão se apoie sobre um osso saudável. Nesta situação, a relaxante vertical foi feita para um dente antes da remoção óssea e deixou margem suficiente de osso saudável. **B.** Quando a incisão relaxante é feita muito próximo à remoção óssea, resulta em demora na cicatrização.

planejada e executada de maneira cuidadosa, para que se evite lesão ao nervo mentoniano. Convém incisões do tipo envelope, se possível; as incisões relaxantes devem ser ou bem anteriores ou posteriores ao local de onde o nervo mentoniano sai da mandíbula.

Os retalhos na maxila raramente põem em risco qualquer estrutura vital. Na região vestibular do processo alveolar maxilar, não existem nervos ou artérias que possam ser prejudicadas. Quando rebatemos um retalho palatino, o cirurgião-dentista deve lembrar que o maior suporte sanguíneo ao tecido mole do palato chega por intermédio da artéria palatina maior, que emerge do forame palatino maior na parte posterolateral do palato duro. Tal artéria tem curso na direção anterior e uma anastomose com a artéria nasopalatina. Os nervos e artérias nasopalatinas saem do forame incisivo para suprir a região gengival palatina anterior. Se o tecido palatino anterior precisar ser rebatido, a artéria e o nervo podem ser incisados na altura do forame sem consequências sérias. Na área do feixe neurovascular incisivo, a probabilidade de grande sangramento é pequena, e o nervo normalmente se regenera. Em geral, a dormência temporária não atrapalha o paciente. Entretanto, incisões relaxantes verticais na região posterior do palato devem ser evitadas, pois elas normalmente afetam a artéria palatina maior dentro do tecido – isso resulta em sangramento pulsátil que pode ser difícil de controlar.

As incisões relaxantes são usadas apenas quando necessário, e não rotineiramente. As incisões tipo envelope geralmente proporcionam uma visualização adequada para a extração dentária na maioria das áreas. Quando incisões relaxantes verticais são necessárias, apenas uma incisão vertical é requerida, que costuma ser na extremidade anterior do retalho em envelope. A incisão relaxante vertical não é uma incisão vertical reta, mas oblíqua, e possibilita que a base do retalho seja mais larga que a margem gengival livre. Uma incisão relaxante vertical é feita de modo que não atravesse proeminências ósseas como a eminência canina. Se isso acontecer, aumentará a probabilidade de tensão na linha de sutura, o que pode resultar em deiscência da ferida.

As incisões relaxantes verticais devem atravessar a margem gengival livre na borda de um dente, mas não diretamente na região vestibular do dente, nem diretamente na papila (Figura 9.4). As incisões que atravessam a margem livre da gengiva diretamente através da face vestibular do dente não cicatrizam apropriadamente, devido à tensão; o resultado é um defeito na gengiva inserida. Como o osso facial ao redor dos dentes é normalmente fino, essa incisão também resulta em fissura vertical do osso. As incisões que atravessam a papila gengival prejudicam a mesma desnecessariamente e aumentam as chances de problemas periodontais localizados. Tais incisões devem ser evitadas.

Tipos de retalhos mucoperiosteais

Existem vários retalhos de tecido. A incisão mais comum é a sulcular que, quando não combinada com uma incisão relaxante, produz o retalho tipo envelope. Em pacientes edêntulos, a incisão é feita no sulco gengival até a crista óssea, através do periósteo, e rebate-se o retalho de espessura total mucoperiosteal apicalmente (ver Figura 9.2A). Normalmente, esse retalho dá acesso suficiente para executar a cirurgia necessária.

Se o paciente for edêntulo, costuma-se fazer a incisão tipo envelope através da cicatriz na crista do rebordo. Nenhuma estrutura vital é encontrada nessa área, e a incisão tipo envelope pode ser longa tanto quanto necessário para dar o acesso adequado. A única exceção ocorre em mandíbulas extremamente atróficas, nas quais o nervo alveolar inferior pode ficar em cima do rebordo alveolar residual. Uma vez a incisão feita, pode-se rebater o tecido vestibular ou lingualmente, como necessário, para recontornar o rebordo ou remover *torus* mandibular. Nota-se que os retalhos criados através de uma cicatriz da crista requerem cuidados extras durante a elevação, em função da presença de tecido fibroso na cicatriz que interfere no descolamento (elevação).

Se a incisão sulcular tiver uma incisão relaxante vertical, será um retalho de três ângulos, com ângulos na extremidade posterior da incisão tipo envelope, na parte inferior da incisão vertical e na parte superior da incisão relaxante vertical (Figura 9.5).

Tal incisão dá maior acesso com pequena incisão sulcular. Quando é necessário um grande acesso na direção apical, especialmente na parte posterior da boca, esse tipo de incisão costuma ser apropriado. O componente vertical pode ser mais difícil de fechar e pode causar uma cicatrização prolongada, mas se houver cuidado na sutura, o período de cicatrização não é notadamente maior. Alocar a primeira sutura no ângulo número 2 alinhará corretamente outras partes da incisão, tornando mais fácil a realização das outras suturas.

O retalho quadrangular é uma incisão tipo envelope com duas incisões relaxantes. Dois ângulos estão na parte superior da incisão relaxante, e dois estão nas duas extremidades do componente envelope da incisão (Figura 9.6). Apesar de esse retalho dar acesso substancial a áreas que delimitaram a dimensão anteroposterior, ele é raramente indicado. Quando são necessárias incisões relaxantes, um retalho de três ângulos é suficiente.

Uma incisão usada ocasionalmente para alcançar o ápice radicular é a semilunar (Figura 9.7). Essa incisão evita traumatismo à papila e à margem gengival, mas dá acesso limitado, pois a raiz inteira do dente não está visível. A incisão semilunar é mais útil na cirurgia periapical de extensão limitada.

Uma incisão útil no palato é a incisão em Y – assim chamada por sua forma. Ela é útil para acesso cirúrgico ao palato ósseo para a remoção de *torus* palatino. O tecido que recobre o *torus* é normalmente fino e deve ser rebatido cuidadosamente. As extensões anterolaterais da incisão média são anteriores à região do canino. As extensões são anteriores o bastante para que nenhuma ramificação da artéria palatina maior seja atingida; assim, normalmente o sangramento não é um problema (Figura 9.8).

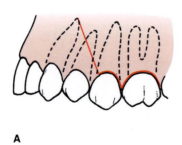
A

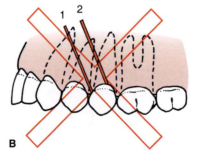
B

• **Figura 9.4** **A.** A posição correta para o fim da terminação da relaxante vertical é a linha da parede do dente (nesta figura, o ângulo mesiovestibular). Da mesma maneira, a incisão não cruza a eminência canina. Cruzar tais proeminências ósseas resulta em aumento de chances de deiscência da ferida. **B.** Essas duas incisões foram feitas incorretamente: (1) a incisão atravessa a proeminência sobre o dente canino, o que aumenta o risco de atrasar a cicatrização; a incisão através da papila resulta em dano desnecessário; e (2) a incisão atravessa a gengiva inserida diretamente sobre o lado vestibular do dente, o que torna provável resultar em defeito do tecido mole, assim como deformidades periodontais e estéticas.

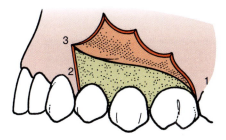

• **Figura 9.5** A incisão relaxante vertical transforma a incisão tipo envelope em um retalho triangular (ângulos numerados).

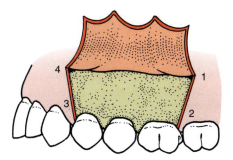

• **Figura 9.6** Incisões relaxantes verticais na outra ponta da incisão tipo envelope a transforma em um retalho quadrangular (ângulos numerados).

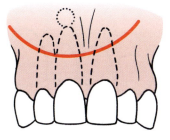

• **Figura 9.7** Incisão semilunar, delineada para evitar a gengiva marginal inserida quando se trabalha no ápice radicular. A incisão é mais útil quando apenas uma quantidade limitada de acesso se mostra necessária.

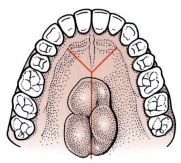

• **Figura 9.8** A incisão em "Y" é útil no palato para acesso adequado a fim de se remover um *torus* palatino. Dois ramos anteriores servem como incisões relaxantes para gerar um acesso maior.

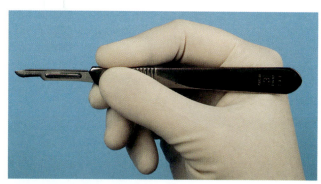

• **Figura 9.9** O cabo do bisturi deve ser segurado como uma caneta, para se obter máximo controle e sensibilidade tátil.

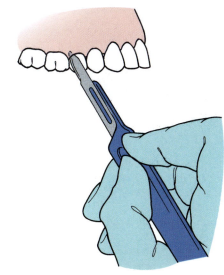

• **Figura 9.10** A lâmina nº 15 é usada para incisar o sulco gengival.

Técnicas para a realização de um retalho mucoperiosteal

Algumas considerações específicas estão envolvidas no desenvolvimento de retalhos para extrações. O primeiro passo é incisar o tecido mole para descolar o retalho. A lâmina nº 15 é usada em um cabo de bisturi nº 3, que deve ser segurado como se pega uma caneta (Figura 9.9). Mantém-se a lâmina em um leve ângulo com o dente, e a incisão é feita de trás para a frente no sulco gengival, puxando-se a lâmina na direção do cirurgião. Realiza-se um movimento contínuo e suave enquanto se segura a lâmina em contato com o osso através de toda a incisão (Figuras 9.10 e 9.11).

A lâmina do bisturi é um instrumento bastante afiado, mas perde o corte rapidamente quando pressionada contra o osso, como ao fazer a incisão mucoperiosteal. Se mais de um retalho precisar ser rebatido, o cirurgião-dentista deve considerar trocar as lâminas entre as incisões.

Se uma incisão relaxante vertical for feita, rebate-se o tecido apicalmente, com a mão oposta tensionando a mucosa alveolar para que a incisão possa ser feita de maneira limpa através dela.

Se a mucosa alveolar não for tensionada, a lâmina não cortará de modo eficaz através da mucosa e resultará em uma incisão irregular.

O descolamento do retalho começa na papila. A parte ativa do elevador periosteal nº 9 começa o descolamento (Figura 9.12). Introduz-se a parte ativa por baixo da papila na área da incisão e gira-se lateralmente para deixá-lo longe do osso subjacente. Essa técnica é usada ao longo de toda a extensão da incisão na gengiva. Se for difícil descolar o tecido em qualquer um dos pontos, provavelmente a incisão está incompleta, e essa área deve ser reincisada. Uma vez que toda a borda livre do retalho tenha sido

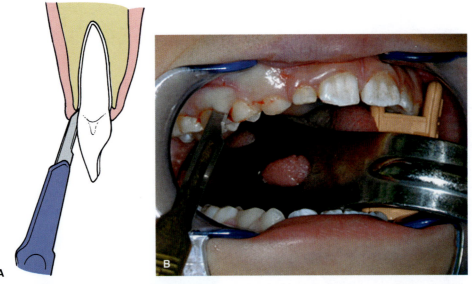

• **Figura 9.11 A.** A lâmina é angulada levemente para longe do dente e corta o tecido mole, incluindo o periósteo, na crista óssea. **B.** A incisão começa posteriormente e é levada para a frente, tomando-se o cuidado de incisar completamente por meio da papila interdental.

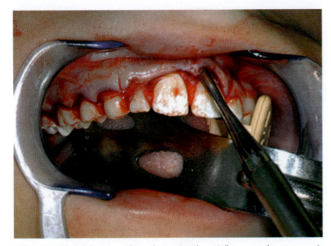

• **Figura 9.12** Inicia-se o descolamento do retalho usando-se a parte ativa do elevador de periósteo para afastar a papila interdental.

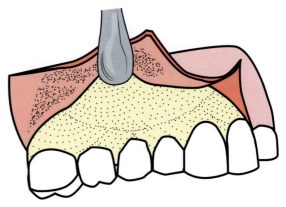

• **Figura 9.13** Quando se adota um retalho triangular, apenas a papila anterior é descolada com a parte ativa do elevador. Assim, usa-se a ponta arredondada com movimentos de empurrão para elevar posterossuperiormente.

descolada com a extremidade afiada do elevador, utiliza-se a ponta arredondada para refletir o retalho mucoperiosteal na extensão desejada, tomando cuidado para manter a borda do elevador no osso e embaixo do periósteo.

Se for adotado um retalho triangular, consegue-se o descolamento inicial com a ponta aguda de um elevador nº 9 apenas na primeira papila. Uma vez iniciado o descolamento, insere-se a ponta arredondada do elevador periosteal no meio do retalho e faz-se a dissecção com movimentos de empurrão posterior e apicalmente. Isso facilita o descolamento rápido e atraumático do retalho de tecido mole (Figura 9.13).

Uma vez descolado o retalho conforme desejado, o elevador periosteal pode ser usado como afastador para segurar o retalho em sua devida posição rebatida. Para conseguir isso de modo eficaz, segura-se o elevador perpendicularmente ao osso, enquanto se apoia em um osso saudável e não se prende tecido mole entre o instrumental e o osso. Dessa maneira, mantém-se o elevador periosteal em sua posição apropriada e segura-se o retalho de tecido mole sem tensão (Figura 9.14). O elevador de Seldin ou os afastadores de Minnesota ou Austin podem ser usados de modo similar quando for necessária maior exposição. O elevador não deve ser forçado contra o tecido na tentativa de puxá-lo para fora do campo. Em vez disso, posiciona-se o instrumental em seu devido lugar e o mantém firmemente contra o osso. Com o descolamento dessa maneira, o cirurgião-dentista atém-se primeiramente ao campo cirúrgico em vez de ao elevador. Assim, há menos chance de lesões inadvertidas do retalho.

Princípios de sutura

Uma vez concluído o procedimento cirúrgico e com a ferida devidamente irrigada e desbridada, o cirurgião-dentista deve retornar o retalho à sua posição original ou, se necessário, colocá-lo em uma nova posição com suturas. As suturas desempenham múltiplas funções. A função mais óbvia e importante que as suturas têm é a de coaptar as margens da ferida, isto é, manter o retalho na posição e aproximar as bordas da ferida. Quanto mais precisa for a incisão e quanto menor o traumatismo infligido às margens da ferida, maior a probabilidade de cicatrização por primeira intenção. Se o espaço entre as duas bordas da ferida for mínimo, a cicatrização será rápida e completa. Se houver dilacerações ou traumatismos excessivos na ferida, a cicatrização precisará ocorrer por segunda intenção.

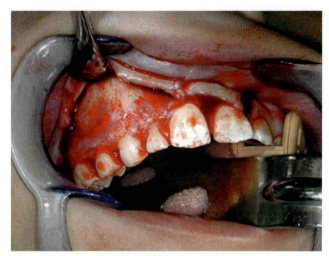

• **Figura 9.14** Usa-se um elevador periosteal para descolar o retalho mucoperiosteal. O elevador é posicionado perpendicularmente ao osso e mantido no lugar pela firme pressão contra o osso, não empurrando-o apicalmente contra o tecido mole. Observa-se a incisão relaxante vertical localizada na linha distal do dente nº 21.

As suturas também ajudam na hemostasia. Se o tecido profundo estiver sangrando, a superfície mucosa ou a pele não devem ser fechadas, pois o sangramento contínuo pode resultar na formação de hematoma. Suturas superficiais auxiliam na hemostasia, mas apenas como tampão em uma área que geralmente escoa, como o alvéolo dental. O tecido de recobrimento nunca deve ser suturado muito apertado ao se tentar obter hemostasia em um alvéolo dental sangrante.

As suturas ajudam a segurar o retalho de tecido sobre o osso. Esta é uma função importante, pois o osso que não está coberto com tecido mole se torna não vital e requer um tempo excessivamente longo para cicatrizar. Quando retalhos mucoperiosteais do osso alveolar são descolados, é importante que a extensão do osso seja recoberta com retalhos de tecido mole. A menos que técnicas de sutura apropriadas sejam usadas, o retalho pode se retrair para longe do osso, o que o expõe e resulta no atraso da cicatrização.

Suturas podem ajudar na manutenção do coágulo sanguíneo no alvéolo dental. Uma sutura especial, como a em formato de 8, pode proporcionar uma barreira ao deslocamento do coágulo (Figura 9.15). Contudo, deve ser enfatizado que a sutura de uma ferida aberta pode ter um papel menor na manutenção do coágulo sanguíneo no alvéolo dental.

O instrumental necessário para sutura inclui um porta-agulha, uma agulha e o restante do material pertinente. O porta-agulha de escolha é o de 15 cm de comprimento e tem um cabo em anel com trava. Segura-se o porta-agulha com o polegar e o dedo anelar pelos aros; o dedo indicador é usado para dar estabilidade e controle (Figura 9.16).

Em geral, a agulha de sutura usada na boca é uma 3/8 a 1/2 círculo com ponta de corte reversa. A ponta de corte ajuda a agulha a passar prontamente pelo grosso tecido do retalho mucoperiosteal. Tamanhos e formas de agulhas foram associados a números. As formas mais comuns de agulhas usadas para cirurgia bucal são as agulhas de corte de 3/8 e 1/2 círculo (Figura 9.17).

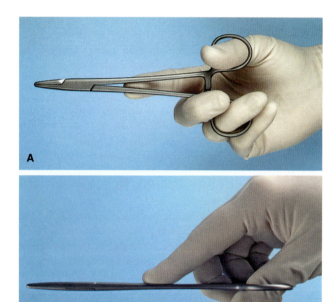

• **Figura 9.16 A.** Segura-se o porta-agulha com o polegar e o dedo anelar. **B.** O dedo indicador estende-se ao longo do instrumental para estabilidade e controle.

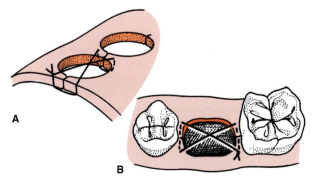

• **Figura 9.15 A.** Sutura em formato de 8, às vezes colocada sobre o topo do alvéolo para auxiliar na hemostasia. **B.** Esta sutura costuma ser feita para ajudar a manter um pedaço de celulose oxidada no alvéolo dental.

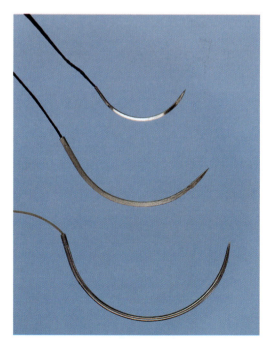

• **Figura 9.17** As formas e os tipos de agulhas mais comumente usados em cirurgia bucal são as agulhas de corte 3/8 de círculo e 1/2 círculo. *Acima*, PS-2. *No meio*, FS-2. *Abaixo*, X-1.

A técnica usada para sutura parece difícil, mas não é. O uso do porta-agulha e a técnica necessária para passar a agulha curva através do tecido são difíceis de aprender. A discussão a seguir apresenta as técnicas usadas na sutura; convém praticar antes, para que as suturas sejam feitas com habilidade e delicadeza.

Quando um retalho tipo envelope é reposicionado em seu local correto, ele é mantido no lugar com suturas colocadas apenas através das papilas. As suturas não são colocadas nos alvéolos vazios porque as bordas da ferida não se suportam sobre o osso sadio (Figura 9.18). Ao se reaproximar o retalho, a sutura passa primeiro pelo tecido móvel (em geral, vestibular); a agulha é presa novamente com o porta-agulha e passada através do tecido aderido da papila lingual. A ponta da agulha nunca deve ser segurada pelos porta-agulhas. Se as duas margens da ferida estiverem próximas, o cirurgião-dentista experiente pode conseguir inserir a agulha através dos dois lados da ferida em apenas uma passada. Entretanto, para maior precisão, é melhor fazer as duas passadas na maioria das situações (Figura 9.19).

Quando a agulha estiver passando pelo tecido, ela deve entrar na superfície da mucosa em um ângulo reto para fazer o menor furo possível no retalho mucoso (Figura 9.20). Se a agulha passar através do tecido obliquamente, a sutura pode dilacerar as camadas superficiais do retalho quando o nó for feito, o que resultará em maior lesão do tecido mole. Além disso, se a agulha não entrar e sair de uma quantidade similar de tecido ao longo dos dois lados da incisão, as bordas da ferida não estarão alinhadas corretamente.

Quando passar a agulha através do retalho, o cirurgião-dentista deve se assegurar de que pegou uma quantidade correta de tecido, para evitar que a agulha ou a sutura cruzem o retalho. Como o retalho suturado é mucoperiosteal, ele não deve ser amarrado muito firme. A quantidade mínima de tecido entre a sutura e a borda do retalho deve ser de 3 mm. Uma vez que a sutura tenha passado através da parte móvel do retalho e do tecido lingual fixo, eles são amarrados com um nó feito com instrumental apropriado (Figura 9.21).

O cirurgião-dentista deve lembrar que o propósito da sutura é apenas reaproximar os tecidos; portanto, a sutura não deve ser amarrada com muita força. Suturas muito apertadas causam isquemia das margens do retalho e resultam em necrose tecidual, com eventual dilaceração da sutura através do tecido. Assim, suturas amarradas com muita força resultam em deiscência da ferida mais frequentemente, em comparação com suturas amarradas frouxas. Como diretriz clínica, não deve haver branqueamento ou isquemia evidente das bordas da ferida após a sutura. Se isso ocorrer, a sutura deve ser removida e refeita. O nó deve ser posicionado para não cair diretamente sobre a linha de incisão, pois isso causa pressão adicional na incisão. Desse modo, o nó deve ser posicionado ao lado da incisão, geralmente em direção ao aspecto facial ou vestibular da incisão.

Uma vez amarrado o nó que segura a sutura, o cirurgião-dentista (ou o assistente) deve usar uma tesoura de sutura para cortar as extremidades. Quem estiver cortando a sutura deve usar as pontas da tesoura para fazer o corte, de modo que a pessoa veja que nada além da sutura será cortado. O comprimento final da linha de sutura pode variar, dependendo das circunstâncias. Na maioria das situações nas quais a mucosa bucal está sendo suturada, as pontas da sutura devem ter não mais de 1 cm.

Se um retalho triangular for utilizado, o término vertical da incisão deve ser fechado separadamente. Em geral, duas suturas são necessárias para fechar o término vertical apropriadamente. Antes de se realizarem as suturas, o elevador periosteal nº 9 deve ser usado para levantar levemente o lado oposto à incisão do retalho, liberando a margem para facilitar a passagem da agulha através do tecido (Figura 9.22). Coloca-se a primeira sutura através da papila, onde a incisão relaxante vertical foi feita. Essa é uma marca facilmente identificável, muito importante no reposicionamento de um retalho triangular. O remanescente da porção da incisão do envelope é então fechado, e depois o componente vertical é fechado também. O leve rebatimento do lado sem incisão do retalho facilita muito a execução das suturas.

As suturas podem ser realizadas de diversas maneiras. A sutura de rotina ininterrupta é uma das mais comumente usadas na cavidade bucal. Essa sutura vai através de um lado da ferida, dá a volta por cima do outro lado e é amarrada em um nó no topo. Tais suturas podem ser feitas rapidamente, e a tensão em cada uma pode ser ajustada de modo individual. Caso se perca uma sutura, as suturas remanescentes ficam no lugar.

Uma técnica de sutura utilizada para unir duas papilas adjacentes com um único ponto é chamada de colchoeiro horizontal (Figura 9.23). Uma leve variação dessa sutura é a em formato de 8, que segura as duas papilas em posição e faz uma cruz sobre o topo do alvéolo, o que ajuda a manter o coágulo sanguíneo ou os materiais pró-coagulantes posicionados (ver Figura 9.15).

Se a incisão for longa, suturas contínuas podem ser utilizadas para fechá-la com eficiência. Quando se usa essa técnica, o nó não precisa ser feito para cada sutura, o que torna mais rápido suturar uma incisão longa e deixa menos nós para acumular resíduos e incomodar a língua do paciente. A sutura contínua simples pode ser trancada ou não trancada (Figura 9.24). A sutura tipo colchoeiro horizontal também pode ser usada de maneira contínua. A desvantagem da sutura contínua é que se uma das suturas se soltar, a sutura inteira se torna frouxa.

Suturas não reabsorvíveis são deixadas no local por aproximadamente 5 a 7 dias. Após esse tempo, elas não têm mais utilidade e aumentam a contaminação da submucosa. Corta-se a sutura com as pontas de uma tesoura de sutura afiada e remove-se puxando-se na direção da linha de incisão (não para longe da linha de sutura).

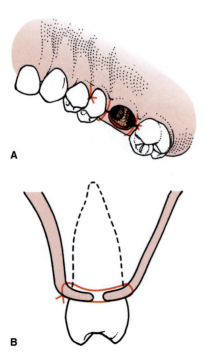

• **Figura 9.18 A.** Mantém-se o retalho no lugar com suturas na papila. **B.** Visão transversal da sutura.

CAPÍTULO 9 Princípios da Exodontia Complexa 139

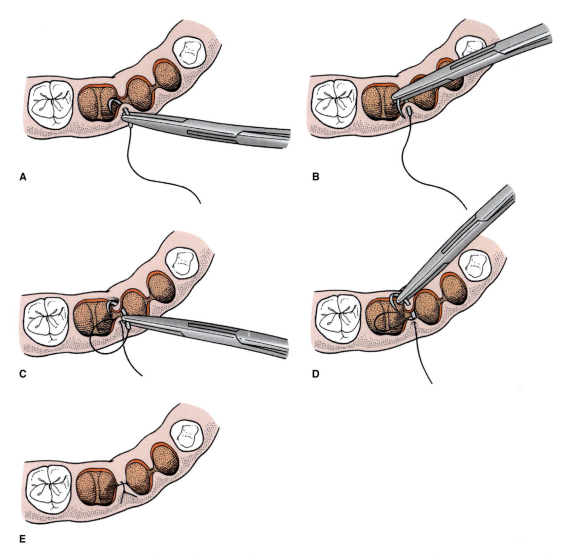

• **Figura 9.19** Quando o retalho da mucosa é reposicionado, a sutura passa através dos dois lados do alvéolo em passadas separadas da agulha. **A.** Segura-se a agulha pelo porta-agulha e passa-se através da papila, em geral primeiro o lado que estiver solto. **B.** Depois, solta-se o porta-agulha da agulha; ele a segura novamente na parte de baixo do tecido e é girado através do retalho, com cuidado para nunca pegar na ponta da agulha. **C.** A agulha é então passada através do lado oposto do tecido mole da papila de modo parecido. **D.** Por fim, o porta-agulha pega a agulha no lado oposto para completar a passagem da sutura pelos dois lados da mucosa (**E**).

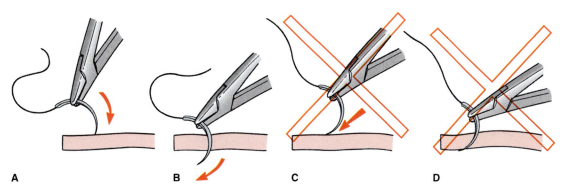

• **Figura 9.20 A.** Ao passar através do tecido mole da mucosa, a agulha deve entrar na superfície do tecido em um ângulo reto. **B.** O porta-agulha deve ser virado para que a agulha passe facilmente através do tecido em ângulo reto. **C.** Se a agulha entrar no tecido em ângulo agudo e for empurrada (em vez de girada) através dele, é provável que haja dilaceração com a agulha ou com o fio (**D**).

Princípios e técnicas para extrações abertas

A extração aberta ou cirúrgica de um dente irrompido usando-se um retalho é uma técnica que não deve ser reservada para situações extremas. Uma técnica de extração aberta usada com prudência pode ser mais conservadora, causar menos problemas operatórios e ser mais rápida para executar em comparação com a extração fechada. Técnicas de extração com fórceps, que requerem grande força, podem resultar não apenas na remoção do dente, mas também de grandes quantidades de osso adjacente e, ocasionalmente, do assoalho do seio maxilar (Figura 9.25). A perda óssea pode ser menor se um retalho de tecido mole for descolado e uma quantidade apropriada de osso for removida; também pode ser menor se o dente for seccionado (cortado em pedaços menores). A morbidade de fragmentos de osso que podem ser literalmente arrancados dos maxilares pela técnica fechada "conservadora" pode exceder muito a morbidade de uma extração cirúrgica feita de maneira apropriada.

Indicações para extração aberta

Convém que o cirurgião-dentista avalie cuidadosamente cada paciente e cada dente a ser removido para a possibilidade de uma extração aberta. Apesar da decisão de fazer uma extração fechada na maioria dos casos, o cirurgião-dentista deve estar sempre ciente de que a aberta pode ser a opção menos traumática em algumas situações.

Como regra geral, os cirurgiões devem considerar fazer uma extração cirúrgica eletiva quando houver a possibilidade de empregar força excessiva para extrair um dente. O termo *excessiva* significa que a força irá, provavelmente, resultar em fratura de osso, da raiz do dente ou de ambos. Em qualquer caso, a perda excessiva de osso, a necessidade de cirurgia adicional para recuperar a raiz ou ambos podem causar prejuízos ao tecido. A seguir, há exemplos de situações nas quais extrações fechadas podem precisar de força excessiva.

O cirurgião-dentista deve considerar seriamente fazer uma extração aberta após tentativas iniciais de extração com fórceps terem falhado. Em vez de aplicar mais força que pode ser menos controlada, o cirurgião-dentista deve, em vez disso, descolar o retalho de tecido mole, seccionar o dente, remover algum osso, se necessário, e extrair o dente em partes. Nessas situações, a filosofia de "dividir para conquistar" resulta na extração mais eficiente e menos traumática.

Se a avaliação pré-operatória revela que o paciente tem osso espesso ou particularmente denso, sobretudo a lâmina vestibular, a extração cirúrgica deve ser considerada. A extração da maioria dos dentes depende da expansão da lâmina vestibular. Se esse osso for especialmente espesso, é menos provável ocorrer a expansão

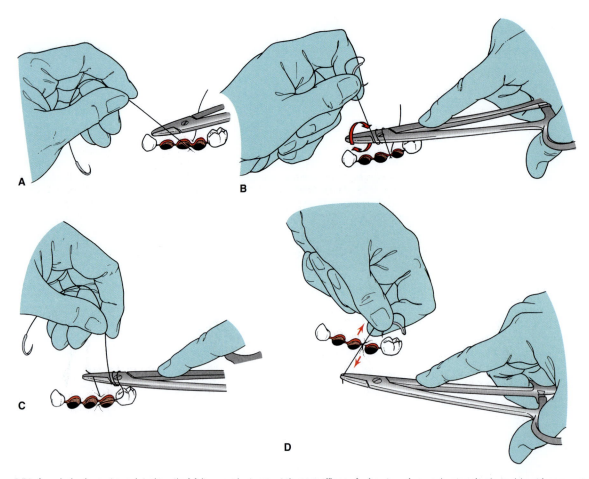

• **Figura 9.21** A maioria das suturas intrabucais é feita com instrumentais específicos. **A.** A sutura é puxada através do tecido até permanecer uma pequena quantidade de fio (de aproximadamente 1 a 2 cm de comprimento). Segura-se o porta-agulha horizontalmente pela mão direita na preparação para o procedimento de amarrar o nó. **B.** Depois, a mão esquerda enrola a ponta maior do fio ao redor do porta-agulha duas vezes no sentido horário para fazer voltas de sutura ao redor do porta-agulha. **C.** Então, o cirurgião-dentista abre o porta-agulha e pega a ponta curta da sutura bem próximo de seu fim. **D.** As pontas da sutura são puxadas para apertar o nó. O porta-agulha não deve puxar a sutura que está segurando até que o nó esteja feito, para evitar afrouxamento naquele ponto. (*continua*)

CAPÍTULO 9   Princípios da Exodontia Complexa   141

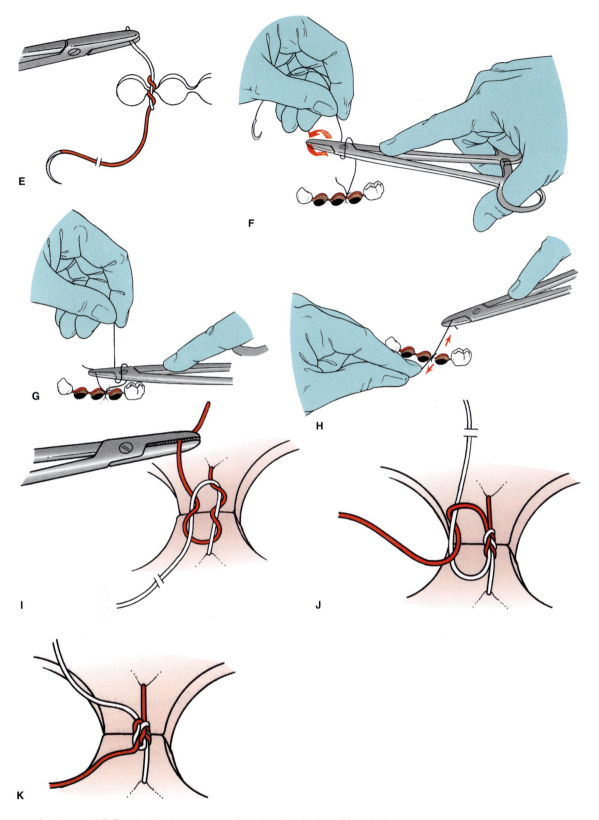

- **Figura 9.21** (*continuação*) **E.** Fim do primeiro passo do nó do cirurgião-dentista. A laçada dupla resulta em um nó duplo. Isso aumenta a fricção no nó e manterá as bordas da ferida juntas até que a segunda porção do nó seja amarrada. **F.** O porta-agulha é liberado da ponta curta do fio e mantido na mesma posição de quando o processo de amarração do nó começou. A mão esquerda faz, então, apenas um nó em sentido anti-horário. **G.** O porta-agulha agarra a parte curta da sutura bem na ponta. **H.** Esta parte do nó é completada puxando-se o cabo firmemente para baixo na direção da porção anterior do nó. **I.** Isso completa o nó do cirurgião-dentista. A laçada dupla do primeiro passo segura o tecido junto até que a segunda parte do nó seja amarrada. **J.** A maioria dos cirurgiões adiciona um terceiro instrumento de amarração quando usa material de sutura reabsorvível. Recoloca-se o porta-agulha na posição original e faz-se uma amarração ao redor da agulha no sentido horário original. Agarra-se a ponta curta da sutura e segura-se firmemente para baixo, a fim de formar o segundo nó. **K.** O terceiro dos três nós é amarrado firmemente. (*Nota:* Para fins de demonstração, o primeiro nó é deixado frouxo aqui, mas, na amarração real, aperta-se o primeiro nó antes de se fazer o segundo.) Ambas as pontas da sutura são cortadas agora, deixando cerca de 1 cm ou menos do fim do fio até o nó.

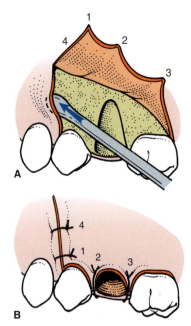

- **Figura 9.22** **A.** Para tornar a sutura do retalho triangular mais fácil, usa-se um elevador periosteal para elevar uma pequena quantidade de tecido fixo a fim de que a sutura passe através da espessura total do mucoperiósteo. **B.** Quando o retalho triangular é reposicionado, coloca-se a primeira sutura no término oclusal da incisão relaxante vertical (*1*). As papilas são então suturadas sequencialmente (*2, 3*), e, por fim, se necessário, a parte superior da incisão relaxante é suturada (*4*).

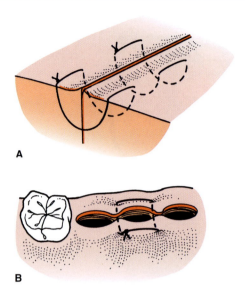

- **Figura 9.23** **A.** Usa-se a sutura em colchoeiro horizontal às vezes para fechar feridas de tecido mole. O uso dessas suturas diminui o número de suturas individuais que precisam ser colocadas; entretanto, o mais importante é que essa sutura comprime levemente a ferida e everte as bordas da ferida. **B.** Uma sutura tipo colchoeiro pode ser colocada através de ambas as papilas do alvéolo dental e serve de maneira similar à de duas suturas individuais.

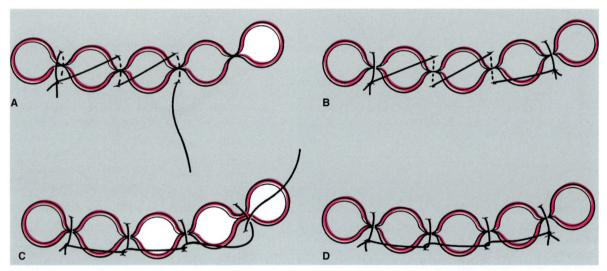

- **Figura 9.24** Quando múltiplas suturas precisam ser colocadas, a incisão pode ser fechada com suturas contínuas. **A.** A primeira papila é fechada, e o nó é amarrado da maneira habitual. Segura-se a ponta do fio e sutura-se a papila adjacente, sem que o nó seja amarrado, mas apenas com a sutura sendo puxada firmemente através do tecido. **B.** Papilas sucessivas são suturadas até a última, quando se amarra o nó final. A aparência final é de que a sutura está indo através de cada alvéolo vazio. **C.** Uma sutura contínua trancada pode ser feita passando-se a ponta longa da sutura por baixo da laçada antes de ser puxada através do tecido. **D.** Isso coloca a sutura em superfícies profundas da mucosa e do periósteo diretamente através da papila e pode ajudar em uma aposição mais direta dos tecidos.

adequada, e provável que haja fratura de raiz. Pacientes jovens têm osso mais elástico e mais passível de expansão com força controlada, enquanto os mais velhos costumam ter osso mais denso e mais calcificado, menos provável de causar expansão adequada durante a luxação do dente. Em pacientes idosos, o osso denso necessita de ainda mais precaução.

Às vezes, o cirurgião-dentista trata um paciente que tem coroas clínicas muito pequenas, com evidência de atrição grave. Se tal atrição for resultado de bruxismo, é provável que os dentes sejam cercados por osso denso e espesso com forte inserção do ligamento periodontal (Figura 9.26). O cirurgião-dentista deve ter extremo cuidado na remoção de tais dentes, se optar pela técnica de extração fechada. Uma técnica aberta normalmente resulta em uma extração mais rápida e direta.

A revisão cuidadosa das radiografias pré-operatórias pode revelar raízes radiculares que provavelmente causarão dificuldade de extração

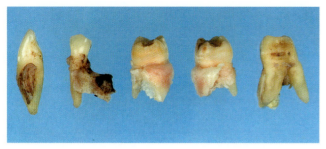

• **Figura 9.25** A extração com fórceps desses dentes resultou na remoção do osso e do dente, em vez de apenas do dente.

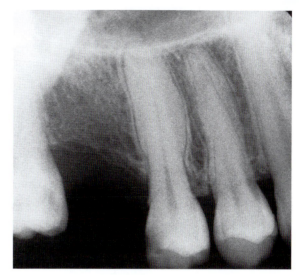

• **Figura 9.27** A hipercementose das raízes torna difícil a extração com fórceps.

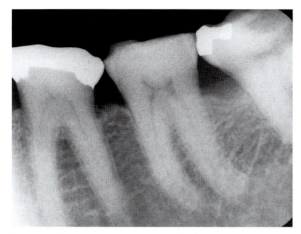

• **Figura 9.26** Dentes que exibem evidência de bruxismo podem ter osso mais denso e ligamento periodontal mais forte, o que pode torná-los mais difíceis de extrair.

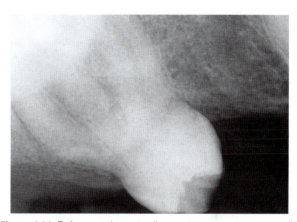

• **Figura 9.28** Raízes amplamente divergentes aumentam a possibilidade de fratura do osso, da raiz do dente ou de ambos.

com a técnica padrão do fórceps. Uma condição comumente vista entre pacientes idosos é a hipercementose. Nessa situação, o cemento foi depositado continuamente no dente e formou um grande volume na raiz, difícil de remover através da abertura do alvéolo dentário. Aplicar muita força para expandir o osso pode resultar em fratura da raiz ou do osso vestibular (Figura 9.27).

Raízes muito divergentes, especialmente raízes de primeiros molares maxilares (Figura 9.28), ou aquelas com grave dilaceração ou curvatura em formato de ganchos, também são difíceis de remover sem fraturar uma ou mais raízes (Figura 9.29). Descolando o retalho de tecido mole e dividindo as raízes com uma broca, uma extração mais controlada e planejada pode ser executada com menos danos.

Se o seio maxilar estiver pneumatizado, inclusive as raízes dos molares superiores, a extração pode resultar em remoção de parte do assoalho do seio junto com as raízes. Se as raízes forem divergentes, tal situação é ainda mais provável de acontecer (Figura 9.30). Indica-se novamente a extração cirúrgica.

Dentes que têm coroas com cáries extensas (especialmente cáries radiculares), dentes com grandes restaurações de amálgama ou molares tratados endodonticamente são bons candidatos para extração aberta (Figura 9.31). Apesar de o fórceps agarrar primariamente a raiz, aplica-se uma porção da força à coroa. essa pressão pode quebrar e estilhaçar as coroas dos dentes com cáries extensas, grandes restaurações ou tratamento endodôntico prévio. As extrações abertas podem evitar a necessidade de força extensa e resultar em uma extração mais rápida e menos traumática. Dentes com coroas já perdidas por cáries que se apresentam como raízes retidas também devem ser considerados para extração aberta.

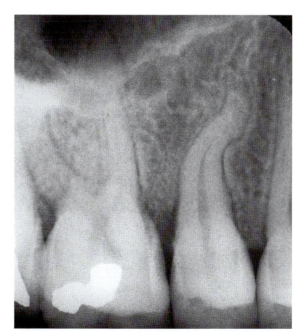

• **Figura 9.29** A grave dilaceração das raízes pode resultar em fratura da raiz, a menos que se faça extração cirúrgica.

Se houver doença periodontal extensa ao redor do dente, pode ser possível removê-lo facilmente com alavancas retas ou de Cryer. Entretanto, se o osso ao redor do dente for firme e não houver nenhuma doença periodontal, o cirurgião-dentista deve considerar a extração aberta.

Técnica para extração aberta de dentes unirradiculares

A técnica para extração aberta de dentes unirradiculares é relativamente simples, mas requer atenção aos detalhes, pois algumas decisões devem ser tomadas durante o procedimento cirúrgico.

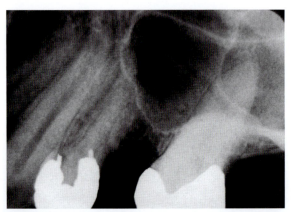

• **Figura 9.30** Os molares maxilares no assoalho do seio maxilar aumentam as chances de fratura deste, o que resulta em perfuração.

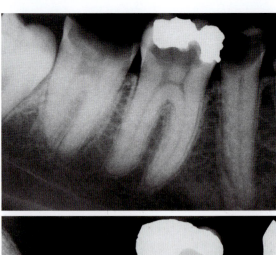

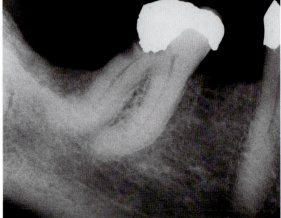

• **Figura 9.31** Cáries extensas ou grandes restaurações podem levar à fratura da coroa do dente e, assim, dificultar a extração.

A técnica é essencialmente a mesma para dentes unirradiculares que resistiram às tentativas de extração fechada ou que tenham fraturado. Assim, existem apenas como raiz.

O primeiro passo é providenciar adequada visualização e acesso pelo descolamento de um retalho mucoperiosteal suficientemente grande. Na maioria das situações, um retalho tipo envelope estendido dois dentes anteriores e um dente posterior ao dente que será removido é o bastante. Se uma incisão relaxante for necessária, ela deve ser colocada, pelo menos, um dente anterior ao local da extração (ver Figura 9.2).

Uma vez que o retalho adequado esteja descolado e mantido em posição apropriada pelo elevador periosteal, o cirurgião-dentista deve determinar a necessidade de remoção de osso. Algumas opções estão disponíveis: primeiro, o cirurgião-dentista pode tentar reposicionar o fórceps de extração sob visualização direta e, assim, obter melhor vantagem mecânica e remover o dente sem nenhuma remoção óssea (Figura 9.32).

A segunda opção é agarrar uma porção de osso vestibular por baixo da ponta vestibular do fórceps para obter melhor vantagem mecânica e agarrar a raiz dentária. Isso possibilita que o cirurgião-dentista faça a luxação do dente o suficiente para removê-lo sem qualquer outra remoção óssea (Figura 9.33). Uma pequena quantidade de osso vestibular é pinçada para fora e removida junto com o dente.

A terceira opção é usar uma alavanca reta, empurrando-a em direção ao ápice no espaço do ligamento periodontal do dente (Figura 9.34). O dedo indicador do cirurgião-dentista deve suportar a força da alavanca para que o movimento seja controlado e o instrumental não escorregue. Um pequeno movimento de rotação deve ser usado para ajudar a expandir o espaço do ligamento periodontal, o que faz com que a alavanca reta pequena penetre nesse espaço e atue como alavanca para deslocar a raiz do dente no sentido oclusal. Tal procedimento continua com o uso de alavancas retas maiores até que o dente seja luxado com sucesso.

A quarta e última opção é proceder com remoção cirúrgica de osso sobre a área do dente. A maioria dos cirurgiões prefere usar

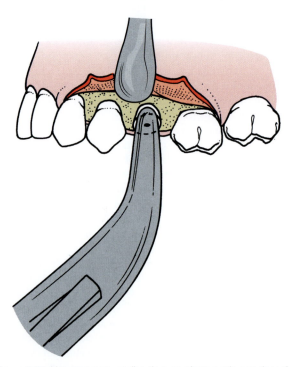

• **Figura 9.32** Um pequeno retalho tipo envelope pode ser descolado para expor a raiz fraturada. Sob visualização direta, o fórceps pode ser colocado mais apicalmente no espaço do ligamento periodontal, eliminando a necessidade de remoção óssea.

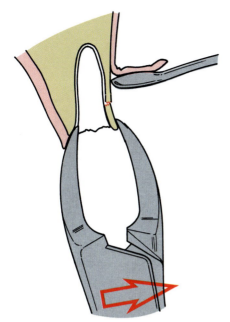

• **Figura 9.33** Se a raiz estiver fraturada no nível do osso, a ponta vestibular do fórceps pode ser empregada para remover uma pequena porção do osso ao mesmo tempo que se segura a raiz.

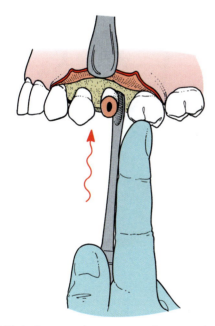

• **Figura 9.34** A alavanca reta pequena pode ser usada como calçadeira para luxar a raiz quebrada. Quando se usa a alavanca reta nessa posição, a mão deve estar apoiada com segurança em dentes adjacentes para evitar que o instrumental escorregue inadvertidamente do dente e machuque tecido adjacente.

uma broca com ampla irrigação para remover o osso. A largura do osso vestibular removido é, essencialmente, a mesma largura que o dente na direção mesiodistal (Figura 9.35). Em uma dimensão vertical, o osso deve ser removido aproximadamente metade ou dois terços do comprimento do dente (Figura 9.36). Essa quantidade de remoção óssea reduz bastante a quantidade de força necessária para deslocar o dente e torna a remoção relativamente fácil. Uma alavanca reta pequena (Figura 9.37) ou o fórceps podem ser usados para remover o dente (Figura 9.38).

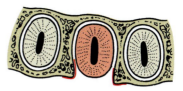

• **Figura 9.35** Quando se estiver removendo osso da superfície vestibular do dente ou raízes de dentes, a largura mesiodistal do osso removido deve ter, aproximadamente, a mesma dimensão da própria raiz do dente. Isso gera um caminho desimpedido para a remoção da raiz na direção vestibular.

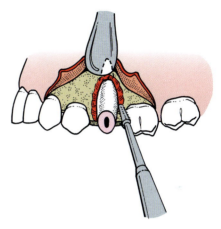

• **Figura 9.36** Remove-se o osso com broca para osso após o descolamento do retalho tipo envelope padrão. A quantidade de osso removido deve ser de, aproximadamente, metade ou dois terços do comprimento da raiz do dente.

Se o dente ainda estiver difícil de extrair após a remoção do osso, um ponto de apoio (um recuo em um dente no qual uma alavanca pontiaguda possa ser inserida) pode ser feito na raiz com a broca na porção mais apical da área de remoção óssea (Figura 9.39). Deve-se tomar cuidado para limitar a remoção óssea somente ao que for necessário para retirar o dente e preservar o osso para a possível colocação de implantes. O orifício do ponto de apoio pode ser de cerca de 3 mm de diâmetro e profundo o suficiente para a inserção de um instrumental. Uma alavanca pesada como a apical de Crane pode ser utilizada para elevar ou tirar o dente de seu alvéolo (Figura 9.40A). Reposiciona-se o tecido mole e sutura-se (Figura 9.40B).

As arestas do osso devem ser conferidas. Se estiverem afiadas, devem ser alisadas com uma lima para osso. Reposicionando o retalho de tecido mole e palpando delicadamente com o dedo, o profissional pode conferir arestas agudas. A remoção de osso com uma pinça-goiva (alveolótomo) é raramente indicada, pois tende a remover muito osso nessas circunstâncias.

Uma vez que o dente tenha sido removido, todo o campo cirúrgico deve ser bastante irrigado com grandes quantidades de soro fisiológico estéril. Convém atenção especial para a porção mais inferior do retalho (onde ele se une com o osso), pois é um lugar comum para os resíduos se acumularem, especialmente em extrações mandibulares. Se os resíduos não forem removidos cuidadosamente com curetagem ou irrigação, pode haver atraso na cicatrização ou mesmo um pequeno abscesso subperiosteal nas 3 ou 4 semanas seguintes. Depois, o retalho é recolocado em sua posição original e suturado no lugar com fio de seda preta 3-0 ou suturas crômicas. Se a incisão foi propriamente planejada e executada, a linha de sutura será sustentada por um osso saudável e intacto.

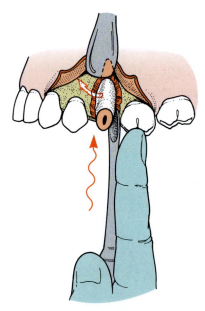

• **Figura 9.37** Uma vez que a quantidade apropriada de osso vestibular tenha sido removida, a alavanca reta pode ser usada na parte palatina do dente para deslocar a raiz na direção vestibular. Convém lembrar que, quando se usa a alavanca nessa direção, a mão do cirurgião deve estar firmemente apoiada em dentes adjacentes para evitar que o instrumental escorregue e danifique o tecido mole adjacente.

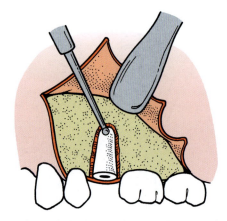

• **Figura 9.39** Se a raiz do dente estiver completamente firme no osso, a cortical óssea vestibular pode ser removida e um ponto de apoio pode ser feito para a inserção da alavanca.

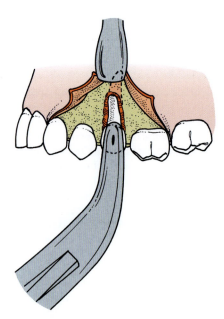

• **Figura 9.38** Após a remoção do osso e da luxação do dente com alavanca reta, o fórceps pode ser usado para remover a raiz.

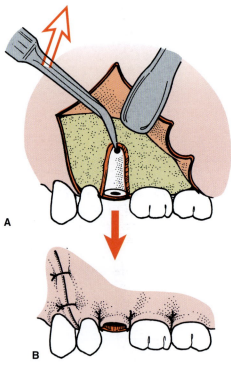

• **Figura 9.40 A.** Insere-se uma alavanca triangular, como a apical de Crane, no ponto de apoio e eleva-se o dente de seu alvéolo. **B.** Reposiciona-se o retalho e sutura-se sobre o osso intacto.

Técnica para extração de dentes multirradiculares

Uma vez decidido pela extração aberta de um dente multirradicular, como o molar mandibular ou maxilar, a mesma técnica cirúrgica para dentes unirradiculares costuma ser usada. A maior diferença é que o dente pode ser dividido com uma broca para transformar um dente multirradicular em dois ou três dentes unirradiculares. Se a coroa do dente permanecer intacta, secciona-se a porção coronária para facilitar a remoção das raízes. Entretanto, se a porção coronária do dente estiver ausente e apenas as raízes permanecerem, o objetivo é separar as raízes para torná-las mais fáceis de remover.

A remoção de primeiro molar inferior com coroa intacta costuma ser feita com o seccionamento do dente na direção vestibulolingual, dividindo-o em uma parte mesial (com raiz mesial e metade da coroa) e outra distal. Uma incisão do tipo envelope também é feita para se obter acesso ao local e proteger o tecido mole da broca. Uma pequena quantidade de osso alveolar pode ser removida. Uma vez seccionado o dente, ele deve ser luxado com alavancas retas para começar o processo de mobilização. O dente seccionado é tratado como pré-molar inferior e removido com um fórceps universal inferior (Figura 9.41). Reposiciona-se e sutura-se o retalho.

A técnica cirúrgica inicia-se com o descolamento de um retalho do tipo envelope de tamanho adequado ao procedimento

(Figura 9.42A e B). Avalia-se a necessidade de seccionar as raízes e remover osso nesse ponto, como é feito com os dentes unirradiculares. Ocasionalmente, fórceps, alavancas ou ambos são posicionados com visualização direta para obter melhor vantagem mecânica e retirar o dente sem remoção óssea.

Entretanto, na maioria das situações, uma pequena quantidade de osso alveolar deve ser removida, e o dente, dividido. O seccionamento do dente costuma ser feito com uma peça de mão reta com uma broca reta, como a broca redonda nº 8, ou com uma broca de fissura, como a nº 557 ou a nº 703 (Figura 9.42C), sob irrigação abundante.

Uma vez seccionado o dente, utiliza-se a alavanca reta pequena para luxar e mobilizar as raízes seccionadas (Figura 9.42D). A alavanca reta pode ser usada para remover o dente seccionado e luxado (Figura 9.42E). Se a coroa do dente for seccionada, fórceps universal superior ou inferior é usado para remover as porções individuais dos dentes seccionados (Figura 9.42F). Se a coroa estiver ausente, então se usam as alavancas retas e triangulares (bandeirinhas) para elevar as raízes do dente de seus alvéolos.

Às vezes, uma raiz remanescente pode ser difícil de remover, e a remoção de osso adicional (como descrito para dentes unirradiculares) talvez seja necessária. Ocasionalmente, é necessário preparar um ponto de apoio com a broca e usar uma alavanca como a apical de Crane para elevar a raiz remanescente.

Após o dente e todos os fragmentos radiculares terem sido removidos, reposiciona-se o retalho e palpa-se a área cirúrgica para procurar áreas com osso cortante. Se qualquer parte de osso cortante estiver presente, ela é alisada com uma lima para osso. A ferida é bastante irrigada e desbridada de fragmentos de dente, osso, cálculo e outros resíduos. Reposiciona-se e sutura-se o retalho de maneira habitual.

Um método alternativo para remover o primeiro molar inferior é descolar o retalho de tecido mole e remover osso vestibular suficiente para expor a bifurcação. Desse modo, a broca é usada para seccionar a raiz mesial do dente e transformar o molar em dois dentes unirradiculares (Figura 9.43). Extrai-se a coroa com a raiz mesial intacta com o fórceps para molar inferior nº 17. A raiz remanescente mesial é extraída de seu alvéolo com uma alavanca de Cryer. Insere-se a alavanca no alvéolo dentário vazio e gira-se, usando o princípio do movimento de roda e eixo. A parte ativa da alavanca encaixa-se no cemento do dente remanescente, elevado oclusalmente do alvéolo. Se o osso inter-radicular for espesso, a primeira ou a segunda rotação da alavanca de Cryer remove o osso, o que possibilita à alavanca encaixar-se no cemento do dente na segunda ou na terceira rotações.

Se a coroa do molar mandibular tiver sido perdida, o procedimento começa novamente com o descolamento do envelope e a remoção de pequena quantidade de osso alveolar. A broca é usada para seccionar as duas raízes em componentes mesial e distal (Figura 9.44A). Utiliza-se a alavanca reta pequena para mobilizar e luxar a raiz mesial, que é removida de seu alvéolo pela inserção da alavanca de Cryer no encaixe preparado pela broca dental (Figura 9.44B). Gira-se a alavanca de Cryer na forma de roda e eixo, e a raiz mesial é extraída oclusalmente do alvéolo dental. O membro oposto do par das alavancas de Cryer é inserido no alvéolo radicular vazio e girado através do osso inter-radicular para encaixar e extrair a raiz remanescente (Figura 9.44C).

A extração dos molares maxilares com raízes palatinas e bucais muito divergentes, que exigem força excessiva para serem extraídos, pode ser feita de modo mais prudente, dividindo-se as raízes em várias partes. Este dente com três raízes deve ser dividido em um padrão diferente dos molares mandibulares com duas raízes. Se a coroa do dente estiver intacta, as duas raízes vestibulares são seccionadas do dente e a coroa é removida junto com a raiz palatina.

Descola-se o retalho padrão tipo envelope e remove-se uma pequena porção do osso alveolar para expor a área de trifurcação. Utiliza-se a broca para seccionar as raízes mesiovestibular e distovestibular (Figura 9.45A). Com pressão vestíbulo-oclusal firme, mas suave, o fórceps de molar superior extrai a coroa e a raiz palatina na direção do longo eixo do dente (Figura 9.45B). Nenhuma força palatina deve ser feita com o fórceps na porção coronária, pois isso resulta em fratura da raiz palatina. Depois, usa-se a alavanca

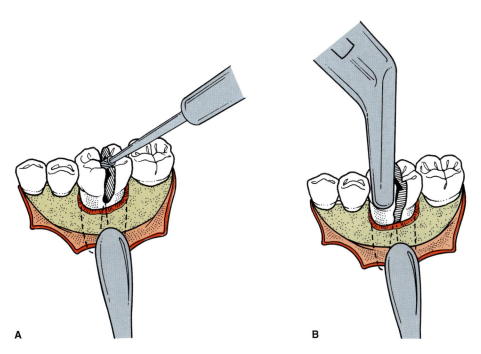

• **Figura 9.41** Se o molar inferior for difícil de extrair, ele pode ser seccionado em dentes unirradiculares. **A.** Realiza-se a incisão tipo envelope e remove-se pequena quantidade de osso alveolar para expor a bifurcação. Depois, uma broca é usada para seccionar o dente em metades mesial e distal. **B.** Usa-se o fórceps universal inferior para remover as duas metades da coroa e da raiz separadamente.

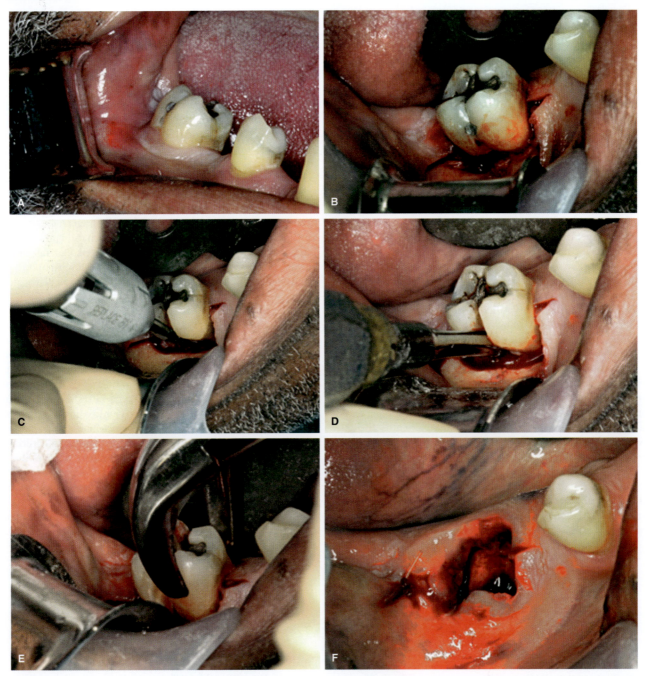

● **Figura 9.42** **A.** Este molar inferior tem raízes que tornam necessária a secção do dente. **B.** Levanta-se o retalho para expor o osso e possibilitar a secção. Observam-se as pequenas incisões relaxantes na mesial e distal do dente. **C.** Peça de mão cirúrgica com broca usada para seccionar o dente em partes distal e mesial, a qual torna possível que cada raiz seja removida independentemente. **D.** Alavanca reta inserida na região cortada pela broca para completar a divisão da coroa. **E.** Cada raiz pode agora ser elevada e removida. **F.** Procedimento completo com a sutura crômica fechando a relaxante distal.

reta pequena para luxar as raízes vestibulares (Figura 9.45C), que podem então ser extraídas com a alavanca de Cryer da maneira habitual (Figura 9.45D) ou com uma alavanca reta. Se forem usadas alavancas retas, convém lembrar que o seio maxilar deve estar próximo a essas raízes. Assim, forças aplicadas diretamente devem ser controladas cuidadosamente. A força da alavanca reta deve ser na direção do palato, com pressão mais limitada aplicada apicalmente.

Se a coroa do molar maxilar estiver ausente ou fraturada, as raízes devem ser divididas em duas raízes vestibulares e uma palatina. Realiza-se o mesmo procedimento geral de antes. Um retalho tipo envelope é descolado e retraído com o elevador de periósteo. Remove-se uma quantidade moderada de osso vestibular a fim de expor o dente para realizar a secção (Figura 9.46A). As raízes são seccionadas em duas raízes vestibulares e apenas uma raiz palatina. Depois, são luxadas com alavanca reta e extraídas com alavancas de Cryer, de acordo com a preferência do cirurgião-dentista (Figura 9.46B e C). Ocasionalmente, há acesso suficiente às raízes para que o fórceps maxilar de raízes ou o fórceps universal superior extraia as raízes independentemente (ver Figura 9.46D). Por fim, retira-se a raiz palatina depois de as duas raízes vestibulares terem sido removidas. Em geral, muito do osso inter-radicular já foi

CAPÍTULO 9   Princípios da Exodontia Complexa   149

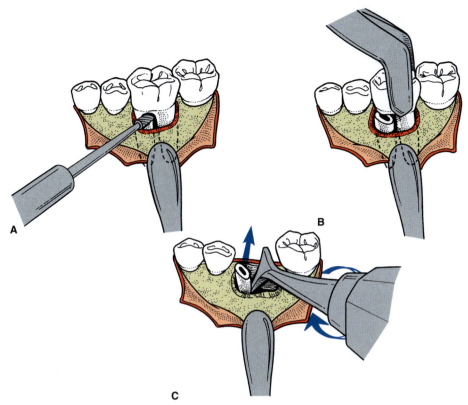

• **Figura 9.43 A.** Um método alternativo de secção é usar a broca para remover a raiz mesial do primeiro molar. **B.** Utiliza-se o fórceps nº 178 para prender a coroa do dente e remover a coroa e a raiz distal. **C.** A alavanca de Cryer é usada depois para remover a raiz mesial. A ponta da alavanca de Cryer é inserida no alvéolo vazio da raiz distal e girada em forma de roda e eixo, com a ponta afiada envolvendo o osso interseptal e a raiz, elevando a raiz mesial para fora do alvéolo.

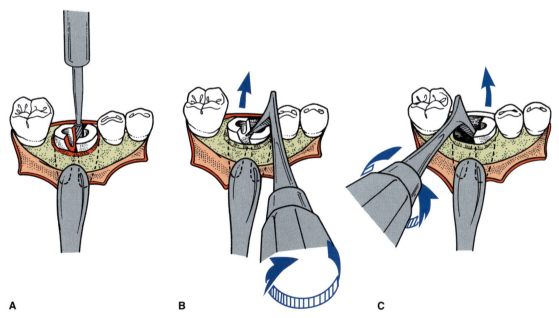

• **Figura 9.44 A.** Quando a coroa do molar inferior é perdida por causa de fratura ou de cáries, realiza-se o retalho tipo envelope e remove-se uma pequena quantidade de osso alveolar. Utiliza-se, então, a broca para seccionar o dente em duas raízes individuais. **B.** Após ter usado uma alavanca reta pequena para mobilizar as raízes, utiliza-se uma alavanca de Cryer a fim de elevar a raiz distal. Coloca-se a ponta da alavanca no espaço preparado pela broca e gira-se a alavanca para remover a raiz. **C.** Usa-se o membro oposto do par das alavancas de Cryer para a remoção da raiz remanescente do dente com o mesmo tipo de movimento rotacional.

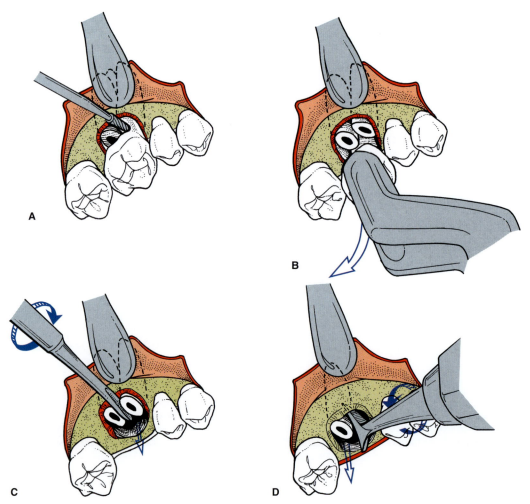

● **Figura 9.45 A.** Quando um molar maxilar deve ser dividido para correta remoção (como quando há divergência extrema entre raízes), faz-se uma pequena incisão tipo envelope e remove-se uma pequena quantidade de osso. Isso possibilita que a broca seccione as raízes vestibulares da porção coronária do dente. **B.** Usa-se o fórceps para molar superior na remoção da porção coronária do dente junto com a raiz palatina. Remove-se a raiz na direção vestíbulo-oclusal, sem pressão palatina, pois isso provavelmente causaria fratura da raiz palatina da porção coronária. **C.** Utiliza-se a alavanca reta para mobilizar as raízes vestibulares e, ocasionalmente, removê-las. **D.** A alavanca de Cryer pode ser usada da maneira habitual, colocando-se sua ponta no alvéolo vazio e girando-a para extrair a raiz remanescente.

perdido a essa altura; por isso, uma alavanca reta pequena pode ser considerada. A alavanca é direcionada para baixo no espaço do ligamento periodontal no lado palatino com movimentos delicados e controlados, o que causa deslocamento do dente na direção vestíbulo-oclusal (Figura 9.46E).

Remoção de fragmento de raiz e ápices radiculares

Se ocorrer a fratura da raiz no terço apical (3 a 4 mm) durante a extração fechada, deve ser adotado um procedimento metódico para remover o ápice da raiz do alvéolo. Tentativas iniciais devem ser feitas para extrair o fragmento da raiz pela técnica fechada; no entanto, o cirurgião-dentista deve imediatamente dar início à técnica cirúrgica se a fechada não for bem-sucedida. Qualquer que seja a técnica escolhida, dois requisitos para a extração são muito importantes: (1) excelente iluminação; e (2) excelente aspiração, preferivelmente com uma ponta de aspiração de pequeno diâmetro. A remoção de um pequeno fragmento de raiz é difícil, a menos que o cirurgião-dentista possa visualizá-lo com clareza. Também é importante que a seringa de irrigação seja capaz de lavar o sangue e os resíduos ao redor do ápice da raiz para que seja visualizada claramente.

Define-se a técnica fechada para recuperação do ápice da raiz como qualquer uma que não requeira descolamento de retalhos de tecido mole e remoção de osso. As técnicas fechadas são mais úteis quando o dente é bem luxado e tem mobilidade antes da fratura do ápice da raiz. Se uma luxação suficiente ocorreu antes da fratura, o ápice da raiz está normalmente móvel e a extração pode ser realizada pela técnica fechada. Entretanto, se o dente não foi bem luxado antes da fratura, a técnica fechada tem menor probabilidade de dar certo se o dentista encontrar uma raiz com hipercementose e com interferências ósseas que impeçam a extração do fragmento da raiz. Além disso, dilaceração grave da raiz pode impedir a realização por técnica fechada.

Uma vez ocorrida a fratura, o paciente deve ser reposicionado para que haja visualização adequada (com iluminação apropriada), irrigação e aspiração. O alvéolo do dente deve ser irrigado vigorosamente e aspirado com uma ponta de aspiração pequena, pois o fragmento de dente solto pode ser irrigado para fora do alvéolo. Com a irrigação e a aspiração completadas, o cirurgião-dentista deve inspecionar o alvéolo dentário cuidadosamente para se certificar de que a raiz foi

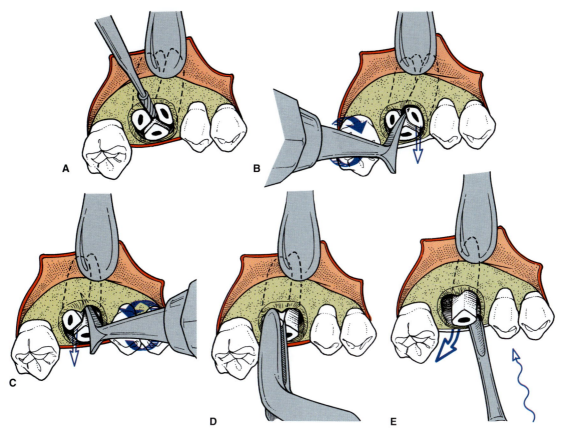

• **Figura 9.46 A.** Se a coroa do molar superior foi perdida por cáries ou fraturada desde as raízes, rebate-se uma pequena incisão tipo envelope e remove-se uma pequena quantidade de osso. Depois, usa-se a broca para seccionar as três raízes em porções independentes. **B.** Após a luxação das raízes com uma alavanca reta pequena, remove-se a raiz mesiovestibular com a alavanca de Cryer coberta no espaço preparado pela broca. **C.** Uma vez removida a raiz mesiovestibular, usa-se novamente a alavanca de Cryer para retirar a raiz distovestibular. **D.** O fórceps para raiz maxilar pode ser usado ocasionalmente para prender e remover a raiz remanescente. Assim, a raiz palatina pode ser removida com a alavanca reta ou de Cryer. Se a alavanca reta for usada, é colocada entre a raiz e o osso palatino e delicadamente rodada em um esforço para deslocar a raiz palatina na direção vestíbulo-oclusal. **E.** A alavanca reta pequena pode ser usada para elevar e deslocar a raiz remanescente do terceiro molar maxilar na direção vestíbulo-oclusal com delicados movimentos de ir e vir.

mesmo removida. O dente extraído deve ser examinado também para ver quanto de raiz permanece.

Se a técnica de irrigação e aspiração não for bem-sucedida, o próximo passo é movimentar o ápice da raiz com uma alavanca apical. A alavanca apical consiste em um instrumento delicado e não deve ser usado da mesma maneira que a alavanca de Cryer. Insere-se a alavanca apical no espaço do ligamento periodontal e joga-se a raiz para fora do alvéolo (Figura 9.47). Não se deve aplicar força em excesso na alavanca apical, seja apical ou lateralmente. Uma força apical excessiva pode resultar em deslocamento do ápice da raiz para dentro de outras localidades anatômicas, como o seio maxilar. Uma força lateral excessiva pode resultar em encurvamento ou fratura da extremidade da alavanca apical.

O ápice da raiz também pode ser removido com a alavanca reta pequena. Essa técnica é mais indicada para a remoção de grandes fragmentos de raiz. É parecida com a técnica da alavanca apical, pois a alavanca reta pequena é colocada no espaço do ligamento periodontal, onde age como um eixo para remover o fragmento de raiz na direção do plano oclusal (Figura 9.48). Pressão apical excessiva deve ser evitada, pois pode forçar a raiz para tecidos subjacentes.

Podem ocorrer deslocamentos de ápices de raízes para o seio maxilar em áreas de pré-molares e molares maxilares. Quando se usa a alavanca reta para remover pequenos fragmentos de raiz dessa maneira, a mão do cirurgião-dentista deve sempre estar apoiada em dentes adjacentes ou em proeminência óssea sólida. Tal apoio possibilita que o cirurgião-dentista exerça uma força controlada e diminui a possibilidade de deslocamento de fragmentos do dente ou da ponta do instrumental para um local não desejado. O cirurgião-dentista deve conseguir visualizar claramente o topo da raiz fraturada para ver o espaço do ligamento periodontal. A alavanca reta deve ser inserida nesse espaço, e não empurrada no alvéolo.

Se a técnica fechada não for bem-sucedida, o cirurgião-dentista deve trocar, sem demora, para a técnica aberta. O dentista deve reconhecer que uma cirurgia aberta, eficiente e apropriada para a recuperação de um fragmento de raiz é menos traumática que uma tentativa de recuperação fechada prolongada, a qual consuma muito tempo e seja frustrante.

Duas principais técnicas abertas são utilizadas para remover os ápices das raízes. A primeira é simplesmente uma extensão da técnica descrita para a remoção cirúrgica de dentes unirradiculares. Um retalho de tecido mole com incisão relaxante é descolado e retraído com elevador periosteal. Remove-se o osso com uma broca para expor a superfície vestibular da raiz do dente. A raiz é retirada por vestibular através da abertura com uma pequena alavanca reta. Irriga-se a ferida, e reposiciona-se e sutura-se o retalho (Figura 9.49).

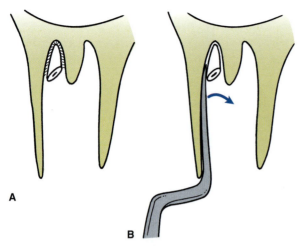

• **Figura 9.47 A.** Quando uma porção pequena (2 a 4 mm) do ápice radicular está separada do dente por fratura, uma alavanca apical pode ser usada para recuperá-la. **B.** Coloca-se a ponta da alavanca apical dentro do espaço do ligamento periodontal e usa-se delicadamente para luxar a ponta da raiz para fora do alvéolo.

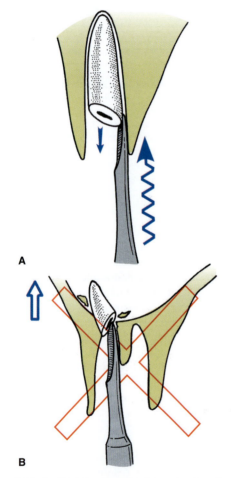

• **Figura 9.48 A.** Quando uma porção maior da raiz do dente é deixada para trás após a extração, a alavanca reta pequena pode algumas vezes ser usada como alavanca para deslocar o dente na direção oclusal. Convém lembrar que a pressão aplicada deve ser de delicados movimentos de ir e vir; não deve ser aplicada pressão excessiva. **B.** A pressão excessiva na direção apical pode resultar em deslocamento da raiz do dente para lugares indesejáveis, como o seio maxilar.

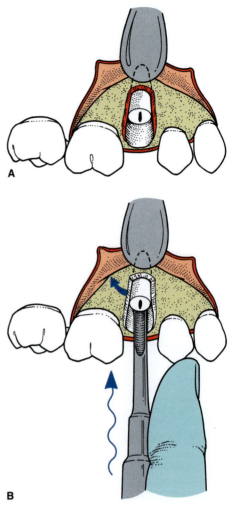

• **Figura 9.49 A.** Se a raiz não puder ser recuperada por técnicas fechadas, descola-se o retalho de tecido mole e remove-se o osso que cobre o dente com uma broca. **B.** A alavanca reta pequena é usada para luxar a raiz vestibular, colocando-a no espaço do ligamento periodontal palatino.

Uma modificação da técnica aberta, que acaba de ser descrita, pode ser realizada para extrair o fragmento da raiz sem remoção excessiva de osso vestibular que cobre o dente. Essa técnica é conhecida como técnica de janela aberta. Descola-se um retalho de tecido mole tal como na abordagem discutida anteriormente e localiza-se a área apical do fragmento do dente. Usa-se uma broca dental para remover o osso que cobre o ápice do dente, expondo o fragmento da raiz. Uma alavanca apical ou alavanca reta pequena é, então, inserida na janela; e guia-se o dente para fora do alvéolo (Figura 9.50).

A técnica de retalho preferida é a do retalho triangular, em razão da necessidade de exposição mais excessiva das áreas apicais. Indica-se a abordagem de janela aberta quando o osso vestibular deve ser deixado intacto, como na remoção de pré-molares maxilares para fins ortodônticos, especialmente em adultos.

Justificativa para permanência de fragmentos de raiz

Quando o ápice de uma raiz fratura e técnicas fechadas de remoção não obtêm sucesso, e quando a técnica aberta pode ser excessivamente traumática, o cirurgião-dentista pode considerar deixar o ápice da raiz no lugar. Como em qualquer procedimento cirúrgico,

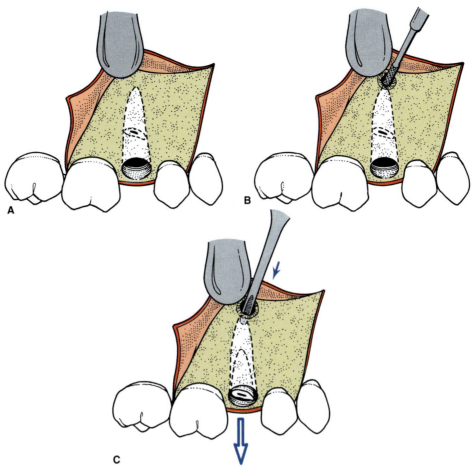

• **Figura 9.50 A.** A abordagem por janela aberta é indicada para a recuperação da raiz quando o osso deve ser mantido. Realiza-se o retalho triangular para expor a área que recobre o ápice do fragmento de raiz. **B.** Uma broca é usada para descobrir o ápice da raiz e possibilitar acesso suficiente para a inserção da alavanca reta. **C.** A alavanca reta pequena é utilizada depois para deslocar o dente para fora do alvéolo dentário.

o cirurgião-dentista deve pesar os benefícios e os riscos da cirurgia. Em algumas situações, os riscos da remoção de um pedaço pequeno de raiz podem ser maiores que os benefícios.

Três condições devem existir para que um fragmento de raiz seja deixado no processo alveolar. Primeiro, o fragmento deve ser pequeno, geralmente não maior que 4 a 5 mm de comprimento. Segundo, a raiz deve estar profundamente inserida no osso, e não superficialmente, para evitar reabsorção óssea subsequente por exposição da raiz do dente e interferência com qualquer prótese que será construída sobre a área edêntula. Terceiro, o dente envolvido não deve estar infectado, nem deve haver radiolucidez ao redor do ápice radicular. Isso diminui a probabilidade de que infecções subsequentes serão resultado do abandono da raiz nessa posição. Se essas três condições existirem, então pode-se considerar deixar a raiz.

Para que o cirurgião-dentista deixe um fragmento de raiz pequeno, profundamente incrustado e não infectado no lugar, o risco de cirurgia deve ser maior que o benefício. Este risco é considerado maior se alguma das três condições seguintes existirem: primeiro, o risco mostra-se muito grande se a remoção da raiz do dente causar destruição excessiva do tecido circundante, ou seja, se quantidades excessivas de osso forem removidas para recuperar a raiz. Por exemplo, tentar alcançar um pequeno ápice de raiz palatina de um primeiro molar superior pode exigir a remoção de grandes quantidades de osso.

Segundo, o risco é muito grande se a remoção do dente puser em risco estruturas importantes, mais comumente o nervo alveolar inferior no forame mentoniano ou ao longo do trajeto do canal alveolar inferior. Se a recuperação cirúrgica de uma raiz criar o risco de anestesia permanente ou até mesmo temporária prolongada do nervo alveolar inferior, o cirurgião-dentista deve considerar seriamente deixar o ápice da raiz no lugar.

Por fim, os riscos se sobrepõem aos benefícios se as tentativas de recuperação do ápice da raiz puderem deslocá-la para dentro dos espaços teciduais ou para dentro do seio maxilar. As raízes mais frequentemente deslocadas para o seio maxilar são as dos molares superiores. Se a radiografia pré-operatória mostra que o osso é fino sobre as raízes do dente e que a separação entre os dentes e o seio maxilar é pequena, um cirurgião-dentista prudente pode escolher deixar um pequeno fragmento, em vez de arriscar deslocá-lo para dentro do seio maxilar. Da mesma maneira, raízes dos segundos e terceiros molares mandibulares podem ser deslocadas para o espaço submandibular durante as tentativas de remoção. Durante a recuperação de qualquer ápice de raiz, a pressão apical por uma alavanca pode deslocar dentes para dentro dos espaços teciduais ou do seio da face.

Se o cirurgião-dentista escolher deixar um ápice da raiz no lugar, convém contemplar um protocolo específico. O paciente deve ser informado de que, no julgamento do dentista, deixar a raiz em sua posição fará menos mal do que a cirurgia necessária para removê-la. Além disso, a documentação radiográfica da presença e da localização do ápice da raiz deve ser feita e mantida no prontuário do paciente. O fato de que o paciente foi informado sobre a decisão de deixar o ápice da raiz deve ser anotado na ficha médica. Além disso, o indivíduo deve ser chamado para algumas consultas periódicas durante o ano seguinte para acompanhar as condições dessa raiz. O paciente deve ser instruído a entrar em contato com o cirurgião-dentista imediatamente se algum problema se desenvolver na área da raiz retida.

Múltiplas extrações

Se vários dentes adjacentes precisarem ser extraídos em apenas uma consulta, modificações leves do procedimento da extração devem ser feitas para facilitar uma transição tranquila de um estado com dentes para um edêntulo que possibilite reabilitação apropriada com prótese fixa ou removível. Este tópico discute tais modificações.

Plano de tratamento

Na maioria das situações em que múltiplos dentes serão removidos, é necessário um planejamento pré-extração, atentando-se à recolocação dos dentes que serão extraídos. Pode ser com uma prótese total ou parcial removível ou um único ou vários implantes. Antes de os dentes serem extraídos, o cirurgião-dentista e o protesista devem se comunicar e fazer a determinação da necessidade desses itens para prótese imediata total ou parcial. Tal discussão deve também incluir uma consideração sobre a necessidade de qualquer outro tipo de cirurgia de tecido mole, como redução de tuberosidade ou remoção de depressões ou exostoses em áreas críticas. Se implantes dentários forem colocados posteriormente, também pode ser desejável limitar o aparo do osso e a compressão do alvéolo. Em algumas situações, podem ser colocados implantes dentários quando os dentes são removidos, o que poderia suscitar a necessidade de preparação de um guia cirúrgico para auxiliar no alinhamento apropriado dos implantes.

Sequência de extração

A ordem na qual múltiplos dentes serão extraídos merece alguma discussão. Em geral, dentes maxilares devem ser removidos primeiro por várias razões. Uma delas é que a infiltração anestésica tem absorção mais rápida e também desaparece mais rapidamente. Isso significa que o cirurgião-dentista pode começar o procedimento assim que as injeções tenham sido aplicadas, e que a cirurgia não deve ser atrasada, uma vez que a anestesia profunda é perdida mais rapidamente na maxila. Além disso, dentes maxilares devem ser removidos primeiro porque, durante o processo de extração, resíduos (como partes de amálgama, coroas fraturadas e pedaços de osso) podem cair nos alvéolos dentários dos dentes inferiores se a cirurgia mandibular for realizada antes. Além disso, os dentes superiores são removidos com maior força vestibular. Pouca ou nenhuma força de tração vertical é aplicada na remoção desses dentes, como é comumente necessário com dentes inferiores. Uma pequena desvantagem em extrair primeiro os dentes maxilares é que se a hemorragia na maxila não for controlada antes de se extraírem os dentes inferiores, ela pode interferir na visualização durante a cirurgia mandibular. A hemorragia não costuma ser um grande problema, porque a hemostasia deve ser alcançada em uma área antes que o cirurgião-dentista dirija sua atenção para outra, e o assistente deve ser capaz de manter o campo cirúrgico livre de sangue, com aspiração adequada.

Normalmente, a extração múltipla começa com a extração dos dentes mais posteriores. Isso possibilita o melhor uso da alavanca dental para luxar e dar mobilidade aos dentes antes de o fórceps ser usado para a extração. O dente que é mais difícil de remover – o canino – deve ser extraído por último. A remoção dos dentes em cada lado enfraquece o alvéolo dental nos lados mesial e distal desses dentes, e sua extração subsequente é feita mais rapidamente.

Por exemplo, se os dentes nos quadrantes maxilares e mandibulares esquerdos precisarem ser extraídos, recomenda-se a seguinte ordem: (1) dentes maxilares posteriores; (2) dentes maxilares anteriores, deixando o canino; (3) caninos maxilares; (4) dentes mandibulares posteriores; (5) dentes mandibulares anteriores, deixando o canino; e (6) caninos mandibulares.

Técnica para extrações múltiplas

O procedimento cirúrgico para a remoção de múltiplos dentes adjacentes é uma leve modificação da técnica usada para retirar dentes de modo individual. O primeiro passo na remoção de apenas um dente é descolar os tecidos moles inseridos ao redor do dente. Em múltiplas extrações, o descolamento do tecido mole é estendido levemente para formar um pequeno retalho tipo envelope, a fim de expor apenas osso alveolar ao redor de todos os dentes do quadrante (Figura 9.51A a C). Os dentes no quadrante são luxados com a alavanca reta (ver Figura 9.51D) e depois extraídos com o fórceps da maneira habitual. Se a remoção de qualquer um dos dentes demandar uma força maior, o cirurgião-dentista deve remover uma pequena quantidade de osso vestibular para evitar fratura e excessiva perda óssea. Convém fazer o máximo de luxação em todos os dentes na área de remoção antes da extração de qualquer um deles, pois os dentes adjacentes podem ser usados com ancoragem, enquanto se luxam os outros dentes sem preocupação (já que o dente usado como ancoragem também está planejado para extração).

Após se completarem as extrações, as corticais vestibulolinguais são pressionadas em sua posição preexistente com pressão firme, a menos que sejam planejados implantes. O tecido mole é reposicionado e o cirurgião-dentista palpa o rebordo para determinar se alguma área de espículas ósseas afiadas pode ser encontrada. Se uma prótese removível parcial ou total estiver planejada, devem ser identificadas depressões ósseas. Se houver qualquer espícula afiada ou depressões, a pinça-goiva é usada para remover áreas grandes de interferências, e utiliza-se uma lima para osso para alisar qualquer espícula óssea afiada (Figura 9.51E e F). Irriga-se a área abundantemente com soro fisiológico ou água estéril. O tecido mole é inspecionado quanto à presença de excesso de tecido de granulação. Qualquer tecido de granulação presente deve ser removido, pois pode prolongar a hemorragia pós-operatória. Depois, o tecido mole é reaproximado e inspecionado para se verificar se existe excesso de gengiva. Se a extração dentária for motivada por periodontite grave com perda óssea, é comum o retalho de tecido mole se sobrepor e causar excesso de tecido. Se essa for a situação, a gengiva deve ser cortada para que pouca ou nenhuma sobreposição ocorra quando o tecido mole for reposicionado. Entretanto, se não houver excesso de tecido, o cirurgião-dentista não deve tentar conseguir fechamento primário sobre os alvéolos das extrações. Se isso for feito, a profundidade do vestíbulo diminui, o que pode interferir na construção e no uso da prótese. Isso também coloca o fechamento da ferida sob tensão, violando a regra cardinal de reparação de feridas. Por fim, as papilas são suturadas posicionadas (ver Figura 9.51G). Suturas ininterruptas ou contínuas são usadas, de acordo com a preferência do cirurgião-dentista, com remoção planejada para cerca de 1 semana (Figura 9.51H e I) se as suturas não reabsorvíveis tiverem sido usadas.

Em alguns pacientes, é preciso uma alveoloplastia mais extensiva após extrações múltiplas. O Capítulo 13 traz uma discussão aprofundada dessa técnica.

CAPÍTULO 9   Princípios da Exodontia Complexa   155

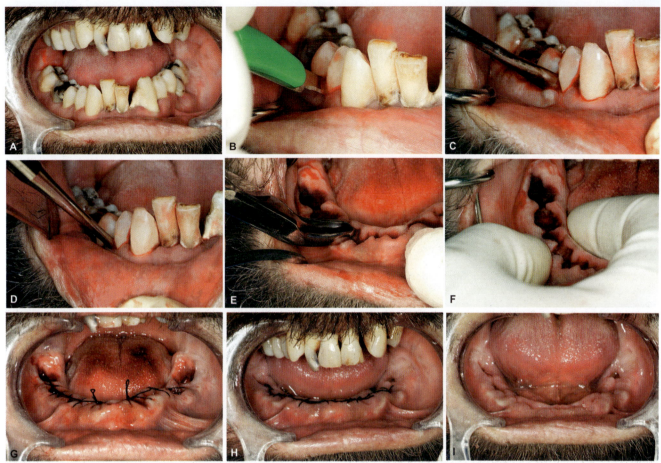

• **Figura 9.51 A.** Os dentes mandibulares remanescentes do paciente serão extraídos. Observa-se ampla área de gengiva inserida em uma profundidade vestibular adequada. **B.** Depois de obter anestesia suficiente, a fixação do tecido mole aos dentes é incisada com uma lâmina nº 15. A incisão é feita ao redor do colo dos dentes e através da papila interdental. **C.** Usa-se o elevador periósteo para descolar o tecido mole até o rebordo alveolar labial. **D.** Uma alavanca reta pequena é utilizada para luxar os dentes antes de o fórceps ser usado. A mão oposta do cirurgião-dentista está descolando o tecido mole e estabilizando a mandíbula. Os dentes adjacentes ao canino mandibular são extraídos primeiro, o que torna a extração dos caninos remanescentes mais fácil de se conseguir. **E.** Usa-se pinça-goiva para remover apenas o osso que está afiado e saliente sobre o tecido mole reaproximado. **F.** As lâminas alveolares são comprimidas firmemente juntas para restabelecer a largura vestibulolingual pré-cirúrgica do processo alveolar. Como o implante pode ser colocado futuramente, deve-se tomar cuidado para não reduzir muito a largura alveolar com compressão. Devido a doença periodontal leve, há excesso de tecido mole, que será cortado para evitar a sobra na crista do rebordo. **G.** Após o tecido mole ter sido cortado e as projeções agudas de osso terem sido removidas, confere-se o tecido uma última vez para completar a cirurgia de tecido mole. Sutura-se o tecido com fio de sutura de seda preta ininterrupta através da papila. Isso aproxima o tecido mole na papila, mas deixa o alvéolo aberto. Não se mobiliza tecido mole para realizar o fechamento primário, porque isso tenderia a reduzir a altura vestibular. **H** e **I.** O paciente retorna para a remoção da sutura 1 semana depois. Houve cicatrização normal, e as suturas estão prontas para remoção. Observa-se que uma ampla faixa de tecido inserido permanece no rebordo semelhante ao que existia na situação pré-operatória (ver **A**).

10
Princípios de Tratamento para Dentes Impactados

JAMES R. HUPP

VISÃO GERAL DO CAPÍTULO

Indicações para a remoção de dentes impactados, 157
Prevenção da doença periodontal, 157
Prevenção de cáries dentárias, 157
Prevenção de pericoronarite, 157
Prevenção de reabsorção radicular, 159
Dentes impactados sob uma prótese dentária, 159
Prevenção de cistos odontogênicos e tumores, 160
Tratamento da dor de origem desconhecida, 160
Prevenção de fraturas de mandíbula, 160
Facilitação do tratamento ortodôntico, 160
Cicatrização periodontal otimizada, 160

Contraindicações para remoção de dentes impactados, 161
Extremos de idade, 161
Condição clínica comprometida, 162
Provável dano excessivo às estruturas adjacentes, 163
Plano de tratamento, 163

Sistemas de classificação para impactação de terceiros molares mandibulares, 163
Angulação, 163
Relação com a borda anterior do ramo, 165
Relação com o plano oclusal, 165

Morfologia radicular, 167
Tamanho do saco pericoronário, 168
Densidade do osso circundante, 168
Contato com o segundo molar mandibular, 169
Relação com o nervo alveolar inferior, 169
Natureza do tecido de revestimento, 169

Sistemas de classificação para impactações de terceiros molares maxilares, 171

Remoção de outros dentes impactados, 172

Procedimento cirúrgico, 173
Passo 1: descolamento de retalhos adequados para acessibilidade, 174
Passo 2: remoção de osso de recobrimento, 175
Passo 3: seccionamento do dente, 175
Passo 4: remoção do dente seccionado com a alavanca, 178
Passo 5: preparação para fechamento da ferida, 178

Controle transoperatório do paciente, 179

Um dente impactado é aquele que falha em irromper totalmente no arco dentário dentro do tempo previsto. O dente torna-se impactado por causa de orientação anormal do dente, dentes adjacentes, osso de revestimento denso, excesso de tecido mole ou uma anormalidade genética que impeça a erupção dentária. Como os dentes impactados não irrompem, ficam retidos durante toda a vida do paciente, a menos que sejam removidos cirurgicamente ou expostos devido à reabsorção de tecidos de revestimento. O termo *dente incluso* abrange dentes impactados e aqueles que estão no processo de desenvolvimento e de erupção.

Na maioria das vezes, os dentes tornam-se impactados devido a comprimento inadequado do arco dentário e falta de espaço onde irromper. Ou seja, o comprimento total do arco ósseo alveolar é menor que o comprimento total do arco dentário. Os dentes mais comumente impactados são os terceiros molares maxilares e mandibulares, seguidos pelos caninos maxilares e pré-molares mandibulares. Os terceiros molares são os mais frequentemente impactados, pois são os últimos a irromper. Assim, estão mais propensos a um espaço inadequado para erupção completa.

Na região anterior da maxila, o canino também é comumente impedido de irromper pelo apinhamento dentário. Em geral, o canino irrompe depois do incisivo lateral maxilar e do primeiro pré-molar maxilar. Se o espaço for inadequado para a erupção, o canino torna-se impactado ou irrompe por vestibular no arco dentário. Na mandíbula, uma situação similar afeta os pré-molares inferiores, porque eles irrompem depois do primeiro molar e do canino mandibulares. Assim, se o espaço para erupção for inadequado, um dos pré-molares, normalmente o segundo pré-molar, permanece não irrompido e torna-se impactado ou irrompe em posição lingual ou vestibular com relação ao arco dentário.

Como regra geral, um dente impactado deve ser removido, a menos que a remoção seja contraindicada. A remoção de dentes impactados torna-se mais difícil conforme o avanço de idade do paciente. Em geral, o cirurgião-dentista não deve recomendar que os dentes sejam deixados no lugar até causarem problemas – se isso acontecer, o paciente pode experimentar maior morbidade tecidual, perda de dentes ou osso adjacentes e potenciais lesões a estruturas vitais adjacentes. Além disso, se a remoção dos dentes impactados for adiada até que surjam problemas, a cirurgia é provavelmente mais complicada e perigosa, pois o paciente com idade avançada pode apresentar doenças sistêmicas comprometedoras. Com a idade, o osso circundante fica mais denso e as raízes completamente formadas podem crescer perto das estruturas como nervo alveolar inferior ou seio maxilar.

Este capítulo discute o tratamento de dentes impactados, mas não detalha ou se aprofunda em aspectos técnicos de sua remoção cirúrgica. Em vez disso, o objetivo é dar a informação necessária para o planejamento e a conduta apropriados, além de embasamento para prever a dificuldade da cirurgia.

Indicações para a remoção de dentes impactados

A média de idade para a erupção completa normal do terceiro molar é 20 anos, apesar de a erupção poder continuar em alguns pacientes até os 25 anos. Durante o desenvolvimento normal, o terceiro molar inferior começa com uma angulação horizontal; enquanto o dente se desenvolve e a mandíbula cresce, a angulação muda de horizontal para mesioangular e vertical. A falha na rotação da direção mesioangular para vertical é a causa mais comum para os terceiros molares inferiores se impactarem. O segundo principal fator é que a dimensão mesiodistal do dente, em comparação com o comprimento da mandíbula, mostra-se tão desproporcional que há espaço insuficiente na região do processo alveolar anterior até o ramo mandibular para que os dentes irrompam em posição.

Conforme citado, alguns terceiros molares continuam a irromper após os 20 anos de idade, sobretudo em homens, chegando à posição final aproximadamente aos 25 anos. Diversos fatores estão associados à erupção contínua. Quando ocorre erupção tardia, o dente não irrompido é normalmente coberto apenas por tecido mole ou levemente coberto por osso. Esses dentes estão quase sempre em posição vertical e são posicionados superficialmente com relação ao plano oclusal do segundo molar adjacente, e o completo desenvolvimento da raiz é tardio.

Por fim, e talvez o mais importante, precisa haver espaço suficiente entre a borda anterior do ramo e o segundo molar para a erupção. Esse fator causal da impactação do terceiro molar inferior é mostrado mais graficamente pelo achado de que muitos desses dentes irrompem, apesar da inclinação mesial, se o segundo molar adjacente for perdido enquanto o terceiro molar se desenvolve.

Da mesma maneira, se o terceiro molar inferior não irromper após os 20 anos de idade, é mais provável que ele possa estar coberto por osso. Além disso, o dente pode estar impactado mesioangularmente ou estar localizado em região mais inferior do processo alveolar perto do nível cervical do segundo molar adjacente. Assim, o cirurgião-dentista pode usar esses parâmetros para prever se o dente vai irromper no arco ou permanecer impactado.

A remoção precoce reduz a morbidade pós-operatória e possibilita melhor cicatrização. Pacientes mais jovens toleram o procedimento melhor e recuperam-se mais rapidamente e com menor interferência em seu dia a dia. A cicatrização periodontal é melhor em pacientes mais jovens, devido a melhor e mais completa regeneração dos tecidos periodontais na região distal do segundo molar. Além disso, se o nervo for afetado, a recuperação é melhor em tais indivíduos. O procedimento mostra-se mais fácil em pacientes jovens, pois o osso é menos denso e a formação radicular ainda está incompleta. O tempo ideal para a remoção dos terceiros molares impactados é quando as raízes dos dentes estão com um terço formado e antes que estejam com dois terços formados. Isso ocorre normalmente do meio ao fim da adolescência, entre os 16 e 20 anos.

Se os dentes impactados forem deixados no processo alveolar, é muito provável que isso resulte em um ou vários problemas, conforme discutido a seguir.

Prevenção da doença periodontal

Os dentes irrompidos adjacentes aos dentes impactados estão predispostos à doença periodontal (Figuras 10.1 e 10.2). A mera presença de um terceiro molar mandibular impactado diminui a quantidade de osso na face distal do segundo molar adjacente. Como a face mais difícil de limpar é a distal do último dente no arco, geralmente os pacientes têm inflamação gengival com migração apical da gengiva inserida na face distal do segundo molar. Mesmo em pequenas gengivites, a bactéria causadora ganha acesso a grande parte da superfície radicular, o que resulta na formação precoce de periodontite. Pacientes com terceiros molares mandibulares impactados costumam ter bolsas periodontais profundas na face distal dos segundos molares, mesmo que apresentem profundidade sulcular normal no restante da boca.

Os problemas periodontais avançados resultantes de um terceiro molar impactado são especialmente sérios na maxila. Enquanto uma bolsa periodontal se expande apicalmente, ela começa a envolver a região distal da furca do segundo molar superior. Isso ocorre relativamente cedo, o que torna o avanço da doença periodontal mais rápido e grave. Além disso, o tratamento de doença periodontal localizada ao redor do segundo molar superior é mais difícil, devido ao envolvimento da região distal da furca.

Com a remoção precoce dos terceiros molares impactados, a doença periodontal pode ser evitada e a probabilidade de cicatrização óssea e de que osso ótimo complete a área previamente ocupada pela coroa do terceiro molar é maior.

Prevenção de cáries dentárias

Quando um terceiro molar está impactado ou parcialmente impactado, a bactéria e outros fatores que causam cáries dentárias podem ser expostos à face distal do segundo molar, assim como à coroa do terceiro molar impactado. Mesmo em situações em que nenhuma comunicação evidente entre a boca e o terceiro molar impactado seja visível, pode haver comunicação suficiente para o início de cáries (Figuras 10.3 a 10.5).

Prevenção de pericoronarite

Quando um dente é parcialmente impactado com uma grande quantidade de tecido mole sobre as superfícies axial e oclusal, o paciente frequentemente tem um ou mais episódios de pericoronarite. A pericoronarite é uma infecção do tecido mole ao redor da coroa de um dente parcialmente impactado e normalmente causada pela microbiota bucal normal. Na maioria dos pacientes, as bactérias e as defesas do hospedeiro mantêm um delicado equilíbrio, mas as defesas normais dos hospedeiros não podem eliminar as bactérias (Figura 10.6).

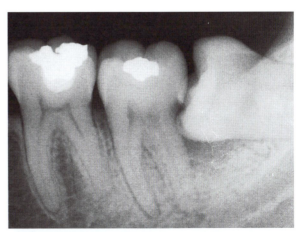

• **Figura 10.1** Radiografia de terceiro molar impactado contra o segundo molar, que apresenta perda óssea como resultado da presença do terceiro molar.

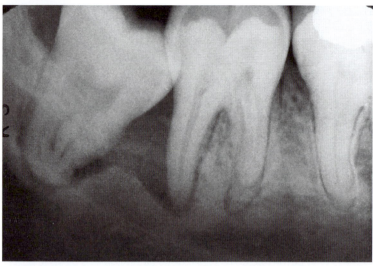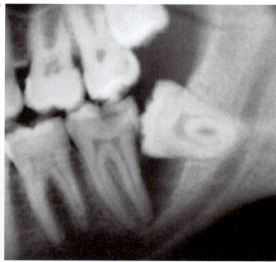

• **Figura 10.2** Radiografias mostrando variações de terceiros molares impactados contra o segundo molar, com grave perda óssea resultante de doença periodontal e do terceiro molar.

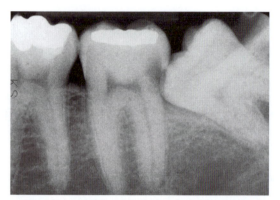

• **Figura 10.3** Radiografia de cárie em segundo molar mandibular resultante de presença de terceiro molar impactado.

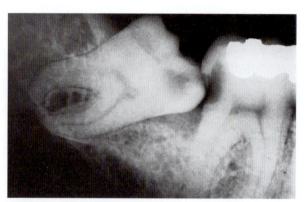

• **Figura 10.5** Radiografia de cáries em um terceiro molar impactado e um segundo molar.

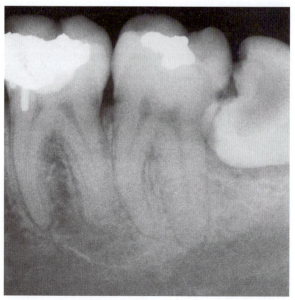

• **Figura 10.4** Radiografia de cárie em um molar inferior impactado.

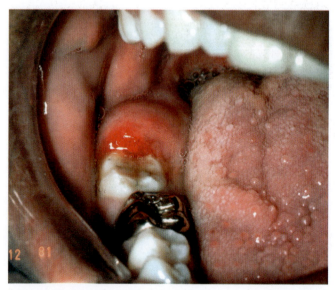

• **Figura 10.6** Pericoronarite na área do dente nº 32 exibindo sinais clássicos de inflamação com eritema e inchaço. Se o dente oposto nº 1 estiver irrompido, ele normalmente machuca essa área de inchaço quando os dentes são colocados em oclusão, causando ainda mais dor e inchaço.

Se as defesas do hospedeiro estiverem comprometidas (p. ex., durante pequenas doenças como gripe ou uma infecção respiratória ou porque faz uso de medicamentos imunossupressores), pode ocorrer infecção. Assim, apesar de os dentes impactados estarem por algum tempo sem infecção, se o paciente sofrer mesmo uma leve diminuição em suas defesas, o resultado costuma ser a pericoronarite, mesmo se ele não tiver problemas imunológicos.

Também pode surgir pericoronarite após traumatismo de repetição do terceiro molar maxilar. O tecido mole que cobre a superfície oclusal do terceiro molar mandibular parcialmente irrompido (conhecido como *opérculo*) pode ser traumatizado e se tornar inchado. Em geral, os terceiros molares maxilares ainda traumatizam mais o opérculo que já está traumatizado, o que causa nele um inchaço posterior ainda maior, pois agora é traumatizado mais facilmente. Esse círculo vicioso de traumatismo e inchaço costuma ser interrompido apenas com a remoção dos terceiros molares maxilares.

Outra causa comum para pericoronarite é o aprisionamento de comida embaixo do opérculo. Durante a alimentação, resíduos de comida podem ficar alojados na bolsa entre o opérculo e os dentes impactados. Como essa bolsa não pode ser limpa, as bactérias a colonizam, o que resulta em pericoronarite.

Estreptococos e várias bactérias anaeróbias (as que normalmente habitam o sulco gengival) são a causa habitual de pericoronarite, que pode ser tratada inicialmente com limpeza mecânica da grande bolsa periodontal que existe sob o opérculo usando peróxido de hidrogênio como solução irrigadora. O peróxido de hidrogênio não apenas remove bactéria com sua ação espumante, mas também reduz o número de bactérias anaeróbias pela liberação de oxigênio no ambiente normalmente anaeróbico da bolsa. Outros irrigantes com clorexidina e iodofórmio podem também reduzir a contagem de bactérias da bolsa. Mesmo soluções salinas, se colocadas regularmente com pressão com uma seringa, podem reduzir o número de bactérias e limpar os restos de alimentos.

A pericoronarite pode se apresentar como infecção leve ou grave, que requer hospitalização do paciente. Como a gravidade da infecção se alterna, o tratamento e o manejo desse problema variam de leve a agressivo.

Em sua forma leve, a pericoronarite apresenta-se com inchaço localizado nos tecidos e dor. Para pacientes com infecção leve, irrigação e curetagem pelo cirurgião-dentista e irrigações em casa pelo paciente costumam ser suficientes.

Se a infecção for um pouco mais grave, com uma grande quantidade de tecido mole local traumatizado pelo terceiro molar maxilar, o cirurgião-dentista deve considerar a extração imediata do terceiro molar maxilar, além da irrigação local.

Para pacientes que apresentam inchaço facial leve, trismo leve resultante de inflamação estendendo-se até os músculos da mastigação ou uma febre baixa (além do inchaço local e dor), o cirurgião-dentista deve considerar a administração de um antibiótico sistêmico junto com a irrigação feita sob pressão e a extração. O antibiótico de escolha é a penicilina; ou, em caso de alergia à penicilina, a clindamicina.

A pericoronarite pode levar a sérias infecções nos espaços das fáscias. Como a infecção começa na parte posterior da boca, ela pode se espalhar rapidamente para os espaços fasciais do ramo mandibular e da lateral do pescoço. Se um paciente tiver trismo (com a incapacidade de abrir a boca > 20 mm), temperatura maior que 38,5°C, inchaço facial, dor e mal-estar, deverá ser encaminhado para um cirurgião bucomaxilofacial. Esse especialista pode admitir o paciente em um hospital para administração de antibiótico parenteral, monitoramento cuidadoso e extração cirúrgica.

Pacientes que tiveram um episódio de pericoronarite, apesar de tratados com sucesso por esses métodos, continuarão apresentando episódios de pericoronarite até que o terceiro molar mandibular seja removido. O paciente deve ser informado de que o dente precisa ser removido o quanto antes para evitar infecções recorrentes. Entretanto, o terceiro molar mandibular não deve ser removido até os sinais e sintomas da pericoronarite terem desaparecido completamente. A incidência de complicações pós-operatórias – especialmente alvéolo seco e infecção pós-operatória – aumenta se o dente for removido durante o tempo de infecção tecidual ativa. Pode ocorrer também maior sangramento, e a cicatrização é mais lenta quando se remove um dente com pericoronarite.

A prevenção da pericoronarite pode ser feita com a remoção dos terceiros molares impactados antes que eles penetrem na mucosa bucal e estejam visíveis. Embora a remoção do tecido mole circundante, ou operculotomia, tenha sido indicada como método para evitar pericoronarite sem a remoção do dente impactado, ela é dolorosa e geralmente ineficaz. O excesso de tecido mole tende a recidivar, pois ele se dobra por cima do dente impactado e causa novo crescimento do opérculo. A bolsa gengival na face distal também permanece profunda após a operculotomia. A maioria dos casos de pericoronarite pode ser evitada apenas com a extração do dente.

Prevenção de reabsorção radicular

Eventualmente, um dente impactado provoca pressão suficiente na raiz de um dente adjacente para causar reabsorção radicular externa (Figura 10.7). Apesar de o processo pelo qual a reabsorção radicular acontece não ser bem entendido, parece ser similar ao de reabsorção pelo qual os dentes decíduos passam durante a atividade eruptiva dos dentes sucessores. A remoção dos dentes impactados pode resultar na recuperação dos dentes adjacentes por reparação cementária. A terapia endodôntica pode ser necessária para salvar tais dentes.

Dentes impactados sob uma prótese dentária

Quando um paciente tem uma área edêntula reabilitada, se houver dentes impactados nessa região eles devem ser removidos antes que a prótese seja construída, por várias razões. Após a extração dos dentes, o processo alveolar passa por uma lenta reabsorção. Isso se mostra particularmente verdadeiro quando a prótese é mucossuportada. Assim, os dentes impactados tornam-se mais próximos à superfície do osso, dando a impressão de estarem irrompendo. A prótese pode comprimir o tecido mole contra o dente impactado, que já não está mais coberto por osso. O resultado é a ulceração do tecido mole de revestimento; assim, inicia-se uma infecção odontogênica (Figura 10.8).

Dentes impactados devem ser removidos antes de se confeccionar a prótese, porque se os dentes impactados forem removidos depois, o rebordo alveolar pode se mostrar tão alterado pela extração que a prótese ficará mal adaptada (Figura 10.9). Além disso, se a remoção de dentes impactados em áreas edêntulas for feita antes de a prótese estar pronta, provavelmente o paciente está em boa condição física. Se a ulceração com infecção ocorrer enquanto se espera que o osso de revestimento se reabsorva, não haverá uma situação favorável para a extração. Se a extração for adiada, o paciente terá mais idade e, provavelmente, pior condição de saúde.

Além disso, a mandíbula pode ter se tornado atrófica, o que aumenta a probabilidade de fratura durante a remoção dentária (Figura 10.10). Ainda, se implantes forem planejados próximo à posição dos dentes impactados, garante-se a remoção para eliminar o risco de interferência com o procedimento de reabilitação com implantes.

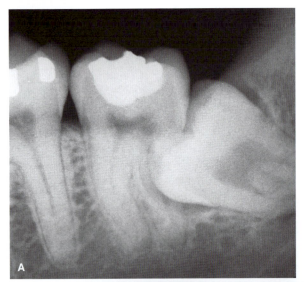

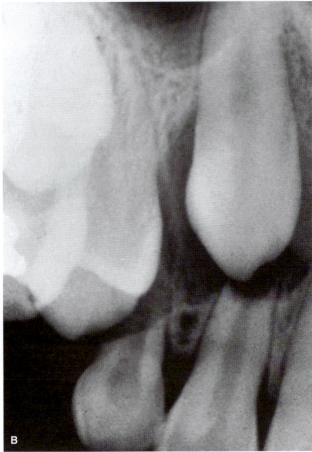

• **Figura 10.7 A.** Reabsorção radicular do segundo molar como resultado de um terceiro molar impactado. **B.** Reabsorção radicular dos incisivos laterais maxilares como resultado de canino impactado.

Prevenção de cistos odontogênicos e tumores

Quando dentes impactados estão completamente dentro do processo alveolar, o saco pericoronário também ficará retido. Apesar de o folículo dental manter seu tamanho original na maioria dos pacientes, ele pode sofrer processo de degeneração e se transformar em cisto dentígero. Se o paciente for monitorado de perto, o cirurgião-dentista pode diagnosticar o cisto antes de ele chegar a grandes proporções (Figura 10.11). Entretanto, cistos não monitorados podem alcançar tamanhos enormes (Figura 10.12). Como guia geral, se o espaço folicular ao redor da coroa do dente for maior que 3 mm, o diagnóstico pré-operatório de um cisto dentígero é razoável.

Da mesma maneira que os cistos odontogênicos podem ocorrer ao redor do dente impactado, tumores odontogênicos podem surgir do epitélio contido dentro do folículo. O tumor odontogênico mais comum que ocorre nessa região é o ameloblastoma. Em geral, os ameloblastomas nessa área devem ser tratados agressivamente com excisão do tecido mole de recobrimento e pelo menos uma parte da mandíbula. Às vezes, outros tumores odontogênicos podem ocorrer em conjunção com dentes impactados (Figura 10.13).

Apesar de a incidência total de cistos e tumores odontogênicos ao redor de dentes impactados não ser alta, a maioria das condições patológicas do terceiro molar mandibular está associada a dentes não irrompidos.

Tratamento da dor de origem desconhecida

Ocasionalmente, os pacientes vão ao cirurgião-dentista reclamando de dor na região retromolar da mandíbula, mas a razão para a dor pode não ser evidente. Se condições como a síndrome da disfunção e a dor miofascial ou outros problemas de dor facial forem descartados e se o paciente tiver algum dente não irrompido, a remoção do dente às vezes resulta na solução da dor. Além disso, o atraso da remoção do terceiro molar em uma idade mais avançada pode aumentar as chances de problemas temporomandibulares.

Prevenção de fraturas de mandíbula

Um terceiro molar impactado na mandíbula ocupa o espaço normalmente preenchido por osso. Isso enfraquece a mandíbula e a deixa mais suscetível à fratura no lado do dente impactado (Figura 10.14). Se a mandíbula fraturar através da área de um terceiro molar impactado, esse dente é frequentemente removido antes que a fratura seja reduzida e a fixação seja aplicada (ver Capítulo 24).

Facilitação do tratamento ortodôntico

Quando pacientes precisam de retração do primeiro ou do segundo molar por técnicas ortodônticas, a existência de terceiros molares impactados pode interferir no tratamento. Por isso, recomenda-se que os terceiros molares sejam removidos antes que a ortodontia comece.

Algumas técnicas ortodônticas para má oclusão podem se beneficiar com a colocação de implantes retromolares para gerar ancoragem distal. Quando se planeja isso, é necessária a remoção dos terceiros molares inferiores impactados.

Cicatrização periodontal otimizada

Como notado anteriormente, uma das indicações mais importantes para a remoção de terceiros molares impactados é preservar a saúde periodontal do segundo molar adjacente. Uma grande atenção tem sido dada a dois parâmetros básicos de saúde periodontal após a cirurgia dos terceiros molares: (1) altura óssea; e (2) nível de aderência epitelial na face distal do segundo molar.

Estudos recentes têm fornecido subsídios que servem como parâmetros para avaliar as possibilidades de melhorar a cicatrização do tecido periodontal. Dois fatores muito importantes são: (1) a extensão do defeito ósseo pré-operatório na face distal do segundo molar; e (2) a idade do paciente no momento da cirurgia. Se houver grande perda óssea distal em função da presença de dente impactado e de seu folículo, existe menor probabilidade de diminuição da bolsa infraóssea. Da mesma maneira, se o paciente for mais velho,

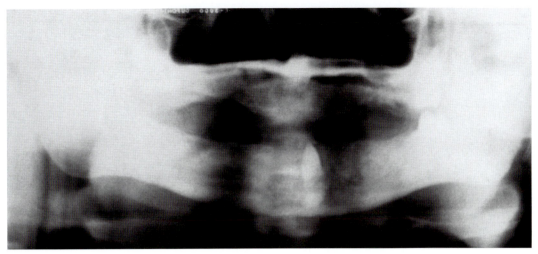

• **Figura 10.8** Canino impactado retido sob uma prótese. O dente está agora na superfície e causando infecção.

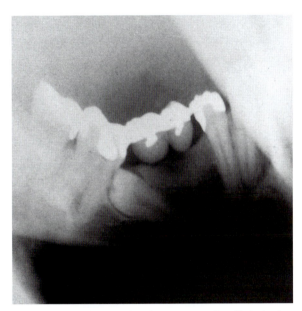

• **Figura 10.9** Dente impactado sob uma ponte fixa. O dente deve ser removido e, por isso, pode prejudicar a prótese.

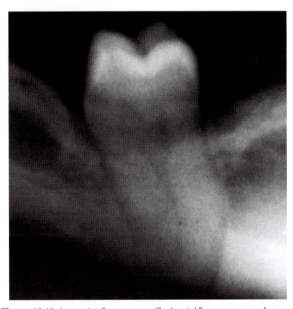

• **Figura 10.10** Impactação em mandíbula atrófica, o que pode resultar em fratura de mandíbula durante a extração.

a probabilidade de excelente cicatrização óssea é menor. Pacientes cujos terceiros molares são removidos antes dos 25 anos terão, mais provavelmente, melhor cicatrização óssea que aqueles cujos dentes são removidos após essa idade. Em pacientes mais jovens, não apenas a cicatrização periodontal inicial é melhor, mas também a regeneração contínua do periodonto a longo prazo se mostra claramente melhor.

Conforme mencionado, dentes não irrompidos podem irromper até os 25 anos de idade. Como a porção final do processo de erupção ocorre lentamente, a chance de desenvolvimento de pericoronarite aumenta, assim como a quantidade de contato entre o terceiro e o segundo molar. Esses dois fatores diminuem a possibilidade de cicatrização periodontal ótima. Entretanto, deve ser notado que terceiros molares completamente impactados e intraósseos assintomáticos em pacientes com mais de 30 anos de idade devem, provavelmente, ser deixados no lugar, a menos que alguma condição patológica específica se desenvolva. A remoção de tais dentes completamente impactados e assintomáticos em pacientes mais velhos claramente resulta em bolsas e perda de osso alveolar, maiores que as que acontecem se deixarmos o dente no lugar.

Contraindicações para remoção de dentes impactados

Todos os dentes impactados devem ser removidos, a não ser que contraindicações específicas justifiquem deixá-los em posição. Quando os benefícios potenciais superam as possíveis complicações e riscos, o procedimento deve ser feito. De modo similar, quando os riscos são maiores que os potenciais benefícios, deve-se evitar o procedimento.

As contraindicações para a remoção de dentes impactados envolvem, principalmente, a condição física do paciente.

Extremos de idade

O terceiro molar pode ser radiograficamente visualizado por volta dos 6 anos de idade. Alguns cirurgiões-dentistas acreditam que se consegue a remoção do broto do dente entre os 7 e 9 anos com morbidade mínima e, por isso, ela deve ser feita nessa idade.

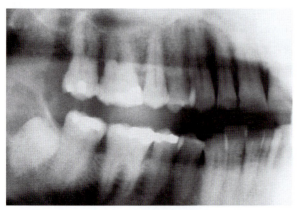

• **Figura 10.11** Pequeno cisto dentígero surgindo ao redor dos dentes impactados.

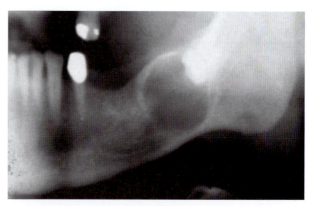

• **Figura 10.13** Ameloblastoma associado à coroa de terceiro molar impactado. (Cortesia do Dr. Frances Gordy.)

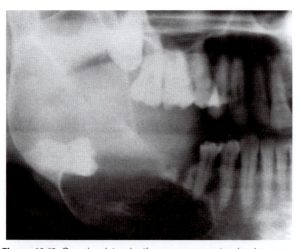

• **Figura 10.12** Grande cisto dentígero que se estende do processo coronoide até o forame mentoniano. O cisto deslocou o terceiro molar para a borda inferior da mandíbula.

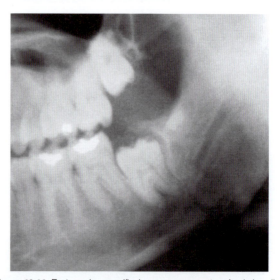

• **Figura 10.14** Fratura de mandíbula que ocorreu através da localização do terceiro molar impactado.

Entretanto, a maioria dos cirurgiões-dentistas acredita não ser possível prever corretamente se a formação do terceiro molar será impactada. O consenso é que a remoção muito precoce dos terceiros molares deve ser evitada até um diagnóstico correto de que possa acontecer essa impactação.

A contraindicação mais comum para a remoção dos dentes impactados é a idade avançada. Quando o paciente envelhece, o osso começa a ficar altamente calcificado e, portanto, menos flexível e com menor probabilidade de ceder sob as forças de extração dentária. O resultado é que mais osso precisa ser removido cirurgicamente para remover o dente de seu alvéolo.

Da mesma maneira, conforme o paciente envelhece, ele responde menos favoravelmente e com mais sequelas pós-operatórias. Um paciente de 18 anos de idade pode ter 1 ou 2 dias de desconforto e inchaço após a remoção de um dente impactado, enquanto um procedimento similar pode resultar em recuperação de 4 ou 5 dias em um paciente de 50 anos de idade.

Por fim, se um dente estiver retido no processo alveolar por muitos anos sem doença periodontal, cáries ou degeneração cística, é improvável que tais sequelas desfavoráveis ocorram. Assim, para um paciente mais velho (normalmente > 35 anos) com um dente impactado que não mostre sinais de doença e que tenha uma camada de revestimento de osso visível radiograficamente, não é indicada a remoção (Figura 10.15). O cirurgião-dentista cuidadoso deve verificar o dente impactado radiograficamente a cada 1 ou 2 anos para se certificar de que não houve sequelas.

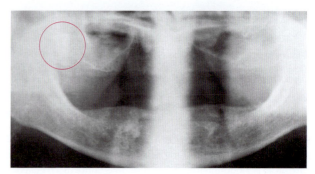

• **Figura 10.15** Terceiro molar maxilar direito impactado em paciente de 63 anos de idade. Esse molar não deve ser extraído, pois está bastante profundo no osso e sem sinais de doença aparente.

O dente deve ser removido se os dentes impactados mostrarem sinais de formação cística, de doença periodontal envolvendo dentes adjacentes ou os próprios dentes impactados, se houver um dente impactado sob a prótese com pouco osso de recobrimento ou ele se tornar sintomático como resultado de infecção.

Condição clínica comprometida

Uma condição clínica comprometida pode contraindicar a remoção de um dente impactado. Frequentemente, condição clínica comprometida e idade avançada andam de mãos dadas. Se o dente impactado for assintomático, sua remoção cirúrgica deve ser vista como eletiva. Se a função respiratória ou cardiovascular do paciente ou suas defesas para combater infecções estiverem seriamente comprometidas ou se o paciente tiver uma coagulopatia congênita ou adquirida, o cirurgião deverá considerar deixar o dente no processo alveolar. Entretanto, se o dente se tornar sintomático, o cirurgião deve considerar trabalhar com o médico do paciente para planejar a remoção do dente com o mínimo de sequelas cirúrgicas e pós-operatórias.

Provável dano excessivo às estruturas adjacentes

Se o dente impactado estiver em uma área na qual remoção seja seriamente prejudicial a nervos adjacentes, dentes ou trabalhos protéticos previamente instalados, convém deixar o dente no local. Quando o cirurgião-dentista toma a decisão de não remover o dente, as razões devem ser ponderadas com as futuras complicações. No caso de pacientes mais jovens que podem sofrer sequelas de dentes impactados, a remoção pode ser prudente, adotando medidas especiais para evitar danos às estruturas adjacentes. Entretanto, no caso de pacientes mais velhos, sem sinais de complicações ou impedimentos e para aqueles em que a probabilidade de tais complicações é baixa, o dente impactado não deve ser removido. Um exemplo clássico é o paciente mais velho com um defeito periodontal potencialmente grave na face distal do segundo molar, mas em que a remoção do terceiro molar deve, provavelmente, resultar na perda do segundo molar. Nessa situação, o dente impactado não deve ser removido.

Plano de tratamento

A discussão anterior das indicações e contraindicações para a remoção de terceiros molares impactados foi feita para mostrar que existem vários riscos e benefícios na remoção de dentes impactados. Pacientes com um ou mais sintomas patológicos devem ter seus dentes impactados removidos. A maioria dos problemas patológicos e sintomáticos que resultam de terceiros molares impactados ocorre por causa de dentes parcialmente irrompidos – e menos comumente com impactação óssea completa.

Entretanto, ainda não está tão claro o que deve ser feito com dentes impactados antes de eles causarem sintomas ou problemas. Ao se tomar a decisão se um dente impactado deve ser removido, deve-se considerar vários fatores. O primeiro é o espaço disponível no arco onde o dente pode irromper. Se houver espaço adequado, o profissional pode escolher adiar a remoção do dente até a erupção estar completa. Segundo, devem ser consideradas a condição do dente impactado e a idade do paciente. Convém lembrar que a média de idade da erupção completa é aos 20 anos, mas que a erupção continua a ocorrer até os 25 anos de idade. Às vezes, um dente que parece estar com impactação mesioangular em paciente com 17 anos de idade pode se tornar mais vertical e irromper na boca. Além disso, se o segundo molar do paciente estiver muito comprometido e provavelmente precisar ser extraído, pode ser útil deixar o terceiro molar no lugar. Se o segundo molar for extraído, o terceiro molar pode ser guiado para uma boa oclusão. Caso haja espaço insuficiente para acomodar o dente e o opérculo sobre a face posterior, então podem ocorrer sequelas patológicas.

Apesar de ter havido algumas tentativas precoces de prever se o dente irá se tornar impactado, esses efeitos ainda não resultaram em um modelo de previsão confiável. Entretanto, quando o paciente completa 18 anos, o cirurgião-dentista pode prever racionalmente se haverá espaço suficiente para que o dente possa irromper com distância suficiente do ramo anterior para evitar a formação de opérculo de tecido mole. Nesse ponto, se a remoção cirúrgica for escolhida, a cicatrização de tecido mole e tecido ósseo ocorrerá em seu nível máximo. Aos 18 ou 19 anos, se o diagnóstico for de espaço inadequado para erupção funcional, então o terceiro molar assintomático pode ser removido, e a saúde periodontal a longo prazo do segundo molar pode ser maior.

Sistemas de classificação para impactação de terceiros molares mandibulares

A remoção de dentes impactados pode ser relativamente direta ou extremamente difícil, mesmo para cirurgiões-dentistas experientes. Para determinar o grau de dificuldade pré-operatória, o cirurgião deve examinar metodicamente as circunstâncias clínicas. O principal fator determinante da dificuldade de remoção é acessibilidade. Determina-se a acessibilidade pelos dentes adjacentes ou por outras estruturas que prejudiquem o acesso ou a via de extração. Isso inclui avaliar a facilidade de expor o dente, preparar a via para sua remoção e preparar um ponto de apoio. Com a classificação cuidadosa dos dentes impactados por meio de vários sistemas, o cirurgião pode fazer o procedimento proposto de maneira metódica e prever se alguma abordagem cirúrgica diferenciada será necessária ou se o paciente terá algum problema pós-operatório.

A maioria dos esquemas de classificação baseia-se na análise de radiografias. A radiografia panorâmica é a imagem escolhida para o planejamento da remoção de terceiros molares impactados. Em algumas circunstâncias, uma radiografia periapical bem posicionada pode ser adequada, contanto que todas as partes do dente impactado estejam visíveis, assim como as importantes estruturas anatômicas adjacentes. Quando as raízes de um terceiro molar inferior aparecem muito próximas ou se sobrepõem ao canal alveolar inferior em uma radiografia panorâmica, uma tomografia computadorizada (TC) pode ser útil. Essa técnica de imagem pode realmente mostrar a relação das raízes com o canal.

Para cada paciente, o cirurgião deve analisar cuidadosamente os fatores discutidos neste tópico. Considerando-se todos esses fatores, o cirurgião-dentista pode avaliar a dificuldade da cirurgia e escolher extrair os dentes impactados que estiverem dentro ou fora de seu nível de competência. Entretanto, para o bem-estar do paciente e da paz de espírito do cirurgião-dentista, o paciente deve ser encaminhado a um especialista bucomaxilofacial se o dente apresentar situação de dificuldade cirúrgica ou se o cirurgião-dentista não puder oferecer o melhor tratamento para o controle da ansiedade e da dor durante o procedimento cirúrgico.

Angulação

O sistema de classificação mais comum, no que diz respeito ao planejamento, considera a determinação da angulação do eixo longo do terceiro molar impactado com relação ao eixo longo do segundo molar adjacente. Algumas inclinações dentárias possibilitam uma extração de maneira convencional, enquanto outras precisam da remoção de grande quantidade de osso e/ou divisão do dente. Tal sistema de classificação gera uma avaliação inicial da dificuldade de extração, mas não é suficiente por si só para definir a dificuldade de remoção do molar.

A impactação mesioangular é aceita como a de menor dificuldade de remoção, sobretudo quando o dente estiver parcialmente impactado (Figura 10.16). A coroa do dente impactado mesioangularmente

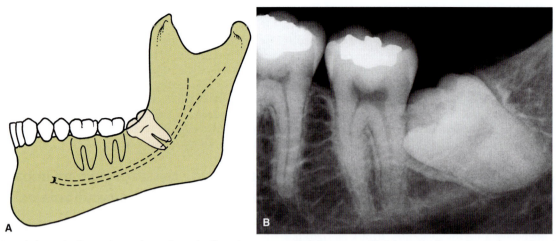

- **Figura 10.16 A.** Impactação mesioangular – a impactação mais comum e fácil de remover. **B.** A impactação mesioangular geralmente está próxima do segundo molar.

inclina-se na sentido do segundo molar em sentido mesial. Esse tipo de impactação é o mais comumente visto, chegando a cerca de 43% de todos os terceiros molares inferiores impactados.

Quando o eixo longo do terceiro molar estiver perpendicular ao segundo molar, considera-se o dente impactado horizontal (Figura 10.17). Esse tipo de impactação costuma ser considerado mais difícil de remover, quando comparado com a impactação mesioangular. Impactação horizontal ocorre menos frequentemente – aproximadamente 3% de todas as impactações mandibulares.

Na impactação vertical, o eixo longo do dente impactado corre paralelo ao eixo longo do segundo molar. A impactação ocorre com a segunda maior frequência, em aproximadamente 38% de todas as impactações de terceiros molares inferiores, e é considerada a terceira em facilidade de remoção (Figura 10.18).

Por fim, a impactação distoangular envolve o dente com a mais difícil angulação para remoção (Figura 10.19). Na impactação distoangular, o eixo longo do terceiro molar está angulado posterior ou distalmente ao segundo molar. Tal impactação é a mais difícil de remover porque o dente tem um afastamento do caminho de extração que vai na direção do ramo mandibular, e sua remoção requer intervenção cirúrgica significativa. Impactações distoangulares ocorrem raramente e em cerca de 6% de todos os terceiros molares impactados. Terceiros molares irrompidos podem também estar em posição distoangular. Quando isso ocorre, tais dentes são muito mais difíceis de remover, em comparação com outros dentes já irrompidos. A razão é que a raiz mesial do terceiro molar se apresenta muito próxima da raiz do segundo molar.

Além da relação entre a angulação do eixo longo do segundo e do terceiro molar, os dentes também podem ser angulados nas direções vestibular, lingual ou palatina. O acesso vestibular é o apropriado, mesmo quando o dente estiver inclinado na direção da face lingual, devido à possível presença do nervo lingual.

Raramente ocorre uma impactação transversal; ou seja, o dente erupciona em uma posição completamente horizontal na direção vestibulolingual. A superfície oclusal do dente pode ficar na direção lingual ou vestibular. Para determinar a posição vestibular ou lingual com precisão, o cirurgião-dentista deve fazer uma radiografia oclusal perpendicular ou uma tomografia computadorizada de feixe cônico. Entretanto, tal determinação não costuma ser necessária, pois o cirurgião pode fazer essa identificação no início da cirurgia, e a posição lingual ou vestibular do dente não influencia muito na abordagem cirúrgica.

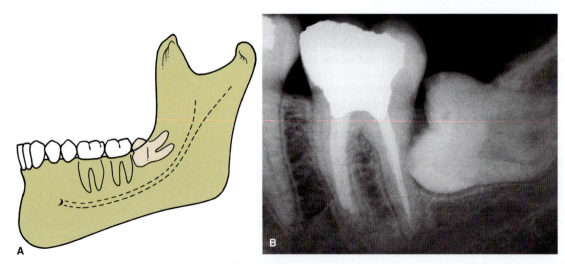

- **Figura 10.17 A.** Impactação horizontal – incomum e mais difícil de remover que uma impactação mesioangular. **B.** Em geral, a superfície oclusal do terceiro molar impactado na horizontal é imediatamente adjacente à raiz do segundo molar, que muitas vezes produz grave e precoce doença periodontal.

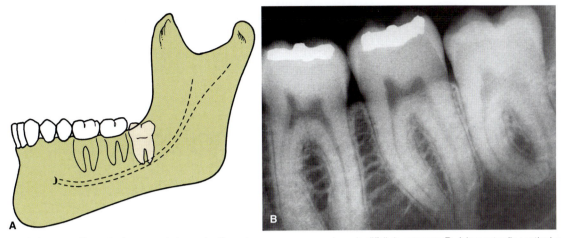

• **Figura 10.18** **A.** Impactação vertical – segunda impactação mais comum e segunda mais difícil de remover. **B.** A impactação vertical costuma ser coberta em sua face posterior com osso do ramo anterior da mandíbula.

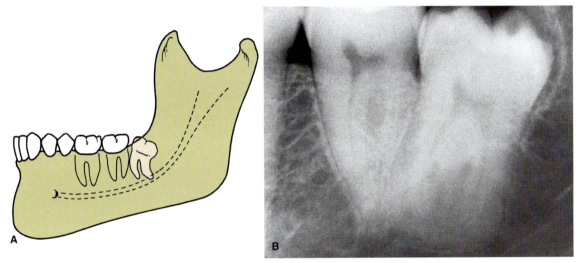

• **Figura 10.19** **A.** Impactação distoangular – incomum e a mais difícil de remover dentre os quatro tipos de impactação. **B.** Normalmente, a superfície oclusal da impactação distoangular é cravada no ramo da mandíbula e requer remoção óssea significativa para a extração.

Relação com a borda anterior do ramo

Outro método para classificar os terceiros molares impactados baseia-se na quantidade de dente impactado coberto com o osso do ramo ascendente da mandíbula. Tal classificação é conhecida como *classificação de Pell e Gregory*, também chamada de *classes 1, 2 e 3 de Pell e Gregory*. Para essa classificação, é importante que o cirurgião examine cuidadosamente a relação entre o dente e a parte anterior do ramo. Se o diâmetro mesiodistal da coroa estiver completamente anterior à borda anterior do ramo da mandíbula, é uma relação de classe 1. Se o dente estiver angulado em direção vertical, as chances de o dente irromper em posição normal são boas, visto que a formação da raiz está incompleta (Figura 10.20).

Se o dente estiver posicionado posteriormente de modo que por volta da metade esteja coberta pelo ramo, a relação do dente com o ramo é classe 2. Na situação classe 2, o dente não pode irromper completamente livre de osso sobre a coroa e a face distal, pois uma pequena parede de osso cobre a porção distal do dente (Figura 10.21). Uma relação de classe 3 entre o dente e o ramo ocorre quando o dente se localiza completamente dentro do ramo mandibular (Figura 10.22). Evidentemente, a relação de classe 1 gera a melhor acessibilidade ao dente impactado; portanto, ele é o mais simples de remover. A relação de classe 3 gera a menor acessibilidade, apresentando, assim, maior dificuldade.

Relação com o plano oclusal

A profundidade do dente impactado em comparação com a altura do segundo molar adjacente gera o próximo sistema de classificação para determinar a dificuldade de remoção da impactação. Tal sistema de classificação, também sugerido por Pell e Gregory, é chamado *classificação A, B e C de Pell e Gregory*. Nela, o grau de dificuldade é medido pela espessura do osso de revestimento; ou seja, o grau de dificuldade aumenta à medida que a profundidade do dente impactado aumenta. Conforme o dente se torna menos acessível e fica mais difícil seccionar e fazer um ponto de apoio, a dificuldade geral da cirurgia aumenta substancialmente.

Uma impactação de classe A é aquela em que a superfície oclusal do dente impactado é no nível ou próximo ao nível do plano oclusal do segundo molar (Figura 10.23). Uma impactação classe B envolve um dente impactado com a superfície oclusal entre o plano oclusal e a linha cervical do segundo molar (Figura 10.24).

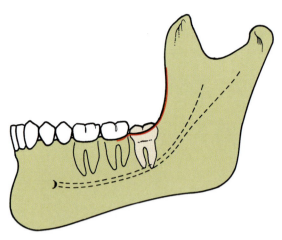

- **Figura 10.20** Impactação classe 1 de Pell e Gregory. O terceiro molar tem espaço anteroposterior suficiente (p. ex., de borda anterior à borda anterior do ramo) para irromper.

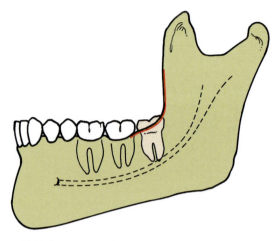

- **Figura 10.23** Impactação classe A de Pell e Gregory. O plano oclusal do dente impactado está no mesmo nível que o plano oclusal do segundo molar.

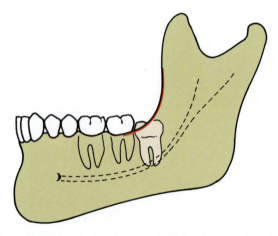

- **Figura 10.21** Impactação classe 2 de Pell e Gregory. Aproximadamente metade é coberta pela porção anterior do ramo da mandíbula.

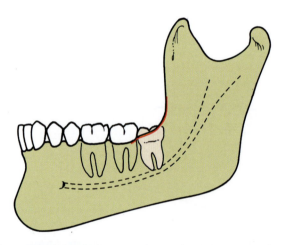

- **Figura 10.24** Impactação classe B de Pell e Gregory. O plano oclusal do dente impactado está entre o plano oclusal e a linha cervical do segundo molar.

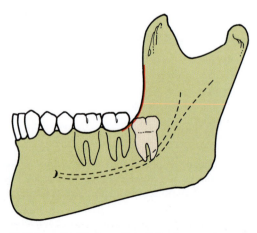

- **Figura 10.22** Impactação classe 3 de Pell e Gregory. O terceiro molar impactado está completamente envolvido pelo osso do ramo da mandíbula.

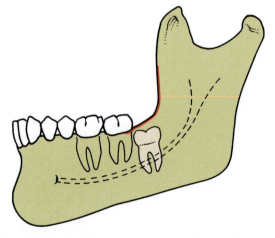

- **Figura 10.25** Impactação classe C de Pell e Gregory. O dente impactado está abaixo da linha cervical do segundo molar.

Por fim, a impactação classe C é aquela na qual a superfície oclusal dos dentes impactados está abaixo da linha cervical do segundo molar (Figura 10.25).

Os três sistemas de classificação discutidos podem ser usados em conjunto para determinar a dificuldade de uma extração. Por exemplo, uma impactação mesioangular com relação de ramo classe 1 e profundidade classe A costuma ser fácil de remover (Figura 10.26). Entretanto, à medida que a relação muda para classe 2 e a profundidade da impactação aumenta para classe B, o grau de dificuldade torna-se muito maior. Uma impactação horizontal com relação de ramo classe 2 e profundidade classe B tem dificuldade de extração moderada, e alguns profissionais mais experientes preferem não tentar executá-la (Figura 10.27). Desse modo, a mais difícil de todas as impactações é a distoangular com relação de ramo classe 3 e profundidade classe C. Até mesmo especialistas enxergam a remoção desse dente como um desafio cirúrgico (Figura 10.28).

Morfologia radicular

Assim como a morfologia radicular de dentes irrompidos tem forte influência no grau de dificuldade de extrações fechadas, ela também desempenha um papel importante na determinação do grau de dificuldade da remoção de dentes impactados. Alguns fatores devem ser considerados quando se avalia a matriz morfológica da raiz.

O primeiro é o comprimento do dente. Conforme discutido, o bom período para a remoção de um dente impactado é quando sua raiz está com um terço ou dois terços formados. Quando este é o caso, o término das raízes mostra-se arredondado (Figura 10.29). Se o dente não for removido durante o estágio de formação e o comprimento total da raiz se desenvolver, aumenta a possibilidade de alteração na morfologia radicular e a chance de fratura dos ápices durante a extração. Se o desenvolvimento radicular for limitado (p. ex., menos de um terço completo), o dente costuma ser mais difícil de remover, pois ele tende a rodar no alvéolo como uma bolinha de gude, o que impede a elevação de rotina (Figura 10.30). O próximo fator a ser avaliado é se as raízes estão fusionadas em apenas uma raiz cônica (Figura 10.31) ou separadas em raízes distintas. As raízes cônicas fusionadas são mais fáceis de remover que as amplamente separadas (Figura 10.32).

A curvatura das raízes do dente também tem um papel na dificuldade da extração. Raízes gravemente curvadas ou diláceradas

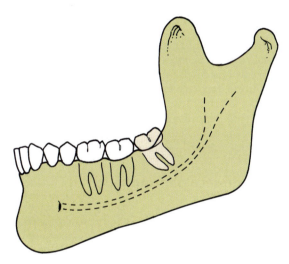

• **Figura 10.26** Impactação mesioangular com relação de ramo classe 1 e profundidade classe A. Todas as três classificações tornam este o tipo de impactação mais fácil de remover.

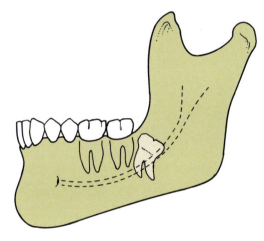

• **Figura 10.28** Impactação distoangular com relação de ramo classe 3 e profundidade classe C tornam esta impactação extremamente difícil de remover com segurança.

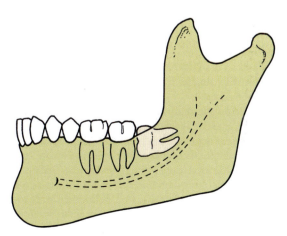

• **Figura 10.27** Impactação horizontal com relação de ramo classe 2 e profundidade classe B apresenta moderada dificuldade de extração.

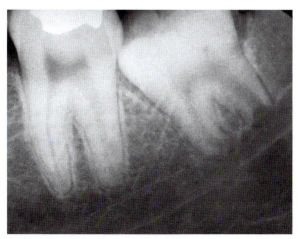

• **Figura 10.29** Raízes com dois terços formados, as quais são menos difíceis de remover do que as completamente formadas.

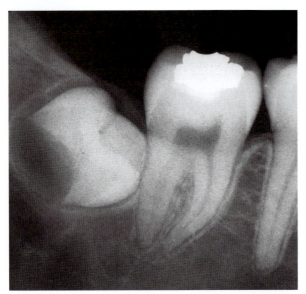

• **Figura 10.30** Falta de desenvolvimento radicular. Se houver tentativa de extração, a coroa deve girar normalmente dentro do alvéolo, tornando a remoção difícil.

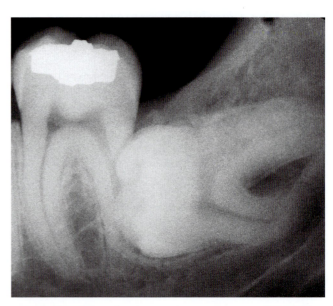

• **Figura 10.32** Raízes divergentes com curvatura grave. Tais raízes são mais difíceis de remover.

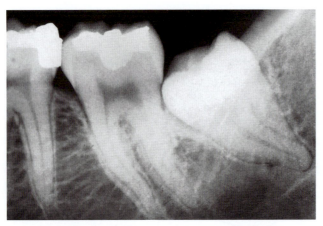

• **Figura 10.31** Raízes fusionadas com formato cônico.

são mais difíceis de remover que as retas ou levemente curvas (ver Figura 10.32). O cirurgião deve examinar cuidadosamente a área apical dos dentes impactados na radiografia para avaliar a presenças de raízes afiladas em formato de pequenos ganchos, que provavelmente irão fraturar se o cirurgião não dispensar a elas especial consideração. Mesmo com atenção extra durante a cirurgia, as raízes em formato de gancho são um desafio para remover.

A direção da curvatura do dente também é importante de se observar no pré-operatório. Durante a remoção de dentes com impactação mesioangular, as raízes curvadas levemente para a direção distal (seguindo o caminho da extração) podem ser removidas sem a força que pode fraturá-las. Entretanto, se as raízes de uma impactação mesioangular forem retas ou curvadas mesialmente, elas geralmente fraturam se o dente não for seccionado antes de ser removido.

A largura total das raízes na direção mesiodistal deve ser comparada com a largura do dente na linha cervical. Se a largura da raiz dos dentes for maior, a extração será mais difícil. Mais osso deverá ser removido ou o dente deve ser seccionado antes da extração.

Dessa maneira, o cirurgião deve avaliar o espaço do ligamento periodontal. Apesar de o espaço do ligamento periodontal ter dimensões normais na maioria dos pacientes, às vezes ele é mais largo ou mais estreito. Quanto mais largo for o espaço do ligamento periodontal, normalmente mais fácil é a remoção do dente (Figura 10.33). Entretanto, pacientes mais velhos, especialmente aqueles com mais de 40 anos de idade, tendem a apresentar um espaço de ligamento periodontal mais estreito, o que aumenta a dificuldade de extração.

Tamanho do saco pericoronário

O tamanho do folículo ao redor dos dentes impactados pode ajudar a determinar a dificuldade da extração. Se o saco folicular for grande (quase do tamanho de um cisto), deve ser removido muito menos osso, o que torna mais fácil a extração do dente (Figura 10.34). (Pacientes jovens provavelmente têm folículos maiores, o que é outro fator que torna a extração menos complexa para essa faixa etária.) Entretanto, se o espaço folicular ao redor da coroa do dente for estreito ou inexistente, o cirurgião deve criar espaço ao redor da coroa, aumentando a dificuldade do procedimento e o tempo necessário para a remoção dentária.

Densidade do osso circundante

A densidade do osso circundante ao dente tem papel na determinação da dificuldade da extração. Apesar de algumas pistas poderem ser vistas nas radiografias, variações na densidade radiográfica e na angulação tornam as interpretações de densidade óssea baseadas na radiografia não confiáveis. A densidade óssea é mais bem determinada pela idade do paciente. Aqueles com 25 anos ou menos têm densidades ósseas favoráveis para a remoção dentária: o osso é menos denso e mais maleável, além de se expandir e dobrar de maneira a possibilitar que o alvéolo se abra com a ação das alavancas ou pela luxação dos fórceps aplicados ao próprio dente. Ademais, quanto menos denso for o osso, mais simples será cortá-lo com uma broca dental; a remoção pode ocorrer mais rapidamente, em comparação com um osso mais denso.

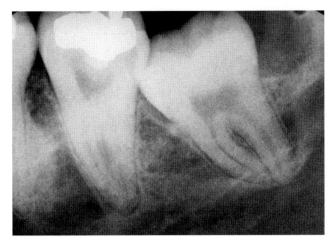
• **Figura 10.33** Espaço do ligamento periodontal largo. Um espaço maior torna o processo de extração menos difícil.

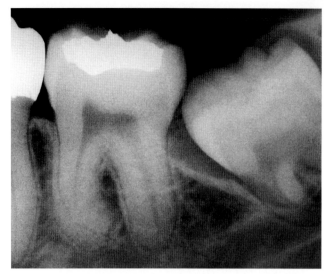
• **Figura 10.34** Grande saco folicular. Quando o espaço do saco folicular é grande, a quantidade de remoção óssea necessária é menor.

Pacientes com mais de 25 anos têm ossos muito mais densos, com redução na flexibilidade e na habilidade de expansão. Em tais pacientes, o cirurgião deve remover toda a interferência óssea, pois não é possível expandir o alvéolo dentário. Além disso, à medida que aumenta a densidade óssea, torna-se mais difícil remover o osso com uma broca dental, e o processo de remoção leva mais tempo. A força excessiva provavelmente fratura mais ossos muito densos quando comparados com ossos menos densos.

O gênero também tem um papel na densidade óssea. Os homens, em geral, têm densidade óssea maior que as mulheres.

Contato com o segundo molar mandibular

Se houver espaço entre o segundo molar e o terceiro molar impactado, a extração será mais simples, pois é menos provável o prejuízo do segundo molar. Entretanto, se o dente tiver uma impactação distoangular ou horizontal, ele estará frequentemente em contato direto com o segundo molar adjacente. Para remover o terceiro molar com segurança sem prejudicar o segundo molar, o cirurgião deve ter cuidado com a pressão das alavancas e com a broca na remoção de osso. Se o segundo molar apresentar cáries ou grandes restaurações ou se já tiver sido tratado endodonticamente, o cirurgião deve ter cuidado especial para não fraturar a restauração ou uma porção da coroa cariada. O paciente deve ser avisado sobre essa possibilidade (ver Figura 10.17B).

Relação com o nervo alveolar inferior

Terceiros molares inferiores impactados frequentemente têm raízes superpostas ao canal do nervo alveolar inferior nas radiografias. Apesar de o canal normalmente ser na face vestibular do dente, ainda fica próximo às raízes. Assim, uma das potenciais sequelas da remoção dos terceiros molares inferiores impactados é o dano ao nervo alveolar inferior. Isso costuma resultar em alguma alteração sensorial (parestesia ou anestesia) do lábio inferior e do queixo no lado operado. Apesar de essa sensação alterada ser geralmente breve (com duração de apenas alguns dias), ela pode se estender por semanas ou meses. Em raras ocasiões, pode ser permanente. A duração depende da extensão do dano ao nervo. Se o término da raiz parece ser próximo ao canal alveolar inferior em uma radiografia, o cirurgião deve ter cuidado especial para evitar a lesão do nervo (Figura 10.35), com aumento considerável da dificuldade do procedimento. A disponibilidade das tomografias computadorizadas torna a avaliação pré-operatória da relação entre a raiz e o canal muito mais fácil, o que ajuda a guiar decisões cirúrgicas.

Natureza do tecido de revestimento

Os sistemas de classificação anteriores avaliam fatores que tornam a extração de terceiros molares mais fáceis ou mais difíceis. O sistema de classificação discutido a seguir não se encaixa nessas categorias. Entretanto, tal classificação consiste no sistema usado pela maioria das companhias de seguro odontológico, e é com base nela que o cirurgião cobra pelos serviços.

As companhias de seguro dental separam tipos de impactação de terceiros molares em três categorias: (1) tecido mole; (2) óssea parcial; e (3) óssea completa. Define-se uma impactação como de tecido mole quando a parte mais alta do contorno do dente está acima do nível do osso alveolar e a porção superficial do dente está coberta apenas por tecido mole (Figura 10.36). Para remover a impactação de tecido mole, o cirurgião deve incisar o tecido mole e rebater o retalho obtido para acessar o dente e removê-lo do alvéolo. A impactação de tecido mole costuma ser a mais simples das três extrações, mas pode ser complexa, dependendo dos fatores discutidos nos tópicos anteriores.

A impactação óssea parcial ocorre quando a porção superficial do dente está coberta por tecido mole, mas pelo menos uma porção da região de maior diâmetro do dente está abaixo do nível do osso alveolar (Figura 10.37). Para remover o dente, o cirurgião deve incisar o tecido mole, rebater o retalho de tecido mole e remover o osso acima da altura do contorno. O cirurgião pode precisar dividir o dente, além de remover o osso. Um dente parcialmente impactado por osso costuma ser mais difícil de remover que um terceiro molar completamente impactado por osso.

A impactação óssea completa ocorre quando o dente está totalmente revestido por osso; quando o cirurgião-dentista rebate o retalho de tecido mole, nenhum dente fica visível (Figura 10.38). Para remover o dente, grandes quantidades de osso devem ser removidas, e o dente quase sempre precisa ser seccionado.

Apesar de essa classificação ser amplamente usada, com frequência ela não tem relação com a dificuldade de extração ou com a

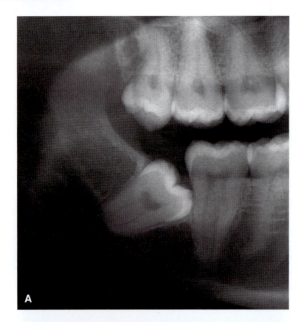

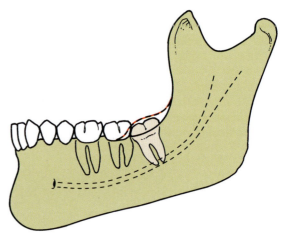

• **Figura 10.36** Impactação de tecido mole em que a coroa do dente está coberta apenas por tecido mole e pode ser retirada sem remoção óssea.

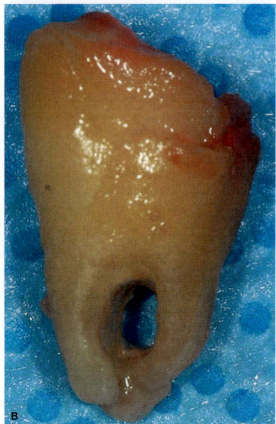

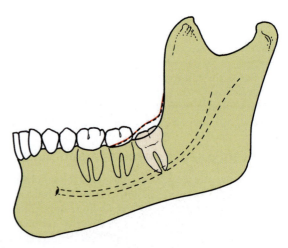

• **Figura 10.37** Impactação óssea parcial na qual parte do dente, normalmente a face posterior, está coberta com osso e precisa de remoção óssea ou seccionamento do dente para extração.

• **Figura 10.35** **A.** Visão radiográfica do terceiro molar mandibular que sugere proximidade ao nervo alveolar inferior. **B.** O buraco através da raiz do terceiro molar visto nas radiografias e após a remoção. Durante a remoção, o plexo neurovascular alveolar inferior foi atingido. (Cortesia do Dr. Edward Ellis III.)

probabilidade de complicações (Boxes 10.1 e 10.2). Os parâmetros de angulação, relação com o ramo, morfologia radicular e idade do paciente são mais relevantes no planejamento de tratamento que o sistema usado por seguradoras. O cirurgião deve usar toda a informação disponível para determinar a dificuldade da cirurgia proposta.

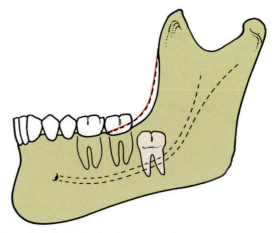

• **Figura 10.38** Impactação óssea completa na qual o dente está totalmente coberto por osso e requer extensa remoção de osso para a extração.

> • **Boxe 10.1** Fatores que tornam a cirurgia de impactação menos difícil.
>
> 1. Posição mesioangular
> 2. Classe 1 de ramo de Pell e Gregory
> 3. Classe A de profundidade de Pell e Gregory
> 4. Raízes um terço ou dois terços formadas[a]
> 5. Raízes cônicas fusionadas
> 6. Ligamento periodontal grande[a]
> 7. Folículo grande[a]
> 8. Osso elástico[a]
> 9. Separado do segundo molar
> 10. Separado do nervo alveolar inferior[a]
> 11. Impactação de tecido mole
>
> [a]Presente no paciente mais jovem.

> • **Boxe 10.2** Fatores que tornam a cirurgia de impactação mais difícil.
>
> 1. Posição distoangular
> 2. Classes 2 e 3 de ramo de Pell e Gregory
> 3. Classes B ou C de profundidade de Pell e Gregory
> 4. Raízes longas e finas[a]
> 5. Raízes curvas e divergentes
> 6. Ligamento periodontal estreito
> 7. Folículo pequeno[a]
> 8. Osso denso não elástico[a]
> 9. Contato com o segundo molar
> 10. Próximo ao canal alveolar inferior
> 11. Impactação óssea completa[a]
>
> [a]Presente no paciente mais velho.

Sistemas de classificação para impactações de terceiros molares maxilares

Os sistemas de classificação para os terceiros molares maxilares impactados são essencialmente os mesmos que para os terceiros molares mandibulares. Entretanto, algumas distinções e adições devem ser feitas para avaliar mais corretamente a dificuldade de remoção durante o plano de tratamento do procedimento.

No que diz respeito à angulação, os três tipos de terceiros molares são: (1) impactação vertical (Figura 10.39A); (2) impactação distoangular (Figura 10.39B); e (3) impactação mesioangular (Figura 10.39C). Há impactação vertical em aproximadamente 63% dos casos, impactação distoangular em torno de 25% dos casos, e impactação mesioangular em cerca de 12% dos casos. Raramente, outras posições como a transversa, a invertida ou a horizontal são encontradas. Essas posições incomuns contabilizam menos de 1% dos terceiros molares maxilares impactados.

As mesmas angulações das extrações dos terceiros molares inferiores geram graus opostos de dificuldade para a extração dos terceiros molares maxilares. As impactações vertical e distoangular são menos complexas de remover, enquanto as impactações mesioangulares são as mais difíceis (exatamente o oposto dos terceiros molares mandibulares impactados). As remoções de impactações mesioangulares são mais difíceis porque o osso que cobre a impactação requer remoção ou expansão na face posterior do dente, e é muito mais espesso que a impactação vertical ou distoangular. Além disso, o acesso ao dente posicionado mesioangularmente mostra-se mais difícil se um segundo molar irrompido estiver no lugar.

A posição do terceiro molar em direção vestibulopalatina também é importante para determinar a dificuldade da remoção. A maioria dos terceiros molares é angulada na direção da face vestibular do processo alveolar, o que torna o osso de recobrimento fino naquela área e, assim, simples de remover ou expandir. Ocasionalmente, os terceiros molares superiores impactados estão posicionados na direção da face palatina do processo alveolar. Isso torna o dente muito mais difícil de extrair porque maiores quantidades de osso precisam ser removidas para se obter acesso ao dente subjacente, e uma abordagem pela face palatina pode causar lesão nos nervos e vasos do forame palatino. Em geral, uma combinação de avaliação radiográfica e palpação digital clínica da área da tuberosidade pode ajudar a determinar se o terceiro molar maxilar está na posição vestibulopalatina. Se o dente estiver posicionado na direção da face vestibular, encontra-se uma elevação na área; se o dente estiver posicionado na região palatina, encontra-se uma deficiência de osso naquela região. Se uma posição mais palatina for determinada pelo exame clínico, o cirurgião deve planejar um procedimento mais longo e mais trabalhoso.

O fator mais comum que causa dificuldade para a remoção dos terceiros molares maxilares é uma raiz fina, não fusionada, com contorno irregular (Figura 10.40). A maioria dos terceiros molares maxilares tem raízes fusionadas cônicas. Entretanto, o cirurgião deve examinar as radiografias pré-operatórias cuidadosamente para ter certeza de que não haja um padrão radicular incomum. O cirurgião também deve verificar o ligamento periodontal, porque, quanto maior for seu espaço, menor a dificuldade de remover o dente. Além disso, de modo semelhante aos terceiros molares mandibulares, o espaço do ligamento periodontal tende a estreitar à medida que o paciente envelhece.

O folículo que cerca a coroa dos dentes impactados também tem influência na dificuldade de extração. Se o espaço folicular

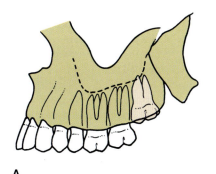
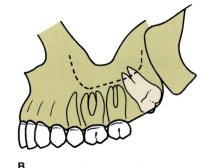
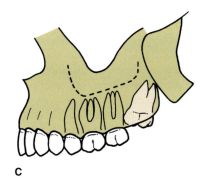

A   B   C

• **Figura 10.39** A. Impactação vertical do terceiro molar maxilar. Esse ângulo representa 63% das impactações. B. Impactação distoangular do terceiro molar maxilar. Esse ângulo representa 25% das impactações. C. Impactação mesioangular do terceiro molar maxilar. Tal ângulo representa 12% das impactações.

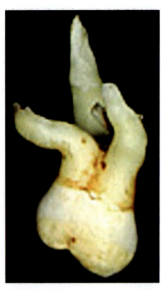

• **Figura 10.40** O terceiro molar maxilar tem a morfologia radicular mais irregular e variável de todos os dentes.

for amplo, o dente será mais fácil de remover do que aqueles com o espaço folicular fino ou inexistente.

A densidade óssea é outro fator importante na remoção da impactação e tem relação próxima com a idade do paciente. Quanto mais jovem for o paciente, mais elástico e expansível é o osso circundante ao terceiro molar impactado.

A relação com o segundo molar adjacente também influencia a dificuldade de extração, que pode exigir a remoção do osso adicional para deslocar o dente retido sob a altura do contorno dos segundos molares adjacentes muito próximos. Além disso, como o uso de alavancas é comum na remoção de terceiros molares maxilares, o cirurgião deve estar ciente da existência de grandes restaurações ou cáries no segundo molar adjacente. O uso indiscriminado de alavancas pode resultar em fratura das restaurações ou de coroas de dentes frágeis.

O tipo de impactação, no que diz respeito ao tecido de recobrimento, deve ainda ser considerado para a extração de terceiros molares maxilares. O sistema de classificação da indústria de seguros usado para dentes maxilares é o mesmo que o sistema utilizado para dentes mandibulares: impactação por tecido mole, impactação óssea parcial e impactação óssea completa. As definições desses tipos de impactação são precisamente as mesmas usadas para terceiros molares mandibulares.

Dois fatores adicionais influenciam a dificuldade de remoção dos terceiros molares, mas não existem para terceiros molares maxilares. Ambos estão relacionados à estrutura e à posição do seio maxilar. Primeiro, o seio maxilar está comumente em íntimo contato com as raízes dos molares, e com frequência o terceiro molar maxilar realmente forma uma porção da parede sinusal posterior. Se esse for o caso, a remoção do terceiro molar maxilar pode resultar em complicações no seio maxilar, como sinusite ou fístula. A presença do seio maxilar não torna a extração necessariamente mais difícil, mas aumenta a probabilidade de complicações pós-operatórias.

Segundo, na remoção do terceiro molar maxilar, a tuberosidade posterior da maxila pode ser fraturada. Isso é verdade mesmo quando o terceiro molar está irrompido ou se um segundo molar for o dente remanescente mais distal. Tais fraturas são possíveis especialmente quando o osso é denso e não elástico, em pacientes mais velhos. Além disso, um grande seio maxilar torna o osso alveolar circundante fino e mais suscetível à fratura quando se aplica força excessiva. A morfologia radial com raízes divergentes exige maior força de remoção e aumenta a probabilidade de fratura óssea. Além disso, as impactações mesioangulares aumentam a possibilidade de fraturas (ver Figura 10.39C). Em tais situações, a tuberosidade de recobrimento é mais pesada, mas o osso circundante costuma ser mais fino. Quando o cirurgião prepara o ponto de apoio na linha mesiocervical, a fratura da tuberosidade torna-se um grande risco se (1) o osso for não elástico (como em pacientes mais velhos); (2) o dente tiver várias raízes com grandes bulbos radiculares (como em pacientes mais velhos); (3) o seio maxilar for grande e muito pneumatizado para incluir as raízes do terceiro molar impactado; ou (4) o cirurgião usar força excessiva para elevar o dente. A conduta em caso de fratura da tuberosidade é discutida no Capítulo 25.

Remoção de outros dentes impactados

Depois dos terceiros molares mandibulares e maxilares, o próximo dente impactado mais comum é o canino maxilar.

Se o cirurgião-dentista decidir que esse dente precisa ser removido em vez de ser ortodonticamente reposicionado, deve-se determinar se o dente está posicionado por vestibular, na direção do palato ou no meio do processo alveolar. Se o dente estiver na face vestibular, um retalho de tecido mole pode ser rebatido para possibilitar a remoção de osso de recobrimento e do dente. Entretanto, se estiver na face palatina ou na posição vestibulolingual intermediária, é muito mais difícil de remover. Assim, quando se estiver avaliando o canino maxilar impactado para a remoção, a observação mais importante do cirurgião consiste na posição do dente. Uma TC de feixe cônico é a melhor maneira de fazer tal avaliação.

Considerações similares são necessárias para outras impactações, como a dos pré-molares mandibulares e a dos dentes supranumerários. Os dentes supranumerários na linha média da maxila, chamados *mesiodentes*, são quase sempre encontrados no palato e devem ser abordados por palatina para a remoção.

Quando um canino impactado estiver posicionado de maneira que a manipulação ortodôntica possa ajudar no posicionamento apropriado, o dente pode ser exposto e ter um bráquete colado. Um retalho é criado para que o tecido mole seja reposicionado apicalmente. O tecido ósseo de revestimento é então removido com brocas, se necessário. Uma vez desbridada a área, a superfície do dente é preparada por meio dos procedimentos de ataque ácido e aplicação de *primer*. Assim, o bráquete é colado na superfície do dente. Um fio pode ser usado para unir o bráquete ao aparelho ortodôntico ou, mais comumente, uma corrente de ouro é presa no bráquete ortodôntico e no fio do arco. A corrente de ouro gera grande grau de flexibilidade, e a incidência de quebra da corrente é muito menos provável que o rompimento do fio. Assim, o tecido mole é suturado de modo a proporcionar maior cobertura do tecido exposto por tecido queratinizado. Enquanto o dente é puxado para o lugar com aparelhos ortodônticos, o tecido mole circundante ao dente recém-posicionado deve ser adequadamente queratinizado, e o dente deve estar em posição ideal.

Se o dente estiver posicionado na face palatina, ele pode ser reposicionado ou removido. Se for reposicionado, o dente é exposto cirurgicamente e guiado ortodonticamente para a posição. Nesse procedimento, o tecido mole de recobrimento é removido; os retalhos não são necessários para ganhar tecido aderido. Como o osso do palato é mais grosso, costuma ser necessária uma broca para remover o tecido ósseo de recobrimento. O dente exposto é, então, tratado da mesma maneira como os dentes posicionados por vestibular (Figura 10.41).

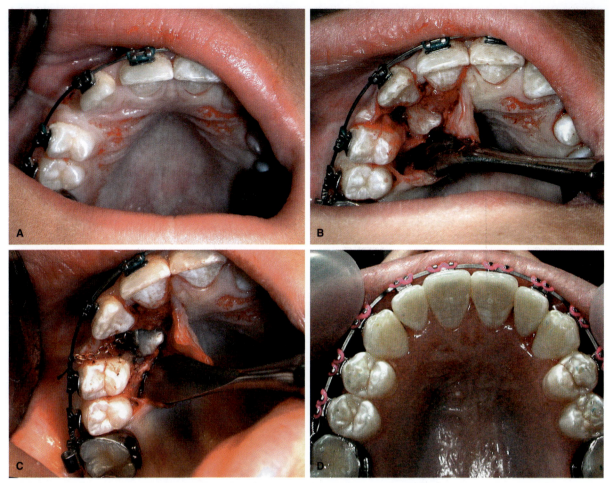

• **Figura 10.41 A.** Canino maxilar impactado posicionado por vestibular. O dente deve ser descoberto com um retalho reposicionado apicalmente para preservar a gengiva inserida. **B.** Delineia-se o retalho mucoperiosteal, o que possibilita o reposicionamento da mucosa queratinizada sobre o dente exposto. Quando se descola o retalho, remove-se o fino osso de recobrimento. **C.** Retrai-se o tecido e cola-se um bráquete ao dente com uma corrente de ouro. O retalho é suturado apicalmente ao dente. **D.** Após 6 meses, o dente exposto está na posição desejada, com uma ampla área de gengiva inserida. (Cortesia do Dr. Myron Tucker.)

Procedimento cirúrgico

Os passos principais para a remoção de dentes impactados são os mesmos que para outras extrações cirúrgicas. Cinco passos básicos formam a técnica. (1) O primeiro passo é expor adequadamente a área dos dentes impactados. Isso significa que o retalho de tecido mole descolado deve ter dimensões adequadas para sua retração, a fim de que se faça com segurança a cirurgia necessária sem prejudicar seriamente o retalho. (2) O segundo passo é avaliar a necessidade de remoção óssea e remover uma quantidade suficiente de osso para expor o dente para qualquer seccionamento ou remoção. (3) O terceiro passo, se necessário, é dividir o dente com uma broca para que ele seja extraído sem a remoção desnecessária de grandes quantidades de osso. Pontos de apoio também podem ser colocados neste passo. (4) No quarto passo, o dente seccionado, ou não, é removido do processo alveolar com as alavancas apropriadas. (5) Por fim, no quinto passo, alisa-se o osso nas áreas de elevação com uma lima para osso, irriga-se a ferida abundantemente com solução estéril e reaproxima-se o retalho com suturas. A discussão a seguir aborda tais passos para a remoção de terceiros molares impactados.

Apesar de a abordagem cirúrgica para a remoção de dentes impactados ser similar a outras extrações cirúrgicas, é importante ter em mente algumas diferenças. Por exemplo, a extração cirúrgica típica de um dente ou de uma raiz precisa da remoção de uma quantidade relativamente pequena de osso. No entanto, quando um dente impactado (especialmente um terceiro molar mandibular) é extraído, a quantidade de osso que deve ser removida pode ser substancialmente maior. Tal osso também é muito mais denso que o das extrações cirúrgicas típicas, e sua remoção requer melhor instrumentação e maior grau de precisão cirúrgica.

Dentes impactados frequentemente precisam ser seccionados, enquanto outros tipos de extrações de dentes não têm essa exigência. Apesar de os molares maxilares e mandibulares erupcionados serem ocasionalmente divididos para sua remoção, este não é um procedimento de rotina para a extração. Entretanto, na maioria dos pacientes com terceiros molares inferiores impactados, o cirurgião precisa dividir o dente. Portanto, o profissional deve ter o equipamento adequado para tal secção, além de habilidade e experiência necessárias para seccionar o dente ao longo dos planos apropriados.

Ao contrário da maioria dos outros tipos de extrações dentárias, para a remoção de um dente impactado o cirurgião deve ser capaz de avaliar a quantidade de osso a ser removido e a quantidade de seccionamento do dente. Fundamentalmente, todos os dentes impactados podem ser removidos sem seccionamento se uma grande quantidade de osso for removida. Entretanto, a remoção desnecessária de excessivas quantidades de osso prolonga o período de restabelecimento e pode resultar em uma mandíbula enfraquecida. Assim, o cirurgião deve remover osso apenas depois do seccionamento dos terceiros molares impactados. Entretanto, a remoção de pequena quantidade de osso com múltiplas divisões do dente pode fazer com que o tempo de seccionamento do dente seja excessivamente longo, prolongando a cirurgia desnecessariamente. O cirurgião deve remover uma quantidade adequada de osso e seccionar o dente em um número razoável de pedaços, tanto para acelerar a cicatrização quanto para minimizar o tempo do procedimento cirúrgico.

Passo 1: descolamento de retalhos adequados para acessibilidade

A facilidade da remoção de um dente impactado depende de sua acessibilidade. Para acessar a área e visualizar o osso de recobrimento que deve ser removido, o cirurgião deve descolar um retalho mucoperiosteal adequado. O retalho deve ser de uma dimensão adequada para a colocação e a estabilização dos elevadores e instrumentais para remover o osso.

Na maioria das situações, prefere-se o retalho tipo envelope, pois é mais rápido para suturar e cicatriza melhor que os retalhos triangulares (retalho tipo envelope com uma incisão relaxante). Entretanto, se o cirurgião precisar de acesso maior a uma região mais apical do dente, o que pode esticar e rasgar o retalho-envelope, deve considerar usar um retalho triangular.

A incisão preferida para a remoção de um terceiro molar mandibular impactado é a incisão tipo envelope, que se estende da papila mesial do primeiro molar mandibular, ao redor dos colos dos dentes, até a face distobucal do segundo molar, e depois posterior e lateralmente para cima na borda anterior do ramo mandibular (Figura 10.42A).

As incisões não devem continuar posteriormente em uma linha reta, pois a mandíbula diverge lateralmente na área do terceiro molar. Uma incisão que se estende de forma reta posteriormente sai do osso e cai no espaço sublingual e pode prejudicar o nervo lingual, que fica perto da mandíbula na área do terceiro molar. Se tal nervo for traumatizado, provavelmente o paciente terá anestesia do nervo lingual, o que é extremamente incômodo para os pacientes. A incisão deve sempre ser mantida sobre o osso. Assim, o cirurgião deve palpar cuidadosamente a área retromolar antes de começar a incisão.

Rebate-se o retalho lateralmente para expor o rebordo externo oblíquo com um elevador de periósteo (Figura 10.42B). O cirurgião não deve descolar mais do que alguns milímetros além do rebordo oblíquo, pois isso resulta no aumento da morbidade e em maior número de complicações após a cirurgia. Coloca-se o elevador na parede vestibular, lateral ao rebordo oblíquo externo, e estabiliza-se o mesmo pela aplicação de pressão na direção do osso. Isso resulta em um afastamento estável e que não traumatiza continuamente o tecido mole. Os afastadores de Austin e de Minnesota são os mais usados para retrair o retalho na remoção do terceiro molar mandibular.

Se o terceiro molar impactado estiver bastante profundo dentro do osso e precisar de maior remoção óssea, pode ser útil uma incisão relaxante oblíqua e vertical (Figura 10.42C e D). O retalho criado por essa incisão pode ser descolado mais apicalmente, sem risco de dilacerar o tecido.

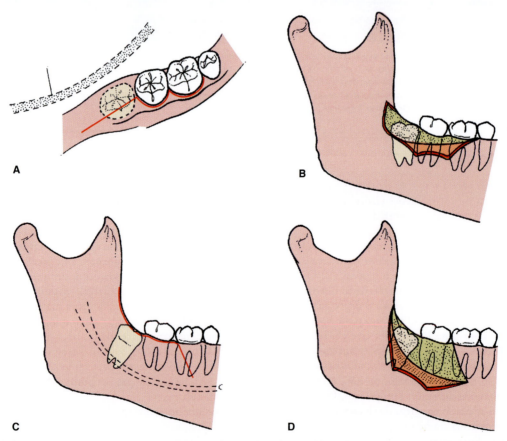

- **Figura 10.42 A.** A incisão tipo envelope é mais comumente usada para descolar o tecido mole para remover o terceiro molar impactado. A extensão posterior da incisão deve ser divergente para evitar o prejuízo do nervo lingual. **B.** A incisão tipo envelope é lateralmente descolada para expor o osso que recobre o dente impactado. **C.** Quando se realiza um retalho triangular, faz-se uma incisão relaxante na face mesial do segundo molar. **D.** Quando se descola o retalho de tecido mole por meio de uma incisão relaxante, é possível obter melhor visibilidade, especialmente na área apical do campo cirúrgico.

A incisão recomendada para o terceiro molar maxilar também é a incisão tipo envelope. Ela estende-se posteriormente sobre a tuberosidade na distal do segundo molar e anteriormente na mesial do primeiro molar (Figura 10.43A e B). Em situações em que é necessário maior acesso (p. ex., em uma impactação muito profunda), pode ser usada uma incisão relaxante estendendo-se da face mesial do segundo molar (Figura 10.43C e D).

Na remoção dos terceiros molares, é importante que o retalho seja grande o suficiente para o acesso adequado e a visibilidade do campo cirúrgico. O retalho deve ter uma base ampla se a incisão relaxante for usada. A incisão deve ser feita com um corte suave do bisturi, mantido em contato com o osso através de toda a incisão para que a mucosa e o periósteo sejam completamente incisados. Isso possibilita que um retalho de espessura total seja descolado. A incisão deve ser desenhada de modo a ficar fechada sobre osso íntegro (em vez de ficar sobre defeito ósseo). Consegue-se isso estendendo-se a incisão pelo menos para um dente anterior ao local da cirurgia quando uma incisão relaxante vertical é usada. A incisão deve evitar estruturas anatômicas vitais. Apenas uma incisão relaxante deve ser usada.

Passo 2: remoção de osso de recobrimento

Uma vez o tecido mole descolado e retraído para que o campo cirúrgico possa ser visualizado, o cirurgião deve fazer um julgamento sobre a quantidade de osso a ser removida. Em algumas situações, o dente pode ser seccionado com uma broca e retirado sem a remoção de osso. Entretanto, na maioria dos casos, é necessária alguma remoção óssea.

O osso nas faces oclusal, vestibular e distal até a linha cervical do dente impactado deve ser removido inicialmente. A quantidade de osso que deve ser removida varia conforme a profundidade da impactação, a morfologia das raízes e a angulação do dente. O osso não deve ser removido da face lingual da mandíbula porque há probabilidade de prejudicar o nervo lingual, além de ser desnecessário.

As brocas usadas para remover o osso que recobre o dente impactado variam de acordo com as preferências do cirurgião. Uma grande broca esférica como a nº 8 é desejável, pois se trata de uma broca de corte na ponta que pode ser usada efetivamente para cortar com movimentos de pressão. A ponta da broca como a nº 703 não corta muito bem, mas a borda remove osso rapidamente e secciona rapidamente os dentes quando usada na direção lateral. Observa-se que uma peça de mão como a usada na dentística restauradora não deve nunca ser utilizada para remover osso ao redor dos terceiros molares ou para seccioná-los.

A remoção óssea típica para a extração de um dente mandibular impactado é ilustrada na Figura 10.44. O osso na face oclusal do dente é removido primeiro para expor a coroa do dente. Depois, remove-se o osso cortical na face vestibular do dente até a linha cervical. Em seguida, a broca pode ser usada para remover o osso entre o dente e o osso cortical na área esponjosa com uma manobra chamada de *cavação (cavar uma fossa)*. Isso dá acesso para alavancas ganharem pontos de apoio e um caminho para a remoção do dente. Não se remove osso da face lingual para proteger o nervo lingual.

Para dentes maxilares, a remoção de osso costuma ser desnecessária, mas, quando é necessária, remove-se o osso principalmente na face vestibular do dente até a linha cervical para expor a coroa clínica inteira. Normalmente, a remoção óssea pode ser conseguida com um elevador periosteal, em vez de uma broca. Osso adicional deve ser removido na face mesial do dente para propiciar à alavanca uma adequada área de apoio para se remover o dente.

Passo 3: seccionamento do dente

Uma vez que quantidades suficientes de osso tenham sido removidas ao redor dos dentes impactados, o cirurgião deve avaliar a necessidade de seccionar o dente. O seccionamento torna possível que porções do dente sejam removidas separadamente com alavancas através da abertura gerada pela remoção óssea.

A direção na qual o dente impactado deve ser dividido depende, sobretudo, de sua angulação e da curvatura da raiz. Apesar de

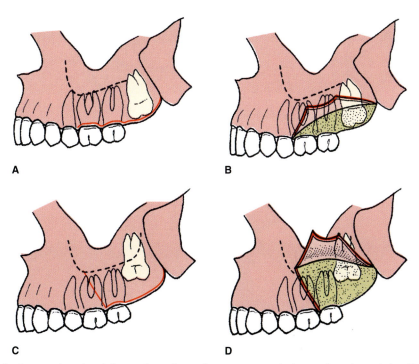

• **Figura 10.43** **A.** Um retalho tipo envelope é mais frequentemente usado para remover dentes maxilares impactados. **B.** Quando se descola o retalho de tecido mole, o osso sobre o terceiro molar é facilmente visualizado. **C.** Se o dente estiver profundamente impactado, uma incisão relaxante no vestíbulo pode ser usada para obter maior acesso. **D.** Quando se descola o retalho triangular, as porções mais apicais tornam-se mais visíveis.

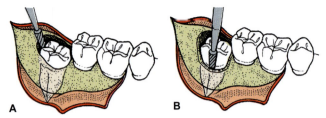

- **Figura 10.44 A.** Após o retalho de tecido mole ter sido descolado, remove-se o osso de recobrimento da superfície oclusal do dente com uma broca. **B.** Em seguida, o osso na face vestibulodistal do dente impactado é removido com uma broca.

modificações menores serem necessárias para dentes com raízes divergentes ou para dentes que estejam mais ou menos profundamente impactados, o determinante mais importante é a angulação do dente.

O seccionamento do dente é feito com uma broca. Por sua vez, o dente é seccionado a três quartos do caminho em direção à face lingual. A broca não deve ser usada para seccionar o dente completamente através da direção lingual, pois isso poderá prejudicar o nervo lingual. Uma alavanca reta é inserida no *slot* feito pela broca e girada para dividir a raiz.

A impactação mandibular mesioangular costuma ser a menos difícil de remover entre os quatro tipos básicos de angulação. Após ter sido removido osso suficiente, a metade distal da coroa é seccionada no sulco vestibular logo abaixo da linha cervical na face distal. Remove-se essa porção. O remanescente do dente é removido com uma alavanca nº 301 colocada na face mesial da linha cervical. Uma impactação mesioangular pode também ser removida com a preparação de um ponto de apoio no dente com a broca e usando-se uma alavanca como a de Crane para elevar o dente do alvéolo (Figura 10.45).

A próxima impactação com relação à dificuldade de remoção é a impactação horizontal. Após a remoção suficiente de osso até a linha cervical para expor a face superior da raiz distal e a maioria da superfície vestibular da coroa, secciona-se o dente dividindo-se a coroa das raízes na linha cervical. Remove-se a coroa do dente. Também deslocam-se as raízes com uma alavanca de Cryer no espaço previamente ocupado pela coroa. Se as raízes de um terceiro molar impactado forem divergentes, elas podem precisar de seccionamento em duas porções separadas para serem removidas individualmente (Figura 10.46).

A impactação vertical é uma das duas impactações mais difíceis de remover. O procedimento de remoção óssea e a secção mostram-se similares aos da impactação mesioangular. Isso significa que o osso vestíbulo-oclusal e distal é removido. A metade distal da coroa é seccionada e removida, e eleva-se o dente aplicando-se a alavanca na face mesial da linha cervical do dente. Isso é mais difícil que uma remoção mesioangular, pois o acesso ao redor do segundo molar mandibular é complicado se de obter e requer a remoção substancial de mais osso nos lados vestibular e distal (Figura 10.47).

O dente mais difícil de remover é o de impactação distoangular. Depois que osso suficiente for removido dos lados vestíbulo-oclusal e distal do dente, a coroa é seccionada das raízes logo acima da linha cervical. A coroa inteira costuma ser removida, pois interfere na visibilidade e no acesso à estrutura radicular. Se as raízes forem fusionadas, uma alavanca reta ou uma alavanca de Cryer podem ser usadas para elevar o dente no espaço previamente ocupado pela coroa. Se as raízes forem divergentes, elas costumam ser seccionadas em dois pedaços e removidas individualmente. Extrair esta impactação é difícil, pois muito osso distal deve ser removido e a raiz tende a rodar distalmente quando elevada, correndo para dentro da porção do ramo da mandíbula (Figura 10.48).

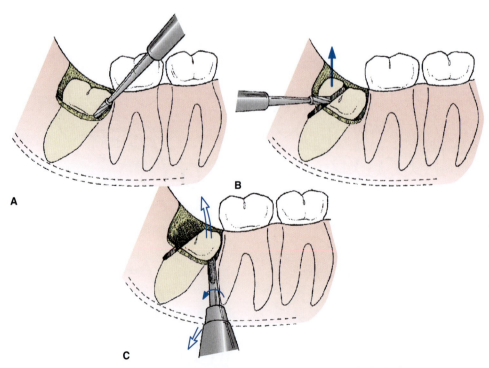

- **Figura 10.45 A.** Quando se está removendo uma impactação mesioangular, retira-se o osso vestibulodistal para expor a coroa do dente até a linha cervical. **B.** Em seguida, a face distal da coroa é seccionada do dente. Ocasionalmente, é necessário dividir todo o dente em duas porções, em vez de seccionar apenas a porção distal da coroa. **C.** Após a porção distal da coroa ter sido removida, uma alavanca reta pequena pode ser inserida na face mesial da coroa exposta cirurgicamente para remover o remanescente do dente como mostrado. Por outro lado, um ponto de apoio pode ser colocado próximo à base do dente junto à face mesial do dente e uma alavanca de Crane pode ser usada para elevar o dente (não mostrado).

CAPÍTULO 10 Princípios de Tratamento para Dentes Impactados 177

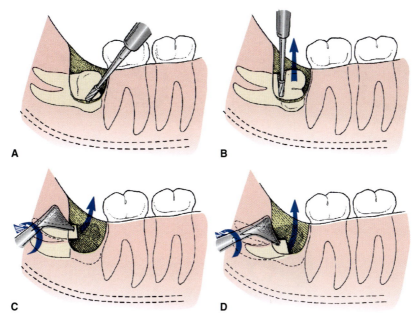

• **Figura 10.46** **A.** Durante a remoção da impactação horizontal, o osso de recobrimento do dente (p. ex., osso nas faces distal e vestibular dos dentes) é removido com uma broca. **B.** Depois, secciona-se a coroa das raízes e remove-se do alvéolo. **C.** As raízes são removidas juntas ou independentemente pela alavanca de Cryer usada com movimento de rotação. As raízes podem precisar de separação em duas partes; às vezes, um ponto de apoio é feito na raiz para que a alavanca de Cryer se encaixe. **D.** A raiz mesial do dente é elevada de modo similar.

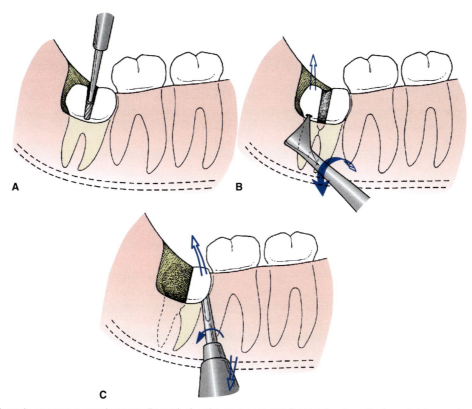

• **Figura 10.47** **A.** Quando se remove uma impactação vertical, retira-se o osso nas faces oclusal, vestibular e distal e secciona-se o dente em partes mesial e distal. Se o dente tiver apenas uma raiz fusionada, secciona-se a porção distal da coroa de maneira similar à demonstrada para a angulação mesioangular. **B.** A face posterior da coroa é elevada, com a alavanca de Cryer inserida em um pequeno ponto de apoio na porção distal do dente. **C.** Usa-se uma alavanca reta pequena nº 301 para elevar a face mesial do dente com movimento de rotação.

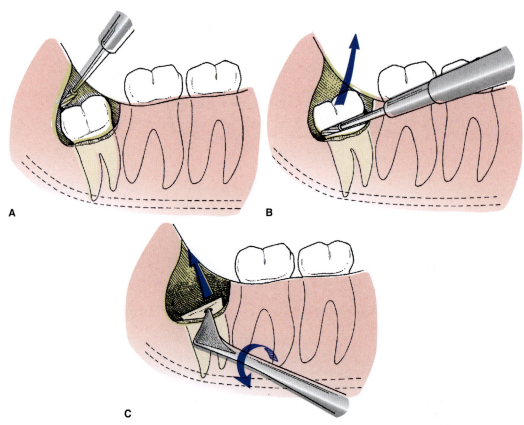

- **Figura 10.48** **A.** Para impactação distoangular, removem-se ossos oclusal, vestibular e distal com uma broca. É importante lembrar que deve ser removido mais osso distal do que na impactação vertical ou mesioangular. **B.** Secciona-se a coroa do dente com uma broca e remove-se a coroa com uma alavanca reta. **C.** Coloca-se o ponto de apoio na porção remanescente da raiz, e as raízes são removidas com a alavanca de Cryer com movimento tipo roda e cunha. Se as raízes divergirem, pode ser necessário, em alguns casos, dividi-las em porções independentes.

Dentes maxilares impactados raramente são seccionados, pois o osso de recobrimento costuma ser fino e relativamente elástico. Em situações nas quais o osso é mais grosso ou o paciente é mais velho (e, por isso, o osso não se mostra tão elástico), a extração dentária costuma ser conseguida pela remoção de osso, em vez do seccionamento do dente.

No geral, dentes impactados em qualquer outro lugar da boca são normalmente seccionados apenas na linha cervical. Isso possibilita a remoção da porção coronária do dente, o deslocamento da porção radicular para dentro do espaço previamente ocupado pela coroa e a retirada da porção radicular.

Passo 4: remoção do dente seccionado com a alavanca

Uma vez removido osso adequado para expor a raiz e seccionado o dente de modo apropriado, retira-se o dente do processo alveolar com alavancas dentais. Na mandíbula, as alavancas mais frequentemente usadas são as retas e o par de alavancas de Cryer e de Crane.

Uma diferença importante entre a remoção de um terceiro molar impactado e um dente em qualquer outro lugar na boca é que quase nenhuma luxação do dente ocorre com o propósito de expansão da tábua óssea vestibular ou lingual. Em vez disso, remove-se osso e seccionam-se dentes para preparar um caminho desimpedido para sua retirada.

A aplicação de força excessiva pode resultar em fratura desfavorável do dente e de quantidade demasiada de osso vestibular. Pode também ocorrer fratura do segundo molar adjacente ou da mandíbula inteira.

As alavancas não são delineadas para fazer força excessiva, mas para se encaixar nos dentes ou na raiz e aplicar força na direção certa. Alguns cirurgiões-dentistas usam a alavanca apical para remover raízes seccionadas de seus alvéolos. Como o dente impactado nunca sofreu forças oclusais, os ligamentos periodontais são fracos e possibilitam o deslocamento da raiz do dente, se a quantidade apropriada de osso for removida e a força for feita na direção certa.

Consegue-se a extração de terceiros molares maxilares com alavancas retas pequenas, que luxam o dente vestibulodistalmente. Alguns cirurgiões-dentistas preferem alavancas anguladas como as Potts, Miller ou Warwick, que ajudam a obter acesso ao dente impactado. Insere-se a ponta da alavanca na região na linha mesiocervical e aplica-se a pressão para deslocar o dente na direção distovestibular (Figura 10.49). O cirurgião deve ser cauteloso com a aplicação excessiva de pressão anteriormente a fim de evitar lesão à raiz do segundo molar maxilar. Além disso, enquanto se aplica a pressão para deslocar o dente posteriormente, o cirurgião deve ter o dedo na tuberosidade da maxila (especialmente se a impactação for mesioangular) para que, se ocorrer fratura, sejam adotados procedimentos para proteger a tuberosidade da maxila mantendo os ligamentos de tecido mole. A palpação durante a luxação também ajuda o cirurgião a determinar se o dente está sendo liberado através da ferida aberta ou se está, ao contrário, sendo direcionado erroneamente para o espaço infratemporal.

Passo 5: preparação para fechamento da ferida

Usa-se uma lima para osso para alisar qualquer borda óssea afiada ou áspera, sobretudo onde uma alavanca esteve em contato com o

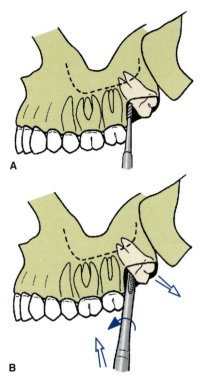

• **Figura 10.49** Remoção do terceiro molar maxilar impactado. **A.** Uma vez rebatido o retalho de tecido mole, remove-se uma pequena quantidade de osso vestibular com uma broca ou com a ponta do elevador de periósteo. **B.** Assim, o dente é removido com uma alavanca reta pequena, com movimento de rotação e elevação. Extrai-se o dente nas direções vestibulodistal e oclusal. Observa-se que, na maioria das circunstâncias, não é necessária a remoção de osso usando-se uma broca, quando se retiram terceiros molares maxilares impactados.

osso. O cirurgião deve dar atenção à remoção de qualquer pedaço de osso e de outros resíduos da ferida. Isso é feito com irrigação vigorosa com solução salina estéril. Convém cuidado especial para irrigar bastante embaixo do retalho de tecido mole descolado. Uma pinça hemostática pequena pode ser usada para remover qualquer remanescente de folículo dental, se presente. Uma vez agarrado o folículo, ele é levantado com pressão lenta e constante e irá se soltar dos tecidos circundantes duros e moles. Uma irrigação final e uma inspeção cuidadosa devem ser feitas antes de se fechar a ferida.

O cirurgião deve se certificar de que haja hemostasia adequada. Pode ocorrer sangramento a partir de um vaso no retalho, do osso que foi cortado com a broca ou dos vasos alveolares inferiores. Pontos de sangramento específicos devem ser controlados, se houver. Se for visto extravasamento de sangue vivo generalizado depois de realizadas as suturas, o cirurgião deve aplicar firme pressão com uma gaze pequena e úmida. Pode ocorrer sangramento pós-operatório até certo grau após a remoção do terceiro molar, mas costuma ser autolimitado se for alcançada uma hemostasia adequada na hora da cirurgia.

Nesse ponto, muitos cirurgiões-dentistas usam antibióticos, como a tetraciclina, dentro dos alvéolos dos terceiros molares inferiores para ajudar a evitar a alveolite.

O fechamento da incisão feita para um terceiro molar impactado costuma ser primário. Se o retalho foi bem delineado e não foi traumatizado durante o procedimento cirúrgico, ele irá encaixar em sua posição original. A sutura inicial deve ser colocada através do tecido inserido na face posterior do segundo molar. Colocam-se suturas adicionais posteriormente àquela posição e anteriormente através da papila no lado mesial do segundo molar. Habitualmente, apenas duas ou três suturas são necessárias para fechar uma incisão tipo envelope. Se foi utilizada a incisão relaxante, a atenção deve ser direcionada para o fechamento dessa porção também. Se o retalho de um terceiro molar maxilar ficar no lugar passivamente no pós-operatório, a sutura poderá não ser necessária.

Controle transoperatório do paciente

A remoção de terceiros molares impactados é um procedimento cirúrgico habitualmente associado a uma grande ansiedade do paciente. Além disso, tal procedimento cirúrgico pode envolver barulhos e sensações desagradáveis. Como resultado, cirurgiões-dentistas que rotineiramente removem terceiros molares impactados comumente recomendam a seus pacientes algum tipo de controle profundo da ansiedade, como sedação profunda intravenosa ou anestesia geral ambulatorial.

A escolha da técnica baseia-se na preferência do cirurgião. Entretanto, as metas são alcançar um nível de consciência do paciente que possibilite ao profissional trabalhar eficientemente e que reduza a probabilidade de uma experiência desagradável para o indivíduo.

Além do aumento da necessidade do controle de ansiedade, várias medicações são utilizadas para controlar as sequelas da cirurgia de extração dos terceiros molares. Combinações de codeína ou de seus congêneres com ácido acetilsalicílico ou paracetamol são comumente usadas. No entanto, convém reconhecer que a codeína pode ser ineficaz em muitos pacientes. É importante considerar o uso de anestésicos locais de longa duração na mandíbula. Tais anestésicos dão ao paciente um período livre de dor de 6 a 8 horas, durante as quais se pode aviar receitas e começar a tomar os analgésicos. Os analgésicos começam a agir melhor quando o paciente começa a perceber o retorno da sensibilidade. Alguns cirurgiões-dentistas começam o analgésico em alguns pacientes antes mesmo que voltem a ter sensibilidade. O cirurgião deve considerar prescrever uma receita de um analgésico oral potente para todo paciente que passa por remoção cirúrgica do terceiro molar impactado. Além disso, se o cirurgião fizer consultas separadas, deve prescrever medicamentos pós-operatórios nesse momento para que o paciente e seu acompanhante não precisem parar no caminho de casa depois do procedimento. Doses suficientes devem ser prescritas para durar, pelo menos, 3 ou 4 dias. Combinações de codeína ou congêneres da codeína com ácido acetilsalicílico ou paracetamol são comumente utilizadas. Anti-inflamatórios não esteroides, como ibuprofeno, também podem ser valiosos para os pacientes quando o desconforto for menos significativo.

Para minimizar o inchaço, comum após a remoção cirúrgica dos terceiros molares impactados, alguns cirurgiões-dentistas ministram corticosteroides parenterais. A administração intravenosa de um esteroide glicocorticoide gera atividade anti-inflamatória suficiente para limitar o edema. Apesar de haver muitos regimes e protocolos diferentes para a administração de esteroides intravenosos, uma relativamente comum é de administração única de 8 mg de dexametasona antes da cirurgia. A dexametasona consiste em um esteroide de ação longa, e sua eficácia no controle pós-operatório do edema do terceiro molar é comprovada. Tal medicamento pode ser administrado em dose oral de 0,75 a 1,25 mg 2 vezes/dia durante 2 a 3 dias para continuar o controle do edema. Apesar de os esteroides administrados dessa maneira terem poucos efeitos colaterais ou contraindicações, a filosofia geral é pesar os riscos e os benefícios da administração da substância antes de tomar a decisão de administrar qualquer fármaco rotineiramente.

Alguns cirurgiões-dentistas recomendam o uso de bolsas de gelo no rosto para evitar o inchaço pós-operatório, mesmo que estudos mostrem que é improvável o gelo ter muito efeito na prevenção ou na limitação do inchaço. Entretanto, os pacientes frequentemente relatam que o frio os faz sentir mais confortáveis.

Às vezes, outra medicação usada é o antibiótico. Se um paciente apresenta pericoronarite preexistente ou abscesso periapical, é comum prescrever antibióticos por alguns dias após a cirurgia. Entretanto, se o paciente for saudável e o dentista não encontrar nenhuma indicação sistêmica para antibióticos ou uma infecção local preexistente, antibióticos sistêmicos não costumam ser indicados. O uso de um antibiótico tópico como a minociclina tem mostrado cientificamente baixar bastante a incidência de alveolite nos locais de extração de molares mandibulares.

A experiência pós-operatória normal do paciente após a extração cirúrgica de um terceiro molar impactado mostra-se maior que após a extração de rotina. O paciente pode esperar uma pequena quantidade de edema na área da cirurgia por 3 a 4 dias, com o inchaço dissipando-se totalmente em cerca de 5 a 7 dias. A quantidade de inchaço depende do grau de traumatismo tecidual e da variabilidade no potencial de inchaço entre os pacientes.

Normalmente, o procedimento ocasiona pouco desconforto. Seu grau depende da quantidade de traumatismo cirúrgico necessário para remover o dente impactado. Tal desconforto pode ser controlado efetivamente com analgésicos orais. Em geral, os pacientes precisam de analgésicos por 2 ou 3 dias rotineiramente, e intermitentemente (sobretudo na hora de dormir) por mais alguns dias. O paciente deve ter alguma dor leve na região de 2 a 3 semanas após a cirurgia.

Pacientes que tiveram os terceiros molares cirurgicamente removidos frequentemente apresentam trismo de leve a moderado. Essa incapacidade de abrir a boca interfere na higiene oral normal do paciente e sem seus hábitos alimentares. O paciente deve ser avisado de que não será capaz de abrir a boca normalmente após a cirurgia. Resolve-se o trismo gradualmente, e a habilidade de abrir a boca deve retornar ao normal de 7 a 10 dias após a cirurgia.

Se a dor, o edema e o trismo não melhorarem consideravelmente em 7 dias após o procedimento, o cirurgião deve investigar a causa.

Todas as sequelas da remoção cirúrgica de dentes impactados são de menor intensidade em pacientes jovens e saudáveis e muito mais intensas em pacientes mais idosos e debilitados. Mesmo pacientes adultos saudáveis entre 35 e 40 anos de idade passam por um período significativamente mais difícil após a extração de terceiros molares impactados do que a maioria dos adolescentes.

Convém consultar o Capítulo 11 para uma descrição mais detalhada acerca dos cuidados pós-operatórios.

Bibliografia

American Association of Oral and Maxillofacial Surgeons. White paper on third molar data. 2007. Disponível em: <www.aaoms.org/docs/third_molar_white_paper.pdf>. Acesso em: 13 ago. 2020.

Bean LR, King DR. Pericoronitis: its nature and etiology. J Am Dent Assoc. 1971; 83:1074.

Dodson, Thomas, Cheifetz, Ira D, Nelson William J, Rafetto Louis K. Summary of proceeding from the Third Molar Multidisciplinary Conference. J Oral Maxillofac Surg. 2012;70(9 Suppl 1):S66-9.

Pell GJ, Gregory GT. Report on a ten-year study of a tooth division technique for the removal of impacted teeth. Am J Orthod. 1942;28:660.

Perciaccante VJ. Management of impacted teeth. Oral Maxillofac Surg Clin North Am. 2007;19:1-140.

11
Manejo do Paciente Pós-Exodontia

JAMES R. HUPP

VISÃO GERAL DO CAPÍTULO

Controle de sequelas pós-operatórias, 181
  Hemorragia, 181
  Dor e desconforto, 182
  Dieta, 184
  Higiene bucal, 184
  Edema, 184
  Trismo, 185
  Equimose, 185

Acompanhamento pós-operatório, 185

Anotações operatórias, 185

Prevenção e manejo de complicações, 186

Lesão de tecidos moles, 186
  Rompimento de um retalho mucoso, 187
  Ferida por perfuração, 187
  Abrasão ou queimadura, 187

Problemas com a extração dentária, 188
  Fratura radicular, 188
  Deslocamento de raiz, 188
  Dente perdido na faringe, 189
  Extração do dente errado, 189

Lesões aos dentes adjacentes, 190
  Fratura ou deslocamento de uma restauração adjacente, 190
  Luxação do dente adjacente, 191

Lesões às estruturas ósseas, 191
  Fratura do processo alveolar, 191
  Fratura da tuberosidade maxilar, 193
  Fratura da mandíbula, 193

Lesões a estruturas adjacentes, 193
  Lesão de nervos regionais, 193
  Lesão da articulação temporomandibular, 194

Comunicações bucossinusais, 194

Sangramento pós-operatório, 195

Cicatrização tardia e infecções, 198
  Deiscência da ferida, 198
  Alvéolo seco, 198
  Infecção, 199

Muitos pacientes têm mais preocupações no pré-operatório quanto às sequelas da cirurgia – como dor, inchaço e complicações – do que com relação ao procedimento propriamente dito. Isso acontece especialmente quando o indivíduo tem confiança no cirurgião-dentista e no método anestésico planejado. O cirurgião-dentista pode fazer muitas coisas para minimizar os problemas comuns que os pacientes apresentam após a cirurgia. Este capítulo discute tais estratégias. Também discute as complicações comuns, algumas menos e outras mais graves, que ocorrem durante e após procedimentos cirúrgicos bucais. Trata-se das complicações cirúrgicas. As complicações clínicas são discutidas no Capítulo 2.

Uma vez completado o procedimento cirúrgico, o paciente e quem o acompanha devem receber orientação adequada sobre como cuidar de sequelas pós-cirúrgicas comuns que podem ocorrer no dia da cirurgia e que, geralmente, duram alguns dias. A orientação pós-operatória consiste em explicar o que poderá ocorrer com o paciente, por que certos fatos acontecem e como manejar e controlar situações comuns no pós-operatório. As instruções devem ser dadas ao paciente de modo verbal e por escrito ou impressas em papel, em termos leigos facilmente compreensíveis. Elas devem descrever as complicações mais comuns e como identificá-las, para que problemas como infecção sejam diagnosticados em estágios iniciais. As orientações devem incluir também um número de telefone para que o cirurgião-dentista ou o médico de plantão possam ser encontrados em situações de emergência.

Controle de sequelas pós-operatórias

Hemorragia

Uma vez finalizada a exodontia, a manobra inicial para controlar o sangramento pós-operatório é a colocação de uma gaze dobrada diretamente sobre o alvéolo. Grandes rolos de gaze que cobrem toda a superfície oclusal dos dentes adjacentes ao local da extração não fazem pressão suficiente sobre o alvéolo sangrante e são, portanto, ineficazes (Figura 11.1). A gaze deve estar úmida para que o sangue que está extravasando não coagule nela e o coágulo seja deslocado no momento de remoção da gaze. O paciente deve ser instruído a morder firmemente a gaze por pelo menos 30 minutos sem mastigá-la; a orientação é segurá-la no lugar sem abrir a boca.

Os pacientes devem ser informados de que o local de uma exodontia pode apresentar extravasamento de uma pequena quantidade de sangue por até 24 horas após o procedimento de extração. Eles devem ser avisados de que uma pequena quantidade de sangue misturada com uma grande quantidade de saliva pode aparentar ser uma grande quantidade de sangue. Se o sangramento for maior do que um leve extravasamento, o paciente deve ser orientado sobre como reaplicar uma gaze dobrada diretamente sobre a área da exodontia. Ele deve ser instruído a segurar essa gaze no lugar por aproximadamente uma hora para controlar o sangramento. Além

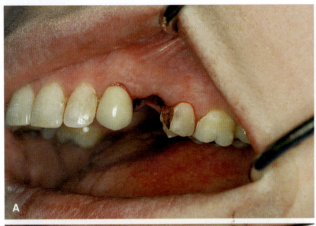
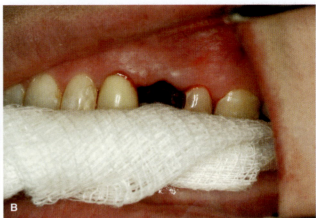
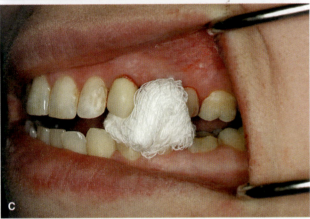

• **Figura 11.1 A.** O sítio de uma exodontia recente sangrará excessivamente, a não ser que um rolo de gaze seja posicionado de maneira apropriada. **B.** Um rolo de gaze grande ou mal posicionado não é efetivo no controle do sangramento, pois a pressão da mordida não se direciona de modo preciso para o alvéolo. **C.** Um pequeno rolo de gaze é posicionado para se encaixar exatamente na área da exodontia. Isso faz com que a pressão seja aplicada diretamente sobre o alvéolo sangrante.

disso, o controle pode ser obtido, se necessário, colocando-se um sachê de chá no alvéolo e mordendo-o por 30 minutos. O ácido tânico no chá serve como vasoconstritor local.

Os pacientes devem ser advertidos sobre situações e/ou comportamentos que possam agravar o sangramento. Deve-se evitar falar por pelo menos 1 hora. A fumaça do cigarro e a nicotina interferem no reparo de feridas. Por isso, os pacientes devem ser encorajados a parar ou limitar o fumo. O indivíduo também deve ser instruído a não beber líquidos espessos com canudo, porque isso cria uma pressão intraoral negativa. Não se deve cuspir nas primeiras 12 horas após a cirurgia – cuspir é um processo que envolve pressão negativa e agitação mecânica do local de extração, o que pode levar a um novo sangramento. Indivíduos que não suportam o gosto de sangue na boca devem ser incentivados a morder firmemente um pedaço de gaze para controlar a hemorragia e a engolir sua saliva em vez de cuspi-la. Por último, nenhum exercício físico intenso deve ser feito nas primeiras 12 a 24 horas após a extração, pois o aumento da pressão sanguínea pode levar a maior sangramento.

Os pacientes devem ser avisados de que pode haver pequeno extravasamento de sangue misturado à saliva enquanto estiverem dormindo e que, provavelmente, haverá manchas de sangue na fronha do travesseiro pela manhã. Avisá-los antes dessa possibilidade poderá evitar muitas ligações apavoradas para os cirurgiões no meio da noite. Os pacientes também devem ser orientados a ligar para receber outros conselhos, caso fiquem muito preocupados com o sangramento. Extravasamento de sangue prolongado, sangramento vermelho vivo ou coágulos grandes na boca do paciente são indicações para um retorno ao consultório. Desse modo, o cirurgião-dentista deve examinar a área cuidadosamente e aplicar as medidas apropriadas para conter a hemorragia e considerar uma avaliação com um especialista em cirurgia para auxiliar no manejo do paciente.

Dor e desconforto

Todos os pacientes esperam certo desconforto depois de qualquer procedimento cirúrgico. Por isso, é importante que o cirurgião-dentista discuta sobre isso cuidadosamente com cada paciente antes do início do procedimento. O cirurgião-dentista deve ajudar o paciente a ter uma expectativa realista sobre o tipo de dor que pode ocorrer e dirimir qualquer equívoco sobre a intensidade da dor que, provavelmente, ocorrerá.

Pacientes que informarem ao cirurgião-dentista que esperam muita dor no pós-operatório não devem ser ignorados; recomenda-se receitar um analgésico de ação periférica de venda livre, tendo em vista que esses indivíduos têm muita chance de apresentar dor pós-operatória. É importante que o cirurgião-dentista assegure aos pacientes que seu desconforto pós-operatório pode e será controlado eficientemente.

A dor que o paciente pode sentir após um procedimento cirúrgico como a extração de um dente é altamente variável e depende, em grande extensão, de suas expectativas pré-operatórias. O cirurgião-dentista que discute tal assunto com o paciente antes da cirurgia será capaz de instituir o regime analgésico mais apropriado.

Todos os pacientes devem receber orientações no que se refere aos analgésicos antes de serem liberados. Mesmo quando o cirurgião-dentista acredita que nenhum analgésico é necessário, o paciente deve ser orientado a tomar ibuprofeno ou paracetamol no pós-operatório para evitar o desconforto inicial antes de o efeito da anestesia local passar. Para aqueles que provavelmente terão dor forte, deve ser feita uma prescrição de analgésico para auxiliar no controle da dor. O cirurgião-dentista deve advertir o paciente de que o objetivo da medicação analgésica é o manejo da dor, e não a eliminação de todo o desconforto.

É útil que o cirurgião-dentista entenda as três características da dor que ocorre após uma extração de dente de rotina: (1) a dor não costuma ser intensa e pode ser controlada, na maioria dos pacientes, com analgésicos periféricos de venda livre; (2) o pico da dor ocorre cerca de 12 horas após a exodontia e diminui logo depois disso; e (3) a dor intensa resultante da exodontia raramente persiste por mais de 2 dias após a cirurgia. Com esses três fatores em mente, os pacientes podem ser aconselhados apropriadamente sobre o uso efetivo de analgésicos.

A primeira dose da medicação analgésica deve ser administrada antes de os efeitos da anestesia local diminuírem. Se isso for feito, será menos provável que o paciente sinta dor aguda após os efeitos da anestesia local. A dor pós-operatória é muito mais difícil de se controlar, se a administração da medicação analgésica for adiada até a dor se tornar intensa. Pode levar de 60 a 90 minutos para o analgésico se tornar totalmente eficaz. Se o paciente esperar para tomar a primeira dose de analgésico após os efeitos da anestesia local terem diminuído, ele pode se inquietar, esperando pelo efeito, e tomar outra medicação, aumentando, assim, a probabilidade de apresentar náuseas e vômitos.

A potência do analgésico também é importante. Analgésicos potentes não são necessários na maioria dos pós-operatórios de exodontias de rotina. Em vez disso, analgésicos com menor potência por dose são, normalmente, suficientes. Pode-se recomendar ao paciente que tome uma ou duas doses, de acordo com a necessidade, para controlar a dor. Um controle mais preciso da dor é alcançado quando o paciente participa ativamente do processo de escolha da quantidade de medicação necessária.

Os pacientes devem ser alertados de que o uso de medicação narcótica frequentemente resulta em sonolência e maior chance de desconforto gástrico. Na maioria das situações, recomenda-se evitar medicações narcóticas para dor com o estômago vazio. As prescrições devem conter instruções para que o indivíduo faça um lanche ou uma refeição antes de tomar um analgésico narcótico.

Demonstrou-se que ibuprofeno é uma medicação efetiva para o controle de desconforto após a extração de um dente. Esse fármaco tem a desvantagem de causar redução na agregação plaquetária e no tempo de sangramento, mas isso não parece ter um efeito clinicamente significativo no sangramento pós-operatório na maioria dos pacientes. O paracetamol não interfere na função plaquetária e pode ser útil em determinadas situações nas quais o paciente tem alguma deficiência plaquetária com maior chance de sangramento. Se o cirurgião-dentista prescrever um fármaco combinado contendo paracetamol e narcótico, a combinação deve conter 500 a 650 mg de paracetamol por dose.

Os fármacos mais utilizados em situações nas quais os pacientes apresentam dor de intensidades variadas estão listados na Tabela 11.1. Com frequência, os analgésicos opioides de ação central são utilizados no controle da dor após uma extração dentária. Os medicamentos mais utilizados são codeína e seus derivados oxicodona, hidrocodona e tramadol. Tais narcóticos são bem absorvidos no intestino, mas podem levar a sonolência e desconforto abdominal. Os analgésicos opioides raramente são utilizados isoladamente em prescrições para condições dentárias. Em vez disso, são formulados com outros analgésicos, sobretudo ácido acetilsalicílico ou paracetamol. A codeína pode ser um analgésico pós-exodontia útil, porque apresenta pouco potencial de abuso de narcóticos. No entanto, é importante notar que uma grande porcentagem da população não apresenta a enzima necessária para tornar a codeína efetiva. Quando se usa a codeína, a quantidade costuma ser designada por um sistema numérico. Compostos rotulados nº 1 têm 7,5 mg de codeína; nº 2, 15 mg; nº 3, 30 mg; e nº 4, 60 mg. Quando se utiliza um fármaco analgésico combinado, o cirurgião-dentista deve ter em mente que é necessário de 500 a 1.000 mg de ácido acetilsalicílico ou paracetamol a cada 4 horas para o não narcótico alcançar máxima efetividade. A maioria dos fármacos compostos apresenta apenas 300 mg de paracetamol adicionados ao narcótico. Um exemplo de abordagem racional seria prescrever um medicamento composto contendo 300 mg de paracetamol e também 30 mg de codeína (nº 3) ou 5 mg de hidrocodona. A dose adulta habitual seriam dois comprimidos desse medicamento a cada 4 horas. Caso o paciente necessite de uma analgesia ainda maior, dois comprimidos de paracetamol e codeína podem ser tomados para aumentar a eficácia. Doses que fornecem 30 a 60 mg de codeína ou 5 mg de hidrocodona, mas apenas 300 mg de paracetamol, falharam em fornecer vantagem total do efeito analgésico do paracetamol (Tabela 11.2).

A Drug Enforcement Administration (DEA) controla analgésicos narcóticos e, no Brasil, esse controle é exercido pela Agência Nacional de Vigilância Sanitária (Anvisa). Para escrever prescrições com esses medicamentos, o cirurgião-dentista deve ter licença e registro na Anvisa. Os medicamentos são categorizados em quatro tabelas básicas baseadas em seu potencial para abuso. Existem diferenças importantes entre os fármacos da lista II e da lista III, importantes na hora de escrever a prescrição (ver Apêndice 2).

Tabela 11.1	Analgésicos para dor após exodontia.
Narcótico oral	**Dose habitual**
Situações de dor leve	
Ibuprofeno	400 a 800 mg a cada 4 h
Paracetamol	325 a 500 mg a cada 4 h
Situações de dor moderada	
Codeína	15 a 60 mg
Hidrocodona	5 a 10 mg
Situações de dor intense	
Oxicodona	2,5 a 10 mg
Tramadol	50 a 100 mg

Tabela 11.2	Combinações de analgésicos utilizados.	
Nome comercial	**Quantidade (mg)**	**Quantidade (mg)**
Codeína – paracetamol	**Codeína**	**Paracetamol**
Tylenol® nº 2	15	300
Tylenol® nº 3	30	300
Tylenol® nº 4	60	300
Oxicodona* – Ácido acetilsalicílico®	**Oxicodona***	**Ácido acetilsalicílico®**
Percodan®	5	325
Percodan-demi®	2,5	325
Oxicodona* – paracetamol	**Oxicodona***	**Paracetamol**
Percocet®	2,5	325
	10,0	650
Tylox®	5	325
Hidrocodona – Ácido acetilsalicílico®	**Hidrocodona**	**Ácido acetilsalicílico®**
Lortab ASA®	5	325
Hidrocodona – paracetamol	**Hidrocodona**	**Paracetamol**
Vicodin®	5	325
Vicodin® ES	7,5	325
Lorcet® HD	5	325
Lortab® Elixir	2,5 mg/5 mℓ	170 mg/5 mℓ

*No Brasil, o fármaco oxicodona consta na lista A1 (das substâncias entorpecentes), sujeito a notificação de receita "A".

Infelizmente, os narcóticos controlados por receita médica são suscetíveis a uso indevido. Fármacos contendo oxicodona e hidrocodona são particularmente procurados e usados como drogas de abuso. Os narcóticos tendem a ser viciantes, levando a problemas como pacientes que procuram tais substâncias mesmo quando não estão com dor ou aqueles que as furtam para uso próprio ou as vendem para outras pessoas. A Odontologia e outras áreas da saúde desenvolveram diretrizes para os cirurgiões-dentistas para ajudar a limitar a prescrição excessiva de narcóticos e administrar as doses não utilizadas que, de outra maneira, poderiam cair nas mãos dos familiares de um paciente ou de outras pessoas com acesso a esses medicamentos. Os cirurgiões-dentistas devem aproveitar seu conhecimento técnico-científico e habilidades profissionais para promover um adequado controle da dor do paciente e o uso racional de medicamentos analgésicos. Além disso, devem conversar francamente com os pacientes sobre o problema do abuso de opioides e como eles podem ajudar a evitar seu impacto em suas próprias vidas.

É importante enfatizar que o método mais efetivo de controlar a dor é estabelecer uma boa relação entre cirurgião-dentista e paciente. Uma certa quantidade de tempo deve ser reservada para discutir sobre o desconforto pós-operatório, com o profissional demonstrando claramente sua preocupação com o conforto do paciente. Uma prescrição deve ser feita com instruções claras sobre quando iniciar a medicação e qual o intervalo entre as doses. Se esses procedimentos forem seguidos, analgésicos leves administrados por tempo curto (normalmente não mais que 2 a 3 dias) costumam ser mais que suficientes.

Dieta

Os pacientes podem evitar comer após uma exodontia por dor local ou por medo de ocorrer dor quando comerem. Além disso, o estresse físico e emocional da cirurgia frequentemente diminui o apetite. Portanto, eles devem receber orientações específicas com relação à dieta no pós-operatório. Uma dieta hipercalórica, líquida ou pastosa, é a melhor nas primeiras 12 a 24 horas.

O paciente deve ter uma ingestão adequada de líquidos nas primeiras 24 horas, em geral 2 litros no mínimo. Os líquidos podem ser sucos, leite, água ou qualquer outra bebida não alcoólica que o paciente queira tomar.

Nas 12 primeiras horas, a comida deve ser pastosa e fria. Comidas frias e geladas ajudam a manter o local da exodontia confortável. Sorvetes e *milk-shakes*, ao contrário de comidas sólidas, apresentam chances menores de causar traumatismo local ou reiniciar episódios de sangramento.

Se o paciente passou por exodontias múltiplas em todas as áreas da boca, recomenda-se uma dieta pastosa por vários dias após o procedimento cirúrgico. No entanto, o indivíduo deve ser aconselhado a retornar a uma dieta normal o mais cedo possível.

Pacientes diabéticos devem ser orientados a retomar sua ingestão calórica e esquema de insulina o mais cedo possível. O cirurgião-dentista pode planejar, para esses pacientes, cirurgia apenas de um lado da boca em cada sessão, não interferindo, desse modo, na ingestão calórica normal do paciente.

Higiene bucal

Deve-se advertir os pacientes de que manter os dentes e a boca razoavelmente limpos resulta em uma cicatrização mais previsível das feridas cirúrgicas. No pós-operatório do dia da cirurgia, os pacientes podem escovar suavemente os dentes afastados do local da extração, evitando-se os dentes adjacentes à área de exodontia com o intuito de inibir um novo episódio de sangramento e mexer nas suturas, induzindo mais dor.

No primeiro dia pós-operatório, os pacientes podem começar a bochechar com água com sal diluído. A água deve estar morna, mas não quente a ponto de queimar o tecido. A maioria dos pacientes pode retomar suas medidas de higiene bucal pré-operatórias no terceiro ou no quarto dias após a cirurgia. Deve ser usado fio dental da maneira habitual nos dentes anterior e posterior ao local de exodontia tão logo o paciente se sinta confortável para tal.

Se a higiene bucal for difícil após extrações em múltiplas áreas da boca, podem ser feitos bochechos da boca com agentes como peróxido de hidrogênio diluído. Bochechar 3 ou 4 vezes por dia durante aproximadamente 1 semana após a cirurgia pode resultar em uma cicatrização mais confiável.

Edema

Alguns procedimentos cirúrgicos bucais resultam em graus variados de edema ou inchaço após a cirurgia. Provavelmente, a extração de rotina de apenas um dente não resultará em edema visível ao paciente, enquanto a extração de múltiplos dentes inclusos com envolvimento de tecido mole e remoção de osso pode resultar em graus de edema de moderado a intenso (Figura 11.2). O edema alcança pico máximo em 36 a 48 horas após o procedimento cirúrgico. Inicia a regressão no terceiro ou no quarto dias e desaparece, normalmente, até o fim da primeira semana. O edema que aumenta após o terceiro dia pode ser um sinal de infecção mais do que uma agudização do edema pós-operatório.

Uma vez a cirurgia finalizada e o paciente pronto para ser liberado, alguns cirurgiões-dentistas usam bolsas de gelo ou de gel congelada para ajudar a minimizar o edema e fazer o paciente se sentir mais confortável. No entanto, não há evidência de que o frio realmente controle este tipo de edema. Não deve ser colocado gelo diretamente sobre a pele. Assim, sugere-se colocar uma camada de pano seco entre o tecido e o gelo, para evitar danos ao tecido superficial. A bolsa de gelo ou de gel congelada deve ser mantida no local por 20 minutos e, então, retirada por 20 minutos, por um

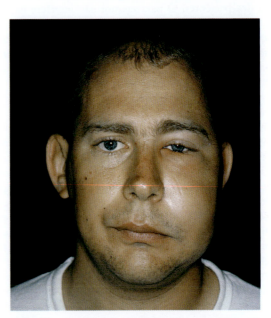

• **Figura 11.2** A extração dos terceiros molares maxilar e mandibular esquerdos inclusos foi feita 2 dias antes desta foto ser tirada. O paciente apresenta uma quantidade moderada de edema facial, que se resolveu dentro de 1 semana após a cirurgia.

período de 12 a 24 horas. As bolsas de gel devem ser congeladas novamente depois de seu descongelamento.

No segundo dia pós-operatório, nem frio nem calor deve ser aplicado na face. No terceiro e nos subsequentes dias pós-operatórios, a aplicação de calor local pode ajudar a regredir o edema mais rapidamente. Recomendam-se fontes de calor, como garrafas de água quente ou bolsas térmicas. Os pacientes devem ser avisados a evitar altas temperaturas por longos períodos de tempo, para evitar lesões na pele.

Convém informar aos pacientes que se espera certo grau de edema. Eles também devem ser avisados de que o inchaço pode apresentar remissões e recidivas, ocorrendo mais pela manhã e menos à noite, graças à variação de postura. Dormir em posição mais supina, com o uso de travesseiros extras, ajudará a reduzir o edema facial. Os pacientes devem ser informados que um edema moderado é normal e se mostra uma reação saudável do tecido em resposta ao traumatismo cirúrgico. Os pacientes não devem ficar preocupados ou assustados com o edema, pois ele se resolverá em poucos dias.

Trismo

Extração de dentes, administração anestésica por bloqueio mandibular ou ambos podem resultar em trismo (limitação da abertura da boca). O trismo resulta do traumatismo e da inflamação envolvendo os músculos da mastigação. Também pode resultar de múltiplas injeções da anestesia local, especialmente se as injeções penetraram em músculos. O músculo mais provável de estar envolvido é o pterigóideo medial, que pode ser penetrado pela agulha da anestesia local durante o bloqueio regional do nervo alveolar inferior.

Em geral, as extrações cirúrgicas do terceiro molar inferior impactado resultam em algum grau de trismo, porque a resposta inflamatória ao procedimento cirúrgico é dissipada de maneira a envolver diversos músculos da mastigação. O trismo não costuma ser grave e não atrapalha as atividades rotineiras dos pacientes. No entanto, para evitar alarde, os pacientes devem ser avisados de que esse fenômeno pode ocorrer e que deve se resolver em 1 semana.

Equimose

Em alguns pacientes, extravasa sangue na submucosa e no subcutâneo, aparentando uma lesão nos tecidos bucais, na face ou em ambos (Figura 11.3). O sangue nos tecidos submucosos ou subcutâneos é conhecido como equimose. A equimose costuma ser observada em pacientes idosos, devido a seu menor tônus tecidual, à sua fragilidade capilar aumentada e à sua menor aderência intercelular. Equimose não é algo perigoso e não aumenta a dor ou a chance de infecção. Os pacientes devem, no entanto, ser avisados de que pode acontecer equimose, pois, se acordarem no segundo dia de pós-operatório e virem lesões nas bochechas, região submandibular ou pescoço anterior, podem ficar apreensivos. Tal ansiedade é facilmente prevenida por orientações pós-operatórias. Em geral, o surgimento de equimose acontece 2 a 4 dias após a cirurgia e costuma se resolver completamente em 7 a 10 dias.

Acompanhamento pós-operatório

Todos os pacientes vistos por cirurgiões novatos devem ter uma consulta de retorno marcada para que o cirurgião-dentista possa avaliar seu progresso após a cirurgia e saber qual é a aparência de um alvéolo que está cicatrizando normalmente. Rotineiramente, para procedimentos não complicados, uma visita de acompanhamento 1 semana após o procedimento mostra-se adequada.

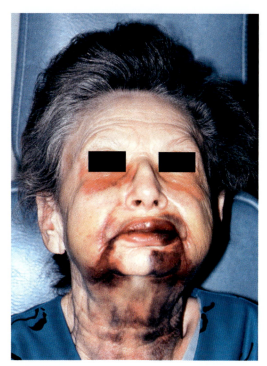

• **Figura 11.3** Observa-se equimose moderada generalizada do lado direito da face e do pescoço em paciente idosa após a extração de vários dentes mandibulares.

As suturas devem ser removidas, conforme necessário, na consulta de acompanhamento 1 semana após a cirurgia.

Os pacientes devem ser informados de que, se qualquer problema ou dúvida surgir, eles devem ligar para o cirurgião-dentista e, se necessário, requerer uma consulta de acompanhamento mais antecipada. As principais razões para uma consulta de tal natureza são sangramento prolongado, dor não responsiva às medicações prescritas e suspeita de infecção.

Se um paciente que passou por uma cirurgia começar a desenvolver edema com eritema superficial, febre, dor ou todos esses sintomas no terceiro dia de pós-operatório ou depois, deve-se presumir que o indivíduo desenvolveu uma infecção até que se prove o contrário. O paciente deve ser instruído a ligar para o consultório do cirurgião-dentista de imediato, que deverá avaliar o paciente cuidadosamente para confirmar ou excluir a suspeita de infecção. Se uma infecção for diagnosticada, medidas terapêuticas apropriadas devem ser adotadas (ver Capítulo 16).

Dor pós-operatória que diminui no início, mas que começa a aumentar no terceiro ou no quarto dias, sem inchaço ou outros sinais de infecção, provavelmente é sintoma de alveolite. Tal problema costuma ser restrito aos alvéolos molares inferiores e não representa uma infecção grave. Trata-se de um incômodo simples de controlar, mas pode requerer diversos retornos do paciente ao consultório (ver Capítulo 10).

Anotações operatórias

O cirurgião-dentista deve anotar nos registros uma observação de evolução do que se passou em cada uma das visitas. Sempre que uma cirurgia for realizada, algumas informações fundamentais devem entrar nas anotações. A primeira é a data da cirurgia e uma breve identificação do paciente. Em seguida, o cirurgião-dentista deve declarar o diagnóstico e o motivo da exodontia (p. ex., dentes não restauráveis graças a cáries ou doença periodontal grave).

Comentários pertinentes com relação a histórico médico do paciente, medicações e sinais vitais também devem entrar nas anotações. O exame bucal feito no momento da cirurgia deve ser brevemente documentado no registro.

O cirurgião-dentista deve registrar o tipo e a quantidade de anestesia utilizada. Por exemplo, se o fármaco administrado foi lidocaína com um vasoconstritor, o cirurgião-dentista deve registrar as dosagens de lidocaína e de epinefrina em miligramas.

O profissional deve, então, escrever uma pequena nota sobre o procedimento realizado e quaisquer problemas que tiverem ocorrido no intraoperatório.

Um comentário com relação às instruções dadas ao paciente no momento de sua liberação, incluindo instruções pós-operatórias, deve ser registrado. As medicações prescritas devem ser listadas, incluindo nome do fármaco, sua dose e o número total de doses. Alternativamente, uma cópia da prescrição pode ser adicionada ao prontuário. Por último, registra-se a necessidade de uma visita de acompanhamento, se for indicada (Boxe 11.1) (ver Apêndice 1).

Com os registros eletrônicos, muitos campos predeterminados estão presentes para registrar certos aspectos das visitas dos pacientes. As exigências para a documentação do paciente descritas previamente ainda se aplicam, mas tais detalhes podem ser registrados de várias maneiras, dependendo do *software* utilizado.

Prevenção e manejo de complicações

Como no caso de emergências clínicas, a melhor maneira de administrar complicações cirúrgicas é evitá-las. A rigor, realiza-se a prevenção de complicações cirúrgicas por uma avaliação pré-operatória completa e um plano de tratamento abrangente, seguido de uma execução cuidadosa do procedimento cirúrgico. Apenas quando isso é rotineiramente realizado, o cirurgião pode esperar poucas complicações. No entanto, mesmo com esse planejamento e o uso de excelentes técnicas cirúrgicas, as complicações ainda ocorrem ocasionalmente. Em situações em que o cirurgião-dentista planejou com cuidado, a complicação é quase sempre previsível e pode ser controlada rotineiramente. Por exemplo, ao se extrair um primeiro pré-molar superior que tem raízes longas e finas, é muito mais fácil remover a raiz vestibular do que a palatina. Portanto, o cirurgião-dentista usará mais força em direção à raiz vestibular do que em direção à raiz palatina, de modo que, se uma raiz fraturar, ela envolverá mais provavelmente a raiz vestibular do que a raiz palatina. Na maioria dos casos, a remoção da raiz vestibular é mais direta.

Os cirurgiões-dentistas devem realizar uma cirurgia que esteja dentro dos limites de suas capacidades. Eles devem, portanto, avaliar cuidadosamente seu treinamento e suas habilidades antes de decidir realizar um procedimento cirúrgico específico. Assim, por exemplo, é inadequado um cirurgião-dentista com experiência limitada no manejo de terceiros molares impactados realizar a extração cirúrgica de um dente incluso. A incidência de complicações operatórias e pós-operatórias é inaceitavelmente alta em tal situação. Os cirurgiões-dentistas devem ser cautelosos quanto ao otimismo indevido, que pode ofuscar o julgamento e impedir de oferecer o melhor tratamento possível. É preciso ter em mente que o encaminhamento para um especialista é uma opção sempre a ser exercida se a cirurgia planejada estiver além de seu nível de habilidade. Em algumas situações, isso não é apenas uma obrigação moral, mas também uma sábia atitude no controle de risco médico-legal, e proporciona uma consciência tranquila.

Ao planejar um procedimento cirúrgico, o primeiro passo é sempre uma revisão completa do histórico médico do paciente. Várias das complicações discutidas neste capítulo podem ser causadas pela atenção inadequada às histórias clínicas que teriam revelado a existência de algum fator que aumentaria o risco cirúrgico.

Uma das principais maneiras de prevenir complicações é obter imagens adequadas e analisá-las cuidadosamente (ver Capítulo 8). As radiografias devem abranger toda a área da cirurgia, inclusive os ápices das raízes dos dentes a serem extraídos, e as estruturas anatômicas locais e regionais, como as partes adjacentes do seio maxilar ou do canal alveolar inferior. O cirurgião deve observar a presença de morfologia anormal da raiz do dente ou sinais de que o dente pode estar anquilosado. Após um exame cuidadoso das radiografias, o cirurgião-dentista pode precisar alterar o plano de tratamento para evitar ou limitar a magnitude das complicações que podem ser antecipadas com uma exodontia simples (alveolar). Em vez disso, o profissional deve considerar abordagens cirúrgicas para remover dentes em tais casos.

Depois de uma história clínica adequada ter sido levantada e as radiografias terem sido analisadas, o cirurgião-dentista passa para o planejamento pré-operatório. Isso não é simplesmente a preparação de um plano cirúrgico detalhado e da instrumentação necessária, mas também um plano para controlar a dor e a ansiedade do paciente e inclui, ainda, a recuperação pós-operatória (instruções e modificações da atividade normal do paciente). Instruções e explicações pré-operatórias completas aos pacientes são essenciais para evitar ou limitar o impacto da maioria das complicações que ocorrem no período pós-operatório. Se as instruções não forem cuidadosamente explicadas e a importância do compromisso não ficar clara, é menos provável que o paciente as cumpra.

Para manter mínimas as complicações, o cirurgião-dentista deve sempre seguir os princípios básicos da cirurgia. Deve-se assegurar visualização e acesso claros ao campo operatório, o que requer luz adequada, afastamento e/ou exposição apropriados dos tecidos moles (como lábios, bochechas, língua e retalhos de tecidos moles), além de aspiração adequada. Os dentes a serem extraídos devem ter o caminho desimpedido para remoção. Às vezes, é preciso remover osso e seccionar os dentes para alcançar esse objetivo. A força controlada é de suma importância. Isso significa sutileza, e não força. O cirurgião-dentista deve seguir os princípios de assepsia, manejo atraumático dos tecidos, hemostasia e desbridamento completo da ferida após o procedimento cirúrgico. A violação desses princípios pode levar a aumento da incidência e gravidade das complicações cirúrgicas.

A prevenção de complicações deve ser um objetivo importante. Quando ocorrem complicações, o manejo hábil é o requisito mais essencial do cirurgião-dentista competente.

Lesão de tecidos moles

As lesões no tecido mole da cavidade bucal são quase sempre o resultado da falta de atenção adequada do cirurgião à delicada natureza da mucosa, de tentativas de cirurgia com acesso inadequado, de pressa

---

- **Boxe 11.1**   **Elementos de evolução operatória.**

1. Data
2. Nome e identificação do paciente
3. Diagnóstico do problema que será tratado cirurgicamente
4. Revisão do histórico médico, medicações e sinais vitais
5. Exame oral
6. Anestesia (quantidade utilizada)
7. Procedimento (incluindo a descrição da cirurgia e as complicações)
8. Instruções no momento da liberação
9. Medicações prescritas e sua quantidade (ou anexar cópia da prescrição)
10. Necessidade de consulta de acompanhamento
11. Assinatura (legível ou nome impresso abaixo)

durante a cirurgia ou do uso de força excessiva e descontrolada. O cirurgião deve continuar prestando muita atenção ao tecido mole enquanto trabalha nas estruturas ósseas e dentárias (Boxe 11.2).

Rompimento de um retalho mucoso

A lesão mais comum dos tecidos moles durante a cirurgia bucal é a ruptura do retalho mucoso na extração cirúrgica de um dente. Em geral, isso resulta de um retalho do tipo envelope inicialmente de tamanho inadequado que, à medida que o cirurgião-dentista tenta obter o acesso cirúrgico necessário, é retraído e afastado à força além da capacidade do tecido de esticar (Figura 11.4). Isso resulta em rompimento, geralmente em uma das extremidades da incisão. A prevenção dessa complicação é tripla: (1) criar retalhos de tamanho adequado para evitar o excesso de tensão neles; (2) usar quantidades controladas de força de afastamento no retalho; e (3) criar incisões de alívio, quando indicado. Se um rompimento ocorrer no retalho, este deve ser cuidadosamente reposicionado quando a cirurgia estiver concluída. Se o cirurgião-dentista ou o assistente virem um retalho começando a se romper, a cirurgia de tecido duro deve ser interrompida enquanto se alonga a incisão ou enquanto uma incisão de alívio é criada para obter melhor acesso. Na maioria dos pacientes, a sutura cuidadosa do rompimento resulta em cicatrização adequada, mas um pouco tardia. Se o rompimento for especialmente irregular, o cirurgião-dentista pode considerar a excisão das bordas do retalho rompido para criar uma margem de retalho lisa antes do fechamento. Tal etapa deve ser realizada com cautela, pois a excisão de quantidades excessivas de tecido leva a provável deiscência e fechamento da ferida sob tensão ou pode comprometer a quantidade de gengiva inserida adjacente a um dente.

Ferida por perfuração

A segunda lesão dos tecidos moles que ocorre com alguma frequência é a perfuração inadvertida do tecido mole. Um instrumental, como um extrator reto ou um elevador periosteal, pode escorregar do campo cirúrgico e perfurar ou romper o tecido mole adjacente.

- **Boxe 11.2 Prevenção de lesões a tecidos moles.**
- Preste muita atenção às lesões dos tecidos moles.
- Desenvolva retalhos de tamanho adequado.
- Use força mínima para a retração do tecido mole.

Mais uma vez, essa lesão é o resultado do uso de força descontrolada e pode ser evitada pelo uso de força controlada, com atenção especial à utilização de apoios para os dedos ou da mão oposta, se houver expectativa de escorregamento. Se o instrumental escorregar do dente ou do osso, os dedos do cirurgião-dentista podem segurá-lo antes que ocorra a lesão (Figura 11.5). Se houver ferida por perfuração na mucosa, o tratamento subsequente destina-se principalmente a evitar a infecção e possibilitar a cicatrização, em geral por segunda intenção. Se a ferida sangrar em excesso, a hemorragia deve ser controlada por aplicação de pressão direta sobre ela. Uma vez alcançada a hemostasia, a ferida costuma ser deixada aberta sem sutura. Assim, mesmo que uma pequena infecção ocorra, haverá um caminho adequado para a drenagem.

Abrasão ou queimadura

Abrasões ou queimaduras nos lábios, cantos da boca ou retalhos geralmente resultam da haste rotativa da broca esfregando no tecido mole ou de um retrator de metal que entra em contato com o tecido mole (Figura 11.6). Quando o cirurgião está focado na extremidade de corte da broca, o assistente deve estar ciente da localização da haste da broca com relação às bochechas e aos lábios do paciente. No entanto, o cirurgião-dentista também deve permanecer ciente da localização do eixo. Podem ocorrer queimaduras de tecidos moles se os instrumentais recém-tirados da autoclave ou da estufa de calor seco não puderem esfriar antes de entrar em contato com a pele ou a mucosa do paciente.

Se uma área da mucosa bucal estiver lesionada ou queimada, pouco tratamento é possível além de manter a área limpa com enxágue bucal regular. Normalmente, tais feridas cicatrizam em 4 a 7 dias (dependendo da profundidade da lesão) sem cicatrizes. Se tal abrasão ou queimadura se desenvolver na pele, o cirurgião-dentista deve aconselhar o paciente a mantê-la coberta com uma pomada antibiótica. O indivíduo deve aplicar a pomada apenas na área afetada e não a espalhar sobre a pele intacta, pois pode causar

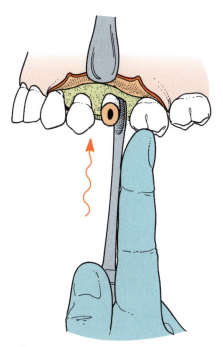

- **Figura 11.5** O pequeno extrator reto pode ser usado para luxar uma raiz fraturada. Quando um extrator reto é usado nessa posição, a mão do cirurgião deve estar firmemente apoiada nos dentes adjacentes para evitar o deslizamento inadvertido do instrumental e a subsequente lesão ao tecido adjacente.

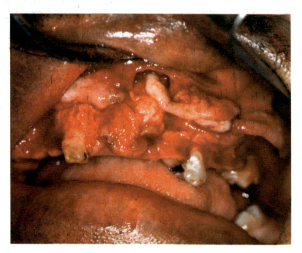

- **Figura 11.4** Retalho mucoperiosteal lacerado devido a cuidados inadequados durante sua manipulação.

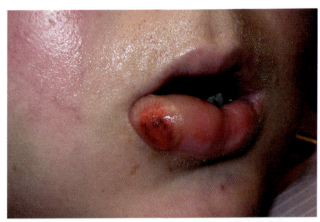

• **Figura 11.6** Abrasão do lábio inferior como resultado de haste da broca girando no tecido mole. A abrasão representa uma combinação de atrito e lesão por calor. A ferida deve ser mantida coberta com uma pomada antibiótica até que uma escara se forme, tomando-se o cuidado de manter a pomada fora da pele não lesionada o máximo possível. (Cortesia do Dr. Myron Tucker.)

ulceração ou erupção cutânea. Em geral, essas abrasões levam 5 a 10 dias para cicatrizar. O paciente deve manter a área úmida com pequenas quantidades de pomada durante todo o período de cicatrização para evitar a formação de cicatrizes e a cicatrização demorada e para manter a área razoavelmente confortável. Pode ocorrer cicatrização ou descoloração permanente da pele afetada, mas isso costuma ser evitado com o cuidado adequado da ferida.

Problemas com a extração dentária

Fratura radicular

O problema mais comum associado ao dente que está sendo extraído é a fratura de suas raízes. Raízes longas, curvadas e divergentes que se encontram em ossos densos são as mais prováveis de serem fraturadas. Os principais métodos de prevenção da fratura das raízes são a realização da cirurgia da maneira descrita nos capítulos anteriores ou a utilização de uma técnica de extração aberta e remoção do osso para diminuir a quantidade de força necessária para a remoção do dente (Boxe 11.3). Discute-se a recuperação de uma raiz fraturada com uma abordagem cirúrgica no Capítulo 9.

Deslocamento de raiz

A raiz dentária mais comumente deslocada para espaços anatômicos desfavoráveis é a do molar superior, quando forçada ou perdida no seio maxilar. Se a raiz fraturada de um molar superior estiver sendo removida com um extrator reto que esteja sendo usado com excessiva pressão apical, a raiz pode ser deslocada para o seio maxilar. Outros dentes ou raízes podem ser deslocados para o seio maxilar de maneira semelhante. Se uma raiz ou dente for empurrado para o seio maxilar, o cirurgião-dentista deve fazer várias avaliações para determinar o tratamento adequado. Primeiramente, o cirurgião

• **Boxe 11.3** Prevenção de fratura e deslocamento da raiz.

- Sempre considere a possibilidade de fratura radicular
- Proceda à extração cirúrgica (ou seja, aberta), se houver alta probabilidade de fratura
- Não use força apical excessiva em uma raiz fraturada

deve identificar o tamanho da raiz perdida no seio. Pode ser uma ponta de raiz de alguns milímetros ou um dente ou raiz inteiros. O profissional deve avaliar, em seguida, se houve alguma infecção do dente ou dos tecidos periapicais. Se o dente não tiver sido infectado, o manejo é mais direto do que se o dente tiver sido infectado de modo agudo. Por fim, o cirurgião-dentista deve avaliar a condição pré-operatória do seio maxilar. Para o paciente que tem um seio maxilar saudável, é mais simples manejar uma raiz deslocada do que se o seio estiver ou tiver sido cronicamente infectado.

Se o fragmento de dente deslocado for uma pequena ponta da raiz de 2 ou 3 mm e o dente e o seio não tiverem infecção preexistente, o cirurgião-dentista deve fazer uma breve tentativa de remover a raiz. Primeiramente, uma radiografia da raiz do dente fraturado deve ser feita para indicar sua posição e tamanho. Em seguida, o cirurgião-dentista deve irrigar pela pequena abertura no ápice do alvéolo e, então, aspirar a solução de irrigação do seio pelo alvéolo. Ocasionalmente, isso libera o ápice da raiz do seio através do alvéolo. O cirurgião-dentista deve verificar a solução de aspiração e confirmar radiograficamente que a raiz foi removida. Se essa técnica não for bem-sucedida, nenhum procedimento cirúrgico adicional deve ser realizado pelo alvéolo, e a ponta da raiz deve ser deixada no seio. Uma pequena ponta de raiz não infectada pode ser deixada no lugar porque é improvável que cause qualquer sequela incômoda. Outra cirurgia nessa situação causa mais morbidade para o paciente do que deixar a ponta da raiz no seio. Se a ponta da raiz for deixada no seio, o cirurgião-dentista deve tomar medidas semelhantes àquelas de deixar qualquer ponta da raiz no local. O paciente deve ser informado da decisão e receber instruções de acompanhamento adequadas para o monitoramento regular da raiz e do seio.

A comunicação bucossinusal deve ser manejada conforme discutido mais adiante, com uma sutura em formato de oito sobre a cavidade, precauções sinusais, antibióticos e um aerossol nasal para diminuir a chance de infecção, mantendo o óstio aberto. A ocorrência mais provável é que o ápice radicular se fibrose sobre a membrana sinusal sem problemas subsequentes. Se a raiz do dente estiver infectada ou o paciente tiver sinusite crônica, o paciente deve ser encaminhado a um cirurgião bucomaxilofacial para a remoção da ponta da raiz por meio de uma abordagem de Caldwell-Luc ou endoscópica.

Se um grande fragmento radicular ou o dente inteiro for deslocado para o seio maxilar, ele deve ser removido (Figura 11.7). O método habitual é uma abordagem de Caldwell-Luc no seio maxilar, na região da fossa canina, seguida de remoção do dente. Tal procedimento deve ser realizado por um cirurgião bucomaxilofacial (ver Capítulo 20).

Às vezes, os terceiros molares superiores impactados são deslocados para o seio maxilar (de onde são removidos por meio de uma abordagem de Caldwell-Luc). No entanto, o deslocamento, caso ocorra, se dá mais comumente no espaço infratemporal. Durante a elevação do dente, o extrator pode forçá-lo posteriormente através do periósteo para a fossa infratemporal. O dente costuma ser lateral à placa pterigóidea lateral e inferior ao músculo pterigóideo lateral. Se bons acessos e luz estiverem disponíveis, o cirurgião-dentista deve fazer um único esforço cauteloso para recuperar o dente com uma pinça hemostática. No entanto, o dente não costuma estar visível, e a sondagem cega resulta em maior deslocamento. Se o dente não for recuperado após um único esforço, a incisão deve ser fechada e a cirurgia, interrompida. O paciente deve ser informado de que o dente foi deslocado e será removido depois. Antibióticos devem ser administrados para ajudar a diminuir a possibilidade de infecção, devendo ser fornecidos cuidados pós-operatórios de rotina. Durante o tempo inicial de cicatrização, ocorre fibrose; o dente estabiliza-se em uma posição firme. O dente deve ser

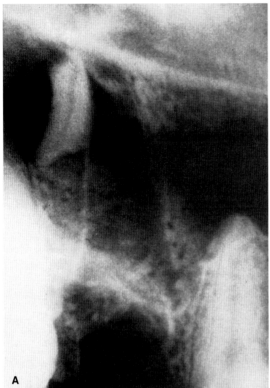

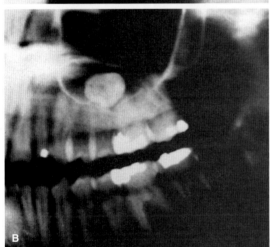

● **Figura 11.7 A.** Fragmento radicular grande deslocado para o seio maxilar. O fragmento deve ser removido por abordagem de Caldwell-Luc ou endoscopia sinusal. **B.** O dente no seio maxilar é o terceiro molar superior que foi deslocado para o seio durante a luxação do dente. Ele deve ser removido do seio, provavelmente pela abordagem de Caldwell-Luc.

removido depois, por um cirurgião bucomaxilofacial, após a localização radiográfica.

O osso cortical lingual sobre as raízes dos molares fica mais fino à medida que progride posteriormente. Os terceiros molares mandibulares, por exemplo, frequentemente apresentam deiscência no osso lingual suprajacente e podem, na verdade, estar localizados no espaço submandibular no pré-operatório. Raízes molares mandibulares fraturadas que estejam sendo removidas com pressões apicais podem ser deslocadas através da placa cortical lingual e para o espaço submandibular. Mesmo pequenas quantidades de pressão apical podem resultar no deslocamento da raiz para esse espaço. A prevenção do deslocamento para o espaço submandibular é alcançada, principalmente, evitando-se todas as pressões apicais ao se removerem as raízes mandibulares.

Extratores triangulares, como o de Cryer, costumam ser usados para elevar as raízes dentárias quebradas dos molares inferiores. Se a raiz desaparecer durante sua remoção, o cirurgião-dentista deve fazer apenas um esforço para removê-la. Insere-se o dedo indicador da mão esquerda no aspecto lingual do assoalho bucal na tentativa de colocar pressão contra o aspecto lingual da mandíbula e forçar a raiz de volta ao alvéolo. Se isso funcionar, o cirurgião pode ser capaz de remover a raiz do alvéolo com um extrator apical. Se essa tentativa não for bem-sucedida inicialmente, o cirurgião dentista deve abortar o procedimento e encaminhar o paciente para um cirurgião bucomaxilofacial. O procedimento definitivo habitual para remover tal ponta radicular é rebater um retalho de tecido mole no aspecto lingual da mandíbula e dissecar delicadamente o mucoperiósteo sobrejacente até que a ponta da raiz seja encontrada. Tal como acontece com os dentes que são deslocados para o seio maxilar, se o fragmento da raiz for pequeno e não tiver sido infectado no pré-operatório, o cirurgião bucomaxilofacial pode optar por deixar a raiz em sua posição, pois sua remoção cirúrgica pode se tornar um procedimento extenso ou pode haver risco de lesão grave do nervo lingual.

Dente perdido na faringe

Às vezes, a coroa de um dente, uma coroa protética ou um dente inteiro podem se perder na orofaringe. Se isso ocorrer, o paciente deve ser virado para o cirurgião e colocado em posição com a boca voltada para o chão o máximo possível. O paciente deve ser encorajado a tossir e cuspir o dente.

Apesar desses esforços, o dente pode ser engolido ou aspirado. Se o paciente não tossir ou tiver desconforto respiratório, é mais provável que o dente tenha sido engolido, passando pelo esôfago até o estômago. No entanto, se o indivíduo tiver um episódio violento de tosse ou falta de ar, o dente pode ter sido aspirado, passando pelas cordas vocais para a traqueia e dali para o brônquio principal.

Em ambos os casos, o paciente deve ser transportado para um pronto-socorro; convém realizar radiografias de tórax e abdome para determinar a localização específica do dente. Se o dente tiver sido aspirado, deve-se aventar a possibilidade de remoção com um broncoscópio. O manejo urgente da aspiração é manter as vias respiratórias e a respiração do paciente. Oxigênio suplementar pode ser apropriado, caso sejam observados sinais de desconforto respiratório.

Se o dente tiver sido ingerido, é altamente provável que ele passe pelo sistema gastrintestinal dentro de 2 a 4 dias. Como os dentes geralmente não são irregulares ou afiados, ocorre a passagem desimpedida em quase todas as situações. No entanto, pode ser prudente que o paciente vá a uma emergência hospitalar e faça uma radiografia do abdome para confirmar se o dente está, de fato, no sistema gastrintestinal, e não no respiratório. As radiografias de acompanhamento provavelmente não são necessárias, pois os dentes engolidos acabam sendo expelidos junto com as fezes.

Extração do dente errado

Uma complicação que todo cirurgião-dentista acredita que nunca pode acontecer – mas ocorre com uma frequência surpreendente – é a extração do dente errado. Esta costuma ser a causa mais comum de processos por negligência contra dentistas. A extração do dente errado não ocorre se é dada atenção adequada ao planejamento e à execução do procedimento cirúrgico.

Esse problema pode ser o resultado de uma atenção inadequada na avaliação pré-operatória. Se o dente a ser extraído for grosseiramente cariado, é menos provável que o dente errado seja removido. Uma razão comum para extrair o dente errado é quando um cirurgião-dentista remove um dente para outro cirurgião-dentista. O uso de diferentes sistemas de numeração de dentes ou diferenças na montagem de radiografias pode facilmente levar o cirurgião-dentista a interpretar mal as instruções do outro profissional. Assim, o dente errado é, às vezes, extraído quando é solicitado ao cirurgião-dentista que extraia os dentes para fins ortodônticos, especialmente em pacientes em estágios de dentição mista e cujos ortodontistas pediram extrações incomuns. Planejamento pré-operatório cuidadoso, comunicação clara com o cirurgião-dentista e avaliação clínica atenta do dente a ser extraído antes que o extrator e o fórceps sejam aplicados são os principais métodos para evitar essa complicação (Boxe 11.4).

Se o dente errado for extraído e o cirurgião-dentista perceber esse erro imediatamente, o dente deve ser logo reimplantado no alvéolo. Se a exodontia for para fins ortodônticos, o cirurgião-dentista deve entrar em contato com o ortodontista imediatamente e discutir se o dente removido pode substituir aquele que deveria ter sido extraído. Se o ortodontista acredita que o dente original deve ser extraído, a extração correta deve ser adiada por 4 ou 5 semanas até o destino do dente reimplantado poder ser avaliado. Se o dente indevidamente extraído recuperar sua ligação com o processo alveolar, a extração originalmente planejada pode prosseguir. Além disso, o cirurgião-dentista não deve extrair o dente contralateral até um plano de tratamento alternativo definido ter sido feito.

Se o cirurgião não reconhecer que o dente errado foi extraído até o paciente retornar para uma visita pós-operatória, pouco pode ser feito para corrigir o problema. O reimplante do dente extraído após a desvitalização não pode ser realizado com sucesso.

Quando o dente errado for extraído, é importante informar ao paciente ou aos pais ou cuidadores (se o indivíduo for menor de idade) e a qualquer outro cirurgião-dentista envolvido com o cuidado da pessoa, como o ortodontista. Em algumas situações, o ortodontista pode ser capaz de ajustar o plano de tratamento de modo que a extração do dente errado acarrete uma alteração mínima do plano. Além disso, se o caso não envolver cuidados ortodônticos, uma reabilitação dentária implantossuportada pode restaurar totalmente a condição dental do paciente como estava antes da extração inadvertida.

Lesões aos dentes adjacentes

Quando o cirurgião-dentista extrai um dente, o foco de atenção é aquele dente em particular e a aplicação de forças para expô-lo e luxá-lo. Quando a atenção do cirurgião-dentista está completamente voltada apenas para esse dente, a probabilidade de lesão nos dentes adjacentes é maior. A lesão costuma ser causada pelo uso de uma broca para remover osso ou dividir um dente para extração. O cirurgião-dentista deve tomar cuidado para evitar chegar muito perto dos dentes adjacentes ao extrair cirurgicamente um dente. Em geral, isso requer que ele mantenha algum foco nas estruturas adjacentes ao local da cirurgia.

Fratura ou deslocamento de uma restauração adjacente

A lesão mais comum nos dentes adjacentes é a fratura inadvertida ou o deslocamento de uma restauração ou o dano a um dente gravemente cariado enquanto o cirurgião-dentista está tentando luxar o dente a ser extraído (Figura 11.8). Se houver uma grande restauração, o cirurgião-dentista deve avisar ao paciente no pré-operatório sobre a possibilidade de fraturá-lo ou deslocá-lo durante a extração. A prevenção de tal fratura ou deslocamento é alcançada, sobretudo, evitando-se a aplicação de instrumentação e força na restauração (Boxe 11.5). Isso significa que o extrator reto deve ser usado com muito cuidado, inserido inteiramente no espaço do ligamento periodontal, ou não usado de modo algum para luxar o dente antes da extração, quando o dente adjacente tiver uma grande restauração. Se uma restauração for deslocada ou fraturada, o cirurgião-dentista deve se certificar de que a restauração deslocada seja removida da boca e não caia no alvéolo vazio. Uma vez concluído o procedimento cirúrgico, o dente lesionado deve ser tratado pela substituição da coroa deslocada ou pela colocação de uma restauração temporária. O paciente deve ser informado se ocorreu a fratura de um dente ou restauração e sobre a necessidade de uma restauração de substituição (ver Capítulo 12).

Dentes no arco oposto também podem ser lesionados como resultado de forças descontroladas. Em geral, isso ocorre quando forças vestibulolinguais mobilizam inadequadamente um dente, forças de tração excessivas são usadas ou ambas. De repente, o dente é liberado do alvéolo e o fórceps golpeia os dentes do arco oposto, lascando ou fraturando a cúspide. É mais provável que isso ocorra com a extração dos dentes inferiores, pois esses dentes podem exigir mais forças de tração verticais para a extração, especialmente quando se usa o fórceps nº 16 (chifre de vaca). A prevenção desse tipo de lesão pode ser realizada por vários métodos. O primeiro e mais importante é evitar o uso de forças de tração excessivas. O dente deve ser adequadamente luxado com forças apicais, vestibulolinguais e rotacionais para minimizar a necessidade de forças tracionárias.

Mesmo quando se faz isso, às vezes um dente será sacado do alvéolo inesperadamente. O cirurgião-dentista, ou o assistente,

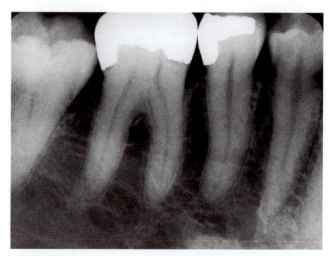

• **Figura 11.8** Primeiro molar inferior. Se o primeiro molar for removido, o cirurgião-dentista deve tomar cuidado para não fraturar o amálgama no segundo pré-molar com extratores ou fórceps.

• **Boxe 11.4** Prevenção de extração do dente errado.

- Preste atenção no procedimento
- Verifique com o paciente e o assistente para garantir que o dente correto esteja sendo removido
- Verifique, e depois confira novamente, imagens e registros para confirmar o dente correto.

• **Boxe 11.5** Prevenção de lesão ao dente adjacente.

- Reconheça o potencial de fraturar uma grande restauração
- Avise ao paciente no pré-operatório
- Use extratores dentários prudentemente
- O assistente deve avisar ao cirurgião-dentista acerca da pressão sobre os dentes adjacentes.

deve proteger os dentes do arco oposto segurando um dedo ou um sugador contra eles para absorver o golpe, caso o fórceps seja liberado nessa direção. Se tal lesão ocorrer, o dente deve ser restaurado ou aliviado, conforme necessário, para manter o paciente confortável até haver uma restauração permanente.

Luxação do dente adjacente

O uso inadequado dos instrumentais de extração pode luxar um dente adjacente. Previne-se a luxação pelo uso criterioso da força com extratores e fórceps. Se o dente a ser extraído estiver apinhado e houver dentes adjacentes sobrepostos, como é comumente visto na região do incisivo inferior, um fórceps fino e estreito, como o de nº 65 ou 69, pode ser útil para a extração (Figura 11.9). Fórceps com pontas mais largas devem ser evitados, pois causam lesões e luxação dos dentes adjacentes.

Frequentemente, um discreto grau de luxação de um dente adjacente ocorre e, em geral, não causa danos. No entanto, se um dente adjacente estiver significativamente luxado ou parcialmente avulsionado, o objetivo do tratamento é reposicioná-lo apropriadamente e estabilizá-lo para que a cicatrização adequada possa ocorrer. Em geral, isso requer que o dente seja simplesmente reposicionado no alvéolo dentário e deixado sozinho. A oclusão deve ser verificada para garantir que o dente não tenha sido deslocado para uma hiperoclusão e uma oclusão traumática. Às vezes, o dente luxado é móvel. Se for esse o caso, o dente deve ser estabilizado com contenção semirrígida para mantê-lo em sua posição. Uma sutura de seda que atravessa a face oclusal e é suturada à gengiva adjacente costuma ser suficiente. A fixação rígida com fios circundentários e barras em arco resulta em aumento das chances de reabsorção radicular externa e anquilose do dente; portanto, deve ser evitada (ver Capítulo 25).

Lesões às estruturas ósseas

Fratura do processo alveolar

Em geral, uma extração dentária requer que o osso alveolar adjacente seja expandido para possibilitar uma via desimpedida para a remoção do dente. No entanto, em algumas situações, em vez de expandir, o osso fratura e é removido ainda ligado ao dente. A causa mais provável de fratura do processo alveolar é o uso de força excessiva com o fórceps, que fratura a placa cortical. Se for necessária força excessiva para remover um dente, um retalho de tecido mole deve ser descolado. Convém ainda remover quantidades controladas de osso para que o dente possa ser liberado ou, no caso de dentes multirradiculares, ele deve ser seccionado. Se tal princípio não for respeitado e o cirurgião-dentista continuar a usar força excessiva ou descontrolada, geralmente ocorrerão as fraturas ósseas.

Os locais mais prováveis para fraturas ósseas são a placa cortical vestibular sobre o canino maxilar, a placa cortical vestibular sobre os molares superiores (em especial, o primeiro molar), as porções do assoalho do seio maxilar associadas aos molares superiores, a tuberosidade maxilar e o osso vestibular sobre os incisivos inferiores (Figura 11.10). Todas essas lesões ósseas são causadas por força excessiva do fórceps.

O principal método de prevenção dessas fraturas é realizar um exame pré-operatório cuidadoso do processo alveolar tanto clínica quanto radiograficamente (Boxe 11.6). O cirurgião deve inspecionar a forma da raiz do dente a ser extraído e avaliar a proximidade das raízes com o seio maxilar (Figura 11.11). O profissional também deve considerar a espessura da placa cortical vestibular sobrejacente ao dente a ser extraído (Figura 11.12). Se as raízes divergirem amplamente, se estiverem perto do seio ou se o paciente tiver um denso osso cortical vestibular, o cirurgião-dentista deve tomar medidas especiais para evitar fraturas ósseas excessivas. A idade é um fator a ser considerado, porque os ossos de pacientes mais velhos tendem a ser menos elásticos e, portanto, mais propensos a fraturar do que a se expandir.

Com a determinação pré-operatória de uma alta probabilidade de fratura óssea, o cirurgião-dentista deve considerar a realização da extração pela técnica cirúrgica aberta. Utilizando tal método, ele pode remover uma quantidade menor e mais controlada de osso, que resulta em uma cicatrização mais rápida e uma forma de crista alveolar mais favorável para a reconstrução protética.

Quando o molar superior se encontra próximo ao seio maxilar, a exposição cirúrgica do dente, com o corte das raízes dentárias em duas ou três porções, geralmente impede a remoção de uma porção do assoalho do seio maxilar. Isso ajuda a evitar a formação de uma comunicação e fístula bucossinusal, que comumente requer procedimentos secundários para serem fechados.

Em resumo, a prevenção de fraturas de grandes porções da placa cortical depende de avaliações radiográficas e clínicas pré-operatórias, o que evita o uso de quantidades excessivas de força descontrolada e a decisão precoce de realizar uma extração

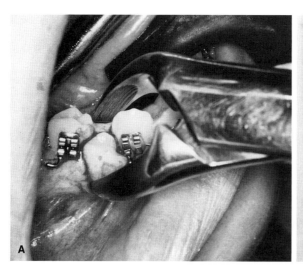
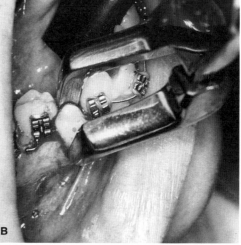

• **Figura 11.9 A.** Fórceps nº 151, o qual é muito largo para agarrar o pré-molar, a fim de extraí-lo sem luxar os dentes adjacentes. **B.** Fórceps de raiz maxilar, que pode ser adaptado prontamente ao dente para exodontia.

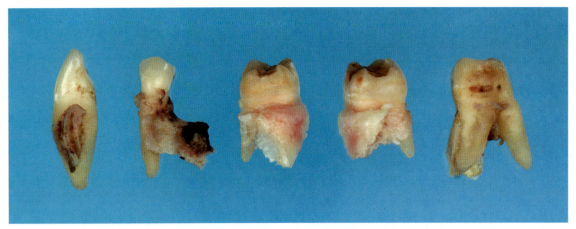

• **Figura 11.10** A extração com fórceps desses dentes resultou na remoção de osso e dente, em vez de apenas dente.

• **Boxe 11.6 Prevenção de fratura do processo alveolar.**

- Realize exames clínicos e radiográficos pré-operatórios completos
- Não aplique força excessiva
- Use a técnica de extração cirúrgica (ou seja, aberta) para reduzir a força necessária.

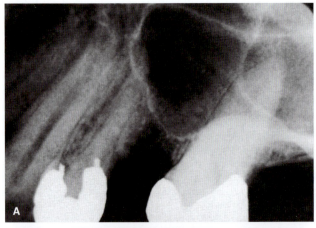

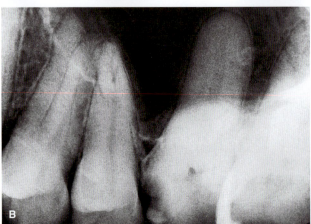

• **Figura 11.11 A.** Assoalho sinusal associado às raízes dos dentes. Se a extração for necessária, o dente deve ser extraído cirurgicamente. **B.** Os dentes molares superiores imediatamente adjacentes ao seio apresentam mais risco de exposição sinusal.

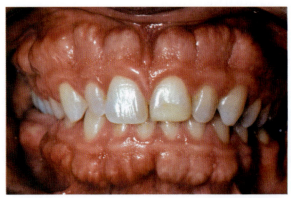

• **Figura 11.12** Paciente com placa cortical vestibular espessa necessitando de extração aberta. (De Neville BW, Damm DD, Allen CM, *et al*. *Oral and maxillofacial pathology*. 2. ed. St. Louis: Elsevier; 2002.)

aberta com remoção de quantidades controladas de osso e/ou seccionamento de dentes multirradiculares. Durante uma extração com fórceps, se a quantidade apropriada de mobilização dentária não ocorrer logo, o cirurgião-dentista prudente e sábio alterará o plano de tratamento para a técnica cirúrgica, em vez de seguir o método fechado.

O manejo das fraturas do osso alveolar assume várias formas diferentes, dependendo do tipo e da gravidade da fratura. Se o osso tiver sido completamente removido da cavidade alveolar junto com o dente, ele não deve ser substituído. O cirurgião-dentista deve simplesmente certificar-se de que o tecido mole tenha sido reposicionado na melhor maneira possível sobre o osso remanescente para evitar a cicatrização demorada. O profissional deve também suavizar as bordas afiadas (espículas ósseas) que podem ter sido causadas pela fratura. Se tais bordas afiadas do osso existirem, o cirurgião-dentista deve refletir uma pequena quantidade de tecido mole e usar uma lima óssea para arredondá-las ou utilizar uma pinça para removê-las.

O cirurgião que mantém o processo alveolar apoiado com os dedos durante a exodontia geralmente sente a fratura da placa cortical vestibular quando ela ocorre. Nesse momento, o osso permanece preso ao periósteo e geralmente se repara caso possa ser separado do dente e deixado ligado ao tecido mole sobrejacente. O cirurgião-dentista deve dissecar cuidadosamente o osso do tecido mole associado ao dente. Para tal procedimento, o dente deve ser estabilizado com o fórceps e um pequeno instrumental afiado, como um elevador periosteal nº 9, usado para elevar o osso vestibular da raiz do dente. Uma vez separados o osso e o tecido mole do dente, remove-se o dente e o osso e reaproximam-se e fixam-se o retalho de tecido mole com suturas. Quando tratado dessa maneira, é altamente provável que o osso repare em uma forma de crista mais favorável para a reconstrução protética do que se tivesse sido removido junto com o dente. Por isso, vale a pena o esforço especial para dissecar o osso do dente.

Fratura da tuberosidade maxilar

A fratura de uma grande parte do osso na área da tuberosidade maxilar é uma situação de especial preocupação. A tuberosidade maxilar mostra-se importante para a construção de uma prótese dentária retentiva estável. Se uma grande parte dessa tuberosidade for removida junto com o dente da maxila, provavelmente a estabilidade da prótese estará comprometida. Uma abertura no seio maxilar também pode ser criada. As fraturas da tuberosidade maxilar resultam mais da extração de um terceiro molar superior irrompido ou da extração do segundo molar, se este for o último dente do arco (Figura 11.13).

Se ocorrer uma fratura de tuberosidade durante uma extração, o tratamento é semelhante ao que foi discutido para outras fraturas ósseas. O cirurgião-dentista, utilizando o apoio dos dedos para o processo alveolar durante a fratura (se o osso permanecer preso ao periósteo), deve tomar medidas para garantir a sobrevivência do osso fraturado.

No entanto, se a tuberosidade for excessivamente móvel e não puder ser dissecada do dente, o cirurgião terá várias opções. O primeiro é a imobilização do dente que está sendo extraído aos dentes adjacentes e o adiamento da extração por 6 a 8 semanas, dando tempo para ocorrer o reparo ósseo. Em seguida, extrai-se o dente com uma técnica cirúrgica aberta. A segunda opção é seccionar a coroa dentária a partir das raízes e deixar que a tuberosidade e a secção da raiz do dente cicatrizem. Depois de 6 a 8 semanas, o cirurgião-dentista pode remover as raízes dentárias da maneira habitual. Se o molar superior estiver infectado antes da cirurgia, essas duas técnicas devem ser empregadas com cautela.

Se a tuberosidade maxilar estiver completamente separada dos tecidos moles, os passos habituais são suavizar as bordas afiadas do osso remanescente e reposicionar e suturar o tecido mole remanescente. Convém verificar cuidadosamente uma comunicação bucossinusal e realizar o tratamento necessário.

Uma fratura da tuberosidade maxilar deve ser considerada uma complicação significativa. O principal objetivo terapêutico é manter o osso fraturado no lugar e proporcionar o melhor ambiente possível para a cicatrização. Talvez seja uma situação que possa ser mais bem tratada por um cirurgião bucomaxilofacial.

Fratura da mandíbula

A fratura da mandíbula durante a exodontia é uma complicação rara associada quase exclusivamente à remoção cirúrgica dos terceiros molares impactados. Uma fratura mandibular costuma ser o resultado da aplicação de uma força que excede o necessário para remover um dente e, em geral, ocorre durante o uso forçado de extratores dentários. No entanto, quando os terceiros molares inferiores estão profundamente impactados, mesmo pequenas quantidades de força podem causar uma fratura. As fraturas também podem ocorrer durante a remoção dos dentes impactados de uma mandíbula gravemente atrófica. Caso tal fratura ocorra, ela deve ser tratada por métodos costumeiros no tratamento de fraturas mandibulares. A fratura deve ser adequadamente reduzida e estabilizada; assim, o paciente deve ser encaminhado a um cirurgião bucomaxilofacial para tratamento definitivo.

Lesões a estruturas adjacentes

Lesão de nervos regionais

Os ramos do quinto nervo craniano, que proporcionam inervação à mucosa e à pele, são as estruturas neurais adjacentes com maior probabilidade de serem lesionadas durante a exodontia. Os ramos específicos mais frequentemente envolvidos são os nervos mentonianos, linguais, bucais e nasopalatinos. Com frequência, os nervos nasopalatinos e bucais são seccionados durante a criação de retalhos para a remoção dos dentes impactados. A área de inervação sensitiva desses dois nervos é relativamente pequena, e a reinervação da zona afetada costuma ocorrer com rapidez. Portanto, os nervos nasopalatinos e bucais longos podem ser seccionados cirurgicamente sem sequelas prolongadas ou muito incômodo para o paciente.

A remoção cirúrgica de raízes pré-molares mandibulares ou de pré-molares mandibulares impactados, ou cirurgia periapical na área do nervo mentoniano e do forame mental, deve ser realizada com grande cuidado. Se o nervo mentoniano estiver lesionado, o paciente experimentará parestesia ou anestesia do lábio e do queixo. Se a lesão for o resultado da confecção ou da manipulação do retalho, em geral a sensação normal retorna em alguns dias a algumas semanas. Se o nervo mentoniano for seccionado em sua saída do forame mental ou rompido ao longo de seu curso, é provável que a função do nervo mentoniano não retorne, e o paciente terá um estado permanente de anestesia. Se a cirurgia for realizada na área do nervo mentoniano ou do forame mental, é fundamental que o cirurgião-dentista esteja ciente da potencial morbidade causada por lesão de tal nervo (Boxe 11.7). Se o profissional tiver alguma dúvida sobre sua capacidade de realizar o procedimento cirúrgico indicado, o paciente deve ser encaminhado a um cirurgião bucomaxilofacial. Se um retalho triangular for usado na área do nervo mentoniano, a incisão de alívio vertical deve ser posicionada longe o suficiente e anteriormente para evitar cortar qualquer porção do nervo mentoniano. Em raras ocasiões, aconselha-se fazer a incisão vertical na papila interdental entre o canino e o primeiro pré-molar.

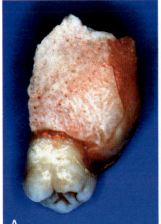 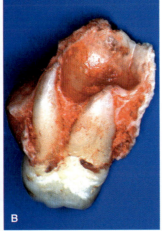

• **Figura 11.13** Tuberosidade removida com o segundo molar superior, que elimina a importante área de retenção protética e expõe o seio maxilar. **A.** Visão vestibular do osso removido com o dente. **B.** Vista superior do assoalho sinusal, que foi removido com o dente. Se possível, o segmento ósseo deve ser dissecado do dente e extraído de modo habitual. Dessa maneira, estabiliza-se a tuberosidade com suturas da mucosa, conforme indicado anteriormente. (Cortesia do Dr. Edward Ellis III, University of Texas Health Science Center, San Antonio.)

O nervo lingual localiza-se, em geral, diretamente contra o aspecto lingual da mandíbula, na região retromolar. Às vezes, o trajeto do nervo lingual o leva para a própria área do trígono retromolar. O nervo lingual raramente se regenera se estiver bastante traumatizado. As incisões feitas na região retromolar da mandíbula devem ser feitas de modo a evitar aproximar-se desse nervo. Portanto, as incisões feitas para a exposição cirúrgica dos terceiros molares inclusos ou das áreas ósseas na região posterior do molar devem ser bem adaptadas ao aspecto vestibular da mandíbula. Da mesma maneira ao se dissecar um retalho envolvendo o trígono retromolar, deve-se tomar cuidado para evitar a dissecção excessiva ou o estiramento dos tecidos no aspecto lingual do trígono retromolar. A prevenção de lesões no nervo lingual é de suma importância para evitar essa grave complicação.

Por fim, o nervo alveolar inferior pode estar traumatizado ao longo do canal mandibular intraósseo. O local mais comum de lesão é a área do terceiro molar inferior. A remoção de terceiros molares inclusos pode contundir, esmagar ou ferir gravemente o nervo em seu canal. Essa complicação mostra-se bastante comum durante a extração de terceiros molares e convém, como rotina, informar aos pacientes no pré-operatório de que essa é uma possibilidade. O cirurgião-dentista deve, então, tomar todas as precauções possíveis para evitar lesar o nervo durante a extração.

Se os nervos lingual ou alveolar inferior tiverem sido lesionados, o dentista deve encaminhar o paciente a um cirurgião bucomaxilofacial para consulta. Isso deve ser feito prontamente porque, se o reparo do nervo for indicado, quanto mais cedo for realizado, melhores serão as chances de recuperação completa da função nervosa.

Lesão da articulação temporomandibular

Outra estrutura importante que pode ser traumatizada durante um procedimento de exodontia na mandíbula é a articulação temporomandibular (ATM). Com frequência, a remoção dos dentes molares inferiores requer a aplicação de uma quantidade substancial de força. Se a mandíbula estiver inadequadamente apoiada durante a extração para ajudar a neutralizar as forças, o paciente poderá sentir dor nessa região. A força controlada e o suporte adequado da mandíbula impedem que isso aconteça (Boxe 11.8). O uso de um bloco de mordida no lado contralateral pode proporcionar um equilíbrio adequado de forças para que não ocorra a lesão. O cirurgião-dentista ou o assistente deve também apoiar a mandíbula, segurando sua borda inferior. Se o paciente se queixar de dor na área da articulação temporomandibular logo após o procedimento de extração, o cirurgião-dentista deve recomendar uso de calor, repouso da mandíbula, dieta leve e 600 a 800 mg de ibuprofeno a cada 4 horas por vários dias. Pacientes que não toleram anti-inflamatórios não esteroides (AINEs) podem tomar 500 a 1.000 mg de paracetamol.

Comunicações bucossinusais

Às vezes, a remoção de pré-molares ou molares superiores resulta em comunicação entre a cavidade bucal e o seio maxilar. Se o seio maxilar for muito pneumatizado, se houver pouco ou nenhum osso entre as raízes dos dentes e o seio maxilar e se as raízes do dente forem amplamente divergentes, é comum uma porção do assoalho ósseo do seio ser removida com o dente ou uma comunicação ser criada mesmo que nenhum osso saia com o dente. Se isso ocorrer, medidas apropriadas são necessárias para evitar várias sequelas. As duas sequelas mais preocupantes são: (1) sinusite maxilar pós-operatória; e (2) formação de fístula bucossinusal crônica. A probabilidade de que qualquer uma dessas sequelas ocorra está relacionada com o tamanho da comunicação bucossinusal e a exposição do seio.

Como acontece com todas as complicações, a prevenção é o método mais fácil e eficiente de administrar a situação. As radiografias pré-operatórias devem ser cuidadosamente avaliadas quanto à relação dente-seio sempre que se extraírem os molares superiores. Se o assoalho do seio aparecer próximo às raízes dentárias e as raízes dos dentes forem amplamente divergentes, o cirurgião-dentista deve evitar uma extração simples fechada e realizar uma remoção cirúrgica com secção das raízes dentárias (ver Figura 11.11). Convém evitar força excessiva na remoção de molares superiores (Boxe 11.9).

O diagnóstico de uma comunicação bucossinusal pode ser feito de diversas maneiras. A primeira consiste em examinar o dente depois de removido. Se uma seção do osso for aderente às extremidades da raiz do dente, o cirurgião-dentista deverá presumir que exista uma comunicação entre o seio e a boca. Se pouco ou nenhum osso aderir aos molares, de qualquer maneira pode haver uma comunicação. Alguns defendem o uso do teste nasal para confirmar a presença de uma comunicação. Esse teste envolve pressionar as narinas para ocluir o nariz do paciente e pedir que ele solte o ar suavemente pelo nariz enquanto o cirurgião-dentista observa a área da extração dentária. Se existir uma comunicação, haverá passagem de ar através do alvéolo e borbulhamento de sangue nessa área. No entanto, se não houver comunicação, soltar o ar forçadamente representará um risco de criar uma comunicação. É por isso que muitos cirurgiões-dentistas não aprovam essa manobra em tais circunstâncias.

Depois de o diagnóstico de comunicação bucossinusal ter sido estabelecido ou se houver uma forte suspeita, o cirurgião-dentista deve estimar o tamanho aproximado da comunicação, pois o tratamento depende do tamanho da abertura. A sondagem de uma pequena abertura pode ampliá-la. Portanto, se nenhum osso sair com o dente, provavelmente a comunicação terá 2 mm ou menos de diâmetro. No entanto, se um fragmento considerável de osso sair com o dente, a abertura tem um tamanho importante. Se a comunicação for pequena (≤ 2 mm de diâmetro), nenhum tratamento cirúrgico adicional será necessário. O cirurgião-dentista deve tomar medidas para garantir a formação de um coágulo sanguíneo de alta qualidade na cavidade alveolar e, em seguida, aconselhar o paciente a tomar precauções sinusais para evitar o deslocamento do coágulo sanguíneo.

As precauções sinusais visam evitar aumentos ou diminuições na pressão do ar do seio maxilar que desalojariam o coágulo. Os pacientes devem ser aconselhados a evitar assoar o nariz, espirrar violentamente, usar canudos e fumar.

O cirurgião-dentista não deve sondar a cavidade sinusal com uma cureta odontológica ou com uma sonda ou extrator de ponta. O osso do seio pode ter sido removido sem perfuração da mucosa

---

• Boxe 11.7   Prevenção de lesão ao nervo.

- Esteja ciente da anatomia do nervo na área cirúrgica
- Evite fazer incisões ou alongar o periósteo na área do nervo.

• Boxe 11.8   Prevenção de lesão à articulação temporomandibular

- Apoie a mandíbula durante a extração.
- Não force a boca para abrir demais.

• Boxe 11.9   Prevenção da comunicação bucossinusal.

- Realize exame radiográfico pré-operatório completo
- Use extração cirúrgica precocemente e secção de raízes
- Evite pressão apical excessiva nos dentes posteriores superiores.

sinusal. Sondar o alvéolo com um instrumental pode lacerar desnecessariamente a membrana. A sondagem da comunicação também pode introduzir material estranho no seio, como bactérias, o que complica ainda mais a situação. A investigação da comunicação é, portanto, contraindicada.

Se a abertura entre a boca e o seio for de tamanho moderado (2 a 6 mm), outras medidas devem ser tomadas. Para ajudar a garantir a manutenção do coágulo sanguíneo na área, uma sutura em formato de oito deve ser feita sobre o alvéolo (Figura 11.14). Alguns cirurgiões-dentistas também colocam certas substâncias formadoras de coágulos na cavidade antes de suturar, como uma esponja de gelatina. O paciente também deve ser instruído a seguir as precauções sinusais. Por fim, deve receber vários medicamentos para reduzir o risco de sinusite maxilar. Antibióticos – geralmente amoxicilina, cefalexina ou clindamicina – devem ser prescritos por 5 dias. Além disso, convém prescrever um aerossol nasal descongestionante para contrair a mucosa nasal e manter a patência do óstio. Enquanto o óstio estiver patente e a drenagem normal do seio puder ocorrer, a sinusite e a infecção sinusal serão menos prováveis. Às vezes, também se recomenda um descongestionante oral.

Se a abertura do seio for grande (≥ 7 mm), o cirurgião-dentista deve considerar a reparação da comunicação sinusal com um retalho. Em geral, isso requer que o paciente seja encaminhado a um cirurgião bucomaxilofacial, pois o planejamento do retalho e o fechamento da abertura do seio são procedimentos complexos que exigem experiência e treinamento especial.

O retalho mais utilizado para pequenas aberturas é o bucal. Essa técnica mobiliza o tecido mole vestibular para cobrir a abertura e proporcionar fechamento primário. Essa técnica deve ser executada o mais rápido possível, de preferência no mesmo dia em que a abertura ocorreu. As mesmas precauções e medicações sinusais costumam ser necessárias (ver Capítulo 20).

As recomendações descritas são válidas para pacientes sem doença sinusal preexistente. Se ocorrer uma comunicação, é importante que o cirurgião-dentista indague especificamente sobre uma história de sinusite e inflamação sinusal. Se o paciente tiver um histórico de doença sinusal crônica, até mesmo pequenas comunicações bucossinusais podem cicatrizar mal e resultar em comunicação bucossinusal crônica e eventual fístula. Portanto, a criação de uma comunicação bucossinusal em paciente com sinusite crônica é motivo de encaminhamento para um cirurgião bucomaxilofacial para o atendimento definitivo (ver Capítulo 20).

A maioria das comunicações bucossinusais tratadas podem ser reparadas sem intercorrências usando-se os métodos que acabamos de recomendar. Os pacientes devem ser cuidadosamente acompanhados por várias semanas para assegurar o reparo. Mesmo os pacientes que retornam em poucos dias com uma pequena comunicação geralmente se curam espontaneamente se não houver sinusite maxilar. Esses pacientes devem ser monitorados de perto e encaminhados a um cirurgião bucomaxilofacial se a comunicação persistir por mais de 2 semanas. A queixa habitual do paciente em tais situações é o vazamento de fluidos da boca para o nariz. O fechamento de uma fístula bucossinusal é importante, pois o ar, a água, os alimentos e as bactérias vão da cavidade oral para o seio, geralmente causando uma sinusite crônica. Além disso, se o paciente estiver usando uma prótese total superior, quebra-se o selo de sucção; a retenção da prótese torna-se, portanto, comprometida.

Sangramento pós-operatório

A extração de dentes é um procedimento cirúrgico que representa um sério desafio ao mecanismo hemostático do corpo. Existem várias razões para tal desafio: (1) os tecidos da boca e dos maxilares são altamente vascularizados; (2) a extração de um dente deixa uma ferida aberta, com tecido mole e osso permanecendo abertos, o que possibilita o sangramento e a exsudação adicional; (3) é quase impossível aplicar material curativo com pressão e selamento suficientes para evitar outro sangramento durante a cirurgia; (4) os pacientes tendem a explorar a área da cirurgia com a língua e, às vezes, retirá-lo do lugar, o que inicia um sangramento secundário, ou a língua pode causar sangramento secundário, criando pequenas pressões negativas que sugam o coágulo da cavidade; e (5) enzimas salivares podem lisar o coágulo sanguíneo antes de se organizarem e antes do crescimento do tecido de granulação.

Assim como acontece com todas as complicações, a prevenção de hemorragias é a melhor maneira de gerenciar tal problema (Boxe 11.10). Um dos principais fatores na prevenção do sangramento é obter uma história completa do paciente com relação a problemas existentes quanto à coagulação. O paciente deve ser questionado minuciosamente sobre qualquer história de sangramento, sobretudo após lesão ou cirurgia, pois as respostas afirmativas a essas perguntas devem desencadear esforços especiais para controlar o sangramento (ver Capítulo 1).

A primeira questão à qual um paciente deve responder é se ele já teve algum problema com sangramentos. O cirurgião-dentista deve perguntar sobre sangramentos após extrações dentárias anteriores ou outras cirurgias prévias ou sangramentos persistentes após lacerações acidentais. Convém o profissional ouvir atentamente as respostas do paciente a essas perguntas, porque o que o indivíduo considera "persistente" pode, na verdade, ser normal. Por exemplo, é normal que um alvéolo goteje pequenas quantidades de sangue nas primeiras 12 a 24 horas após a extração, mas se o paciente relatar uma história de sangramento que persiste por mais de 1 dia ou que requeira atenção especial do cirurgião-dentista, o grau de suspeita deve ser substancialmente elevado.

O cirurgião-dentista deve perguntar também sobre qualquer história familiar de sangramento. Se alguém da família do paciente tem ou teve uma história de sangramento prolongado, convém realizar outras investigações sobre sua causa. A maioria dos distúrbios hemorrágicos congênitos é de característica hereditária familiar. Tais distúrbios congênitos variam de leves a profundos, e esses últimos exigem esforços substanciais para seu controle.

O paciente deve ser questionado sobre qualquer medicação que esteja sendo tomada atualmente e que possa interferir na coagulação. Medicamentos como os anticoagulantes podem causar sangramento prolongado após a exodontia. Os pacientes que recebem quimioterapia anticâncer ou ácido acetilsalicílico, aqueles

• **Boxe 11.10** Prevenção de sangramento pós-operatório.

- Obtenha a história de sangramento
- Use a técnica de cirurgia atraumática
- Obtenha uma boa hemostasia na cirurgia
- Dê excelentes orientações ao paciente

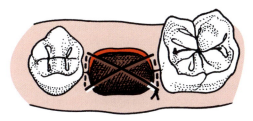

• **Figura 11.14** Costuma-se utilizar uma sutura em formato de oito para ajudar a manter o pedaço de celulose oxidada no alvéolo.

que sofrem de alcoolismo ou indivíduos com doença hepática grave por qualquer motivo também tendem a sangrar excessivamente.

O paciente com coagulopatia conhecida ou suspeitada deve ser avaliado por testes laboratoriais antes de a cirurgia ser realizada para determinar a gravidade do distúrbio. Em geral, aconselha-se recorrer à ajuda de um médico se o paciente tiver um distúrbio de coagulação hereditário.

Mede-se o *status* da anticoagulação terapêutica usando-se a razão normalizada internacional (INR). Esse valor leva em consideração o tempo de protrombina do paciente e o controle padronizado. O estado anticoagulado normal para a maioria das indicações clínicas tem uma INR de 2,0 a 3,0. Mostra-se razoável realizar extrações em pacientes que tenham uma INR de 2,5 ou menos sem reduzir a dose de anticoagulante. Com precauções especiais, é razoavelmente seguro realizar pequenas cirurgias em pacientes com INR de até 3,0 se forem tomadas medidas hemostáticas locais especiais. Se a INR for superior a 3,0, o médico do paciente deve ser contactado para determinar se é necessário diminuir a dosagem de anticoagulante para que a taxa se reduza.

O controle primário do sangramento durante a cirurgia de rotina depende do controle de todos os fatores que possam prolongar o sangramento. A cirurgia deve ser o mais atraumática possível, com incisões limpas e manipulação delicada dos tecidos moles. Deve-se ter cuidado para não danificar tecidos moles, pois o tecido danificado tende a sangrar por períodos mais longos. As espículas ósseas afiadas devem ser suavizadas ou removidas. O tecido de granulação deve ser curetado da região periapical do alvéolo e ao redor do colo dos dentes adjacentes e dos retalhos de tecido mole. Entretanto, isso deve ser adiado quando restrições anatômicas, como o seio ou canal alveolar inferior, estiverem próximas (Figura 11.15). A ferida deve ser cuidadosamente inspecionada quanto à presença de qualquer artéria hemorrágica específica. Se tais artérias existirem em tecidos moles, devem ser controladas com pressão direta ou, se a pressão falhar, pinçando-as com uma pinça hemostática e ligando-as com uma sutura não reabsorvível.

O profissional também deve verificar se há sangramento no osso. Às vezes, um pequeno vaso isolado sangra de um forame ósseo. Se isso ocorrer, o forame pode ser pressionado com a extremidade fechada de uma pinça hemostática, ocluindo o vaso sangrante. Uma vez realizadas essas medidas, o alvéolo de sangramento é coberto com uma esponja de gaze úmida dobrada, para encaixar diretamente na área da qual o dente foi extraído. O paciente deve morder a gaze com firmeza por pelo menos 30 minutos. O cirurgião-dentista não deve dispensar o paciente do consultório até conseguir a hemostasia. Isso requer que o cirurgião-dentista verifique o alvéolo de extração do paciente cerca de 30 minutos depois da conclusão da cirurgia. Abre-se bem a boca do paciente, remove-se a gaze e inspeciona-se a área cuidadosamente para verificar se há um sangramento persistente. O controle inicial deve ter sido alcançado até então. Em seguida, a nova gaze é umedecida, dobrada e colocada em posição, e instrui-se o paciente a deixá-la no lugar por mais 30 minutos.

Se o sangramento persistir, mas a inspeção cuidadosa da cavidade revelar que não é de origem arterial, o cirurgião-dentista deve tomar outras medidas para alcançar a hemostasia. Diversos materiais diferentes podem ser colocados no alvéolo para ajudar a atingir a hemostasia (Figura 11.16). O mais comumente utilizado e o menos dispendioso é a esponja de gelatina absorvível. Coloca-se esse material no alvéolo e mantém-se no lugar com uma sutura em formato de oito colocada sobre ele. A esponja de gelatina absorvível forma um suporte para gerar um coágulo sanguíneo, e a sutura ajuda a manter a esponja posicionada durante o processo de coagulação. Em seguida, põe-se um pedaço de gaze sobre o topo do alvéolo e mantém-se com pressão.

Um segundo material que pode ser utilizado para controlar o sangramento é a celulose regenerada oxidada. Esse material promove a coagulação melhor que a esponja de gelatina absorvível, porque pode ser acondicionado no alvéolo sob pressão. A esponja de gelatina fica friável quando molhada e não pode ser acondicionada em uma cavidade de sangramento. Quando a celulose é colocada no alvéolo, quase sempre causa uma cicatrização demorada deste. Por isso, reserva-se tal procedimento com celulose para hemorragias mais persistentes.

Se o cirurgião tiver preocupações especiais quanto ao processo de coagulação do sangue do paciente, uma preparação líquida de trombina tópica (preparada a partir de trombina recombinante humana) pode ser saturada em uma esponja de gelatina e inserida no alvéolo. A trombina contorna etapas na cascata de coagulação e ajuda a converter o fibrinogênio em fibrina enzimaticamente, o que forma um coágulo. A esponja com a trombina tópica é fixada com uma sutura em formato de oito. Coloca-se um chumaço sobre o local de extração da maneira habitual.

Um material final que pode ser usado para ajudar a controlar uma cavidade com sangramento é o colágeno, o qual promove a agregação plaquetária e, portanto, ajuda a acelerar a coagulação do sangue. Atualmente, o colágeno está disponível em várias formas diferentes. O colágeno microfibular apresenta-se como um material fibular tênue e macio, mas que pode ser colocado em uma cavidade alveolar e retido por sutura e utilização de compressas de gaze e outros materiais. Obtém-se um colágeno mais reticulado no formato de tampão ou de fita. Esses materiais são mais facilmente acondicionados em um alvéolo (Figura 11.17) e mais fáceis de se usar, mas são caros.

Mesmo após a hemostasia primária, às vezes os pacientes ligam para cirurgião-dentista em razão do sangramento do local de exodontia, chamado de *sangramento secundário*. O indivíduo deve ser instruído a enxaguar a boca suavemente com água gelada e, em seguida, colocar gaze úmida de tamanho apropriado sobre a área, mordendo-a firmemente. O paciente deve sentar-se e repousar por 30 minutos, continuando a morder bem a gaze. Se o sangramento persistir, deve repetir a lavagem a frio e morder um sachê de chá úmido. O tanino do chá costuma ajudar a estancar o sangramento. Deve-se alertar o paciente de que os chás que não contêm tanino não serão eficazes. Se nenhuma dessas técnicas for bem-sucedida, o indivíduo deve retornar ao cirurgião-dentista.

O cirurgião deve ter um sistema organizado e planejado para controlar esse sangramento secundário. A rigor, um assistente de

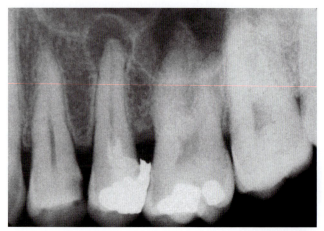

• **Figura 11.15** Granuloma do segundo pré-molar. O cirurgião-dentista não deve curetar periapicalmente em torno desde segundo pré-molar para remover o granuloma, pois o risco de perfuração do seio é alto.

CAPÍTULO 11   Manejo do Paciente Pós-Exodontia   197

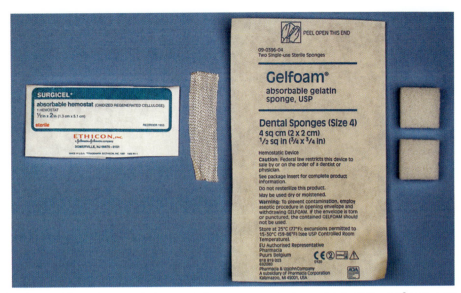

- **Figura 11.16** Exemplos de materiais usados para ajudar a controlar o sangramento de um alvéolo. O Surgicel® (esquerda) consiste em uma celulose regenerada oxidada e vem em forma de tecido sedoso, enquanto o Gelfoam® (à direita) é uma gelatina absorvível que vem como treliça, facilmente esmagada com pressão. Ambos promovem a coagulação.

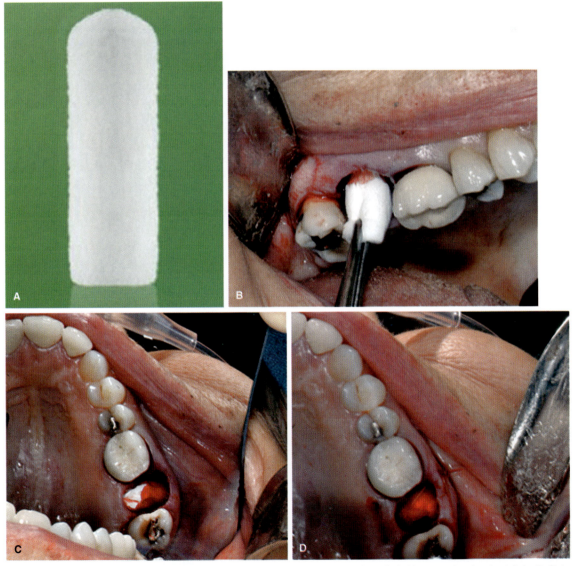

- **Figura 11.17** **A.** Fragmento de colágeno reabsorvível. **B.** Colágeno sendo colocado no alvéolo. **C.** Colágeno no interior do alvéolo. **D.** Sutura usada para ajudar a reter o tampão de colágeno (*B* a *D*, Cortesia do Dr. Edward Ellis III, University of Texas Health Science Center, San Antonio.)

saúde bucal treinado estará presente para ajudar no tratamento. O paciente deve ser posicionado na cadeira odontológica e todo sangue, saliva e fluidos devem ser aspirados da boca. Esse tipo de paciente costuma apresentar grandes "coágulos de fígado" (sangue coagulado que se assemelha ao fígado fresco), os quais devem ser removidos. O cirurgião deve observar cuidadosamente o local do sangramento sob boa iluminação para determinar sua origem precisa. Se for claramente observado como um sangramento generalizado, o local da hemorragia deverá ser coberto com uma esponja de gaze dobrada e úmida mantida no lugar com uma pressão firme do dedo do cirurgião-dentista durante pelo menos 5 minutos.

Tal medida é suficiente para controlar a maioria dos sangramentos. A razão do sangramento costuma ser algum traumatismo secundário que é potencializado quando o paciente continua a "sugar" a área ou cospe o sangue em vez de continuar a aplicar pressão com uma esponja de gaze.

Se 5 minutos desse tratamento não controlarem o sangramento, o cirurgião-dentista deve administrar um anestésico local para que o alvéolo possa ser tratado de maneira mais efetiva. As técnicas de bloqueio devem ser preferidas em vez de técnicas locais de infiltração. A infiltração com soluções contendo epinefrina causa vasoconstrição e pode controlar o sangramento temporariamente. No entanto, quando os efeitos da epinefrina se dissipam, pode ocorrer hemorragia de rebote com inconveniente sangramento recorrente.

Uma vez alcançada a anestesia local, o cirurgião-dentista deve delicadamente curetar o alvéolo e aspirar todas as áreas do coágulo sanguíneo antigo. A área específica da hemorragia deve ser identificada da maneira mais clara possível. Assim como no caso de sangramento primário, os tecidos moles devem ser examinados em busca de sangramento difuso *versus* sangramento arterial específico. O tecido ósseo deve ser verificado quanto a pequenos sangramentos na artéria nutrícia ou sangramento geral. As mesmas medidas descritas para o controle do sangramento primário devem ser aplicadas. O cirurgião-dentista deve, então, decidir se um agente hemostático deve ser inserido na cavidade óssea. O uso de uma esponja de gelatina absorvível com trombina tópica mantida em posição com uma sutura em formato de oito e reforçada com a aplicação de pressão firme de um pequeno chumaço de gaze úmida é padrão para o controle local do sangramento secundário. Essa técnica funciona bem em quase todas os alvéolos com sangramento. Em muitas situações, uma esponja de gelatina absorvível e a pressão da gaze são adequadas. O paciente deve receber instruções específicas sobre como aplicar os chumaços de gaze diretamente no local da hemorragia, caso ocorra sangramento adicional. Antes de o paciente com sangramento secundário ter alta do consultório, o cirurgião-dentista deve monitorá-lo por, pelo menos, 30 minutos para garantir uma adequada hemostasia.

Se a hemostasia não for alcançada por alguma das medidas locais que acabamos de discutir, o cirurgião-dentista deve considerar a realização de outros testes de triagem laboratorial para determinar se o paciente tem um profundo defeito hemostático. Nesse caso, geralmente o cirurgião-dentista solicita uma consulta com um hematologista, que solicitará exames de triagem típicos. Resultados anormais do teste farão que o hematologista investigue o sistema hemostático do paciente mais profundamente.

Uma complicação hemostática final refere-se ao sangramento intraoperatório e pós-operatório em tecidos moles adjacentes. O sangue que escapa para os espaços teciduais, em especial os tecidos subcutâneos, aparece como um hematoma de tecido mole sobrejacente 2 a 5 dias após a cirurgia. Esse hematoma é denominado equimose e foi discutido anteriormente neste capítulo.

Cicatrização tardia e infecções

Deiscência da ferida

Outro problema da cicatrização tardia é a deiscência da ferida (separação das bordas da ferida) (Boxe 11.11). Se um retalho de tecido mole for reposicionado e suturado sem uma base óssea adequada e sem suporte, ele frequentemente se afunda e se separa ao longo da linha de incisão. Uma segunda causa de deiscência consiste em suturar a ferida sob tensão. Tal fato ocorre quando o cirurgião-dentista tenta aproximar agressivamente as bordas de uma ferida com suturas. O fechamento estará sob tensão se a sutura for a única força que mantém as bordas próximas. Se as bordas se afastam quando a sutura é removida logo após ser colocada, o fechamento da ferida está sob tensão. Se o retalho de tecido mole for suturado sob tensão, as suturas causam isquemia da margem do retalho com subsequente necrose tecidual, o que possibilita que a sutura passe pela margem do retalho e resulte em deiscência da ferida. Portanto, as suturas devem sempre ser colocadas no tecido sem tensão e laçadas frouxamente o suficiente para evitar a isquemia do tecido.

Uma área comum do osso exposto após a extração do dente é a crista oblíqua interna (crista milo-hióidea). Após a extração do primeiro e do segundo molares, durante a cicatrização inicial, o retalho lingual torna-se esticado sobre a crista oblíqua interna (milo-hióidea). Às vezes, o osso perfura através da mucosa fina, causando uma projeção óssea (espícula) aguda no local.

As duas principais opções de tratamento são: (1) deixar a projeção como está; ou (2) suavizá-la com lima óssea. Se a área for deixada para cicatrizar sem tratamento, o osso exposto será eliminado em 2 a 4 semanas. Se o osso pontiagudo não causar muita irritação, esse é o método preferível. Se uma lima óssea for usada, nenhum retalho deve ser elevado, pois isso resultará em maior quantidade de osso exposto. Usa-se a lima apenas para suavizar as projeções pontiagudas do osso. Em geral, esse procedimento requer anestesia local.

Alvéolo seco

O alvéolo seco (ou osteíte alveolar) retarda a cicatrização, mas não é associado a uma infecção. Essa complicação pós-operatória causa dor significativa, mas não apresenta os sinais e sintomas habituais da infecção, como febre, inchaço e eritema. O termo "alvéolo seco" descreve a aparência do alvéolo de extração do dente quando a dor começa. No curso clínico habitual, a dor desenvolve-se no terceiro ou no quarto dias após a remoção do dente. Quase todos os alvéolos secos ocorrem após a remoção dos molares inferiores. Ao exame, a cavidade alveolar parece estar vazia, com um coágulo de sangue parcial ou completamente perdido, e algumas superfícies ósseas da cavidade são expostas. O osso exposto é sensível e a fonte da dor. A dor incômoda mostra-se de moderada a grave, geralmente latejante e frequentemente irradiando para o ouvido do paciente. A área do alvéolo tem mau cheiro e o paciente costuma se queixar de gosto ruim na boca.

A causa da osteíte alveolar não é totalmente clara, mas parece resultar de altos níveis de atividade fibrinolítica dentro e ao redor

• **Boxe 11.11** Prevenção de deiscência da ferida.

- Utilize técnica asséptica
- Realize cirurgia atraumática
- Feche a incisão sobre o osso intacto
- Suture sem tensão.

do alvéolo da extração dentária. Tal atividade fibrinolítica resulta na lise do coágulo sanguíneo e na subsequente exposição do osso. A atividade fibrinolítica pode resultar de infecções subclínicas, inflamação do espaço medular do osso ou de outros fatores. A ocorrência de um alvéolo seco após uma extração dentária de rotina é rara (2% de extrações), mas frequente após a remoção dos terceiros molares mandibulares impactados e de outros molares inferiores (20% das extrações em algumas séries).

A prevenção da síndrome do alvéolo seco requer que o cirurgião-dentista minimize o traumatismo e a contaminação bacteriana na área da cirurgia. O cirurgião-dentista deve realizar a cirurgia atraumática com incisões limpas e manipulação dos tecidos moles. Após o procedimento cirúrgico, a ferida deve ser irrigada completamente com grandes quantidades de solução salina administradas sob pressão a partir de uma seringa plástica. Pequenas quantidades de antibióticos (p. ex., uma tetraciclina) colocadas no alvéolo diretamente ou em uma esponja de gelatina mostraram diminuir de modo substancial a incidência de alveolite em terceiros molares inferiores e em outros alvéolos inferiores.

O tratamento da osteíte alveolar é ditado pelo único objetivo terapêutico de aliviar a dor do paciente durante o período de cicatrização. Se o paciente não receber tratamento, não haverá sequelas além da dor contínua (o tratamento não acelera a cicatrização). O tratamento é direto e consiste na irrigação e na inserção de um curativo medicamentoso. Primeiro, a cavidade dentária é suavemente irrigada com solução salina estéril. O alvéolo não deve ser curetado até o osso exposto, pois isso aumenta a dor e a quantidade de ossos expostos. Normalmente, o coágulo de sangue inteiro não é lisado, e a parte que está intacta deve ser retida. Aspira-se suavemente todo o excesso de solução salina da cavidade e insere-se uma pequena tira de gaze iodoforme embebida ou revestida com a medicação no alvéolo com um pedaço de gaze deixado para fora da ferida. A medicação contém os seguintes ingredientes principais: eugenol, que limita a dor do tecido ósseo; um anestésico tópico, como benzocaína; e um veículo de transporte, como o bálsamo do peru. A medicação pode ser feita pelo farmacêutico do cirurgião-dentista ou obtida como uma preparação comercial de uma loja de suprimentos odontológicos.

Inserindo-se delicadamente a gaze com a medicação no alvéolo, em geral o paciente experimenta profundo alívio da dor em 5 minutos. Troca-se o curativo a cada 2 dias pelos próximos 3 a 5 dias, dependendo da gravidade da dor. O alvéolo é suavemente irrigado com solução salina a cada troca de curativo. Quando a dor do paciente diminuir, o curativo não deve mais ser substituído, uma vez que age como um corpo estranho e prolonga ainda mais a cicatrização.

Infecção

A causa mais comum de cicatrização tardia é a infecção. As infecções são uma complicação rara após a extração dentária de rotina e observadas, principalmente, após a cirurgia bucal que envolve o rebatimento de retalhos de tecidos moles e remoção óssea. A medida mais importante para evitar infecção após exodontias de rotina é que o cirurgião-dentista siga cuidadosamente os princípios básicos da cirurgia, os quais se prestam a minimizar lesões nos tecidos, remover fontes de infecção e limpar a ferida. Nenhuma outra medida especial precisa ser tomada com o paciente padrão. Assepsia cuidadosa e desbridamento completo da ferida após procedimentos cirúrgicos podem evitar a infecção. Isso significa que a área de remoção óssea sob o retalho deve ser copiosamente irrigada com solução salina sob pressão e que todos os detritos estranhos visíveis devem ser removidos com uma cureta.

Alguns pacientes, especialmente aqueles com respostas autoimunes, podem necessitar de antibióticos para evitar a infecção. Os antibióticos, para tais indivíduos, devem ser administrados antes de o procedimento cirúrgico ser iniciado (ver Capítulo 16). Outros antibióticos após a cirurgia geralmente não são necessários para exodontias de rotina em pacientes saudáveis.

As infecções após exodontias de rotina exibem os sinais típicos de febre, aumento do edema, vermelhidão da pele, mau gosto na boca ou piora da dor 3 a 4 dias após a cirurgia. As feridas bucais infectadas parecem inflamadas e, em geral, há alguma purulência. O tratamento dessas infecções é discutido no Capítulo 16.

12
Considerações Médico-Legais

MYRON R. TUCKER E JAMES R. HUPP

VISÃO GERAL DO CAPÍTULO

Conceitos jurídicos que influenciam a responsabilidade, 200
Obrigação, 201
Quebra de dever, 201
Danos, 201
Nexo causal, 201

Redução de risco, 201
Informação do paciente e comunicação no consultório, 202

Consentimento informado, 202

Registros e documentação, 203

Registros eletrônicos, 204

Encaminhamento para outro cirurgião-dentista geral ou especialista, 204

Complicações, 204

Problemas no tratamento do paciente, 205
Não cooperação do paciente, 205
Abandono do paciente, 205

Litígios comuns na Odontologia, 206

Quando um paciente ameaça iniciar uma ação judicial, 206

Questões dos planos de saúde, 207

Telemedicina e internet, 208

Normas e regulamentos que afetam a prática, 208
Lei de Portabilidade e Responsabilidade do Seguro de Saúde, 208
Tecnologia da informação em saúde para regulações da lei de saúde clínica e econômica, 209
Análise de risco e gerenciamento, 209
Título VI, Proficiência Limitada em Inglês, 210
Lei dos Americanos com Deficiência (ADA), 210
Lei Médica de Atendimento de Emergência e Trabalho Ativo, 211

Resumo, 211

Na Odontologia, a maioria dos profissionais realiza regularmente procedimentos invasivos. Assim, tal qual os médicos, especialmente aqueles que geralmente fazem procedimentos, os cirurgiões-dentistas estão sujeitos a acusações de erro clínico. Alguns dos processos mais comuns contra os cirurgiões-dentistas referem-se a extrações de dente errado, falha no diagnóstico de um problema e falta de consentimento informado adequado – problemas que podem ocorrer quando um paciente necessita de cirurgia bucal. As acusações de erro clínico surgem quando um paciente acredita que seu cirurgião-dentista, ou um assistente, tem culpa de alguma maneira. Quer isso seja verdade ou não, os casos de erro avançam pelo sistema judiciário. Esses casos afetam os profissionais de Odontologia tanto financeira quanto emocionalmente. Para evitar os custos de ter que pagar pela defesa legal e, em alguns casos, as custas, se um caso for perdido ou resolvido, os cirurgiões-dentistas praticam o gerenciamento de risco e o seguro de responsabilidade civil. Além disso, muitos cirurgiões-dentistas sentem-se pressionados a praticar a "Odontologia defensiva", supondo que boas decisões clínicas serão criticadas e questionadas por causa da preocupação com possíveis processos.

A influência do litígio na Odontologia resultou em um esforço da profissão para reduzir o risco de responsabilidade legal examinando-se mais de perto as decisões de tratamento, melhorando a documentação dos cuidados e fortalecendo as relações dentista-paciente. Embora não exista substituto para uma boa prática clínica, os problemas de não tratamento provocam muitos processos judiciais. Esses problemas frequentemente envolvem falta de comunicação e mal-entendidos entre o cirurgião-dentista e o paciente e manutenção deficiente de registros. Por sua vez, isso cria oportunidades para que os advogados dos pacientes estabeleçam motivos para ações judiciais.

Este capítulo analisa os conceitos de responsabilidade, gerenciamento de riscos, métodos de redução de riscos e condutas que devem ser seguidas se um processo de erro clínico for imputado ao cirurgião-dentista ou a um membro de sua equipe.

Conceitos jurídicos que influenciam a responsabilidade

Para entender o valor e a responsabilidade do cirurgião-dentista no gerenciamento do risco, é importante rever vários conceitos legais relativos à prática odontológica.

Juridicamente, define-se *má conduta (má prática)* como culpa profissional. Tal fato ocorre quando o tratamento fornecido pelo cirurgião-dentista não obedece ao padrão de cuidado exercido por outros profissionais da área treinados em situações semelhantes. Em outras palavras, a culpa ocorre quando os profissionais falham em ter ou exercer o grau de julgamento e habilidade normalmente adquiridos e demonstrados por membros de seu ofício que praticam sob circunstâncias semelhantes.

Na maioria dos estados norte-americanos, define-se como *padrão de cuidado* aquele que um cirurgião-dentista normalmente habilidoso, bem formado e experiente adotaria (ou não) sob circunstâncias semelhantes. A maioria dos estados norte-americanos adere a um padrão nacional para especialistas em Odontologia, mas pode seguir um padrão mais regional para cirurgiões-dentistas clínicos gerais. Considera-se que o cirurgião-dentista teve culpa quando um paciente e seu advogado convencem um juiz de que o cirurgião-dentista não cumpriu esse nível padrão de cuidado e que tal falha causou um dano.

Na maioria dos casos de erro, o paciente deve provar os quatro elementos seguintes de uma alegação desse tipo: (1) a existência de uma obrigação – geralmente implícito na relação dentista-paciente; (2) a violação do dever – na má conduta, não praticando o padrão de cuidado; (3) danos – em termos não jurídicos, uma lesão/dano; e (4) nexo causal – uma conexão causal entre a falha em atender ao padrão de cuidado e o dano. O ônus inicial de provar a culpa é do autor da queixa (paciente).[a] O paciente deve provar por uma preponderância (mais de 50%) da evidência que todos os quatro elementos da reivindicação foram atendidos.[1]

Obrigação

Convém um relacionamento profissional entre o cirurgião-dentista e o paciente antes que um dever legal, ou uma obrigação, seja imposto para o cuidado adequado. Essa relação pode ser estabelecida se o cirurgião-dentista aceitar o paciente ou iniciar o tratamento. Aceitar um paciente pode ocorrer automaticamente, como quando um cirurgião-dentista está de plantão para emergências e um indivíduo se apresenta para atendimento. No entanto, normalmente um cirurgião-dentista não estabelece legalmente um dever com o paciente até que concorde (verbalmente ou por escrito) em tratá-lo. Um novo paciente que simplesmente apareça no consultório de um cirurgião-dentista não estabelece uma relação de dever legal com ele.

Quebra de dever

O cirurgião-dentista tem o dever de prestar cuidados ao paciente que, pelo menos, atendam ao padrão de boas práticas odontológicas. Esses padrões não estão escritos em algum lugar, mas são tipicamente determinados em casos individuais por especialistas odontológicos contratados durante casos de erro odontológico para dar ao juiz sua opinião sobre qual é o padrão de atendimento exigido pelo cirurgião-dentista nas circunstâncias que envolvem o caso. Tal padrão de cuidado não obriga o cirurgião-dentista a fornecer o mais alto nível de tratamento exercido pelo profissional mais qualificado ou o que é ensinado na faculdade de Odontologia. O padrão de cuidado tem a intenção de ser um denominador comum definido pelo que os praticantes médios normalmente fariam sob circunstâncias semelhantes.

Danos

Deve haver algum tipo de dano real. Os danos podem ser físicos, mentais ou ambos, mas um paciente que esteja processando por simples vingança ou por uma disputa de dinheiro não pode vencer um caso de erro se não puder apresentar algum dano real.

Nexo causal

Deve ser demonstrado que a falha em fornecer cuidados padrão foi a causa da lesão do paciente. Se algo ocorresse entre o momento em que o cirurgião-dentista procedeu ao tratamento e quando os danos aconteceram, poderia não ter havido uma conexão entre o atendimento e a lesão do paciente.

Os cirurgiões-dentistas não são responsáveis por riscos inerentes ao tratamento que ocorrem na ausência de culpa. Por exemplo, um cirurgião-dentista não é responsável se um paciente apresentar dormência nos lábios após uma extração adequada de terceiro molar, pois esta é uma complicação reconhecida na literatura científica.

Um cirurgião-dentista pode ser legalmente responsável pela dormência dos lábios se o paciente provar que foi causada por culpa (p. ex., se a dormência foi ocasionada por uma incisão descuidada ou pelo uso negligente de uma broca ou outro instrumental) ou se o paciente não foi informado antes da cirurgia que a dormência labial era um risco do procedimento.

Os processos por erro podem surgir mesmo quando o cirurgião-dentista fez tudo corretamente, mas ocorre uma complicação que é um risco conhecido do procedimento e o paciente sofre o dano. Esta é uma exceção na responsabilidade civil que normalmente requer algum tipo de culpa para que um processo seja bem-sucedido. Nesse caso, a ação do paciente pode ter êxito se o profissional não tiver informado o paciente sobre os riscos significativos do procedimento planejado e não obtiver consentimento por escrito para realizar a cirurgia. Discussões adicionais sobre esse conceito aparecem no tópico sobre gerenciamento de riscos.

Pressões de *marketing* podem levar a cartazes ou promoções que podem ser interpretados como garantia de resultados. Pacientes com dificuldade em mastigar após receber novas próteses, se originalmente lhes prometeram que poderiam comer qualquer tipo de alimento sem dificuldade, podem considerar tais promessas quebra de contrato ou de garantia. A insatisfação com a estética ou a função está frequentemente ligada a expectativas não razoáveis, às vezes alimentadas por comunicação ineficaz ou por excessos cometidos no processo de comercialização. Problemas semelhantes podem ocorrer se os materiais promocionais de um cirurgião-dentista anunciarem cirurgias sem dor ou sem sangue.

Em geral, as regras processuais limitam o tempo para a apresentação de uma ação por erro contra um indivíduo ou uma empresa. Portanto, podem limitar o período que uma pessoa pode esperar para promover uma ação judicial. Esse limite, no entanto, varia muito de local para local. Nos EUA, o estatuto de limitações começa quando ocorre um incidente. Em outros lugares, o estatuto de limitações é estendido por um curto período após o suposto erro ser descoberto (ou quando uma pessoa "razoável" o teria descoberto). Vários outros fatores podem estender o estatuto de limitações em muitos locais. Tais fatores são pacientes que sejam crianças ou menores de 18 anos ou ocultação fraudulenta de erro no tratamento pelo cirurgião-dentista que deixa corpos estranhos não terapêuticos no local (p. ex., rebarbas quebradas ou lima). Conforme mencionado, o desenvolvimento mais recente de práticas comerciais e violações de reivindicações contratuais pode ser atribuído, em parte, a um período de prescrição mais longo para ações contratuais e às disposições comuns de tripla indenização dos atos de práticas comerciais enganosas.

Redução de risco

A base para toda a prática odontológica deve ser bons procedimentos clínicos; porém, mesmo quando os profissionais tentam fazer tudo o que podem para garantir que um procedimento vá bem, talvez ainda ocorram problemas. Para gerenciar essa possibilidade, devem ser adotadas estratégias de redução de risco para abordar adequadamente os vários aspectos da política de consultório e atendimento do paciente e para reduzir a responsabilidade legal em potencial. Esses aspectos são garantia de comunicação eficaz entre o cirurgião-dentista e o paciente, informações do paciente, consentimento informado, documentação apropriada e tratamento adequado das complicações. Além disso, os cirurgiões-dentistas devem observar que pacientes com expectativas razoáveis e relação favorável com o profissional têm menos probabilidade de processar e são mais propensos a tolerar as complicações.

---

[a] N.R.T.: No Brasil, após a Lei nº 8.078/1990 – Código de Defesa do Consumidor –, o artigo 6º, inciso VIII, inverte o ônus da prova em favor do paciente.

Informação do paciente e comunicação no consultório

Uma sólida relação cirurgião-dentista/paciente é a base de qualquer programa de gerenciamento de risco. Em geral, pacientes bem informados têm uma compreensão muito melhor de possíveis complicações e expectativas mais realistas sobre os resultados do tratamento. A educação dos pacientes pode ser realizada fornecendo-lhes o máximo de informações sobre o tratamento proposto, as alternativas e os riscos da cirurgia planejada e os benefícios e limitações de cada opção clínica. Os pacientes recebem essas informações para ajudá-los a entender melhor seus cuidados, a fim de que possam tomar decisões abalizadas. A informação deve ser comunicada de maneira positiva, e não defensiva. Se feito corretamente, o processo de consentimento informado pode melhorar o relacionamento entre o cirurgião-dentista e o paciente.

Os pacientes valorizam e esperam uma discussão com seu cirurgião-dentista sobre seus cuidados. Panfletos e outros tipos de informativos ajudam a fornecer aos pacientes dados gerais e específicos sobre cuidados gerais nas áreas de odontologia geral e cirurgia bucal. Os pacientes que necessitam de procedimentos cirúrgicos bucais se beneficiam de informações sobre a natureza do problema, o tratamento recomendado e as alternativas, expectativas e possíveis complicações. Tais dados devem ser apresentados em um formato bem organizado e fácil de entender e em linguagem leiga. Discute-se o consentimento informado em detalhes no tópico seguinte.

Quando um cirurgião-dentista tem uma conversa específica com um paciente ou dá a este um folheto informativo, isso deve ser documentado no prontuário do indivíduo. Informações sobre complicações discutidas anteriormente podem ser revisadas caso ocorram mais tarde. Em geral, pacientes com expectativas razoáveis criam menos problemas (um ponto repetido ao longo deste capítulo).

Consentimento informado

Além de oferecer atendimento de qualidade, a comunicação eficaz deve ser uma prática padrão no consultório do cirurgião-dentista. Os dentistas podem ser processados não apenas por tratamento negligente, mas também por não informarem adequadamente os pacientes sobre o diagnóstico, o tratamento a ser fornecido, as alternativas de tratamento razoáveis e os benefícios, riscos e complicações de cada opção de tratamento. O tratamento sem consentimento informado adequado pode ser considerado uma *agressão* – isto é, tocar intencionalmente uma pessoa sem seu consentimento.

O conceito de consentimento informado é o de que o paciente tem o direito de considerar riscos e complicações conhecidos inerentes a um tratamento, o que lhe possibilita tomar uma decisão voluntária e informada sobre a continuação da terapêutica recomendada ou escolher outra opção. Se um paciente for devidamente avisado sobre os riscos inerentes, mesmo que ocorra uma complicação, o cirurgião-dentista não será legalmente responsável na ausência de negligência. No entanto, o profissional pode ser responsabilizado quando ocorre um risco inerente se ele não obtiver o consentimento informado do paciente. A justificativa para a responsabilização é de que ao paciente foi negada a oportunidade de recusar o tratamento depois de ser devidamente avisado quanto aos riscos associados ao tratamento e sobre as opções razoáveis.

Os conceitos atuais de consentimento informado baseiam-se tanto em fornecer ao pacíente as Exodontias necessárias quanto na obtenção de um consentimento ou assinatura para um procedimento. Além de cumprir as obrigações legais, a obtenção do consentimento informado adequado dos pacientes beneficia o cirurgião-dentista de várias maneiras. Primeiro, oferece ao cirurgião-dentista a oportunidade de desenvolver melhor relacionamento com o paciente, demonstrando mais interesse pessoal em seu bem-estar. Segundo, pacientes bem informados, que entendem a natureza do problema e têm expectativas realistas, são menos propensos a processar. Por fim, um consentimento informado adequadamente apresentado e registrado diversas vezes evita alegações frívolas baseadas em mal-entendidos ou expectativas irreais.

Os requisitos de um consentimento informado variam de local para local. Inicialmente, o processo de consentimento informado envolve avisar os pacientes de que um procedimento pode resultar em lesões corporais ou morte. Discussões sobre complicações menores e improváveis que raramente ocorrem e raramente resultam em efeitos nocivos significativos não são necessárias. Alguns locais, no entanto, adotaram o conceito de risco material, que exige que os cirurgiões-dentistas discutam todos os aspectos materiais para a decisão do paciente de se submeter ao tratamento, mesmo não sendo habitual na profissão fornecer tais informações. Um risco é material quando uma pessoa sensata se mostra capaz de atribuir significado a ele ao avaliar se deve fazer o tratamento proposto. Quando a palavra "razoável" aparece em uma definição legal e, caso ocorra uma ação judicial sobre o assunto, o juiz decidirá o que isso significa. As implicações disso são discutidas mais adiante neste capítulo.

Na maioria dos casos, os cirurgiões-dentistas têm o dever de obter o consentimento do paciente; eles não podem delegar toda a responsabilidade. Mesmo que os membros da equipe no consultório odontológico apresentem o formulário de consentimento, o paciente pode receber um vídeo com informações como parte do processo de consentimento informado. O cirurgião-dentista deve consultar o paciente para revisar as recomendações, as opções e os riscos e benefícios do tratamento; também deve estar disponível para responder a perguntas. Embora não seja exigido pelo padrão de cuidados em muitos estados, é aconselhável obter o consentimento por escrito do paciente para procedimentos odontológicos invasivos. Os pais ou responsáveis legais devem assinar pelos menores de idade; os responsáveis legais precisam assinar em nome de pessoas com incapacidades mentais. Em certas regiões dos EUA, é útil ter formulários de consentimento escritos em outros idiomas ou ter funcionários multilíngues disponíveis para ajudar na comunicação.

O consentimento informado consiste em três fases: (1) informação; (2) consentimento por escrito; e (3) documentação no prontuário do paciente. Ao obter o consentimento informado, o cirurgião-dentista deve conduzir uma discussão franca e fornecer informações sobre sete áreas: (1) o problema específico; (2) o tratamento proposto; (3) os efeitos colaterais comuns ou esperados; (4) as possíveis complicações e a frequência aproximada de ocorrência; (5) a anestesia planejada e qualquer risco material da anestesia; (6) as alternativas de tratamento; e (7) as incertezas sobre o resultado final, com uma declaração de que o tratamento planejado não tem garantias absolutas de sucesso.

Essa informação deve ser apresentada de tal modo que o paciente não tenha dificuldade em entendê-la. No caso de uma ação judicial, o juiz determinará se as informações foram fornecidas de maneira compreensível. Assim, o cirurgião-dentista deve fornecer dados de tal modo que uma pessoa de nível educacional médio seja capaz de compreender as descrições dos planos de tratamento e dos riscos. Há na internet apresentações em vídeo, de educação interativa, descrevendo procedimentos odontológicos e cirúrgicos e os riscos e benefícios associados. Elas podem ser usadas como parte do processo de consentimento informado, mas não devem substituir discussões diretas entre o cirurgião-dentista e o paciente. Ao fim da apresentação, o paciente deve ter a oportunidade de fazer perguntas adicionais.

Após essas apresentações ou discussões, o paciente deve assinar um consentimento informado por escrito. O consentimento por escrito deve resumir, em termos facilmente compreensíveis, os itens apresentados. Alguns lugares presumem que, se a informação não estiver no formulário, ela não foi discutida. Se o paciente for capaz de ler e falar no idioma local, também deve ser documentado. Caso não leia ou fale em tal língua, a apresentação e o consentimento por escrito devem ser fornecidos no idioma do paciente. Para garantir que o paciente tenha compreendido cada parágrafo específico do consentimento, o cirurgião-dentista deve se certificar de que o paciente rubricou todos eles.

Um exemplo de consentimento informado é apresentado no Apêndice 4. Na conclusão da discussão, o paciente, o cirurgião-dentista e pelo menos uma testemunha devem assinar o consentimento informado. No caso de um sistema de registro totalmente eletrônico, os *pads* de assinatura devem ser usados para obter o consentimento do paciente. No caso de menores de idade, o paciente e o genitor ou responsável legal devem assinar o consentimento informado. Na maioria dos estados norte-americanos, a maioridade (quando o paciente não é menor de idade) é 18 anos. Existem algumas exceções, como Mississippi (21 anos); Alabama, Delaware e Nebraska (19 anos); Nevada, Ohio, Utah e Wisconsin (18 anos ou graduação no ensino médio, o que ocorrer primeiro); e Arkansas, Tennessee e Virgínia (18 anos ou graduação no ensino médio, o que ocorrer mais tarde). Em alguns estados, os menores podem assinar o consentimento informado para seu próprio tratamento, caso sejam casados ou, no caso do sexo feminino, se estiverem grávidas. Antes de assumir o caso do paciente, o cirurgião-dentista deve verificar os regulamentos locais.

A terceira e última fase é registrar no prontuário que um consentimento informado foi obtido depois que o cirurgião-dentista discutiu as opções de tratamento, os riscos e os benefícios com o paciente. O cirurgião-dentista deve registrar o fato de que as discussões de consentimento ocorreram e também registrar outros eventos, como apresentações de vídeo e fornecimento de folhetos educativos. O formulário de consentimento por escrito deve ser incluído.

Em três situações especiais, o processo de consentimento informado pode se desviar dessas diretrizes: (1) um paciente pode pedir especificamente para não ser informado de todos os aspectos do tratamento e das complicações; se assim for, isso deve ser documentado especificamente no prontuário e assinado pelo paciente; (2) pode ser prejudicial, em alguns casos, fornecer todas as informações apropriadas ao paciente. Isso é denominado *privilégio terapêutico* por não se obter um consentimento informado completo. O privilégio terapêutico é controverso e raramente se aplica aos procedimentos cirúrgicos bucais e odontológicos de rotina; (3) um consentimento informado completo pode não ser necessário em uma emergência, quando a necessidade de prosseguir com o tratamento é tão urgente que o tempo necessário para se obter o consentimento informado pode resultar em mais danos ao paciente. Isso também se aplica ao tratamento de complicações durante um procedimento cirúrgico. Presume-se que, se a falha em tratar uma condição imediatamente resultasse em mais danos ao paciente, o tratamento deveria prosseguir sem a necessidade de se obter o consentimento informado específico.

Os pacientes têm o direito de saber se algum risco está associado à decisão de rejeitar certas formas de tratamento. Essa recusa informada e as tentativas de informar o paciente sobre os riscos e as consequências da recusa do tratamento devem ser claramente registradas no prontuário. Os pacientes que não comparecerem ao tratamento necessário devem receber uma carta advertindo-os sobre possíveis problemas que possam surgir se não procurarem tratamento. Cópias dessas cartas devem ser mantidas no prontuário do paciente.

Registros e documentação

A má manutenção de registros é um dos problemas mais comuns encontrados na defesa de um processo de erro. Quando se questiona a qualidade do atendimento ao paciente, os registros supostamente refletem o que foi feito e por quê. Registros insatisfatórios proporcionam aos advogados de acusação a oportunidade de alegar que o atendimento ao paciente também deve ter sido precário. Uma documentação inadequada também dificulta que o cirurgião-dentista lembre o que aconteceu durante uma consulta com um paciente em particular, prejudicando, assim, sua defesa. Mesmo que um registro perfeito não seja possível nem exigido, os registros devem refletir razoavelmente o diagnóstico, o tratamento, o consentimento, as complicações e outros eventos importantes.

A documentação adequada do diagnóstico e do tratamento é um dos aspectos mais importantes do atendimento ao paciente. Um prontuário bem documentado mostra-se essencial em qualquer programa de gerenciamento de risco. Se os cirurgiões-dentistas não documentarem os achados clínicos fundamentais que sustentam o diagnóstico e o tratamento, os advogados podem questionar a necessidade de tratamento em primeiro lugar. Alguns argumentarão que, se algo não foi descrito no prontuário, não aconteceu. Os 11 itens a seguir são úteis para se colocar no prontuário:

1. Queixa principal.
2. História odontológica.
3. História clínica.
4. Medicação atual.
5. Alergias.
6. Conclusões clínicas e achados radiográficos e interpretações.
7. Tratamento recomendado e outras alternativas.
8. Consentimento informado.
9. Tratamento realmente instituído.
10. Terapia de acompanhamento recomendada.
11. Encaminhamentos para outros cirurgiões-dentistas gerais, especialistas ou outros médicos.

Dez informações frequentemente ignoradas que devem ser registradas no prontuário:

1. Prescrições e medicamentos administrados ao paciente.
2. Mensagens ou outras discussões relacionadas especificamente com o atendimento ao paciente (incluindo telefonemas).
3. Encaminhamentos e orientações de outros profissionais de saúde.
4. Resultados de testes laboratoriais.
5. Observações clínicas de progresso ou resultado de tratamento.
6. Cuidados de acompanhamento recomendados.
7. Consultas feitas ou recomendadas.
8. Instruções pós-operatórias e orientações dadas.
9. Avisos ao paciente, com questões relacionadas com falta de cooperação, falta de comparecimento a consultas, falha na obtenção ou no uso de medicamentos, instruções para consultar outros cirurgiões-dentistas ou médicos, ou instruções sobre participação em qualquer atividade que possa colocar em risco a saúde do indivíduo ou o sucesso de um procedimento.
10. Consultas perdidas.

Correções devem ser feitas riscando-se com apenas uma linha. Informações corretas podem ser inseridas acima ou adicionadas abaixo, junto com a data correta. Qualquer exclusão deve ser rubricada e datada. Nenhuma parte do prontuário deve ser descartada, obliterada, apagada ou alterada de qualquer modo. Em alguns locais dos EUA e no Brasil, alterar registros com a intenção de enganar é considerado crime (Para maiores informações, consultar o *site* do Conselho Federal de Odontologia [www.cfo.org.br]).

O período de manutenção de registros varia de 3 a 10 anos e, em geral, pode ser encontrado na Lei de Prática Odontológica de cada país. Os registros devem ser mantidos por tempo suficiente para estarem disponíveis caso o paciente decida processar. Nos EUA, isso depende do estatuto de limitações locais, que, no caso de menores, não se aplica até o paciente alcançar a maioridade, conforme descrito no tópico sobre consentimento informado No Brasil, é preciso consultar o *site* do Conselho Federal de Odontologia (www.cfo.org.br) para informações sobre o assunto, já que, em função da Covid-19, houve mudanças significativas quanto à conduta dos profissionais de saúde.

Registros eletrônicos

A conversão dos arquivos de registros em papel para registros eletrônicos está aumentando, com potenciais aplicações na Odontologia moderna. O uso crescente de registros eletrônicos levantou várias questões sobre a validade das anotações de consultório, outros documentos escritos e radiografias. Conforme acontece com quaisquer registros médicos, é importante que estes não sejam alterados de modo algum após serem inicialmente criados e colocados em um prontuário ou arquivo digital. Embora possam ser feitas alterações em documentos gerados eletronicamente, a maioria dos pacotes de *software* apresenta mecanismos de rastreamento que podem detectar se documentos, radiografias ou outras imagens foram alteradas e quando isso ocorreu. Se for necessária uma alteração em uma anotação de consultório ou outro documento, isso deve sempre ser feito em formato de adendo e inserido separadamente no registro, em vez de alterar-se o documento original. Hoje, a ciência da computação forense pode rastrear qualquer tentativa de alteração de registros. Portanto, as mesmas advertências sobre correções na documentação em papel e filme também se aplicam à documentação eletrônica.

Como muitos consultórios não usam papéis, muitos documentos são assinados eletronicamente. As assinaturas eletrônicas são tão válidas quanto o sistema em vigor utilizado para proteger contra fraudes, não diferentemente dos registros em papel, nos quais uma assinatura pode ser falsificada. A maioria dos sistemas tem algum tipo de medida de segurança embutida no *software* para proteger sua integridade. Tal como acontece com muitos problemas de segurança do computador, isso requer a identificação de usuário e as senhas que protegem o acesso aos documentos por pessoas não autorizadas. Quando gerados, armazenados e protegidos da maneira apropriada, os registros eletrônicos são tão válidos quanto qualquer outro tipo de registro médico. No Brasil, o paciente tem direito a acessar seu prontuário, regulamentado pelo Conselho Federal de Odontologia e pela lei. Questões especiais relacionadas com o acesso às informações do paciente e à Lei de Tecnologia da Informação em Saúde para a Saúde Econômica e Clínica (HITECH, do inglês H*ealth Information Technology for Economic and Clinical Health*) são discutidas mais adiante neste capítulo.

Encaminhamento para outro cirurgião-dentista geral ou especialista

Em muitos casos, os cirurgiões-dentistas podem decidir que o tratamento recomendado está além de seu escopo de treinamento ou experiência e optar por encaminhar um paciente para outro cirurgião-dentista clínico geral ou um especialista. Uma carta de encaminhamento deve indicar claramente os motivos do encaminhamento e o que o especialista está sendo solicitado a fazer. O encaminhamento deve ser registrado no prontuário. No encaminhamento por escrito a um especialista, deve ser solicitado a esse profissional que forneça um relatório detalhando as recomendações de diagnóstico e tratamento.

A recusa do paciente em buscar encaminhamento deve ser claramente anotada no prontuário. Se o paciente se recusar a procurar tratamento com um especialista, o cirurgião-dentista deve decidir se o tratamento recomendado está dentro de sua própria experiência. Caso contrário, não deve fornecer este tratamento específico, mesmo se o paciente insistir que o faça. A recusa de um paciente em procurar assistência de um especialista não exime o cirurgião-dentista da responsabilidade por lesões ou complicações resultantes de cuidados além de seu escopo de treinamento e experiência.

Dentistas especialistas devem avaliar cuidadosamente todos os pacientes encaminhados. Por exemplo, extrair ou tratar o dente errado é uma alegação comum no tribunal. Em caso de dúvida, o especialista deve entrar em contato com o cirurgião-dentista e discutir o caso. Qualquer alteração no plano de tratamento fornecido pelo especialista deve ser registrada no prontuário do cirurgião-dentista de referência e no do especialista. Para evitar problemas de consentimento informado, o paciente deve aprovar qualquer plano ou recomendação revistos.

Complicações

Resultados inferiores ao desejável podem ocorrer apesar dos esforços do cirurgião-dentista no diagnóstico, no planejamento do tratamento e na técnica cirúrgica. Um resultado ruim não sugere necessariamente que o profissional seja culpado por negligência ou outra irregularidade. No entanto, quando ocorrem complicações, é obrigatório que o cirurgião-dentista comece imediatamente a abordar o problema de maneira adequada.

Na maioria dos casos, o cirurgião-dentista deve aconselhar o paciente sobre a complicação. Exemplos de tais situações são perder ou falhar na extração de uma ponta da raiz dental, quebrar um instrumental em um dente, como uma lima endodôntica, perfurar o seio maxilar, danificar os dentes adjacentes, remover o dente errado ou fraturar inadvertidamente o osso adjacente. Nesses casos, o cirurgião-dentista deve delinear claramente uma proposta de tratamento do problema, com instruções específicas para o paciente, tratamento adicional que possa ser necessário e encaminhamento a um cirurgião bucomaxilofacial, quando apropriado.

É aconselhável considerar e discutir alternativas de tratamento que ainda produzam resultados razoáveis. Por exemplo, quando os dentes são extraídos para fins ortodônticos, o primeiro pré-molar pode ser acidentalmente extraído quando o ortodontista quer extrair o segundo pré-molar. Antes de remover qualquer outro dente ou alarmar o paciente e os pais/responsáveis, o cirurgião-dentista deve ligar para o ortodontista para discutir o efeito no resultado do tratamento e as modificações disponíveis. O paciente e os pais/responsáveis devem ser notificados de que o dente errado foi extraído, mas que o ortodontista indicou que o tratamento pode prosseguir sem comprometer significativamente o resultado.

Outra complicação comum é a alteração da sensibilidade após a remoção do terceiro molar ou a colocação de implantes em regiões posteriores. O prontuário deve refletir a existência e a extensão do problema. Pode ser útil usar um diagrama para registrar a área envolvida. Se possível, a densidade e a gravidade do comprometimento sensorial devem ser anotadas após o teste. O prontuário deve refletir a evolução da condição cada vez que o paciente retornar para acompanhamento. O encaminhamento precoce a um cirurgião bucomaxilofacial com experiência no diagnóstico e no tratamento de lesões nervosas é prudente, pois, quando indicado, quanto mais precoce a tentativa de reparar o nervo, melhor o prognóstico. Na maioria dos casos, o encaminhamento deve ocorrer, no máximo, dentro de 3 meses após a lesão, caso não haja melhora significativa.

Atrasos excessivos podem limitar a eficácia do tratamento futuro. A documentação da evolução do paciente ajudará a justificar qualquer decisão de postergar o encaminhamento.

Problemas no tratamento do paciente

Não cooperação do paciente

Os cirurgiões-dentistas e sua equipe devem anotar rotineiramente no prontuário a falta de cooperação do paciente, inclusive falta de responsabilidade, cancelamentos e descumprimento de orientações para tomar medicamentos, buscar consultas de encaminhamento, usar aparelhos ou retornar para consultas de rotina. Esforços para aconselhar os pacientes sobre os riscos associados ao não cumprimento das instruções também devem ser registrados.

Quando a saúde do paciente puder ser prejudicada por não cooperação continuada, o profissional deve considerar escrever uma carta para o paciente, identificando o dano potencial e o advertindo de que o consultório não será responsável se esses e outros problemas se desenvolverem como resultado do descumprimento das orientações. Se o atendimento ao paciente for encerrado, os registros detalhados no prontuário documentando a não conformidade devem justificar a indisposição do cirurgião-dentista para continuar o tratamento.

Abandono do paciente

Uma vez estabelecida a relação entre o paciente e o cirurgião-dentista, surge uma obrigação legal. Geralmente, a obrigação é estabelecida quando um paciente foi atendido no consultório, a avaliação inicial foi concluída e o cirurgião-dentista concordou em tratar o indivíduo. O cirurgião-dentista tem o dever de prestar cuidados até se concluir o tratamento. Pode haver casos, no entanto, em que é impossível ou irracional para um cirurgião-dentista concluir um plano de tratamento devido a vários problemas, como a falha do paciente em retornar para as consultas necessárias, seguir instruções explícitas, tomar medicamentos, buscar consultas recomendadas ou interromper atividades que interfiram no plano de tratamento ou comprometer a capacidade do cirurgião-dentista de alcançar resultados aceitáveis. Isso pode incluir uma quebra total de comunicação entre o cirurgião-dentista e o paciente.

Nesses casos, costuma ser necessário que o cirurgião-dentista siga certos passos antes de interromper o tratamento, para evitar ser acusado de abandono do paciente. Primeiro, o prontuário deve registrar as atividades que levam ao término do tratamento daquele paciente. Convém que o paciente seja adequadamente avisado (se possível) de que a rescisão ocorrerá se a atividade indesejada não cessar e também do dano potencial que pode resultar se tal atividade continuar e da razão de o dano poder ocorrer. Depois de ser informado sobre os motivos pelos quais o consultório não está mais disposto a oferecer o tratamento, o paciente deve ter uma oportunidade razoável de encontrar um novo cirurgião-dentista (geralmente 30 a 45 dias). O consultório deve continuar o tratamento durante esse período se o paciente precisar de atendimento de emergência ou de cuidados para evitar danos à sua saúde ou se for necessário ao progresso terapêutico.

Quando for decidido que a relação cirurgião-dentista/paciente não pode continuar, o cirurgião-dentista deve proceder da seguinte maneira para terminar o relacionamento.

Uma carta deve ser enviada ao paciente, indicando a intenção de se retirar do caso e a recusa de oferecer tratamentos futuros. A carta deve incluir cinco informações importantes:
1. As razões que justificam a decisão de interromper o tratamento.
2. Se aplicável, o dano potencial causado pela atividade indesejada do paciente (ou dos pais/responsáveis).
3. Advertências dadas pelo cirurgião-dentista que não alteraram as ações do paciente e continuaram a colocá-lo em risco (ou comprometeram a capacidade do profissional de alcançar um resultado aceitável).
4. Um aviso de que o tratamento do paciente não foi concluído e que, portanto, este deve procurar imediatamente outro cirurgião-dentista para exame ou consulta imediata (o cirurgião-dentista deve incluir um aviso de que, se o indivíduo não seguir tal conselho, sua saúde bucal pode continuar comprometida, assim como se pode perder qualquer progresso no tratamento ou piorá-lo).
5. Uma oferta para continuar tratando o paciente por um período razoável especificado e para emergências até ele encontrar outro cirurgião-dentista.

Essa carta deve ser registrada, com confirmação da entrega, para garantir e documentar que o paciente de fato a tenha recebido. Se um novo profissional estiver tratando o paciente, ele deve considerar avisar o cirurgião-dentista anterior sobre essa decisão. O cirurgião-dentista deve consultar um advogado se tiver alguma preocupação com confidencialidade ou se houver uma razão particularmente sensível por trás dessa decisão.

O cirurgião-dentista deve permanecer disponível para o tratamento de problemas de emergência até o paciente ter tempo suficiente para procurar tratamento com outro profissional. Isso deve ser comunicado na carta mencionada anteriormente. O cirurgião-dentista deve se oferecer para encaminhar cópias de todos os registros pertinentes que afetam o atendimento ao paciente. Nada deve ser feito para impedir o tratamento subsequente para completar o atendimento ao paciente.

Aqueles que testaram positivo para o vírus da imunodeficiência humana (HIV) ou outras condições infecciosas ou aqueles com outras deficiências não podem ter seus tratamentos recusados devido às suas condições, pois tal ação pode violar a Lei dos Americanos Portadores de Deficiência (ADA, do inglês *Americans with Disabilities Act*) e outras leis federais ou estaduais.[b] Pacientes que testaram positivo para HIV ou que adquiriram a síndrome da imunodeficiência são considerados portadores de deficiência sob essas leis.[2] O advogado deve ser consultado se o cirurgião-dentista tiver outro motivo válido para encerrar sua relação profissional com tal paciente.

Existem exceções para essas diretrizes sugeridas. O cirurgião-dentista deve avaliar cuidadosamente cada situação. Em certas ocasiões, o profissional pode não desejar perder o contato com um paciente ou a oportunidade de observar e monitorar uma complicação. Muitas vezes, o término do tratamento irritará o paciente, que, por sua vez, pode procurar aconselhamento jurídico se tiver uma complicação. O consultório pode optar por completar o tratamento em tais casos. Se o tratamento continuar, o prontuário deve refletir cuidadosamente todas as advertências ao paciente sobre possíveis danos e o aumento da impossibilidade de resultados aceitáveis.

Em certos casos, pode-se solicitar ao paciente que assine um formulário de consentimento com três pontos importantes:
1. O paciente percebe que não está cooperando ou não seguiu as orientações do dentista.
2. As atividades mencionadas anteriormente prejudicam a saúde do paciente ou a capacidade do cirurgião-dentista de obter resultados aceitáveis ou aumentam de maneira não razoável as chances de complicações.
3. O cirurgião-dentista continuará o tratamento, mas não garante que os resultados serão aceitáveis. Podem ocorrer complicações, exigindo cuidados adicionais, e o paciente (ou o responsável legal por ele) assumirá total responsabilidade se algum dos eventos mencionados ocorrer.

---

[b]No Brasil, trata-se da Declaração dos Direitos Fundamentais da Pessoa Portadora do Vírus da AIDS (http://www.aids.gov.br/pagina/direitos-fundamentais).

Litígios comuns na Odontologia

Há litígios em todos os aspectos da prática odontológica e em quase todos os tipos específicos de tratamento. Alguns tipos de tratamento odontológico têm uma incidência maior de ações legais.

Em geral, a remoção do dente errado resulta de uma falha de comunicação entre o cirurgião-dentista clínico geral e o cirurgião bucomaxilofacial ou entre o paciente e o cirurgião-dentista. Em caso de dúvida, o profissional solicitado a extrair um dente por outro cirurgião-dentista deve confirmar a identidade do dente ou dentes a serem extraídos com exames radiográficos e clínicos, bem como instruções escritas ou uma discussão com o cirurgião-dentista. Se as opiniões diferirem em relação ao tratamento proposto, o paciente e o cirurgião-dentista de referência devem ser notificados, e o resultado de qualquer conversa subsequente, documentado. Uma breve carta de acompanhamento confirmando a decisão final também pode ser útil para registrar essa decisão. Se o dente errado for extraído, isso deve ser conduzido administrativamente do modo já descrito neste capítulo. Clinicamente, alguns especialistas recomendam que, se a remoção do dente errado for notada logo após sua extração, o dente deve ser colocado de volta no alvéolo fresco e tratado como um dente recentemente avulsionado, como discutido no Capítulo 24.

As lesões de nervos são frequentemente motivos para processos, com advogados alegando que elas resultaram de extrações, implantes, tratamento endodôntico ou outros procedimentos. Essas alegações costumam ser acompanhadas de consentimento informado insuficiente ou de baixo desempenho no procedimento.

Como as lesões de nervos são uma complicação conhecida de algumas extrações mandibulares ou implantes mandibulares posteriores ao forame mentoniano, os advogados dos pacientes afirmam que seus clientes têm o direito de aceitar esses riscos como parte do tratamento. Se o cirurgião-dentista puder visualizar condições que aumentem esse risco, o paciente deve ser avisado e a condição, registrada. Um exemplo seria observar especificamente a relação do nervo alveolar inferior com o terceiro molar a ser extraído quando eles parecerem estar próximos nas radiografias.

A falha em diagnosticar pode estar relacionada com várias áreas da Odontologia: um dos problemas mais comuns é uma lesão observada no exame, mas não adequadamente documentada, e não se instituem tratamento ou acompanhamento. Se a lesão causar mais problemas ou uma biopsia subsequente apontar uma condição patológica de longa duração ou malignidade, isso pode ser visto como negligência. Tal fato é problemático sobretudo se a lesão for posteriormente diagnosticada como malignidade ou outra condição grave. Esse problema pode ser evitado acompanhando-se qualquer achado potencialmente anormal. O cirurgião-dentista deve anotar no prontuário um diagnóstico inicial ou procurar uma consulta com um especialista. Se a lesão foi resolvida na próxima consulta, o cirurgião-dentista deve registrar esse fato para o problema ser encerrado. Se o paciente for encaminhado a outro cirurgião-dentista, o profissional de referência deve fazer o acompanhamento para documentar o progresso do paciente, incluindo se a condição foi tratada com sucesso.

As complicações e falhas nos implantes são outras áreas comuns de litígios. Como em qualquer procedimento, o paciente deve ser informado sobre a reconstrução associada e o resultado a longo prazo da complicação. A necessidade de cuidadosa higiene e acompanhamento a longo prazo deve ser explicada. O potencial efeito prejudicial dos hábitos do paciente, como o tabagismo, deve ser explicado e documentado. Cirurgiões que colocam implantes que serão restaurados por outro profissional devem considerar o uso de um formulário de consentimento personalizado, resumindo as complicações comuns e enfatizando a importância de o indivíduo receber cuidados protéticos de um dentista adequadamente treinado e experiente. A falta de encaminhamento adequado para outro cirurgião-dentista ou especialista pode ser uma fonte de problemas legais. Em geral, os cirurgiões-dentistas determinam o tempo apropriado para encaminhar um paciente para um especialista para atendimento inicial ou tratamento de uma complicação. A falta de encaminhamento de pacientes para tratamentos complicados não realizados rotineiramente pelo cirurgião-dentista ou o atraso no encaminhamento para o tratamento de uma complicação frequentemente tornam-se elementos para o litígio. Os encaminhamentos para especialistas podem reduzir muito os riscos de responsabilidade. Os especialistas estão acostumados a tratar casos e complicações mais difíceis. Os especialistas com os quais o cirurgião-dentista tem um bom relacionamento também podem amenizar os problemas de manejo, sendo objetivos e cuidadosos e tranquilizando pacientes mais exaltados. O cirurgião-dentista clínico geral e o especialista podem discutir maneiras de compor as despesas de lidar com uma complicação e concluir o tratamento.

Às vezes, as disfunções da articulação temporomandibular (ATM) tornam-se mais aparentes após procedimentos odontológicos que exigem abertura ou manipulação prolongada, como a extração dentária. É importante a documentação de qualquer condição preexistente na avaliação pré-tratamento. O risco de dor na ATM ou outra disfunção como resultado de um procedimento deve ser incluído no consentimento informado, quando indicado. Se o paciente necessitar urgentemente de cuidados que possam agravar ou causar uma condição da ATM, um formulário de consentimento personalizado deve ser redigido e assinado. O formulário deve definir claramente o problema, dando ao paciente opções e confirmando sua autorização para prosseguir.

Quando um paciente ameaça iniciar uma ação judicial

Sempre que um paciente, o advogado dele ou um membro da família ou qualquer outro representante informar ao cirurgião-dentista que está sendo considerado um processo de erro clínico, várias precauções devem ser tomadas.

Em primeiro lugar, todas essas ameaças devem ser documentadas e comunicadas imediatamente à empresa de seguros contra erros clínicos. O cirurgião-dentista deve seguir as orientações da seguradora, da equipe de gerenciamento de risco institucional ou do advogado designado para o caso. Em geral, estes elaboram e enviam uma resposta por escrito à ameaça. Como a primeira indicação de uma reivindicação em potencial costuma ser uma solicitação de registros, o consultório deve cumprir a lei sobre o que deve ser fornecido (geralmente, cópias dos registros de atendimento e tratamento – *nunca* os originais).

Às vezes, os pacientes solicitam o prontuário e as radiografias originais por diversos motivos. Na maioria dos estados norte-americanos e no Brasil, as leis indicam que o consultório odontológico possui os registros e tem a obrigação legal de manter registros originais por um período especificado. Nos EUA, os pacientes têm direito a uma cópia legível, e os consultórios odontológicos têm direito a um reembolso razoável para fazer cópias. No Brasil, geralmente os pacientes pagam pelas cópias, mas não são donos dos registros apenas porque pagaram por cuidados e tratamento.

Em segundo lugar, o cirurgião-dentista e sua equipe não devem discutir o caso com o paciente (ou um representante dele), uma vez feita uma ameaça de ação judicial ou se o processo já foi iniciado. Todos os pedidos de informação ou outro contato devem ser encaminhados à seguradora ou ao advogado que representa o cirurgião-dentista. Quaisquer argumentações com o paciente ou representante devem ser evitadas. O cirurgião-dentista não deve admitir responsabilidade ou culpa ou concordar em renunciar os honorários. Qualquer declaração ou admissão feita ao paciente ou representante deste pode ser usada contra o cirurgião-dentista posteriormente como admissão de erro.

Terceiro, é fundamental que não sejam feitas adições, exclusões ou mudanças de qualquer tipo no prontuário do paciente. Os registros não devem ser perdidos ou destruídos. Na verdade, deve haver um esforço extra para garantir que os registros não sejam perdidos ou alterados. É conveniente que o cirurgião-dentista procure aconselhamento jurídico antes de tentar esclarecer uma anotação.

Durante o processo de litígio por erro clínico, o cirurgião-dentista pode ser chamado para dar um depoimento. Ele pode ser o réu em um caso, assim como a pessoa subsequente que trata o paciente ou um perito. Embora isso seja comum para os advogados, o procedimento muitas vezes é tenso e emocionalmente traumático para os cirurgiões-dentistas, em especial quando testemunham em sua própria defesa.

A seguir, estão seis sugestões que devem ser consideradas ao se dar um depoimento relacionado com um caso de erro clínico:

1. O cirurgião-dentista deve estar preparado e ter completo conhecimento dos registros do prontuário. Todos os registros do prontuário, resultados de exames e quaisquer outras informações relevantes devem ser revistos. Em casos complexos, o cirurgião-dentista deve considerar a revisão do conhecimento em livro didático sobre o assunto. No entanto, um advogado deve ser consultado antes que qualquer outra coisa que não seja os próprios registros clínicos seja revisada.
2. O cirurgião-dentista nunca deve responder a uma pergunta sem entendê-la completamente. Ele deve ouvir a pergunta com atenção, dar uma resposta sucinta e parar de falar após isso. Um processo não pode ser ganho com um depoimento, mas pode ser perdido.
3. O cirurgião-dentista não deve especular. Se for necessário rever o prontuário, as radiografias ou outras informações, deve fazer isso antes de responder a uma pergunta, e nunca adivinhar. Se o cirurgião-dentista não se lembrar de certos detalhes, ele deve declarar isso, se solicitado.
4. O cirurgião-dentista deve ser cauteloso ao concordar que qualquer autor ou texto especializado em particular é "autoridade". Geralmente, mostra-se melhor nunca concordar que um texto é autoridade sobre determinado tópico. Uma vez feita tal declaração, o cirurgião-dentista pode ser colocado em uma situação em que ele pode ter feito algo ou discordado de algo que o "especialista" tenha escrito. Na maioria dos locais, a boa conduta recomenda o seguimento das diretrizes divulgadas pelo Conselho Federal da classe.
5. O cirurgião-dentista não deve discutir desnecessariamente com o outro advogado. Ele deve evitar qualquer manifestação de raiva (isso só alertará o adversário quanto ao que irá incomodá-lo diante de um júri, que esperará o cirurgião-dentista agir de maneira profissional).
6. Os conselhos do advogado do cirurgião-dentista devem ser seguidos. (Mesmo se contratado pela companhia de seguros, o advogado deve representar os interesses do profissional, e não os da seguradora ou de qualquer outra pessoa.)

A maior parte da ansiedade relacionada com o litígio vem do medo do desconhecido. A maioria dos cirurgiões-dentistas tem pouca ou nenhuma experiência em processos litigiosos. Deve-se ter em mente que os cirurgiões-dentistas prevalecem na maioria dos casos. Apenas cerca de 10% dos casos vão a julgamento, e os cirurgiões-dentistas ganham mais de 80% desses casos.

Infelizmente, um processo de erro clínico exige um tremendo investimento de tempo, energia e emoção, o que diminui o tempo dedicado aos pacientes. A maioria dos cirurgiões-dentistas não tem escolha; eles têm de se defender. Cirurgiões-dentistas que estejam preparados e que tenham expectativas razoáveis de cada etapa do processo de litígio costumam ser menos ansiosos.

Questões dos planos de saúde

Por influência dos planos de saúde, vários aspectos da Odontologia mudaram bastante. Isso inclui a relação cirurgião-dentista/paciente e a maneira como as decisões são tomadas a respeito de quais alternativas de tratamento são mais apropriadas. Muitas vezes, os cirurgiões-dentistas são colocados no meio de um conflito entre o desejo de fornecer um tratamento ideal e a disposição de um plano de saúde para aprovar o pagamento de cuidados apropriados ou necessários.

Tradicionalmente, o paciente escolhe entre um plano de saúde de cobertura total, um plano de saúde básico ou nenhum tratamento. No plano de saúde, no entanto, alguns pacientes estão sendo forçados a aceitar o plano básico ou nenhum tratamento, com base em decisões administrativas que podem ser mais impulsionadas por pressões de contenção de custos do que por um bom julgamento com base na ciência odontológica.

O Conselho da American Dental Association sobre Ética, Estatutos e Assuntos Jurídicos emitiu a seguinte declaração, ressaltando a obrigação dos cirurgiões-dentistas de fornecer cuidados apropriados:

> Os cirurgiões-dentistas credenciados por planos de saúde podem ser convocados para reconciliar as demandas impostas a eles para conter os custos com as necessidades de seus pacientes. Os cirurgiões-dentistas não devem permitir que essas exigências interfiram no direito do paciente de selecionar uma opção de tratamento com base no consentimento informado. Os cirurgiões-dentistas também não devem permitir que algo interfira no livre exercício de seu julgamento profissional ou no dever de fazer encaminhamentos adequados, se indicado. Os cirurgiões-dentistas são lembrados de que as obrigações contratuais não os dispensam de seu dever ético de colocar o bem-estar do paciente em primeiro lugar.[3]

Os cirurgiões-dentistas têm a responsabilidade de orientar os pacientes que um tratamento "básico" foi autorizado pelo plano de saúde. Ele deve buscar o consentimento do paciente para tal tratamento após os riscos, complicações e limitações pertinentes terem sido revistos, junto com uma explicação das opções de tratamento mais adequadas. Os cirurgiões-dentistas devem comunicar por escrito, tanto aos pacientes quanto aos terceiros, sobre os resultados que podem ser razoavelmente esperados quando o tratamento apropriado não estiver disponível devido a decisões impróprias de terceiros.

A lei evoluiu na área dos planos de saúde, e as decisões judiciais recentes criam algumas outras responsabilidades para o cirurgião-dentista ao clamarem pelo atendimento adequado ao paciente.[4,5] Em última análise, cada cirurgião-dentista tem o dever de tratar o paciente, e não basear as decisões quanto à cobertura do plano de saúde. Muitas vezes, isso implica desafiar, por escrito, os administradores do plano pela recusa de tratamento para o curso de tratamento recomendado, apelando em nome do paciente para o atendimento médico-odontológico apropriado. Uma carta relatando tal situação deve incluir os seguintes elementos:

1. Uma declaração de que o paciente esteve sob os cuidados do cirurgião-dentista por uma condição específica (diagnóstico) e o curso de tratamento recomendado pelo dentista.
2. As indicações clínicas para o tratamento recomendado.
3. Os riscos e complicações envolvidos em não se submeter ao tratamento recomendado.

4. Uma declaração de que o cirurgião-dentista acredita que a negação prévia de autorização por administradores de planos é inadequada. Pode ser bom usar uma frase-chave da decisão do tribunal declarando: "É essencial que os programas de limitação de custos não interfiram nas decisões baseadas no julgamento médico/odontológico".

Dois outros documentos são necessários para fechar o ciclo no aspecto de comunicação de uma negação do plano de saúde: (1) um formulário para os pacientes assinarem que os informa sobre o diagnóstico, o tratamento recomendado e os riscos de não se submeter ao tratamento, e indica o reconhecimento de que formas alternativas de tratamento podem gerar resultados menos desejáveis do que as recomendadas e que eles entendem que podem pagar pelo tratamento recomendado a partir de seus próprios recursos; (2) uma carta para o paciente que recusa o tratamento recomendado cujo pagamento foi negado pelo plano de saúde, pedindo ao indivíduo para reconsiderar a decisão, expressando a preocupação do cirurgião-dentista pelas consequências e instando o paciente a apelar da decisão diretamente aos administradores do plano de saúde.

O Affordable Care Act (ou "Obamacare") exige que todos os americanos obtenham cobertura de seguro médico.[6] No Brasil, todos os pacientes têm direito ao atendimento pelo SUS. Inicialmente, havia uma exigência de que todos os planos do Affordable Care Act incluíssem a cobertura odontológica para pacientes pediátricos. No entanto, esse requisito foi flexibilizado ou eliminado na maioria dos estados. Os adultos não têm a exigência de obter plano odontológico, mas, se estiver disponível, as mesmas situações de tomada de decisão descritas em outros planos de assistência gerenciada serão aplicáveis.

Telemedicina e internet

O desenvolvimento tecnológico gerou mudanças significativas nas práticas médicas e odontológicas. Os computadores e a internet proporcionaram novos deveres potenciais e preocupações com responsabilidade. A imagem digital – combinada com os recursos da internet para comunicação e até mesmo para videoconferência – criou situações nas quais os pacientes podem receber orientação sem a tradicional interação profissional-paciente.

O acesso à informação sobre saúde na internet mudou a dinâmica da interação tradicional entre cirurgião-dentista e paciente. Atualmente, o dever legal de um cirurgião-dentista para com um paciente está ligado à existência de uma relação entre eles. Determinar se essa relação existe, no entanto, não é mais uma tarefa simples. O advento do *marketing* na internet, da telemedicina e de outros meios de fornecer informações ou conselhos por meio da mídia eletrônica – sem exame direto, diagnóstico e recomendação de tratamento – obscureceu a questão de saber se um relacionamento profissional-paciente (e a obrigação legal devida a um paciente particular) existe. Os tribunais tomam decisões que podem fornecer alguma orientação relacionada com essas questões em evolução, embora ainda existam divergências entre as jurisdições. Uma decisão judicial determinou que um médico que orienta um colega responsável por um paciente pelo telefone não tem obrigação legal com relação a este último quando as opções de tratamento são retransmitidas por meio de uma ligação telefônica.[7] Contudo, outro tribunal determinou que uma relação profissional-paciente pode estar implícita quando um médico de plantão é consultado por telefone por um colega do setor de emergência que contava com as orientações do médico consultor.[7]

A definição de regras claras que podem ser utilizadas por cirurgiões-dentistas que fornecem aconselhamento direto ou indireto por telefone, internet ou por meio de *sites* não é uma tarefa fácil. Muitas perguntas permanecem sem resposta. Adotar as leis do local em que o paciente vive ou aquelas em que as práticas do cirurgião-dentista realmente se aplicam nestes casos?

O cirurgião-dentista pratica a Odontologia em outro local sem licença? Em geral, os tribunais decidem que os profissionais devem ser licenciados no estado em que o paciente inicia a consulta e que se aplicam as leis dessa jurisdição. Outras questões permanecem. O aconselhamento é dispensado por meios eletrônicos destinados à informação geral e não se destina a ser solicitado por pacientes ou pelo cirurgião-dentista para tratamento específico? Em caso afirmativo, uma declaração importante deverá ser postada e confirmada antes de prosseguir com a interação. A transferência eletrônica das informações, como o prontuário do paciente ou as informações de faturamento, viola as leis de privacidade estaduais ou federais? De acordo com os regulamentos da Lei de Portabilidade e Responsabilidade do Seguro de Saúde (HIPAA; do inglês, *Health Insurance Portability and Accountability Act*), os deveres são claramente definidos, conforme descrito mais adiante. O cirurgião-dentista pode proteger as informações enviadas eletronicamente de manipulação ou uso indevido?[c] Nos próximos anos, será importante que os profissionais confiram as tendências do atendimento odontológico, já que a internet e o armazenamento e a transferência de informações, além das relações profissional-paciente, são afetados pelo avanço da tecnologia.

Normas e regulamentos que afetam a prática

Lei de Portabilidade e Responsabilidade do Seguro de Saúde

A HIPAA, de 1996, causou grandes impactos no modo como as informações de saúde dos pacientes são tratadas por organizações e profissionais da saúde.[8] Nos últimos anos, a população tem se tornado cada vez mais preocupada com a divulgação de informações confidenciais sobre saúde por praticamente todas as partes do setor de saúde, como hospitais, farmácias, organizações de assistência gerenciada, laboratórios e prestadores de serviços de saúde.

A HIPAA foi promulgada para proteger essas informações. Embora originalmente destinada a codificar o direito de um funcionário de continuar recebendo seguro de saúde caso ele mude de emprego, peça demissão ou seja demitido, o Congresso norte-americano usou essa lei como base para abordar várias outras questões de assistência médica, como fraude e abuso de assistência médica e segurança e confidencialidade de informações de saúde armazenadas ou transmitidas eletronicamente.

Os regulamentos de privacidade aplicam-se a "entidades cobertas", como planos de saúde, organizações de compensação de serviços de saúde e prestadores de serviços de saúde que transmitem informações de saúde por escrito ou eletronicamente. Isso também inclui práticas que empregam terceiros para processar e transmitir reclamações eletrônicas em seu nome. Os regulamentos exigem que as entidades cobertas protejam "informações de saúde individualmente identificáveis". É importante declarar que as práticas são permitidas pelas leis de privacidade para usar ou divulgar as informações de saúde de um paciente para fins de tratamento, pagamento e operações de assistência médica. Em outras palavras, um formulário de consentimento preenchido pelo paciente possibilitará que, na prática, sejam usadas as informações protegidas do indivíduo em negociações regulares. Outros usos e divulgações de informações protegidas exigem consentimento em separado. O cumprimento desses regulamentos inclui o seguinte:

1. Cada clínica deve manter uma declaração de confidencialidade, conhecida como "aviso de práticas de privacidade", publicada em um lugar de destaque no consultório e no *site* da clínica, se aplicável.

---
[c]No Brasil, os dentistas podem fazer pré-atendimento por telefone, e a regulamentação para tal é encontrada nas diretrizes do Conselho Federal de Odontologia.

2. Cada paciente deve assinar um formulário de consentimento que possibilite a divulgação de suas informações de saúde, conforme necessário, para conduzir os negócios da clínica.
3. Toda a equipe deve ser treinada e periodicamente atualizada sobre as normas e os regulamentos de privacidade e confidencialidade.

Os regulamentos de segurança da HIPAA abrangem informações de saúde protegidas, bem como aquelas que são mantidas ou transmitidas em formato eletrônico. As normas de segurança exigem que uma entidade assegure a confidencialidade, a integridade e a disponibilidade de informações eletrônicas protegidas de saúde (e-PHI; do inglês, *protected health information*) que cria, armazena, mantém ou transmite.[d] Por "confidencialidade", entendem-se os regulamentos que garantem a privacidade da informação; por "integridade", assegurar que a informação não seja inadequadamente alterada ou destruída; e por "disponibilidade", garantir que a informação seja acessível e utilizável por pessoas autorizadas.

Tecnologia da informação em saúde para regulações da lei de saúde clínica e econômica

A lei HITECH, de 2009,[9] promove a tecnologia da informação em saúde, criando incentivos para o aumento do uso de registros eletrônicos de saúde (EHRs; do inglês, *electronic health records*). Ela também aumentou a proteção de informações de saúde transmitidas eletronicamente pelo fortalecimento da proteção da HIPAA.[10] A lei HITECH aplica-se a todas as entidades de cobertura (conforme definido na HIPAA) que transmitem informações de saúde eletronicamente.

O Affordable Care Act inclui requisitos e incentivos para práticas de conversão para o uso exclusivo de EHRs.[6] O prazo inicial para a implementação do EHR foi estabelecido em 2015, mas, devido à incapacidade de muitas clínicas e instituições médicas cumprirem o prazo, esse requisito não foi totalmente implementado. Assim, várias extensões do prazo foram necessárias, com uma data final ainda desconhecida no momento da elaboração deste capítulo.

As principais disposições da lei HITECH visam à prevenção e à gestão de violações nas informações de saúde eletrônicas transmitidas com penalidades maiores por violação. A HIPAA possui requisitos rigorosos relacionados com a transmissão eletrônica de qualquer parte do EHR ou de qualquer outra informação de saúde protegida. Tais requisitos estão contidos na Norma de Segurança da HIPAA e foram concebidos para manter salvaguardas administrativas, técnicas e físicas razoáveis e apropriadas para proteção do e-PHI e envolvem o seguinte:[11]

1. Garantir a confidencialidade, a integridade e a disponibilidade de todos os e-PHI criados, recebidos, mantidos ou transmitidos.
2. Identificar e proteger contra ameaças razoavelmente antecipadas quanto à segurança ou à integridade das informações.
3. Proteger contra usos ou divulgações razoavelmente antecipados e não permitidos.
4. Garantir o cumprimento por sua força de trabalho.

Análise de risco e gerenciamento

Todas as entidades precisam fazer análises de risco como parte de seus processos de gerenciamento de segurança. A análise de risco afeta a implementação de todas as salvaguardas contidas na regra de segurança.

Uma análise de risco deve incluir as seguintes atividades:[12]

1. Implementar medidas de segurança apropriadas para abordar os riscos identificados na análise de risco.
2. Documentar as medidas de segurança escolhidas e, quando necessário, as razões para adotar essas medidas.
3. Manter proteções de segurança contínuas, razoáveis e apropriadas.

A análise de risco deve ser um processo contínuo no qual uma entidade coberta revisa regularmente seus registros para rastrear o acesso a e-PHIs e detectar incidentes de segurança, avalia periodicamente a eficácia das medidas de segurança implementadas e reavalia regularmente os riscos potenciais. Os aspectos importantes da avaliação de riscos em andamento devem incorporar a designação de um funcionário de segurança responsável por desenvolver e implementar suas políticas e seus procedimentos de segurança; providenciar a autorização e a supervisão apropriada dos membros da equipe que trabalham com e-PHI; limitar o acesso físico às suas instalações, garantindo que seja permitido o acesso autorizado; implementar políticas e procedimentos relativos a transferência, remoção, descarte e reutilização de mídia eletrônica para garantir a proteção adequada do e-PHI; e implementar medidas técnicas de segurança que protejam contra o acesso não autorizado ao e-PHI que está sendo transmitido através de uma rede eletrônica.

Quando a informação de saúde é transmitida eletronicamente, ela deve ser protegida por meio de criptografia, um mecanismo de destruição após o uso ou ambos. A segurança ou a privacidade das informações de saúde são consideradas comprometidas se uma violação representar um dano potencial ao indivíduo afetado ou se houver comprometimento reputacional ou financeiro. Nos casos em que o acesso às informações de saúde for violado, a entidade de cobertura é obrigada a notificar o indivíduo afetado quanto à violação.

As violações da HIPAA são caras.[13] As penalidades para não conformidade baseiam-se no nível de negligência e podem variar de US$ 100 a US$ 50.000 por violação (ou por registro), com uma penalidade máxima de US$ 1,5 milhão por ano por violações de uma cláusula idêntica. As violações também podem acarretar acusações criminais que resultam em pena de reclusão.

As multas aumentam conforme o número de pacientes envolvidos e a quantidade de negligência. O nível mais baixo de penalidade envolve uma situação em que um médico ou outro profissional não sabia e, com razoável diligência, não teria sabido que havia violado um provedor. Por outro viés, ocorre penalidade quando uma violação se deve a negligência e não corrigida em 30 dias.

As multas e cobranças são divididas em várias categorias, variando de US$ 10.000 a US$ 50.000 para cada incidente, e podem resultar em acusações criminais. As categorias de violação da HIPAA e suas respectivas penalidades são mostradas na Tabela 12.1.

Quase metade de todas as violações de dados é resultado de roubo. Quando *laptops*, *smartphones* e outros dispositivos

Tabela 12.1 Categorias de violação e penalidades da HIPAA.

	Quantia por violação	Violações de um fato idêntico em um ano civil
Não sabia	$100 a $50.000	$1.500.000
Causa razoável	$1.000 a $50.000	$1.500.000
Negligência intencional corrigida	$10.000 a $50.000	$1.500.000
Negligência intencional não corrigida	$50.000	$1.500.000

HIPAA: Lei de Portabilidade e Responsabilidade do Seguro de Saúde; do inglês, *Health Insurance Portability and Accountability Act*.

---
[d] No Brasil, há protocolos de proteção instalados com níveis crescentes de acesso às informações (www.cfo.org.br).

eletrônicos não são criptografados, o risco de uma violação aumenta consideravelmente. Por esse motivo, recomenda-se que todos os dados sejam armazenados com segurança fora do local, de modo que um *laptop*, um *smartphone* ou um dispositivo similar roubados não tenham um e-PHI armazenado que possa resultar em possíveis comprometimentos.

Título VI, Proficiência Limitada em Inglês

Nos EUA, o Título VI da Lei dos Direitos Civis, de 1964, proíbe a discriminação com base em raça, cor ou nacionalidade por qualquer entidade que receba assistência financeira federal.[14] Indivíduos com Proficiência Limitada em Inglês (PLI) também foram protegidos por essa lei. Os cirurgiões-dentistas que tratam esses pacientes devem tomar as medidas necessárias para garantir que as pessoas PLI possam significativamente acessar programas e serviços. O fundamental para um acesso significativo das pessoas PLI é a comunicação eficaz. Tais requisitos se aplicam a clínicas que tratam pacientes que recebem assistência financeira. Os pacientes do Medicaid e do Medicare são os mais comumente assistidos pelo Departamento de Saúde e Serviços Humanos. Existem diferentes níveis de requisitos com base no número de pessoas PLI atendidas por um médico:

1. Em serviços nas quais o grupo PLI consiste em menos de 100 pessoas, estas devem receber uma notificação por escrito em seu idioma materno, além de terem direito a uma boa tradução oral de materiais escritos.
2. Em serviços nos quais um grupo PLI constitui 5% dos atendimentos ou reúne 1.000 pessoas, o que for menor, convém oferecer traduções de documentos essenciais para a interação com o paciente.
3. Para clínicas nas quais um grupo de idiomas PLI qualificado constitui 10% ou 3.000 pessoas, o que for menor, convém fornecer material escrito traduzido, que inclui documentos fundamentais para a interação com o paciente no idioma principal.

Se uma clínica estiver no âmbito desses limites, aplicam-se certas regras para atender pessoas PLI. Para garantir a conformidade com essas regras, um provedor deve desenvolver e implementar um programa abrangente de assistência em linguagem escrita. Esse programa deve incluir o seguinte:

- Avaliação da população de pacientes, identificando-se os idiomas que podem ser encontrados, estimando-se o número de pessoas PLI elegíveis para os serviços e as necessidades linguísticas e verificando-se os recursos para fornecer assistência eficaz
- Desenvolvimento de uma política de acesso a idiomas para fornecer interpretação de linguagem oral, como equipe bilíngue, equipe de intérpretes ou intérpretes externos, bem como tradução de materiais escritos (p. ex., formulários de histórico de saúde, formulários de consentimento e avisos de privacidade). A clínica deve afixar cartazes nos idiomas regularmente encontrados sobre os serviços disponíveis e direito a serviços gratuitos de assistência linguística
- Equipe treinada nas políticas e procedimentos da PLI e que trabalhe eficazmente com os intérpretes presenciais e por telefone e incluir esse procedimento na orientação de novos funcionários.

É ilegal que uma clínica incentive pacientes de grupos linguísticos minoritários a fornecer seus próprios intérpretes como alternativa à manutenção de funcionários bilíngues ou intérpretes. Questões de confidencialidade à parte, os pacientes podem, naturalmente, relutar em divulgar ou discutir detalhes íntimos de sua vida pessoal e familiar diante de familiares ou desconhecidos que não tenham treinamento formal ou obrigação de observar a confidencialidade.

Lei dos Americanos com Deficiência (ADA)

A ADA, promulgada em 1990, é um dos estatutos de direitos civis mais abrangentes dos EUA.[2] Muitos cirurgiões-dentistas já ouviram falar da lei, mas não percebem as implicações significativas que ela pode ter para a prestação de atendimento odontológico, mesmo na menor prática de consultório.

Os requisitos básicos da lei determinam que os cirurgiões-dentistas privados aceitem pacientes com deficiência para tratamento, forneçam "subsídios auxiliares" quando necessário para a comunicação efetiva e tornem os serviços de saúde fisicamente acessíveis e utilizáveis por esses pacientes, se isso for "prontamente alcançável".

As disposições da ADA aplicam-se a "locais públicos de acomodação". "O consultório de um profissional da saúde" está especificamente incluído em tal categoria. A lei aplica-se aos serviços de saúde, independentemente de seu tamanho.

De acordo com o Título III da ADA, um prestador de cuidados de saúde não pode discriminar, no serviço, pessoas com deficiência. Um cirurgião-dentista não pode se recusar a tratar um paciente ou a aceitar um novo paciente por causa de sua deficiência. A ADA também impõe obrigações aos prestadores de cuidados de saúde para fornecer "ajuda e serviços auxiliares" para que um paciente com deficiência se beneficie dos serviços do consultório. A obrigação pode ser tão descomplicada quanto qualquer outra prestação de assistência a um paciente que tenha dificuldade para entrar com uma cadeira de exame e tão extensa quanto o planejamento de intérpretes qualificados para pacientes com deficiência auditiva.

Ao selecionar um tipo de auxílio, o cirurgião-dentista deve levar em consideração as habilidades ou limitações específicas do paciente. Por exemplo, o Centro Nacional de Direito e Surdez aponta uma série de equívocos sobre as habilidades dos pacientes com deficiência auditiva, o que pode levar a uma comunicação ineficaz. A leitura labial, por exemplo, é eficaz apenas para alguns desses pacientes. A maioria dos adultos com deficiência auditiva classifica-se como tendo baixa capacidade ou completa incapacidade de ler os lábios. O Centro também observa que o aluno médio deficiente auditivo lê e escreve em um nível de terceira série. Portanto, a troca de comunicação escrita também pode não ser eficaz para muitos desses pacientes. Alguns deles podem pedir ao cirurgião-dentista para fornecer um intérprete de libras para eles. Sob as leis da ADA, os pacientes com deficiência auditiva têm o direito de pedir um intérprete. Se solicitado, um consultório odontológico deve fornecer um intérprete para o paciente. Se o consultório se recusar a isso, pode estar sujeito a um processo por discriminação. O intérprete deve ser custeado pelo consultório e não pode ser repassado ao paciente.

Em algumas situações, como a obtenção do consentimento informado antes da cirurgia, pode ser necessário usar um intérprete qualificado. Um intérprete qualificado é definido pela ADA como alguém "capaz de interpretar de modo eficaz, preciso e imparcial, tanto receptiva quanto expressivamente, usando qualquer vocabulário especializado necessário". Os intérpretes não precisam ser especialmente credenciados ou filiados a um grupo específico. Em alguns casos, um membro da família ou um amigo podem ser qualificados para interpretar. É aconselhável que o intérprete preencha um formulário de Declaração do Tradutor antes de executar serviços de interpretação.

Os cirurgiões-dentistas e funcionários do consultório devem estar cientes de que poderá haver alguns casos em que um membro da família pode não ser capaz de prestar a interpretação necessária por causa do envolvimento emocional ou pessoal ou da idade. As considerações de confidencialidade também podem afetar negativamente a capacidade de interpretar "com eficácia, precisão e imparcialidade". Se houver preocupações de que um membro da família ou amigo possa não ser capaz de interpretar pelas razões citadas, é melhor obter um intérprete imparcial.

Lei Médica de Atendimento de Emergência e Trabalho Ativo

A Lei Médica de Atendimento de Emergência e Trabalho Ativo (EMTALA; do inglês, *Emergency Medical Treatment and Active Labor Act*) foi promulgada para evitar que os hospitais se recusem a tratar pacientes que não puderam pagar ou transferir esses pacientes para outras unidades de saúde antes que a condição de emergência fosse identificada e estabilizada.[15] A EMTALA impõe quatro funções principais aos hospitais:

1. Fornecer uma triagem clínica a qualquer paciente que se apresentar a um setor de emergência do hospital.
2. Determinar se existe uma condição clínica de emergência.
3. Estabilizar a condição para que a transferência ou a remoção não ameace o paciente.
4. Transferir o paciente para outra instalação, se necessário, mas somente se os benefícios superarem os riscos da transferência.

Os tribunais têm deixado claro que a EMTALA objetiva apenas evitar que os hospitais barrem intencionalmente o tratamento de pacientes em condições de emergência sem planos de saúde ou que os encaminhem para outros prestadores de cuidados ou instalações. Os cirurgiões-dentistas envolvem-se com tais problemas quando os pacientes são encaminhados pelo setor de emergência do hospital e os administradores determinam que o cirurgião-dentista estará violando o estatuto de *antidumping*, a EMTALA, a menos que ele trate o paciente sem plano. Esse tipo de ameaça é infundado e deve ser questionado pedindo-se à autoridade estatutária do hospital para fazer tais declarações.

A responsabilidade sob a EMTALA pode se estender aos profissionais em duas situações: (1) se o cirurgião-dentista estiver de plantão e o hospital enviar um paciente a seu consultório (para a conveniência de usar uma instalação adequadamente equipada), o cirurgião-dentista provavelmente tem a obrigação de examinar e estabilizar o indivíduo. Se o cirurgião-dentista decidir que não pode tratar o paciente, outro profissional que poderá fazer isso deve ser encontrado; (2) se o cirurgião-dentista concordar em cumprir os deveres da EMTALA por meio de um contrato específico ou de acordo com os estatutos do hospital em que detiver privilégios, esses regulamentos serão aplicados.

Resumo

Além de prestar assistência técnica sólida, o cirurgião-dentista deve abordar vários outros aspectos do atendimento ao paciente para minimizar a responsabilização legal desnecessária. O cirurgião-dentista deve desenvolver o melhor relacionamento possível com os pacientes, mediante uma excelente comunicação, e fornecendo qualquer informação que melhore a compreensão dos indivíduos sobre seu tratamento. Também é necessária a documentação adequada de todos os aspectos do atendimento ao paciente. Os cirurgiões-dentistas enfrentam uma luta constante para prestar cuidados de qualidade e suas orientações aos pacientes. A lei exige apenas que esses esforços sejam razoáveis – e não perfeitos.

Este capítulo destina-se a fornecer sugestões a serem consideradas por cirurgiões-dentistas individualmente, e não a estabelecer, influenciar ou modificar o padrão de atendimento. Leis de negligência clínica e odontológica variam de local para local. Quando confrontados com questões médico-legais, todos os prestadores de cuidados de saúde devem consultar o conselho local familiarizado com as leis e os regulamentos aplicáveis em suas jurisdições.

Referências bibliográficas

1. Oja *v.* Kin, 229 Mich. App. 184, 1998.
2. Americans with Disabilities Act of 1990, 42 USC, § 12101, 1990.
3. ADA Counsel on Ethics, Bylaws, and Judicial Affairs. How to reconcile participation in managed care plans with their ethical obligations. ADA News February 6, 1995.
4. Wickline *v.* State of California 192 Cal. App. 3 d 1630 [239 Cal. Rptr. 810], 1986.
5. Fox *v.* HealthNet of California, No. 219692, 1993 WL 794305 (Riverside County Superior Court/Central Cal. Dec. 23, 1993).
6. Patient Protection and Affordable Care Act, 42 USC, § 18001 et. seq., 2010.
7. Hill *v.* Koksky, 186 Mich. App. 300, 1993.
8. Health Insurance Portability and Accountability Act, 42 USC, § 1395 et. seq., 1996.
9. Modifications to the HIPAA Privacy, Security, and Enforcement Rules under the Health Information Technology for Economic and Clinical Health Act, 75 Fed. Reg. 40867 (July 14, 2010) (to be codified at 45 C.F.R. pts. 160, 164).
10. McGowan JJ, Cusack CM, Bloomrosen M. The future of health IT innovation and informatics: a report from AMIA's 2010 policy meeting. J Am Med Inform Assoc. 2011; epub Oct 28.
11. Summary of the HIPAA Security Rule. https://www.hhs.gov/HIPAA/for-professionals/security/laws-regulations/index.html.
12. Blanke SJ, McGrady E. When it comes to securing patient health information from breaches, your best medicine is a dose of prevention: a cybersecurity risk assessment checklist. J Healthc Risk Manag. 2016;36(1):14-24.
13. Brown M. What is the penalty for a HIPAA violation? https://www.truevault.com/blog/what-is-the-penalty-for-a-HIPAA-violation.html.
14. Title VI of the Civil Rights Act of 1964, 42 USC, § 2000 d et. seq., 1964.
15. Emergency Medical Treatment and Active Labor Act, 42 USC, § 1395 dd et. seq

Bibliografia

Golder D. Practicing dentistry in the age of telemedicine. J Am Dent Assoc. 2000;131:734-744.

Nora RL. Dental malpractice: its causes and cures. Quintessence Int. 1986;17:121.

Sfikas PM. Teledentistry: legal and regulatory issues explored. J Am Dent Assoc. 1997;128:1716–1718.

Small RL. How to avoid being sued for malpractice. J Mich Dent Assoc. 1993;75:45.

PARTE 3

Cirurgia Pré-Protética e de Implantes

Apesar do avanço da Odontologia na manutenção dos dentes naturais, muitos indivíduos ainda precisam repor alguns ou todos os dentes perdidos. A remodelação cirúrgica da área de suporte da prótese e dos tecidos circundantes (cirurgia pré-protética) oferece um desafio interessante e exigente à prática odontológica.

Várias pequenas modificações da crista alveolar e de regiões vestibulares podem melhorar significativamente a estabilidade e a retenção da prótese. Em alguns casos, os pacientes apresentam alterações ósseas graves ou anormalidades do tecido mole que requerem um preparo cirúrgico extenso para que o aparelho protético seja adequadamente confeccionado e utilizado. Os procedimentos que promovem melhoria na retenção e na estabilidade da prótese são discutidos e ilustrados no Capítulo 13.

Uma das divisões mais empolgantes da Odontologia é a implantodontia. Uma reconstrução óssea e de tecido mole adequada, seguida da instalação de implantes e da subsequente reconstrução protética, pode devolver ao paciente um substituto mais natural e eficiente para sua dentição perdida. Dependendo das circunstâncias, podem-se usar diversos tipos de sistemas de implantes. O Capítulo 14 discute os vários tipos de sistemas de implantes utilizados atualmente e suas vantagens, desvantagens e indicações de uso. Ele continua mostrando os procedimentos básicos usados para colocar implantes dentários nas mandíbulas. Já o Capítulo 15 fornece mais informações sobre implantodontia, mas abrange situações mais complexas e como elas podem ser manejadas com sucesso.

13
Cirurgia Pré-Protética

MYRON R. TUCKER E RICHARD E. BAUER

VISÃO GERAL DO CAPÍTULO

Objetivos da cirurgia pré-protética, 214

Princípios de avaliação do paciente e plano de tratamento, 216
 Avaliação do tecido ósseo de suporte, 216
 Avaliação do tecido mole de suporte, 217
 Plano de tratamento, 218

Recontorno dos rebordos alveolares, 218
 Alveoloplastia simples associada à remoção de múltiplos dentes, 218
 Alveoloplastia intrasseptal, 220
 Redução da tuberosidade maxilar (tecido duro), 222
 Exostose vestibular e irregularidades excessivas, 223
 Exostose palatina lateral, 223
 Redução da crista milo-hióidea, 223
 Redução do tubérculo geniano, 225

Remoção de *torus*, 225
 Torus maxilares, 225
 Torus mandibulares, 227

Anormalidades do tecido mole, 228
 Redução da tuberosidade maxilar (tecido mole), 229
 Redução da papila retromolar mandibular, 229
 Excesso de tecido mole lateral palatino, 229
 Tecido hipermóvel sem suporte, 230
 Hiperplasia fibrosa inflamatória, 231
 Frenectomia labial, 232
 Frenectomia lingual, 233

Próteses imediatas, 234

Preservação do rebordo alveolar, 238

Cirurgia para sobredentadura, 239

Procedimentos avançados de cirurgia pré-protética, 239

Cirurgia de tecido mole para aumento do rebordo mandibular, 239
 Vestibuloplastia por retalho transposicional (*lip switch*), 239
 Procedimentos para o aumento do vestíbulo e do assoalho da boca, 240

Cirurgia de tecido mole para aumento do rebordo maxilar, 242
 Vestibuloplastia submucosa, 242
 Vestibuloplastia maxilar com enxerto de tecido, 242

Correção das relações anormais entre os rebordos ósseos, 242
 Cirurgia alveolar segmentar no paciente parcialmente edêntulo, 244
 Correção de anormalidades esqueléticas no paciente totalmente edêntulo, 244

Resumo, 244

Após a perda dos dentes naturais, as alterações ósseas nos maxilares iniciam-se imediatamente. Pelo fato de o osso alveolar não responder mais às tensões exercidas nessa área pelos dentes e ligamentos periodontais, ele começa a ser reabsorvido. O padrão específico de reabsorção é imprevisível em cada paciente, pois existe grande variação entre os indivíduos. Em muitas pessoas, esse processo de reabsorção tende a se estabilizar após um período, enquanto em outras a continuação do processo às vezes resulta na perda total do osso alveolar e do osso basal subjacente (Figura 13.1). Os resultados dessa reabsorção são acelerados pelo uso de próteses e tendem a afetar a mandíbula mais do que a maxila por causa da área superficial mais reduzida e da distribuição menos favorável das forças oclusais.[1]

O uso crescente de implantes para a restauração da dentição perdida mudou o paradigma de planejamento do tratamento. O cirurgião-dentista deve identificar, antes da extração dos dentes, se o paciente fará a colocação do implante de imediato ou depois. A colocação planejada ou imediata de implantes após a extração dos dentes requer um plano de tratamento diferente com relação aos procedimentos cirúrgicos pré-protéticos. O foco do cirurgião-dentista continua sendo a preservação máxima de tecidos duro e mole para manter a altura e a largura alveolares e mandibulares. A cirurgia pré-protética tradicional concentra-se na manutenção da crista alveolar, além de manter relações ideais de mandíbula edêntula, profundidades palatina e vestibular, forma de tuberosidade e gengiva queratinizada e evitar danos ou compressão do feixe neurovascular.

O cirurgião-dentista deve abordar a opção de tratamento quanto à colocação de implantes antes do procedimento cirúrgico. A rigor, a preservação máxima da crista alveolar para a colocação de implantes, especialmente com o uso de procedimentos de enxertia, é realizada no momento da cirurgia inicial. Aborda-se o planejamento cirúrgico para a colocação imediata ou tardia de implantes no capítulo correspondente sobre implantodontia contemporânea. Apesar do uso crescente de implantes, muitas das técnicas cirúrgicas pré-protéticas ou suas variações permanecem aplicáveis para alcançar uma forma óssea ideal para a colocação bem-sucedida do implante ou se o paciente tiver limitações médicas ou financeiras e for tratado com próteses parciais removíveis ou próteses totais.

Objetivos da cirurgia pré-protética

Apesar do enorme progresso na tecnologia disponível para preservar a dentição natural, a restauração protética e a reabilitação do sistema mastigatório ainda são necessárias nos pacientes edêntulos ou parcialmente edêntulos. Fatores sistêmicos gerais e fatores locais são responsáveis pela variação na quantidade e no padrão de reabsorção óssea alveolar.[2] Os fatores sistêmicos consistem em anormalidades nutricionais e doenças ósseas

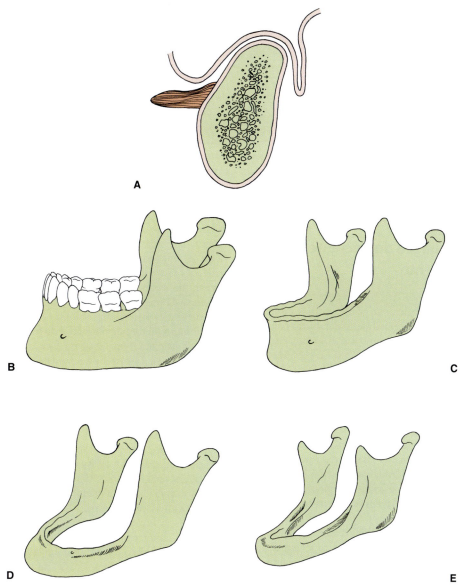

• **Figura 13.1 A.** Forma ideal do processo alveolar na área de suporte primário da prótese. **B** a **E**. Representação da progressão da reabsorção óssea na mandíbula após extração dos dentes.

sistêmicas, como osteoporose, disfunção endócrina ou qualquer outra condição sistêmica que possa afetar o metabolismo ósseo. Os fatores locais que afetam a reabsorção do rebordo alveolar são as técnicas de alveoloplastia usadas no momento da remoção do dente e o traumatismo local associado à perda de osso alveolar. O uso de próteses também pode contribuir para a reabsorção do rebordo alveolar em razão de adaptação insatisfatória das próteses ao rebordo ou de distribuição inadequada das forças oclusais. Variações na estrutura facial podem contribuir para os padrões de reabsorção de duas maneiras: (1) o volume real de osso presente nos rebordos alveolares varia com o formato da face;[3] e (2) indivíduos com ângulos do plano mandibular baixos e ângulos gonianos mais agudos são capazes de gerar forças mastigatórias maiores e, com isso, exercer maiores pressões sobre as áreas dos rebordos alveolares. Os resultados a longo prazo da combinação de fatores gerais e locais são a perda da crista óssea alveolar, o aumento do espaço interarcos, o aumento da influência do tecido mole circunjacente, a redução da estabilidade e a retenção das próteses e o aumento do desconforto causado pela adaptação inadequada das próteses. Nos casos mais graves de reabsorção, existe aumento significativo no risco de fratura espontânea da mandíbula.

A reposição protética de dentes perdidos ou congenitamente ausentes envolve frequentemente o preparo cirúrgico dos tecidos bucais remanescentes para que possam suportar a prótese da melhor maneira possível. Em geral, estruturas bucais como inserções de freios e exostoses não são significantes quando os dentes estão presentes, mas se tornam obstáculos à confecção de aparelhos protéticos adequados após a perda dos dentes. O desafio da reabilitação protética desses pacientes incluía restauração da melhor função mastigatória possível, associada à restauração ou à melhora da estética dental e facial. A preservação máxima dos tecidos duros e moles durante a cirurgia pré-protética também é obrigatória. É difícil repor os tecidos bucais depois que são perdidos.

O objetivo da cirurgia pré-protética é criar estruturas de suporte adequadas para a instalação subsequente de aparelhos protéticos. O melhor suporte para uma dentadura tem as 11 seguintes características:[4]

1. Nenhuma evidência de condições patológicas intra ou extrabucais.
2. Relação interarcos adequada nas dimensões anteroposterior, transversal e vertical.

3. Processos alveolares tão largos quanto possível e de configuração adequada (o formato ideal do processo alveolar é um rebordo amplo em U, com os componentes verticais tão paralelos quanto possível [ver Figura 13.1]).
4. Nenhuma protuberância ou irregularidade óssea ou de tecido mole.
5. Formato adequado da abóbada palatina.
6. Incisura posterior da tuberosidade adequada.
7. Inserção adequada de mucosa queratinizada na área de suporte primário da prótese.
8. Profundidade de vestíbulo adequada para a extensão da prótese.
9. Resistência adicional nos possíveis locais de fratura mandibular.
10. Proteção do feixe neurovascular.
11. Suporte ósseo adequado e cobertura de tecido mole inserido para facilitar a instalação de implantes quando necessário.

Princípios de avaliação do paciente e plano de tratamento

Antes de qualquer tratamento cirúrgico ou protético, deve-se desenvolver uma avaliação meticulosa, delineando os problemas a serem resolvidos e um plano de tratamento detalhado para cada paciente. É fundamental que nenhum procedimento cirúrgico seja iniciado sem um claro entendimento do desenho desejado para a prótese final.

O tratamento cirúrgico pré-protético deve iniciar-se com a história clínica e o exame físico completo do paciente. Um aspecto importante da história é obter uma ideia clara da queixa principal do indivíduo e de suas expectativas quanto ao tratamento cirúrgico e protético. Devem-se avaliar cuidadosamente os objetivos funcionais e estéticos do paciente e determinar se essas expectativas podem ser alcançadas. Uma avaliação completa da saúde geral é especialmente importante quando se consideram técnicas cirúrgicas pré-protéticas mais avançadas, pois muitas abordagens requerem anestesia geral, cirurgia de área doadora para a coleta de material para enxerto autógeno e procedimentos cirúrgicos múltiplos. Convém dar atenção específica a possíveis doenças sistêmicas que possam ser responsáveis por graus elevados de reabsorção óssea. Testes laboratoriais, como níveis plasmáticos de cálcio, fósforo, hormônio paratireoidiano e fosfatase alcalina, podem ser úteis para identificar potenciais problemas metabólicos que afetam a reabsorção óssea. Fatores psicológicos e a adaptabilidade dos pacientes são determinantes importantes de sua habilidade em lidar adequadamente com próteses totais ou parciais. Informações sobre sucessos ou fracassos com aparelhos protéticos prévios podem ser úteis para determinar a adaptabilidade e a atitude do paciente diante de um tratamento protético. A história deve incluir informações relevantes, como o estado de risco do paciente a cirurgias, com ênfase particular nas doenças sistêmicas que podem afetar a cicatrização óssea ou do tecido mole.

Um exame intra e extrabucal do paciente deve contemplar uma avaliação das relações oclusais existentes (se houver dentes remanescentes), a quantidade e o contorno do osso remanescente, a qualidade do tecido mole que recobre a área chapeável, a profundidade de vestíbulo, a localização das inserções musculares, as relações intermaxilares e a existência de condição patológica do tecido mole ou ósseo.

Avaliação do tecido ósseo de suporte

A avaliação do tecido ósseo de suporte deve incluir inspeção visual, palpação, exame radiográfico e, em alguns casos, avaliação de modelos. Em geral, anormalidades do osso remanescente podem ser avaliadas durante a inspeção visual. No entanto, em razão da reabsorção óssea e da localização das inserções musculares e dos tecidos moles, muitas anormalidades ósseas podem ser mascaradas. É necessária a palpação de todas as áreas da maxila e mandíbula, inclusive a área chapeável primária e a área vestibular.

A avaliação da área chapeável da maxila inclui a avaliação completa da forma do rebordo ósseo. Não se deve permitir a permanência de nenhuma irregularidade ou protuberância óssea grosseira na área de rebordo alveolar, vestíbulo ou abóbada palatina que impeça a correta inserção da prótese. Deve-se observar a existência de *torus* palatino que necessite de intervenção. A incisura posterior à tuberosidade é necessária para a estabilização e o selamento periférico da prótese posterior.

O rebordo mandibular remanescente deve ser avaliado visualmente, observando-se sua forma e seu contorno e a existência de irregularidades grosseiras, *torus* e exostoses vestibulares. Em casos de reabsorção moderada a grave do osso alveolar, o contorno do rebordo não pode ser adequadamente avaliado por inspeção visual apenas. Inserções musculares e de mucosa próximas à crista do rebordo podem mascarar a anatomia óssea subjacente, sobretudo na área posterior da mandíbula, na qual frequentemente se pode palpar uma depressão entre a linha oblíqua externa e a linha milo-hióidea. A localização do forame mental e do feixe neurovascular mental pode ser palpada com relação à face superior da mandíbula, e podem-se notar distúrbios neurossensoriais.

A avaliação da relação maxilomandibular é importante e inclui o exame das relações anteroposterior e vertical, assim como qualquer possível assimetria esquelética que possa existir entre a maxila e a mandíbula. Nos pacientes parcialmente edêntulos, deve-se observar a existência de dentes extruídos ou mal posicionados. A relação anteroposterior deve ser avaliada com o paciente na dimensão vertical adequada. O fechamento demasiado da mandíbula pode resultar em uma relação de classe III esquelética, mas pode parecer normal se avaliada com a mandíbula na posição postural adequada. As radiografias cefalométricas laterais e posteroanterior com os maxilares na posição postural adequada podem ser úteis para confirmar a discrepância esquelética. Deve-se dar bastante atenção à distância interarcos, sobretudo nas regiões posteriores, em que o excesso vertical da tuberosidade, tanto ósseo quanto de tecido mole, pode interferir no espaço necessário para a instalação de uma prótese adequadamente confeccionada (Figura 13.2).

Radiografias adequadas são parte importante do diagnóstico inicial e do plano de tratamento. As técnicas radiográficas panorâmicas

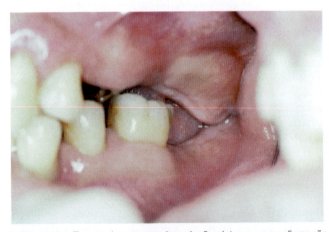

• **Figura 13.2** Em geral, o exame das relações interarcos na dimensão vertical correta revela uma falta de espaço adequado para a reabilitação protética. Nesse caso, o excesso de tecido ósseo e fibroso na área da tuberosidade deve ser reduzido para proporcionar espaço adequado para a confecção de uma prótese parcial.

proporcionam visão geral excelente para a avaliação da estrutura óssea subjacente e de condições patológicas.[5] As radiografias podem revelar lesões ósseas patológicas, dentes impactados ou partes de raízes remanescentes, o padrão ósseo do rebordo alveolar e a pneumatização do seio maxilar (Figura 13.3).

As radiografias cefalométricas também podem ser úteis na avaliação da configuração transversal da região anterior do rebordo mandibular e da relação entre os rebordos (Figura 13.4). Para avaliar a relação do rebordo nas dimensões vertical e anteroposterior, pode ser necessário obter a radiografia cefalométrica na dimensão vertical apropriada. Com frequência, isso requer o ajuste ou a readaptação das próteses nessa posição ou a confecção de placas de mordida para serem usadas como posicionadores no momento da tomada radiográfica.

Exames radiográficos mais sofisticados, como as tomografias computadorizadas (TC), podem proporcionar informações adicionais. As imagens de TC são particularmente úteis na avaliação da anatomia transversal da maxila, inclusive do formato do rebordo e da anatomia do seio. A anatomia transversal da mandíbula, envolvendo a configuração do osso basal, o rebordo alveolar e a localização do nervo alveolar inferior, pode ser avaliada com mais precisão.

Avaliação do tecido mole de suporte

A avaliação da qualidade do tecido da área de suporte primário que recobre o rebordo alveolar é de extrema importância. A quantidade de tecido queratinizado firmemente aderido ao osso subjacente na área de suporte da prótese deve ser distinguida do tecido pouco queratinizado ou móvel. A palpação pode revelar um tecido fibroso hipermóvel que é inadequado para a estabilidade da base da prótese (Figura 13.5).

A área vestibular deve estar livre de alterações inflamatórias, como áreas cicatriciais ou ulceradas causadas pela pressão da dentadura, ou de tecido hiperplásico resultante de dentadura mal-adaptada. O tecido do fundo de vestíbulo deve ser flexível e sem irregularidades para um selamento periférico máximo da dentadura. A avaliação do fundo de vestíbulo deve incluir a manipulação manual das inserções musculares adjacentes. Tensionando o tecido mole adjacente à área do rebordo alveolar, o cirurgião-dentista pode notar as inserções de músculos ou de tecido mole (como freios) que se aproximam da crista do rebordo alveolar e que são frequentemente responsáveis pela perda do selamento periférico da dentadura durante a fala ou a mastigação.

A face lingual da mandíbula deve ser inspecionada para determinar o nível da inserção do músculo milo-hióideo com relação à crista do rebordo mandibular e à inserção do músculo genioglosso na região

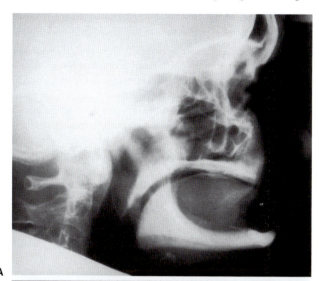

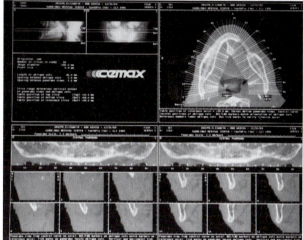

• **Figura 13.4** **A.** Radiografia cefalométrica ilustrando a anatomia transversal da região anterior da mandíbula (o paciente está em fechamento exagerado, dando a impressão de relação intermaxilar de classe III). **B.** Tomografia computadorizada mostrando a anatomia transversal detalhada da mandíbula.

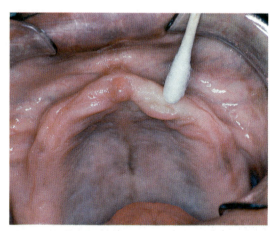

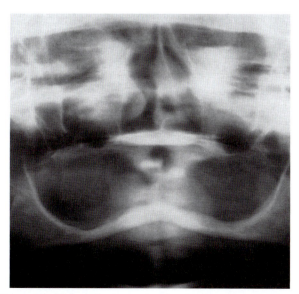

• **Figura 13.3** Radiografia demonstrando rebordos alveolares atróficos na maxila e na mandíbula. Observa-se a pneumatização do seio maxilar.

• **Figura 13.5** A palpação revela tecido hipermóvel, que não fornecerá área de suporte adequada para a prótese.

anterior da mandíbula. A profundidade do assoalho da boca deve ser avaliada com a língua em várias posições, pois a movimentação da língua, acompanhada pela elevação dos músculos milo-hióideo e genioglosso, é causa frequente de movimentação e deslocamento da dentadura inferior.

Plano de tratamento

Antes de qualquer intervenção cirúrgica, deve-se elaborar um plano de tratamento abordando os principais problemas bucais identificados no paciente. O cirurgião-dentista responsável pela confecção da prótese deve assumir a responsabilidade por buscar as informações cirúrgicas, quando necessário. A manutenção a longo prazo do osso de suporte, do tecido mole e dos aparelhos protéticos deve ser lembrada durante todo o tempo. Quando há atrofia óssea grave, o tratamento deve ser direcionado para a correção da deficiência óssea e a alteração do tecido mole associado. Quando algum grau de suporte ósseo se mantém apesar da atrofia alveolar, pode-se alcançar melhora da área de suporte para a prótese pelo tratamento direto da deficiência óssea ou pela compensação com cirurgia de tecido mole. O plano de tratamento mais apropriado deve considerar a altura, a largura e o contorno do rebordo. Muitos outros fatores também devem ser considerados: em um paciente idoso com reabsorção óssea moderada, a cirurgia de tecido mole isoladamente pode ser suficiente para melhorar a função da prótese. Em um paciente extremamente jovem com o mesmo grau de atrofia, podem ser indicados procedimentos de aumento ósseo. Os implantes podem alterar a necessidade de modificação cirúrgica do osso ou do tecido mole.

Um plano de tratamento precipitado, que não considera resultados a longo prazo, frequentemente pode resultar em perdas desnecessárias de osso ou tecido mole e em próteses funcionalmente inadequadas. Por exemplo, quando o tecido mole parece estar frouxo ou em excesso sobre o rebordo alveolar, o plano de tratamento mais apropriado a longo prazo deve envolver um enxerto ósseo para melhorar o contorno do rebordo alveolar ou suportar implantes endosteais. Pode ser necessário manter o excesso de tecido mole para melhorar os resultados do procedimento de enxerto. Se esse tecido fosse removido sem considerar os possíveis benefícios de um procedimento de enxerto, teríamos perdido a oportunidade de melhorar a função imediata e de manter, a longo prazo, os tecidos ósseo e mole. Se estiver indicado um aumento ósseo, o aumento máximo costuma depender da disponibilidade do tecido mole adjacente em proporcionar cobertura do enxerto livre de tensões. Deve-se adiar a cirurgia do tecido mole até o enxerto de tecido duro e sua cicatrização terem ocorrido. Isso é especialmente importante para a conservação da gengiva e dos tecidos moles queratinizados, que promovem um ambiente mais propício aos implantes. Assim, é desejável que se adiem definitivamente os procedimentos dos tecidos moles até os problemas do osso adjacente terem sido adequadamente resolvidos. Entretanto, quando não são necessários enxertos extensos ou outros tratamentos mais complexos das anormalidades ósseas, as preparações do osso e dos tecidos moles algumas vezes podem ser realizadas simultaneamente.

Recontorno dos rebordos alveolares

Irregularidades do osso alveolar encontradas no momento da extração dentária ou após um período de cicatrização inicial requerem recontorno antes da confecção da prótese final. Este tópico concentra-se, principalmente, no preparo de rebordos para próteses removíveis, mas também considera a possibilidade de instalação de futuros implantes e a clara necessidade de se conservar osso e tecido mole tanto quanto possível.

Alveoloplastia simples associada à remoção de múltiplos dentes

A forma mais simples de alveoloplastia consiste na compressão das paredes laterais do alvéolo dentário após extração dentária simples. Em muitos casos de extração de apenas um dente, a compressão digital do sítio de extração contorna adequadamente o osso subjacente, fazendo com que não haja irregularidades grosseiras no contorno ósseo na área após a extração. Quando há muitas irregularidades, um recontorno mais extenso costuma ser necessário. Faz-se alveoloplastia conservadora em combinação com extrações múltiplas após a remoção de todos os dentes do arco (ver Capítulo 8). As áreas específicas que requerem recontorno alveolar são evidentes se essa sequência for atendida. Quer o recontorno do rebordo alveolar seja feito no momento da extração dentária ou após um período de cicatrização, a técnica é essencialmente a mesma. As áreas ósseas que necessitam de recontorno devem ser expostas usando-se um retalho tipo envelope. Uma incisão mucoperiosteal ao longo da crista do rebordo, com extensão anteroposterior adequada à área a ser exposta, e o rebatimento do retalho possibilitam a visualização e o acesso adequados ao rebordo alveolar. Quando não for possível exposição adequada, podem ser necessárias pequenas incisões verticais relaxantes.

Os principais objetivos do rebatimento do retalho mucoperiosteal são possibilitar a visualização adequada e o acesso às estruturas ósseas que requerem recontorno, além de proteger o tecido mole adjacente a essa área durante o procedimento. Embora as incisões relaxantes costumem causar maior desconforto durante o período de cicatrização, essa técnica é certamente preferível à possibilidade de dilaceração inesperada nas margens do retalho quando não se consegue exposição adequada com o retalho em envelope. Independentemente do desenho do retalho, deve-se rebater o mucoperiósteo apenas em uma extensão que possibilite a exposição adequada da área de irregularidade óssea a ser acessada. O rebatimento excessivo do retalho pode resultar em áreas desvitalizadas de osso, que será reabsorvido mais rapidamente após a cirurgia, e em reduzida adaptação do tecido mole à área do rebordo alveolar.

Dependendo do grau de irregularidade da área de rebordo alveolar, o recontorno pode ser realizado com uma pinça-goiva, uma lima para osso ou uma broca para osso em uma peça de mão, individualmente ou combinadas (Figura 13.6). Deve-se usar irrigação abundante com soro fisiológico durante o procedimento de recontorno para evitar sobreaquecimento e necrose óssea. Após o recontorno, o retalho deve ser reaproximado com pressão digital, e o rebordo, palpado para assegurar que todas as irregularidades tenham sido removidas (Figura 13.7). Após irrigação abundante para assegurar a remoção de detritos, as margens do tecido podem ser reaproximadas com suturas interrompidas ou contínuas. Em geral, usam-se fios reabsorvíveis para aproximar os tecidos e conferir resistência à tração ao longo das margens da ferida. O material reabsorvível é degradado por enzimas proteolíticas da saliva ou por hidrólise após dias a semanas, o que elimina a necessidade de remoção.[6] Se a incisão for extensa, a sutura contínua tende a ser menos incômoda para o paciente e torna possível a higienização pós-operatória mais fácil pela eliminação dos nós e das pontas soltas dos fios ao longo da linha de incisão. Em geral, o excesso de tecido mole inicial criado com a redução das irregularidades ósseas regride e readapta-se sobre o alvéolo, o que proporciona a preservação da gengiva inserida.

Quando existe rebordo em lâmina de faca na mandíbula, a porção superior afiada do alvéolo pode ser removida de maneira similar à descrita para uma alveoloplastia simples. Após anestesia local, faz-se uma incisão sobre a crista, estendendo-a ao longo do rebordo

CAPÍTULO 13   Cirurgia Pré-Protética   219

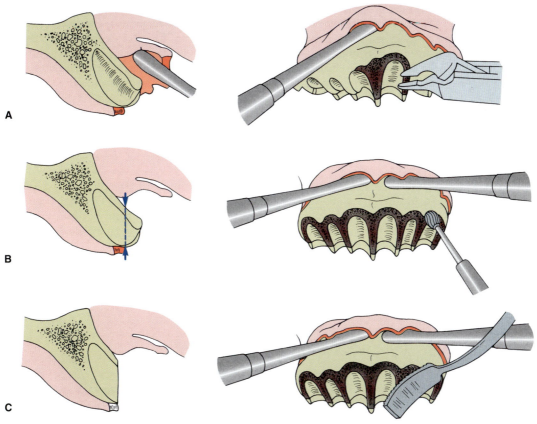

- **Figura 13.6** A alveoloplastia simples elimina áreas de irregularidades vestibulares pela remoção de osso cortical vestibular. **A.** Elevação de retalho mucoperiosteal, exposição das irregularidades do rebordo alveolar e remoção das irregularidades grosseiras com uma pinça-goiva. **B.** Pode-se também usar uma broca para osso em uma peça de mão para remover o osso e regularizar a superfície da cortical vestibular. **C.** Uso de lima para osso para suavizar as irregularidades e alcançar o contorno final desejado.

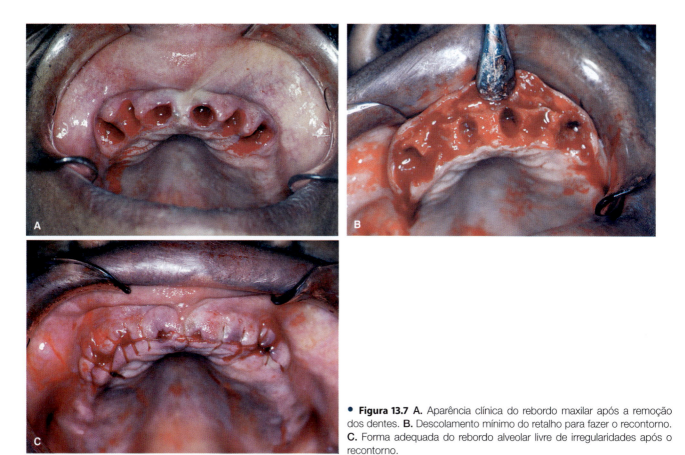

- **Figura 13.7 A.** Aparência clínica do rebordo maxilar após a remoção dos dentes. **B.** Descolamento mínimo do retalho para fazer o recontorno. **C.** Forma adequada do rebordo alveolar livre de irregularidades após o recontorno.

alveolar, aproximadamente 1 cm além das margens da área que necessita de recontorno (Figura 13.8). Após descolamento mínimo do mucoperiósteo, pode-se usar uma pinça-goiva para remover a maior parte da área afiada da face superior da mandíbula. Usa-se uma lima para osso para regularizar a face superior da mandíbula. Após irrigação abundante, fecha-se essa área com suturas contínuas ou interrompidas. Antes de remover qualquer tecido ósseo, deve-se considerar seriamente a reconstrução do rebordo por meio de procedimentos de enxerto (discutido posteriormente neste capítulo).

Alveoloplastia intrasseptal

Uma alternativa à remoção de irregularidades do rebordo alveolar por meio da técnica de alveoloplastia simples é o uso de uma alveoloplastia intrasseptal, ou técnica de Dean, que envolve a remoção de osso intrasseptal e o reposicionamento do osso cortical vestibular, em vez da remoção de áreas excessivas ou irregulares da cortical vestibular.[7] Essa técnica é mais bem empregada em uma área na qual o rebordo apresente contorno relativamente regular e altura adequada, mas tenha irregularidade no fundo do vestíbulo por causa da configuração do rebordo alveolar. A técnica pode ser realizada no momento da remoção dentária ou no período inicial da cicatrização pós-operatória.

Após a exposição da crista do rebordo alveolar pelo deslocamento do mucoperiósteo, pode-se usar uma pequena pinça-goiva para remover a porção intrasseptal do osso alveolar (Figura 13.9). Depois da remoção óssea adequada, deve-se fazer pressão digital suficiente para fraturar a tábua cortical vestibular do rebordo alveolar, a fim de aproximá-la da tábua palatina. Às vezes, pequenas osteotomias verticais de cada lado da tábua cortical vestibular facilitam o reposicionamento do segmento fraturado. Usando-se uma broca ou

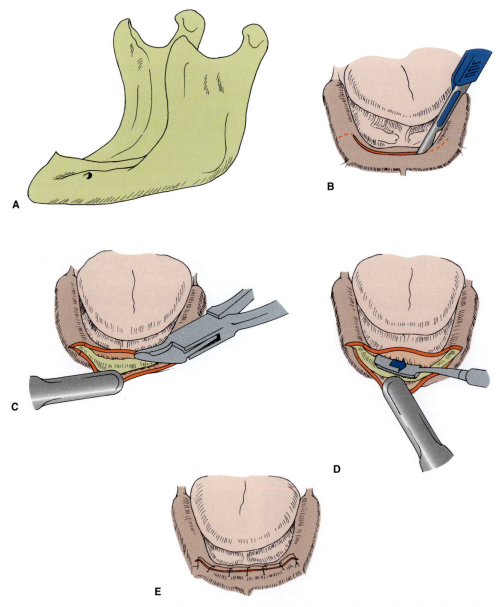

• **Figura 13.8** Recontorno de rebordo em formato de lâmina de faca. **A.** Vista lateral da mandíbula, cuja reabsorção resultou em rebordo em formato de lâmina de faca. **B.** Incisão sobre a crista se estendendo 1 cm, além de cada margem da área a ser recontornada (incisões relaxantes verticais são ocasionalmente necessárias nas margens posteriores da incisão inicial). **C.** Pinça-goiva para eliminar a projeção óssea afiada. **D.** Lima para osso usada para eliminar irregularidades menores (pode-se usar também uma broca para osso com peça de mão para esse propósito). **E.** Técnica de sutura contínua para fechamento da mucosa.

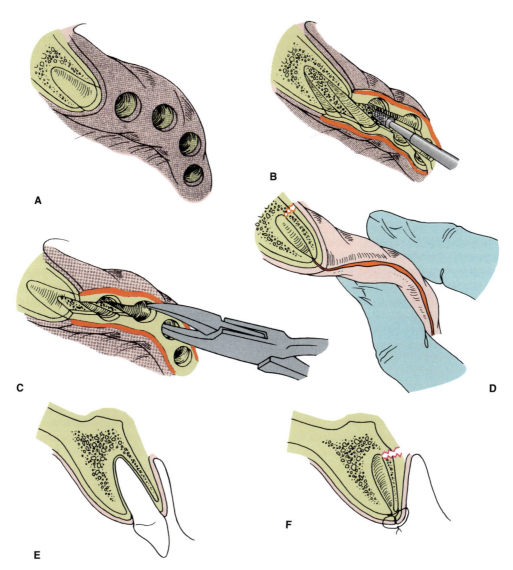

• **Figura 13.9** Alveoloplastia intrasseptal. **A.** Vista oblíqua do rebordo alveolar mostrando leve irregularidade vestibular. **B.** Elevação mínima do retalho mucoperiosteal, seguida de remoção do osso intrasseptal com broca e peça de mão. **C.** Pinça-goiva usada para remover o osso intrasseptal. **D.** Utilização de pressão digital para fraturar a cortical vestibular em direção palatina. **E.** Vista transversal do processo alveolar. **F.** Vista transversal do processo alveolar após remoção do dente e alveoloplastia intrasseptal. Fraturando a cortical vestibular do processo alveolar em direção palatina, as irregularidades vestibulares podem ser eliminadas sem redução da altura do processo alveolar.

um osteótomo inserido através da área distal da extração, corta-se a cortical vestibular sem perfuração da mucosa vestibular. É necessário haver pressão digital na face vestibular do rebordo para determinar quando a osteotomia está completa e para garantir que a mucosa não seja danificada. Após o reposicionamento da tábua cortical vestibular, podem-se remodelar pequenas áreas de irregularidades ósseas com uma lima para osso e reaproximar a mucosa alveolar com técnicas de sutura contínuas ou interrompidas. Pode-se instalar uma férula ou uma prótese imediata reembasada com material resiliente para manter a posição óssea até a cicatrização inicial ter ocorrido.

Esse tipo de técnica apresenta diversas vantagens: a proeminência vestibular do rebordo alveolar pode ser reduzida sem redução significativa da altura do rebordo nessa área. Pode-se também manter o periósteo aderido ao osso subjacente, reduzindo-se, assim, a reabsorção e a remodelação óssea pós-operatória. Por fim, os músculos aderidos a essa área do rebordo alveolar não são afetados nesse tipo de procedimento. Michael e Barsoum apresentaram os resultados de um estudo comparando os efeitos da reabsorção óssea pós-operatória após o uso de três técnicas de alveoloplastia.[8] Nesse estudo, a extração não cirúrgica, a alveoloplastia vestibular e uma técnica de alveoloplastia intrasseptal foram comparadas para avaliar a reabsorção óssea pós-operatória. Os resultados pós-operatórios iniciais foram semelhantes, mas se conseguiu a melhor manutenção da altura do rebordo alveolar a longo prazo com as extrações não cirúrgicas, e a técnica de alveoloplastia intrasseptal resultou em menos reabsorção do que a remoção do osso cortical vestibular para a redução das irregularidades do rebordo.

A principal desvantagem dessa técnica é a redução da espessura do rebordo, que evidentemente ocorre com esse procedimento. Se o formato do rebordo remanescente após esse tipo de alveoloplastia for excessivamente fino, isso poderá impossibilitar a instalação de implantes no futuro. Por essa razão, a alveoloplastia intrasseptal deve reduzir a espessura do rebordo em quantidade suficiente apenas para reduzir ou eliminar irregularidades em áreas nas quais não exista um planejamento para a instalação de implantes endosteais. Os métodos para a preservação da espessura alveolar com enxerto simultâneo do sítio de extração serão tratados posteriormente neste capítulo.

Redução da tuberosidade maxilar (tecido duro)

O excesso horizontal ou vertical da área da tuberosidade maxilar pode ser resultado de excesso de osso, de aumento na espessura do tecido mole que recobre o osso ou de ambos. Uma radiografia pré-operatória ou uma sondagem seletiva com agulha para anestesia local costuma ser útil para determinar em que extensão o osso e o tecido mole contribuem para esse excesso e para localizar o assoalho do seio maxilar. Pode ser necessário o recontorno da área da tuberosidade maxilar para remover irregularidades ósseas do rebordo ou criar um espaço interarcos adequado que possibilite a confecção apropriada de aparelhos protéticos nas áreas posteriores. A cirurgia pode ser realizada sob anestesia local infiltrativa ou por bloqueio dos nervos alveolar superior posterior e palatino maior. Consegue-se acesso à tuberosidade para remoção óssea por incisão sobre a crista que se estende até a região posterior da tuberosidade. A extremidade mais posterior dessa incisão costuma ser feita com lâmina de bisturi nº 12. Faz-se o deslocamento do retalho mucoperiosteal de espessura total nas direções vestibular e palatina para o acesso adequado a toda a área da tuberosidade (Figura 13.10). Pode-se remover o osso utilizando-se uma pinça-goiva ou instrumentos rotatórios, com cuidado para evitar a perfuração do assoalho do seio maxilar.

Se o seio maxilar for inadvertidamente perfurado, não é necessário nenhum tratamento específico, desde que a membrana do seio não tenha sido rompida. Depois que a quantidade necessária de osso tiver sido removida, a área deve ser regularizada com uma lima para osso e abundantemente irrigada com soro fisiológico. O retalho mucoperiosteal pode, então, ser readaptado.

O excesso de tecido mole que ficará sobreposto como resultado da remoção de osso deve ser removido com uma incisão em forma elíptica. É importante que o fechamento dessa área fique livre de tensões, sobretudo se o assoalho do seio tiver sido perfurado. As suturas devem permanecer por, aproximadamente, 7 dias. As moldagens iniciais para confecção da prótese podem ser feitas cerca de 4 semanas após a cirurgia.

Se ocorrer perfuração ampla do seio com perfuração da membrana, recomenda-se o uso de antibióticos e descongestionantes no pós-operatório. O antibiótico de eleição costuma ser a amoxicilina, exceto se contraindicado por alergia. Descongestionantes como a pseudoefedrina, com ou sem o anti-histamínico, são adequados. Os antibióticos e os descongestionantes devem ser prescritos por 7 a 10 dias pós-operatórios. Devem-se informar ao paciente as potenciais complicações e adverti-lo de evitar criar pressão excessiva no seio, como assoando o nariz ou tomando líquidos com canudos, por 10 a 14 dias.

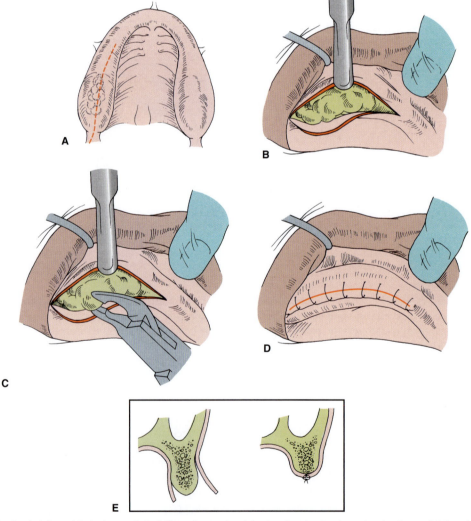

• **Figura 13.10** Redução da tuberosidade óssea. **A.** Incisão ao longo da crista do rebordo alveolar estendendo-se distalmente à área da tuberosidade. **B.** O descolamento do retalho mucoperiosteal proporciona a exposição adequada de todas as áreas de excesso ósseo. **C.** Pinça-goiva usada para eliminar o excesso ósseo. **D.** Reaproximação do tecido com a técnica de sutura contínua. **E.** Vista transversal da área posterior da tuberosidade mostrando redução vertical de osso e reposicionamento do retalho mucoperiosteal. (Em alguns casos, a remoção de grande quantidade de osso produz excesso de tecido mole, que pode ser excisado antes da sutura para evitar sobreposição de tecido.)

Exostose vestibular e irregularidades excessivas

As protuberâncias ósseas excessivas e as áreas de irregularidades são mais comuns na maxila do que na mandíbula. Deve-se infiltrar anestésico local ao redor da área que requer redução óssea. Para as exostoses vestibulares mandibulares, pode ser necessário o bloqueio do nervo alveolar inferior para anestesiar algumas áreas ósseas. Faz-se incisão sobre o rebordo, estendendo-se de 1 a 1,5 cm além das margens da área que necessita de osteoplastia, e um retalho mucoperiosteal de espessura total deve ser deslocado para expor as áreas de exostose óssea. Se não for possível obter exposição adequada, são necessárias incisões relaxantes verticais para proporcionar acesso à área e evitar traumatismos ao tecido mole. Se as áreas de irregularidades forem pequenas, o uso de lima para osso pode ser suficiente. Áreas maiores podem necessitar de pinça-goiva ou instrumento rotatório (Figura 13.11). Após o término da osteoplastia, deve-se readaptar o tecido mole e assegurar-se, por meio de inspeção visual e palpação, da ausência de irregularidades ósseas. Usam-se técnicas de suturas contínuas ou interrompidas para fechar a incisão no tecido mole. As moldagens para a confecção da prótese podem ser realizadas 4 semanas após a cirurgia.

Embora as áreas extremamente amplas de exostose óssea costumem necessitar de remoção, pequenas áreas de irregularidades são frequentemente mais bem tratadas por meio de preenchimentos com osso autógeno ou alógeno. Tal situação pode ocorrer na região anterior da maxila ou da mandíbula, em que a remoção de protuberâncias ósseas vestibulares resulta em uma crista mais estreita do rebordo alveolar e em uma menor área de suporte para a prótese, assim como em uma área que pode ser reabsorvida mais rapidamente.

Em geral, a infiltração anestésica local é suficiente para o preenchimento de áreas de irregularidades vestibulares. Expõe-se a porção irregular do rebordo com uma incisão na crista e uma dissecção padrão ou se pode acessar a área irregular com uma incisão vertical na área anterior da maxila ou da mandíbula (Figura 13.12). Usa-se, então, um pequeno elevador de periósteo para criar um túnel subperiosteal estendendo-se em comprimento sobre a área a ser preenchida com o enxerto ósseo. Insere-se o material autógeno ou alógeno no defeito, cobrindo-o com uma membrana reabsorvível. As moldagens para a confecção da prótese podem ser feitas após a cicatrização tecidual, 3 a 4 semanas após a cirurgia. Uma modificação dessa técnica é também discutida no Capítulo 15.

Exostose palatina lateral

A região lateral da abóbada palatina pode se apresentar irregular em razão da existência de uma exostose palatina lateral. Isso gera problemas na confecção da prótese por causa das irregularidades criadas pela exostose e pelo estreitamento da abóbada palatina. Às vezes, essas exostoses são tão grandes que a mucosa que recobre a área se torna ulcerada.

São necessárias anestesia local na área do forame palatino maior e infiltração na área da incisão. Faz-se uma incisão sobre o rebordo da região posterior da tuberosidade, estendendo-se ligeiramente além da área anterior da exostose que requer osteoplastia (Figura 13.13). O deslocamento do mucoperiósteo em direção palatina deve ser feito com atenção cuidadosa à área do forame palatino para evitar danos aos vasos sanguíneos que deixam o forame em direção anterior. Após exposição adequada, pode-se usar um instrumento rotatório ou uma lima para osso para remover o excesso de osso nessa área. Deve-se irrigar a área com soro fisiológico e fechá-la com suturas contínuas ou interrompidas. Em geral, não há necessidade de goteiras cirúrgicas ou tamponamentos, e o tecido mole aparentemente em excesso se adaptará após o procedimento.

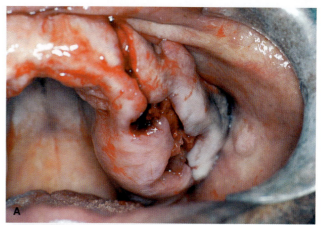
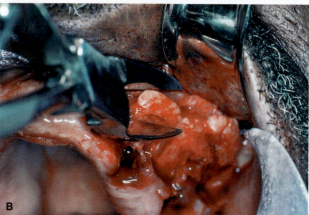
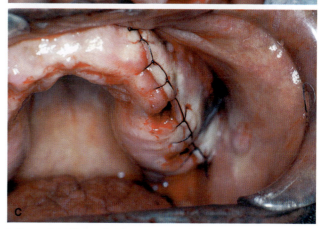

● **Figura 13.11** Remoção de exostose vestibular. **A.** Irregularidades grosseiras na face vestibular do rebordo alveolar. Após a remoção do dente, faz-se uma incisão sobre a crista do rebordo alveolar. (Observa-se incisão relaxante vertical na área do canino.) **B.** Exposição e remoção de exostose vestibular com pinça-goiva. **C.** Fechamento do tecido mole com a técnica de sutura contínua.

Redução da crista milo-hióidea

Uma das áreas que mais comumente interferem na adaptação adequada de uma prótese mandibular é a área da crista milo-hióidea. Além de a crista óssea ser recoberta por um tecido mole fino e facilmente lesionável, a inserção muscular nessa área costuma ser responsável pelo deslocamento da prótese. Quando essa crista é extremamente afiada, a pressão da dentadura pode produzir dor significativa nessa área. (O reposicionamento do músculo milo-hióideo para melhorar essa condição é discutido posteriormente neste capítulo.) Em casos de reabsorção grave, a linha oblíqua externa e a área da crista milo-hióidea podem, na verdade, formar

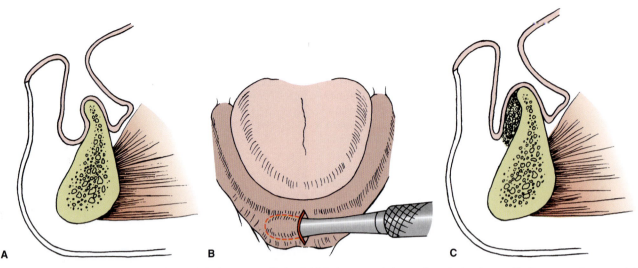

- **Figura 13.12** Remoção de irregularidade vestibular na mandíbula. **A.** Vista transversal da porção anterior da mandíbula, que, se fosse corrigida pela remoção de osso cortical vestibular, resultaria em rebordo em forma de lâmina de faca. **B.** Faz-se uma incisão vertical e um túnel subperiosteal sob a área da irregularidade. **C.** Vista transversal após o preenchimento do defeito com material de enxerto. O material é contido dentro dos limites do túnel subperiosteal.

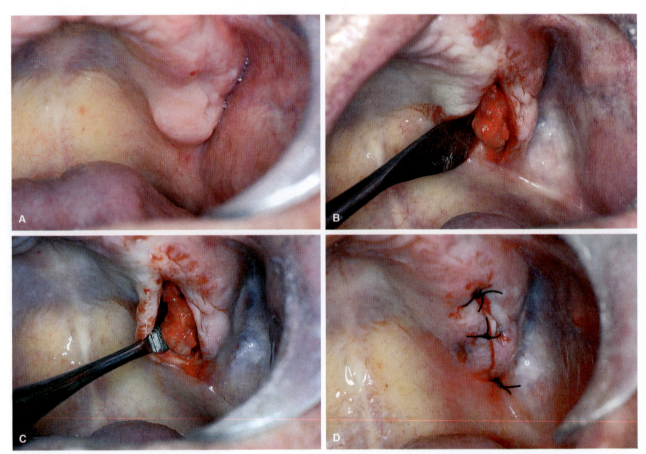

- **Figura 13.13** Remoção de exostose óssea palatina. **A.** Pequena exostose palatina que interfere na confecção adequada da prótese nessa área. **B.** Incisão sobre a crista e descolamento do retalho mucoperiosteal para expor a exostose palatina. **C.** Uso de lima para osso para remover o excesso ósseo. **D.** Fechamento do tecido mole.

as áreas mais proeminentes da região posterior da mandíbula, com a porção mediana do rebordo mandibular formando uma estrutura côncava. Nesses casos, o aumento da região posterior da mandíbula, em vez de remoção da crista milo-hióidea, pode ser benéfico. No entanto, em alguns casos pode-se obter melhora com a remoção da área da crista milo-hióidea.

Para a redução da crista milo-hióidea, são necessários os bloqueios dos nervos alveolar inferior, bucal e lingual. Faz-se uma incisão linear sobre a crista do rebordo na região posterior da mandíbula. A extensão da incisão demasiadamente para a face lingual deve ser evitada por causa do potencial traumatismo ao nervo lingual. Desloca-se o retalho mucoperiosteal de espessura total, que expõe a área da crista milo-hióidea e as inserções do músculo milo-hióideo (Figura 13.14). Removem-se as fibras do músculo milo-hióideo da crista por meio de uma incisão cortante da inserção muscular em sua origem óssea. Quando se desloca o músculo, o tecido adiposo subjacente torna-se visível no campo cirúrgico. Após o deslocamento do músculo, pode-se usar um instrumental rotatório com proteção cuidadosa do tecido mole ou uma lima para osso para remover a proeminência pontiaguda da crista milo-hióidea. Deve-se recolocar imediatamente a prótese, pois isso pode facilitar o reposicionamento mais inferior da inserção muscular. No entanto, isso é imprevisível; e, na verdade, pode ser necessário um procedimento complementar para reduzir o assoalho da boca.

Redução do tubérculo geniano

Quando o processo de reabsorção se inicia na mandíbula, a área de inserção do músculo genioglosso na porção anterior da mandíbula pode se tornar bastante proeminente. Em alguns casos, o tubérculo pode funcionar verdadeiramente como uma prateleira sobre a qual a prótese pode ser confeccionada, mas sua remoção costuma ser necessária para se confeccionar a prótese adequadamente. Antes de se decidir por remover essa proeminência, deve-se considerar um possível aumento da porção anterior da mandíbula em vez de redução do tubérculo geniano. Se o aumento for o tratamento preferencial, o tubérculo deve ser deixado para dar suporte ao enxerto nessa área. A infiltração anestésica local e o bloqueio bilateral do nervo lingual promovem anestesia adequada. Faz-se uma incisão sobre a crista de cada área de pré-molar até a linha média da mandíbula. Desloca-se o retalho mucoperiosteal de espessura total lingualmente para expor o tubérculo geniano. A inserção do músculo genioglosso pode ser removida com uma dissecção cortante.

O alisamento com broca ou pinça-goiva, seguido de lima para osso, remove o tubérculo geniano. Deixa-se o músculo genioglosso se reinserir de maneira aleatória. Assim como com a redução do músculo milo-hióideo e da crista milo-hióidea, um procedimento para reduzir o assoalho da boca também pode trazer benefícios à porção anterior da mandíbula.

Remoção de *torus*

Torus maxilares

Os *torus* maxilares consistem na formação de uma exostose óssea na área do palato. Sua origem ainda não está esclarecida. Encontra-se o *torus* em 20% da população feminina, o que é aproximadamente o dobro da taxa de prevalência em homens.[9] Pode ter múltiplas formas e configurações, variando de uma leve elevação unitária a uma massa óssea pediculada e multiloculada. Gera poucos problemas quando há dentes maxilares e apenas ocasionalmente interferem na fala ou se tornam ulcerados por traumatismos frequentes no palato. Entretanto, quando há perda de dentes e necessidade de confecção de uma prótese total ou parcial, o *torus* frequentemente interfere no desenho adequado e no funcionamento da prótese. Quase todos os grandes *torus* maxilares devem ser removidos antes da confecção de uma prótese total ou parcial. *Torus* menores podem ser deixados se não interferirem na confecção ou no funcionamento da prótese. Até mesmo os pequenos *torus* necessitam de remoção quando são irregulares ou quando se encontram em uma área na qual se espera obter um selamento palatino posterior.

O bloqueio dos nervos palatinos maiores e incisivo e a infiltração local promovem a anestesia necessária para a remoção do *torus*. Em geral, faz-se necessária uma incisão linear na linha média do *torus*, com incisões relaxantes oblíquas em uma ou nas duas extremidades (Figura 13.15). Por causa da mucosa extremamente fina sobre essa área, deve-se tomar cuidado no deslocamento do tecido mole do osso subjacente, um procedimento particularmente difícil quando os *torus* são multiloculados. Às vezes, pode-se usar um retalho palatino de espessura total para expor os *torus*. Faz-se uma incisão ao longo da crista do rebordo quando o paciente é edêntulo ou uma incisão intrassulcular palatina quando existem dentes. O deslocamento do tecido com esse tipo de incisão costuma ser difícil se os *torus* têm irregularidades amplas em que a exostose óssea se funde com o palato. Quando os *torus* são pediculados com uma pequena base, podem-se usar um cinzel e um martelo para remover a massa óssea. Para *torus* mais largos, geralmente é melhor seccioná-los em múltiplos fragmentos com uma broca em uma peça de mão. Deve-se ter cautela com relação à profundidade dos cortes para

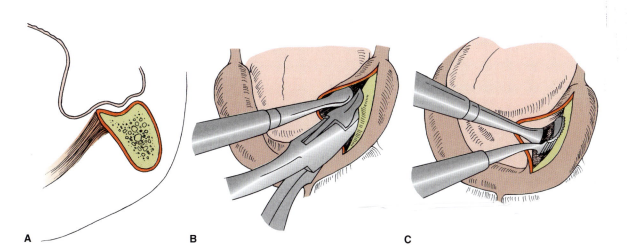

• **Figura 13.14** Redução da crista milo-hióidea. **A.** Vista transversal da região posterior da mandíbula mostrando o contorno côncavo da face superior do rebordo em razão da reabsorção. A crista milo-hióidea e a linha oblíqua externa formam as porções mais altas do rebordo. (Em geral, esses casos podem ser tratados preferencialmente pelo aumento aloplástico da mandíbula, mas, em casos raros, podem também necessitar de redução da crista milo-hióidea.) **B.** Incisão sobre a crista e exposição da face lingual da mandíbula para remoção do osso afiado na área da crista milo-hióidea. Pode-se usar uma pinça-goiva ou uma broca em uma peça de mão para a remoção de osso. **C.** Uso de lima para osso para regularizar a crista milo-hióidea.

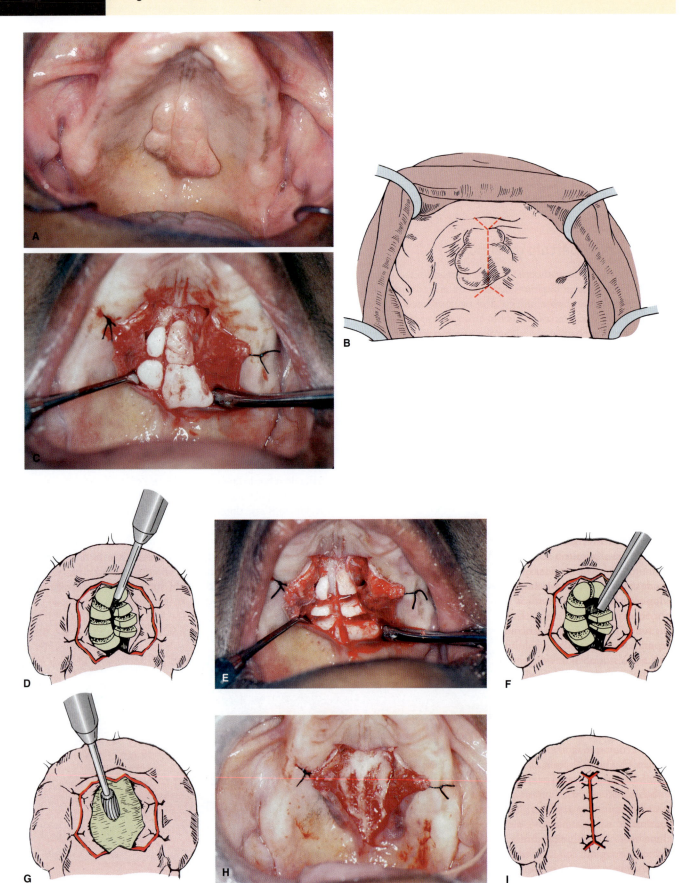

• **Figura 13.15** Remoção de *torus* palatino. **A.** Aparência típica de *torus* maxilar. **B.** Incisão na linha média com incisões relaxantes anteroposteriores oblíquas. **C.** Retalhos mucoperiosteais retraídos com suturas de seda para melhorar o acesso a todas as áreas do *torus*. Remoção do *torus* palatino. **D** e **E.** Secção do *torus* usando broca. **F.** Pequeno cinzel usado para remover os fragmentos do *torus*. **G** e **H.** Broca larga para osso usada para dar o contorno final desejado. **I.** Fechamento do tecido mole.

evitar a perfuração do assoalho da cavidade nasal. Após serem seccionados, as porções individuais dos *torus* podem ser removidas com um martelo e um cinzel ou uma pinça-goiva; depois, a área pode ser regularizada com uma broca óssea larga. Não é preciso remover a projeção óssea inteira, mas convém criar uma área lisa e regular, sem extensão para a área na qual o selamento palatino posterior será posicionado. Deve-se readaptar o tecido com pressão digital e inspecioná-lo para determinar a quantidade de mucosa em excesso que deve ser removida. É importante ter tecido suficiente para tornar possível uma sutura livre de tensões sobre toda a área de osso exposto. Deve-se reaproximar e suturar a mucosa; em geral, é necessário usar sutura interrompida, pois a mucosa fina pode não reter bem a sutura. Para evitar a formação de hematomas, deve-se colocar algum tipo de curativo compressivo sobre a área da abóbada palatina. Pode-se também utilizar uma prótese provisória ou uma goteira cirúrgica pré-fabricada reembasada com material resiliente colocada no centro do palato para evitar necrose por pressão, suportar a mucosa fina e prevenir a formação de hematoma.

As maiores complicações da remoção de *torus* maxilares são a formação de hematoma pós-operatório, a fratura ou a perfuração do assoalho da cavidade nasal e a necrose do retalho. Cuidados locais, como irrigação vigorosa, boa higiene e suporte com condicionadores de tecido em uma goteira cirúrgica ou prótese, geralmente, promovem tratamento adequado.

Torus mandibulares

Os *torus* mandibulares são protuberâncias ósseas na face lingual da mandíbula que costumam ocorrer na área de pré-molares. A origem dessas exostoses ósseas é incerta, e elas podem aumentar de tamanho lentamente. Às vezes, os *torus* extremamente largos interferem na fala normal ou na função da língua durante a mastigação, mas esses *torus* raramente requerem remoção quando existem dentes. Após a remoção dos dentes inferiores e antes da confecção de uma prótese total ou parcial, pode ser necessário remover o *torus* mandibular para a confecção da prótese.

As injeções anestésicas nos nervos alveolar inferior e lingual, bilateralmente, promovem anestesia adequada para a remoção dos *torus*. Deve-se fazer uma incisão sobre a crista do rebordo, estendendo-se 1 a 1,5 cm além de cada margem dos *torus* a serem removidos. Quando *torus* bilaterais forem removidos simultaneamente, deve-se deixar uma pequena área de tecido inserido na linha média, entre as extensões anteriores de cada incisão. Deixar esse tecido inserido ajuda a eliminar a potencial formação de hematoma no assoalho da região anterior da boca e mantém tanto quanto possível o vestíbulo lingual na área anterior da mandíbula. Assim como no *torus* maxilar, em geral a mucosa sobre o *torus* lingual é muito fina e deve ser deslocada com cuidado para expor completamente a área de osso a ser recontornada (Figura 13.16).

Quando o *torus* tem uma base pediculada pequena, podem-se usar um martelo e um cinzel para cliválo pela face medial da mandíbula. A linha de clivagem pode ser direcionada criando-se uma pequena canaleta com uma broca e uma peça de mão antes do uso do cinzel. É importante assegurar que a direção inicial da canaleta feita pela broca (ou do cinzel, se este for usado sozinho) esteja paralela à face medial da mandíbula para evitar fratura desfavorável da cortical lingual ou inferior. O uso de uma broca e uma peça de mão pode ser uma técnica mais controlada em comparação com a utilização de um martelo e um cinzel, devido ao potencial traumatismo às estruturas anatômicas dentro do assoalho bucal. Isso é especialmente verdadeiro quando o cirurgião-dentista tem pouca experiência com um cinzel. A língua e a mucosa do assoalho bucal devem ser

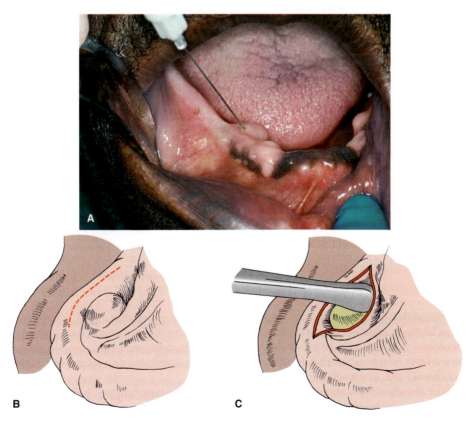

• **Figura 13.16** Remoção de *torus* mandibular. **A.** Após o bloqueio, administra-se anestésico local; a elevação do mucoperiósteo sobre a área do *torus* pode ser realizada com a colocação do bisel de uma agulha para anestesia local contra o *torus* e injeção de anestésico local sob o periósteo (tal procedimento facilita sobremaneira o descolamento do retalho mucoperiosteal). **B.** Desenho da incisão sobre a crista. **C.** Exposição do *torus*. (*continua*)

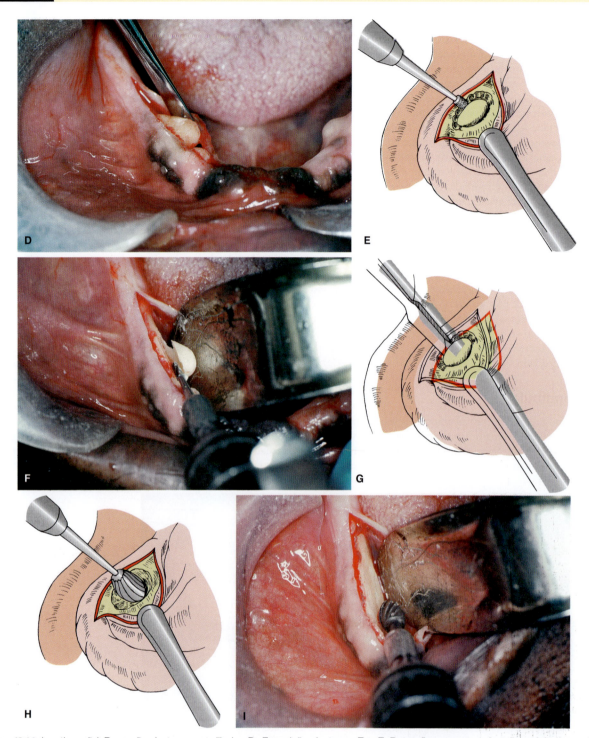

• **Figura 13.16** (*continuação*) Remoção de *torus* mandibular. **D.** Exposição do *torus*. **E** e **F.** Broca fina em peça de mão, usada para criar uma pequena canaleta entre o rebordo mandibular e o *torus*. **G.** Uso de pequeno cinzel para realizar a remoção do *torus* da mandíbula. **H** e **I.** Uso de broca e lima para osso para eliminar pequenas irregularidades. (*continua*)

retraídas e protegidas com um afastador com contornos menores, como um retrator Seldin. A broca também pode ser usada para aprofundar a canaleta, como um elevador dental reto nº 81 para que se possa fazer uma alavanca com um pequeno instrumento contra a mandíbula para fraturar o *torus* lingual e propiciar sua remoção. Pode-se, então, regularizar a cortical lingual com uma broca ou uma lima para osso. Deve-se readaptar o tecido e palpá-lo para avaliar o contorno e a eliminação de irregularidades. Usa-se uma técnica de sutura contínua ou interrompida para fechar as incisões. É desejável utilizar compressas de gaze no assoalho de boca e mantê-las por várias horas para reduzir o edema e o hematoma formados no período pós-operatório. Se ocorrer deiscência da ferida ou exposição óssea na área de perfuração da mucosa, o tratamento com cuidados locais, incluindo irrigação frequente e vigorosa com soro fisiológico, costuma ser suficiente.

Anormalidades do tecido mole

As anormalidades do tecido mole nas áreas de suporte de próteses e nas áreas adjacentes são o tecido excessivamente fibroso ou hipermóvel, as lesões inflamatórias, como a hiperplasia fibrosa inflamatória do vestíbulo e a hiperplasia papilar inflamatória do palato e as inserções

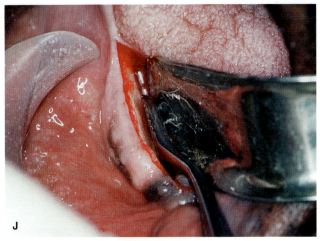
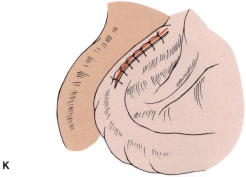
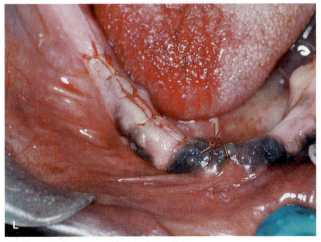

• **Figura 13.16** (*continuação*) Remoção de *torus* mandibular. **J.** Uso de broca e lima para osso para eliminar pequenas irregularidades. **K** e **L.** Fechamento do tecido.

Redução da tuberosidade maxilar (tecido mole)

O principal objetivo da redução de tecido mole da tuberosidade maxilar é proporcionar o espaço interarcos adequado para a confecção de uma prótese apropriada na região posterior e uma base firme de mucosa de espessura consistente sobre o rebordo alveolar, que será a área de suporte da prótese. A redução da tuberosidade maxilar pode requerer a remoção de tecido mole e osso para alcançar o resultado desejado. A quantidade de tecido mole disponível para redução geralmente pode ser determinada pela avaliação pré-cirúrgica de uma radiografia panorâmica. Se a radiografia não apresentar qualidade necessária para se determinar a espessura do tecido mole, ela pode ser mensurada com uma sonda afiada após anestesia local no momento da cirurgia.

Uma infiltração anestésica local na região posterior da maxila é suficiente para reduzir a tuberosidade. Faz-se uma incisão elíptica inicial sobre a área da tuberosidade que necessita de redução e remove-se essa porção de tecido (Figura 13.17). Após a remoção do tecido, as margens medial e lateral da excisão devem ser afinadas para remover o excesso de tecido mole, o que promove uma redução extra de tecido mole e possibilita o fechamento do tecido livre de tensões. Isso pode ser realizado por meio de pressão digital sobre a superfície da mucosa do tecido adjacente enquanto se excisa o tecido tangencialmente à superfície da mucosa (Figura 13.18). Depois que os retalhos são afinados, pode-se aplicar pressão digital para aproximar o tecido com o objetivo de avaliar a redução vertical realizada. Se a redução do tecido foi adequada, sutura-se a área com técnicas de sutura contínua ou interrompida. Se foi removido tecido em excesso, não se deve tentar fechar a ferida por primeira intenção. Realiza-se uma aproximação do tecido ao osso livre de tensões. Isso possibilitará que a área aberta da ferida cicatrize por segunda intenção.

Redução da papila retromolar mandibular

A necessidade de remoção do tecido hipertrófico retromolar mandibular é rara. Convém confirmar que o paciente não esteja projetando a mandíbula para a frente ou fechando exageradamente a boca durante a avaliação clínica, além de se obterem registros do tratamento e da montagem de modelos. A anestesia local infiltrativa da área que requeira excisão é suficiente. Faz-se uma incisão elíptica para excisar a maior área de espessura de tecido na região posterior mandibular. Afinam-se levemente as áreas adjacentes, sendo a maioria da redução tecidual pela face vestibular. A remoção excessiva de tecido na região submucosa do retalho lingual pode resultar em danos ao nervo e à artéria lingual. Aproxima-se o tecido com suturas contínuas ou interrompidas. Outra opção para a redução de tecido nessa área é o uso de *laser*. O recontorno da área retromolar com o auxílio de *laser* possibilita a redução do excesso de tecido sem incisões e limita o período pós-operatório de cicatrização.[10] O *laser* mais comumente em cirurgia bucal é o de dióxido de carbono.[11] A ablação do tecido torna possível sua remoção controlada em camadas baseada na intensidade e na profundidade da penetração.[12]

Excesso de tecido mole lateral palatino

Em geral, o excesso de tecido mole na região lateral da abóbada palatina interfere na confecção de prótese adequada. Assim como as anormalidades ósseas dessa área, a hipertrofia de tecido mole frequentemente estreita a abóbada palatina e cria pequenas irregularidades que interferem na confecção e na inserção da prótese.

Uma das técnicas sugeridas para a remoção do tecido mole da lateral do palato envolve a ressecção submucosa do excesso

anormais de músculos e freios. Com exceção das lesões patológicas e inflamatórias, a maioria das outras condições não representa problema quando o paciente tem dentição completa. Todavia, quando há perda de dentes e necessidade de reconstrução protética, em geral é preciso fazer alguma alteração no tecido mole. Logo após a remoção dos dentes, as inserções de músculos e freios inicialmente não representam um problema, mas às vezes podem interferir na confecção adequada da prótese quando ocorre a reabsorção óssea.

O planejamento do tratamento a longo prazo é obrigatório antes de qualquer cirurgia de tecido mole. O tecido mole, que inicialmente aparenta ser flácido e excessivo, pode ser útil se procedimentos futuros de aumento do rebordo ósseo ou enxertos forem necessários. Uma vez removida, a mucosa oral é difícil de ser substituída. A única exceção a essa utilidade do excesso de tecido é quando lesões patológicas de tecido mole precisam ser removidas.

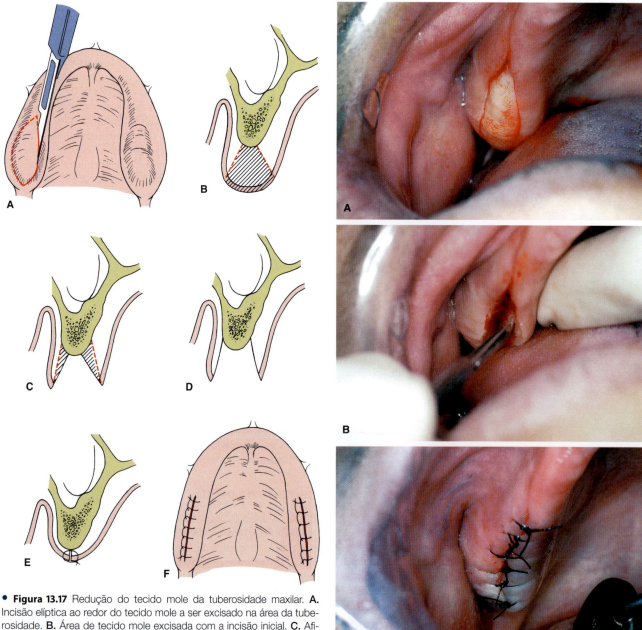

• **Figura 13.17** Redução do tecido mole da tuberosidade maxilar. **A.** Incisão elíptica ao redor do tecido mole a ser excisado na área da tuberosidade. **B.** Área de tecido mole excisada com a incisão inicial. **C.** Afinamento dos retalhos vestibular e palatino para proporcionar contorno adequado do tecido mole e sutura livre de tensões. **D.** Vista da remoção final do tecido. **E** e **F.** Fechamento do tecido mole.

• **Figura 13.18** Redução do tecido mole da tuberosidade maxilar. **A.** Incisão elíptica. **B.** Afinamento dos retalhos pela remoção do tecido mole subjacente. Pressão digital para estabilizar os retalhos durante a excisão submucosa. **C.** Fechamento dos retalhos sem tensão.

de tecido de maneira semelhante àquela descrita antes para a redução do tecido mole da tuberosidade. Entretanto, a quantidade e a extensão da remoção do tecido mole sob a mucosa são bem maiores e criam o risco de lesões aos vasos palatinos maiores, com possível hemorragia ou descamação do tecido mole da área lateral palatina.

A técnica preferencial requer excisão superficial do excesso de tecido mole. A anestesia local infiltrativa na área do forame palatino maior e anteriormente à massa de tecido mole é suficiente. Com uma lâmina de bisturi afiada tangenciando o tecido, podem-se remover as camadas superficiais de mucosa e tecido fibroso subjacente até a extensão necessária para eliminar as irregularidades no tecido mole (Figura 13.19). Após a remoção desse tecido, uma goteira cirúrgica reembasada com condicionador de tecido pode ser utilizada por 5 a 7 dias para ajudar na cicatrização.

Tecido hipermóvel sem suporte

O tecido com hipermobilidade excessiva sem inflamação sobre o rebordo alveolar costuma ser resultado de reabsorção do osso subjacente, de próteses mal-adaptadas ou de ambas. Antes da excisão desse tecido, deve-se determinar se é necessário aumentar o osso subjacente com enxerto. Se uma deficiência óssea for a causa principal do excesso de tecido mole, então o aumento do osso subjacente mostra-se o tratamento de escolha. Se a altura do rebordo alveolar permanecer adequada após a remoção do tecido com hipermobilidade, pode-se indicar a excisão.

Injeta-se anestésico local adjacente à área que requeira excisão de tecido. A remoção do tecido com hipermobilidade na área do

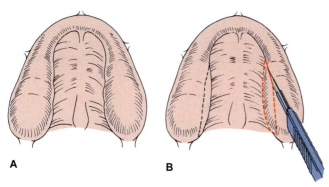

• **Figura 13.19** Remoção de tecido mole lateral palatino. **A.** Vista de tecido palatino excessivo criando estreitamento da abóbada palatina e áreas de irregularidades. **B.** Excisão tangencial do excesso de tecido mole.

rebordo alveolar consiste em duas incisões paralelas de espessura total nas faces vestibular e lingual do tecido a ser excisado (Figura 13.20). Usa-se um elevador de periósteo para remover o excesso de tecido mole do osso subjacente. Pode ser necessária uma excisão tangencial de pequenas quantidades de tecido nas áreas adjacentes para a adaptação adequada do tecido mole durante a sutura. Devem-se limitar essas excisões adicionais ao mínimo, sempre que possível, para evitar remover tecido mole em excesso e descolar o periósteo do osso subjacente. Usam-se suturas contínuas ou interrompidas para aproximar o tecido remanescente. As moldagens para a confecção da dentadura geralmente podem ser feitas de 3 a 4 semanas após a cirurgia. Uma possível complicação desse tipo de procedimento é a obliteração do vestíbulo como resultado da dissecção do tecido necessária para o fechamento.

O tecido hipermóvel na área da crista do rebordo alveolar mandibular frequentemente consiste em pequena faixa de tecido semelhante a um cordão. Se nenhuma projeção afiada do osso subjacente estiver presente, esse tecido pode ser preferencialmente removido por uma excisão supraperiosteal do tecido mole. Injeta-se anestésico local adjacente à área que requer remoção de tecido. A faixa de tecido conjuntivo fibroso semelhante a um cordão pode ser elevada por pinças e tesouras, e uma tesoura pode ser usada para excisar o tecido fibroso na inserção ao rebordo alveolar (Figura 13.21). Em geral, não há necessidade de sutura para essa técnica e pode-se inserir logo as próteses com um reembasador resiliente.

Hiperplasia fibrosa inflamatória

A hiperplasia fibrosa inflamatória, também chamada de *epúlide fissurada* ou *fibrose por prótese*, é um aumento hiperplásico generalizado da mucosa e do tecido conjuntivo fibroso no rebordo alveolar e na região vestibular que muito comumente resulta de próteses mal-adaptadas. Nos estágios iniciais da hiperplasia fibrosa, quando há mínima fibrose, o tratamento não cirúrgico com prótese reembasada com material resiliente costuma ser suficiente para a redução ou a eliminação desse tecido. Quando a condição já está presente por algum tempo, há fibrose significativa no interior do tecido hiperplásico. Esse tecido não responde ao tratamento não cirúrgico (Figura 13.22). A excisão do tecido hiperplásico é o tratamento de eleição.

Três técnicas podem ser usadas para o tratamento bem-sucedido da hiperplasia fibrosa inflamatória. A infiltração de anestésico local na área do excesso de tecido é suficiente para a anestesia. Quando a área a ser excisada apresenta pequeno aumento, técnicas eletrocirúrgicas ou por *laser* proporcionam bons resultados para a excisão do tecido. Se a massa tecidual for extensa, grandes áreas de excisão utilizando técnicas eletrocirúrgicas podem resultar em cicatrizes vestibulares excessivas. Nesses casos, prefere-se uma excisão simples e reaproximação do tecido remanescente. Apreendem-se as áreas de tecido em excesso com pinças para tecido, faz-se uma incisão cortante na base do tecido fibroso em excesso até o periósteo e remove-se o tecido hiperplásico (Figura 13.23). O tecido adjacente é delicadamente dissecado e reaproximado utilizando-se suturas contínuas ou interrompidas.

Quando existem áreas grosseiras de tecido em excesso, a excisão frequentemente resulta na eliminação total do vestíbulo. Nesses casos, a excisão da epúlide, com reposicionamento da mucosa periférica e epitelização secundária, é preferível.

Nesse procedimento, faz-se a excisão do tecido mole hiperplásico superficialmente ao periósteo da área do rebordo alveolar. Cria-se

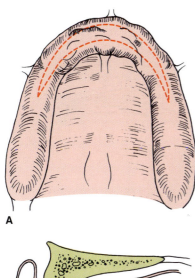
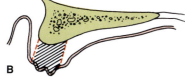

• **Figura 13.20** Remoção de tecido hipermóvel sem suporte. **A.** Traçado das incisões para a remoção de tecido hipermóvel da área da crista. **B.** Vista transversal mostrando a quantidade de tecido a ser excisada (esse tipo de excisão de tecido deve ser considerado apenas se a altura do rebordo permanecer adequada após a remoção; se a excisão desse tecido resultar em altura inadequada do rebordo e redução da profundidade de vestíbulo, deve-se considerar algum tipo de procedimento para o aumento do rebordo).

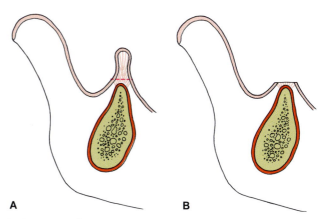

• **Figura 13.21** Remoção supraperiosteal de tecido hipermóvel sobre o rebordo alveolar mandibular. **A.** Tecido hipermóvel na face superior do rebordo. **B.** Utilizam-se pinças e tesouras para excisar o cordão de tecido fibroso móvel sem perfurar o periósteo.

um leito supraperiosteal limpo sobre a área do rebordo alveolar e sutura-se a margem não afetada do tecido à porção mais superior do periósteo vestibular com uma técnica de sutura interrompida. O paciente utilizará uma goteira cirúrgica ou a prótese reembasada com condicionador de tecido resiliente continuamente durante os primeiros 5 a 7 dias, removendo-a apenas para enxágues bucais com soro fisiológico. Geralmente, ocorre epitelização secundária, e as moldagens para a confecção da nova prótese podem ser feitas dentro de 4 semanas. A excisão por *laser* de epúlide grande possibilita a remoção completa sem cicatrizes ou sangramento excessivo. O uso de prótese reembasada com material resiliente pode contribuir para mais conforto pós-operatório, de um procedimento que inicialmente gera pouca dor, mas que provoca dor intensa após alguns dias.

Normalmente, o tecido hiperplásico representa apenas o resultado de um processo inflamatório. No entanto, outras condições patológicas podem existir. Assim, é fundamental que amostras representativas de tecido sejam sempre submetidas a exame anatomopatológico após sua remoção.

Frenectomia labial

As inserções dos freios labiais consistem em faixas finas de tecido fibroso coberto por mucosa, estendendo-se de lábio e bochechas até o periósteo alveolar. O nível das inserções dos freios labiais pode variar da altura do vestíbulo à crista do rebordo alveolar e, até mesmo, à área da papila incisiva na região anterior da maxila. Com exceção do freio labial da linha média associado a diastema, as inserções de freios não costumam representar problemas quando a dentição está completa. Em casos de inserção frênica na área de um diastema em um paciente submetido a tratamento ortodôntico, há algum debate sobre o momento da remoção do freio. Muitos cirurgiões e ortodontistas preferem remover ou reposicionar o freio antes do fechamento do diastema, acreditando que a eliminação da barreira do tecido mole facilitará o alinhamento dos dentes. Alguns cirurgiões-dentistas defendem a remoção do implante frênico após o fechamento do espaço, pois acreditam que a cirurgia primeiro criará tecido cicatricial denso na área do diastema, dificultando o fechamento do espaço.[13]

A confecção de prótese pode ser complicada quando é necessário acomodar uma inserção de freio. A movimentação do tecido mole adjacente ao freio pode criar desconforto e ulceração e interferir no selamento periférico e no deslocamento da prótese.

Várias técnicas cirúrgicas são efetivas na remoção das inserções de freios: (1) a técnica de excisão simples; (2) a técnica da zetaplastia;

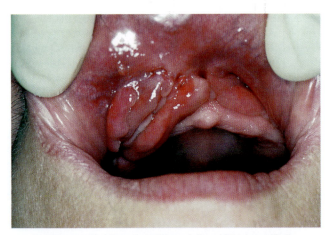

• **Figura 13.22** Hiperplasia fibrosa inflamatória do vestíbulo.

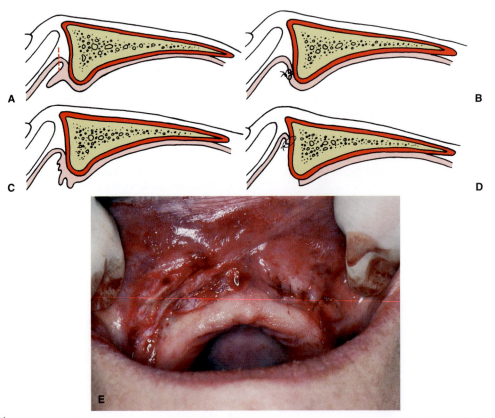

• **Figura 13.23 A.** Área pequena e bem localizada de hiperplasia fibrosa. Essa área pode ser removida com excisão simples. **B.** Fechamento das margens da ferida. **C.** Ampla área de hiperplasia fibrosa inflamatória. A remoção com fechamento primário resulta na eliminação do vestíbulo. **D.** Após a remoção supraperiosteal do excesso de tecido, sutura-se a margem da mucosa ao periósteo no fundo do vestíbulo. **E.** Vista pós-operatória do paciente da Figura 13.22. A área menor e bem localizada à esquerda do paciente foi removida e suturada por fechamento primário. A área mais extensa de excesso de tecido à direita foi removida, e as margens da ferida, suturadas ao periósteo no fundo do vestíbulo, o que deixa o periósteo exposto.

(3) a vestibuloplastia localizada com epitelização secundária; e (4) a frenectomia assistida por *laser*. A excisão simples e a zetaplastia são efetivas quando a faixa de mucosa e de tecido fibroso é relativamente estreita.

A vestibuloplastia localizada com epitelização secundária costuma ser preferível quando a inserção do freio tem base ampla. As técnicas assistidas por *laser* são versáteis na criação de excisão local e ablação da mucosa e das inserções de tecido fibroso em excesso, o que torna possível a epitelização secundária.

Em geral, a anestesia local infiltrativa é suficiente para o tratamento cirúrgico das inserções dos freios. Deve-se tomar cuidado para evitar infiltração anestésica excessiva diretamente na área do freio, pois isso pode camuflar a anatomia, que precisa ser bem visualizada no momento da excisão. Em todos os casos, é desejável que um assistente cirúrgico eleve e everta o lábio durante esse procedimento. Para a técnica de excisão simples, faz-se uma incisão elíptica estreita ao redor da área do freio até o periósteo (Figura 13.24). Em seguida, o tecido fibroso do freio é dissecado do periósteo subjacente e do tecido mole com instrumento cortante, e as margens da ferida são delicadamente dissecadas e reaproximadas. A primeira sutura deve ser localizada na profundidade máxima do vestíbulo e deve envolver as duas margens da mucosa e o periósteo subjacente na altura do vestíbulo abaixo da espinha nasal anterior. Essa técnica reduz a formação de hematoma e possibilita a adaptação do tecido na altura máxima do vestíbulo. O restante da incisão deve ser fechado com suturas interrompidas. Às vezes, não é possível aproximar a porção da excisão mais próxima à crista do rebordo alveolar. Essa porção vai cicatrizar por segunda intenção sem dificuldades.

Na técnica da zetaplastia, realiza-se uma excisão do tecido conjuntivo fibroso, similar ao procedimento de excisão simples. Após a excisão do tecido fibroso, realizam-se duas incisões oblíquas em forma de Z, uma em cada limite da área prévia da excisão (Figura 13.25). As duas pontas dos retalhos são, então, delicadamente dissecadas e giradas para fechar, horizontalmente, a incisão vertical inicial. As duas pequenas extensões oblíquas também requerem suturas. Essa técnica pode reduzir a quantidade de ablação vestibular que, às vezes, é vista após a excisão linear de um freio.

Uma terceira técnica para a eliminação do freio envolve vestibuloplastia localizada com epitelização secundária. Esse procedimento mostra-se especialmente vantajoso quando a inserção da base do freio é extremamente ampla, como em muitas inserções de freio na região anterior da mandíbula. Infiltra-se anestésico local primeiramente nas áreas supraperiosteais ao longo das margens das inserções do freio. Faz-se uma incisão através do tecido mucoso e do tecido submucoso subjacente, sem perfurar o periósteo. Faz-se uma dissecção supraperiosteal dissecando-se o tecido mucoso e submucoso com tesouras ou por pressão digital em uma gaze comprimida contra o periósteo. Após a identificação de uma camada de periósteo livre, sutura-se a margem do retalho mucoso ao periósteo na profundidade máxima do vestíbulo, e o periósteo exposto cicatrizará por epitelização secundária (Figura 13.26). Uma goteira cirúrgica (ou prótese reembasada com material resiliente) costuma ser útil no período de cicatrização inicial para minimizar a dor e manter a profundidade vestibular, reduzindo a probabilidade de recidiva do tecido mole. Essa técnica também é útil para inserções musculares de base ampla, como as frequentemente vistas nas áreas laterais da maxila.

A excisão das inserções dos freios também pode ser realizada por meio de *laser*. Faz-se a ablação da inserção do freio com o *laser*. Geralmente, não é necessário suturar o tecido, pois ocorre reepitelização das margens da ferida (Figura 13.27). As frenectomias realizadas com *laser* costumam responder bem, com poucas queixas pós-operatórias de inchaço e dor por parte do paciente.

Frenectomia lingual

Em geral, uma inserção anormal do freio lingual consiste em mucosa e tecido conjuntivo fibroso denso e, ocasionalmente, fibras superiores do músculo genioglosso. Essa inserção liga a ponta da língua à superfície posterior do rebordo alveolar mandibular. Mesmo quando não há necessidade de prótese, tal inserção pode afetar a fala. Após a perda dos dentes, esse freio interfere na estabilidade da prótese, pois, toda vez que se move a língua, a inserção do freio é tensionada, e a prótese, deslocada.

O bloqueio anestésico bilateral do nervo lingual e uma infiltração na área anterior promovem anestesia adequada para a frenectomia lingual. Controla-se a ponta da língua preferencialmente tracionando-a com sutura. A liberação cirúrgica do freio lingual requer a incisão da inserção da mucosa e do tecido conjuntivo fibroso na base da língua de maneira transversa para evitar a dissecção no assoalho da boca e danos às estruturas anatômicas adjacentes, como vasos linguais, nervos e ductos submandibulares. Isso é seguido por fechamento em direção linear, o que libera completamente a porção anterior da língua (Figura 13.28). A colocação de pinça hemostática através da inserção do freio na base da língua por aproximadamente 3 minutos promove vasoconstrição e um campo cirúrgico quase sem sangramento durante o procedimento cirúrgico. Após a remoção da pinça hemostática, faz-se uma incisão por meio da área previamente pinçada. Retrai-se a língua superiormente, e as margens da ferida são delicadamente dissecadas e fechadas paralelamente à linha média da língua. Deve-se ter bastante cuidado com os vasos sanguíneos da base da língua e do assoalho da boca e com as aberturas dos ductos das glândulas submandibulares.

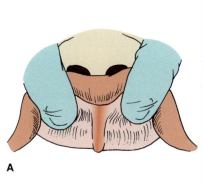
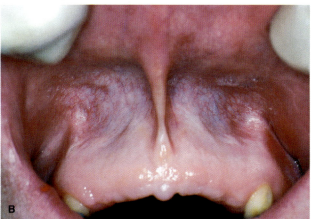

• **Figura 13.24** Excisão simples de freio labial maxilar. **A** e **B.** Eversão e exposição da área de inserção do freio. (*continua*)

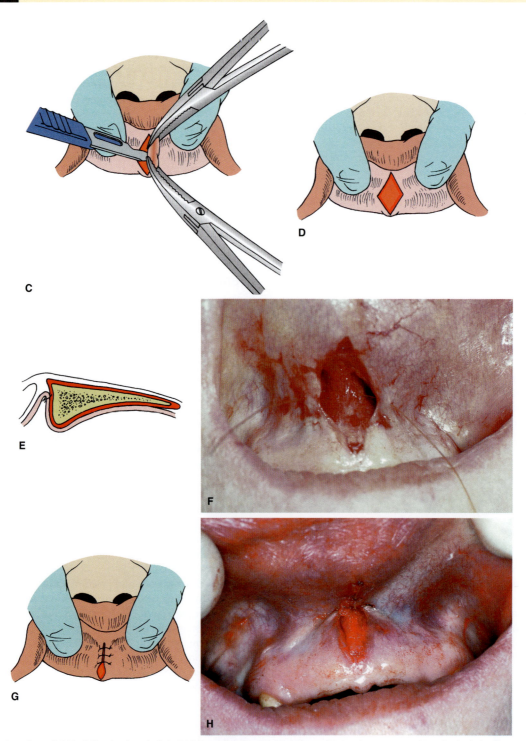

- **Figura 13.24** (*continuação*) Excisão simples de freio labial maxilar. **C** e **D**. Excisão ao longo das margens laterais do freio. Remove-se o tecido, expondo o periósteo subjacente. **E** e **F**. Posicionamento da sutura através das margens da mucosa e do periósteo, o que fecha as margens da mucosa e sutura a mucosa ao periósteo no fundo do vestíbulo. **G** e **H**. Fechamento da ferida cirúrgica. Às vezes, a remoção de tecido em áreas adjacentes à mucosa inserida impede o fechamento primário na região mais inferior da margem da ferida.

O traumatismo a essas estruturas vitais durante a incisão ou a sutura pode resultar em sangramento pós-operatório e obstrução do fluxo salivar.

Às vezes, a liberação do freio lingual deve vir também acompanhada de procedimento de liberação de pequena porção de tecido mole entre a abertura do ducto submandibular e a face lingual da mandíbula. Se houver acesso disponível, isso pode ser feito de maneira semelhante à liberação sobre os ductos submandibulares. No entanto, se houver apenas pequena faixa de tecido nessa área, uma dissecção supraperiosteal localizada removendo a inserção fibrosa da face lingual do rebordo alveolar já é suficiente.

Próteses imediatas

Pode-se optar por instalar próteses no momento da extração dos dentes e recontorno ósseo. Hartwell citou várias vantagens da técnica de prótese imediata.[14] A instalação de prótese após a extração oferece benefícios psicológicos e estéticos imediatos aos pacientes,

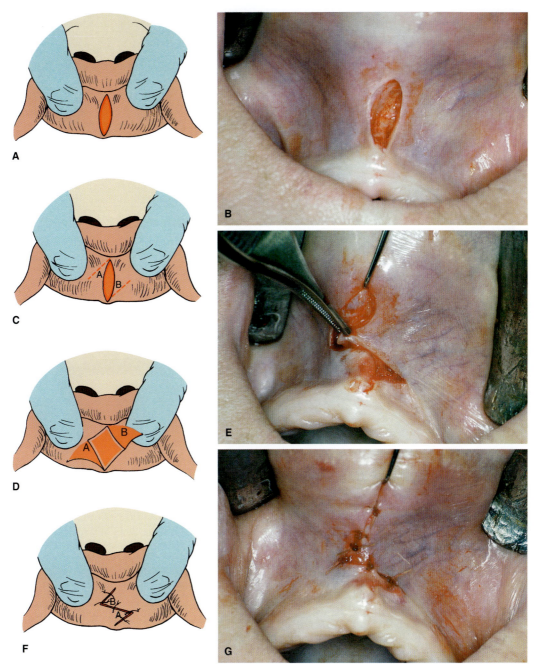

• **Figura 13.25** Técnica da zetaplastia para a eliminação do freio labial. **A** e **B.** Pequena incisão elíptica da mucosa e do tecido conjuntivo frouxo subjacente. **C** a **E.** Os retalhos são descolados e rodados para a posição desejada. **F** e **G.** Fechamento com suturas interrompidas.

já que, de outra maneira, eles seriam edêntulos por algum tempo. A instalação imediata de prótese após a cirurgia também funciona como tamponamento para o sítio cirúrgico, o que resulta na redução do sangramento e do edema pós-operatório e na melhor adaptação do tecido ao rebordo alveolar. Outra vantagem é que se pode reproduzir a dimensão vertical mais facilmente com uma técnica de prótese imediata. As desvantagens são a necessidade frequente de alterações nas próteses no pós-operatório e a confecção de novas próteses após o período de cicatrização inicial.

Podem-se extrair dentes anteriores e posteriores e instalar as próteses em apenas um estágio, embora isso requeira planejamento e confecção meticulosa da prótese. O tratamento cirúrgico para a instalação de prótese imediata também pode ser realizado em estágios, com a extração dos dentes posteriores da maxila e da mandíbula feita antes da extração dos dentes anteriores. Isso torna possível a cicatrização inicial das áreas posteriores e facilita uma melhor adaptação da prótese sobre o rebordo e a tuberosidade. Antes da extração dos dentes anteriores remanescentes, realizam-se novas moldagens com montagem dos modelos em articulador semiajustável. Os modelos possibilitam a confecção de próteses mantendo a estética e a dimensão vertical adequadas. Recontorna-se cuidadosamente o gesso na região do rebordo alveolar em antecipação à extração dos dentes anteriores remanescentes e ao recontorno do alvéolo ósseo (Figura 13.29). Confecciona-se uma goteira de acrílico transparente sobre o modelo recontornado para replicar a forma desejável do rebordo alveolar. As próteses também são confeccionadas sobre esses modelos.

A cirurgia para prótese imediata envolve a técnica mais conservadora possível para a extração dos dentes remanescentes. Geralmente, indicam-se um recontorno simples mínimo ou uma

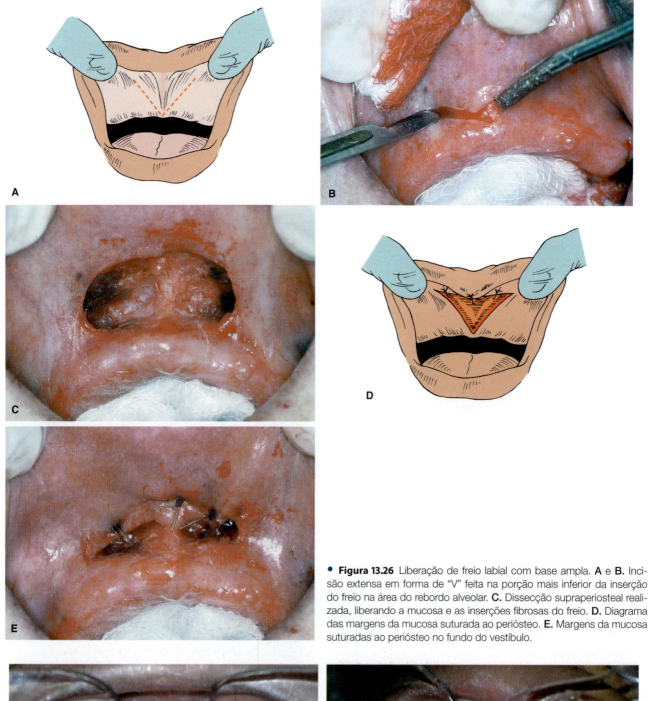

• **Figura 13.26** Liberação de freio labial com base ampla. **A** e **B.** Incisão extensa em forma de "V" feita na porção mais inferior da inserção do freio na área do rebordo alveolar. **C.** Dissecção supraperiosteal realizada, liberando a mucosa e as inserções fibrosas do freio. **D.** Diagrama das margens da mucosa suturada ao periósteo. **E.** Margens da mucosa suturadas ao periósteo no fundo do vestíbulo.

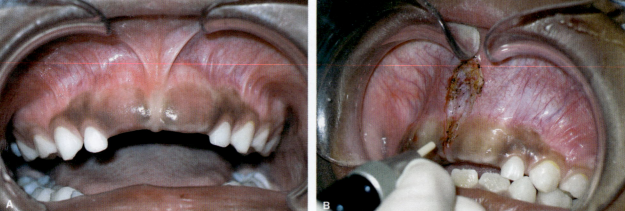

• **Figura 13.27** Incisão a *laser* do freio. **A.** Freio de base ampla na região posterior da maxila. **B.** Ablação supraperiosteal da mucosa e das densas inserções fibrosas do freio. A cicatrização ocorre por segunda intenção.

CAPÍTULO 13 Cirurgia Pré-Protética   237

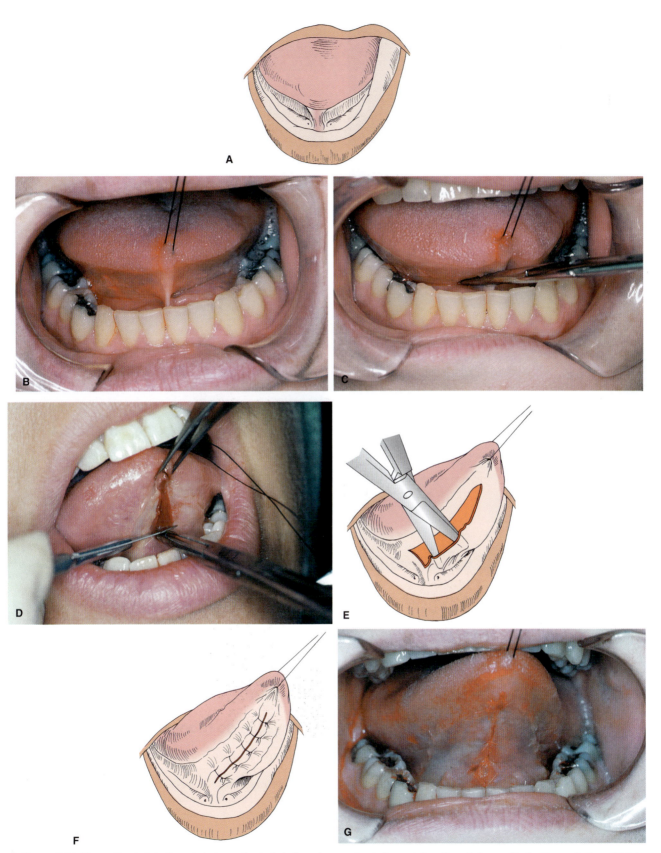

• **Figura 13.28** Liberação de freio lingual. **A.** Inserção do freio ligando a ponta da língua à face lingual da mandíbula. Em pacientes edêntulos, a movimentação da língua deslocará a prótese. **B.** Tracionamento da língua por sutura colocada na ponta. **C.** Uma pinça hemostática usada para comprimir a área do freio por 2 a 3 minutos melhora a hemostasia. Liberação do freio lingual. **D.** Incisão feita na porção superior da inserção do freio através dos recortes serrilhados criados pela pinça hemostática na superfície inferior da língua. **E.** As bordas laterais da ferida são dissecadas. **F** e **G.** Fechamento do tecido mole.

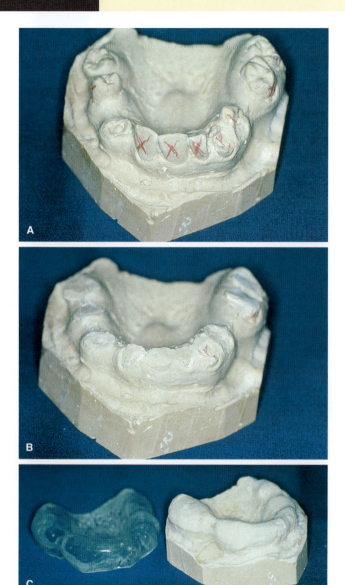

• **Figura 13.29** Confecção de um guia cirúrgico de acrílico transparente para a cirurgia de prótese imediata. **A.** Modelo pré-cirúrgico. **B.** Modelo após a remoção dos dentes exibindo irregularidade óssea. **C.** Modelo maxilar recontornado e guia cirúrgico.

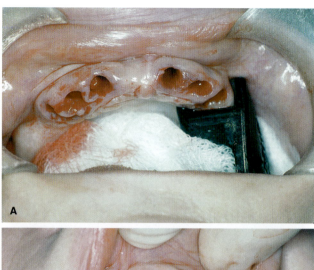
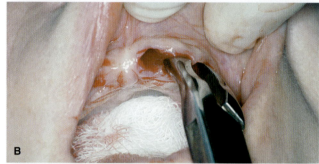
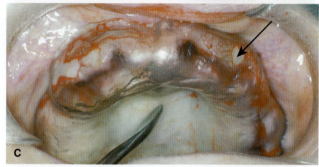

• **Figura 13.30 A.** Aparência do rebordo maxilar após a remoção dos dentes. **B.** Remoção intrasseptal de osso com pinça-goiva. **C.** Guia cirúrgico em acrílico transparente em posição. Deve-se remover qualquer área que interfira no assentamento do guia ou cause isquemia do tecido em razão do excesso de osso ou de tecido mole (seta).

alveoloplastia intrasseptal, preservando tanto quanto possível a altura óssea e o osso cortical (Figura 13.30). Após o recontorno ósseo e a eliminação de irregularidades grosseiras, aproxima-se o tecido com pressão digital e insere-se o guia cirúrgico de acrílico transparente. Todas as áreas de isquemia tecidual ou irregularidades grosseiras são então reduzidas até que o guia cirúrgico transparente se adapte ao rebordo alveolar em todas as áreas. Fecham-se as incisões com suturas contínuas ou interrompidas. Instala-se a prótese imediata com material resiliente para reembasamento. Deve-se tomar cuidado para que o material de reembasamento não extravase para o interior da ferida cirúrgica. Checam-se e ajustam-se as relações oclusais, se necessário. Instrui-se o paciente a usar a prótese continuamente por 24 horas e a retornar no dia seguinte para consulta pós-operatória. A injeção de bupivacaína ou outro anestésico local de ação prolongada semelhante ao fim do procedimento cirúrgico aumenta significativamente o conforto no período das primeiras 24 horas pós-operatórias. A esse tempo, retiram-se cuidadosamente as próteses e inspecionam-se a mucosa subjacente e o rebordo alveolar à procura de áreas sob pressão excessiva. As próteses são limpas e reinstaladas, e o paciente é instruído a usá-las por 5 a 7 dias e a removê-las apenas para fazer bochechos com soro fisiológico.

Preservação do rebordo alveolar

A maior parte desta seção é dedicada ao manejo da área dentoalveolar após extração e subsequentes modificações de osso e tecido mole. Um importante aspecto da cirurgia pré-protética pode efetivamente ser alcançado no momento da extração dentária pela tentativa de manter ou recuperar o osso da área de extração tanto quanto possível. Se um dente for considerado sem possibilidades de restauração e for indicado para extração, a preservação simultânea do alvéolo com o uso de uma variedade de materiais ósseos pode contribuir para a manutenção da altura e da largura do rebordo.[15] As medidas coadjuvantes mantêm a forma do rebordo, enquanto os materiais aloplásticos são lentamente reabsorvidos por meio da remodelação óssea. Muitos materiais ósseos alógenos e xenógenos têm sido usados para manter a arquitetura óssea, limitando a morbidade da coleta de osso autógeno de um sítio bucal adjacente.[16] Esses materiais inorgânicos derivam de fontes bovinas (enxertos xenógenos) ou de osso cadavérico processado.[17,18]

Uma extração atraumática com manutenção das paredes corticais vestibular e lingual é essencial para preservar o osso alveolar.[19] Deve-se curetar e irrigar o alvéolo após a completa remoção do dente. Coloca-se o material de enxerto dentro do alvéolo, comprimindo-o no nível da crista alveolar (Figura 13.31). Geralmente, não se consegue o fechamento primário do sítio de extração. Em muitos casos, cobre-se o material de enxerto com algum tipo de material colágeno, que é mantido em posição com suturas reabsorvíveis. O uso de membrana reabsorvível requer o descolamento do tecido mole adjacente às margens do alvéolo para posicionar a membrana sob a gengiva inserida. A reepitelização da mucosa ocorre sobre o sítio do enxerto dentro de algumas semanas.

Em geral, a instalação de implantes em um sítio preservado com material de enxerto ósseo pode ser feita em 2 a 6 meses.

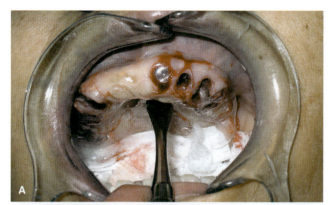
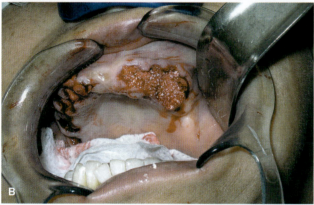
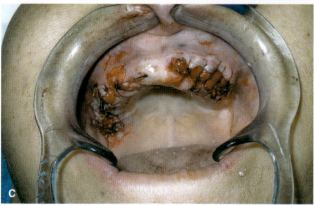

• **Figura 13.31** Preservação do rebordo alveolar. **A.** Extração dos dentes mantendo a altura alveolar. **B.** Coloca-se material alógeno no sítio de extração até a altura da crista alveolar. **C.** Coloca-se uma membrana reabsorvível sobre o enxerto, estabilizada com pontos reforçados para tornar possível a cicatrização por segunda intenção.

Cirurgia para sobredentadura

O osso alveolar mantém-se principalmente em resposta às tensões transferidas ao osso através dos dentes e ligamentos periodontais durante a mastigação. Mantendo-se os dentes sempre que possível, minimiza-se a reabsorção do osso sob uma prótese. A técnica de sobredentadura tenta manter os dentes nos alvéolos, transferindo a força diretamente ao osso e melhorando a função mastigatória com a prótese. A presença dos dentes pode também melhorar a propriocepção durante a função. Do mesmo modo, encaixes retentivos específicos podem ser incorporados aos dentes para melhorar a retenção e a estabilidade da prótese. Deve-se considerar uma sobredentadura sempre que existirem dentes com suporte ósseo adequado, quando for possível manter uma boa saúde periodontal e os dentes puderem ser restaurados adequadamente. Os caninos bilaterais costumam ser os dentes mais apropriados para esse tipo de tratamento. Como essa técnica requer também tratamento endodôntico e protético dos dentes remanescentes, devem-se considerar também questões financeiras.

Uma discussão completa sobre considerações periodontais não está nos objetivos deste capítulo. Entretanto, é importante avaliar todos os dentes que potencialmente serão mantidos antes de preparar o paciente para uma sobredentadura. Deve-se realizar uma avaliação clínica e radiográfica adequada desses dentes, incluindo exame clínico, avaliação da profundidade de bolsa ao redor dos dentes e avaliação da gengiva inserida.

PROCEDIMENTOS AVANÇADOS DE CIRURGIA PRÉ-PROTÉTICA

Cirurgia de tecido mole para aumento do rebordo mandibular

À medida que a reabsorção do rebordo alveolar acontece, as inserções de mucosa e músculos próximos às áreas chapeáveis exercem grande influência na retenção e na estabilidade das próteses. Além disso, a quantidade e a qualidade do tecido inserido sobre a área chapeável podem estar reduzidas. A cirurgia de tecido mole realizada para melhorar a estabilidade da prótese pode ser feita isoladamente ou após aumento ósseo. Em ambos os casos, os principais objetivos da cirurgia pré-protética de tecido mole são proporcionar maior área de tecido inserido na área de suporte primário da prótese ou na área de implantes e aumentar a extensão dos flanges da prótese pela remoção das inserções musculares nas áreas chapeáveis ou vestibulares, que provocam seu deslocamento.

Vestibuloplastia por retalho transposicional (*lip switch*)

A vestibuloplastia usando retalho pediculado lingualmente foi primeiramente descrita por Kazanjian.[20] Nesse procedimento, um retalho mucoso pediculado do rebordo alveolar é descolado do tecido subjacente e suturado no fundo do vestíbulo (Figura 13.32). A porção interna do lábio cicatrizará por segunda intenção. Esse procedimento foi adaptado, e o uso de uma técnica que transpõe um retalho mucoso de base lingual e um retalho periosteal com base labial (retalho transposicional) tornou-se popular.[21]

Quando há uma altura mandibular adequada, esse procedimento aumenta a área vestibular anterior, o que melhora a retenção e a estabilidade da prótese. As principais indicações desse procedimento são altura mandibular anterior adequada (pelo menos 15 mm),

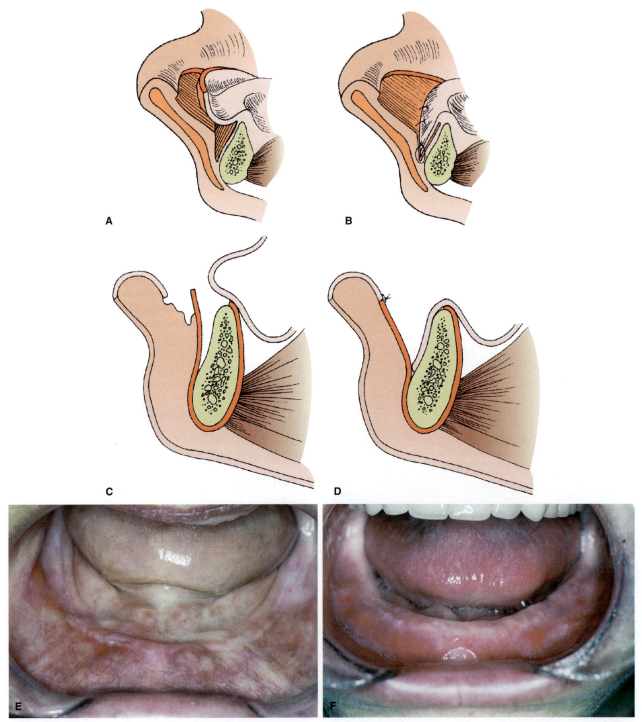

• **Figura 13.32** Vestibuloplastia por retalho transposicional (*lip switch*). **A.** Faz-se uma incisão na mucosa labial, e disseca-se um retalho mucoso fino do tecido subjacente. Faz-se também uma dissecção supraperiosteal na face anterior da mandíbula. **B.** O retalho da mucosa labial é suturado no fundo de vestíbulo. O tecido labial exposto cicatriza-se por segunda intenção. **C.** Adaptação da técnica por incisão do periósteo na crista do rebordo alveolar e sutura da margem livre do periósteo à área desnuda da mucosa labial. **D.** Em seguida, sutura-se o retalho mucoso sobre o osso exposto na junção do periósteo no fundo de vestíbulo. **E.** Fotografia pré-operatória. **F.** Resultado da cirurgia 6 meses depois.

profundidade de vestíbulo inadequada devido a inserções musculares e de mucosa na região anterior da mandíbula e presença de profundidade adequada na face lingual da mandíbula.

Essas técnicas proporcionam resultados adequados em muitos casos e costumam não requerer hospitalização, cirurgia de área doadora ou períodos prolongados sem prótese. Suas desvantagens são imprevisibilidade da quantidade de recidiva da profundidade do vestíbulo, cicatriz no fundo do vestíbulo e problemas com a adaptação do flange da prótese ao fundo do vestíbulo.[22,23]

Procedimentos para o aumento do vestíbulo e do assoalho da boca

Além das inserções dos músculos do lábio e dos tecidos moles à área de suporte da prótese, os músculos milo-hióideo e genioglosso no assoalho da boca apresentam problemas similares na face lingual da mandíbula. Trauner descreveu o descolamento dos músculos milo-hióideos da área da crista milo-hióidea e seu reposicionamento inferior, aumentando efetivamente a profundidade da área do assoalho da boca e atenuando a influência do músculo milo-hióideo sobre a prótese.[24] MacIntosh e Obwegeser descreveram posteriormente o uso efetivo de um procedimento de extensão labial combinado com o procedimento de Trauner para proporcionar máxima extensão às faces vestibular e lingual da mandíbula.[25] A técnica para a extensão do vestíbulo labial é uma adaptação do retalho pediculado supraperiosteal com base labial descrito por Clark.[26] Após as duas técnicas de extensão, pode-se usar um enxerto de pele para cobrir a área de periósteo exposto (Figura 13.33). O procedimento combinado efetivamente elimina as forças de deslocamento da mucosa e das inserções musculares e proporciona uma base mais ampla de tecido inserido queratinizado sobre a área de suporte primário da prótese (Figura 13.34). Indica-se o enxerto de tecido mole com a vestibuloplastia e o procedimento de aumento do assoalho de boca quando não houver altura adequada do rebordo alveolar para a área chapeável, mas restarem pelo menos 15 mm de altura do

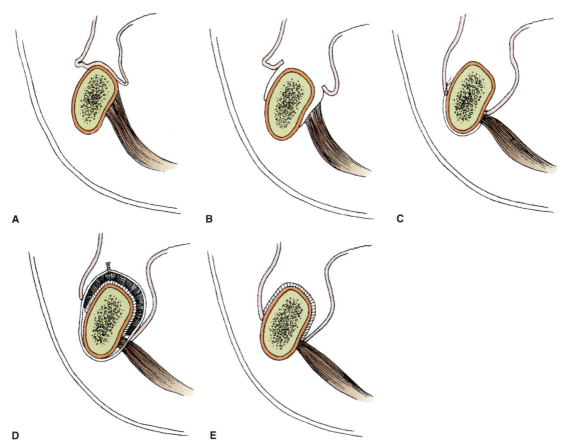

• **Figura 13.33** Vestibuloplastia labial, rebaixamento do assoalho de boca e enxerto de pele (técnica de Obwegeser). **A.** Condição pré-operatória das inserções musculares e de tecido mole próximas à crista do rebordo remanescente. **B.** Faz-se uma incisão sobre a crista. Retalhos vestibular e lingual são criados por dissecção supraperiosteal. **C.** Passam-se as suturas sob a borda inferior da mandíbula, amarrando os retalhos vestibular e lingual próximos à borda inferior da mandíbula. **D.** Enxerto posicionado sobre a dissecção supraperiosteal por goteira estabilizada por fios metálicos circum-mandibulares. **E.** Vista pós-operatória do novo fundo de vestíbulo e área de assoalho de boca.

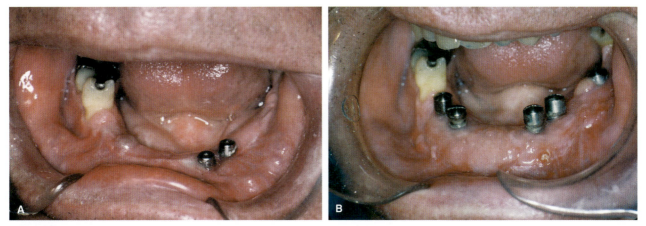

• **Figura 13.34** Vestibuloplastia, rebaixamento do assoalho de boca e enxerto de tecido mole do palato. **A.** Fotografia pré-operatória mostrando falta de profundidade nas regiões lingual e vestibular e ausência de tecido queratinizado adjacente aos pilares dos implantes. **B.** Melhora da profundidade de vestíbulo com tecido inserido sadio sobre o rebordo alveolar.

osso alveolar. O osso remanescente deve ter contorno adequado para que a forma do rebordo alveolar exposto após o procedimento seja adequada para a confecção da prótese. Em geral, os implantes endosteais são um tratamento muito mais apropriado. Por isso, a vestibuloplastia com enxerto não é comumente realizada. Se houver irregularidades ósseas grosseiras como largas concavidades na face superior da região posterior da mandíbula, convém corrigi-las por meio de enxertos ou procedimentos menores de alveoloplastia antes da cirurgia do tecido mole devem ser realizados.

A técnica tem a vantagem da cobertura precoce do leito periosteal exposto, o que melhora o conforto do paciente e possibilita a confecção mais rápida da prótese. Além disso, os resultados a longo prazo da extensão vestibular são previsíveis. A necessidade de hospitalização e de cirurgia de sítio doador, combinada ao edema moderado e ao desconforto pós-operatório, é a principal desvantagem. Raramente, os pacientes queixam-se da aparência ou da função da pele na cavidade bucal. Se o enxerto de pele for muito espesso no momento da coleta, os folículos pilosos poderão não degenerar totalmente, e poderá ocorrer o crescimento de pelos ocasionais em áreas isoladas do enxerto.

Outros tecidos além da pele têm sido usados efetivamente para enxertos sobre o rebordo alveolar. O tecido palatino oferece as vantagens potenciais de proporcionar tecido firme e resiliente, com mínima contração da área enxertada.[27] Embora seja relativamente fácil obter tecido do palato durante a cirurgia, a quantidade limitada de tecido e o desconforto associado à área doadora são os principais inconvenientes. Em áreas nas quais é necessário apenas um enxerto pequeno e localizado, o tecido palatino costuma ser adequado.

Um retalho de espessura total coletado da mucosa jugal da superfície interna da bochecha proporciona vantagens semelhantes às do tecido palatino. Entretanto, a necessidade de instrumentos específicos, mucótomos, para coletar a mucosa jugal, e a extensa cicatriz na mucosa jugal após a coleta de um enxerto de espessura total são as desvantagens. Tal mucosa não se torna queratinizada, costuma ser móvel e normalmente resulta em superfície chapeável inadequada.

Cirurgia de tecido mole para aumento do rebordo maxilar

Com frequência, a reabsorção do osso alveolar maxilar resulta em inserções musculares e mucosas que interferem na confecção da prótese, em sua estabilidade e na retenção. Por causa da ampla área chapeável da maxila, frequentemente se pode alcançar estabilidade adequada da prótese mesmo após excessiva perda óssea. Todavia, a formação de tecido mole em excesso pode acompanhar a reabsorção óssea, ou pode ser necessário modificar o tecido mole em conjunto com cirurgia prévia de aumento do rebordo. Várias técnicas proporcionam ganho adicional de mucosa inserida e de profundidade de vestíbulo na área chapeável da maxila.

Vestibuloplastia submucosa

A vestibuloplastia submucosa, conforme descrita por Obwegeser, pode ser o procedimento de escolha para a correção de inserções de tecido mole sobre ou próximo à crista do rebordo alveolar da maxila.[28] Essa técnica é particularmente útil quando tiver ocorrido reabsorção do rebordo alveolar, mas o osso residual da maxila for adequado para o suporte da prótese. Nessa técnica, o tecido submucoso subjacente é cortado ou reposicionado para a aposição direta da mucosa labial ao periósteo da maxila remanescente.

Para proporcionar profundidade de vestíbulo adequada sem produzir aparência anormal do lábio superior, deve existir um comprimento adequado de mucosa disponível nessa área. Um teste simples para determinar se há mucosa labial suficiente é realizado pelo posicionamento de espelho bucal sob o lábio superior, elevando-se o fundo de vestíbulo até a profundidade desejada no pós-operatório (Figura 13.35). Se não ocorrer inversão ou encurtamento do lábio, haverá mucosa suficiente para a realização adequada da vestibuloplastia submucosa.

Em geral, pode-se realizar a vestibuloplastia submucosa com anestesia local e sedação intravenosa em ambiente ambulatorial. Faz-se uma incisão na linha média anterior, e a mucosa é descolada e separada do tecido submucoso subjacente. Faz-se, então, um túnel supraperiosteal pela dissecção das inserções mucosas e musculares do periósteo. A camada intermediária de tecido criada pelas duas dissecções em túnel é incisada em sua área de inserção próxima à crista do rebordo alveolar. Esse tecido submucoso ou muscular pode ser reposicionado superiormente ou excisado. Após o fechamento da incisão da linha média, uma prótese preexistente ou uma férula pré-fabricada é adaptada para se estender sobre as áreas vestibulares e fixada ao palato com parafusos por 7 a 10 dias para manter a mucosa sobre o rebordo em íntima justaposição ao periósteo. Quando ocorre a cicatrização, em geral dentro de 3 semanas, a mucosa adapta-se intimamente às paredes anterior e laterais da maxila na profundidade desejável do vestíbulo.

Essas técnicas proporcionam aumento previsível da profundidade de vestíbulo e da inserção da mucosa sobre a área chapeável. O paciente pode usar uma prótese reembasada logo após a cirurgia ou depois da remoção da goteira cirúrgica. Além disso, as moldagens para o reembasamento final ou a confecção de nova prótese podem ser realizadas de 2 a 3 semanas após a cirurgia.

Vestibuloplastia maxilar com enxerto de tecido

Quando a mucosa labiovestibular é insuficiente e uma técnica de vestibuloplastia submucosa resultaria em encurtamento do lábio, devem-se usar outras técnicas de aumento de vestíbulo. Nesses casos, pode-se adaptar a técnica de vestibuloplastia de Clark, usando mucosa pediculada do lábio superior e suturada no fundo de vestíbulo maxilar após dissecção supraperiosteal.[29] O periósteo exposto sobre o rebordo alveolar cicatriza-se por epitelização secundária. O paciente pode sentir desconforto moderado no período pós-operatório, e é necessário um período maior para a cicatrização (6 a 8 semanas) antes da confecção da prótese. A manutenção da profundidade do vestíbulo maxilar é imprevisível. O uso de um retalho pediculado da mucosa labial combinado com enxerto de tecido sobre o periósteo maxilar exposto proporciona benefícios adicionais de cicatrização mais rápida sobre a área do periósteo previamente exposta e manutenção da profundidade de vestíbulo mais previsível a longo prazo (Figura 13.36).

Correção das relações anormais entre os rebordos ósseos

Aproximadamente 5% da população têm discrepância esquelética grave entre os maxilares superior e inferior, o que resulta em má oclusão grave. Quando há perda dos dentes, pode existir um relacionamento anormal entre os rebordos que dificulta a confecção de aparelhos protéticos. Quando há relação prévia de classe III entre os rebordos, a perda dos dentes e o padrão de reabsorção óssea aumentam a gravidade do problema esquelético. Em pacientes com perda parcial dos dentes, a ausência de forças oclusais antagonistas pode resultar em extrusão dos dentes, o que pode dificultar a restauração protética subsequente.

CAPÍTULO 13   Cirurgia Pré-Protética   243

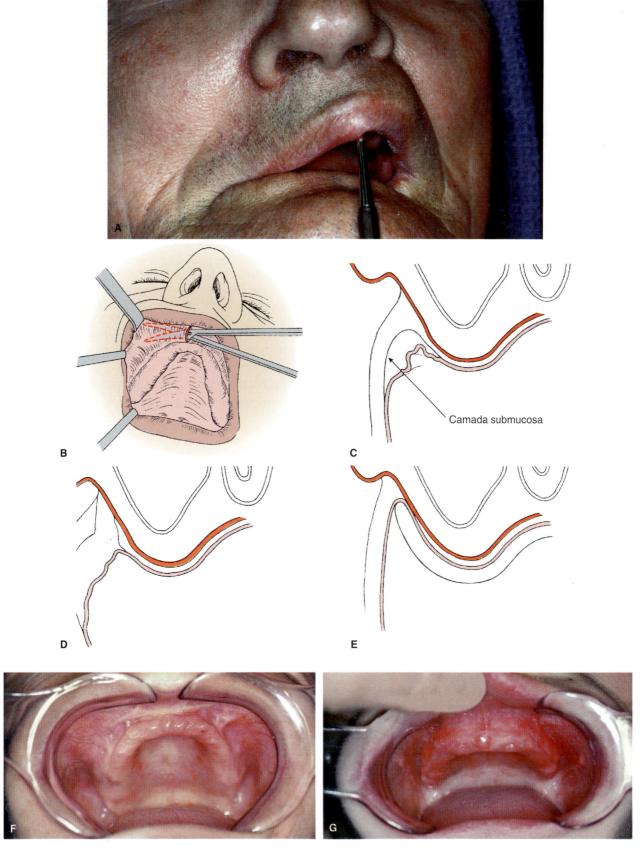

• **Figura 13.35** Vestibuloplastia submucosa. **A.** Espelho bucal posicionado no vestíbulo maxilar sob o lábio superior e elevado contra a parede anterior da maxila até a profundidade de vestíbulo pós-operatória desejada. Se não ocorrer encurtamento anormal do lábio, significa que existe mucosa adequada para realizar a vestibuloplastia submucosa. **B.** Utilizam-se uma incisão vertical anterior para criar um túnel submucoso e, depois, um túnel supraperiosteal ao longo das faces laterais da maxila. **C.** Vista transversal mostrando a camada de tecido submucoso. **D.** Excisão da camada de tecido submucoso. **E.** Férula cirúrgica em posição mantendo a mucosa contra o periósteo no fundo de vestíbulo até que ocorra a cicatrização. Vestibuloplastia submucosa. **F.** Fotografia pré-operatória. **G.** Resultado pós-operatório.

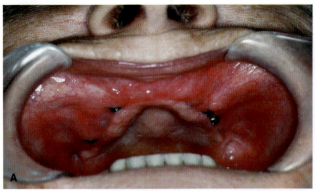
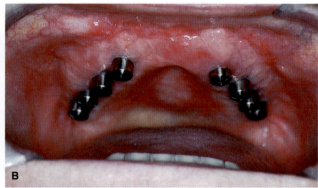

• **Figura 13.36** Melhora do contorno do tecido mole para o tratamento com implantes. **A.** Ausência de vestíbulo e deficiência de tecido queratinizado sobre o rebordo alveolar maxilar. **B.** Resultado pós-operatório 1 mês depois, indicando a melhora do contorno do tecido mole para a restauração protética sobre implantes.

A avaliação das relações entre os rebordos é um aspecto importante, porém frequentemente negligenciado, da avaliação dos pacientes para o tratamento protético. Em pacientes parcialmente edêntulos, a avaliação deve incluir o exame da direção do plano oclusal e a determinação das distâncias interarcos que podem ser afetadas por dentes ou segmentos extrudados. Em pacientes totalmente edêntulos, o espaço interarcos e as relações anteroposteriores e transversas da maxila e da mandíbula devem ser avaliados com a mandíbula do paciente na dimensão vertical de oclusão apropriada. Tal determinação na fase de diagnóstico pode necessitar da confecção de planos de cera com suporte de lábio adequado. Radiografias cefalométricas laterais também são necessárias nessa avaliação para confirmar a impressão clínica.

Cirurgia alveolar segmentar no paciente parcialmente edêntulo

A extrusão de dentes e segmentos ósseos para uma área antagonista edêntula pode reduzir o espaço interarcos e dificultar a confecção de prótese fixa ou removível própria para essa área. A perda dos dentes em um arco pode aumentar a dificuldade de obter uma prótese funcional e estética com os dentes artificiais localizados adequadamente sobre o rebordo subjacente. Existem várias alternativas para restaurar a dentição nesses pacientes, como a extração dos dentes no segmento mal posicionado ou o reposicionamento desses dentes com cirurgia segmentar.

As considerações pré-operatórias devem contemplar a qualidade da estética facial, um exame intraoral oclusal, radiografias panorâmicas e cefalométricas e modelos devidamente montados em um articulador. Se a cirurgia segmentar for considerada, os modelos podem ser cortados, e os dentes, reposicionados em sua localização desejada. O cirurgião-dentista responsável pela restauração protética final do paciente deve determinar a posição final dos segmentos nos modelos articulados. Pode ser necessária a preparação ortodôntica pré-cirúrgica para alinhar os dentes corretamente e possibilitar o posicionamento adequado dos segmentos. Depois da cirurgia nos modelos, confecciona-se uma goteira para posicionar os segmentos precisamente no momento da cirurgia e dar estabilidade durante o período de cicatrização pós-operatório. Sempre que possível, a goteira deve ser estabilizada pelo contato com outros dentes em vez de se apoiar somente em tecido mole. Devem-se evitar os flanges vestibular e palatino na goteira, pois a pressão pode interferir no suprimento sanguíneo, importante para a viabilidade do osso e dos dentes que foram reposicionados com a cirurgia segmentar. Em alguns casos, a goteira deve manter contato com o tecido do rebordo alveolar do arco oposto para manter a distância interarcos.

A deformidade do paciente e a experiência e a preferência do cirurgião-dentista ditam o procedimento cirúrgico específico a ser realizado. Procedimentos cirúrgicos segmentares para correção de anormalidades na maxila e na mandíbula são descritos no Capítulo 26 e em outros livros (Figura 13.37).[30] Uma reabilitação protética final fixa ou removível sucede o procedimento cirúrgico após o período de cicatrização pós-operatório.

Correção de anormalidades esqueléticas no paciente totalmente edêntulo

Após avaliação clínica e radiográfica adequada, os modelos devem ser montados em um articulador para determinar a relação ideal entre os arcos. O cirurgião-dentista responsável pela reabilitação protética deve determinar a posição final desejada da maxila e da mandíbula após a cirurgia. No caso de paciente totalmente edêntulo no qual a maxila, a mandíbula ou ambas serão reposicionadas, também se deve considerar o resultado estético facial em conjunto com o resultado funcional do reposicionamento dos rebordos. Modelos com as modificações cirúrgicas simuladas, traçados cefalométricos de previsão e um julgamento baseado em experiência clínica são necessários para determinar a posição pós-operatória desejada dos maxilares (ver Capítulo 26). Uma vez a posição esquelética pós-operatória desejada tendo sido determinada, confeccionam-se férulas para posicionar os maxilares em uma relação adequada no momento da cirurgia. As técnicas de fixação rígidas após o reposicionamento da maxila ou mandíbula são revistas no Capítulo 26 e são úteis na estabilização de segmentos ósseos no momento da cirurgia, eliminando um período prolongado de imobilização.

A confecção da prótese pode iniciar-se dentro de 3 meses após o reposicionamento cirúrgico da maxila e da mandíbula. A combinação de cirurgia ortognática e reabilitação protética do paciente promove resultados funcionais e estéticos satisfatórios em muitos pacientes com anormalidades esqueléticas que, de outra maneira, apresentariam problemas significativos na reconstrução protética.

Resumo

O sucesso do preparo para uma cirurgia pré-protética depende de avaliação e plano de tratamento cuidadosos. Em geral, as anormalidades ósseas devem ser corrigidas primeiro. As correções do tecido mole costumam ser adiadas até o aumento e o recontorno ósseos serem realizados. Tenta-se o aumento ósseo simultâneo apenas quando esse aumento objetiva melhorar o contorno, e não criar aumento alveolar significativo em altura ou largura. O desenho

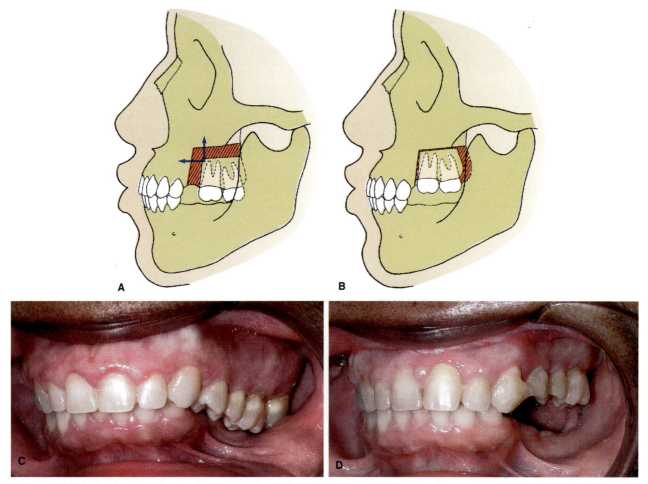

• **Figura 13.37** Osteotomia segmentar. **A** e **B**. Osteotomia maxilar posterior para reposicionamento superior e anterior do segmento posterior da maxila. Tal procedimento melhora o espaço interarcos para a instalação de implantes ou a confecção de próteses parciais removíveis. **C**. Aparência clínica dos dentes maxilares extrudados. **D**. Vista pós-operatória mostrando o reposicionamento superior do segmento isolado para melhorar a distância interarcos.

final da prótese e os objetivos de função a longo prazo, a qualidade estética e a manutenção do tecido devem ser considerados durante todas as fases do tratamento.

Agradecimentos

Agradecemos ao Dr. Mark F. Sosovicka por sua revisão e sua contribuição na atualização deste capítulo.

Referências bibliográficas

1. Tallgren A. The continuing reduction of residual alveolar ridges in complete denture wearers: mixed longitudinal study covering 25 years. J Prosthet Dent. 1972;27(2):120-132.
2. Bays RA. The pathophysiology and anatomy of edentulous bone loss. In: Fonseca R, Davis W (eds.). Reconstructive preprosthetic oral and maxillofacial surgery, Philadelphia: WB Saunders; 1985.
3. Mercier P, Lafontant R. Residual alveolar ridge atrophy: classification and influence of facial morphology. J Prosthet Dent. 1979;41(1):90-100.
4. Starshak TJ. Oral anatomy and physiology. In: Starshak TJ, Sanders B (eds.). Preprosthetic oral and maxillofacial surgery. St. Louis: Mosby; 1980.
5. Crandell CE, Trueblood SN. Roentgenographic findings in edentulous areas. Oral Surg Oral Med Oral Pathol. 1960;13:1343.
6. Jenkins WS, Brandt MT, Dembo JB. Suturing principles in dentoalveolar surgery, Oral Maxillofac Surg Clin North Am. 2002;14:213-229.
7. Dean OT. Surgery for the denture patient. J Am Dent Assoc. 1936;23:2124.
8. Michael CG, Barsoum WM. Comparing ridge resorption with various surgical techniques in immediate dentures. J Prosthet Dent.1976;35(2):142-155.
9. Kalas S, Halperin V, Jefferis K et al. The occurrence of torus palatinus and torus mandibularis in 2478 dental patients. Oral Surg Oral Med Oral Pathol. 1953;6(9):1134.
10. Strauss RA. Laser management of discrete lesions. In: Catone G, Alling C (eds.). Laser applications in oral and maxillofacial surgery. Philadelphia: WB Saunders; 1997.
11. Atkinson T. Fundamentals of the carbon dioxide *laser*. In: Catone G, Alling C, (eds.). Laser applications in oral and maxillofacial surgery. Philadelphia: WB Saunders; 1997.
12. Pick RM. Use of the *laser* for treatment of gingival diseases. Oral Maxillofac Surg Clin North Am.1997;9:1-19.
13. Wheeler B, Carrico CK, Shroff B et al. Management of the maxillary diastema by various dental specialties. J Oral Maxillofac Surg. 2018;76(4):709-715.
14. Hartwell CM Jr. Syllabus of complete dentures. Philadelphia: Lea & Febiger; 1980.
15. Bartee BK. Extraction site reconstruction for alveolar ridge preservation. 1. Rationale and materials selection. J Oral Implantol. 2001;27(4):187-193.
16. Feuille F, Knapp CI, Brunsvold MA et al. Clinical and histological evaluation of bone replacement grafts in the treatment of localized alveolar ridge defects. I. Mineralized freeze dried bone allograft. Int J Periodont Restorat Dent. 2003;23:29-35.

17. Hosney M. Recent concepts in bone grafting and banking. J Craniomandibular Pract. 1987;5:170-182.
18. Alexopoulou M, Semergidis T, Serti M. Allogenic bone grafting of small and medium defects of the jaws; 1988. Helsinki, Finland, Congress of the European Association for Craniomaxillofacial Surgery.
19. Sclar AG. Preserving alveolar ridge anatomy following tooth removal in conjunction with immediate implant placement: The Bio-col technique. Atlas Oral Maxillofac Surg Clin North Am. 1999;7(2):39-59.
20. Kazanjian VH. Surgical operations as related to satisfactory dentures. Dental Cosmos. 1924;66:387.
21. Keithley JL, Gamble JW. The lip switch: A modification of Kazanjian's labial vestibuloplasty. J Oral Surg. 1978;36(9):701.
22. Hillerup S. Preprosthetic vestibular sulcus extension by the operation of Edlan and Mejchar. I. A 2-year follow-up study. Int J Oral Surg.1979;8:333.
23. Hillerup S. Profile changes of bone and soft tissue following vestibular sulcus extension by the operation of Edlan and Mejchar. II. A 2-year follow-up study. Int J Oral Surg. 1979;8:340-346.
24. Trauner R. Alveoloplasty with ridge extensions on the lingual side of the lower jaw to solve the problem of a lower dental prosthesis. Oral Surg Oral Med Oral Pathol.1952;5(4):340.
25. MacIntosh RB, Obwegeser HL. Preprosthetic surgery: a scheme for its effective employment. J Oral Surg. 1967;25:397-413.
26. Clark HB Jr. Deepening of the labial sulcus by mucosa flap advancement: report of a case. J Oral Surg.1953;11(2):165.
27. Hall HD, O'Steen AN. Free grafts of palatal mucosa in mandibular vestibuloplasty. J Oral Surg. 1970;28(8):565-574.
28. Obwegeser H. Die Submukose Vestibulumplastik. Dtsch Zahnarztl Z. 1959;14:629.
29. Obwegeser HL. Surgical preparation of the maxilla for prosthesis. J Oral Surg. 1964;22:127.
30. Bell WH, Proffit WR, White RP Jr. Surgical correction of dentofacial deformities. Philadelphia: WB Saunders; 1980.

14

Tratamento com Implante: Conceitos Básicos e Técnicas

EDWARD M. NARCISI, MYRON R. TUCKER E RICHARD E. BAUER

VISÃO GERAL DO CAPÍTULO

Introdução à abordagem multidisciplinar, 247
Considerações biológicas e funcionais, 247
   Interface do tecido duro, 247
   Interface de tecido mole-implante, 248
   Considerações biomecânicas, 250
Avaliação pré-operatória e plano de tratamento, 251
   Observações iniciais e apresentação do paciente, 251
   Queixa principal, 251
   História clínica e avaliação de risco clínico, 251
   História odontológica, 251
   Exame intrabucal, 252
   Moldes e fotografias para diagnóstico, 252
   Exame radiográfico, 252
   Considerações protéticas no plano de tratamento com implantes, 253
   Considerações sobre o plano de tratamento cirúrgico, 256
   Plano de tratamento final, 258
Técnicas cirúrgicas (básicas), 259
   Equipamento cirúrgico, 259
Preparação cirúrgica, 259
   Exposição do local do implante, 259
   Colocação do implante, 259
      Reflexão do retalho, 259
      Preparação da osteotomia, 261
      Inserção do implante, 261
      Retalho de sutura, 264
Conduta pós-operatória, 264
   Exposição, 264
Estabilidade do implante, 264
Complicações, 265
Componentes do implante, 266
   Corpo do implante, 266
   Tampa ou parafuso de cicatrização, 266
   Cicatrizador ou pilar provisório, 268
   Coping de moldagem (*transfer*), 268
   Análogo ou réplica do implante, 269
   Pilar do implante, 269
   Parafuso de retenção da prótese, 269
Opções protéticas para implantes, 269
   Opções para o paciente edêntulo, 269
   Opções para o paciente parcialmente edêntulo, 271
   Complicações protéticas, 274

A Odontologia tem obtido grandes avanços nas terapias de restauração dentária, que são efetivas, eficientes e previsíveis. Técnicas, materiais, instrumentação e ciência têm evoluído a fim de possibilitar ao paciente todas as oportunidades de desfrutar de uma condição dentária saudável e funcional. Apesar de todos os avanços e oportunidades, existe ainda uma população significativa de pacientes que são parcial ou totalmente edêntulos. Os implantes dentários têm oferecido meios extremamente efetivos e previsíveis de reposição dentária aos profissionais da Odontologia e aos pacientes. O indivíduo parcialmente edêntulo pode agora submeter-se à reposição de um único dente ou de diversos dentes faltantes, com o implante de coroas retidas, e desfrutar da função e da estética que tinham com seus dentes naturais. O completamente edêntulo não precisa mais submeter-se a uma vida de função dentária comprometida e confiança reduzida, que os usuários de próteses totais tradicionais historicamente enfrentavam. Os implantes dentários podem oferecer conforto, função dentária e confiança com próteses fixas ou opções de próteses removíveis retidas por implantes aos pacientes edêntulos.

Introdução à abordagem multidisciplinar

O sucesso do tratamento com implantes dentários depende de uma abordagem coordenada combinando um plano de tratamento cuidadoso, uma técnica cirúrgica meticulosa e uma restauração protética precisa. A equipe específica para implantes dentários é composta por: um cirurgião treinado, que coloca o(s) implante(s); um cirurgião-dentista especializado em prótese odontológica treinado ou um especialista em restaurações que projeta e instala os dispositivos protéticos; e um técnico de laboratório odontológico experiente, o qual produz a restauração protética. Neste capítulo, o objetivo é apresentar os conceitos básicos e a técnica que oferecerão ao profissional da área um fundamento sólido para o tratamento com implantes dentários.

Considerações biológicas e funcionais

Interface do tecido duro

O intuito principal na colocação de implantes consiste em alcançar e manter um contato profundo entre o osso e o implante. Esse conceito é conhecido como *osteointegração*. Definida histologicamente, a osteointegração é a conexão direta estrutural e funcional entre osso vivo organizado e a superfície de um implante que esteja recebendo a carga sem a interposição de tecido mole entre o implante e o osso.[1,2] Define-se osteointegração clinicamente como a fixação rígida assintomática de um material aloplástico (o implante) no osso com capacidade de resistir às forças oclusais (Figura 14.1).[3,4]

Para que a osteointegração ocorra de maneira previsível, vários fatores importantes são necessários:

1. Um material biocompatível (o implante).
2. Cirurgia atraumática para minimizar os danos aos tecidos.
3. Colocação do implante em contato profundo com o osso.
4. Imobilidade do implante, com relação ao osso, durante a fase de cicatrização.

O titânio é o material de escolha para implantes dentários. O titânio é biologicamente inerte e, portanto, não provoca uma reação de rejeição de corpo estranho no tecido hospedeiro. Para que o implante tenha contato profundo com o osso, o local do implante deve ser preparado com uma técnica precisa. Todos os sistemas de implantes apresentam brocas especialmente projetadas que são usadas em uma sequência específica para remover os ossos da forma menos traumática possível. Os tamanhos das brocas são compatíveis com o tamanho e a forma do implante a ser colocado, criando a precisão necessária para o desenvolvimento do contato ósseo e da estabilidade iniciais.

A técnica cirúrgica atraumática, em um ambiente asséptico, é fundamental para minimizar lesões térmicas e mecânicas no osso. Isso envolve o uso de brocas de precisão afiadas para osteotomia, funcionando em velocidade lenta com torque elevado, mantendo uma pressão branda e intermitente e fornecendo irrigação abundante. A irrigação pode ser realizada externa ou internamente, usando-se brocas e peças de mão especiais com orifícios internos. O objetivo é manter a temperatura óssea abaixo de 47°C durante a preparação do local do implante. Qualquer variação que eleve as temperaturas acima de 47°C pode causar necrose óssea e falha na osteointegração.

A estabilidade inicial do implante deve ser alcançada e mantida para a formação óssea na superfície do implante. A estabilidade no momento da colocação baseia-se no volume e na qualidade do osso que entra em íntimo contato com o implante, bem como no comprimento e no diâmetro dele (Figura 14.2). O melhor cenário seria um implante longo e de amplo diâmetro com uma placa cortical superior espessa, cercada por osso esponjoso denso e que, na parte terminal, envolvesse uma placa cortical inferior espessa (ou seja, a região mandibular anterior) (Figura 14.3). Por outro lado, um implante curto, de diâmetro estreito colocado em uma área que apresente uma placa cortical superior fina e osso esponjoso pouco denso, e não envolva o osso cortical inferior, oferece consideravelmente menos estabilidade e resistência à imobilidade (ou seja, a maxila posterior).

Durante o período necessário para a osteointegração ocorrer, é imprescindível manter a imobilidade do implante. Entretanto, em áreas onde a estabilidade primária do implante pode ser menor, seria necessário um período de cicatrização de tal implante não carregado, submerso, seguido pelo descobrimento cirúrgico do implante (segundo estágio da cirurgia) (Figura 14.4). Em uma situação clínica em que se alcance a estabilidade primária adequada, convém um implante de estágio único, não submerso. Nesse caso, o implante pode ser carregado logo após a cirurgia.

Interface de tecido mole-implante

Historicamente, despenderam-se os esforços clínicos e utilizou-se a ciência mais básica no estudo da interface osso–implante na osteointegração. Deu-se considerável menor atenção aos tecidos

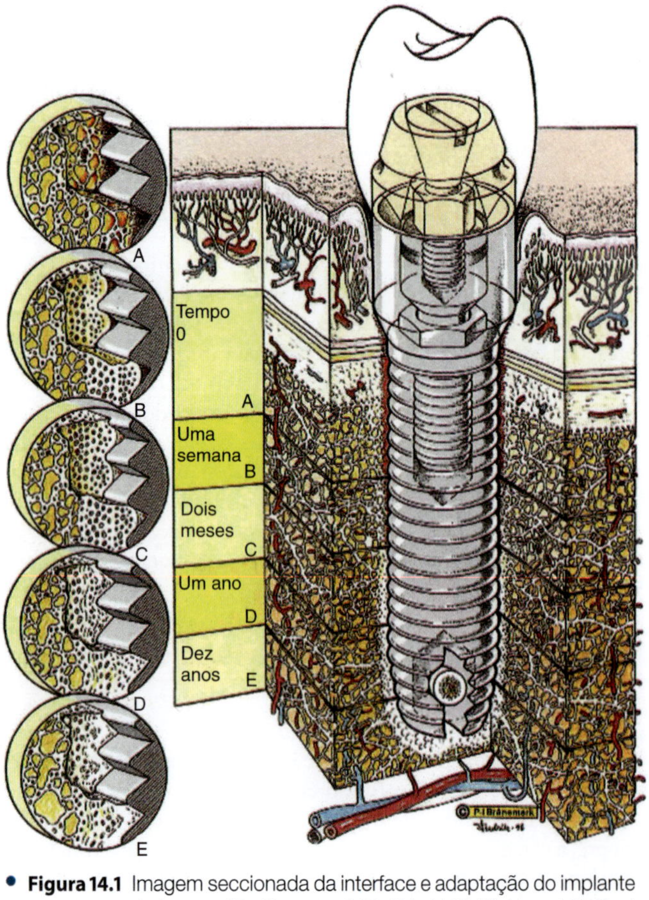

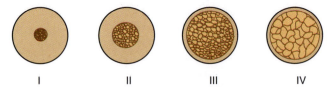

• **Figura 14.2** Tipos de ossos com base na quantidade de osso cortical e densidade de osso medular. (De Lekholm U, Zasrb GA. Patient selection and preparation. In: Branemark PI, Zarb GA, Albrektsson T (eds.). *Tissue integrated prostheses: osseointegration in clinical dentistry*. Chicago: Quintessence; 1985.)

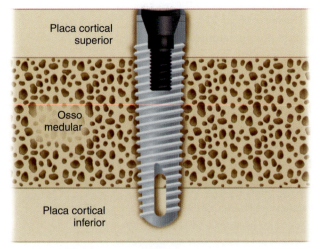

• **Figura 14.3** Sempre que for possível, os implantes devem envolver duas placas ósseas corticais. (De Rosenstiel SF, Land MF, Fujimoto J. *Contemporary fixed prosthodontics*. 4. ed. St. Louis: Mosby; 2006.)

• **Figura 14.1** Imagem seccionada da interface e adaptação do implante com o passar do tempo. (De Newman MG, Takei HH, Klokkevold PR, et al. *Carranza's clinic periodontology*. 11. ed. Philadelphia: Elsevier; 2012.)

moles sobrejacentes. Na implantodontia contemporânea, entretanto, tal assunto está sendo pesquisado com grande empenho. Impulsionado inicialmente pela necessidade de estética satisfatória, bem como pela manutenção de uma selagem ou uma barreira protetora contra a invasão bacteriana, o tecido mole tornou-se um dos principais focos de interesse.

É fundamental entender as evidentes semelhanças e diferenças entre o tecido mole peri-implantar e o tecido mole periodontal (Figura 14.5). Os tecidos moles peri-implantares e periodontais compartilham uma série de similaridades e apenas diferenças sutis. Cada um emerge do osso alveolar através dos tecidos moles. O tecido mole consiste em tecido conjuntivo coberto por epitélio, que apresenta uma continuidade com um sulco gengival revestido por epitélio; a porção mais apical é revestida com epitélio juncional, formando uma fixação. Desde esse ponto até o nível do osso alveolar, os dois tipos de tecidos moles apresentam uma zona de tecido conjuntivo denso. Essa zona do tecido conjuntivo sobre a crista é responsável pela manutenção de uma interface estável entre o tecido mole e o implante e atua como uma selagem (ou barreira) contra o ambiente bucal. É a orientação das fibras do tecido conjuntivo adjacente a um implante que o faz diferir de um dente natural. Essa região do tecido conjuntivo mede entre 1 e 2 mm de altura.[5,6] Clinicamente, tal fato torna-se importante ao examinarmos a saúde dos tecidos moles peri-implantares. A profundidade de sondagem em um implante saudável seria cerca de 1 a 2 mm menor que a dimensão total medida, a partir da crista do sulco à crista do osso alveolar. A outra diferença evidente entre dentes e implantes é que os dentes têm um ligamento periodontal com as fibras do tecido conjuntivo que sustentam os dentes no osso alveolar. O implante, no entanto, está em contato direto com o osso, sem qualquer interferência do tecido mole. Essa diferença tem um considerável impacto na biomecânica, na propriocepção e na protética de implantes *versus* dentes naturais. Como um implante, diferentemente de um dente, não apresenta cemento, a maioria das fibras do tecido conjuntivo corre em uma direção mais ou menos paralela à superfície do implante.

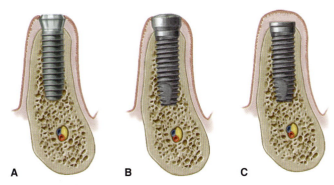

• **Figura 14.4** Implante de um estágio *versus* implante de dois estágios. **A.** Cirurgia de um estágio com o implante estendendo a parte coronal através da gengiva. **B.** Cirurgia de um estágio com implante projetado para ser usado na de dois estágios. Um pilar de cicatrização é ligado ao implante durante o primeiro estágio da cirurgia. **C.** Na cirurgia de dois estágios, a parte superior do implante está completamente submersa sob a gengiva. (De Newman MG, Takei HH, Klokkevold PR, et al. Carranza's clinical periodontology. 11. ed. Philadelphia: Elsevier; 2012.)

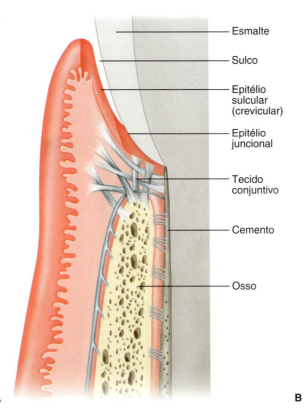
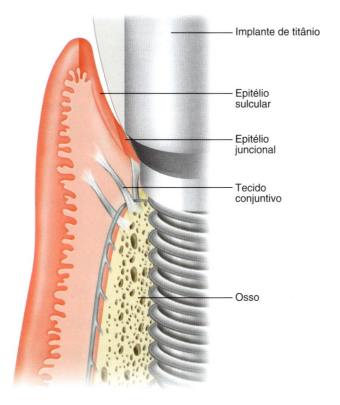

• **Figura 14.5** Ilustração do tecido duro e mole ao redor de um dente e um implante. **A.** A anatomia dos tecidos moles e duros em volta de um dente natural demonstra o suporte ósseo com um ligamento periodontal, uma zona de tecido conjuntivo acima da crista óssea com fibras de tecido conjuntivo (Sharpey) inseridas na dentina, uma longa ligação epitelial juncional, um sulco gengival alinhado com epitélio sulcular e um epitélio gengival oral (superfície externa da gengiva). **B.** A anatomia dos tecidos moles e duros ao redor de um implante demonstra algumas semelhanças e diferenças distintas. Há um osso de suporte em aproximação direta à superfície do implante sem a presença de tecidos moles (ou seja, sem ligamento periodontal). Uma zona de tecido conjuntivo está presente acima do nível do osso, com fibras correndo paralelamente à superfície do implante e sem fibras de inserção. Existem uma ligação epitelial juncional longa e um sulco gengival, ou mucoso, revestido com epitélio sulcular e epitélio mucoso ou gengiva oral (superfície externa do tecido mole). (De Rose LF, Mealey BL. *Periodontics: medicine, surgery, and implants*. St. Louis: Mosby; 2004.)

Considerações biomecânicas

Conforme descrito, a técnica cirúrgica consolidada, o uso de instrumentais de precisão, um ambiente asséptico e o contato profundo entre o osso e o implante são fundamentais para obter a osteointegração. Uma vez colocado o implante corretamente, o sucesso a longo prazo depende bastante de fatores biomecânicos restauradores – ou seja, como o estresse estabelecido no funcionamento do implante ou da(s) unidade(s) protética(s) será controlado ou distribuído. O axioma é simples: a capacidade de carga do implante integrado deve ser maior que a carga prevista durante a função. Se as cargas aplicadas forem maiores que a capacidade de carga estabelecida, é provável que ocorram falhas mecânicas, falhas biológicas ou ambas. A falha mecânica pode se apresentar simplesmente como uma fratura de porcelana ou como um parafuso protético frouxo ou fraturado (o parafuso que fixa o pilar ou a estrutura ao implante). A falha mecânica mais devastadora ocorre quando a força é destrutiva o suficiente para, de fato, fraturar a fixação do implante. Uma falha biológica pode ocorrer quando a carga funcional excede a capacidade de suporte de carga da interface implante–osso. Esse processo apresenta-se, inicialmente, de modo clínico como uma perda óssea ao redor da plataforma do implante. Se a perda for muito grave e o estímulo for longo o suficiente, a perda óssea pode progredir ao redor do implante total e resultar na falha completa de tal implante. O dentista deve lembrar que uma prótese implantossuportada não dispõe de ligamento periodontal para "absorção de choque" que uma restauração de dente natural retido apresenta. O ligamento periodontal possibilita um leve movimento fisiológico dos dentes e, sem inflamação induzida por micróbios, os dentes naturais podem se movimentar e se adaptar às forças sem perda óssea patológica. Isso, no entanto, não é possível com um implante osteointegrado.

A capacidade de suporte de carga dos implantes é qualificada por vários fatores, como o número e tamanho dos implantes, a disposição e a angulação dos mesmos, e o volume e a qualidade da interface osso–implante. Os mesmos fatores que maximizam a estabilidade inicial do implante no tecido duro continuam sendo importantes. O osso cortical espesso e o osso trabecular denso circundando um implante de diâmetro amplo e longo, posicionado de acordo com a carga funcional, oferecem maior capacidade de suporte de carga e melhor prognóstico a longo prazo. Por outro lado, um implante de diâmetro estreito e curto colocado em uma área de osso cortical fino e osso trabecular menos denso e em uma angulação fora do eixo têm muito menos capacidade de carga e pior prognóstico. A angulação dos implantes, bem como o modo pelo qual ela se relaciona com o plano oclusal e a direção das forças oclusais são determinantes importantes para aprimorar a translação das forças para os implantes e o osso circundante (Figura 14.6). As cargas direcionadas através do eixo longo dos implantes são muito bem toleradas. As pequenas cargas fora do eixo não costumam ser clinicamente prejudiciais, mas as aplicadas em ângulos superiores a 20° ou mais podem resultar em ampliação da carga e iniciar a perda óssea na interface implante–osso. Se persistirem cargas excessivas, a perda óssea continuará e, provavelmente, levará à falha do implante.

O número de implantes colocados em vãos edêntulos de múltiplos dentes afeta a capacidade de carga da prótese implantada. Se houver uma extensão edêntula de três dentes, as opções protéticas fixas seriam colocar três implantes com três coroas divididas, três implantes com três coroas unitárias, dois implantes como pilares terminais para uma prótese parcial fixa de três elementos ou dois implantes adjacentes com uma prótese parcial fixa com um pôntico em cantiléver. A capacidade de carga diminui a cada opção sucessiva.

O arranjo reto ou linear de múltiplos implantes deve ser evitado, pois oferece menor vantagem biomecânica e é o menos resistente às forças de torque causadas por cargas oclusais e laterais descentralizadas. Os implantes devem ser colocados de maneira mais curvilínea ou de um modo escalonado (Figura 14.7).

Conectar um único implante integrado a um dente natural com uma prótese parcial fixa criará efetivamente um cantiléver excessivamente carregado. Devido à imobilidade do implante em comparação com a mobilidade do dente natural, quando as cargas são aplicadas à prótese parcial fixa, o dente pode se mover dentro dos limites do ligamento periodontal. Isso pode criar um estresse na junção do pilar do implante até duas vezes a carga aplicada na prótese (Figura 14.8). Outros problemas com um dente em próteses parciais fixas suportadas por implante são quebra da osteointegração,

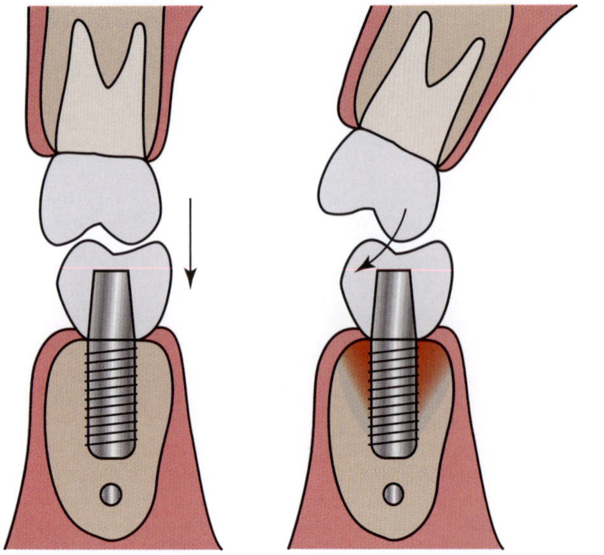

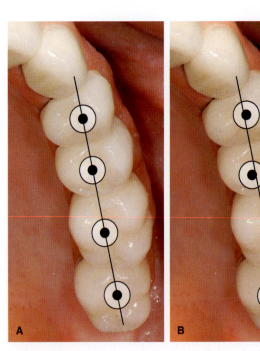

• **Figura 14.6** A carga fora do eixo pode resultar em forças desfavoráveis no implante, comprometendo o sucesso a longo prazo, devido às cargas laterais excessivas.

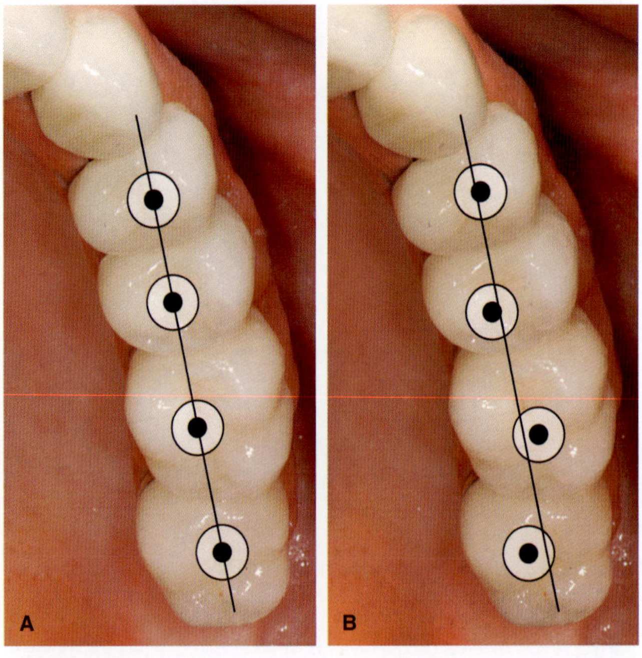

• **Figura 14.7** Colocação de implantes. **A.** Colocação linear de quatro implantes. As forças laterais podem resultar em eventual perda óssea e falha do implante. **B.** O arranjo levemente escalonado fornece mais estabilidade tridimensional.

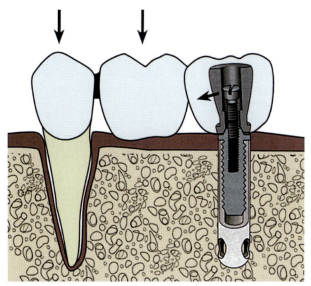

• **Figura 14.8** Quando se conecta apenas um implante a um dente natural, as forças de mordida no dente natural e no pôntico fazem com que o estresse seja concentrado na parte superior do implante. (De Rosenstiel SF, Land MF, Fujimoto J. *Contemporary fixed prosthodontics*. 4. ed. St. Louis: Mosby; 2006.)

falha do cemento no pilar natural, afrouxamento do parafuso ou do pilar e possível falha dos componentes protéticos implantados.

Podem ser aplicadas iatrogenicamente forças prejudiciais quando se colocam estruturas não passivas e mal ajustadas nos implantes. Quando os parafusos são apertados na tentativa de encaixar a estrutura inadequada, forças de compressão são impostas à interface implante–osso. Essa força excessiva pode levar à perda óssea e à potencial falha do implante.

Avaliação pré-operatória e plano de tratamento

O objetivo final da terapia com implantes dentários é satisfazer o desejo do paciente de substituir um ou mais dentes ausentes de maneira estética e funcional, com sucesso a longo prazo. Para alcançar esse objetivo, os cirurgiões-dentistas devem avaliar de maneira precisa e abrangente a condição dentoalveolar, bem como o bem-estar físico e mental geral do paciente.

Observações iniciais e apresentação do paciente

Na primeira consulta com o paciente, o profissional experiente começa a observar o físico, a aparência, as mãos, os olhos, as características faciais, a voz, a postura, a personalidade e assim por diante. Essas mesmas características iniciais continuarão sendo observadas durante toda a consulta e durante todo o tratamento.

Queixa principal

A queixa principal do paciente é a afirmação em suas próprias palavras que transmite o problema, as preocupações e as expectativas, entre outros. O objetivo do profissional de Odontologia é explorar, na conversa, os detalhes das preocupações do paciente, a vontade de tratamento, as apreensões e as metas para o resultado desejado. O profissional deve avaliar quão realistas são as expectativas do indivíduo. O paciente busca apenas uma substituição funcional ou há uma forte expectativa estética? Como a expectativa do paciente se encaixa em sua disponibilidade de tempo ou de acordo com o investimento financeiro percebido? Por fim, torna-se responsabilidade do dentista avaliar todas as informações transmitidas pelo paciente e determinar as opções de tratamento disponíveis que atendam ou excedam as expectativas do indivíduo e orientá-lo quanto a essas opções. Se o profissional e o paciente não entenderem as expectativas um do outro, inevitavelmente haverá menos satisfação com o resultado do tratamento.

História clínica e avaliação de risco clínico

Convém fazer um levantamento completo da história clínica de todos os pacientes e registrá-la. Como qualquer indivíduo que passa por um planejamento cirúrgico, o paciente deve ser avaliado no pré-operatório para averiguar sua capacidade de tolerar o procedimento proposto e a cicatrização e ter um prognóstico favorável.

Quando se preenche o formulário da história clínica, é responsabilidade do dentista analisar e usar os dados relatados como base para uma anamnese ou uma entrevista eficiente da história clínica realizada verbalmente. Esta entrevista é usada para obter detalhes ou outras informações necessárias para entender completamente o estado de saúde do paciente. A entrevista também oferece uma oportunidade de preencher lacunas importantes na história, pois os pacientes costumam deixar de listar informações clínicas significativas no questionário.

Existem apenas algumas contraindicações clínicas absolutas à terapia com implantes. As contraindicações absolutas à colocação do implante com base nos riscos cirúrgicos e anestésicos limitam-se, sobretudo, a pacientes gravemente enfermos e aqueles com doença metabólica descontrolada. Com frequência, tais contraindicações têm duração limitada. Uma vez curada a enfermidade ou controlada a doença metabólica, o indivíduo pode se tornar um bom candidato à terapia com implantes. As contraindicações relativas estão relacionadas a condições clínicas que afetam o metabolismo ósseo ou a capacidade de cicatrização do paciente. Isso inclui condições como diabetes, osteoporose, comprometimento imunológico (p. ex., infecção por vírus da imunodeficiência humana, síndrome da imunodeficiência adquirida), medicamentos (p. ex., bifosfonatos orais e intravenosos) e tratamentos clínicos como quimioterapia e irradiação (p. ex., da cabeça e do pescoço).[7,8]

Algumas condições psicológicas ou mentais podem ser consideradas contraindicações absolutas ou relativas, dependendo de sua gravidade. Pacientes com síndromes psiquiátricas (p. ex., esquizofrenia, paranoia) ou instabilidades mentais (p. ex., neurose, transtorno de sintoma somático), aqueles que apresentam deficiência mental ou não cooperam ou aqueles que têm medos irracionais, fobias ou expectativas irreais podem ser candidatos fracos a tratamento com implantes dentários. Certos hábitos ou considerações comportamentais, como tabagismo, uso de tabaco, abuso de substâncias (p. ex., drogas ilícitas e álcool) e hábitos parafuncionais (bruxismo e atrição dentária) devem ser analisados também como possíveis contraindicações. O hábito de fumar, em particular, foi registrado como fator de risco significativo, o que resulta no decréscimo da estabilidade e da retenção de implantes a longo prazo.[9]

História odontológica

Tal como a história clínica, é necessário obter a história odontológica completa de todo paciente odontológico; inicia-se tal levantamento com um questionário. O profissional deve buscar informações sobre as experiências passadas do paciente com Odontologia restauradora, periodontia, cirurgia bucal, endodontia, ortodontia e próteses. Ao entender a história odontológica, o dentista pode obter informações sobre o potencial do paciente como candidato para a terapia de implante dentário. Por exemplo, se um indivíduo apresenta necessidades dentárias complexas e tem uma história de procedimentos odontológicos cuidadosos e regulares, o dentista pode considerar que o paciente está em uma faixa de risco acima da média. No entanto, devido à sua conformidade, pode ser um candidato adequado para um tratamento odontológico abrangente. Por outro lado, se um paciente apresenta necessidades dentárias complexas e demonstra muito pouco comprometimento com o tratamento odontológico anterior e tem evidenciado pouco esforço para cuidar de sua dentição, o dentista pode considerar esse paciente em uma faixa de risco muito alto e recomendar um plano de tratamento menos complexo e de manutenção mais fácil.

Outro aspecto igualmente importante é a necessidade de o profissional verificar a ligação emocional do paciente à sua história odontológica. O paciente teve experiências odontológicas positivas ou está extremamente apreensivo por causa de experiências anteriores? A Odontologia restauradora ou cirúrgica de implantes requer um comprometimento significativo do paciente e do dentista. É fundamental que a relação dentista–paciente seja a mais construtiva possível.

Exame intrabucal

O exame bucal ajuda a avaliar a saúde e a condição atual dos dentes existentes, bem como os tecidos moles e duros. É fundamental reconhecer quaisquer condições patológicas presentes em qualquer um dos tecidos moles ou duros ou a existência de infecção crônica ou aguda. O exame intrabucal focado no implante deve ser direcionado para a integridade restauradora ou estrutural dos dentes, as próteses colocadas, a profundidade vestibular, a profundidade palatina, a topografia de crista edêntula, o estado periodontal, as lesões bucais, as infecções, a oclusão, a avaliação ortodôntica, as relações mandibulares, o espaço interarcadas, a abertura máxima, os hábitos parafuncionais e a higiene bucal. Convém uma atenção específica à anatomia da crista edêntula e à morfologia dos tecidos moles. A altura e a largura das cristas são avaliadas visualmente, e tal procedimento é seguido pela palpação da área de determinantes topográficos localizados, como reentrâncias ou defeitos ósseos.

Conforme descrito, o tecido mole ao redor dos implantes dentários contribui para o sucesso e a longevidade deles. Ao examinar a saúde periodontal do paciente, o cirurgião-dentista deve considerar a saúde dos tecidos moles ao redor dos dentes existentes, das áreas edêntulas e de qualquer implante colocado antes. Examina-se o tecido mole em busca de zonas de queratinização (p. ex., quantidade e localização), biotipo clínico (p. ex., fino, moderado ou espesso), redundância, mobilidade e patologia. Em geral, a inspeção clínica de tecidos moles requer verificação radiográfica, especialmente se os tecidos moles forem espessos, densos e fibrosos. Normalmente, o tecido fibroso espesso pode mascarar uma arquitetura óssea subjacente fina. Em locais planejados para a colocação dos implantes, centraliza-se a avaliação mais específica do local na qualidade, na quantidade e na localização do tecido queratinizado e da mucosa não queratinizada. Se o dentista considerar que o tecido queratinizado é inadequado para manter a saúde do implante, ou houver ausência de suporte estético do implante planejado ou do complexo restaurador, então devem ser considerados o aumento ou o enxerto de tecido mole.

Quando o cirurgião-dentista estiver examinando o paciente, deve ser avaliada também a ergonomia cirúrgica, ou seja, a amplitude da abertura bucal do paciente, a resistência das bochechas, o tamanho da língua, a musculatura perioral, o reflexo faríngeo exagerado, a capacidade das vias respiratórias e a cooperação geral do indivíduo.

Aspectos mais característicos do exame de tecidos moles e duros serão apresentados quando direcionados às áreas específicas de implantes. Todos os detalhes do exame intrabucal devem ser traçados e documentados. O exame intrabucal possibilita ao dentista determinar quais radiografias e outros registros de diagnósticos podem ser necessários para avaliar melhor o paciente e suas necessidades odontológicas.

Moldes e fotografias para diagnóstico

Modelos de estudo montados, bem como fotografias intrabucais e extrabucais, completam o processo de coleta de registros. Muitas vezes, os modelos de estudo e as fotografias são ignorados na verificação do registro pré-operatório, porém ambos contribuem significativamente para a avaliação e as fases do plano de tratamento de implante dentário.

Os modelos de estudo montados em um articulador semiajustável, usando uma transferência de arco facial, proporcionam ao dentista uma representação tridimensional e fornecem muitas informações necessárias para o plano de tratamento protético e cirúrgico.

Os elementos que podem ser avaliados a partir de modelos montados com exatidão são o seguinte:

1. Relações oclusais.
2. Relações das arcadas.
3. Espaço interarcadas.
4. Formato, anatomia e simetria da arcada.
5. Esquema oclusal preexistente.
6. Curva de Wilson e curva de Spee.
7. Número e posição dos dentes naturais existentes.
8. Morfologia dentária.
9. Facetas de desgaste.
10. Relações edêntulas entre os dentes adjacentes e as arcadas opostas.
11. Medições para o planejamento dos locais de implante futuramente.
12. Visualização de vetores de força, atuais e planejados.

Os modelos de estudo montados têm excepcional valor quando é necessário um plano de tratamento interdisciplinar. Assim, vários profissionais envolvidos no tratamento do paciente podem avaliar e contribuir de modo eficiente para a avaliação e o plano de tratamento sem a presença do indivíduo. Considerando os aspectos clinicolegais, os modelos de estudo montados são preservados como uma referência exata da condição pré-operatória.

As fotografias intrabucais são igualmente importantes. Elas possibilitam a avaliação visual dos tecidos moles do paciente (p. ex., quantidade, qualidade, localização, textura, cor, simetria). As fotografias extrabucais fornecem imagens do paciente de muitas perspectivas estéticas diferentes. Os elementos que são facilmente avaliados são os seguintes:

1. Formato facial.
2. Simetria facial.
3. Grau de expressão e animação do paciente.
4. Aparência do paciente (p. ex., características faciais, pelos faciais, pele, cor dos olhos).
5. Linha do sorriso.
6. Borda incisal ou exibição dentária.
7. Exibição dos corredores bucais.
8. Exigência estética potencial.

Exame radiográfico

Diversas opções de imagens radiográficas estão disponíveis para diagnóstico e planejamento dos implantes dentários. As opções variam a partir do padrão das projeções intrabucais (p. ex., periapicais, oclusais) e extrabucais (p. ex., panorâmicas, cefalométricas) até imagens transversais mais complexas (p. ex., tomografia computadorizada [TC], tomografia computadorizada de feixe cônico [TCFC]).

Diversos fatores, entretanto, influenciam a seleção de técnicas radiográficas para qualquer caso específico. Fatores como custo, disponibilidade, exposição à radiação e o tipo de caso devem ser avaliados com exatidão para identificar estruturas anatômicas vitais dentro de um determinado volume ósseo e com a capacidade para realizar a colocação cirúrgica sem danificar essas estruturas. As áreas de estudo são, radiograficamente, as seguintes:

1. Localização das estruturas vitais:
   - Canal mandibular
   - Alça anterior do canal mandibular
   - Extensão anterior do canal mandibular
   - Forame mentual
   - Seio maxilar (assoalho, septações e parede anterior)
   - Cavidade nasal
   - Forame incisivo.
2. Altura óssea.
3. Proximidade da raiz e angulação de dentes existentes.
4. Avaliação do osso cortical.
5. Densidade óssea e trabeculação.
6. Patologia (p. ex., abscesso, cisto, tumor).
7. Existência de variantes anatômicas (p. ex., cicatrização incompleta de local de extração).
8. Topografia transversal e angulação (com melhor avaliação pelo uso de TC e TCFC).
9. Saúde dos seios maxilares (com melhor avaliação pelo uso de TC e TCFC).
10. Classificação esquelética (com melhor avaliação pelo uso de imagens cefalométricas).

As imagens radiográficas possibilitam quantificar dimensões ou realizar medições. As radiografias tradicionais devem ser calibradas para potencial magnificação. Em uma imagem panorâmica tradicional, esta pode chegar a 25%. Um modo de determinar a magnificação é colocar uma esfera de metal perto do plano de oclusão ao realizar a radiografia. Ao comparar o tamanho radiográfico com o tamanho real da esfera, a ampliação pode ser determinada (Figura 14.9). As imagens cefalométricas laterais, panorâmicas e periapicais obtidas digitalmente, assim como as varreduras por tomografia computadorizada e TCFC, apresentam aplicativos de *software* que possibilitam medições muito precisas.

As medidas específicas fundamentais para a colocação do implante são as seguintes:

- Pelo menos 1 mm inferior ao assoalho dos seios nasais e maxilares
- O canal incisivo (colocação do implante da linha média do maxilar) deve ser evitado
- 5 mm anteriores ao forame mentual
- 2 mm superiores ao canal mandibular
- 3 mm a partir dos implantes adjacentes
- 1,5 mm a partir das raízes dos dentes adjacentes.

Os arquivos de dados de imagens por TC e TCFC podem ser reformatados e visualizados em computadores usando o *software* de simulação. Isso torna possível que os diagnósticos e processos dos planos de tratamento apresentem maior exatidão com relação às medições e dimensões. As estruturas anatômicas fundamentais podem ser visualizadas em todos os três eixos coordenados, de modo que as regiões superoinferior, anteroposterior e vestibulolingual possam ser identificadas (Figura 14.10).

Considerações protéticas no plano de tratamento com implantes

A avaliação protética considera os dados de diagnóstico coletados e os combinam com o julgamento clínico do cirurgião-dentista que realiza a restauração, as expectativas do paciente e uma compreensão do que é cirurgicamente razoável para formar o plano de tratamento. A avaliação do tratamento protético é multifatorial e específica para cada indivíduo, além de poder variar de simples a extremamente complexa.

Um ponto de partida simples é determinar o que precisa ser substituído: um dente isolado, vários dentes ou todos os dentes do paciente. A substituição será mais funcional (p. ex., um primeiro molar inferior) ou terá uma forte consideração estética (p. ex., incisivo central superior)? O paciente espera ter uma opção protética fixa ou removível? A solução protética inclui a substituição apenas do dente; o dente e o tecido gengival; ou osso, tecido gengival e dente (Figura 14.11)?

No paciente parcialmente edêntulo, é imprescindível a avaliação dos dentes naturais existentes e seu suporte periodontal. O prognóstico para os dentes restantes e seu valor na saúde dental geral do paciente deve ser determinado. Se o indivíduo apresentar apenas a ausência de um dente e todos os dentes restantes estiverem saudáveis, o prognóstico para a saúde dental geral do paciente será claro. Se ele apresentar apenas poucos dentes completamente dispersos nas arcadas dentárias maxilar e mandibular e os restantes estiverem muito restaurados e comprometidos constantemente e seu prognóstico for questionável ou cauteloso, as decisões devem ser tomadas como se os dentes remanescentes mantêm algum valor protético ou se é melhor removê-los.

A oclusão do paciente precisa ser examinada. Os componentes da oclusão são favoráveis ou terão de ser restabelecidos? O cirurgião-dentista deve avaliar o esquema oclusal (p. ex., cúspides protegidas, função de grupo ou alguma variação). A oclusão pode ser classificada (p. ex., classe I, classe II, classe III) e comparada com a classificação esquelética do paciente (p. ex., classe I, classe II, classe III). Mordidas abertas, profundas e cruzadas precisam ser reconhecidas, e suas capacidades devem ser avaliadas. O plano oclusal do maxilar, a curva de Spee e a curva de Wilson devem ser avaliados. As condições compensatórias para a oclusão precisam ser levadas em consideração (p. ex., facetas de desgaste, lesões de ablação, recessão gengival, mobilidade, migração dentária, separação anterior, molares inclinados mesialmente e fraturas). Todas essas condições têm um impacto direto na biomecânica de qualquer tratamento proposto.

A avaliação do espaço interarcadas é fundamental tanto em pacientes parcialmente edêntulos quanto naqueles totalmente desprovidos de dentes. O espaço interarcadas determina limitações espaciais ou uma oportunidade para opções protéticas específicas. Por exemplo, uma coroa cimentada, apoiada em um pilar no

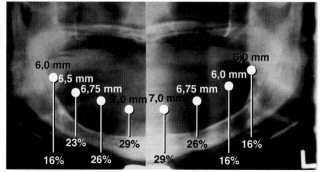

• **Figura 14.9** Radiografia panorâmica com rolamentos de esferas de aço de tamanho padrão colocadas ao longo da crista. A ampliação varia de local para local.

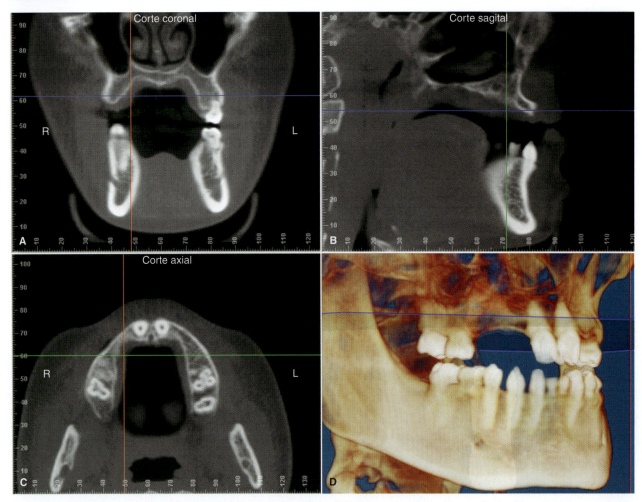

• **Figura 14.10** A varredura por tomografia computadorizada de feixe cônico (TCFC) torna possível a observação de várias estruturas em três dimensões. **A.** Corte coronal através da área edêntula posterior demonstrando a anatomia do seio maxilar e da crista óssea alveolar. **B.** Imagem transversal da crista maxilar anterior edêntula. **C.** Uma imagem axial mostrando a deficiência da crista maxilar anterior. **D.** Reconstrução tridimensional.

implante de reposição do primeiro molar inferior direito, exige, no mínimo, 8 mm de espaço interarcadas – a partir da crista óssea do espaço edêntulo até a superfície oclusal do dente oposto. Se 8 mm de espaço interarcadas não estiverem disponíveis, é necessária uma coroa de implante parafusada. Para o paciente edêntulo, são necessários cerca de 15 a 17 mm de espaço interarcadas para uma prótese dentária fixada por sistemas de barras. Se houver menos espaço interarcadas disponível, será necessária uma sobredentadura fixada por pilares (p. ex., fixação do localizador, *O-ring*).

A relação coroa–implante deve ser cuidadosamente considerada no plano do tratamento do implante. O cirurgião-dentista deve medir o espaço interarcadas na área planejada para a coroa e o implante e relacionar essa medida com o comprimento do implante pretendido. Por exemplo, se o espaço interarcadas entre a crista óssea do local edêntulo do primeiro molar inferior direito e a superfície oclusal oposta for 10 mm e o implante mais longo que puder ser colocado for 10 mm, a proporção coroa–implante será 1:1. Qualquer proporção menor que 1:1 garante maior confiança para uma biomecânica favorável (p. ex., uma altura de coroa de 8 mm suportada por um implante com 13 mm de comprimento). Quando a proporção se torna maior que 1:1, o dentista deve ter conhecimento da capacidade potencial da biomecânica de exceder gradualmente tal relação (p. ex., uma coroa com altura de 15 mm sustentada por um implante de 8 mm de comprimento).

O espaçamento do implante deve ser entendido como um requisito dimensional. Os implantes precisam de 1,5 mm de espaço entre a superfície externa do implante e a superfície adjacente da raiz dentária e 3 mm de espaço entre os implantes adjacentes. Por exemplo, se um implante de 4 mm de diâmetro for planejado para substituir um dente ausente, o espaço edêntulo mínimo necessário será de 7 mm (1,5 + 4 + 1,5 mm = 7 mm). Se dois implantes adjacentes de quatro milímetros forem planejados entre os dentes naturais, a extensão edêntula terá que ser de, pelo menos, 14 mm (1,5 + 4 + 3 + 4 + 1,5 = 14 mm) (Figura 14.12).

A maxila edêntula requer uma averiguação minuciosa na seleção de opções protéticas. Pelo padrão de reabsorção (apical e da palatina), convém atenção especial ao local pretendido para a plataforma do implante e a posição final dos dentes. No caso de apenas um dente ausente ou poucos dentes anteriores, a reabsorção da crista pode exigir enxerto antes da colocação do implante (Figura 14.13). Na atrófica com reabsorção maior e oposta à mandíbula dentada, a diferença anterior e posterior pode ser muito grande para ter uma opção protética parcial fixa, convencional, sustentada em pilar. Nesse caso, uma prótese híbrida fixa suportada por estrutura ou uma opção de sobredentadura removível podem ser utilizadas. Convém ainda uma especial atenção à estética do lábio superior. Muitos pacientes necessitam do suporte fornecido pela borda labial da prótese maxilar para sustentar o lábio superior, enquanto outros podem ter um resultado aceitável sem a borda. Um dos principais motivadores para os pacientes que procuram implantes para reter uma prótese maxilar é a possibilidade de ter uma prótese sem cobertura do palato duro. Na maioria dos casos, com o apoio

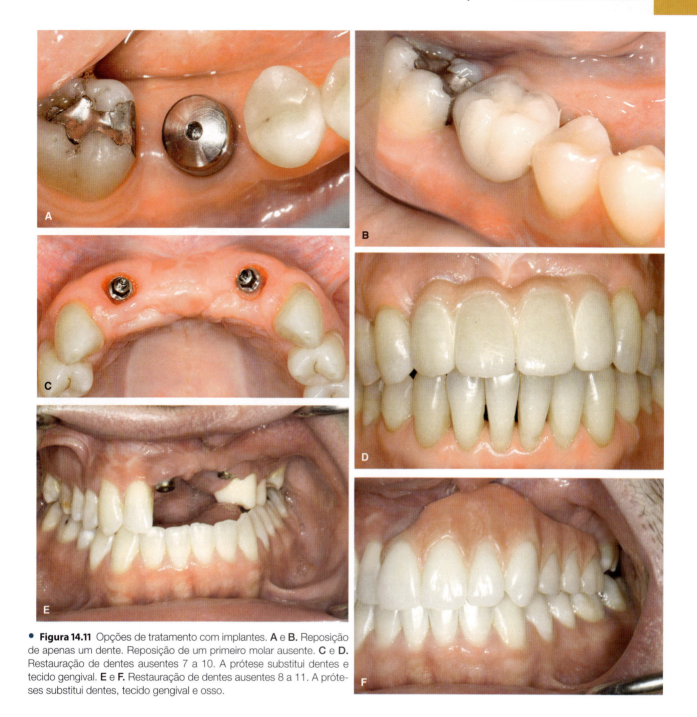

• **Figura 14.11** Opções de tratamento com implantes. **A** e **B**. Reposição de apenas um dente. Reposição de um primeiro molar ausente. **C** e **D**. Restauração de dentes ausentes 7 a 10. A prótese substitui dentes e tecido gengival. **E** e **F**. Restauração de dentes ausentes 8 a 11. A próteses substitui dentes, tecido gengival e osso.

adequado ao implante, isso é realmente possível, mas, nos casos em que há vestíbulo bucal e abóbada palatina extremamente rasos, a prótese pode necessitar de cobertura palatina para estabilidade e aprimoramento da biomecânica.

Um dos principais determinantes no suporte da prótese dentária, bem como nas opções de próteses fixas nas arcadas edêntulas, é o conceito de extensão anteroposterior (AP) dos implantes.

Define-se a extensão AP pela distância medida entre uma linha traçada horizontalmente no centro do implante mais anterior e uma linha traçada horizontalmente na região distal do implante mais posterior em cada lado da arcada. Quanto maior a extensão AP, mais estável será a prótese. Se uma barra de retenção ou estrutura fixa precisar ser suspensa para aumentar seu comprimento e, portanto, seu suporte, a extensão AP medida pode ser multiplicada por um fator de 1,5 para determinar o outro comprimento que pode ser adicionado à barra ou à estrutura. Portanto, se a distância medida

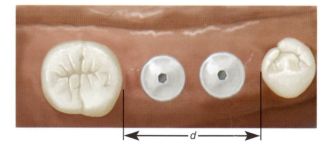

• **Figura 14.12** A quantidade mínima de espaço mesial-distal (*d*) necessária para a colocação de dois implantes de diâmetro padrão (4 mm) entre dentes naturais é de 14 mm. Isso possibilita, aproximadamente, 1,5 mm entre os dentes e implantes e três milímetros entre os implantes. (De Newman MG, Takei HH, Klokkevold PR, *et al*. *Carranza's clinical periodontology*. 11. ed. Philadelphia: Elsevier; 2012.)

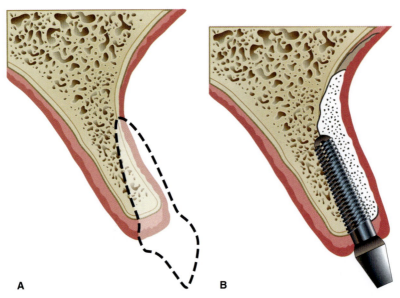

- **Figura 14.13** Crista maxilar anterior deficiente. **A.** Após a perda dentária, em geral ocorre perda vertical e bucolingual significativa do osso alveolar (posição original do dente mostrada). **B.** Para facilitar a colocação do implante, esse tipo de defeito ósseo deverá ser enxertado antes da colocação.

do centro do implante mais anterior à parte distal do implante mais posterior for de 10 mm, uma barra retentiva ou estrutura fixa poderá ser estendida 15 mm mais posteriormente ao implante mais posterior desse lado (Figura 14.14). Se a distância em suspensão for excessiva, isso pode levar à falha da estrutura protética ou impor um estresse indevido nos implantes, comprometendo a integridade desses e potencialmente causando sua falha.

Muitas opções protéticas estão disponíveis para a reconstrução do implante, cada uma com uma lista específica de atributos e responsabilidades. O profissional deve estar ciente dos prós e contras de cada um. Os fatores a serem considerados são custo, durabilidade, capacidade de cicatrização (conseguida com cimento ou aparafusamento), reparabilidade (grau de dificuldade, tempo e custo), opções de material (acrílico, resina, porcelana), fixa ou removível, demanda clínica, expectativa e destreza do paciente. Por exemplo, um paciente com maxila completamente edêntula pode ser candidato a uma prótese dentária removível separada ou a uma prótese híbrida fixa, toda em cerâmica. O custo e a durabilidade da híbrida totalmente em cerâmica são consideravelmente mais altos do que os da prótese total, mas a capacidade de cicatrização e a reparabilidade da prótese total são muito mais simples e custam menos. O indivíduo pode ter condições financeiras de pagar a prótese híbrida totalmente em cerâmica bem mais cara, mas pode não ter disponibilidade para o aumento da demanda clínica ou a destreza para cuidar da opção fixa.

Considerações sobre o plano de tratamento cirúrgico

O plano de tal tratamento utiliza os dados de diagnóstico coletados e os combina com o julgamento clínico do dentista para determinar as possíveis opções cirúrgicas. O cirurgião deve estar atento aos objetivos protéticos propostos, normalmente orientados pelo número de implantes necessários nos locais sugeridos para um projeto protético específico. Como a implantodontia costuma ser um esforço em equipe, é vantajoso o cirurgião ter um entendimento razoável das próteses e o dentista restaurador ter um entendimento dos aspectos cirúrgicos da colocação do implante.

Após avaliar todas as informações descritas anteriormente, o cirurgião deve determinar o prognóstico da colocação do implante com base nas limitações específicas, como o resultado de variações anatômicas, qualidade e quantidade óssea em diferentes áreas da mandíbula. A mandíbula anterior costuma ser alta e larga o suficiente para acomodar a colocação do implante. Normalmente, a qualidade óssea é excelente, em geral a mais densa de qualquer área nas duas arcadas. As principais preocupações cirúrgicas nessa área são a angulação adequada dos implantes e a prevenção do forame mentual e do canal mandibular. Os implantes devem ser colocados, pelo menos, 5 mm antes da porção mais anterior do forame mentual, evitando a alça anterior do canal mandibular (Figura 14.15).

A mandíbula posterior limita o comprimento dos implantes com base na posição do canal mandibular que atravessa o corpo da mandíbula nessa região (Figura 14.16). A rigor, a ponta do implante deve estar, pelo menos, dois milímetros do nervo alveolar inferior (NAI). É importante considerar, ainda, a posição bucolingual do nervo. A largura da mandíbula posterior também deve ser considerada. Se o nervo estiver localizado muito próximo ao córtex

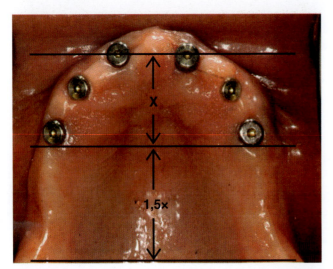

- **Figura 14.14** Linhas de extensão anterior e posterior para estabilidade em suspensão. Maxila edêntula com seis implantes colocados e representação da determinação quantitativa da capacidade de estender uma prótese ou uma estrutura.

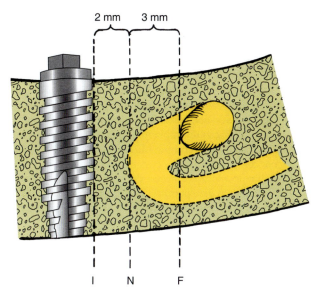

- **Figura 14.15** A extensão mais anterior do forame mentual ósseo (F) costuma ser localizada posteriormente à extensão mais anterior do nervo mentual antes de sua saída do osso (N). O aspecto mais posterior do implante (I) deve ser colocado, no mínimo, a 2 mm do nervo. Isso significa que o implante deve ser colocado 5 mm antes do aspecto mais anterior do forame mentual ósseo.

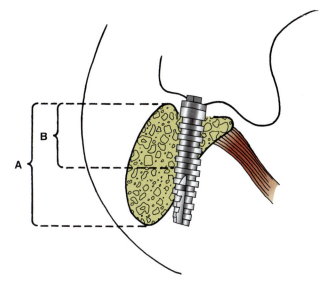

- **Figura 14.17** O músculo milo-hióideo manterá o osso ao longo de sua fixação no aspecto medial do corpo mandibular. Frequentemente, uma depressão significativa é encontrada logo abaixo disso. Se a posição e a angulação do implante não forem compensadas, poderá ocorrer perfuração lingual. **A.** Altura óssea aparente na radiografia. **B.** Altura real na área desejada.

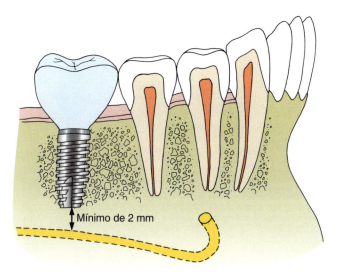

- **Figura 14.16** Os implantes devem ser colocados a um mínimo de dois milímetros do canal alveolar inferior.

bucal, um implante mais longo poderá ser colocado, estendendo-se na direção da língua para o NAI, mesmo que o implante se estenda verticalmente além do nervo. A TC ou a TCFC podem ser úteis para fazer essa determinação. O canal mandibular também impede qualquer implante posterior de envolver a placa cortical inferior, o que pode diminuir a estabilidade primária inicial do implante. A fixação do músculo milo-hióideo ajuda a manter a largura óssea ao longo do aspecto superior da crista, embora isso costume causar enganos, pois geralmente há uma depressão lingual profunda, "o rebaixamento da língua", logo abaixo dessa fixação. Essa é uma área fundamental a ser examinada e palpada durante o exame clínico (Figura 14.17).

No planejamento da colocação do implante, se a estabilidade primária for questionável, um tempo maior pode ser considerado para a osteointegração. O profissional também pode considerar a "engenharia excessiva" do caso usando mais implantes (p. ex., três implantes substituindo três dentes *versus* dois implantes substituindo três dentes).

A maxila posterior apresenta duas preocupações específicas relacionadas com a colocação do implante. A primeira é a qualidade do osso nessa área. Conforme discutido antes, a qualidade óssea na maxila posterior é tipicamente a pior de qualquer área, limitada por osso cortical fino na crista e no osso trabecular menos denso. Em geral, isso resulta em menor estabilidade do implante no momento da colocação. Por esse motivo, pode ser necessário mais tempo (6 meses ou mais) para que a osteointegração ocorra nessa região. A segunda preocupação é a proximidade do seio maxilar à crista edêntula. Frequentemente, resta uma altura limitada do osso para a colocação do implante, como resultado da reabsorção óssea e aumento da pneumatização do seio. Se houver uma altura adequada do osso, o implante deve ser colocado, deixando 1 mm de osso entre o seio e o implante. Se a altura óssea for inadequada, serão necessários um procedimento de "elevação do seio maxilar" ou "levantamento do seio maxilar" para aumentar a altura do osso. Ambos os procedimentos são considerados mais avançados e abordados em um capítulo posterior.

A região anterior da maxila, mesmo sendo a área mais avaliável cirurgicamente, pode ser uma das regiões mais difíceis para a colocação de implantes. Tal área, mesmo quando constituída por dentes saudáveis, geralmente apresenta uma placa bucal fina. Após a perda dentária, a reabsorção da crista segue um padrão de movimento apical e palatino, exacerbando apenas uma anatomia já pouco consistente (ver Figura 14.13). A anatomia da crista residual resulta em uma crista estreita e angulada – desse modo, o posicionamento ideal do implante pode ser impossível e o resultado estético pode ser comprometido. A cavidade nasal e o canal incisivo são estruturas vitais que também definem as limitações anatômicas da colocação anterior do implante. Os implantes devem ser colocados 1 mm abaixo do assoalho nasal e não na linha mediana do maxilar. Vários procedimentos avançados auxiliam na colocação ideal de implantes anteriores superiores e são abordados em um capítulo posterior.

Plano de tratamento final

A etapa final do plano envolve a consolidação de todas as informações clínicas e radiográficas em combinação com as opções e limitações cirúrgicas para produzir o melhor resultado final do tratamento protético. O posicionamento e a angulação de inserção do implante são fundamentais para a estabilidade biomecânica e estética necessárias para o sucesso a longo prazo. Para facilitar a colocação ideal do implante, guias cirúrgicos costumam ser utilizados. O modelo de guia cirúrgico é um fator essencial para implantes colocados em uma área esteticamente importante, pois, mesmo pequenas variações de angulação podem ter grandes efeitos sobre a aparência da restauração final. A construção do modelo de guia cirúrgico é quase indispensável em pacientes para os quais é necessário aprimorar a colocação do implante para garantir perfis de surgimento corretos na zona estética anterior. Os quatro objetivos do uso de um modelo cirúrgico para o paciente parcialmente edêntulo são os seguintes: (1) delinear a perfuração; (2) posicionar o implante dentro do contorno do dente; (3) alinhar os implantes com o eixo longo da restauração completa; e (4) identificar o nível da junção amelocementária ou o surgimento dentário a partir de tecidos moles. Esse modelo pode ser construído usando-se um enceramento diagnóstico sobre o molde pré-operatório para construir um modelo de resina transparente com um orifício de guia. Isso proporciona ao cirurgião facilidade de acesso ao osso e confirmação visual ininterrupta das posições e angulações frontais e sagitais. Embora a região óssea subjacente determine alguma variação menor, o cirurgião deve permanecer o mais próximo possível do modelo durante a colocação do implante. Com o auxílio da tecnologia da computação, é possível realizar um plano de tratamento "virtual" preciso. Os dados da TCFC são usados para produzir uma reconstrução tridimensional, que oferece a capacidade de visualizar estruturas anatômicas em corte transversal. A posição protética ideal pode ser simulada, assim como determinadas a posição e a angulação do implante (Figura 14.18). Em seguida, um modelo gerado por computador pode ser construído com perfurações compatíveis com os tamanhos das brocas de implante. Isso possibilita a colocação precisa do implante no momento da cirurgia. O resultado deve permitir ao cirurgião colocar o implante de maneira ideal no osso, mantendo a angulação que fornece a melhor base para a restauração final.

O modelo cirúrgico da mandíbula completamente edêntula deve proporcionar ao cirurgião flexibilidade máxima para selecionar a posição do implante no osso reabsorvido e ainda fornecer orientação para os requisitos de angulação da Odontologia restauradora. Um modelo com uma borda labial que simule a superfície labial da posição prevista dos dentes da prótese, mas com recorte no aspecto lingual, atende esses dois requisitos. O cirurgião coloca os implantes dentro da configuração da arcada, seguindo o máximo possível o molde cirúrgico para evitar a colocação dos implantes de maneira afastada das regiões da língua e dos lábios.

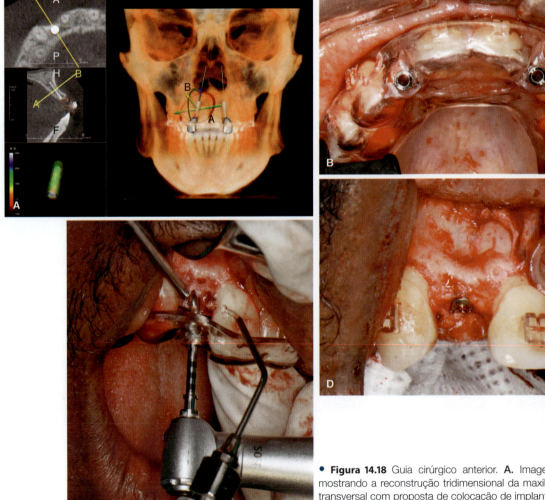

• **Figura 14.18** Guia cirúrgico anterior. **A.** Imagem de computador mostrando a reconstrução tridimensional da maxila anterior e o corte transversal com proposta de colocação de implante. **B.** Guia cirúrgico gerado por computador no local. **C.** Posição e angulação da broca determinadas pelo guia cirúrgico. **D.** Implante no lugar.

Técnicas cirúrgicas (básicas)

Equipamento cirúrgico

O equipamento cirúrgico para colocação de implantes consiste nos seguintes instrumentais categorizados por utilidade (Figura 14.19):

- *Anestesia:* seringas e tubetes de anestésico
- *Afastadores:* para bochechas, língua e tecidos moles
- *Incisão:* bisturis e lâminas
- *Exodontia:* periótomo, alavanca e fórceps
- *Modificadores ósseos:* instrumental de secção, brocas, limas ósseas, cinzéis e martelo
- *Desenvolvimento da osteotomia:* brocas de implantes, motores e peças de mão e osteótomos
- *Manipulação de tecidos moles:* tesouras e fórceps de tecidos
- *Sutura:* suturas, suporte de agulhas, tesoura e fórceps para tecidos
- *Irrigação:* seringas e solução
- *Aspiração:* pontas de aspiração
- *Diversos:* cubas, bloco de mordida, gaze e pinça com ponta de cerâmica.

Cada uma das categorias listadas apresenta muitos instrumentais projetados com exclusividade. Muitas vezes, o cirurgião especifica uma lista com os tipos específicos de instrumentais de sua preferência.

Preparação cirúrgica

Os procedimentos cirúrgicos sempre começam com uma preparação cirúrgica detalhada. A preparação para a cirurgia de implante requer uma revisão completa do prontuário do paciente, incluindo história clínica e odontológica, observações operatórias, radiografias, tamanhos e locais previstos dos implantes, guias cirúrgicos, sequência e estratégia cirúrgicas, possíveis complicações, gerenciamento do paciente, anestesia, tempo de operação, instrumentação, gerenciamento pós-operatório e plano de restauração. Às vezes, recomenda-se a profilaxia antibiótica pré-operatória. Mostram-se eficazes uma dose oral de 2 g de amoxicilina 1 hora antes da operação ou, em pacientes incapazes de tomar medicamentos orais, uma de 1 g de cefazolina ou uma de 2 g de ampicilina por via intramuscular (IM) ou intravenosa (IV) 1 hora antes do procedimento odontológico. Outras medicações contemplam 600 mg de clindamicina por via oral (VO) ou IV. Não é necessário administrar antibióticos no pós-operatório.

Após o paciente ser envolto por campos estéreis e a equipe cirúrgica estar enluvada e vestida, anestesia-se o paciente. Em muitos casos, os implantes podem ser colocados usando-se bloqueio com anestesia local ou técnicas de infiltração. No entanto, em procedimentos mais complexos e demorados, pode ser preferível algum tipo de sedação ou anestesia geral. Anestésicos locais contendo vasoconstritores costumam ser utilizados para hemostasia. Administrações complementares de anestésicos de ação prolongada para controle da dor no pós-operatório podem ser necessárias. É fundamental ter um bom acesso ao local da cirurgia por meio da retração efetiva das bochechas e da língua. Um suporte para boca mostra-se imprescindível.

Exposição do local do implante

A exposição do local do implante pode ser realizada de várias maneiras, envolvendo cirurgia sem retalho ou com elevação tecidual que pode incluir incisões sulculares, medianas na crista ou de liberação vertical. A cirurgia sem retalho pode ser indicada quando houver tecido queratinizado adequado sobre uma forma ideal de crista (Figura 14.20). Isso produz menos traumatismo dos tecidos moles e proporciona melhor estética pós-operatória em pacientes com anatomia pré-cirúrgica e estrutura papilar consideradas excelentes. Na cirurgia sem retalho, colocam-se o implante e a cicatrização ou restauração provisória em apenas um estágio.

Quando um retalho for necessário, a incisão deve ser projetada para a retração conveniente do tecido mole, para o acesso desimpedido à colocação do implante (Figura 14.21). Em geral, isso é necessário para obter melhores acesso e visualização do osso subjacente e quando são realizados outros procedimentos, como enxertos ósseos ou de tecidos moles, no momento da colocação do implante.

- *Incisão mediana na crista:* deve ser feita através do tecido queratinizado, certificando-se de colocar a lâmina contra as superfícies mesial e distal dos dentes adjacentes ao espaço edêntulo. Em áreas com uma faixa estreita de tecido queratinizado, a incisão pode ser feita ligeiramente no aspecto palatino ou bucal, a fim de possibilitar a transferência de tecido queratinizado para o aspecto bucal ou facial e melhor fechamento do tecido mole. Se forem necessárias incisões sulculares, é preciso ter muito cuidado para seguir o contorno do sulco, a fim de não danificar a arquitetura dos tecidos moles
- *Incisão de liberação vertical:* usando-se uma lâmina curvilínea de bisturi nº 15, deve ser feita uma incisão com inclusão das papilas (aproximadamente 45°), para reduzir ou eliminar as cicatrizes de incisão. Deve-se garantir que a incisão de liberação vertical seja estendida na região apical o suficiente para a liberação completa do retalho.

Colocação do implante

Reflexão do retalho

- Inicia-se a reflexão na papila com um elevador de periósteo ou Molt, aplicando-se pressão suave, bem direcionada e controlada. A borda do elevador periosteal pode ser usada em um "traço leve de pintura" para liberar de maneira limpa as fibras subperiosteais. Nesse ponto, desenvolve-se o retalho a partir da papila até a liberação vertical
- Em seguida, a dissecção é direcionada ao longo do tecido sulcular até o ponto em que encontra a porção da incisão referente à crista. O dedo indicador da mão oposta que sustenta a parte facial da crista possibilita maior controle e proteção do retalho durante a reflexão
- Continua-se a reflexão pela elevação sulcular até a extensão distal da incisão
- Quando se reflete o retalho bucal, o retalho palatino (ou lingual) pode ser refletido o suficiente para visualizar a largura da crista. Quaisquer extremidades de tecidos moles devem ser cuidadosamente removidas

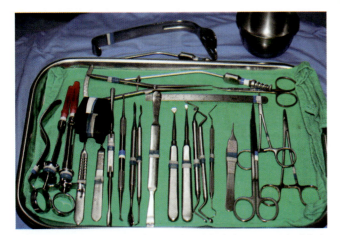

- **Figura 14.19** Configuração típica da bandeja de instrumentais cirúrgicos para a colocação de implantes.

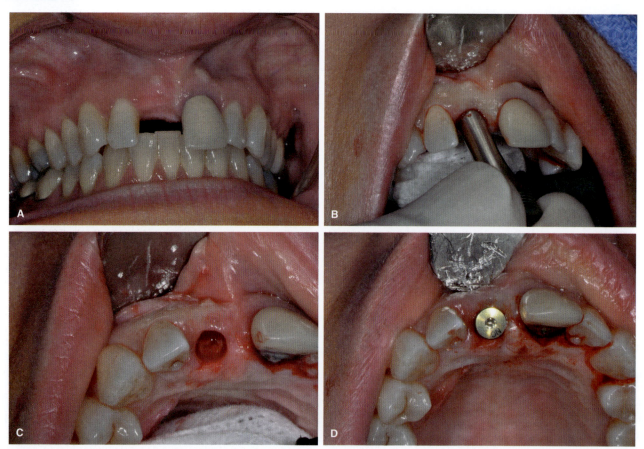

- **Figura 14.20** Cirurgia sem retalho. **A.** Vista pré-operatória. **B.** O tecido é excisado no diâmetro exato do implante a ser colocado, usando-se um perfurador de tecido. **C.** Tecido removido. **D.** Colocação do implante.

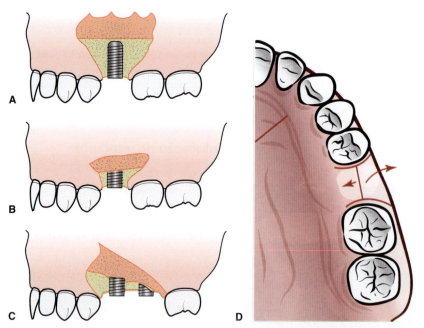

- **Figura 14.21** Vários projetos de incisão. **A** e **B.** Incisão mediana na crista poupadora de papila, liberação conservadora. **C.** Incisão com liberação anterior mais generosa. **D.** Incisão de liberação mesial e distal, proporcionando exposição mais generosa.

- Quando o retalho bucal estiver completamente refletido, um afastador poderá ser posicionado contra o osso dentro do retalho. Isso proporciona uma boa visualização do local da operação, protegendo a integridade do retalho (Figura 14.22). É extremamente importante evitar traumatismos inadvertidos no retalho com a ponta dos afastadores.

Preparação da osteotomia

- O cirurgião deve confirmar que a peça de mão e o motor estejam funcionando corretamente: o ajuste de velocidade no motor deve ser verificado. Convém confirmar que a broca esteja girando no modo de avanço. A velocidade deve ser ajustada de maneira apropriada, conforme recomendado pelo fabricante do sistema de implante utilizado
- Todas as brocas, inclusive as de osteotomia, devem ser bastante irrigadas na parte interna, na parte externa, ou em ambas, ao se preparar o osso
- As marcações do indicador de profundidade nas brocas de precisão e piloto devem ser sempre revisadas
- O ponto de entrada e sua angulação ideal devem ser determinados com a broca de precisão. A angulação adequada deve ser verificada a partir de diferentes pontos de vista. Um guia cirúrgico costuma ser usado para facilitar a orientação
- Faz-se a perfuração com a broca de precisão em velocidade máxima a uma profundidade de 1 a 2 mm abaixo da profundidade pretendida do implante (p. ex., 8 mm de profundidade para um implante de 10 mm)
- Irriga-se a área e posiciona-se a broca-piloto de 2 mm exatamente no mesmo local após a verificação da angulação correta. Uma vez confirmadas a posição e a angulação, a broca-piloto de 2 mm é acionada com velocidade máxima até a profundidade pretendida do implante (p. ex., 10 mm de profundidade para um implante de 10 mm)
- Lava-se a área e coloca-se o pino-guia, que corresponde ao tamanho final pretendido do implante planejado. O uso do pino-guia torna possível ao cirurgião avaliar a posição, o espaçamento e a angulação da osteotomia em desenvolvimento. Também ajuda a avaliar onde o pino se alinha contra a dentição oposta
- O cirurgião determina a localização na broca helicoidal que corresponde à posição pretendida da plataforma do implante na crista. Normalmente, o topo da plataforma seria igual à altura óssea mesial e distal
- Coloca-se a ponta da broca helicoidal mais estreita dentro do orifício-piloto e verificam-se a posição e a angulação corretas da broca. Depois da confirmação, utiliza-se a broca em velocidade máxima em um movimento suave de bombeamento. Pode ser necessário remover a broca e limpar o osso acumulado. Lava-se a osteotomia, reposiciona-se a broca e confirma-se a angulação. A broca é novamente utilizada em velocidade máxima e levada à profundidade final do implante pretendido. Prepara-se o local depois disso.
- Lava-se a osteotomia e coloca-se o pino-guia apropriado para reavaliar a posição e o alinhamento
- Coloca-se a ponta da broca de torção final na abertura da osteotomia. Em seguida, verificam-se sua posição e sua angulação. Convém muito cuidado para obter a posição e a angulação perfeitas, pois esta é a broca que finaliza a osteotomia
- Depois de posicionada corretamente, usa-se a broca a toda velocidade em um movimento de bombeamento suave até a profundidade final do implante. Em seguida, a osteotomia é inspecionada com um instrumental fino em razão de uma possível perfuração óssea (p. ex., comunicação sinusal ou perfuração da parede bucal)
- Logo após a conclusão da osteotomia, a velocidade do motor é alterada para o torque desejado e/ou recomendado, medido em centímetros newton (Ncm – tipicamente em torno de 30 Ncm) para a inserção do implante. Se a velocidade não for mudada e o implante for colocado na configuração original de 800 a 1.500 rpm, a osteotomia pode ser facilmente danificada e o implante acomodado muito fundo, além de poder haver perda de estabilidade primária (Figura 14.23).

Inserção do implante

- O implante é aberto e colocado no *driver* inserido na peça de mão. A peça de mão deve ser segurada de modo que a ponta do implante esteja apontando para cima. Isso diminuirá a probabilidade de o implante cair do condutor
- Insere-se a ponta do implante na osteotomia, e verificam-se a posição e a angulação novamente. Conduz-se o implante para a posição mantendo-se pressão leve na direção apical até o implante estar quase completamente acomodado ou até o torque do motor cessar (cerca de 1 a 2 mm antes de estar todo acomodado)
- Usando a chave de torque manual, o cirurgião continua a acomodar o implante, com a alavanca de torque da chave para quantificar a quantidade de torque presente. Se o torque exceder a alavanca, o implante é apertado manualmente à sua posição final utilizando-se o punho da chave de torque

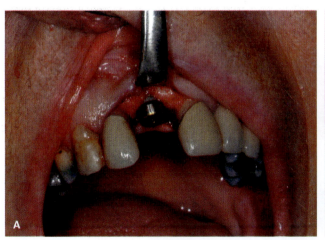 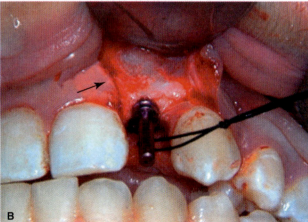

- **Figura 14.22** Exemplos típicos de reflexão do retalho para exposição ao local do implante. **A.** Sem incisões de liberação. **B.** Com incisões de liberação (*seta*).

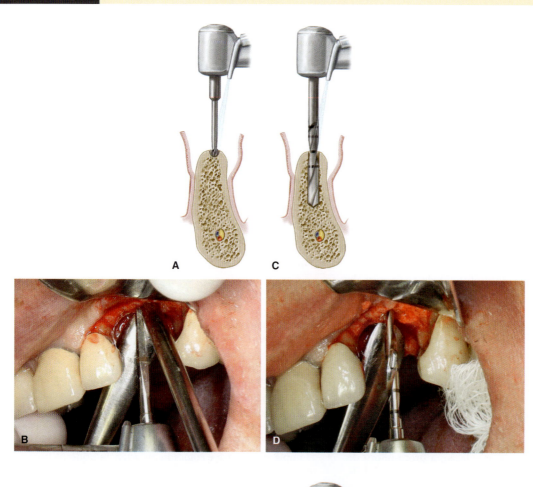
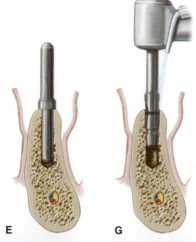
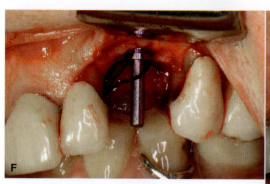
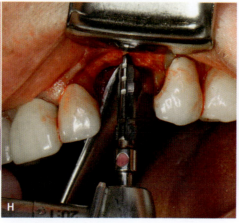

• **Figura 14.23** Local típico da preparação e colocação implante. **A** e **B.** Marcação inicial ou preparação do local do implante com uma rebarba redonda. **C** e **D.** Uso de uma broca helicoidal de 2 mm para estabelecer profundidade e alinhar o implante. **E** e **F.** Coloca-se o pino-guia na osteotomia local para confirmar a posição e a angulação. **G** e **H.** Usa-se a broca-piloto para aumentar o diâmetro do aspecto coronal do local da osteotomia. (*continua*)

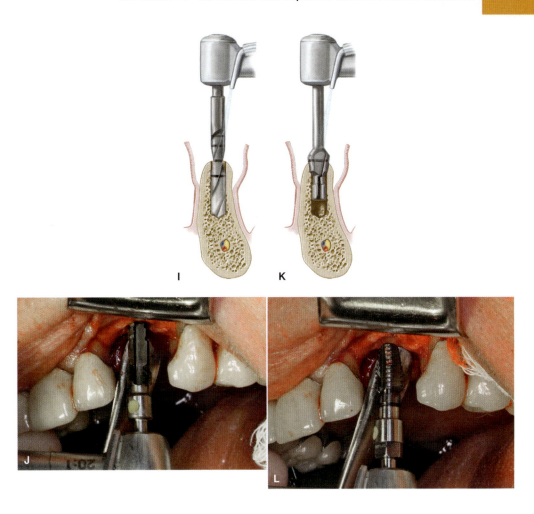

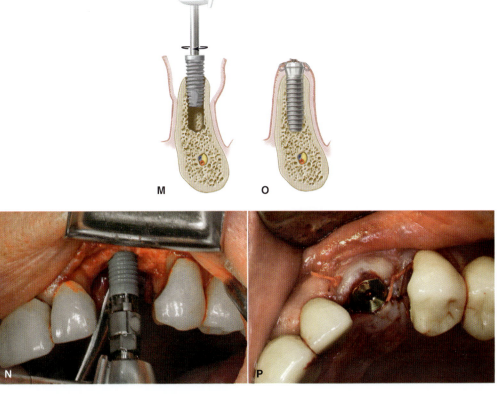

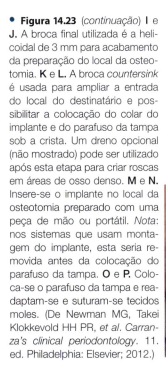

- **Figura 14.23** (*continuação*) **I** e **J**. A broca final utilizada é a helicoidal de 3 mm para acabamento da preparação do local da osteotomia. **K** e **L**. A broca *countersink* é usada para ampliar a entrada do local do destinatário e possibilitar a colocação do colar do implante e do parafuso da tampa sob a crista. Um dreno opcional (não mostrado) pode ser utilizado após esta etapa para criar roscas em áreas de osso denso. **M** e **N**. Insere-se o implante no local da osteotomia preparado com uma peça de mão ou portátil. *Nota*: nos sistemas que usam montagem do implante, esta seria removida antes da colocação do parafuso da tampa. **O** e **P**. Coloca-se o parafuso da tampa e readaptam-se e suturam-se tecidos moles. (De Newman MG, Takei Klokkevold HH PR, *et al*. *Carranza's clinical periodontology*. 11. ed. Philadelphia: Elsevier; 2012.)

- A acomodação do implante é finalizada ao verificarmos se a plataforma está uniforme com as alturas mesial e distal dos ossos e que qualquer marcador de orientação está apontado para a posição correta
- Irriga-se a área completamente
- Deverá ser determinado se haverá um estágio único ou um duplo período de cicatrização. Isto é determinado pelo valor de torque medido no motor cirúrgico ou na chave de torque manual. Considera-se um implante com um valor de torque igual ou superior a 35 Ncm de boa estabilidade primária e mostra-se possível a cicatrização em estágio único. Neste caso, coloca-se um pilar de cicatrização de tamanho apropriado. Se um estágio duplo de cicatrização for necessário, coloca-se um parafuso de tampa de tamanho apropriado
- O pilar deve sobressair 1 a 2 mm através do tecido. Um pilar cônico em vez de um paralelo deve ser adotado. A emergência tecidual pretendida da restauração planejada ajuda a determinar se o pilar de cicatrização é cônico ou paralelo
- Coloca-se pilar de cicatrização na chave de inserção, novamente segurando o parafuso apontando para cima. O pilar é parafusado no implante e apertado com a pressão do dedo. Convém certificar-se de que nenhum tecido esteja preso sob o pilar.

Retalho de sutura
- O retalho é suturado usando algum tipo de sutura reabsorvível (sutura categute crômico ou Vicryl®) ou sutura não reabsorvível (Prolene®)
- Fixa-se a papila anterior primeiro. O retalho bucal da papila é atravessado com a agulha de sutura, que passa pela perfuração para envolver o tecido palatino. Em seguida, a agulha é posicionada mais baixo no tecido palatino e penetrada e trazida através da perfuração para a cavidade bucal e a papila engatada apicalmente ao primeiro ponto de entrada
- Depois, sutura-se a liberação vertical, seguida pelos lados mesial e distal do pilar. Estas são suturas simples interrompidas da mesma maneira que a primeira sutura descrita.

Conduta pós-operatória

Uma radiografia deve ser feita no pós-operatório para avaliar a posição do implante com relação a estruturas adjacentes, como o seio e o canal alveolar inferior e com relação aos dentes e outros implantes. Tal radiografia também serve para verificar a acomodação completa do parafuso da tampa ou do pilar de cicatrização.

Os pacientes devem receber analgésicos. Em geral, analgésicos de potência leve a moderada são suficientes. Os antibióticos costumam ser administrados profilaticamente antes da cirurgia, mas, em geral, não são necessários no pós-operatório. Os indivíduos também podem ser instruídos a usar o enxaguatório gliconato de clorexidina 0,12% por 2 semanas após a cirurgia para ajudar a manter as populações bacterianas no mínimo durante a cicatrização. Avalia-se o paciente semanalmente até a cicatrização de tecidos moles estar completa (cerca de 2 a 3 semanas). Se o paciente usar uma prótese sobredentadura sobre a área de colocação do implante, pode ser forrada com um revestimento macio após 1 semana. Próteses parciais provisórias ou retentores ortodônticos com pôntico acoplado podem ser utilizados imediatamente, mas devem ser contornados para evitar o carregamento de tecidos moles sobre o local do implante.

Exposição

O tempo de recuperação ou o tempo necessário para alcançar a osteointegração variam de local para local e de paciente para paciente. Já os valores de torque de inserção, qualidade do osso, enxertos ósseos, saúde do paciente, localização, número de implantes e saúde dos tecidos moles têm impacto no tempo de cicatrização. Os tempos de cura típicos são de 4 a 6 meses.

Na cirurgia de estágio único, não é necessária a exposição cirúrgica. O implante permanece exposto através do pilar de cicatrização após a cirurgia e durante toda a fase de cura. Após uma integração apropriada ao tempo, a restauração do implante pode prosseguir.

Em um sistema de dois estágios, o implante deve ser exposto cirurgicamente e colocado um pilar de cicatrização. Os objetivos da exposição cirúrgica são prender o pilar de cicatrização ao implante, preservar tecido queratinizado e adaptar o formato ou a espessura do tecido. Um período de cicatrização dos tecidos moles após a exposição deve ser possibilitado antes de a restauração do implante acontecer, geralmente de 2 a 4 semanas.

O método mais simples de exposição cirúrgica é o "perfurador de tecido (*punch*)" (Figura 14.24). Esse método de exposição utiliza um perfurador de tecidos moles igual ou ligeiramente maior que o diâmetro do implante colocado. O implante é palpado por meio do tecido para determinar sua localização. Coloca-se o perfurador de tecido diretamente sobre a circunferência do implante torcido pela espessura dos tecidos moles, tomando-se cuidado para não danificar o osso ao nível da plataforma do implante. Em seguida, remove-se o perfurador, junto com um pedaço de tecido posto com precisão logo acima do implante, expondo facilmente o parafuso da tampa. Assim, remove-se o parafuso da tampa e coloca-se um pilar de cicatrização de formato e tamanho apropriados. A vantagem dessa técnica é que ela se mostra menos traumática; nenhum periósteo precisa ser refletido; e necessita-se apenas de um tempo curto de cicatrização dos tecidos moles. Essa técnica requer, no entanto, uma zona adequada de tecido queratinizado para que o implante possa ser localizado com precisão. As desvantagens desta técnica são o sacrifício de uma porção de tecido queratinizado, a incapacidade de visualizar o osso circundante ao implante e a incapacidade de visualizar diretamente a interface pilar-implante.

Se os implantes não puderem ser localizados com precisão, se o profissional precisar visualizar o osso subjacente ou se uma ligeira transferência de tecido queratinizado for indicada, então uma incisão na crista com a criação de um ligeiro retalho de tecido mole é necessária para descobrir os implantes. Se houver uma zona adequada de tecido queratinizado, o tecido mole pode ser contornado com um bisturi, tesouras ou um perfurador, para moldar-se à forma do pilar de cicatrização (Figura 14.25). Isso torna possível uma orla de tecido mole bem modelado e contornado ao redor da cicatrização pilar e, assim, a restauração final do implante. São evidentes vantagens dessa técnica o acesso fácil, a invasão mínima e a capacidade de visualizar diretamente o osso ao redor do implante e encaixar com precisão o pilar de cicatrização na plataforma do implante. A desvantagem de refletir um retalho durante a exposição é a possibilidade de perda óssea devido à remoção do periósteo do osso durante a exposição. Técnicas avançadas para casos com uma zona inadequada de tecido anexado envolvem a transferência de procedimentos de tecido, enxerto de tecido e retalhos de espessura dividida apicalmente reposicionados.

Estabilidade do implante

A estabilidade inicial do implante é um dos preditores mais importantes de seu sucesso a longo prazo. Isso depende da profundidade e da densidade óssea, do tamanho do implante e da precisão da técnica cirúrgica. Uma boa estabilidade do implante pode ser obtida durante o processo de assentamento e verificando-se a capacidade adequada de resistência ao torque do implante acomodado.

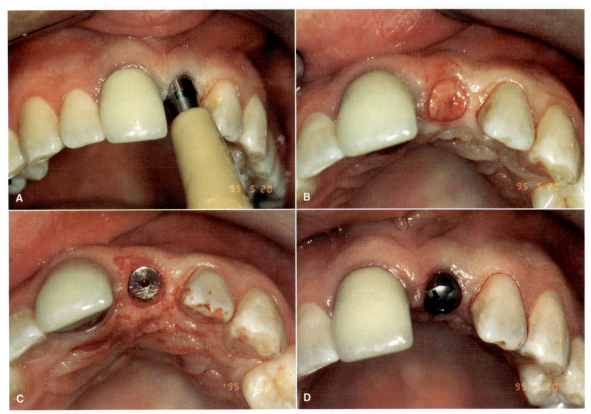

• **Figura 14.24** O método mais simples de expor implantes é o perfurador de tecido. Este método de exposição é fácil de executar, prejudica minimamente o tecido ao redor do implante e produz mínimo desconforto ao paciente. Para usar esta técnica, o implante deve estar localizado com segurança abaixo do tecido.

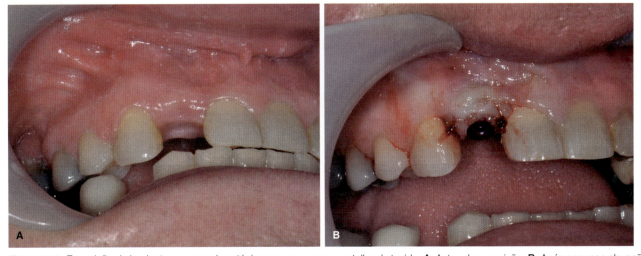

• **Figura 14.25** Exposição de implante no segundo estágio com um pequeno retalho de tecido. **A.** Antes da exposição. **B.** Após pequena elevação do retalho, o tecido é recuperado e suturado para manter tecido queratinizado adequado em volta do implante.

A análise de radiofrequência tem sido usada para medir e verificar a estabilidade do implante. Essa tecnologia envolve conectar um transdutor a um implante e aplicar uma frequência de ressonância no estado estacionário do implante. A vantagem dessa tecnologia é que ela não depende da medição do movimento do implante em apenas uma direção, mas, sim, avaliando-se a interface completa osso-implante.[10]

Complicações

A cirurgia de colocação de implantes pode ser realizada com grande precisão e pouca complicação se o caso tiver sido diagnosticado e planejado, além de bom desempenho cirúrgico. No entanto, como em qualquer cirurgia ou procedimentos clínicos, as complicações são possíveis. Elas se mostram as seguintes:

- Complicações que podem ocorrer com qualquer procedimento cirúrgico, com dor, sangramento, inchaço ou infecção
- Um erro de posicionamento resultando em implantes colocados em um local com angulação ou posição comprometidos. O implante pode ser colocado muito perto de uma raiz dentária adjacente ou muito longe da mesial, da distal ou do aspecto bucal, comprometendo o suporte ósseo. O implante pode ser colocado muito longe no osso, dificultando o acesso protético.

Se o implante não for colocado fundo o suficiente no osso, deixando fios do corpo do implante acima da crista óssea, haverá comprometimento do apoio ósseo, da saúde dos tecidos moles, da higiene e da estética
- Complicações da técnica cirúrgica, como ruptura do retalho de tecido mole, mau fechamento da incisão ou traumatismo excessivo dos tecidos moles da retração, podem resultar em deiscência do tecido, infecção e eventual perda do implante. A pouca atenção aos detalhes na preparação da osteotomia, como a perfuração excessiva do diâmetro da osteotomia, pode resultar em mau prognóstico para a integração
- A invasão de estruturas anatômicas críticas pode criar complicações mais graves. Se o implante invadir ou colidir com o canal do NAI, isso pode resultar em parestesia (alteração em que o paciente não sente dor, e sim, dormência, formigamento, por exemplo) ou disestesia (alteração em que o paciente sente dor ou desconforto). Se o implante invadir o seio maxilar ou a cavidade nasal, isso pode resultar em uma infecção. A estrutura óssea comprometida pode apresentar-se como afinamento da placa bucal ou facial ou deiscência ou fenestração do tecido sobrejacente. Pode ocorrer perfuração óssea na borda inferior da mandíbula devido à profundidade de perfuração imprecisa ou ao aspecto lingual da mandíbula posterior, pelo rebaixamento lingual do mau posicionamento ou da angulação das brocas de implantes
- As complicações mecânicas podem se apresentar como uma fratura da plataforma do implante, devido ao torque de inserção excessivo. Se a osteotomia for inadequadamente realizada em ossos densos, é possível ter o implante "preso" no osso – falta de assentamento completo –, tornando-o extremamente difícil de recuperar o implante
- A abertura da linha de incisão pode ocorrer por sutura inadequada ou sem ter fechamento livre de tensão
- Podem ocorrer complicações estéticas devido a mau posicionamento ou angulação do implante, tornando a restauração protética adequada irrealista.

Componentes do implante

Em geral, a colocação cirúrgica bem-sucedida e a cicatrização adequada resultam em um implante osteointegrado pronto para restauração protética. Os implantes dentários contemporâneos têm uma porção rosqueada internamente que pode aceitar componentes protéticos de segundo estágio, permitindo ao dentista montar uma plataforma restauradora. Restaurações de implante requerem o uso de várias partes componentes. Para o dentista inexperiente, o grande número de peças e as necessidades restaurativas infinitamente singulares apresentadas pelos pacientes podem ser avassaladores. Este tópico descreve, em termos genéricos, as partes componentes normalmente utilizadas na restauração de implantes dentários. Nota-se que a nomenclatura do componente pode ser diferente do sistema de implante de um fabricante para o de outro, mas, conceitualmente, os componentes têm propósitos semelhantes.

Corpo do implante

O corpo do implante é o componente deste colocado dentro do osso durante a primeira fase da cirurgia. Os corpos de implante mais contemporâneos são conhecidos como implantes na forma de raiz, sob a forma de um cilindro ou um cilindro cônico. São feitos de titânio ou liga de titânio (Figura 14.26). A maioria dos corpos de implantes atuais tem um *design* externo de rosca, embora historicamente tenha havido implantes de superfície lisa,

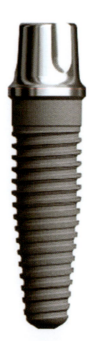

• **Figura 14.26** Implante típico da forma de raiz. (Cortesia de Zimmer® Dental Inc., Carlsbad, CA.)

pressionados na posição. Os fabricantes oferecem vários *designs* de rosca externa e diferentes texturas de superfície e revestimentos que tentam maximizar a estabilidade do implante e o processo de osteointegração. A maioria dos corpos de implantes incorpora um recurso de *design* antirrotacional na *interface* dos componentes protéticos adjacentes. Esse recurso antirrotacional pode estar localizado interna ou externamente à plataforma do implante (Figura 14.27).

A maioria dos implantes é chamada de *implante de dois estágios*. Ou seja, o corpo do implante cirurgicamente colocado consiste no primeiro estágio, e os componentes protéticos rosqueados são o segundo. Os componentes do segundo estágio conectam-se ao corpo do implante por meio de um recurso de rosca internamente dentro do corpo do implante. Existem, porém, em um número muito menor, os implantes de peça única (implantes de estágio único) que apresentam a parte rosqueada alojada no osso e o pilar protético juntos como uma unidade. É importante reconhecer a diferença entre um implante de dois estágios e uma abordagem cirúrgica de dois estágios. Um implante de dois estágios com um pilar de cicatrização pode ser colocado em uma abordagem cirúrgica de um estágio ou com um parafuso de cobertura em uma abordagem cirúrgica tradicional de dois estágios. Todos os implantes de peça única (um estágio) são colocados em uma abordagem cirúrgica de um estágio (Figura 14.28).

Tampa ou parafuso de cicatrização

Após a colocação do implante em uma abordagem cirúrgica de dois estágios, antes da sutura, o corpo do implante é selado em sua plataforma com um parafuso de cobertura intraimplante de baixo perfil. É importante o cirurgião ter certeza de que o parafuso da tampa está totalmente assentado na plataforma do implante antes de suturar o retalho para impedir que o osso cresça entre o parafuso e o implante. Na segunda etapa do procedimento de exibição, o parafuso da tampa é removido e substituído com um pilar de cicatrização.

CAPÍTULO 14   Tratamento com Implante: Conceitos Básicos e Técnicas   267

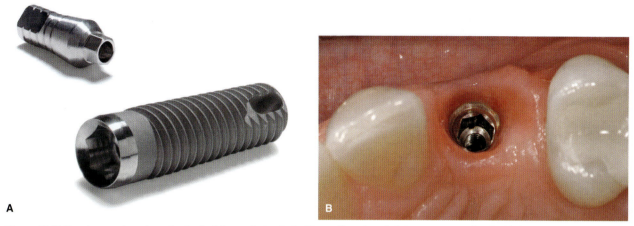

• **Figura 14.27** Parafuso sextavado antirrotação interno. **A.** Implante Zimmer® sextavado internamente e pilar de titânio. **B.** Vista intrabucal de um implante Zimmer® sextavado interno após a remoção do pilar de cicatrização. (*A*, cortesia de Zimmer® Dental Inc., Carlsbad, CA.)

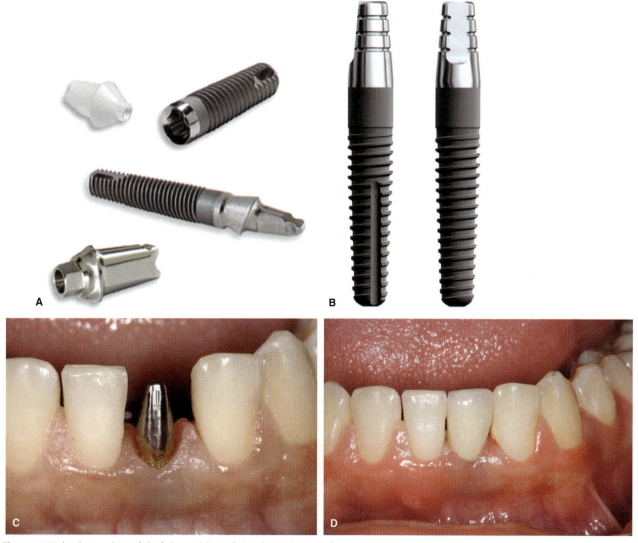

• **Figura 14.28** Implantes de estágio único e dois estágios. **A.** Implante e pilar de duas peças (*superior*) e um implante de peça única (*inferior*). **B.** Implante de peça única. **C.** Implante de peça única substituindo o dente nº 24. **D.** A restauração final do implante, substituindo o dente nº 24. (*A*, cortesia da Zimmer® Dental Inc., Carlsbad, CA. *B*, cortesia de Nobel Biocare® USA, Yorba Linda, CA.)

Cicatrizador ou pilar provisório

Os pilares de cicatrização são parafusos intraimplantes em forma de cúpula que fornecem acesso permucoso à plataforma do implante. Os pilares de cicatrização são colocados na conclusão da colocação do implante em abordagem cirúrgica de estágio único ou após a exposição em abordagem cirúrgica em duas etapas. Os pilares de cicatrização são feitos de titânio ou liga de titânio. Os pilares podem ter paredes paralelas ou ser cônicas e variam em altura de 2 a 10 mm. A altura do pilar utilizado é determinada pela espessura do tecido presente. O pilar de cicatrização deve projetar-se de 1 a 2 mm superior à altura do tecido gengival (Figura 14.29). Usa-se um pilar de cicatrização cônico para ajudar a moldar os tecidos moles para uma emergência mais apropriada para a restauração planejada (p. ex., uma coroa). Um pilar com paredes paralelas seria usado onde a emergência cônica não fosse necessária (p. ex., uma barra de retenção para uma sobredentadura). É importante proporcionar a cicatrização suficiente dos tecidos moles após a colocação do pilar de cicatrização antes de fazer impressões para as próteses finais.

Coping de moldagem (*transfer*)

Os *copings* de moldagem facilitam a transferência da localização intrabucal do implante para a mesma posição no molde de laboratório. O *coping* de moldagem pode ser parafusado no corpo do implante ou parafusado ou encaixado no pilar do implante. Alguns *copings* de moldagem têm um achatamento no lado que age para orientar os fios ou o *design* antirrotação do implante (p. ex., hexágono ou trilóbulo). Isso é importante ao usar pilares ou componentes do tipo estoque (Figura 14.30). Normalmente, a transferência de impressão pode ser transferência na moldeira fechada ou transferência de moldeira aberta. A técnica da moldeira fechada captura o índice do *coping* de moldagem e, depois que a moldagem é removida da boca, os *coping* de moldagem são desaparafusados do implante e colocados junto a um análogo do implante de volta à impressão. Uma transferência de moldeira aberta usa um *coping* de moldagem específico projetado para emergir pela moldagem. Quando a moldagem está pronta para ser removida da boca, os *copings* são desaparafusados e removidos da moldagem. A moldeira aberta é considerada o método de transferência mais preciso e indicada quando estruturas de grande porte ou estruturas de barras são planejadas ou quando os implantes são muito divergentes para removê-la facilmente na técnica de moldeira fechada. Recomenda-se um material de moldagem de polivinilsiloxano ou poliéter de corpo mais pesado. Antes de causar a moldagem de transferência, é fundamental que o dentista faça uma radiografia para confirmar que a moldagem está assentada com precisão na plataforma do implante. Se o *coping* de moldagem não estiver devidamente assentado, a precisão do local transferido do implante estará incorreta. Após a conclusão da transferência da moldagem, um análogo de implante é parafusado nos *copings* de moldagem para possibilitar a fabricação de um molde de laboratório.

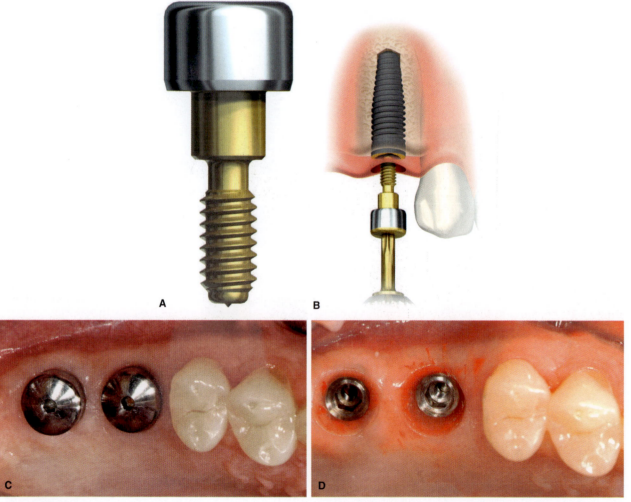

• **Figura 14.29** Pilar de cicatrização. **A.** Pilar de cicatrização da Nobel Biocare®. **B.** Um pilar de cicatrização sendo colocado no implante. **C.** Dois pilares de cicatrização no local. **D.** Visão clínica após a remoção do pilar de cicatrização. Observa-se como o tecido foi modelado pelo contorno do pilar de cicatrização. (*A* e *B*, cortesia da Nobel Biocare® USA, Yorba Linda, CA.)

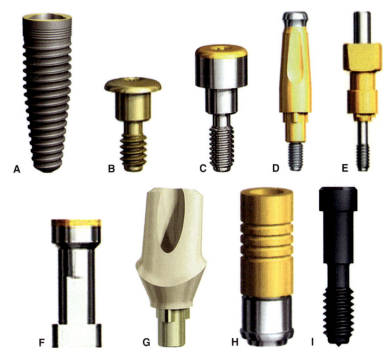

• **Figura 14.30** Componentes restauradores do implante. **A.** Instalação do implante. **B.** Parafuso de cobertura. **C.** Pilar de cicatrização. **D.** Poste de impressão de moldeira fechada. **E.** Poste de impressão de moldeira aberta. **F.** Análogo de implante. **G.** Pilar de zircônio personalizado. **H.** Pilar encerável/fundível. **I.** Parafuso protético. (Cortesia de Nobel Biocare® USA, Yorba Linda, CA.)

Análogo ou réplica do implante

Os análogos de implantes são fabricados para replicar exatamente o topo da instalação do implante (análogo da instalação) ou do pilar (pilar analógico) no molde do laboratório. Ambos são parafusados diretamente no *coping* de moldagem. Os *copings* de moldagem ou componentes analógicos são, então, colocados de volta na moldagem (transferência de moldeira fechada) ou mantidos na moldagem (transferência de moldeira aberta); e a moldagem está pronta para ser vazada. É bastante benéfico criar uma modelagem de tecido mole na moldagem antes de vazá-la. A modelagem de tecidos moles é um produto elastomérico que simula a porção de tecido mole no molde dental. Isso possibilita que o técnico de laboratório tenha uma representação precisa e flexível do tecido mole. O técnico de laboratório tem um modelo de trabalho que pode ser usado para fabricar o pilar ou a estrutura para o *design* protético pretendido.

Pilar do implante

O pilar é a parte do implante que suporta ou retém uma prótese ou uma superestrutura do implante. Define-se uma superestrutura como uma estrutura de metal ou zircônio que se conecta à plataforma ou ao(s) pilar(es) do implante e fornece retenção para uma prótese removível (p. ex., uma barra fundida ou fresada que retém uma sobredentadura com acessórios) ou a estrutura para uma prótese. Os pilares são descritos pelo método pelo qual a prótese ou a superestrutura são retidas. Os pilares podem ser divididos em três categorias principais: (1) parafuso retido; (2) cimento retido; e (3) pilares de fixação pré-fabricados. Um pilar retido por parafuso usa um parafuso para reter a prótese ou a superestrutura, enquanto um pilar retido por cimento usa cimento para reter a prótese ou a superestrutura. Um acessório pré-fabricado de pilar (p. ex., localizadores ou anexos em *O-ring*) ajuda a reter a prótese removível.

Devido ao conjunto único de circunstâncias apresentadas em cada caso de implante, os fabricantes tornaram-se muito criativos em oferecer várias opções dentro de cada uma das categorias descritas. Hoje, as tecnologias de *design* assistido por computador e de fabricação assistida por computador estão se tornando mais prevalentes. A capacidade de projetar um pilar, ou uma superestrutura, especificamente para uma situação individual e utilizar esse componente com tamanha precisão tanto em titânio quanto em zircônio causou um grande impacto nas próteses sobre implantes.

Parafuso de retenção da prótese

Os parafusos de retenção da prótese destinam-se a fixar pilares protéticos, coroas parafusadas ou estruturas do equipamento do implante ou do pilar do implante. Os parafusos costumam ser feitos de titânio, liga de titânio ou liga de ouro e são dimensionados de acordo com o tipo, o tamanho e o *design* do sistema de implante ou pilar. Normalmente, os parafusos têm um *design* hexagonal ou quadrado para aceitar um tamanho e uma forma específicos de chave-inglesa ou peça de mão. Aperta-se a maioria dos parafusos da prótese em uma tolerância específica por uma chave dinamométrica ou uma peça de mão. O valor do torque é medido em centímetros Newton e, normalmente, varia de 10 a 40 Ncm.

Opções protéticas para implantes

Opções para o paciente edêntulo

Pacientes completamente desdentados podem se beneficiar muito de uma prótese retida por implante ou sustentada por implante. Existem três opções básicas de implante para o paciente edêntulo. As opções são: (1) prótese total sustentada por implante e tecidos moles; (2) prótese total sustentada por implante; e (3) prótese fixa completa sustentada por implantes.

- A sobredentadura de implante e de tecido mole pode ser usada na maxila ou na mandíbula, embora a sobredentadura mandibular costume ser a mais solicitada. O princípio é os implantes (dois a quatro implantes; a rigor, quatro na maxila) ajudarem a reter e apoiar a prótese total em conjunto com o tecido mole da crista edêntula. Nesses casos, é imprescindível seguir procedimentos protéticos rigorosos e protocolo na fabricação de uma sobredentadura, garantindo que a prótese maximize o suporte dos tecidos moles e o paciente desfrute da vantagem retentiva dos implantes sem sobrecarregar os implantes e seus acessórios (Figura 14.31). Tanto o dentista quanto o paciente devem entender a necessidade de monitorar o ajuste da sobredentadura ao longo do tempo. Reembasamentos periódicos para manter o suporte de tecidos moles são extremamente importantes. O conjunto de fixação também deve ser monitorado com os dispositivos de fixação substituídos regularmente para maximizar sua capacidade de retenção. Para a sobredentadura maxilar, é possível eliminar parte do palato da prótese quando houver, pelo menos, quatro implantes presentes em osso de boa qualidade e com profundidade razoável tanto para a porção bucal quanto para a abóbada palatina. Recomenda-se que uma estrutura metálica seja incorporada nas bases da prótese para adicionar maior resistência às sobredentaduras. Com o aumento da retenção e da segurança, os pacientes costumam se envolver em muitas funções mais vigorosas e podem facilmente fraturar uma base para uma prótese feita apenas de acrílico.

- A prótese total suportada por implante oferece ao paciente maior retenção e suporte com pouca necessidade de suporte aos tecidos moles. Normalmente, é necessário um mínimo de quatro implantes para mandíbula; e recomendam-se seis implantes para a maxila para suportar toda a carga. O *design* típico é uma barra fresada ou fundida, com dispositivos de retenção presos à barra em localizações estratégicas que envolvem a sobredentadura (Figura 14.32). O objetivo na colocação de implantes e na fabricação de barras consiste em maximizar a propagação AP dos implantes e da barra com seus acessórios. A vantagem de utilizar uma estrutura de barra é que seu comprimento pode escorar até 1,5 vez a propagação AP dos implantes, proporcionando suporte posterior adicional à prótese total. Na maxila com seis implantes, o *design* pode ser uma barra contínua ou duas barras individuais, cada uma sustentada por três implantes. O profissional deve estar ciente do requisito espacial interarco (cerca de 15 a 17 mm) para uma prótese total de sobredentadura. Novamente, é importante monitorar a sobredentadura e seus conjuntos de anexos ao longo do tempo. Estruturas metálicas podem ser utilizadas para fortalecer as bases da prótese. Projetos de estruturas especializadas podem ser fundidos para se ajustarem precisamente à barra fabricada, aumentando a retenção e a estabilidade, além de reforçar as bases da prótese

- A opção de prótese total fixa sustentada por implante pode ser alcançada em dois projetos básicos. O primeiro *design* é uma prótese parcialmente fixa, retida por parafuso ou retida por cimento de seis a oito pilares do implante. O *design* imita o de coroa e ponte convencionais. Em geral, essa opção é mais bem adequada para o paciente que perdeu pouco osso e está apenas substituindo falta de dentes. O cenário mais comum é aquele em que faltam ossos, tecidos moles e dentes, e a prótese deve ser projetada para substituir todos os três (Figura 14.33). O segundo *design* costuma ser chamado de *prótese híbrida*. Uma prótese híbrida utiliza uma estrutura fundida ou fresada, que

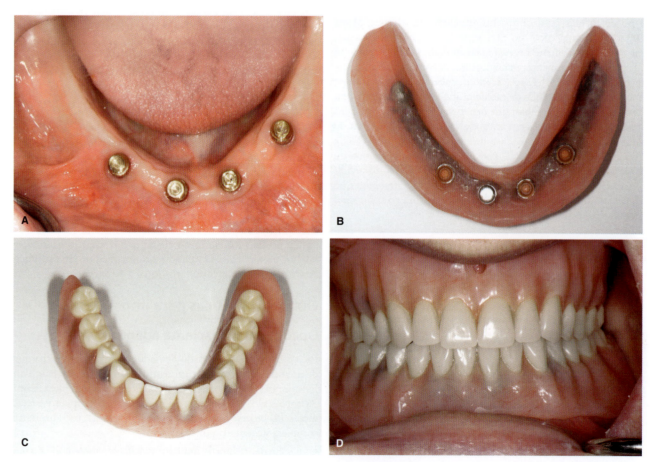

- **Figura 14.31** Implante e tratamento protético da mandíbula edêntula com implante e sobredentadura de suporte de tecidos moles. **A.** Quatro implantes com acessórios localizadores no lugar para um implante retido de sobredentadura. **B** e **C.** A sobredentadura é reforçada com uma estrutura de metal fundido. **D.** Dentadura maxilar completa convencional oposta a uma prótese dentária retida por localizador mandibular.

CAPÍTULO 14 Tratamento com Implante: Conceitos Básicos e Técnicas

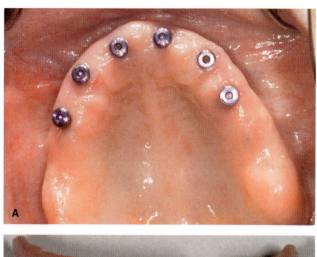
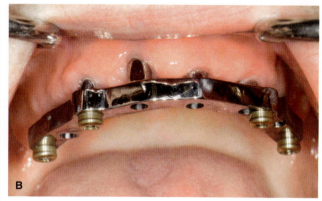
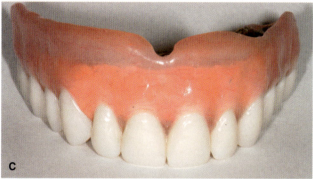
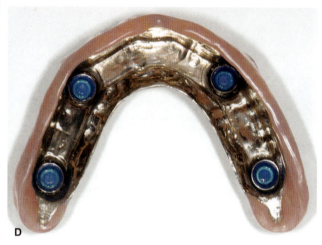
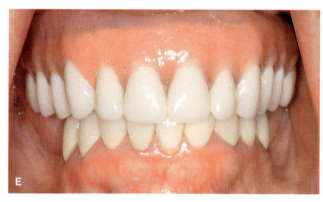
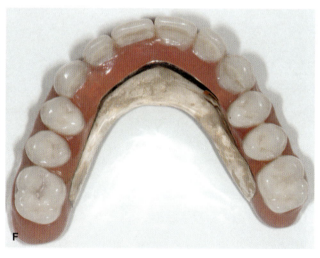

• **Figura 14.32** Tratamento da maxila edêntula com sobredentadura totalmente sustentada por implante. **A.** Maxila com seis implantes. **B.** Barra de titânio fresada com quatro acessórios de localização. **C a E.** Sobredentadura maxilar com palato aberto e fundição interna que se ajusta com precisão à barra fresada. **F.** Resultado final.

aceita acrílico, resina ou porcelana para criar a substituição da falta de osso, tecido gengival e dentes. Geralmente, tais estruturas são fabricadas utilizando *design* assistido por computador – tecnologia de fabricação auxiliada por computador para titânio ou zircônio. Uma vez fresado o material, a escolha pode ser feita para substituição de tecidos moles e dentes. A versão mais econômica é aquela em que a prótese acrílica e a prótese de dentes são utilizadas. As opções mais sofisticadas contam com resina ou porcelana de laboratório em camadas, substituindo tecidos moles e porcelana em camadas fundidas diretamente à estrutura ou coroas individuais retidas por cimento, postas diretamente na estrutura. A prótese híbrida é mais frequentemente retida por parafuso e pode, portanto, ser facilmente removida pelo profissional. Convém considerar a facilidade e o custo do reparo para as várias opções híbridas. O híbrido de acrílico é o híbrido mais fácil e mais barato para reparar. O híbrido de resina de laboratório mostra-se um pouco mais difícil e mais caro para reparar. Os projetos híbridos totalmente em cerâmica são os mais difíceis e mais caros de reparar.

Opções para o paciente parcialmente edêntulo

As opções para pacientes parcialmente edêntulos podem ser divididas em duas categorias diferentes: (1) um único dente ausente; ou (2) falta de dois ou mais dentes adjacentes. Existem várias opções para a restauração em cada uma dessas situações (Figuras 14.34 a 14.37). Apenas um dente ausente pode ser restaurado usando-se uma coroa retida por cimento em um pilar ou uma coroa com

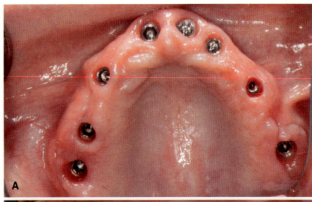
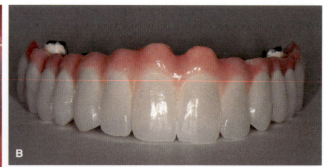
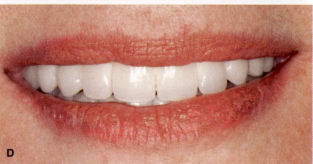
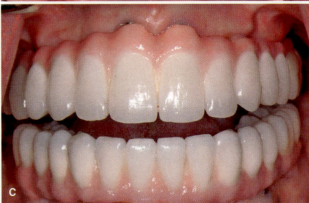

• **Figura 14.33** Tratamento da maxila edêntula com prótese apoiada em implante fixo. **A.** Maxila com oito implantes. **B.** Prótese híbrida fabricada com uma estrutura de titânio fresada e porcelana aplicada para substituir a gengiva e os dentes. **C.** Próteses híbridas superiores e inferiores completas. **D.** Resultado estético do caso.

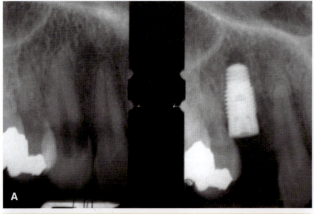
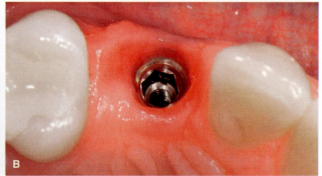
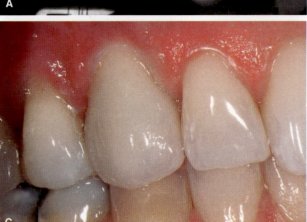
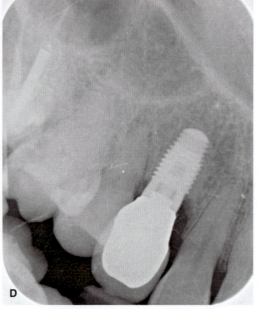

• **Figura 14.34** Substituição de dente único. **A.** Radiografia mostrando dente não restaurável antes da extração (esquerda) e após a extração (direita) com o implante no lugar. **B.** Implante após o período de exposição e cicatrização e pronto para restauração. **C.** Resultado final. **D.** Radiografia final.

parafuso assentada e parafusada diretamente na plataforma do implante. A coroa retida em cimento pode ser fabricada em ouro completamente fundido; em porcelana fundida com metal; ou na forma de uma coroa apenas de cerâmica. O pilar em que a coroa está cimentada pode ser um pilar pré-fabricado ou um pilar personalizado fabricado de titânio ou zircônio. O pilar de zircônio e a combinação de coroas totalmente em cerâmica são normalmente usados na região anterior para maximizar a estética.

Dois ou mais dentes ausentes adjacentes podem ser substituídos por coroas individuais cimentadas ou parafusadas ou coroas talhadas. Nos pacientes com falta de mais de dois dentes adjacentes, os implantes podem servir como pilares para uma prótese parcial fixa (p. ex., dois implantes para sustentar uma prótese parcial fixa de três unidades); novamente, isso pode ser retido com cimento ou parafusado. Ambos, titânio e zircônio, podem ser usados para a estrutura da fixação parcial da dentadura. Em algumas situações clínicas, a prótese pode substituir não apenas os dentes faltantes, mas também ossos e tecidos moles. Assim como no paciente completamente edêntulo, uma prótese híbrida também pode ser usada efetivamente no paciente parcialmente edêntulo. Os implantes podem ser usados para ajudar a reter uma parte parcialmente removível da dentadura. Esta opção possibilita maior retenção e eliminar fechos de estrutura insatisfatórios no paciente que tenha preocupações sobre estética.

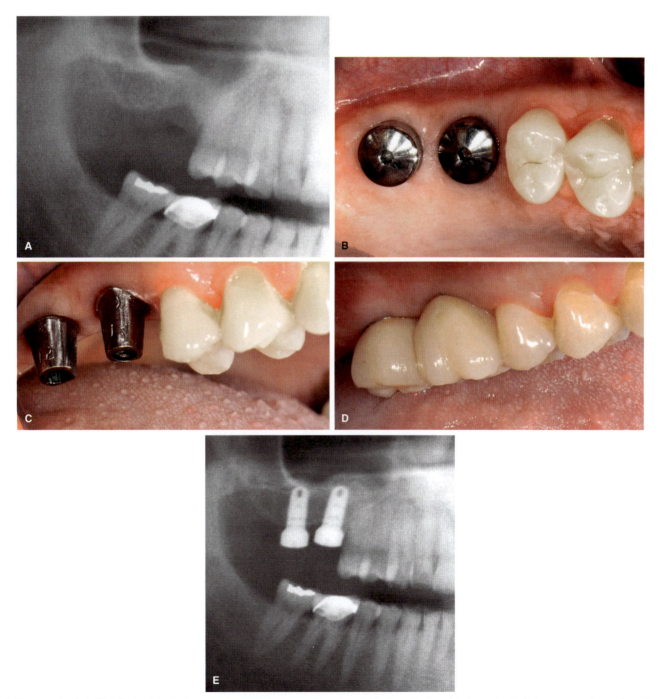

• **Figura 14.35** Substituição de dois dentes superiores posteriores adjacentes. **A.** Radiografia de pré-tratamento. **B.** Seis meses após a colocação do implante e 3 semanas após a descoberta da colocação do pilar de cicatrização. **C.** Pilar final no lugar para coroas de metal fundido em porcelana retida por cimento (PFM). **D.** Restauração final da coroa PFM cimentada. **E.** Radiografia final.

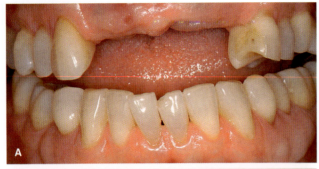
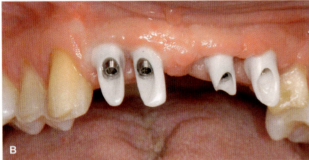
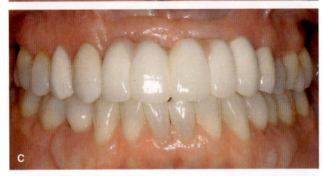

• **Figura 14.36** Substituição de cinco dentes anteriores superiores. **A.** Vista de pré-tratamento. **B.** Quatro pilares de zircônio personalizados projetados e assistidos por computador e de fabricação assistida por computador para uma prótese parcial fixa. **C.** Resultado final.

Complicações protéticas

Como em qualquer procedimento odontológico, às vezes ocorrem complicações com próteses sobre implante. A causa da maioria das complicações protéticas pode ser atribuída a uma sobrecarga mecânica do complexo implante-prótese ou em resposta a um insulto biológico nocivo. As complicações podem ser facilmente divididas em quatro categorias:

- *Complicações peri-implantes*: se a capacidade de carga do complexo ósseo-implante for excedida pela carga aplicada, então ocorre uma complicação mecânica ou, pior ainda, uma resposta biológica. Se as forças não forem gerenciadas, as tensões podem ser transferidas por meio do complexo implante-protético e causar perda óssea em volta do corpo do implante. Se deixado sem vigilância, isso pode continuar até o implante falhar. Secundariamente, se a interface do tecido mole for violada (p. ex., cimento retido, falta de higiene), a mesma sequela pode ocorrer
- *Complicações de componentes* (p. ex., parafusos, pilares, barras ou acessórios): quase sempre estão associadas à sobrecarga mecânica excessiva. Na maioria dos casos, a sobrecarga é muito grande, transferida em um ângulo que é destrutivo para o complexo implantoprotético ou ambos. As complicações podem ser tão simples quanto um componente solto ou tão prejudicial quanto a fratura do componente. Em raras ocasiões, um erro

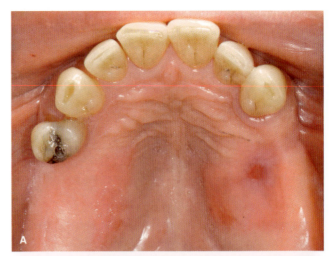
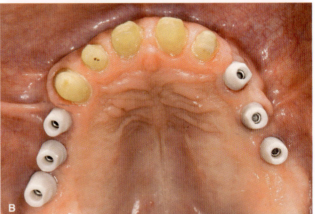
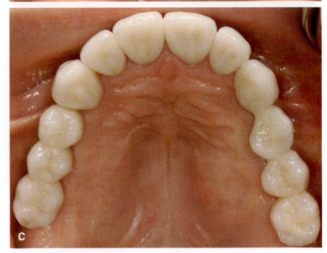

• **Figura 14.37** Reabilitação bilateral superior posterior de maxila. **A.** Antes do tratamento. **B.** Seis pilares de zircônio para duas próteses parciais fixas de três elementos e cinco dentes naturais preparados para coroas cerâmicas totais individuais. **C.** Próteses finais instaladas.

de fabricação pode resultar em um componente mecanicamente comprometido
- *Complicações estruturais*: geralmente envolvem insultos aos dentes de metal, porcelana, acrílico, resina ou dentadura. Às vezes, a complicação pode ser simples e facilmente ajustada ou reparada. No entanto, em alguns casos, a falha estrutural pode ser catastrófica e requerer que a prótese seja refeita
- *Casos complexos*: a implantodontia caracteriza-se pela variabilidade. Parece existir uma variedade infinita de cenários clínicos. Muitas vezes, o paciente busca o implante como

último recurso e está desesperado. Frequentemente, os pacientes apresentam falhas dentárias e de esforços de reabilitação e estão em busca de soluções muito mais complexas. Muitos indivíduos apresentam-se depois de terem sido edêntulos por muitos anos e experimentado perda óssea profunda e não podem mais lidar com as dentaduras. Pacientes com traumatismos e aqueles com lesões craniofaciais ou anomalias do desenvolvimento também necessitam de próteses. O Capítulo 15 apresenta alguns dos casos mais avançados e suas modalidades de tratamento.

Referências bibliográficas

1. Branemark PI. The osseointegration book: from calvarium to calcaneus. Berlin/Chicago: Quitessenz Verlags; 2005.
2. Branemark PI, Zarb G, Albrektsson T. Tissue-integrated prosthesis: osseointegration in clinical dentistry. Chicago: Quintessence; 1987.
3. Zarb G, Albrektsson T. Osseointegration – a requiem for the periodontal ligament? Int J Periodontics Restorative Dent. 1991;14:251-262.
4. Albrektsson T, Wennerberg A. The impact of oral implants – past and future, 1966-2012. J Can Dent Assoc. 2005;71(5):327.
5. Berglundh T, Lindhe J. Dimension of the peri-implant mucosa. Biological width revisited. J Clin Periodontol. 1996;23(10):971-973.
6. Berglundh T, Lindhe J, Jonsson K, Ericsson I. The topography of the vascular systems in the periodontal and peri-implant tissues in the dog. J Clin Periodontol. 1994;21(3):189-193.
7. Esposito M, Hirsch JM, Lekholm U et al. Biological factors contributing to failures of osseointegrated oral implants. (II). Etiopathogenesis. Eur J Oral Sci. 1998;106(3):721-764.
8. Shin EY, Kwon YH, Herr Y, Shin SI, Chung JH. Implant failure associated with oral bisphosphonate-related osteonecrosis of the jaw. J Periodontal Implant Sci. 2010;40(2):90-95.
9. Bain CA, Weng D, Meltzer A et al. A meta-analysis evaluating the risk for implant failure in patients who smoke. Compend Contin Educ Dent. 2002;23(8):695-699.
10. Sennerby L, Meredith N. Implant stability measurements using resonance frequency analysis: biological and biomechanical aspects and clinical implications. Periodontol. 2008;47:51.

Bibliografia

Adell R. Long-term treatment results. In: Branemark PI, Zarb G, Albrektson I (eds.). Tissue-integrated prostheses. Chicago: Quintessence; 1985.

Adell R, Lekholm U, Rockler B et al. A 15-year study of osseointegrated implants in the treatment of the edentulous jaw. Int J Oral Surg. 1981;10(6):387.

Bain CA, May PK. The association between the failure of dental implants and cigarette smoking. Int J Oral Maxillofac Implants. 1993;8(6):609.

Eriksson AR, Albrektsson T. Temperature threshold levels for heat-induced bone tissue injury: A vital microscopic study in the rabbit. J Prosthet Dent. 1983;50(1):101.

Granström G, Bergström K, Tjellström A et al. A detailed analysis of titanium implants lost in irradiated tissue. Int J Oral Maxillofac Implants. 1994;9:653.

Perrott DH, Shama AB, Vargerik K. Endosseous implants for pediatric patients. Oral Maxillofac Surg Clin North Am. 1994;6:79.

Peterson LJ, Larsen PE, McGlumphy EA et al. Long-term antibiotic prophylaxis is not necessary for placement of dental implants. J Oral Maxillofac Surg. 1996;54(Suppl 3):76.

Peterson LJ, McGlumphy EA, Larsen PE et al. Comparison of mandibular bone response to implant overdentures *versus* implant-supported hybrid. J Dent Res. 1996;75(1):333.

Quirynen M, Alsaadi G, Pauwels M et al. Microbiological and clinical outcomes and patient satisfaction for two treatment options in the edentulous lower jaw after 10 years of function. Clin Oral Implants Res. 2005;16(3):277-287.

Sammartino G, Marenzi G, di Lauro AE et al. Aesthetics in oral implantology: Biological, clinical, surgical, and prosthetic aspects. Implant Dent. 2007;16(1):54-65.

Smith D, Zarb GA. Criteria for success for osseointegrated endosseous implants. J Prosthet Dent. 1989;62(5):567.

Stanford CM. Application of oral implants to the general dental practice. J Am Dent Assoc. 2005;36:1092-1100.

Tarnow DP, Magner AW, Fletcher P. The effect of the distance from the contact point to the crest of gone on the presence or absence of the interproximal dental papilla. J Periodontol. 1992;63(12):995-996.

U.S. Department of Health and Human Services. Dental implants, NIH Consensus Development Conference Statement. J Oral Implantol. 1988;14(2 SI):116-247.

Woo SB, Hellstein JW, Kalmar JR. Systematic review: bisphosphonates and osteonecrosis of the jaws. Ann Intern Med. 2006; 144(10):753-761.

15

Tratamento com Implantes: Conceitos Avançados e Casos Complexos

MYRON R. TUCKER, RICHARD E. BAUER, TROY R. EANS E MARK W. OCHS

VISÃO GERAL DO CAPÍTULO

Colocação imediata de implantes pós-extração, 276

Enxerto ósseo e substitutos para enxertos, 278
  Enxertos autógenos, 279
  Enxertos alógenos, 279
  Enxertos xenógenos, 279
  Proteínas ósseas morfogenéticas, 279

Aumento mandibular, 280

Aumento maxilar, 280
  Enxerto ósseo tipo *onlay*, 280
  Levantamento de seio, 280

Distração de crista alveolar, 289

Imagem diagnóstica e planejamento virtual de tratamento, 289

Implantes especiais, 292
  Implantes zigomáticos, 292
  Implantes extraorais, 292

Casos complexos, 292

O Capítulo 14 abordou, principalmente, a avaliação clínica e a cirúrgica, assim como as questões protéticas para o tratamento básico com implantes. As técnicas descritas naquele capítulo abordam, sobretudo, as situações clínicas adequadas envolvendo osso e tecido mole. Além disso, os implantes podem ser colocados em uma área bem cicatrizada de osso sem prejudicar estruturas anatômicas como o seio maxilar ou o nervo alveolar inferior. Existem situações nas quais a colocação de implantes se torna mais complexa. Em alguns casos, pode ser vantajoso colocar um implante na hora da extração. Em muitos casos, o osso e o tecido mole são inadequados para a colocação do implante e requerem aumento para facilitar a instalação do implante. O presente capítulo aborda os tipos de casos que requerem a colocação imediata de implantes. Do mesmo modo, contempla os casos nos quais a preparação óssea e o aumento de tecido mole podem ser necessários antes da colocação de implantes. Esses tipos de procedimentos cirúrgicos são executados por cirurgiões com treinamento avançado e experientes em procedimentos de enxerto ósseo e implantes.

Colocação imediata de implantes pós-extração

Quando se planeja a colocação de implantes antes da extração dentária, deve-se considerar a hora mais desejável para a colocação do implante. O implante pode ser colocado imediatamente (p. ex., no momento da extração), precocemente (p. ex., 2 meses após a extração) ou tardiamente (p. ex., mais de 6 meses após a extração). Cada um desses tempos tem suas indicações, vantagens e desvantagens.

A principal vantagem da colocação imediata é que ela possibilita o menor tempo de cicatrização e combina a extração dentária com a colocação do implante. Colocar uma prótese provisória no mesmo procedimento pode gerar a melhor oportunidade para manter a anatomia do tecido mole e os melhores resultados estéticos imediatos e a longo prazo. A principal desvantagem da colocação imediata está relacionada com a diferença na anatomia da raiz ou das raízes do dente extraído, em comparação com a forma e o tamanho do implante. Isso particularmente se aplica ao dente multirradicular que está sendo substituído por um implante. Mesmo no caso de um incisivo, a diferença na forma da raiz e do implante cria alguma dificuldade na colocação dele. Outra desvantagem é que, se o implante for exposto a forças oclusais excessivas, sua estabilidade imediata e a longo prazo pode ser prejudicada.

A colocação imediata pode ser considerada se o dente a ser removido não estiver infectado e puder ser retirado sem perda de osso alveolar. Um componente fundamental para o sucesso dessa técnica é a completa extração do dente com mínima remoção de osso e sem alterar ou enfraquecer o osso de suporte. Uma técnica de extração atraumática usando periótomos ajudará a minimizar o prejuízo ao osso e a facilitar a colocação do implante. A estabilidade inicial do implante na hora da colocação também é essencial para o sucesso a longo prazo. Quando se coloca o implante, pelo menos 4 mm do ápice do implante devem ser precisamente colocados em osso firme para gerar essa estabilidade inicial (Figura 15.1). Guias cirúrgicos são extremamente úteis na colocação de implantes, porque perfurar o local do implante na angulação correta pode ser difícil às vezes, pois a broca pode ser facilmente defletida ao bater nas paredes do alvéolo (Figura 15.2). O implante deve ser colocado ligeiramente abaixo da altura da crista óssea para tornar possível a reabsorção de osso resultante da extração. Na área estética (maxilar anterior), a rigor coloca-se a plataforma do implante 3 mm abaixo da margem gengival livre. Isso proporciona o desenvolvimento de um ótimo contorno de emergência da restauração final e da manutenção do tecido mole. Em geral, o implante é também

CAPÍTULO 15   Tratamento com Implantes: Conceitos Avançados e Casos Complexos   277

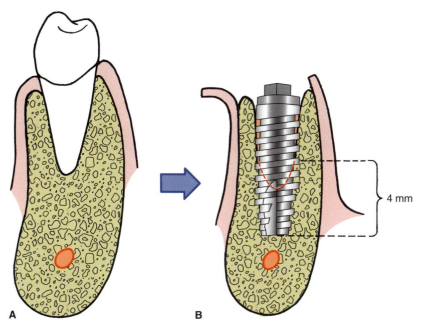

• **Figura 15.1 A** e **B.** Implantes colocados em alvéolos frescos pós-extração devem ter 4 mm de ajuste preciso ao longo do aspecto apical do implante. Os implantes devem ser fixados levemente abaixo da crista óssea. Espaços entre o implante e o alvéolo vestibular costumam ser mais enxertados com osso autógeno ou alógeno, proteína óssea morfogenética ou ambos.

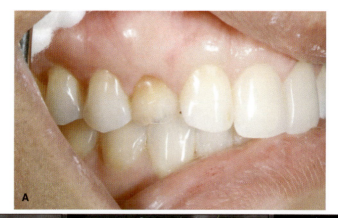
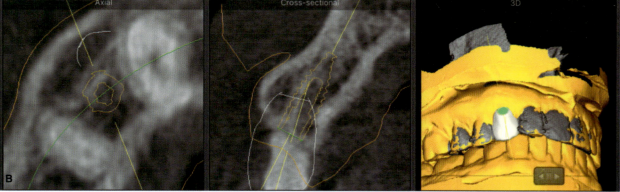

• **Figura 15.2** Cirurgia guiada de implante dentário imediato com provisionalização imediata. **A.** Canino superior direito incluso. **B.** Planejamento pré-cirúrgico para projeto auxiliado por computador e processamento de fabricação assistida por computador de um guia cirúrgico estático. (*continua*)

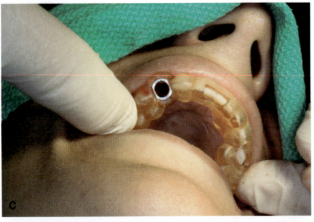
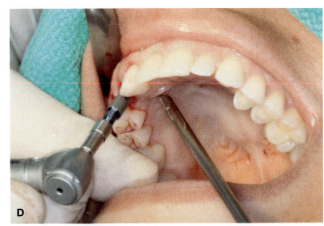
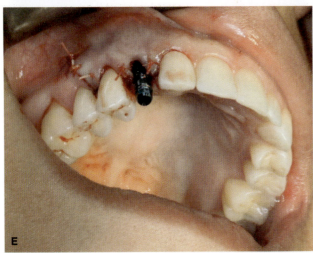
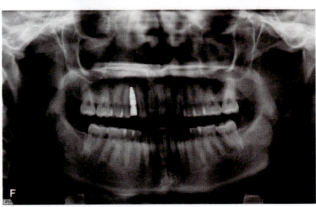
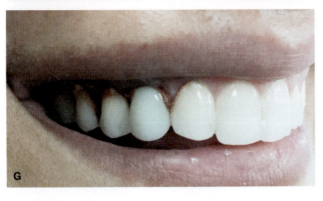

• **Figura 15.2** (*continuação*) **C.** Guia cirúrgica feita em laboratório. **D.** Colocação do implante no local de extração. O implante está em contato íntimo com o ápice, mas existe uma pequena falha entre a porção superior do implante e a face da crista do local de extração, que é enxertado com xenoenxerto particulado. **E.** *Coping* para impressão e fabricação de coroa provisória imediatamente aparafusada. **F.** Radiografia panorâmica pós-operatória com pilar de cicatrização colocado enquanto se fabrica a coroa provisória. **G.** Coroa imediata temporária com suporte ideal para tecidos moles.

posicionado 1 mm para a palatina do centro do dente extraído. Isso vale para antecipar o remodelamento de osso facial e tecido mole que diminui o volume da crista óssea vestibular.

O espaço entre o implante e o alvéolo dentário residual deve ser avaliado e manejado de acordo com o tamanho. Se o espaço for menor que 1 mm e o implante estiver estável, geralmente nenhuma modificação no tratamento é necessária. Se for maior que 1 mm, pode ser indicado enxerto com material ósseo particulado. No momento, a necessidade para isso mostra-se controversa. Na maioria dos casos, com técnicas de extração atraumáticas, sem retalhos, a cicatrização por primeira intenção pode não ser possível ou desejável. Em tal situação, uma membrana de colágeno reabsorvível pode ser colocada sobre o implante e mantida no lugar com uma sutura em formato de oito. O cirurgião-dentista pode considerar estender o tempo para integração antes de colocar carga.

Em casos isolados, uma prótese provisória pode ser considerada na hora da colocação do implante. É extremamente importante assegurar-se de que a prótese provisória tenha um contato firme ideal com os dentes adjacentes, o que ajudará a reduzir carga desfavorável no implante até ele estar osteointegrado.

Enxerto ósseo e substitutos para enxertos

Em muitos casos, as áreas que serão restauradas com implantes têm osso insuficiente para a colocação dos mesmos. Isso pode ser resultado de extração e atrofia ósseas, pneumatização do seio, traumatismo prévio, defeitos congênitos ou remoção de lesões patológicas. Nesses casos, será necessário aumentar o osso para dar suporte adequado à colocação de implantes. Algumas fontes potenciais de material de enxerto podem ser consideradas, dependendo do volume e da configuração de osso necessários.

Enxertos autógenos

O osso autógeno pode ser coletado de algumas áreas anatômicas. Dentro da boca, o osso pode ser coletado da sínfise mandibular, do ramo ou das áreas de tuberosidade. O osso da tuberosidade é basicamente esponjoso, enquanto no ramo – área posterior do corpo da mandíbula – ele é, sobretudo, cortical. A sínfise é a melhor fonte intraoral para um volume razoável de osso cortical e esponjoso (Figura 15.3). Quando é necessário mais osso para situações como mandíbula edêntula atrófica ou levantamento de seio bilateral, um local extraoral deve ser considerado se for usado osso autógeno. O local mais comum de coleta de enxerto é a crista ilíaca anterior. Outras áreas em que osso é coletado algumas vezes são a tíbia, a fíbula e o crânio.

Enxertos alógenos

Enxertos ósseos alógenos obtidos de cadáveres são processados para ficarem estéreis e diminuírem o potencial para a resposta imunológica. O processo de esterilização destrói a natureza osteoindutiva do enxerto; entretanto, o enxerto gera um arcabouço, tornando possível o crescimento interno do osso (osteocondução). Ocorre incorporação óssea, seguida de remodelação e reabsorção, durante a fase de cicatrização. Formas granulares de material de enxerto alógeno geram aumento da área de superfície e melhor adaptação dentro do enxerto e são as mais utilizadas para o aumento da crista alveolar. As vantagens de enxertos ósseos alógenos são a não necessidade de sítio doador adicional, a disponibilidade ilimitada e o fato de que os pacientes podem passar por este procedimento em ambulatório. A desvantagem consiste em uma quantidade significativa de enxerto ósseo ser reabsorvida, o que resulta em um volume muito menor de osso para a colocação de implantes.

Enxertos xenógenos

Os enxertos ósseos são derivados da porção inorgânica de osso coletado de espécies que são geneticamente diferentes do receptor do enxerto. A fonte mais comum de enxerto xenógeno é o osso bovino. As vantagens e as desvantagens são similares às dos enxertos alógenos, como a grande reabsorção pós-enxerto.

Proteínas ósseas morfogenéticas

Um dos avanços mais recentes e excitantes em enxerto ósseo tem sido a pesquisa extensiva relacionada com as proteínas ósseas morfogenéticas (BMPs). As BMPs são uma família de proteínas que foram isoladas e aplicadas na reconstrução do esqueleto maxilofacial. Tais proteínas têm a habilidade de melhorar a cicatrização de enxerto ósseo e, em muitos casos, substituir outros materiais de enxerto. A BMP humana recombinante (rhBMP-2) foi isolada e agora tem sido produzida e embalada para o uso em procedimentos de enxerto. Coloca-se a BMP em carreadores, geralmente esponjas de colágeno reabsorvíveis, para facilitar a aplicação no local do enxerto. A BMP pode ser posicionada ao redor dos implantes dentro dos sítios de extração, ajudando na osteointegração. Em defeitos maiores, a BMP costuma ser combinada com materiais

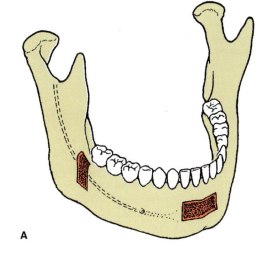

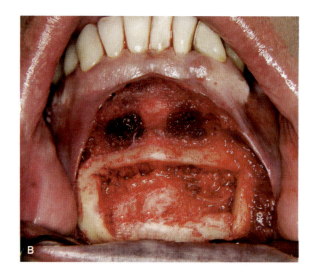

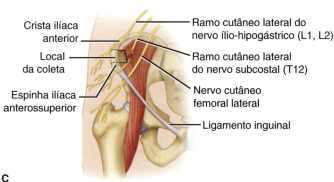

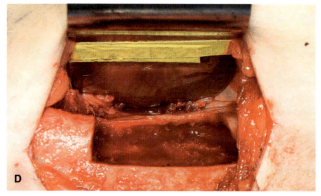

• **Figura 15.3** Locais de coleta de enxerto de osso autógeno. **A.** Locais de enxerto do corpo posterior ou ramo e região de sínfise. **B.** Fotografia clínica da coleta da área da sínfise. **C.** Anatomia da coleta da crista ilíaca. **D.** Fotografia clínica da coleta da crista ilíaca. (C, de Bagheri SC, Jo C. *Clinical review of oral and maxillofacial surgery*. St. Louis: Mosby; 2008.)

osteocondutores alógenos para expandir o volume do enxerto e ajudar a colocar, dar forma e conter o material de enxerto. A BMP com o carreador de esponja de colágeno pode ser usada no levantamento de seio e na reconstrução de defeitos ósseos que não suportam carga (Figura 15.4). As vantagens evidentes são a eliminação da necessidade de sítio cirúrgico doador e a melhora na formação de osso no local do aumento. As principais desvantagens são o edema pós-operatório significativo e o custo da BMP.

Dois problemas associados a qualquer tipo de enxerto são a contenção e a forma do material de enxerto e a prevenção de tecido fibroso durante a fase de cicatrização. Em geral, a colocação de enxertos particulados para aumentar cristas alveolares requer algum tipo de artifício ou material de contenção para facilitar tamanho e forma ideais da crista óssea. Os materiais usados para conter e dar forma ao enxerto também podem ser eficazes na eliminação da invasão desfavorável de tecido mole durante a cicatrização.

A regeneração óssea guiada é um processo que possibilita o crescimento ósseo ao mesmo tempo que retarda o crescimento de tecido conjuntivo fibroso e epitelial. Muitos defeitos ósseos irão se regenerar com osso novo se a invasão de tecido conjuntivo do tecido adjacente puder ser evitada. A regeneração óssea guiada envolve o uso de uma barreira colocada sobre o defeito ósseo para evitar o crescimento de tecido fibroso enquanto o osso sob a barreira tem tempo de crescer e completar o defeito (Figura 15.5). Essa técnica mostra-se útil, principalmente, no tratamento de deiscência vestibular, na qual o aumento vestibulolingual (horizontal) do osso é necessário. A regeneração óssea guiada pode ser feita simultaneamente com a colocação do implante ou antes do estágio I. Vários materiais podem servir de barreira para o crescimento de tecido fibroso. O politetrafluoretileno expandido é o material mais extensivamente testado. Hoje em dia, materiais reabsorvíveis também estão disponíveis, eliminando a necessidade de remoção. A malha fina e maleável de titânio é um material comumente utilizado para facilitar a manutenção da forma do enxerto enquanto elimina o crescimento fibroso extensivo. Arcabouços de malha de titânio podem ser criados aparando-se e contornando-se malhas de titânio achatadas na hora da cirurgia, ou elas podem ser fabricadas antes da cirurgia usando-se modelos de diagnóstico montados ou *design* auxiliado por computador.

Aumento mandibular

Os enxertos para aumento fortalecem a mandíbula extremamente deficiente e melhoram a altura e o contorno do osso disponível para a colocação de implantes em áreas que sustentarão as próteses. O aumento de rebordo superior com enxerto ósseo costuma ser indicado quando uma grande reabsorção da mandíbula resulta em altura e contornos inadequados e potencial risco de fratura ou quando o plano de tratamento pede a colocação de implantes em áreas de altura óssea ou largura insuficiente. Distúrbios neurossensoriais por causa da deiscência do nervo alveolar inferior na parte superior da mandíbula também podem ser melhorados com o enxerto da borda superior. São fontes de material de enxerto o osso autógeno, o osso alógeno ou ambos, geralmente combinados com BMP (uso que não consta da bula). Historicamente, o osso autógeno tem sido o material mais biologicamente aceito no aumento mandibular. São desvantagens do uso de osso autógeno a necessidade do sítio cirúrgico doador e a possibilidade de reabsorção significativa que ocorre após o enxerto. O uso de osso alógeno elimina a necessidade de um segundo local cirúrgico e tem se mostrado útil no aumento de pequenas áreas de deficiência na mandíbula. O uso de osso alógeno parece ser mais eficaz no aumento da largura da crista alveolar e muito menos eficaz na melhora da altura (aumento vertical) de uma mandíbula deficiente. As técnicas atuais de aumento do rebordo alveolar superior da mandíbula costumam envolver alguma combinação de enxerto em bloco, suplementado com material alógeno como osso liofilizado misturado com BMP, geralmente contendo algum tipo de grade de titânio (Figura 15.6).

Aumento maxilar

A reabsorção grave da crista alveolar maxilar representa um considerável desafio na reconstrução protética da dentição. Quando ocorre reabsorção maxilar de moderada a grave, a área de maior suporte de prótese da maxila possibilita a reabilitação protética sem nenhum aumento ósseo. Em alguns casos, o aumento demasiado no espaço interarcos, a perda da abóbada palatina, a interferência da área de pilar do zigomático e a ausência do chanfrado posterior da tuberosidade podem tornar difícil construir próteses adequadas. Por isso, o aumento deve ser levado em conta.

Enxerto ósseo tipo *onlay*

O enxerto ósseo da maxila atrófica com uma costela autógena foi descrito primeiramente por Terry em 1984. Indica-se o enxerto ósseo maxilar tipo *onlay* principalmente quando houver reabsorção grave do alvéolo maxilar que resulte na ausência de crista alveolar e na perda da forma da abóbada palatina adequada. Os enxertos maxilares tipo *onlay* costumam ser feitos com o uso de alguma combinação de osso autógeno (blocos corticoesponjosos ou medula particulada), osso alógeno e BMP (uso que não consta da bula), geralmente contidos em algum tipo de malha (ver Figura 15.5). Quando se usam blocos de osso corticomedulares, eles podem ser sustentados por pequenos parafusos, o que contém a movimentação e reduz a reabsorção (Figura 15.7). Em seguida, põe-se osso esponjoso ao redor dos enxertos para melhorar o contorno. Os implantes podem ser colocados na hora do enxerto em alguns casos, mas a colocação costuma ser realizada depois, para tornar possível a cicatrização inicial do osso enxertado.

Levantamento de seio

A reabilitação da maxila usando implantes costuma ser problemática por causa da extensão do seio maxilar para dentro da área da crista alveolar. Em muitos casos, o tamanho real e a configuração da maxila são satisfatórios em termos de altura e largura da área da crista alveolar. Entretanto, a extensão do seio maxilar para cima da crista alveolar pode evitar a colocação de implantes na área posterior da maxila, devido a suporte ósseo insuficiente. O levantamento de seio é o procedimento de aumento ósseo que coloca material de enxerto dentro da cavidade do seio, mas fora da membrana, e aumenta o suporte ósseo na área do rebordo alveolar.

Quando apenas alguns milímetros de aumento são necessários na conjunção com colocação simultânea de implantes, um levantamento de seio indireto é eficaz. Tal procedimento depende da densidade encontrada no osso esponjoso da maxila. Utiliza-se a primeira broca para localizar a angulação e a posição do implante planejado. A profundidade é perfurada logo antes do assoalho do seio. Os osteótomos são então usados para alargar o lugar progressivamente. Coloca-se o osteótomo com a parte convexa para o fundo e comprimida contra as paredes. Ele também raspa o osso das paredes, empurrando-o adiante. O osso do assoalho do seio é empurrado para cima, elevando a membrana do seio e depositando o osso da parede lateral e apical à osteotomia dentro do seio abaixo da membrana (Figura 15.8). Se necessário, material de enxerto adicional pode ser introduzido através do local do implante.

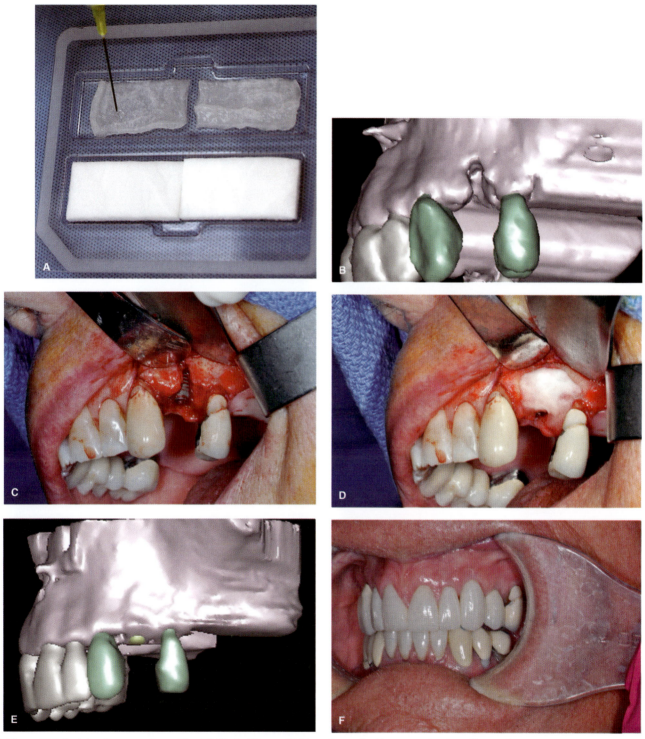

• **Figura 15.4** Proteína óssea morfogenética (BMP). **A.** *Kit* com BMP em forma líquida e esponjas de colágeno. **B.** Tomografia computadorizada (TC) tridimensional mostrando o espaço edêntulo com o defeito da parede vestibular. **C.** Implante colocado. **D.** Material de enxerto ósseo alógeno combinado com BMP em esponja de colágeno cobrindo o defeito ósseo. **E.** TC tridimensional mostrando excelente regeneração óssea pós-operatória. **F.** Implante restaurado.

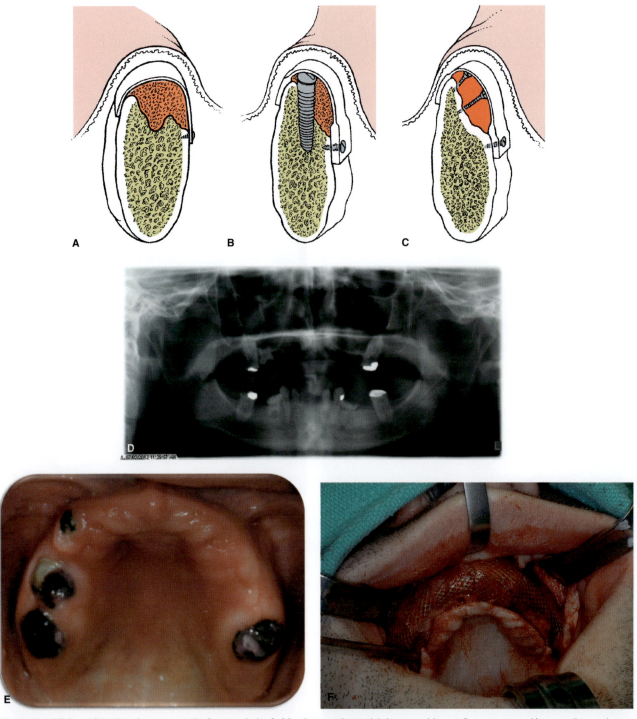

• **Figura 15.5** Várias aplicações de regeneração óssea guiada. **A.** Membrana e "material de preenchimento", como osso alógeno, são usados para aumentar o rebordo. **B.** Igual a **A**, exceto que se põe um implante simultaneamente. **C.** A membrana é sustentada por parafusos que preservam o espaço entre o enxerto para tornar possível o preenchimento ósseo. **D.** Radiografia panorâmica de paciente com displasia ectodérmica. **E.** Foto intraoral. **F.** Aumento maxilar com proteína morfogenética óssea e malha de titânio. (*continua*)

CAPÍTULO 15 Tratamento com Implantes: Conceitos Avançados e Casos Complexos 283

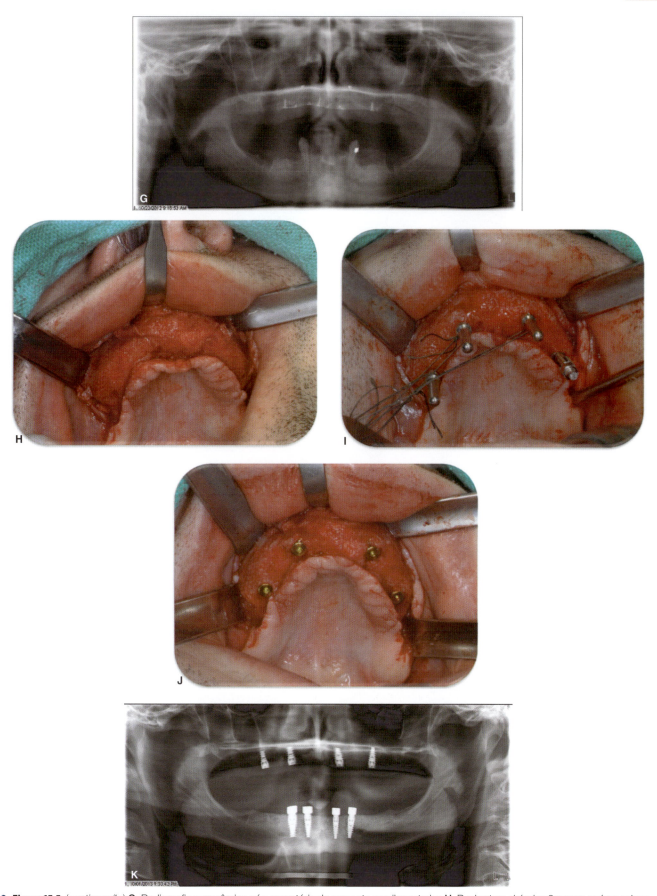

• **Figura 15.5** (*continuação*) **G.** Radiografia panorâmica pós-operatória de aumento maxilar anterior. **H.** Reabertura cirúrgica 9 meses após a colocação do enxerto. **I.** Quatro indicadores de direção durante a colocação do implante no momento da remoção da malha de titânio. **J.** Quatro implantes colocados no osso regenerado com parafusos de cobertura no lugar. **K.** Radiografia panorâmica após a colocação dos implantes. (*continua*)

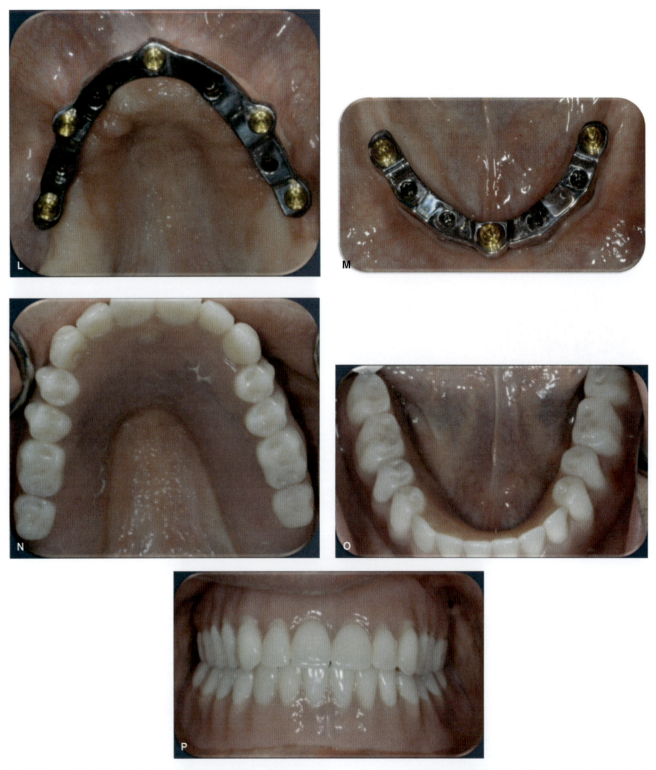

• **Figura 15.5** (*continuação*) **L.** Barra de titânio fresada implantossuportada maxilar com *attachments*. **M.** Barra de titânio fresada com implante mandibular com *attachments*. **N.** Prótese maxilar reforçada com metal. **O.** Prótese reforçada com metal mandibular. **P.** Prótese final no lugar.

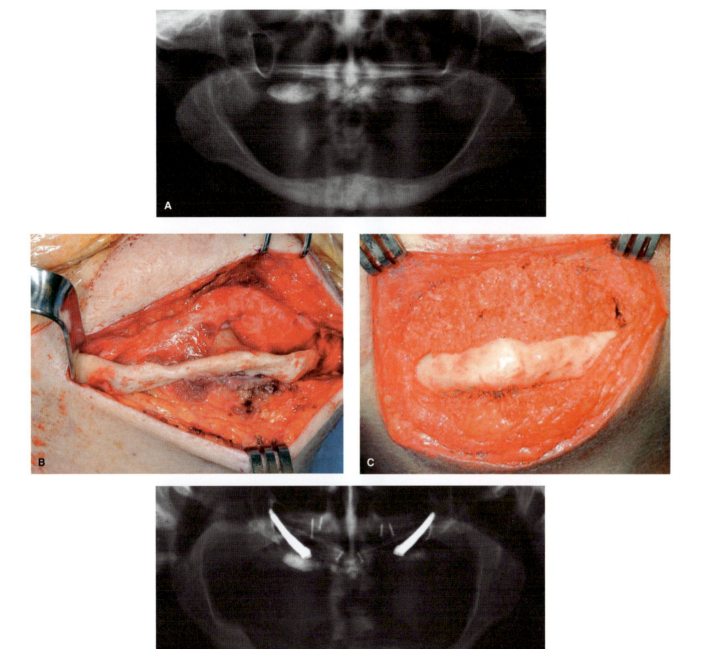

• **Figura 15.6** Aumento da mandíbula edêntula atrófica. **A.** Radiografia pré-operatória. **B.** Exposição de mandíbula atrófica por uma abordagem extraoral. **C.** Enxerto ósseo posicionado. O enxerto ósseo foi uma combinação de proteína morfogenética óssea, células-tronco coletadas por aspiração de medula da crista ilíaca e osso liofilizado. **D.** Radiografia pós-operatória passados 6 meses (enxerto ósseo maxilar e implantes zigomáticos foram colocados na hora do enxerto mandibular.) Observa-se que a área do enxerto ósseo não é tão densa quanto o osso subjacente. Quando se colocam implantes e se aplica estresse ao osso enxertado, a densidade aumenta.

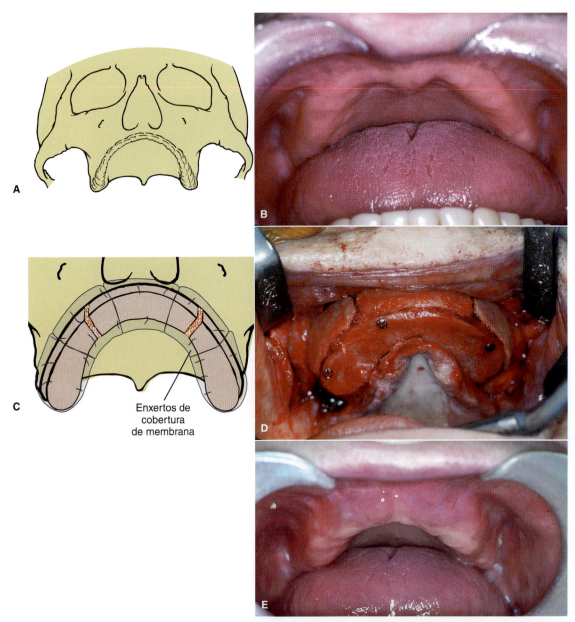

• **Figura 15.7** Reconstrução óssea da maxila do tipo *onlay* com crista ilíaca da maxila. **A.** Diagrama da maxila atrófica. **B.** Fotografia clínica ilustrando um rebordo alveolar inadequado para reconstrução. **C.** Três segmentos de osso são mantidos em posição. **D.** Estabilização do enxerto *onlay* com fixação rígida. Pequenos defeitos são preenchidos com osso esponjoso e proteína óssea morfogenética (BMP). Em seguida, uma membrana reabsorvível é colocada sobre o enxerto antes do fechamento tecidual. **E.** Resultado pós-operatório demonstrando melhora da altura e contorno da crista alveolar.

Quando convém aumentar mais área óssea, uma abordagem aberta ao seio é também necessária. Nessa técnica, faz-se uma abertura na parte lateral da parede maxilar e eleva-se a membrana do seio cuidadosamente do assoalho ósseo do seio (Figura 15.9). Após a elevação da membrana do seio, coloca-se o material de enxerto na porção inferior do seio, abaixo e externamente à sua membrana. Osso alógeno, autógeno e xenógeno, BMP ou uma combinação destes materiais podem ser usados como fonte de enxerto. Pode ocorrer perfuração da membrana do seio durante a exposição do assoalho do seio maxilar. As perfurações são normalmente cobertas com sobra da membrana elevada e "remendos" de material de uma membrana reabsorvível. Estas medidas possibilitam a colocação do material de enxerto com a proteção contra uma comunicação direta com o seio. Se houver osso insuficiente para gerar a estabilidade inicial ao implante, o enxerto é deixado para cicatrizar de 3 a 6 meses, após os quais o primeiro estágio da colocação do implante pode começar no modo convencional descrito no Capítulo 14. Se houver osso insuficiente para obter a estabilidade inicial do implante (em geral, 4 a 5 mm), a colocação do implante pode ser conseguida simultaneamente com o enxerto de seio. Tal procedimento pode ser feito como uma cirurgia ambulatorial. Uma prótese removível adequadamente aliviada pode normalmente ser utilizada após a cirurgia, durante o período de cicatrização.

CAPÍTULO 15   Tratamento com Implantes: Conceitos Avançados e Casos Complexos   287

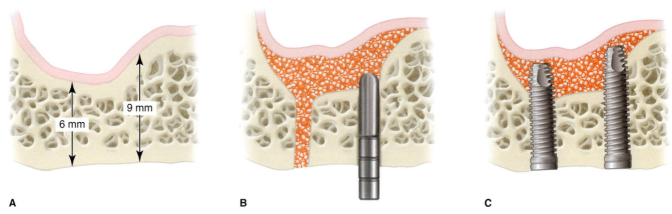

- **Figura 15.8** Procedimento de levantamento de seio indireto. **A.** Seio pneumatizado com osso adequado para estabilidade primária. **B.** Após fazer furos-piloto, são usados osteótomos para alargar a osteotomia enquanto se coloca o material de enxerto. **C.** A pressão criada pelo material de enxerto enquanto ele é inserido na osteotomia expande a membrana intacta do seio e eleva o seu assoalho, tornando possível a colocação de implantes.

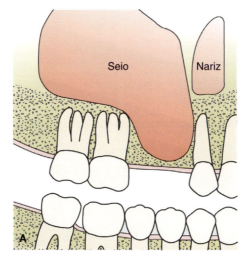

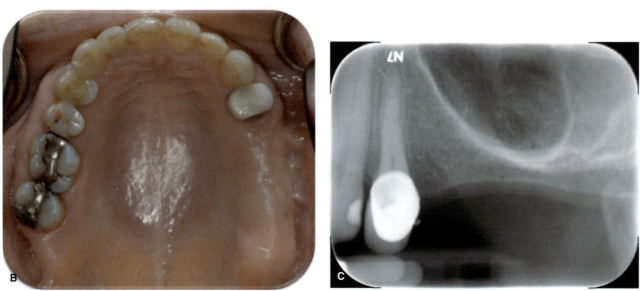

- **Figura 15.9** Procedimento de elevação de seio. **A.** Diagrama ilustrando a pneumatização do seio maxilar sobre crista alveolar com suporte inadequado para reconstrução. **B.** Imagem de pré-tratamento de um paciente faltando os dentes nº13 e nº14. **C.** Pneumatização do seio maxilar direito. (*continua*)

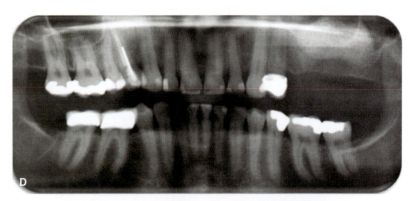
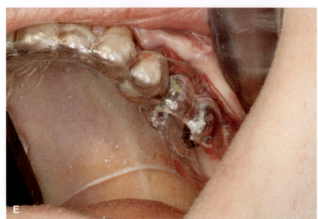
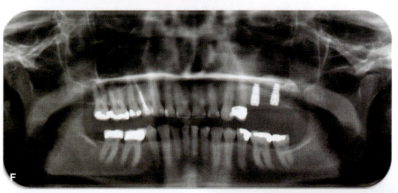
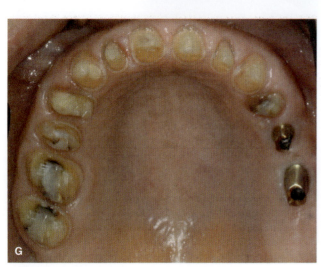
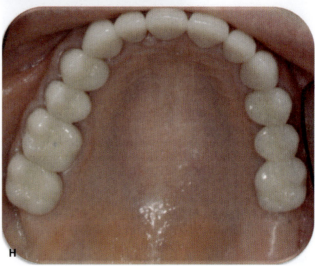

• **Figura 15.9** (*continuação*) **D.** Radiografia panorâmica pós-operatória mostrando elevação do seio maxilar esquerdo usando uma combinação de aloenxerto particulado e xenoenxerto por meio de uma abordagem lateral da janela. **E.** Colocação de implante usando guia cirúrgico como procedimento secundário 5 meses após o aumento do seio. **F.** Radiografia panorâmica pós-cirúrgica mostrando a colocação do implante no seio maxilar esquerdo aumentado. **G.** Foto intraoral de dentes preparados e pilares personalizados para implantes de titânio. **H.** Restaurações definitivas no local. (*continua*)

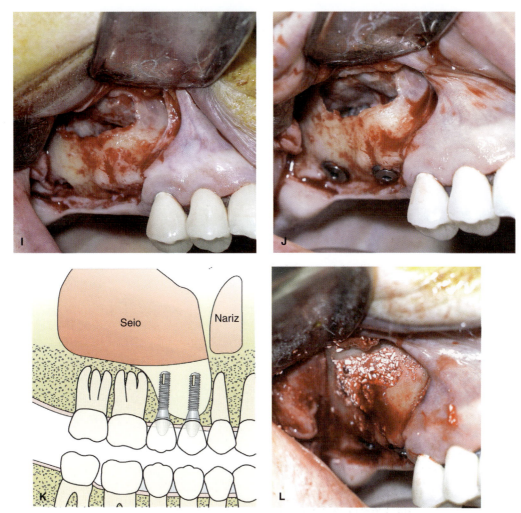

• **Figura 15.9** (*continuação*) **I.** A janela óssea lateral fornece acesso; a membrana sinusal é elevada e, quando existe uma quantidade suficiente de crista nativa para a estabilidade, os implantes podem ser colocados no momento da elevação do seio. **J.** Colocam-se os implantes através da crista nativa e no seio. **K.** Diagrama representando a elevação da membrana sinusal, a colocação do implante e o enxerto da área ao redor dos implantes abaixo da membrana sinusal. **L.** Enxerto (uma combinação de osso autógeno e material de aloenxerto) no local.

Distração de crista alveolar

Em geral, traumatismo, defeitos congênitos e ressecção de condições ósseas patológicas criam um defeito ósseo inadequado para a reconstrução imediata com implantes. Defeitos consideráveis de tecido mole, como perda de gengiva inserida, tecido queratinizado ou mucosa, frequentemente acompanham a discrepância óssea. A distração osteogênica tem sido usada para corrigir essas deficiências alveolares e envolve realizar uma osteotomia na crista alveolar (Figura 15.10). Assim, parafusa-se um aparelho diretamente nos segmentos do osso. Após um período inicial de latência de 5 a 7 dias, o aparelho é gradualmente ativado para separar os segmentos ósseos cerca de 1 mm por dia. A tensão gradual colocada na distração da interface óssea produz uma formação óssea contínua. Além disso, o tecido adjacente, incluindo mucosa e gengiva inserida, expande-se e adapta-se a essa tensão gradual. Como a adaptação e a geração tecidual envolvem vários tipos de tecido além de osso, esse conceito deve também incluir *distração histiogênica*, na qual o segmento ósseo distraído e gerado recentemente (denominado *regenerado*) é deixado para cicatrizar de 3 a 4 meses. Desse modo, retira-se o aparelho de distração, e os implantes são normalmente colocados na hora da remoção do distrator. Um aumento ósseo adicional pode ainda ser necessário. A distração horizontal do alvéolo para aumentar a largura, seguida pela colocação do implante, também foi realizada com sucesso.

Imagem diagnóstica e planejamento virtual de tratamento

O aumento da disponibilidade e o uso da tomografia computadorizada (TC) e da tomografia computadorizada de feixe cônico (TCFC), junto com avanços significativos de *software*, mudaram consideravelmente o jeito como os casos de implantes são planejados tanto do ponto de vista cirúrgico quanto do protético. O escaneamento com TCFC com reconstrução tridimensional torna possível a visualização detalhada da anatomia óssea nos três planos espaciais. A visão da seção transversal da anatomia óssea possibilita a análise detalhada de todas as estruturas anatômicas importantes, como o tamanho e a formato da crista, a posição do seio maxilar com relação à crista e a localização no nervo alveolar inferior ou raízes de dentes adjacentes (Figura 15.11; ver também Figura 14.10). Há um *software* patenteado que facilita a integração do resultado protético final desejado com a anatomia óssea subjacente. Usando tecnologia de computadores para "visualizar virtualmente" o osso subjacente junto com o resultado protético final planejado, a

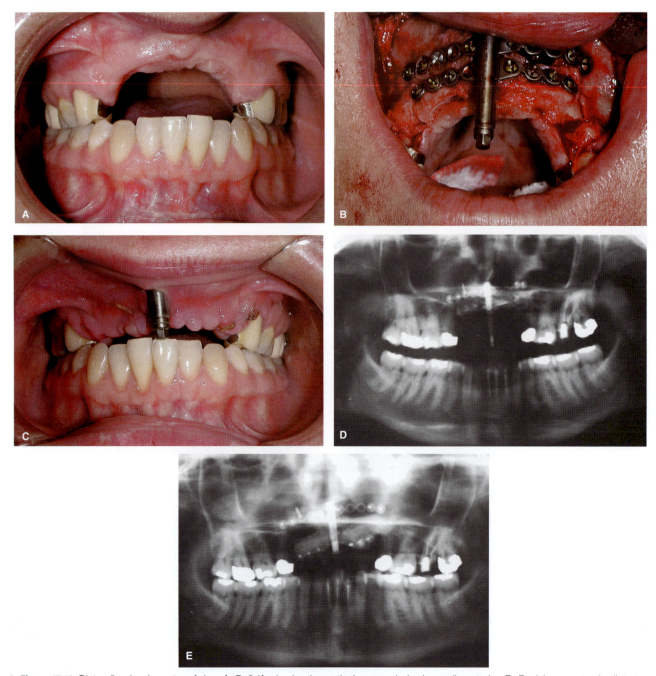

• **Figura 15.10** Distração alveolar osteogênica. **A.** Deficiência alveolar vertical pronunciada da maxila anterior. **B.** Posicionamento do distrator no alvéolo. **C.** O melhor posicionamento alveolar é evidente, com distração do segmento em 2 semanas. **D.** Radiografia pré-operatória ilustrando a deficiência vertical alveolar. **E.** Radiografia pós-distração indicando melhora na altura alveolar.

necessidade de enxerto ósseo, assim como a posição e a angulação da colocação do implante, pode ser planejada com extrema precisão (Figura 15.12). Usando tecnologia de prototipagem rápida, um guia cirúrgico pode ser então criado com polimerização a *laser* da resina. Os guias cilíndricos, que são exatamente do mesmo tamanho que as brocas cirúrgicas usadas para preparação do local do implante, podem ser inseridos no guia cirúrgico. O guia, que é seguramente fixado tanto na maxila quanto na mandíbula, dá a posição exata, a angulação e a profundidade de cada implante. Em alguns casos, é possível colocar implantes através do guia cirúrgico, o que pode gerar um indicador para as configurações de retenção interna e externa dos implantes. Isso possibilita que a restauração protética provisória seja realizada antes da cirurgia e aja logo no momento da colocação do implante.

O planejamento de tratamento cirúrgico assistido por computador tornou-se proeminente na Medicina e na Odontologia. O próximo passo evidente é implementar a cirurgia assistida por computador, ou a navegação cirúrgica, para assegurar a precisão e a eficiência, bem como resultados reprodutíveis. A navegação cirúrgica tem sido usada com resultados positivos no ambiente hospitalar há anos. A adaptação dessa tecnologia para fins cirúrgicos odontológicos intraorais trouxe vários novos desafios. As principais preocupações envolvem o equipamento necessário para executar a navegação intraoral. Peças de mão volumosas e calibração confiável e reprodutível estão na vanguarda da adaptação dessa tecnologia. A navegação dinâmica na Odontologia de implantes está evoluindo e continuará a se tornar um componente fundamental nos resultados bem-sucedidos dos pacientes.

CAPÍTULO 15   Tratamento com Implantes: Conceitos Avançados e Casos Complexos   291

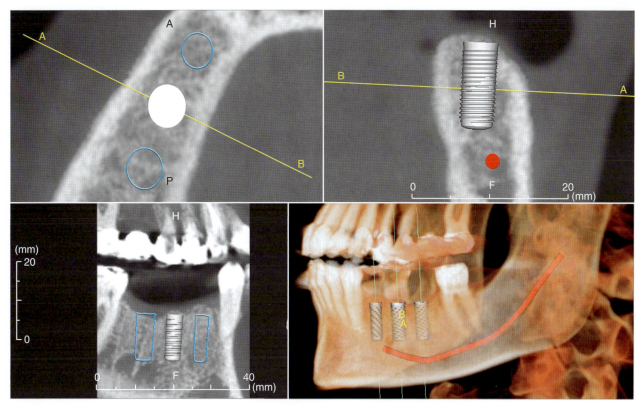

• **Figura 15.11** Imagem de tomografia computadorizada de feixe cônico (TCFC) mostrando reconstrução tridimensional e vistas em corte transversal da mandíbula identificando o local do planejamento da colocação do implante e a relação com o nervo alveolar inferior.

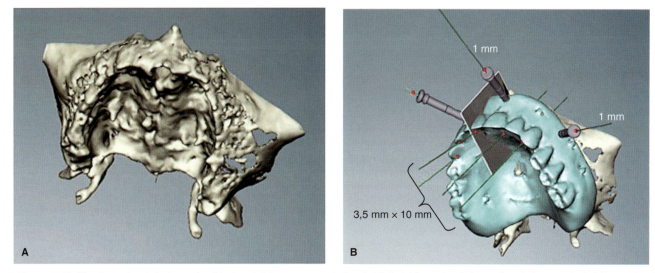

• **Figura 15.12** Planejamento de tratamento virtual assistido por computador. **A.** Visão tridimensional da maxila criada a partir de informação da tomografia computadorizada de feixe cônico (TCFC). **B.** Prótese "virtual" colocada sobre a anatomia da maxila. A posição ideal e a angulação da colocação do implante podem ser determinadas. Seções transversais individuais podem ser avaliadas. (*continua*)

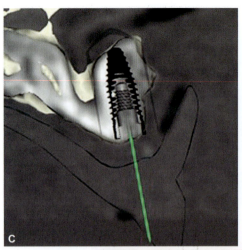
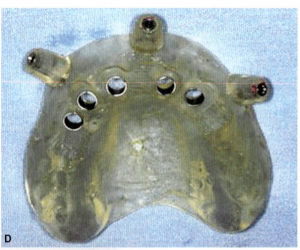
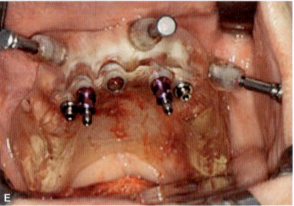

• **Figura 15.12** (*continuação*) **C.** Vista de seção transversal anterior da maxila, com o implante virtual colocado para visualizar a posição, a angulação e a adequação do suporte ósseo nesta área. **D.** Guia cirúrgico desenhado por computador direcionando a colocação exata dos implantes. **E.** Guia cirúrgico rigidamente fixado em posição com pinos de ancoragem no instante do procedimento para garantir a colocação precisa dos implantes.

Implantes especiais

Implantes zigomáticos

As implicações da pneumatização do seio maxilar e a possível necessidade de enxerto foram discutidas anteriormente neste capítulo. Existem algumas situações em que o enxerto do assoalho do seio pode não ser possível. Tais casos podem incluir pacientes com saúde comprometida ou indivíduos que estejam relutantes a se submeter a cirurgias organizadas que requeiram múltiplos procedimentos cirúrgicos e tempo de tratamento prolongado. Nesses casos, pode ser considerado o uso de implantes zigomáticos. O implante foi originalmente desenvolvido no início dos anos 1990 por Branemark, com várias adaptações subsequentes. Os implantes são extremamente longos, com 35 a 55 mm. Colocam-se os implantes intraoralmente, com exposição da crista do processo alveolar e do corpo do zigoma e acesso visual ao seio maxilar. Após a membrana ser rebatida, o implante atravessa o seio maxilar, com a ponta engatando no corpo do zigoma e o dispositivo de fixação externo emergindo na área do segundo pré-molar ou primeiro molar da maxila (Figura 15.13). A porção do implante embutida mesialmente à crista alveolar ou ao osso zigomático torna a osteointegração similar à de outros implantes. Os implantes zigomáticos posteriores costumam ser combinados com quatro implantes anteriores, todos suportando próteses fixas (ver Figura 15.18).

Implantes extraorais

Reconhecendo o sucesso dos implantes para aplicações orais, os cirurgiões maxilofaciais expandiram o uso da fixação com titânio para as aplicações extraorais. Os implantes extraorais são agora utilizados para ancorar orelhas, olhos e narizes protéticos em pacientes com defeitos resultantes de condições congênitas, traumatismo ou condições patológicas (Figura 15.14).

Casos complexos

Em geral, casos complexos precisam de combinações de muitos componentes de imagem avançada, plano de tratamento e técnicas de tratamento cirúrgicas e protéticas. A seguir, cinco exemplos de casos que precisam de combinação de algumas opções de tratamento:

- Ausência de dentes anteriores necessitando de enxerto e colocação de implantes (Figura 15.15)
- Espaços edêntulos na maxila e na mandíbula aumentadas com enxerto autógeno (Figura 15.16)
- Defeito maxilar de ressecção de granuloma central de células gigantes reconstruído com BMP e enxerto ósseo alógeno e uma superfície de malha de titânio (Figura 15.17)
- Maxila e mandíbula com ausências dentais e com atrofia moderada da mandíbula tratada com prótese total superior e prótese total mandibular (Figura 15.18)
- Mandíbula edêntula gravemente atrófica tratada com enxerto ósseo da crista ilíaca anterior (Figura 15.19)
- Dentição maxilar não restaurável restaurada com implantes anteriores convencionais e implantes zigomáticos posteriores (Figura 15.20).

CAPÍTULO 15   Tratamento com Implantes: Conceitos Avançados e Casos Complexos   293

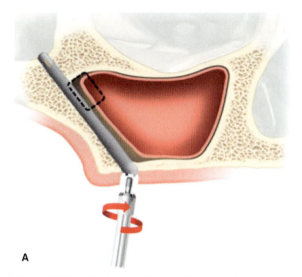
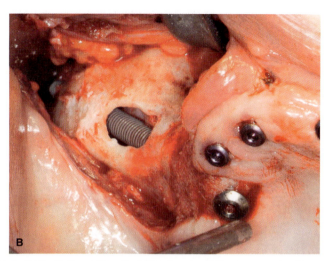

• **Figura 15.13** Implante zigomático. **A.** Diagrama mostrando a colocação do implante zigomático. Posiciona-se o implante no corpo do zigoma, no rebordo alveolar medial e na face lateral da maxila. **B.** Foto clínica da colocação do implante zigomático. (*A*, cortesia de Nobel Biocare® USA, Yorba Linda, CA.)

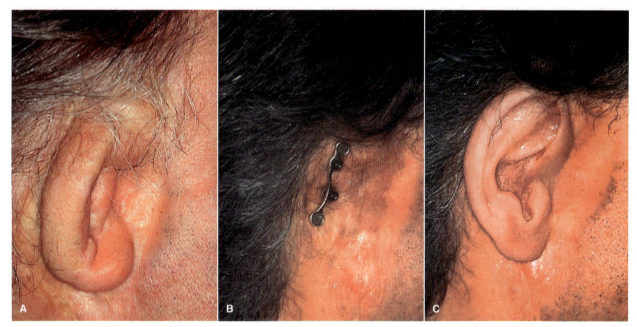

• **Figura 15.14 A.** Ausência congênita da orelha com reconstrução autógena insatisfatória. **B.** Implantes endo-ósseos colocados no osso temporal com armação. **C.** Prótese auricular implantossuportada. (Cortesia de Dr. Peter Larsen.)

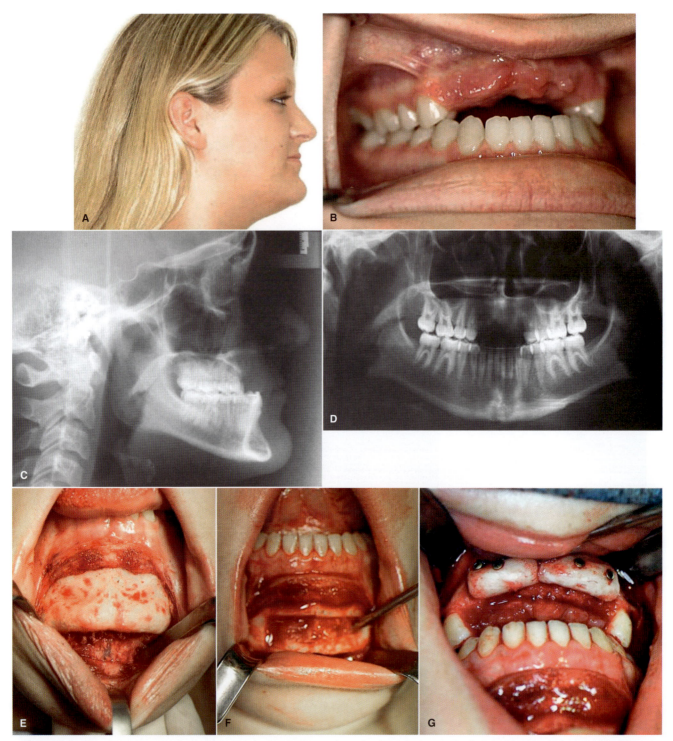

• **Figura 15.15** Falta de dentes anteriores, necessitando de enxerto e colocação de implantes. **A.** Perfil da paciente no pré-operatório. Nota-se a deficiência de terço médio da face. **B.** Maxilar anterior após a extração de dentes não restauráveis. **C.** Radiografia cefalométrica lateral. Observa-se a deficiência maxilar em comparação com a mandíbula. **D.** Radiografia panorâmica. **E.** Exposição cirúrgica da sínfise mandibular. **F.** Coleta óssea da sínfise mandibular. **G.** Fixação da coleta óssea sinfisária à parede facial da maxila anterior. (*continua*)

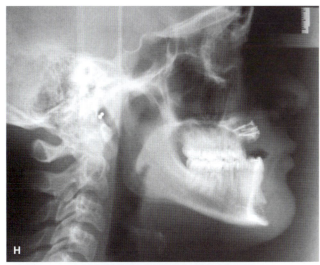
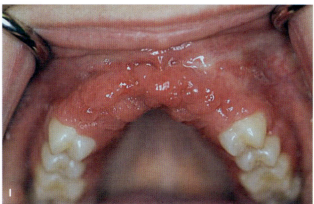
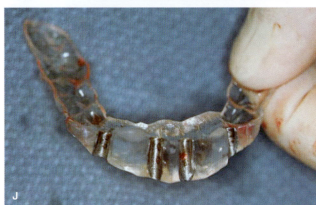
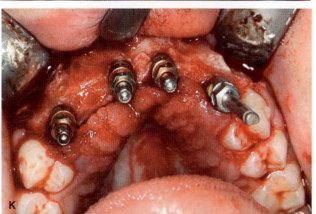
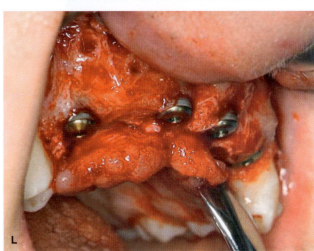
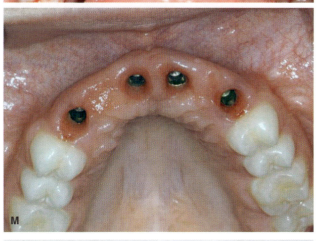
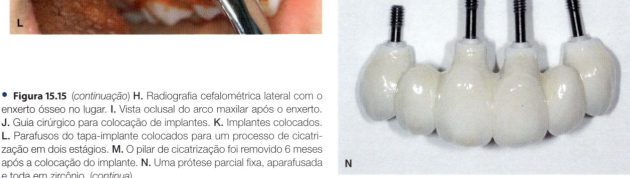

• **Figura 15.15** (*continuação*) **H.** Radiografia cefalométrica lateral com o enxerto ósseo no lugar. **I.** Vista oclusal do arco maxilar após o enxerto. **J.** Guia cirúrgico para colocação de implantes. **K.** Implantes colocados. **L.** Parafusos do tapa-implante colocados para um processo de cicatrização em dois estágios. **M.** O pilar de cicatrização foi removido 6 meses após a colocação do implante. **N.** Uma prótese parcial fixa, aparafusada e toda em zircônio. (*continua*)

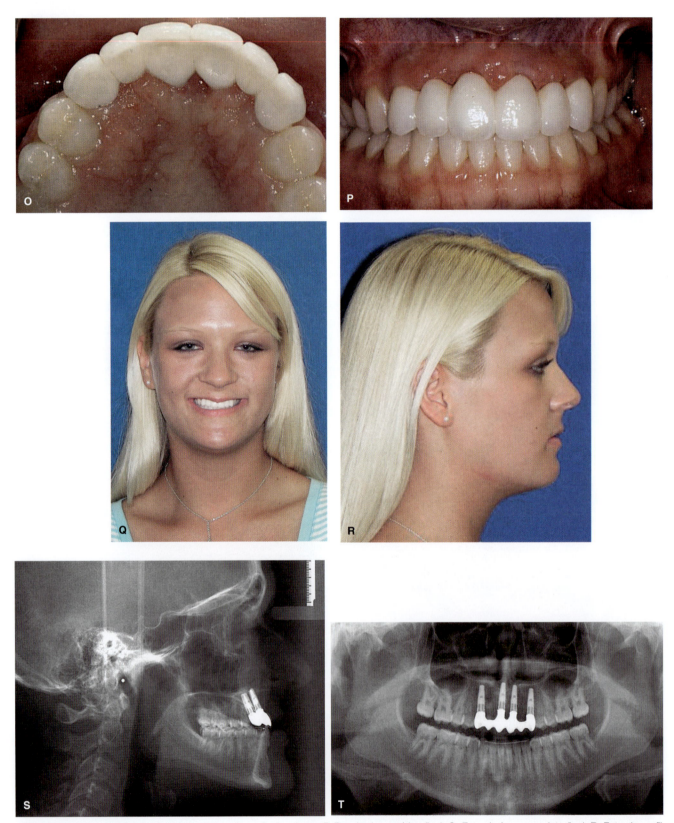

• **Figura 15.15** (*continuação*) **O.** Vista oclusal da prótese final no lugar. **P.** Resultado protético final. **Q.** Foto da face completa final. **R.** Foto de perfil final. **S.** Radiografia cefalométrica lateral final. **T.** Radiografia panorâmica final.

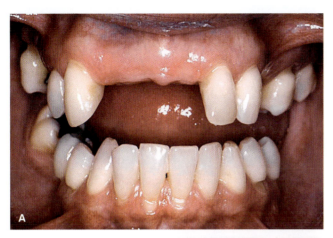
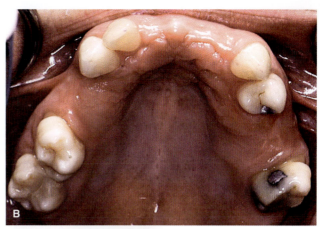
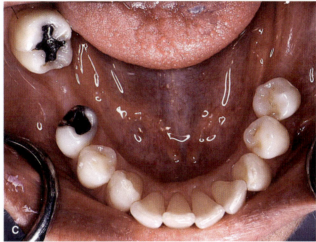
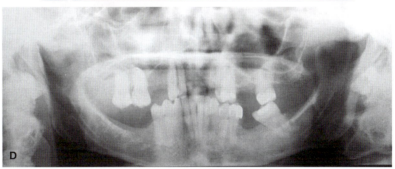
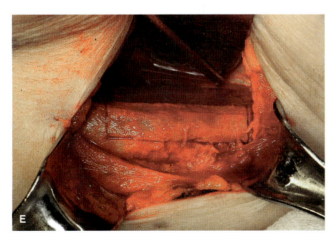
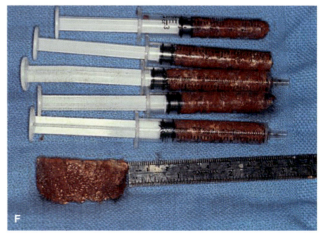

• **Figura 15.16** Espaços edêntulos na maxila e na mandíbula traumatadas com Imxerto autógeno. **A.** Vista frontal pré-operatória. **B.** Vista oclusal pré-operatória da maxila. **C.** Vista oclusal pré-operatória da mandíbula. **D.** Radiografia panorâmica pré-operatória. Observam-se os seios maxilares pneumatizados e a anatomia mandibular posterior atrófica. **E.** Exposição da crista ilíaca e iniciação da coleta de osso cortical. **F.** Osso cortical e esponjoso coletado da crista ilíaca. (*continua*)

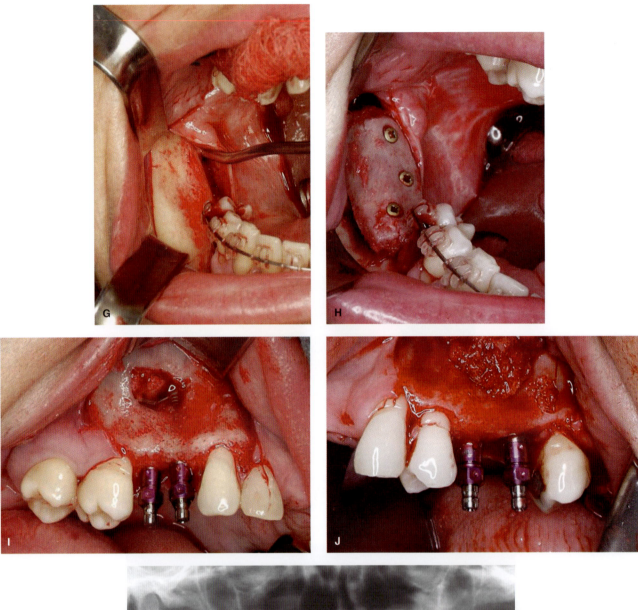
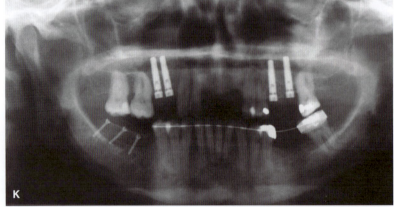

• **Figura 15.16** (*continuação*) **G.** Exposição cirúrgica da mandíbula atrófica posterior. **H.** Fixação do enxerto de osso cortical. **I.** Colocação dos implantes simultaneamente ao levantamento de seio antes da colocação de enxerto ósseo. **J.** Finalização da colocação do enxerto no seio maxilar. **K.** Radiografia panorâmica após enxerto. (*continua*)

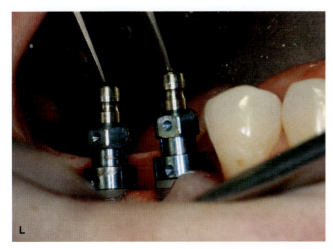
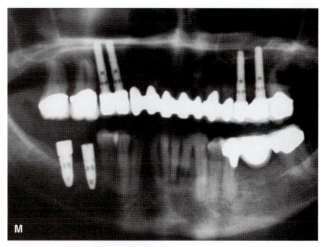
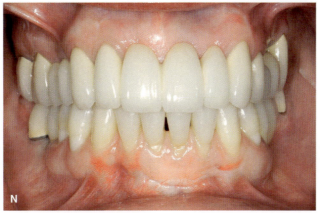
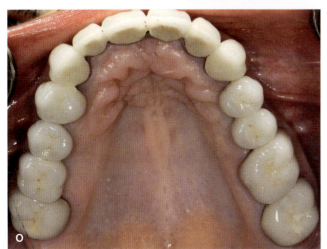
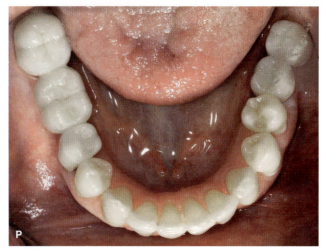
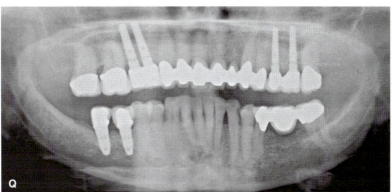

• **Figura 15.16** (*continuação*) **L.** Colocação do implante mandibular. **M.** Radiografia após colocação de implantes mandibulares. **N.** Vista frontal das próteses concluídas. **O.** Vista oclusal das próteses maxilares completas. **P.** Vista oclusal da prótese mandibular completa. **Q.** Radiografia final.

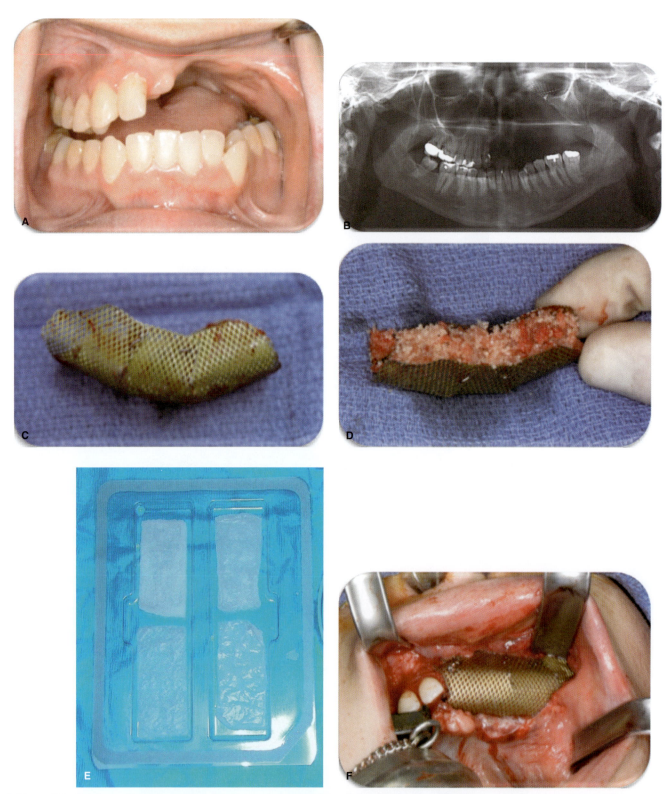

• **Figura 15.17** Defeito maxilar após a ressecção de granuloma central de células gigantes reconstruído com osso morfogenético (BMP), enxerto ósseo alogênico e malha de titânio. **A.** Paciente após ressecção de granuloma central de células gigantes com defeito maxilar significativo. **B.** Radiografia panorâmica pós-ressecção. **C.** Malha de titânio pré-formado preparada e esterilizada antes da cirurgia. **D.** Malha de titânio fina contornada em uma forma de rebordo alveolar ideal e embalada com BMP em esponjas de colágeno absorvíveis (ACSs) com osso particulado. **E.** Vista das ACSs que foram impregnadas com a BMP humana recombinante 2 esterilmente reconstituída. Após 15 minutos, a BMP torna-se aderente às esponjas de colágeno umedecidas. **F.** A malha de titânio é presa ao rebordo preexistente com parafusos autorrosqueáveis de 1,2 mm. (*continua*)

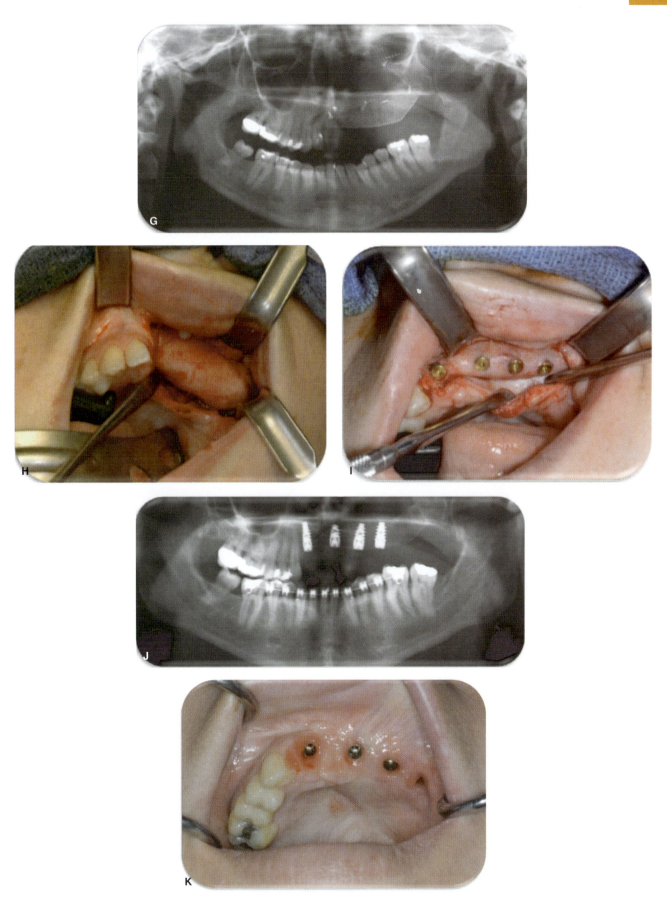

• **Figura 15.17** (*continuação*) **G.** Radiografia panorâmica após o procedimento de enxerto. A malha de titânio e o enxerto restabelecem a altura normal da crista alveolar. **H.** Vista da crista regenerada na reentrada cirúrgica 9 meses após o enxerto. **I.** Colocação de quatro implantes dentários no rebordo regenerado. **J.** Radiografia panorâmica após a colocação do implante. **K.** Cicatrização de tecidos sob uma prótese fixa temporária. (*continua*)

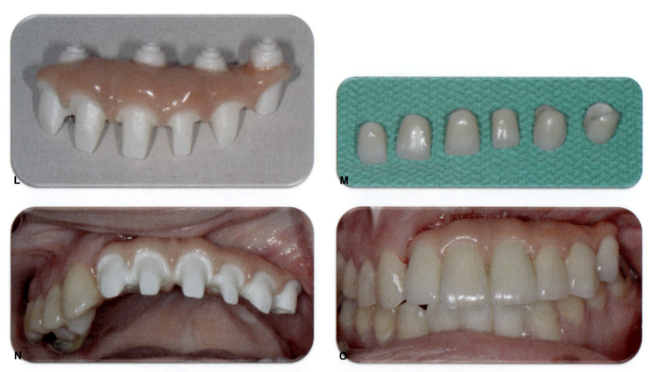

- **Figura 15.17** (*continuação*) **L.** Parafuso de zircônio retido em estrutura híbrida com porcelana rosa para substituir os tecidos gengivais. **M.** Coroas de zircônio cimentadas individuais. **N.** Estrutura no lugar. **O.** Prótese final no lugar com coroas cimentadas.

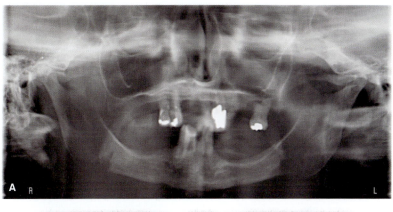
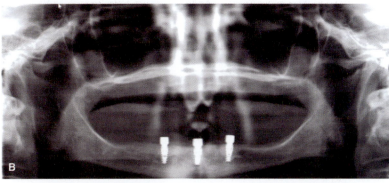
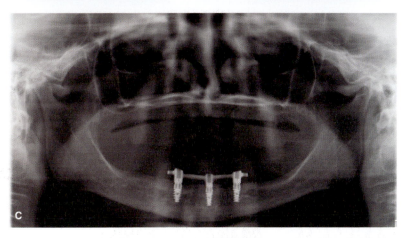
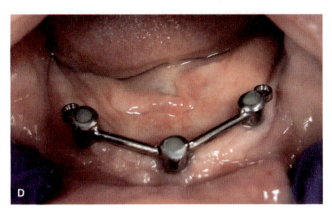
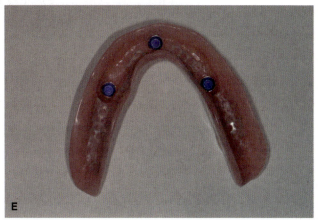

• **Figura 15.18** Dentições maxilar e mandibular com falhas e atrofia moderada da mandíbula tratada com prótese total superior e sobredentadura inferior. **A.** Radiografia panorâmica pré-tratamento. **B.** Colocação de três implantes mandibulares. **C.** Radiografia panorâmica da barra de titânio imobilizando três implantes. **D.** Barra de titânio fresada implantossuportada com *attachments*. **E.** Vista da superfície do entalhe da prótese final reforçada com *attachments*.

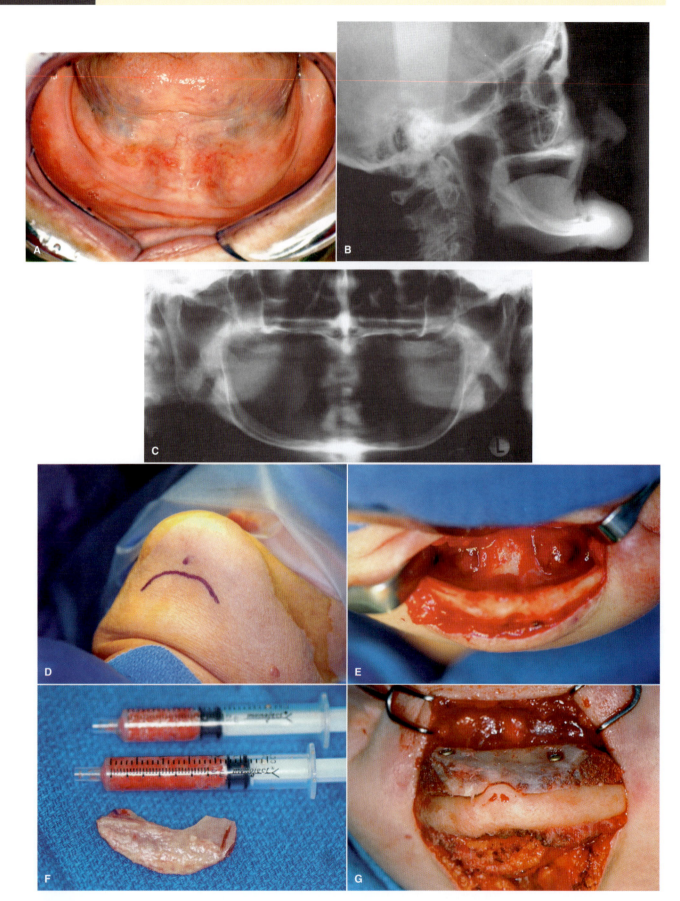

• **Figura 15.19** Mandíbula edêntula gravemente atrófica tratada com enxerto ósseo da crista ilíaca anterior. **A.** Imagem clínica inicial de mandíbula gravemente atrófica. **B.** Radiografia cefalométrica lateral. **C.** Radiografia panorâmica mostrando extrema atrofia mandibular. **D.** Abordagem extraoral para enxerto ósseo. **E.** Exposição da região anterior da mandíbula. **F.** Osso autógeno coletado da crista ilíaca. O enxerto inclui um bloco cortical, bem como uma medula adicional. **G.** Enxertos no lugar. (*continua*)

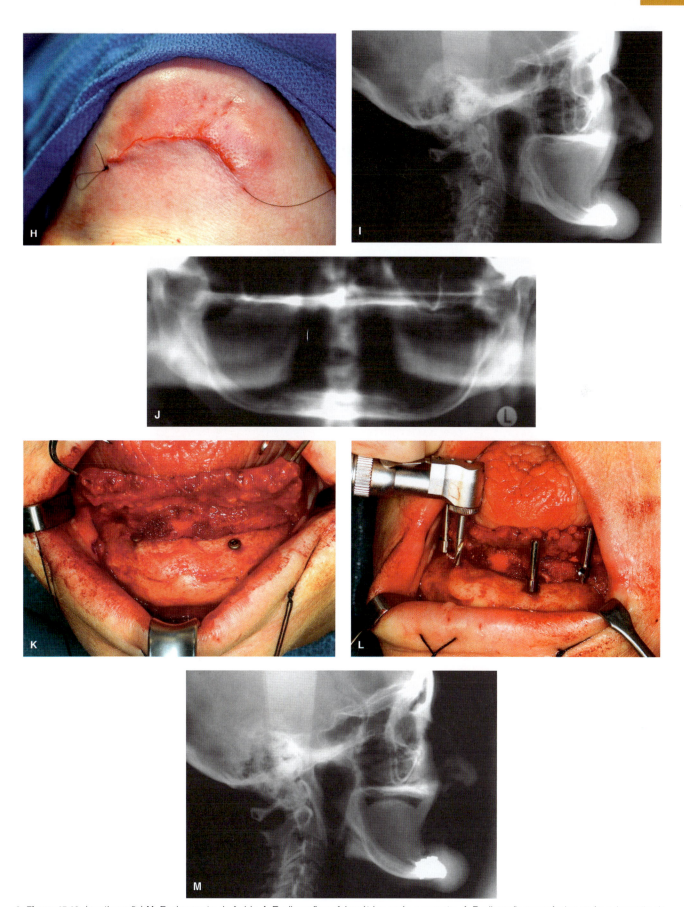

• **Figura 15.19** (*continuação*) **H.** Fechamento da ferida. **I.** Radiografia cefalométrica após o enxerto. **J.** Radiografia panorâmica após colocação do enxerto. **K.** Exposição intraoral da mandíbula anterior no momento da colocação do implante. **L.** Colocação de implantes. **M.** Radiografia cefalométrica após colocação do implante. (*continua*)

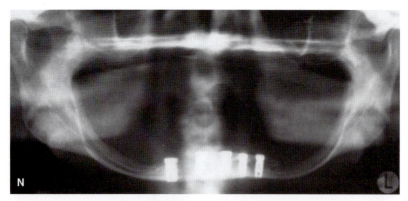

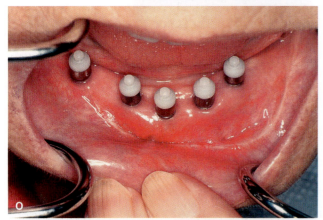
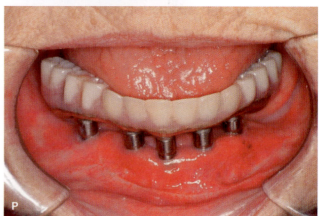

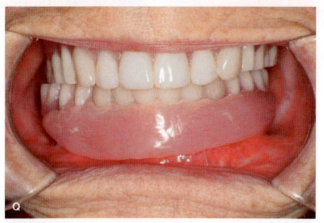

• **Figura 15.19** (*continuação*) **N.** Radiografia panorâmica após a colocação do implante. **O.** Implantes descobertos, prontos para reabilitação protética. **P.** Prótese totalmente implantossuportada. A prótese é elevada devido ao aumento do espaço interarco resultante da atrofia maxilar e mandibular. **Q.** Sobreposição protética para preencher o espaço entre a mucosa e a prótese e adicionar suporte à área do lábio inferior.

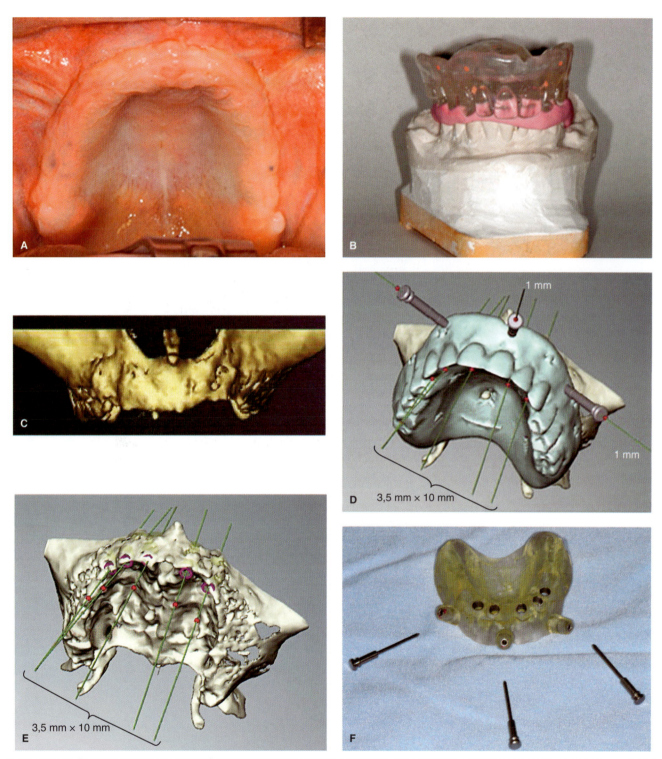

• **Figura 15.20** Dentição maxilar não restaurável reabilitada com implantes anteriores convencionais e implantes zigomáticos posteriores. **A.** Vista oclusal da maxila edêntula. **B.** Guia radiográfico (duplicado da prótese provisória aprovada) e registro de mordida. **C.** Reconstrução tridimensional de maxilas edêntulas. **D.** Planejamento virtual para colocação de implantes em maxila edêntula com a prótese simulada instalada. **E.** Colocação de implantes virtuais. **F.** Guia cirúrgico e pinos de fixação. (*continua*)

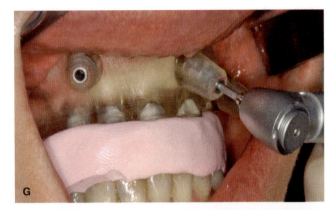
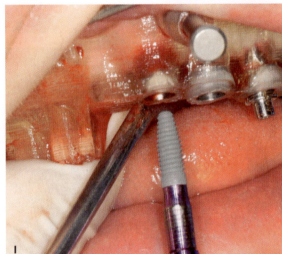
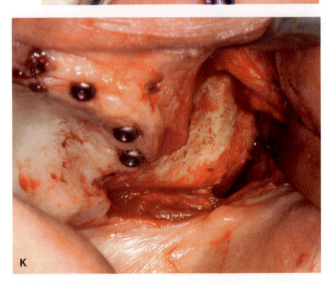
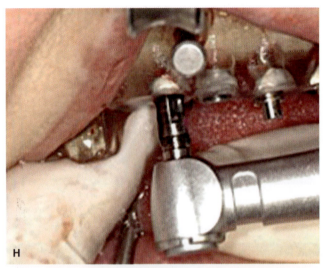
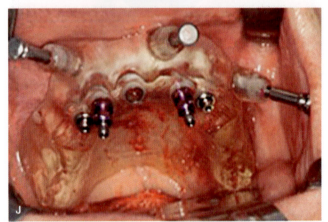
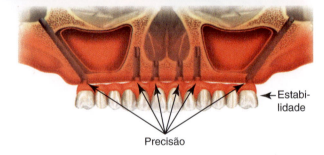

←Estabi-
lidade

Precisão

Estabilidade na estrutura da ponte
Precisão nas articulações dos parafusos de conexão

• **Figura 15.20** (*continuação*) **G.** Guia cirúrgico no lugar com registro de mordida e inserção de pinos de fixação. **H.** Guia cirúrgico no lugar com montagens de mistura. **I.** Broca de implante preparando osteotomia. **J.** Colocação do implante. **K.** Exposição cirúrgica para a colocação do implante zigomático. **L.** Diagrama da cirurgia pretendida – uma combinação de implantes zigomáticos e implantes endo-ósseos. (*continua*)

CAPÍTULO 15 Tratamento com Implantes: Conceitos Avançados e Casos Complexos 309

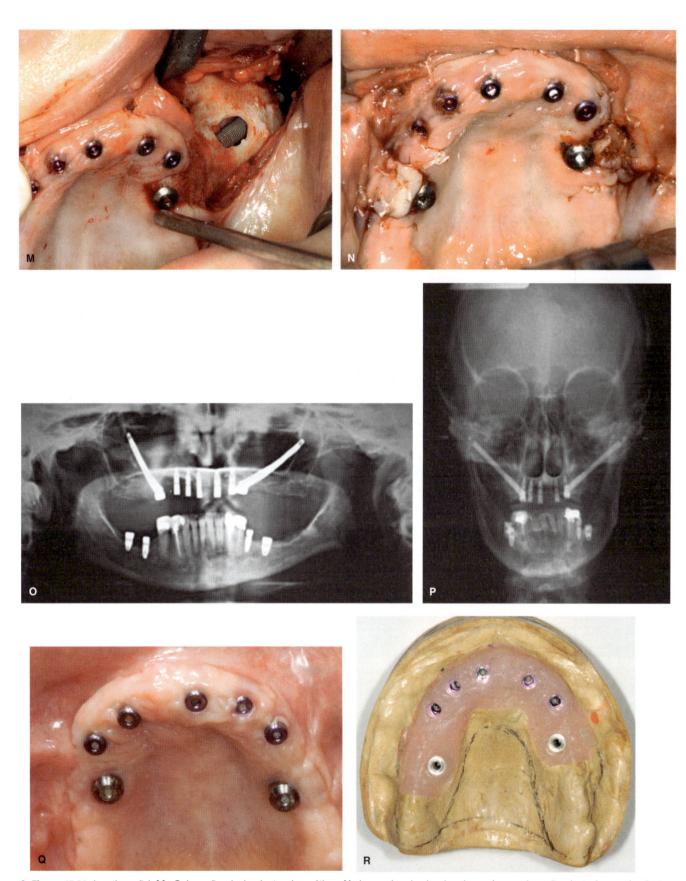

• **Figura 15.20** (*continuação*) **M.** Colocação do implante zigomático. **N.** Logo depois da cirurgia, após a colocação de todos os implantes. **O** e **P.** Radiografias de implantes instalados. **Q.** Vista oclusal da maxila após 6 meses de cicatrização. **R.** Molde laboratorial da maxila. (*continua*)

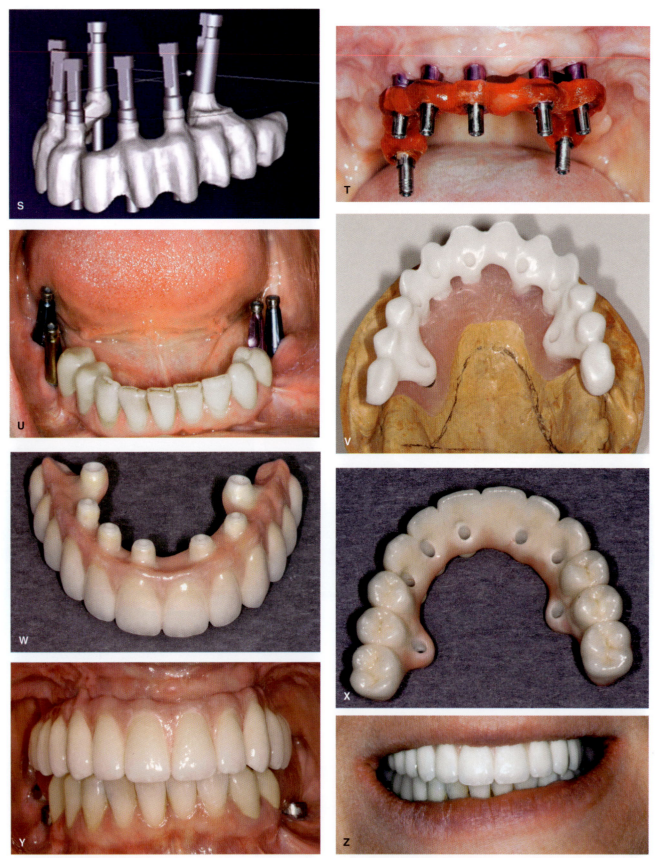

• **Figura 15.20** (*continuação*) **S.** Projeto computacional de estrutura de zircônio planejada para prótese híbrida. **T.** Preparação para uma impressão de transferência de suporte aberta. **U.** Transferências de impressão no local para a impressão de mandíbula. **V.** *Design* assistido por computador e manejo auxiliado por computador. **W** e **X.** Prótese híbrida de porcelana para zircônio concluída. **Y.** Próteses concluídas. **Z.** Sorriso do paciente na conclusão do tratamento. (*L*, cortesia Nobel Biocare® EUA, Yorba Linda, CA.)

Agradecimentos

Agradecemos ao Dr. Daniel B. Spagnoli, que forneceu alguns dos materiais do capítulo.

Bibliografia

Becker W, Becker BE, Polizzi G. Autogenous bone grafting of bone defects adjacent to implants placed into immediate extraction sockets in patients: a prospective study. Int J Oral Maxillofac Implants.1994;9:398.

Becker W, Hujoel P, Becker BE. Effect of barrier membranes and autologous bone grafts on ridge width preservation around implants. Clin Implant Dent Relat Res. 2002;4(3):143-149.

Bell RB, Blakey GH, White RP *et al.* Staged reconstruction of the severely atrophic mandible with autogenous bone graft and endosteal implants. J Oral Maxillofac Surg. 2002;60:1135-1141.

Boyne PJ. History of maxillary sinus grafting. In: Jensen Ole T (ed.). The sinus bone graft. 2. ed. Hanover Park: Quintessence Publishing Co. Inc.; 2006. p. 3-12.

Boyne PJ, Lilly LC, Marx RE *et al.* De novo bone induction by recombinant human bone morphogenetic protein-2 (rhBMP-2) in maxillary sinus floor augmentation. J Oral Maxillofac Surg. 2005;63(12):1693-1707.

Chiapasco M. Early and immediate restoration and loading of implants in completely edentulous patients. Int J Oral Maxillofac Implants. 2004;19(Suppl):76-91.

Chiapasco M, Consolo U, Bianchi A, Ronchi P. Alveolar distraction osteogenesis for the correction of vertically deficient edentulous ridges: a multicenter prospective study on humans. Int J Oral Maxillofac Implants. 2004;19(3):399-407.

Dahlin C, Sennerby L, Lekholm U *et al.* Generation of new bone around titanium implants using a membrane technique: an experimental study in rabbits. Int J Oral Maxillofac Implants. 1989;4(1):19-25.

Fugazzotto PA. GBR using bovine bone matrix and resorbable and nonresorbable membranes. Part 1: histologic results. Int J Periodontics Restorative Dent. 2003;23(4):361-369.

Jensen OT, Cockrell R, Kuhike L, Reed C. Anterior maxillary alveolar distraction osteogenesis: a prospective 5-year clinical study. Int J Oral Maxillofac Implants. 2002;17(1):52-68.

Jensen OT, Greer RO Jr, Johnson L, Kassebaum D. Vertical guided bone-graft augmentation in a new canine mandibular model. Int J Oral Maxillofac Implants. 1995;10:335-344.

Jensen OT, Shulman LB, Block MS, Iacono VJ. Report of the Sinus Consensus Conference of 1996. Int J Oral Maxillofac Implants. 1998;13(Suppl):11-45.

Kahnberg KE, Henry P, Hirsch JM *et al.* Clinical evaluation of the zygoma implant: 3 year follow-up at 16 clinics. J Oral Maxillofac Surg. 2007;65(10):2033-2038.

Kan JY, Rungcharassaeng K, Lozada J. Immediate placement and provisionalization of maxillary anterior single implants: 1-year prospective study. Int J Oral Maxillofac Implants. 2003;18(1):31-39.

Lazzara RJ. Immediate implant placement into extraction sites: surgical and restorative advantages. Int J Periodontics Restorative Dent. 1989;9(5):333.

Marx RE, Shellenberger T, Wimsatt J *et al.* Severely resorbed mandible: predictable reconstruction with soft tissue matrix expansion (tent pole) grafts. J Oral Maxillofac Surg. 2002;60(8):878-888.

Orentlicher G, Goldsmith D, Horowitz A. Applications of 3-dimensional virtual computerized tomography technology in oral and maxillofacial surgery: current therapy. J Oral Maxillofac Surg. 2010;68(8):1933-1959.

Ozan O, Turkyilmaz I, Ersoy AE *et al.* Clinical accuracy of 3 different types of computed tomography-derived stereolithographic surgical guides in implant placement. J Oral Maxillofac Surg. 2009;67(2):394-401.

Rosen PS, Summers R, Mellado JR *et al.* The bone-added osteotome sinus floor elevation technique: multicenter retrospective report of consecutively treated patients. Int J Oral Maxillofac Implants. 1999;14(6):853-858.

Sandberg E, Dahlin C, Linde A. Bone regeneration by the osteopromotion technique using bioabsorbable membranes: an experimental study in rats. J Oral Maxillofac Surg. 1993;51(10):1106-1114.

Sclar AG. Strategies for management of single-tooth extraction sites in aesthetic implant therapy. J Oral Maxillofac Surg. 2004;62(9Suppl2):90-105.

Terry BC. Subperiosteal onlay grafts. In: Stoelinga PJW, ed. Proceedings Consensus Conference: Eighth International Conference on Oral Surgery. Chicago: Quintessence International; 1984.

Toffler M. Osteotome-mediated sinus floor elevation: a clinical report. Int J Oral Maxillofac Implants. 2004;19(2):266-273.

Triplett RG, Nevins M, Marx RE *et al.* Pivotal, randomized, parallel evaluation of recombinant human bone morphogenetic protein-2/absorbable collagen sponge and autogenous bone graft for maxillary sinus floor augmentation. J Oral Maxillofac Surg. 2009;67:1947-1960.

PARTE 4

Infecções

As infecções odontogênicas costumam ser causadas por bactérias que têm propensão a provocar a formação de abscesso. Além disso, as raízes dentárias proporcionam um caminho para as bactérias infectantes penetrarem nos tecidos profundos do periodonto e das regiões periapicais. Portanto, as infecções odontogênicas causam abscessos situados profundamente, e eles quase sempre requerem algum tipo de terapia cirúrgica. Os tratamentos variam desde terapia endodôntica e curetagem gengival até extração, incisão e drenagem dos espaços fasciais profundos da cabeça e do pescoço. A terapia antibiótica é um tratamento adjunto para a cirurgia. Já a terapia antibiótica profilática pode evitar infecções distantes, causadas por bacteriemias oriundas de procedimentos cirúrgicos na região bucomaxilofacial. Esse terapia também pode evitar algumas infecções em feridas pós-operatórias. Assim, a Parte 4 apresenta os princípios do tratamento e da prevenção de infecções em pacientes odontológicos.

O Capítulo 16 descreve as técnicas básicas de tratamento, incluindo cirurgia e administração antibiótica, no tratamento de infecções odontogênicas. Este capítulo discute, ainda, os princípios da profilaxia antibiótica para a prevenção de infecção da ferida e de infecção metastática a distância, como a endocardite bacteriana.

Por sua vez, o Capítulo 17 apresenta uma revisão das infecções odontogênicas complexas que envolvem os espaços fasciais profundos, as quais podem necessitar de hospitalização do paciente. Também são discutidas a osteomielite e outras infecções incomuns.

Já o Capítulo 18 apresenta as indicações, os princípios e os aspectos técnicos da cirurgia endodôntica. Apesar de ocasionalmente a cirurgia periapical ser necessária para o tratamento endodôntico bem-sucedido, é importante que o profissional seja prudente ao escolher essa modalidade de tratamento. Portanto, a discussão das indicações e das contraindicações da cirurgia endodôntica é extensa, e os aspectos técnicos desse tipo de cirurgia são amplamente ilustrados.

O Capítulo 19 apresenta informações sobre pacientes de risco sujeitos a infecção e outros problemas causados pelo comprometimento das defesas do hospedeiro como resultado de radioterapia ou quimioterapia. Tais pacientes são suscetíveis a vários problemas, e discutem-se sua prevenção e seu tratamento.

O Capítulo 20 descreve os problemas do seio maxilar que ocorrem por causa das infecções odontogênicas e de outros problemas. Embora o dentista clínico geral raramente veja pacientes com tais patologias, ele deve ter noção de diagnóstico para encaminhar os pacientes ao profissional adequado e realizar o tratamento definitivo.

Por fim, o Capítulo 21 discute as doenças das glândulas salivares, sobretudo as de origem obstrutiva e infecciosa. Discutem-se aqui as principais modalidades diagnósticas e terapêuticas utilizadas no tratamento desses problemas.

16

Princípios de Tratamento e Prevenção das Infecções Odontogênicas

MICHAEL D. HAN, MICHAEL R. MARKIEWICZ E MICHAEL MILORO

VISÃO GERAL DO CAPÍTULO

Microbiologia das infecções odontogênicas, 314

Fisiopatologia das infecções odontogênicas, 315

Princípios do tratamento, 317
  Princípio 1: determinação da gravidade da infecção, 317
    Anamnese completa, 317
    Exame físico, 318
    Exames de imagem, 319
    Exames laboratoriais, 319
    Avaliação geral, 319
  Princípio 2: avaliação do estado dos mecanismos de defesa do paciente, 320
    Comorbidades médicas, 320
  Princípio 3: determinação de quando o paciente deve ser tratado por um clínico geral ou um cirurgião bucomaxilofacial, 320
    Localização e gravidade, 320
    Acesso cirúrgico, 320
    Estado das defesas do hospedeiro, 322
  Princípio 4: tratamento cirúrgico da infecção, 322
    Técnica cirúrgica, 322
  Princípio 5: suporte clínico ao paciente, 324
  Princípio 6: escolha e prescrição dos antibióticos apropriados, 325
    Determinação da necessidade de administração de antibióticos, 325
    Uso rotineiro da terapia empírica, 325
    Uso de antibiótico de espectro reduzido, 326
    Uso de antibiótico com menor incidência de toxicidade e efeitos colaterais, 326
    Uso de antibiótico bactericida, se possível, 326
    Conhecimento do custo dos antibióticos, 326
  Princípio 7: administração adequada do antibiótico, 326
  Princípio 8: avaliação frequente do paciente, 327
  Função do dentista clínico geral no tratamento de infecções odontogênicas, 327

Princípios de prevenção das infecções, 327

Princípios de profilaxia da infecção de feridas, 328

Princípios de profilaxia contra a infecção metastática, 328
  Profilaxia contra a endocardite infecciosa, 329
  Profilaxia contra a infecção da prótese articular, 329
  Profilaxia em pacientes com outras condições cardiovasculares, 330

As infecções odontogênicas são problemas clínicos comumente encontrados que podem ocasionar sérias consequências se não forem tratadas imediata e adequadamente. Embora uma grande variedade de profissionais da saúde, incluindo médicos da atenção básica e enfermeiros, se deparem com as infecções odontogênicas, a função do dentista é crucial e indispensável. É primordial compreender por completo a patogênese e a progressão natural das infecções na região da cabeça e do pescoço e poder reconhecer os fatores de risco, assim como os sinais e sintomas de cada estágio da progressão, para proporcionar o diagnóstico e o tratamento adequados, *independentemente do nível de treinamento ou experiência do profissional*. É também fundamental compreender que *o tratamento das infecções odontogênicas se mostra, principalmente, cirúrgico por natureza*.

Este capítulo está dividido em duas seções amplas. A primeira discute a microbiologia e a fisiopatologia das infecções odontogênicas, junto com os princípios básicos de tratamento não cirúrgico e cirúrgico. Enfatiza-se, em especial, o papel do dentista clínico geral no tratamento das infecções odontogênicas. A segunda seção é voltada ao reconhecimento e à prevenção das infecções odontogênicas, especificamente na terapia antibiótica profilática que pode ser indicada em várias situações clínicas.

Microbiologia das infecções odontogênicas

As infecções odontogênicas são causadas principalmente pela microbiota bacteriana bucal normal, que inclui cocos aeróbios e anaeróbios gram-positivos, além de bastonetes anaeróbios gram-negativos. As infecções odontogênicas mostram-se quase invariavelmente polimicrobianas, envolvendo inúmeras bactérias, e a identificação de um único organismo principal não costuma ser possível por meio de cultura e testes de sensibilidade de rotina. Cerca de 50 a 60% de todas as infecções odontogênicas envolvem uma combinação das bactérias aeróbias e anaeróbias.

As bactérias aeróbias mais comumente isoladas das infecções odontogênicas são *Streptococcus* tipo *viridans*. Essas bactérias são organismos facultativos que têm a capacidade de sobreviver com ou sem oxigênio. Acredita-se que essas bactérias iniciem a progressão de uma infecção superficial para os tecidos mais profundos. As bactérias anaeróbias mais comumente isoladas das infecções odontogênicas são *Bacteroides* spp., seguidas por *Prevotella* e *Peptostreptococcus* spp. (Tabela 16.1).

Uma vez infiltradas nos tecidos moles mais profundos, as bactérias penetram nos espaços fasciais, ou espaços potenciais, e se espalham por meio da produção de *hialuronidase*, uma enzima que cliva o ácido hialurônico e possibilita a propagação da infecção

Tabela 16.1	Principais organismos isolados nas infecções odontogênicas.
Organismo	**Ocorrência**
Aeróbios	
Staphylococcus aureus	20%
Estafilococos coagulase-negativos	10%
Streptococcus viridans	45%
Corynebacterium spp.	5%
Pseudomonas aeruginosa	5%
Anaeróbios	
Prevotella	30%
Bacteroides	30%
Peptostreptococcus	20%
Porphyromonas	5%

Dados de Bahl R, Sandhu S, Gupta M. *Odontogenic infections: microbiology and management.* Contemp Clin Dent. 2014;5(3):307-311.

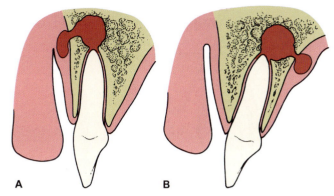

• **Figura 16.1 A.** A infecção perirradicular em um incisivo superior com a ápice radicular próximo da cortical vestibular resulta em abscesso vestibular. **B.** Incisivo superior com ápice radicular mais próximo da cortical palatina, aumentando a probabilidade de erosão cortical palatina e abscesso palatino.

pelos tecidos subcutâneos. À medida que a infecção se espalha para os tecidos mais profundos, os subprodutos do metabolismo bacteriano criam um ambiente ácido, o que facilita o crescimento de anaeróbios. Como os anaeróbios predominam, existem ainda a quebra do tecido e a necrose por liquefação, assim como a quebra dos leucócitos (glóbulos brancos). Isso resulta em microabscessos, que podem coalescer e manifestar-se clinicamente como um *abscesso*. Além disso, a expansão do abscesso eleva a pressão hidrostática sobre os vasos sanguíneos adjacentes, comprometendo o fluxo sanguíneo que leva à isquemia, e, assim, aumenta ainda mais a zona de necrose no interior da cavidade do abscesso.

Fisiopatologia das infecções odontogênicas

As infecções odontogênicas, como o termo indica, surgem de fontes endodônticas ou periodontais relacionadas ao dente. Tais etiologias podem envolver uma polpa necrótica de um dente cariado ou fraturado, a pericoronite de um dente parcialmente incluso ou bolsas periodontais profundas. Independentemente da origem, quando tratada de modo inadequado, uma infecção vai progredir e se disseminar pelo *caminho de menor resistência*. Para uma infecção odontogênica de origem endodôntica, a infecção na região perirradicular irá corroer gradualmente pelo córtex vestibular ou lingual do osso da maxila ou da mandíbula. A localização da destruição óssea depende, em grande parte, da localização vestibulolingual da fonte da infecção, bem como da espessura do osso cortical (Figura 16.1). Por exemplo, uma infecção odontogênica decorrente de uma polpa necrótica de um molar inferior geralmente atravessa a cortical lingual, pois os ápices dentários tendem a estar na face lingual da mandíbula e a cortical lingual tende a ser mais fina do que na superfície vestibular (Figura 16.2). A infecção da polpa necrótica de um molar superior tende a atravessar a cortical vestibular porque o osso facial é fino, o que oferece pouca resistência à reabsorção e representa o caminho de menor resistência.

Depois de atravessar o osso, a infecção continua a se espalhar pelo caminho de menor resistência pelos espaços potenciais. Estes, como o termo indica, não são "espaços" reais existentes nos tecidos saudáveis. Eles só são criados quando infiltrados por uma infecção ou manipulação cirúrgica. A localização do espaço potencial envolvido depende principalmente da localização da trepanação óssea com relação aos ligamentos musculares adjacentes. Quando a trepanação for superior (ou craniana, ou coronal) à inserção do músculo bucinador, a infecção vai envolver o espaço

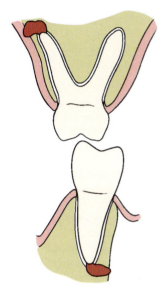

• **Figura 16.2** Em geral, as infecções periapicais dos molares inferiores evoluem através da cortical lingual (*esquerda*), enquanto as infecções dos molares superiores geralmente evoluem por meio da fina cortical vestibular (*direita*).

vestibular na mandíbula e o espaço vestibular na maxila, se a perfuração cortical ocorrer vestibularmente (Figura 16.3). Quando a trepanação vestibular for inferior (ou caudal, ou apical) à inserção do bucinador, a infecção vai envolver o espaço bucal na mandíbula e o espaço vestibular na maxila. Quando a trepanação for lingual, irá ocorrer o envolvimento do espaço palatino (maxila) ou espaço sublingual (mandíbula). Para a mandíbula, uma perfuração lingual superior ao músculo milo-hióideo levará ao espaço sublingual, e ao espaço submandibular se for inferior ao músculo milo-hióideo (Figura 16.4). Tais infecções, invariavelmente, progredirão para espaços mais profundos se não tratadas imediata e adequadamente. As infecções de origem periodontal raramente envolvem uma perfuração óssea grave e, em geral, irão se espalhar diretamente por meio desses espaços potenciais.

Quando as infecções atingem os tecidos moles, isso costuma se manifestar em quatro fases: inoculação (edema), celulite, abscesso e resolução (Tabela 16.2). A *fase de inoculação (edema)* refere-se à fase em que as bactérias invasoras começam a colonizar e ocorre, tipicamente, durante os primeiros 3 dias após o início dos sintomas.

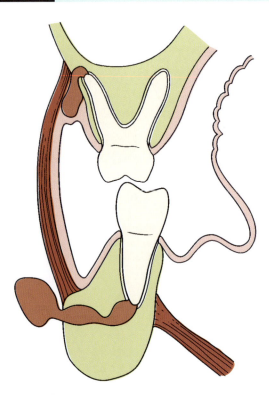

• **Figura 16.3** Uma perfuração cortical inferior à inserção do bucinador em um molar superior levará ao envolvimento do espaço vestibular. Quando a perfuração cortical for inferior à inserção do bucinador na mandíbula, o espaço vestibular será envolvido.

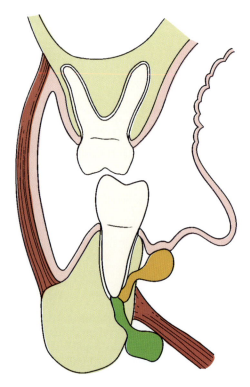

• **Figura 16.4** A perfuração lingual superior à inserção do milo-hióideo resultará no envolvimento do espaço sublingual (*em laranja*). Quando a perfuração cortical for inferior à inserção do milo-hióideo, o espaço submandibular estará envolvido (*em verde*).

Tal fase caracteriza-se por edema vermelho difuso, mole e pastoso, moderadamente macio. A *fase de celulite* ocorre entre o terceiro e o quinto dias e indica a resposta inflamatória intensa provocada pela microbiota mista infectante.

Essa fase caracteriza-se pela presença de edema vermelho firme, difuso e mal definido extremamente doloroso à palpação. À medida que a infecção evolui e os anaeróbios começam a predominar, a liquefação dos tecidos ocorre com a formação de pus, que é o marco da *fase de abscesso*. Quando se forma a purulência, o edema e a vermelhidão ficam mais bem definidos e localizados, e a consistência muda de firme para flutuante. Quando uma infecção é drenada, tanto espontaneamente quanto por meio de cirurgia, o mecanismo de defesa do hospedeiro destrói as bactérias envolvidas e a cura começa a ocorrer. É o início da *fase de resolução*.

Na prática clínica, a infecção odontogênica mais comumente encontrada consiste em um abscesso vestibular de origem endodôntica (Figura 16.5). Tais infecções podem, às vezes, romper e drenar espontaneamente, o que resulta na resolução temporária, evitando a disseminação de espaços potenciais mais profundos. As infecções que drenam permanentemente continuarão a drenar e formar uma *fístula* na cavidade oral ou um *trato sinusal* para a pele ou fechar de novo e resultar na reformatação de um abscesso.

Tabela 16.2	Características de inoculação, celulite e abscesso.		
Característica	**Inoculação**	**Celulite**	**Abscesso**
Duração	0 a 3 dias	1 a 5 dias	4 a 10 dias
Dor, bordas	Leve, difusa	Difusa	Localizada
Tamanho	Variável	Grande	Pequeno
Coloração	Normal	Vermelha	Centro brilhante
Consistência	Gelatinosa	Endurecida	Centro mole
Progressão	Aumentada	Aumentada	Reduzida
Secreção purulenta	Ausente	Ausente	Presente
Bactéria	Aeróbia	Mista	Anaeróbia
Gravidade	Baixa	Maior	Menor

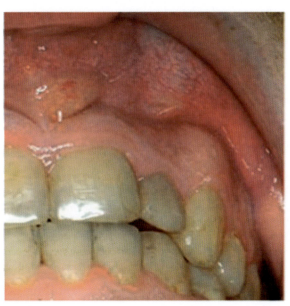

• **Figura 16.5** Edema e eritema flutuante do vestíbulo anterior maxilar esquerdo associados à polpa necrótica do incisivo lateral superior esquerdo.

Princípios do tratamento

O tratamento de infecções odontogênicas envolve três fatores: (1) controle da fonte da infecção; (2) drenagem; e (3) mobilização do sistema de defesa do hospedeiro. O papel predominante do profissional é maximizar o controle dos dois primeiros fatores para que o sistema de defesa do hospedeiro domine e combata a infecção. Isso envolve eliminar a fonte da infecção e proporcionar a drenagem de qualquer infecção acumulada. Enquanto a fonte da infecção (ou seja, dente envolvido de maneira endodôntica ou periodontal) estiver presente, nunca ocorrerá a resolução permanente. Da mesma maneira, se uma carga bacteriana significativa (> 10^5 unidades formadoras de colônias/mℓ) existir sob a forma de um conjunto de pus ou celulite, o sistema de defesa do hospedeiro pode não ser capaz de superar a infecção. Por isso, é de suma importância entender que o tratamento de infecções odontogênicas se mostra de natureza, sobretudo, cirúrgica. Em outras palavras, as infecções odontogênicas são tratadas, principalmente, com a remoção da etiologia, da incisão cirúrgica e da drenagem, e os antibióticos não devem ser considerados como a forma principal ou única de tratamento para infecções.

Com isso em mente, os seguintes princípios universais devem ser usados no tratamento de infecções odontogênicas, independentemente da gravidade da infecção.

Princípio 1: determinação da gravidade da infecção

As infecções odontogênicas podem variar de rotineira e localizada para grave e potencialmente fatal. O primeiro objetivo do profissional é determinar a gravidade e intervir em conformidade. Isso possibilita o controle da infecção e a prevenção da progressão para os espaços potenciais teciduais mais profundos. A determinação da gravidade começa com uma história completa, seguida de exame físico e quaisquer testes auxiliares necessários (p. ex., exames radiográficos, exames laboratoriais).

Anamnese completa

O objetivo da anamnese é reunir o máximo possível de informações pertinentes e orientar o profissional de maneira mais precisa e eficiente. Os componentes da anamnese e sua importância estão resumidos na Tabela 16.3.

A primeira etapa na anamnese é elucidar completamente a queixa principal do paciente. Embora seja importante registrar a queixa principal nas próprias palavras do indivíduo, queixas vagas como "meu dente dói", "meu queixo dói" e "meu rosto está inchado" devem ser aprofundadas para incluir detalhes como a localização, a gravidade, a duração e a qualidade da dor e/ou do edema. Certos sintomas estão associados a infecções graves com envolvimento de espaços mais profundos. Isso deve levantar preocupações imediatas e diminuir o limiar para a consulta rápida, se não imediata, com um especialista ou em um atendimento de emergência. Tais sintomas são febre e mal-estar, dificuldade respiratória (dispneia), dificuldade ou dor na deglutição (disfagia ou odinofagia), mudança na voz (disfonia) e abertura limitada da boca (trismo).

O próximo passo é obter uma história completa da queixa principal (história da doença atual). Isso fornece pistas valiosas que podem ajudar o profissional a determinar a origem e a etiologia da infecção, os espaços anatômicos envolvidos e a agressividade da infecção.

As perguntas comuns são:

- "Você teve alguma dor ou outros sintomas antes de isso ocorrer?"
- "Você passou por algum tratamento dentário ou teve lesões antes de esses sintomas aparecerem?"

Tabela 16.3	Componentes da anamnese e sua importância.
Componente	**Importância**
Queixa principal (p. ex., sintomas)	• Origem, etiologia da infecção • Espaço(s) anatômico(s) envolvido(s) • Gravidade da infecção
História da doença atual (p. ex., início, cronicidade e duração, evolução dos sintomas, história de tratamento)	• Origem, etiologia da infecção • Espaço(s) anatômico(s) envolvido(s) • Agressividade da infecção
História clínica e medicamentos	• Outras comorbidades que podem afetar o tratamento
História social	• Fatores sociais que podem afetar o tratamento (p. ex., abuso de substâncias, acesso aos tratamentos odontológico e clínico)
Análise dos sistemas	• Espaço(s) anatômico(s) envolvido(s) • Gravidade • Outras comorbidades que podem afetar o tratamento (além daquelas indicadas na história clínica)

- "Há quanto tempo você tem esses sintomas?"
- "A dor mudou de característica, intensidade ou localização?"
- "Você buscou qualquer tratamento para esse problema? Em caso afirmativo, qual tratamento?"

O conhecimento dos sintomas iniciais dá as pistas ao dentista quanto à origem da infecção. Por exemplo, se o paciente tinha uma história de dor dental crônica na área da queixa principal, necrose ou doença periodontal grave desse dente podem ser a causa suspeita. Isso possibilitará ao dentista concentrar-se em tal área durante o exame físico completo. Mudanças de características e localização da dor podem indicar a progressão da infecção. Por exemplo, se a dor a partir de um molar inferior mudou para dor no maxilar e no pescoço, o profissional deve ter uma elevada suspeita de disseminação para um espaço mais profundo. A duração dos sintomas pode ajudar a determinar a agressividade da infecção. Em geral, os sintomas constantes e persistentes por um longo período (> 30 dias) indicam uma infecção crônica que está sendo contida pelo sistema de defesa do hospedeiro. Por outro lado, os sintomas de início agudo com exacerbação rápida costumam indicar uma infecção mais agressiva, comprometimento do sistema de defesa do hospedeiro ou ambos. A história de tratamento anterior também fornece pistas importantes sobre a agressividade da infecção. Se um paciente apresenta uma infecção, mesmo com a causa desta resolvida e/ou com drenagem, isso pode indicar uma agressividade que exige um tratamento mais intensivo.

Após meticulosamente obter informações sobre os sintomas e a história, extrai-se um questionário médico e social completo de modo habitual. Aplicar um formulário para a história de saúde é essencial para o profissional não só para analisar as respostas do paciente, mas para discutir as respostas com o indivíduo e/ou cuidador a fim de se evitar perder itens importantes ou a falta de comunicação. Se o paciente for um historiador ruim, muitas vezes é necessário entrar em contato com o médico de atenção primária do indivíduo ou um especialista para obter uma história clínica mais completa.

O próximo passo é uma análise completa dos sistemas. Este é o passo na anamnese quando outros sintomas são indicados, incluindo não apenas os da cavidade bucal, da cabeça e do pescoço, mas também os de todo o corpo (como sintomas sistêmicos, dor no peito, falta de ar, poliúria, polidipsia e polifagia). Esse passo é fundamental na identificação de sintomas positivos e negativos pertinentes que possam ajudar a incluir ou excluir infecções graves. Também é essencial na busca de possíveis problemas clínicos (comorbidades) que possam impactar a cura e a resolução da infecção, não indicados na história clínica (como diabetes melito não diagnosticado ou vírus da imunodeficiência humana [HIV] ou outro estado imunocomprometido).

Exame físico

O exame físico deve ser realizado de maneira abrangente e organizada, e o dentista deve evitar examinar a cavidade bucal primeiro. Tal fato facilita perder achados evidentes, porém extremamente importantes, que tenham impacto direto no tratamento. Recomenda-se que o dentista comece do "maior para o menor" ou "de fora para dentro". Isso começa com a obtenção dos sinais vitais (temperatura, pressão arterial, frequência cardíaca e taxa respiratória). Muitas vezes, os pacientes com infecções odontogênicas têm frequência cardíaca elevada de mais de 100 bpm (*taquicardia*), uma taxa respiratória de mais de 20 respirações/minuto (taquipneia) e aumento da pressão arterial (hipertensão). Embora a dor e a ansiedade possam elevar tais sinais vitais, esses achados devem trazer preocupações para o profissional. Uma temperatura elevada a 38,3°C ou mais indica bacteriemia e envolvimento sistêmico e, invariavelmente, exige a intervenção imediata, normalmente por um cirurgião bucomaxilofacial. Além dos sinais vitais, a saturação do oxigênio (SpO_2) deve ser determinada com a oximetria de pulso para assegurar a oxigenação adequada dos tecidos. As saturações de oxigênio abaixo de 95% em um paciente saudável devem levantar preocupações para a possibilidade de comprometimento ou obstrução das vias respiratórias.

Após a obtenção dos sinais vitais, o paciente deve ser examinado quanto à aparência geral. Isso pode ocorrer assim que o indivíduo entrar na sala de exame. Se o paciente não parecer angustiado, estiver deambulando e falar sem dificuldade, a probabilidade de uma infecção grave não é muito alta. Por outro lado, se o paciente parecer fatigado e letárgico (Figura 16.6), aparentar aumento do esforço respiratório, tiver uma alteração no padrão de voz e for incapaz de lidar com secreções (babar), é altamente provável haver uma grave infecção presente. O profissional também deve ouvir quaisquer sinais de sons respiratórios agudos (estridor), o que pode indicar a obstrução de alguma parte das vias respiratórias.

Em seguida, um exame de cabeça e pescoço deve ser realizado, começando com a inspeção. O profissional deve procurar cuidadosamente por qualquer expansão ou assimetria, assim como eritema (vermelhidão) da região da cabeça e do pescoço. Se houver quaisquer um desses achados, ele pode indicar envolvimento do(s) espaço(s) circundante(s), sobretudo se corresponder à área de sintomas do paciente. As áreas comuns do edema de cabeça e de pescoço são as regiões temporal, orbital, nasolabial, da bochecha, do ângulo da mandíbula e ao longo da borda inferior da mandíbula (Tabela 16.4). Quaisquer áreas de edema devem ser examinadas com palpação suave e caracterizada de acordo. A consistência pode ser mole e normal, pastosa, firme e rígida (endurecida) ou flutuante. Uma consistência pastosa costuma ser observada na fase de inoculação (edema) da infecção. Nessa fase, a sensibilidade é, em geral, leve e difusa. Normalmente, o endurecimento é uma característica da celulite e difuso e delicadamente macio à palpação. A flutuação indica uma coleção de fluidos (p. ex., pus), característica da fase de abscesso. Nessa fase, a infecção está mais bem localizada do que a fase de celulite e menos macia, devido à menor pressão do tecido. Deve-se observar que uma infecção odontogênica é um espectro contínuo de fases; portanto, todas essas várias consistências podem se sobrepor e estar presentes ao mesmo tempo.

A abertura bucal deve ser avaliada, pois se mostra de particular importância por três razões principais. A primeira é que a abertura limitada da boca (trismo) pode indicar o envolvimento de espaços profundos, sobretudo os espaços mastigatórios (que envolvem os músculos da mastigação), os quais necessitam de um tratamento agressivo por um cirurgião bucomaxilofacial para evitar a progressão para os espaços mais profundos e o comprometimento das vias respiratórias. Geralmente, o grau de trismo corresponde à gravidade da infecção. Também deve ser observado que o edema não é um achado proeminente nestas infecções (na verdade, ele pode nem estar presente), o que evidencia ainda mais a importância do trismo. A segunda razão pela qual a abertura bucal se mostra importante é pelo acesso intraoral. A abertura mandibular limitada impede um exame intraoral completo ou uma intervenção cirúrgica intraoral. Portanto, muitas vezes os pacientes com trismo grave secundário a uma infecção odontogênica exigem drenagem cirúrgica e eliminação da fonte de infecção sob anestesia geral em ambiente hospitalar. A terceira razão pela qual o trismo é importante é que, quando um paciente com a abertura limitada recebe anestesia geral, considerações e medidas especiais devem ser feitas para proteger as vias respiratórias com um tubo endotraqueal, geralmente por meio de técnicas de intubação nasal de fibra óptica guiada por

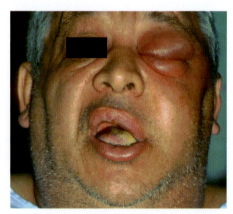

• **Figura 16.6** Paciente com infecção do espaço canino esquerdo com extensão do espaço periorbital, com mal-estar e "aparência tóxica" característica, indicando defesas do hospedeiro comprometidas. (De Flynn TR. Surgical management of orofacial infections. Atlas Oral Maxillofac Surg Clin North Am. 2000;8:79.)

Tabela 16.4	Áreas comuns de edema extraoral nas infecções odontogênicas.
Região	Espaço(s) comumente envolvido(s)
Têmpora	Espaço temporal superficial, espaço temporal profundo
Órbita	Espaço periorbital
Nasolabial	Espaço dos caninos
Bochecha	Espaço bucal
Ângulo da mandíbula	Espaço massetérico, espaço lateral da faringe
Borda inferior da mandíbula e pescoço (lateral)	Espaço submandibular
Borda inferior da mandíbula e pescoço	Espaço submentual (linha média)

meio de endoscopia. Deve-se notar que, embora o trismo possa ocorrer devido à autoproteção secundária a dor ou ansiedade, o dentista deve, no entanto, ter um sentido aguçado de conscientização quando se depara com o trismo. Usando uma abertura interincisiva máxima de 40 mm como regra, o profissional pode medir a distância entre os incisivos superiores e inferiores, sem assistência (ativo) e com uma leve assistência (passivo). O ideal é que haja um padrão para medir a distância interincisiva. Contudo, o uso da abertura de dedos (três aberturas de dedos costumam corresponder a 40 mm) é um método comum e aceitável. Uma abertura limitada da boca pode indicar o envolvimento dos espaços mastigatórios, e o trismo inferior a 15 mm normalmente indica a existência de uma infecção grave.

Após examinar a cabeça e o pescoço, a atenção é dirigida para a cavidade bucal. Tal exame também deve ser realizado de modo sistemático, progredindo das áreas gerais para as áreas específicas. O dentista deve evitar a tentação de examinar o edema ou a dentição primeiro. Áreas como as paredes da faringe, a úvula e o assoalho da boca devem ser examinadas. As infecções que se estendem para tais áreas podem comprometer as vias respiratórias, e as anormalidades devem ser registradas e investigadas mais a fundo.

Em seguida, o palato duro, o palato mole, o vestíbulo facial e a gengiva devem ser cuidadosamente inspecionados, palpados e caracterizados. Depois, a dentição deve ser examinada quanto a cárie, doença periodontal, restaurações extensas, quaisquer defeitos ao redor de restaurações existentes, fraturas de dentes, mobilidade, sensibilidade à percussão e vitalidade (apenas para os dentes envolvidos). Quando um dente gravemente cariado ou periodontalmente envolvido está nas imediações de um edema intraoral, muitas vezes ele pode ser considerado a fonte da infecção. No entanto, quando vários dentes problemáticos estiverem presentes ou o exame físico for ambíguo, testes auxiliares, como testes de vitalidade e exame radiográfico, são garantidos.

Exames de imagem

Em um consultório odontológico de cirurgia bucomaxilofacial, os exames de imagem usados para infecções odontogênicas contemplam radiografias periapicais, radiografias panorâmicas e tomografia computadorizada (TC) de feixe cônico. As radiografias interproximais (*bite-wing*), frequentemente obtidas para a vigilância de rotina de cáries e para fins de restauração, não têm papel significativo na avaliação de infecções odontogênicas, pois não capturam a região periapical – a área mais comum e importante de onde as infecções odontogênicas se originam. As radiografias panorâmicas possibilitam uma visão geral dos maxilares, da cavidade nasal, dos seios maxilares e da dentição e têm a vantagem de aquisição simples com mínimo desconforto para o paciente (especialmente se o trismo estiver presente). As visualizações periapicais tornam possível uma avaliação mais detalhada dos dentes e de suas regiões periapicais e têm o benefício de menor dosagem de radiação. Uma TC de feixe cônico proporciona uma visualização tridimensional do esqueleto maxilofacial e dos dentes e é útil se a fonte da infecção for incerta com base no história e no exame clínico (p. ex., vários dentes cariados adjacentes, suspeita de fratura de mandíbula ou osteomielite). O dentista deve ponderar os riscos e os benefícios de cada modalidade de imagem e fornecer uma avaliação mais abrangente com a menor morbidade ao paciente (regra "ALARA": tão baixo quanto razoavelmente exequível; do inglês, *as low as reasonably achievable*). As técnicas adjuvantes podem ser utilizadas, como a inserção de um material radiopaco (como a guta-percha) por meio de uma fístula, um trato sinusal ou uma bolsa periodontal existente para localizar a fonte exata da infecção. Essa técnica é útil quando vários dentes defeituosos estão adjacentes a uma área de infecção. As infecções dos espaços fasciais profundos que representam um risco para o comprometimento das vias respiratórias (como o espaço lateral da faringe ou o espaço retrofaríngeo) ou não são facilmente identificadas em exame físico (como o espaço infratemporal) podem beneficiar-se da obtenção de uma TC clínica em meio hospitalar. Convém enfatizar que o exame radiográfico nunca pode substituir a história completa e o exame físico.

Exames laboratoriais

Os exames laboratoriais podem ser usados para ajudar na avaliação do paciente. No entanto, para infecções odontogênicas, eles são invariavelmente limitados para serem usados em um ambiente hospitalar. O principal objetivo dos exames laboratoriais é avaliar a resposta sistêmica do hospedeiro à infecção, por meio da bacteriemia, assim como monitorar a recuperação após qualquer tratamento fornecido. Como as infecções localizadas (p. ex., abscessos vestibulares) costumam não resultar em sintomas sistêmicos significativos, os exames laboratoriais raramente, ou nunca, são necessários. Todavia, as infecções dos espaços mais profundos, como os abscessos do espaço lateral da faringe infratemporal e do espaço retrofaríngeo, são difíceis de examinar clinicamente e costumam ser associadas a sintomas sistêmicos significativos, como febre e mal-estar. Em tais infecções, os estudos laboratoriais também servem como adjuvantes para o exame físico na avaliação da resposta ao tratamento.

O estudo laboratorial mais utilizado é o hemograma completo, com foco na contagem de leucócitos e, mais especificamente, na contagem diferencial de leucócitos. A justificativa para tal exame é que um número elevado de leucócitos representa uma forte resposta imune à infecção sob a forma de um aumento da produção de leucócitos e a mobilização na corrente sanguínea. É importante compreender que, em um ambiente agudo, a contagem de leucócitos pode ser afetada por fatores não infecciosos, como medicamentos (p. ex., corticosteroides) e estresse e deve sempre ser correlacionada no contexto clínico geral. Uma contagem diferencial de leucócitos pode ajudar a mitigar os efeitos desses fatores, concentrando-se nos granulócitos imaturos (leucócitos polimorfonucleares e bastonetes, ou em um "desvio para a esquerda" na contagem diferencial de leucócitos), que servem como melhores indicadores de um processo infeccioso. Um aumento nessas células imaturas indica que a medula óssea está aumentando a produção das mesmas, a fim de combater uma infecção sistêmica. Após a resolução da bacteriemia e da infecção, a contagem de leucócitos voltará gradualmente à linha de base. Esse pode ser um estudo útil para monitorar a progressão da infecção.

Assim como qualquer outro teste auxiliar, os estudos laboratoriais destinam-se a complementar a história e o exame físico e, sobretudo, ajudar no tratamento do paciente. Testes radiológicos ou laboratoriais indiscriminados não podem ser justificados se não for esperado que eles tenham impacto no tratamento geral do paciente.

Avaliação geral

Uma vez obtida uma história completa do paciente e realizado um exame físico abrangente seguidos por qualquer teste auxiliar indicado, o dentista deve ser capaz de determinar a localização e a fase da infecção, assim como sua etiologia e gravidade. Conforme discutido, a maior parte da avaliação pode ser determinada com base na história completa e no exame físico, e quaisquer testes auxiliares necessários, como exames de imagem e laboratoriais, podem ajudar o profissional a formular um diagnóstico preciso. A localização da infecção pode ser confirmada com base em um exame físico preciso, assim como exames de imagem, quando necessário. A fase específica da infecção (fases de inoculação, celulite, abscesso, resolução) é fundamentada, em grande parte, na história e também na apresentação clínica. No geral, a celulite, que aparece nas fases iniciais da infecção, indica maior gravidade com progressão incerta, enquanto um abscesso indica que o sistema de defesa do hospedeiro localizou efetivamente a infecção por meio de contenção. Determina-se a etiologia da infecção pela integração de história, exame físico e exames de imagem. É importante observar que o profissional sempre deve considerar etiologias não odontogênicas (p. ex., tumor) no diagnóstico diferencial e não presumir que todos os edemas ou dor ao redor de cabeça, pescoço e região bucal sejam odontogênicos por natureza.

Princípio 2: avaliação do estado dos mecanismos de defesa do paciente

Uma parte fundamental da cura após uma infecção odontogênica consiste na presença de um sistema de defesa do hospedeiro intacto. Isso porque, em última análise, são as defesas do hospedeiro do paciente que combatem uma infecção após o tratamento cirúrgico, quando indicado. Portanto, a importância de avaliar com precisão as defesas do hospedeiro do paciente e otimizá-las não pode ser subestimada. Tal fato ressalta a importância de se obter uma história completa na apresentação do indivíduo. Quando o mecanismo de defesa do hospedeiro é comprometido, isso deve ser compensado pela abordagem agressiva da infecção com o tratamento cirúrgico e, na maioria dos casos, por uma terapia antibiótica adjuvante.

Comorbidades médicas

Duas categorias principais de comorbidades médicas que afetam negativamente o sistema de defesa do hospedeiro são as doenças metabólicas e as condições inadequadamente controladas que afetam o sistema imunológico de modo direto.

O diabetes melito mal controlado está altamente associado ao comprometimento da cura. A hiperglicemia reduz a quimiotaxia dos leucócitos e a fagocitose e prejudica gravemente a capacidade de resistir a infecções e combatê-las. Os pacientes com infecções graves, sobretudo em ambiente hospitalar, necessitam de um controle cuidadoso dos níveis de glicose no sangue para otimizar o sistema de defesa do hospedeiro após o tratamento cirúrgico apropriado. O alcoolismo grave, que costuma ser acompanhado por desnutrição, também prejudica gravemente a capacidade do organismo de se defender contra infecções.

Cânceres hematológicos, como leucemia e linfoma, afetam adversamente a função dos leucócitos e, por conseguinte, a capacidade de se defender contra infecções. Além disso, em infecções graves por HIV, os linfócitos B e T são afetados, fazendo com que o paciente fique suscetível a infecções, sobretudo, e tenha uma resposta ruim ao tratamento. No entanto, a soropositividade para HIV por si só não indica uma falta de capacidade de defesa contra infecções odontogênicas, pois estas são causadas, principalmente, por agentes patogênicos extracelulares, e não patógenos intracelulares, contra os quais os linfócitos T são os principais responsáveis pelo combate.

Certos medicamentos deprimem o sistema imunológico e aumentam o risco de infecções odontogênicas e resposta ruim ao tratamento, apesar da abordagem adequada. Em geral, os agentes quimioterápicos para condições malignas causam depressão da medula óssea, enfraquecendo o sistema imunológico. Em alguns agentes quimioterápicos, esses efeitos podem durar até 1 ano ou mais. Imunossupressores e corticosteroides utilizados para várias indicações (como doenças autoimunes e em transplantes de órgãos) prejudicam a função dos linfócitos e diminuem a produção de imunoglobulina.

Princípio 3: determinação de quando o paciente deve ser tratado por um clínico geral ou um cirurgião bucomaxilofacial

Quando detectadas precocemente, a maioria das infecções odontogênicas pode ser tratada com segurança pelo dentista clínico geral. Entretanto, vários fatores devem ser considerados para determinar se uma infecção deve ser tratada por um especialista. A decisão deve ter como base a localização, a gravidade, o acesso cirúrgico e o estado de defesas do hospedeiro (Boxe 16.1). Salienta-se que a avaliação precisa é um pré-requisito para o tratamento de qualquer infecção, independentemente de seu nível de formação. Dois exemplos de seleção de caso são ilustrados no Boxe 16.2 e nas Figuras 16.7 e 16.8.

Localização e gravidade

Como regra geral, as infecções odontogênicas graves e que envolvem espaços profundos requerem um tratamento imediato por um cirurgião bucomaxilofacial, normalmente em um ambiente hospitalar. Tais infecções costumam apresentar-se com sinais e sintomas preocupantes, como febre, dificuldades de respiração e/ou deglutição, trismo e salivação. Dificuldade de respiração, dificuldade na deglutição e dificuldade em lidar com as secreções bucais são indicadores de comprometimento das vias respiratórias, e os pacientes que demonstram tais sinais e sintomas devem ser levados para a emergência do hospital local imediatamente (o ideal é passar por consulta com um cirurgião bucomaxilofacial).

Infecções localizadas, como as que envolvem o processo alveolar e o vestíbulo, são passíveis de pequenos procedimentos cirúrgicos em um ambiente de consultório odontológico. Muitas vezes, tais infecções possibilitam a eliminação simultânea da origem da infecção (p. ex., extração, tratamento de canal). Infecções próximas de estruturas vitais importantes, como os feixes neurovasculares mentuais e infraorbitais, geralmente devem ser tratadas por um cirurgião bucomaxilofacial.

Acesso cirúrgico

O acesso cirúrgico deve ser adequado para possibilitar a drenagem e o controle apropriados da etiologia da infecção. Muitas vezes, os pacientes com infecções odontogênicas apresentam trismo, o que limita o acesso intraoral (e frequentemente representa infecções graves). Em geral, esses pacientes necessitam de cuidados cirúrgicos sob anestesia geral, com monitoramento e tratamento clínico subsequentes em um ambiente hospitalar. Tais pacientes devem ser imediatamente encaminhados para um cirurgião bucomaxilofacial para cuidados clínicos e cirúrgicos apropriados sem demora.

• **Boxe 16.1** Critérios para encaminhamento ao cirurgião bucomaxilofacial.

- Dificuldade de respirar
- Dificuldade de deglutir
- Desidratação
- Trismo moderado a grave (abertura interincisal menor que 25 mm)
- Edema estendendo-se além do processo alveolar
- Temperatura elevada (maior que 38,3°C)
- Mal-estar e aparência tóxica
- Defesas comprometidas do hospedeiro
- Necessidade de anestesia geral
- Insucesso no tratamento anterior

• Boxe 16.2 Exemplos de infecções odontogênicas leves e moderadas.

Caso 1: Abscesso do espaço vestibular direito	Caso 2: Abscesso do espaço vestibular esquerdo

Principais achados (significância clínica)

- Boa aparência e sem desconforto agudo (sistema de defesa do hospedeiro intacto)
- Edema extraoral sutil a leve (fases iniciais)
- Edema intraoral leve (fase inicial)

- Com leve desconforto (comprometimento leve no sistema de defesa do hospedeiro)
- Edema extraoral moderado (fase avançada)
- Endurecimento e sensibilidade grave da bochecha esquerda (muda para celulite)
- Envolvimento do espaço infratemporal na imagem (fase avançada, região difícil de examinar clinicamente)

Tratamento e fundamentação

- Incisão e drenagem com a eliminação da origem (dente nº 30) em ambiente de consultório
- Reavaliação do paciente em 2 a 3 dias
- Localização superficial com sintomas leves indicam as fases iniciais, sem evidência de comprometimento da defesa do hospedeiro. O acesso suficiente possibilita o tratamento cirúrgico imediato com controle da origem (extirpação da polpa com tratamento de canal radicular subsequente ou extração de dente) e incisão e drenagem.

- Encaminhamento imediato ao cirurgião bucomaxilofacial ou ao hospital local com cobertura de cirurgia bucomaxilofacial
- Outros estudos de imagem necessários (TC com contraste [ver Figura 16.8B])
- Incisão e drenagem sob anestesia geral devido ao envolvimento do espaço profundo
- Monitoramento em regime de internação com exame clínico e estudos laboratoriais. A incapacidade de examinar suficientemente o espaço infratemporal exige maior dependência dos estudos auxiliares, como estudos de laboratório e de imagem
- Antibióticos intravenosos necessários inicialmente para complementar a drenagem cirúrgica do abscesso do espaço fascial profundo (espaço temporal profundo)

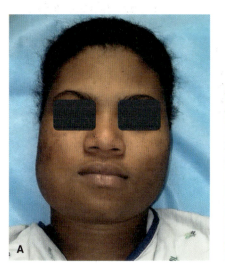
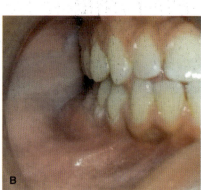

• **Figura 16.7** Abscesso do espaço vestibular direito (ver caso 1 no Boxe 16.2).

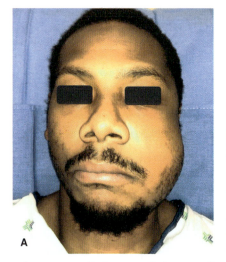
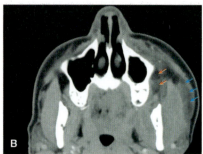

• **Figura 16.8 A.** Abscesso do espaço vestibular esquerdo (ver caso 2 no Boxe 16.2). **B.** Tomografia computadorizada. As *setas azuis* indicam o espaço vestibular; as *setas vermelhas* indicam o espaço infratemporal.

Estado das defesas do hospedeiro

Os pacientes com comorbidades clínicas subjacentes que atetem as defesas do hospedeiro requerem tratamento rápido e agressivo por um cirurgião bucomaxilofacial. Vários pacientes com ou sem condições subjacentes frequentemente ficam desidratados e apresentam níveis elevados de glicose no sangue, que podem comprometer ainda mais o sistema de defesa do hospedeiro. Normalmente, os indivíduos com as defesas do hospedeiro comprometidas podem precisar de consulta clínica durante a internação para eliminar o hospedeiro como um potencial fator de atraso na resolução de uma infecção.

Princípio 4: tratamento cirúrgico da infecção

Um dos equívocos mais comuns sobre infecções odontogênicas é a atuação dos antibióticos como a principal modalidade de tratamento. Não é exagero reforçar que *as infecções odontogênicas são um processo de doença tratado cirurgicamente* e que os antibióticos só têm papel coadjuvante, *se forem indicados*. Evidências irrefutáveis mostram claramente que o tratamento cirúrgico é significativamente superior à terapia antibiótica isolada na melhora de vários parâmetros clínicos, incluindo temperatura corporal, valores laboratoriais e internação hospitalar. Ao considerarmos os três fatores envolvidos no tratamento de infecções odontogênicas – eliminação da origem da infecção, estabelecimento da drenagem cirúrgica e mobilização do sistema de defesa do hospedeiro –, é fácil entender o papel central do tratamento cirúrgico, porque os dois primeiros fatores só podem ser obtidos cirurgicamente. Nesse contexto, a cirurgia não só inclui incisão, drenagem e extração do(s) dente(s) problemático(s), como também todas as formas de eliminação da origem da infecção, além da extirpação da polpa (com terapia definitiva do canal radicular subsequente) e da terapia periodontal.

Uma vez estabelecido o diagnóstico de infecção odontogênica (com a devida identificação da origem), o primeiro componente do tratamento cirúrgico envolve a eliminação da causa, também conhecido como *controle da origem*. O método de controle da origem depende da etiologia específica (endodôntica ou periodontal), assim como da gravidade. Se uma infecção for determinada como endodôntica por natureza, como em uma polpa necrótica decorrente de cáries ou fratura do dente, o controle da origem envolve a extirpação da polpa com tratamento subsequente do canal radicular. Se a fonte for considerada periodontal na origem, então a raspagem e o alisamento radicular com desbridamento seriam os métodos de tratamento típico. Em qualquer caso, se o(s) dente(s) não for(em) considerado(s) passível(is) de salvação, o paciente não estiver disposto a se submeter ao tratamento restaurativo definitivo ou se a infecção for determinada como agressiva, a extração proporciona o controle da origem mais definitivo. Sempre que possível, o controle da origem deve ser realizado imediatamente. No entanto, certas situações o impedem. Um exemplo é o trismo significativo que não possibilita acesso adequado ao dente(s) problemático(s), devido ao acesso limitado à cavidade bucal. Nesses casos, dependendo da gravidade e do local da infecção, o dentista pode começar a terapia antibiótica empírica ou realizar a incisão e a drenagem primeiro para melhorar a abertura mandibular antes de eliminar a fonte de infecção. Quando uma infecção for considerada grave e agressiva, o paciente deve ser tratado sob anestesia geral em uma sala de operação controlada para o tratamento cirúrgico imediato.

Após o controle de origem, a drenagem cirúrgica da infecção é o segundo componente do tratamento cirúrgico. A incisão e a drenagem facilitam a cura por dois mecanismos principais. O primeiro e mais importante é a diminuição da carga bacteriana. A redução da carga bacteriana com a eliminação da origem e a drenagem da infecção possibilitam que o sistema de defesa do hospedeiro (terceiro componente do tratamento) atue para remover qualquer infecção residual. O segundo mecanismo da drenagem cirúrgica é a redução da pressão dos tecidos infectados. Quando a pressão hidrostática dos tecidos infectados for descomprimida com drenagem cirúrgica, o fornecimento de sangue local melhora, e isso possibilita que o sistema de defesa do hospedeiro e os antibióticos adjuvantes alcancem melhor a área infectada. Para as infecções odontogênicas, a drenagem cirúrgica pode ser na forma de acesso endodôntico através do dente ou incisão e drenagem por meio de um acesso da incisão mucosa ou cutânea. Quando uma infecção de origem pulpar se localiza no processo alveolar e o paciente é imunocompetente, a drenagem da infecção através de um acesso endodôntico padrão e do forame apical geralmente proporcionará drenagem suficiente da infecção. Tal fato vai exigir que o dente seja aproveitável (caso contrário, a extração fornecerá a "drenagem", além da remoção definitiva da origem da infecção). Todavia, quando um acesso endodôntico não proporciona uma drenagem adequada, quando uma infecção tiver se estendido depois do processo alveolar e no espaço vestibular ou outros espaços do tecido mole, ou quando um paciente for considerado imunocomprometido, indicam-se a incisão cirúrgica e a drenagem. A incisão e a drenagem não são apenas reservadas para abscessos, mas podem facilitar a cura da celulite por meio do mesmo mecanismo – reduzindo a carga bacteriana e a pressão tecidual local. Deve-se compreender que o propósito da drenagem cirúrgica não é simplesmente "remover pus", mas também descomprimir os tecidos moles e fornecer uma saída (trato) para evitar um possível novo acúmulo da infecção no mesmo local. Além disso, a drenagem cirúrgica deve ser diferenciada da simples remoção de pus. Procedimentos como aspiração por agulha têm pouca ou nenhuma função no tratamento definitivo das infecções odontogênicas. As situações clínicas que não necessitam de um procedimento de incisão e drenagem são a ausência de edema ou a fase da inoculação inicial, em que o edema é mole, difuso e apenas levemente sensível. Mas, conforme mencionado, a drenagem cirúrgica pode ser considerada para a celulite a fim de melhorar a vascularização para a cura e a penetração antibiótica sistêmica. No entanto, a maioria das outras situações com uma infecção odontogênica requer drenagem cirúrgica. A descrição da técnica de incisão e drenagem a seguir é para um abscesso vestibular – de longe, a infecção odontogênica mais comumente encontrada.

Técnica cirúrgica

O primeiro passo no tratamento cirúrgico de infecções odontogênicas é determinar a via mais adequada de acesso cirúrgico para incisão e drenagem. O cirurgião-dentista deve ter certeza de que o paciente tenha amplitude de movimento mandibular adequada para possibilitar acesso suficiente para incisar, explorar e drenar a área infectada. Quando o acesso for considerado insuficiente, analgésicos e ansiolíticos poderão ser usados, pois a limitação da abertura mandibular com infecção do espaço vestibular é quase sempre decorrente da proteção contra a dor. Se tais medidas não melhorarem o acesso intraoral, o paciente deve ser logo encaminhado para um cirurgião bucomaxilofacial.

A próxima etapa no tratamento cirúrgico é determinar a necessidade de análise e cultura microbiológicas e testes de sensibilidade. Embora não sejam rotineiramente necessárias, algumas situações justificam uma reflexão séria para avaliação laboratorial (Boxe 16.3). Se os testes de cultura forem obtidos, o cirurgião-dentista deverá ter acesso a tubos estéreis para culturas aeróbias e anaeróbias. Tais amostras requerem avaliação por um laboratório; então, o dentista deve ter um mecanismo para processar as amostras imediatamente, a fim de obter resultados que possam orientar a terapia antibiótica apropriada.

• **Boxe 16.3** **Indicações para teste de cultura e sensibilidade antibiótica.**

- Rápida progressão da infecção
- Terapia antibiótica múltipla anterior
- Infecção não responsiva (após mais de 48 horas)
- Infecção recorrente
- Comprometimento das defesas do hospedeiro

Com relação ao procedimento específico de incisão e drenagem intrabucal, após a antissepsia do sítio cirúrgico com bochecho de solução de clorexidina a 0,12%, deve-se escolher o método de analgesia e controle da dor. Para infecções vestibulares odontogênicas, a analgesia adequada pode ser obtida com técnicas de anestesia local padrão. A anestesia regional de bloqueio dos nervos é sempre preferível às técnicas de infiltração por duas razões: (1) a penetração do anestésico local é difícil quando se injeta o agente diretamente em uma área infectada, porque o ambiente local ácido (pH baixo) com acúmulo localizado de pus, fluido tecidual e detritos dificulta a difusão do agente anestésico nos tecidos e afeta o bloqueio dos canais de sódio do nervo; e (2) a anestesia por infiltração acarreta risco de disseminar a infecção para locais vizinhos ou espaços teciduais não afetados, se a agulha avançar através da área de infecção para os tecidos adjacentes. Em contrapartida, as técnicas de anestesia de infiltração podem ser realizadas; no entanto, é preciso cuidado especial para evitar a reutilização de uma agulha de um local não infectado e para injetar em um plano submucoso por tornar possível a infiltração do agente nos tecidos. Assim que a área estiver suficientemente anestesiada, obtém-se uma amostra de cultura, normalmente por meio de uma pequena seringa estéril (em geral, de 3 mℓ) conectada a uma agulha de calibre grande (em geral, de calibre 18). Insere-se a agulha no edema e aspira-se o pus ou o fluido tecidual. Transfere-se o conteúdo para os tubos estéreis para culturas aeróbias e anaeróbias (e, às vezes, fúngicas) e envia-se para o laboratório para análise microbiológica, que pode incluir a coloração de Gram e cultura e testes de sensibilidade. É fundamental que o dentista forneça detalhes clínicos, como a história do paciente, a localização anatômica do fluido e a característica da infecção ao preencher o formulário de solicitação do laboratório.

O próximo passo no tratamento cirúrgico é a incisão. Em geral, ela é feita diretamente sobre a área de edema máximo para tornar a drenagem possível. Entretanto, é importante evitar a incisão na região de estruturas vitais, como o feixe neurovascular mentual na região dos pré-molares inferiores (Figura 16.9). Além disso, convém considerar a colocação da incisão na face inferior de uma infecção vestibular superior para possibilitar o máximo de drenagem dependente da gravidade (Figura 16.10). Para procedimentos de incisão e drenagem extrabucais em infecções odontogênicas complexas, há outros fatores que devem ser considerados, como cicatriz facial e possível lesão do nervo vestibular e facial. O comprimento da incisão – pelo menos 10 a 15 mm – e a profundidade devem ser suficientes para atravessar as camadas dos tecidos mucosos e submucosos. Um erro comum é fazer a incisão muito superficial, muito curta ou ambas. Uma incisão superficial não possibilita a drenagem adequada do pus subjacente ou do fluido tecidual e impede a descompressão eficaz dos tecidos infectados. Uma incisão curta não torna possível a exploração completa dos espaços envolvidos para realizar o rompimento das loculações (pequenas aglomerações de pus dentro da cavidade de um abscesso) e pode causar dilaceração dos tecidos já frágeis durante a manipulação, o que prejudicará a cicatrização adequada.

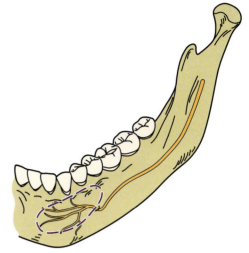

• **Figura 16.9** A localização do feixe neurovascular mentual deve ser considerada ao realizar uma incisão para uma infecção vestibular na região pré-molar inferior.

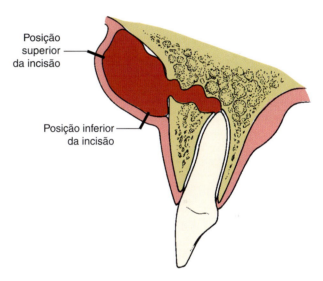

• **Figura 16.10** Para um abscesso vestibular maxilar, posicionar a incisão inferiormente pode evitar a drenagem incompleta do acúmulo de pus na face inferior da cavidade do abscesso.

A dilaceração dos tecidos não só leva a um aumento da formação de cicatrizes, mas também envolve o risco de danos às estruturas adjacentes, como o feixe neurovascular mentual. Para evitar tais problemas, o dentista pode decidir criar uma incisão mais longa (até 15 mm, em vez de 10 mm) e com profundidade completa através de todas as camadas teciduais, inclusive o periósteo, até o nível do osso. Um elevador periosteal pode ser utilizado em movimento de varrimento no plano subperiosteal para determinar se foi atingida a profundidade apropriada. Em seguida, pinças hemostáticas curvas podem ser utilizadas para interromper as loculações dentro da cavidade do abscesso. Consegue-se isso por meio da inserção das pinças bem dentro da cavidade do abscesso e da abertura do instrumental em várias direções (Figura 16.11). Deve-se ter cuidado para evitar fechar as pinças hemostáticas dentro dos tecidos, pois essa manobra pode danificar estruturas importantes (nervos, vasos) ao esmagá-las.

Após drenar e descomprimir cuidadosamente a infecção, o profissional pode decidir irrigar a cavidade do abscesso com soro fisiológico normal estéril usando uma seringa de ponta fina (Figura 16.12).

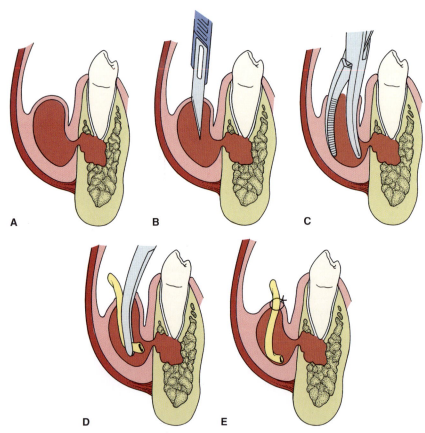

- **Figura 16.11** Técnica de incisão e drenagem do abscesso vestibular. **A.** Infecção periapical de um pré-molar inferior (observa-se a erosão cortical vestibular acima da inserção do músculo bucinador). **B.** Incisão feita em um edema flutuante na profundidade da cavidade do abscesso. **C.** Pinça hemostática curva utilizada no movimento de abertura em várias direções para quebrar as loculações de pus dentro da cavidade do abscesso. **D.** Inserção de um dreno na profundidade da cavidade do abscesso. **E.** Sutura do dreno com apenas uma sutura.

Um dreno também pode ser colocado se houver preocupação quanto a um novo acúmulo de purulência. Embora os drenos de Penrose estéreis sejam dos tipos mais utilizados (Figura 16.13), alternativas igualmente eficazes são pedaços de luvas estéreis ou diques de borracha também estéreis. Sutura-se o dreno aos tecidos adjacentes à incisão (ou próximo da borda da incisão) com um material de sutura não reabsorvível (ver Figura 3.5). Como regra geral, o dreno deve ser colocado profundamente da cavidade do abscesso e suturado aos tecidos de aspecto razoavelmente saudável para evitar rasgar os tecidos ao passar a agulha. O dreno deve permanecer no lugar até a epitelização do sistema ou quando o paciente melhorar clinicamente e a drenagem cessar. Isso costuma ocorrer dentro de 2 a 5 dias, após o procedimento de incisão e drenagem. Uma vez removido o dreno, deixa-se a ferida cicatrizar por segunda intenção.

Princípio 5: suporte clínico ao paciente

O suporte sistêmico é um componente indispensável do tratamento de infecções odontogênicas, pois, conforme mencionado, são as defesas do hospedeiro do paciente que, em última análise, combatem a infecção. Assim que a fonte da infecção é eliminada e drenada, a carga bacteriana diminui. O papel do dentista é otimizar a capacidade do paciente em eliminar a infecção residual

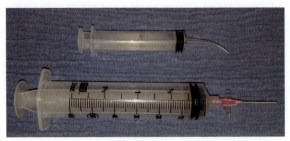

- **Figura 16.12** Uma seringa com ponta fina ou uma seringa com um angiocateter fixado pode ser usada para irrigar completamente a cavidade do abscesso com soro fisiológico estéril após a incisão e a drenagem.

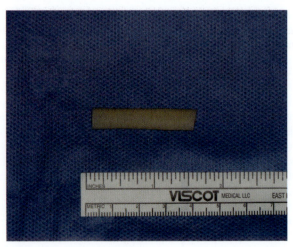

- **Figura 16.13** Um dreno de Penrose de 1/4 de polegada (0,6 cm de diâmetro) é comumente usado para promover a drenagem e a descompressão contínuas das infecções odontogênicas.

por meios de suporte. Tais medidas de suporte são hidratação, melhora da nutrição, controle da dor, terapia antibiótica adjuvante e controle da glicose no sangue. A maioria dos pacientes com infecções odontogênicas fica desidratada e desnutrida em decorrência de ingestão oral deficiente causada pela dor e pelo desconforto. Cuidados cirúrgicos completos (ou seja, controle da origem, incisão e drenagem) sempre devem ser complementados com o controle adequado da dor e a promoção da hidratação oral (ou intravenosa [IV]) e a melhora da ingestão nutricional. Para a maioria dos pacientes, essas medidas proporcionam o suporte necessário do sistema de defesa do hospedeiro para uma recuperação sem complicações. Para o indivíduo com desidratação aguda, o dentista pode decidir administrar fluidos IV a fim de reabastecer o volume intravascular perdido. A presença de febre aumenta as necessidades calóricas e de líquido, e isso deve ser levado em consideração. Muitas vezes, observam-se níveis elevados de açúcar no sangue em pacientes com infecções odontogênicas. Esse é especialmente o caso de pacientes com diagnóstico de diabetes melito. A hiperglicemia está associada ao comprometimento da resistência sistêmica a infecções e à má cicatrização de feridas. Em pacientes diabéticos (e mesmo em alguns não diabéticos) com infecções graves, muitas vezes é necessário controlar o açúcar no sangue em ambiente hospitalar, como parte do processo de suporte sistêmico.

O indivíduo pode apresentar outras doenças sistêmicas que precisem de atenção especial, como hipertensão, arritmias, insuficiência cardíaca congestiva e doenças autoimunes com terapia imunossupressora. Especialmente quando existem múltiplas comorbidades, a consulta com especialistas costuma ser necessária, como os das áreas de medicina interna e doenças infecciosas.

Princípio 6: escolha e prescrição dos antibióticos apropriados

Embora as infecções odontogênicas devam ser direcionadas para a cirurgia, certas situações podem se beneficiar com a terapia com antibióticos. O dentista nunca deve presumir que os antibióticos são necessários para o tratamento apropriado das infecções odontogênicas. A inadequada confiança neles não só apresenta risco de aumento da resistência aos antibióticos e maior risco de efeitos adversos (p. ex., infecções oportunistas e riscos mais graves, como anafilaxia), mas também pode levar ao tratamento cirúrgico inadequado. Deve estar claro que os antibióticos sempre devem ser considerados como um complemento, não uma substituição, para o tratamento cirúrgico. Esse fato também é corroborado por revisões sistemáticas que indicam que a escolha do antibiótico não afeta significativamente os resultados do tratamento quando usado em conjunto com o tratamento cirúrgico (controle da origem e incisão e drenagem).

Determinação da necessidade de administração de antibióticos

Sempre que a terapia antibiótica for considerada, o profissional deve ponderar com cuidado os riscos e benefícios. Os exemplos de uso de antibiótico adequado e inadequado estão listados no Boxe 16.4. Três fatores principais devem ser considerados ao se determinar a adequação de utilização de antibióticos adjuvantes: (1) a gravidade da infecção; (2) a capacidade para tornar o tratamento cirúrgico; e (3) o sistema de defesa hospedeiro do paciente. Infecções graves, sobretudo aquelas que envolvem os espaços fasciais mais profundos e aquelas com celulite, beneficiam-se da terapia com antibióticos após o controle completo da origem, além de incisão e drenagem agressivas. Como alguns espaços profundos (p. ex., infratemporal, lateral da faringe e retrofaríngeo) não podem ser examinados de maneira suficiente sem TC, há maior risco de drenagem "incompleta", mesmo após incisão e drenagem minuciosas, em comparação com uma infecção vestibular bucal superficial, que é facilmente acessível para o exame e a cirurgia. Portanto, o papel da terapia antibiótica adjuvante é mais significativo nas infecções graves que envolvem espaços mais profundos. Se uma infecção aguda não propiciar um controle da origem e a incisão e a drenagem mais simples, a terapia antibiótica empírica pode ocasionalmente preceder o tratamento cirúrgico. Um exemplo é um paciente com pericoronite grave e abertura mandibular limitada secundária à dor. O controle da pericoronite aguda com antibióticos empíricos costuma melhorar a amplitude de movimento mandibular, tornando possível ao dentista fornecer o tratamento cirúrgico necessário para administrar a infecção. Em última instância, se um paciente for imunocomprometido, podem ser considerados os antibióticos adjuvantes para compensar o sistema de defesa do hospedeiro deficiente. Conforme mencionado, sempre que possível os antibióticos devem ser precedidos pelo tratamento cirúrgico agressivo, com controle de origem e incisão e drenagem. Não há evidências que corroborem o uso rotineiro de antibióticos para tratar infecções odontogênicas no paciente imunodeprimido, e as decisões devem ser tomadas de modo individual, adotando-se um julgamento clínico seguro.

Os usos inadequados de antibióticos mais comuns incluem dor de dente devido a pulpite aguda, abscessos periapicais de drenagem espontânea e osteíte alveolar (alveolite). A pulpite aguda é limitada ao sistema pulpar, não responde à terapia antibiótica e deve ser tratada com restauração ou tratamento endodôntico. A drenagem de um abscesso periapical é uma condição crônica localizada. Equivale a uma cavidade de abscesso drenada cirurgicamente. Nesses casos, a eliminação da fonte da infecção (terapia de canal radicular ou extração dentária) é suficiente. A osteíte alveolar consiste em um processo inflamatório, e não uma infecção, que requer cuidados paliativos locais (controle da dor, irrigação intra-alveolar e medicamentos) e para os quais os antibióticos têm pouco ou nenhum efeito na resolução.

Uso rotineiro da terapia empírica

As infecções odontogênicas são quase invariavelmente causadas pela microbiota bucal normal (predominantemente estreptococos

---

• Boxe 16.4   Uso da terapia antibiótica adjuvante.

Usos apropriados
- Edema que se estende além do processo alveolar
- Celulite (com ou sem abscesso concomitante)
- Trismo
- Linfadenopatia
- Febre (mais de 38,3°C)
- Pericoronite grave
- Osteomielite
- Paciente imunocomprometido (com tratamento cirúrgico adequado da infecção)

Usos inapropriados
- Demanda do paciente
- Dor grave (não atribuível à infecção)
- Dor de dente
- Periodontite periapical ou abscesso
- Osteíte alveolar (alveolite seca)
- Administração pós-operatória em um paciente imunocompetente após várias extrações dentárias
- Pericoronite leve
- Abscesso drenado limitado ao processo alveolar

orais facultativos, estreptococos anaeróbios e espécies de *Prevotella* e *Fusobacterium*) e costumam ter uma composição bacteriana previsível. Tal previsibilidade torna a utilização de rotina da cultura e o teste de sensibilidade desnecessários e impraticáveis, pois os organismos causadores já são conhecidos. Conforme mencionado, os testes microbiológicos devem ser reservados para circunstâncias especiais, como infecções rapidamente progressivas, osteomielite, infecções não responsivas ou recorrentes e defesas do hospedeiro comprometidas. A natureza previsível dos organismos causadores de infecções odontogênicas também favorece o uso de um número limitado de antibióticos, quando indicado. Estes envolvem penicilina, amoxicilina, clindamicina e azitromicina, eficazes contra os estreptococos aeróbios e facultativos e anaeróbios orais. Metronidazol, um antibiótico de nitroimidazol voltado para os anaeróbios estritos, raramente é utilizado nas infecções de rotina e, às vezes, utilizado em conjunto com antibióticos padrão em infecções graves, com uma cultura positiva para um nível significativo de bactérias anaeróbias. Os regimes de dosagem também devem ser considerados, pois estão diretamente relacionados com a conformidade e a eficácia da terapia antibiótica. A frequência da administração de um fármaco é inversamente relacionada com a adesão. Por exemplo, administra-se a clindamicina por via oral (VO) 4 vezes/dia, enquanto se oferece a amoxicilina-clavulanato VO 2 vezes/dia, com uma taxa de conformidade mais elevada e, por conseguinte, um meio mais eficaz de tratamento antibiótico. Apesar da importância da conveniência, o dentista deve se concentrar em orientar o paciente sobre a importância da conformidade e prescrever antibióticos, sobretudo, com base em sua necessidade clínica.

Uso de antibiótico de espectro reduzido

Os antibióticos de amplo espectro podem alterar consideravelmente a microbiota bacteriana normal de vários sistemas orgânicos, como a pele e o sistema gastrintestinal (GI), o que pode levar a efeitos indesejáveis, como o desenvolvimento de superinfecções ou infecções oportunistas (p. ex., fúngicas) que, em geral, seriam controladas pelas bactérias existentes. Os antibióticos de amplo espectro também podem levar ao desenvolvimento de resistência bacteriana aos antibióticos. Por conseguinte, o cirurgião-dentista sempre deve considerar o uso de um antibiótico de espectro reduzido para atingir os estreptococos e as bactérias anaeróbias orais sem alterar a microbiota normal da cavidade bucal, da pele e do sistema GI. As diretrizes estabelecidas pelo American Dental Association Council on Scientific Affairs indicam o uso criterioso de antibióticos de espectro reduzido no tratamento de infecções odontogênicas. O Boxe 16.5 mostra exemplos de antibióticos de amplo espectro e de espectro reduzido comumente utilizados para infecções odontogênicas.

Uso de antibiótico com menor incidência de toxicidade e efeitos colaterais

Como com qualquer fármaco, os antibióticos têm efeitos adversos que podem variar desde leves a graves. É responsabilidade do dentista estar ciente dos efeitos adversos dos antibióticos comumente utilizados para ponderar os riscos e benefícios de sua utilização. Os antibióticos de geração mais antiga, como a penicilina e a azitromicina, tendem a ter baixa incidência de efeitos adversos. Os efeitos secundários mais comuns de penicilina são alergias, com manifestações recorrentes, como urticária, prurido e desconforto GI (diarreia). Reações adversas graves, como anafilaxia, são raras. Apesar disso, e da introdução de novos antibióticos, a penicilina (betalactâmica) continua a ser a base do tratamento para as infecções odontogênicas. Do mesmo modo, as reações adversas

• **Boxe 16.5** Antibióticos de espectro reduzido e de amplo espectro.

Antibióticos de espectro reduzido úteis no tratamento de infecções odontogênicas simples
- Penicilina
- Amoxicilina
- Clindamicina
- Metronidazol

Antibióticos de amplo espectro úteis no tratamento de infecções odontogênicas complexas
- Amoxicilina com ácido clavulânico (para infecções sinusais)
- Azitromicina
- Moxifloxacino

são relativamente raras com relação à azitromicina. Na verdade, considera-se a azitromicina como a que apresenta melhor relação eficácia-toxicidade entre os antibióticos macrolídios para infecções odontogênicas. Costuma-se pensar que o uso a longo prazo de clindamicina está associado à colite pseudomembranosa, causada pela alteração da microbiota GI e do crescimento excessivo subsequente de *Clostridium difficile*. No entanto, essa condição pode surgir com o uso de quase qualquer antibiótico e, em geral, ocorre em pacientes gravemente debilitados. O moxifloxacino consiste em um antibiótico fluoroquinolona de amplo espectro e é muito mais eficaz contra bactérias bucais do que seus homólogos mais antigos. No entanto, esse fármaco tem efeitos adversos significativos, como ruptura espontânea do tendão, hepatite, arritmia, neuropatia periférica e efeitos psiquiátricos.

Uso de antibiótico bactericida, se possível

Os antibióticos *bactericidas* são preferíveis aos *bacteriostáticos* porque lisam e eliminam as bactérias, diminuindo a carga sobre o sistema de defesa do hospedeiro. Por outro lado, os antibióticos bacteriostáticos, como a azitromicina e a clindamicina (em doses baixas; em doses elevadas, a clindamicina é bactericida) abrandam a reprodução bacteriana e possibilitam que a defesa do hospedeiro elimine as bactérias. Embora ambos os tipos de antibióticos sejam eficazes no paciente imunocompetente com um sistema de defesa do hospedeiro intacto, os antibióticos bacteriostáticos podem ser menos eficazes em indivíduos com um sistema imune comprometido. Ao considerar o fato de os antibióticos terem atuação mais importante no tratamento de infecções odontogênicas em pacientes imunocomprometidos, é especialmente relevante escolher uma dose de antibiótico ou de antibiótico bactericida sempre que possível.

Conhecimento do custo dos antibióticos

Outra consideração importante, porém muitas vezes negligenciada, é o custo dos antibióticos. Fármacos desnecessariamente dispendiosos impõem um encargo financeiro não só para o paciente, mas também para o sistema de saúde, e só devem ser prescritos quando as circunstâncias clínicas o justificarem. Por exemplo, o moxifloxacino, conhecido por sua eficácia e sua conveniência, é caro, tornando o uso de rotina difícil, sobretudo para infecções odontogênicas. Além disso, a escolha de medicamentos genéricos com relação às versões de marca ajuda a diminuir os custos gerais.

Princípio 7: administração adequada do antibiótico

A dose, o tempo e a duração apropriados da administração de antibióticos são tão importantes quanto sua seleção adequada. O objetivo é conseguir um nível alto o suficiente no plasma para eliminar ou deter as bactérias sensíveis ao antibiótico, enquanto se minimizam os efeitos colaterais adversos. O nível plasmático de pico-alvo costuma ser de, pelo menos, quatro a cinco vezes a concentração inibitória mínima das bactérias almejadas. O dentista deve consultar as recomendações de dosagem do fabricante com base nas indicações. A duração da administração pode variar, dependendo da resposta do paciente ao tratamento cirúrgico e à terapia antibiótica, mas o regime típico consiste em um período de 4 a 5 dias. Conforme mencionado, as infecções odontogênicas são tratadas, principalmente, por meios cirúrgicos, e os antibióticos servem apenas como adjuvantes. Assim, a necessidade de um período prolongado de antibióticos é rara e, na verdade, pode indicar um controle inadequado da fonte, da drenagem ou de ambos. Por outro lado, um período prescrito de antibióticos deve ser concluído, independentemente dos sintomas, para minimizar o risco de aumentar a resistência aos antibióticos. Se um paciente por qualquer motivo tiver quaisquer antibióticos não utilizados, eles devem ser descartados para evitar futura utilização imprópria, o que poderia comprometer o paciente e sua comunidade.

Princípio 8: avaliação frequente do paciente

Uma vez administrado corretamente o tratamento cirúrgico (controle de origem e drenagem), com ou sem terapia antibiótica, o paciente deve ser cuidadosamente monitorado para uma resposta clínica adequada. Na maioria dos casos de infecções odontogênicas em indivíduos imunocompetentes, a cura ocorre sem complicações dentro de 1 semana. O período de acompanhamento típico é de 2 a 3 dias após o tratamento cirúrgico. Nesse momento, um paciente respondendo de maneira apropriada terá melhora significativa da dor, do edema intrabucal e do bem-estar em geral. Se o edema e o endurecimento diminuírem e não houver drenagem persistente, nenhum dreno colocado cirurgicamente deve ser removido. Além disso, a ferida deve poder cicatrizar por segunda intenção. Se o paciente tiver edema persistente, dor, drenagem e até mesmo sintomas sistêmicos, o profissional deve avaliar cuidadosamente a causa da resposta clínica inadequada.

Como regra geral, o *tratamento cirúrgico inadequado* (controle da origem, drenagem ou ambos) deve ser presumido como a principal razão, até que se prove o contrário. É especialmente importante determinar a remoção completa da fonte da infecção. Se um dente, ou dentes, tiver sido extraído, os locais de extração devem ser cuidadosamente examinados para assegurar que não existam fragmentos residuais, sequestro ósseo ou corpos estranhos (p. ex., broca ou lima quebrada). Exames de imagem, como radiografias periapicais, podem ser usados para identificar tais causas residuais. Um dente anteriormente com extirpação pulpar ou alisamento radicular como fonte de controle pode precisar ser extraído. Além disso, os dentes na área da infecção podem precisar ser reavaliados para determinar se estão contribuindo para a infecção persistente. Infecções inadequadamente drenadas podem exigir drenagem repetida, muitas vezes com a extensão da incisão original para a exploração de todo(s) o(s) espaço(s).

Outra razão para a resposta inadequada são as defesas comprometidas do hospedeiro. Se um comprometimento for identificado, convém controlá-lo (p. ex., hidratação, nutrição, controle glicêmico) e realizar medidas cirúrgicas agressivas. Em geral, indicam-se antibióticos adjuvantes quando a defesa do hospedeiro estiver comprometida, frequentemente por períodos mais longos.

Outra razão para a falha são os problemas com a administração de antibióticos. Isso pode ocorrer devido à falta de conformidade ou à escolha inadequada de antibióticos. Quando um paciente não consegue tomar antibióticos conforme orientado, é importante determinar o motivo. Muitas vezes, a causa pode ser financeira ou relacionada com a conveniência. Nesses casos, é preferível prescrever medicamentos genéricos com intervalos maiores de dosagem. Poucas vezes, um antibiótico empiricamente prescrito pode não cobrir suficientemente as bactérias almejadas. Se um teste de cultura e de sensibilidade tiver sido solicitado na cirurgia inicial, os resultados devem ser verificados para assegurar a seleção apropriada do antibiótico. Se um teste microbiológico não tiver sido realizado durante a cirurgia inicial, a obtenção de uma cultura durante a consulta de reavaliação pode evidenciar microrganismos não sensíveis ao antibiótico prescrito.

Função do dentista clínico geral no tratamento de infecções odontogênicas

Talvez o dentista clínico geral tenha a atuação mais importante no tratamento de infecções odontogênicas. Existem várias causas para isso. Primeiro, a maioria dos pacientes com infecções odontogênicas inicialmente vai a um consultório odontológico porque os sintomas costumam envolver dor dental. O segundo motivo é que o dentista clínico geral se mostra habilitado para diagnosticar corretamente uma infecção odontogênica e identificar a origem. Isso possibilita que o dentista avalie a gravidade e a complexidade da infecção e trate ou encaminhe adequadamente o paciente em tempo hábil. Muito parecido com o papel do dentista restaurador em um caso de reabilitação dentária complexa, diversas vezes o papel do dentista clínico geral se mostra fundamental para o tratamento geral de infecções odontogênicas. O terceiro motivo, muitas vezes esquecido, é a atuação preventiva do dentista clínico geral. As infecções odontogênicas são mais bem tratadas por prevenção. Embora muitos fatores, como a alocação de recursos e a cobertura do seguro odontológico público, afetem a capacidade de receber atendimento de rotina, os dentistas clínicos gerais podem ter um impacto profundo na prevenção por meio de orientação e provisão oportuna de cuidados preventivos e terapêuticos. Quando os fatores de risco para infecções odontogênicas (como dentes fraturados ou cariados, doença periodontal significativa) são logo identificados e tratados, as infecções odontogênicas podem ser eficazmente evitadas.

O papel central do dentista clínico geral não deve ser confundido com a expectativa de que ele deve tratar todas as infecções odontogênicas. A função mais importante é o dentista reconhecer, avaliar e triar a infecção. Quando se considera uma infecção como complexa ou além do nível de conforto do dentista, o paciente deve ser imediatamente encaminhado para um cirurgião bucomaxilofacial (ou ao setor de emergência de um hospital próximo com a equipe de um cirurgião bucomaxilofacial, se for potencialmente fatal). Quando um paciente imunocompetente tem uma infecção odontogênica considerada bem localizada (dentro do alvéolo e do espaço vestibular) e passível de uma incisão de rotina e drenagem com controle da origem, o dentista pode tratar o paciente com consultas de acompanhamento. Esse profissional não deve recorrer à terapia com antibióticos sem tratamento cirúrgico, o que pode atrasar o tratamento ou o encaminhamento adequado. Isso não é apenas ineficaz, como também pode ocasionar a propagação da infecção a um espaço mais profundo, o que exigiria tratamento mais invasivo e dispendioso, como incisão extraoral e drenagem em um ambiente hospitalar por um cirurgião bucomaxilofacial.

Princípios de prevenção das infecções

As infecções podem ocorrer mesmo sem um estado de enfermidade – por exemplo, infecções do sítio cirúrgico de órgãos distantes por meio de disseminação hematogênica (infecção metastática).

Contudo, embora os antibióticos sejam adjuvantes eficazes para infecções estabelecidas, sua utilização na prevenção de infecções (ou seja, administração profilática) é controversa e menos fundamentada em evidências. Este tópico discute a administração de antibióticos pré-operatórios ou profiláticos para dois cenários clínicos: prevenção da infecção da ferida após a cirurgia e prevenção da infecção metastática.

Princípios de profilaxia da infecção de feridas

Infecções pós-operatórias ocorrem em cerca de 6 a 9% das cirurgias limpas e contaminadas (p. ex., na cavidade bucal) e chegam a 40% em procedimentos envolvendo feridas sujas. Os antibióticos peroperatórios podem reduzir a taxa de infecção em cerca de 3,3% e, especificamente para a cirurgia bucomaxilofacial, em 70%. No entanto, o dentista deve interpretar os dados com cautela.

Em primeiro lugar, a incidência de infecção após procedimentos cirúrgicos bucais é muito baixa. Na verdade, as taxas são comparáveis com a frequência de reações alérgicas decorrentes do uso de antibióticos. Em segundo lugar, as infecções do sítio cirúrgico após a cirurgia bucal de rotina são menores e respondem prontamente aos antibióticos ou procedimentos secundários, como incisão intraoral e drenagem em consultório. As análises sistemáticas de estudos clínicos sobre os procedimentos cirúrgicos bucais não conseguiram identificar quaisquer infecções pós-operatórias do espaço profundo da região da cabeça e do pescoço. Os benefícios da prescrição de rotina de antibióticos antes de cada procedimento de cirurgia bucal (redução na já baixa incidência de infecções leves do sítio cirúrgico) não justificam o aumento do risco de reações adversas a antibióticos, o aumento do risco de selecionar bactérias resistentes aos antibióticos e o ônus financeiro para o paciente e o sistema de saúde. Portanto, recomendam-se os antibióticos pré-operatórios apenas em circunstâncias selecionadas, como procedimentos cirúrgicos longos e pacientes com as defesas do hospedeiro comprometidas.

Períodos operatórios mais longos demonstraram aumentar o risco de infecções no sítio cirúrgico, e isso tem sido demonstrado em vários estudos e análises sistemáticas com metanálises, que confirmaram uma associação consistente entre o aumento dos períodos operatórios e a ocorrência de infecções do sítio cirúrgico. Embora a maioria das cirurgias bucais seja curta, os antibióticos pré-operatórios podem ser contemplados em procedimentos longos e complicados (p. ex., alveoloplastia extensa com colocação de múltiplos implantes dentários e enxertos ósseos).

Pacientes com capacidade comprometida para combater infecções podem ser propensos a infecções do sítio cirúrgico. São exemplos indivíduos com doença metabólica mal controlada, como diabetes melito, os que recebem quimioterapia ou medicamentos imunossupressores e aqueles com doença renal em fase terminal. Os antibióticos pré-operatórios (e, em alguns casos, pós-operatórios) são altamente recomendados para tais pacientes, mesmo para procedimentos cirúrgicos bucais menores.

Os implantes dentários, embora no passado exigissem antibióticos pré-operatórios para a prevenção de infecção, mostraram não se beneficiar dessa abordagem em revisões sistemáticas com metanálises. Em tais estudos, não houve diferenças nas taxas de infecção quando os antibióticos foram utilizados em comparação com o placebo ou nenhum antibiótico. Apesar de os estudos mostrarem taxas de sucesso mais altas dos implantes com antibióticos, inúmeras variáveis, como comorbidades sistêmicas, tabagismo e parafunção, podem levar o profissional a interpretar erroneamente os resultados e prescrever de modo inadequado os antibióticos de rotina.

Uma vez que um paciente seja considerado um bom candidato para os antibióticos pré-operatórios, a medicação adequada deve ser escolhida. O antibiótico ideal deve ser eficaz contra a microbiota oral normal, ter um espectro reduzido e apresentar o mínimo de efeitos adversos. Portanto, os critérios de seleção são idênticos aos das infecções estabelecidas. Ademais, o antibiótico deve ser administrado de modo que a concentração plasmática esteja em seu pico durante o ato cirúrgico, com o pico sendo mais alto do que quando os antibióticos são administrados para fins terapêuticos. Geralmente, isso equivale a cerca de duas vezes a dose terapêutica habitual – pelo menos, 2 horas (de preferência 1 hora) antes da cirurgia para os antibióticos orais. Os regimes de antibióticos pré-operatórios comumente utilizados estão listados na Tabela 16.5.

Apesar da disponibilidade de antibióticos como um auxílio na prevenção de infecções, o dentista sempre deve seguir os protocolos cirúrgicos rigorosos, como manipulação cuidadosa dos tecidos, assepsia e evitar a contaminação cruzada. Os antibióticos nunca devem ser usados em uma tentativa de superar a técnica cirúrgica ruim ou a falta de um protocolo de assepsia adequado. As luvas estéreis mostraram não ter nenhum benefício, em comparação com as luvas não estéreis, em procedimentos cirúrgicos bucais ambulatoriais.

Princípios de profilaxia contra a infecção metastática

As infecções metastáticas são aquelas que ocorrem em locais distantes, não diretamente ligados à área de origem da infecção. Sua

Tabela 16.5 Regimes antibióticos para profilaxia das infecções metastáticas e do sítio cirúrgico.

Situação	Agente	Adultos (Regime 30 a 60 minutos antes do procedimento)	Crianças[a]
Oral	Amoxicilina	2 g	50 mg/kg
Parenteral	Ampicilina	2 g IM ou IV	50 mg/kg IM ou IV
	Cefazolina/ceftriaxona[b]	1 g IM ou IV	50 mg/kg IM ou IV
Alergia à penicilina (oral)	Cefalexina	2 g	50 mg/kg
	Clindamicina	600 mg	20 mg/kg
	Azitromicina/claritromicina	500 mg	15 mg/kg
Alergia à penicilina (parenteral)	Cefazolina/ceftriaxona[b]	1 g IM ou IV	50 mg/kg IM ou IV
	Clindamicina	600 mg IM ou IV	20 mg/kg IM ou IV

[a] A dose total em crianças não deve exceder a dose de adulto.
[b] As cefalosporinas não devem ser usadas em pacientes com reação de hipersensibilidade do tipo imediato às penicilinas. Outras cefalosporinas orais de primeira ou segunda gerações podem ser substituídas em doses equivalentes em adultos e crianças.
IM, intramuscular; IV, intravenosa.

ocorrência é mais frequente por via hematogênica. Como tal, a administração profilática dos antibióticos tem sido utilizada em várias situações antes do tratamento dentário para minimizar a bacteriemia e, por conseguinte, a incidência de infecções metastáticas. São considerados locais mais suscetíveis à propagação metastática da infecção as valvas cardíacas e as substituições de próteses articulares. A infecção das valvas cardíacas resulta em endocardite infecciosa, enquanto a infecção das próteses articulares leva à insuficiência protética.

Profilaxia contra a endocardite infecciosa

Há evidências substanciais que questionam a eficácia dos antibióticos profiláticos para endocardite bacteriana infecciosa (subaguda) (EBS) quando um paciente é submetido a um tratamento dentário invasivo, como a cirurgia bucal. No entanto, ainda se recomenda a profilaxia da EBS para situações clínicas selecionadas. A justificativa atual para a administração de antibióticos profiláticos para a endocardite infecciosa baseia-se no fato de que a endocardite infecciosa tem morbidade e mortalidade significativas. Assim como acontece com qualquer intervenção, os benefícios e riscos devem ser cuidadosamente ponderados. No caso de profilaxia contra endocardite infecciosa, as vantagens da prevenção da morbidade e da mortalidade graves no grupo selecionado de pacientes de risco são consideradas superiores aos riscos de reações adversas aos antibióticos, discutidas anteriormente. Isso está em contraste com a profilaxia antibiótica de rotina para a infecção da ferida, na qual se sabe que os benefícios da prevenção de infecções secundárias pouco frequentes, tratadas facilmente em uma população muito grande, não justificam os riscos de reações adversas aos antibióticos e o alto custo.

Sob esse ponto de vista, as indicações para a profilaxia da endocardite infecciosa foram consistentemente reduzidas quanto às recomendações formais da American Heart Association. As últimas recomendações foram publicadas em 2017, estabelecidas em conjunto com o American College of Cardiology (Boxe 16.6). É obrigatório que todo dentista se mantenha atualizado acerca das recomendações, assim como das futuras atualizações baseadas em evidências, à medida que elas se tornam disponíveis.

Também deve ser salientado que as medidas profiláticas não antibióticas devem ser rigorosamente implantadas nos grupos de pacientes em risco. Manter a higiene oral ideal deve ser o objetivo principal na prevenção da endocardite infecciosa, já que a bacteriemia não só ocorre durante os procedimentos dentários invasivos, mas também durante as atividades diárias repetidas, como mastigação, escovação e uso de fio dental. Além disso, antes e durante os procedimentos dentários invasivos, devem ser realizadas a assepsia cirúrgica (como lavagens com gliconato de clorexidina antes do procedimento) e a técnica cirúrgica cuidadosa.

Algumas situações especiais justificam a consideração de antibióticos intra ou pós-operatórios para a prevenção de endocardite infecciosa. São exemplos um paciente em situação de risco cuja condição específica não tenha sido divulgada até após o início do procedimento dentário ou um indivíduo em situação de risco com sangramento inesperado durante um procedimento dentário minimamente invasivo. Nesses casos, os antibióticos devem ser administrados o mais rapidamente possível (não mais que 4 horas após a hemorragia ser observada), utilizando as mesmas dosagens que para a profilaxia padrão da EBS.

Por último, o cirurgião-dentista deve entender que a endocardite infecciosa ainda pode ocorrer, apesar da prática adequada e do cumprimento rigoroso das recomendações da American Heart Association; é importante informar plenamente os pacientes em risco de tal possibilidade.

• **Boxe 16.6** Recomendações para a profilaxia da endocardite infecciosa (atualizadas em 2017).

A profilaxia contra endocardite infecciosa é recomendável antes de procedimentos dentários que envolvam a manipulação do tecido gengival, a manipulação da região periapical dos dentes ou a perfuração da mucosa oral em pacientes com o seguinte:

1. Valvas cardíacas protéticas, como próteses implantadas transcateter e homoenxertos.
2. Material protético usado para o reparo das valvas cardíacas, como anéis de anuloplastia e cabos.
3. Endocardite infecciosa anterior.
4. Doença cardíaca congênita cianótica não reparada ou doença cardíaca congênita reparada, com *shunts* residuais ou regurgitação valvar no local, ou adjacente ao local, de um emplastro protético ou dispositivo protético.
5. Transplante cardíaco com regurgitação da valva decorrente de uma valva estruturalmente anormal.

Dados de Nishimura RA, Otto CM, Bonow RO, et al. *AHA/ACC focused update of the 2014 AHA/ACC guideline for the management of patients with valvular heart disease: a report of the American College of Cardiology/American Heart Association Task Force on Clinical Practice Guidelines*; 2017.

Profilaxia contra a infecção da prótese articular

As substituições das próteses articulares também são potencialmente suscetíveis à infecção pela bacteriemia transitória. Quando infectadas, as próteses articulares têm um prognóstico ruim e frequentemente exigem remoção com substituição posterior. Como tal, semelhante à profilaxia contra endocardite infecciosa, as primeiras versões das recomendações estabelecidas pela American Academy of Orthopaedic Surgeons envolveram um amplo conjunto de indicações para profilaxia antibiótica – na verdade, as recomendações de 2009 sugeriram o uso de antibióticos para todos os pacientes com próteses articulares. No entanto, revisões posteriores estreitaram consideravelmente as indicações. Em 2016, a American Academy of Orthopaedic Surgeons e a American Dental Association publicaram os critérios de uso apropriados para antibióticos profiláticos para implantes ortopédicos. Recomenda-se limitar o uso de próteses recentemente colocadas em pacientes com evidências de imunocomprometimento ou controle deficiente da glicemia. Isso acontece em decorrência da falta de evidências de causalidade de procedimentos dentários ou cirúrgicos bucais diretamente levando às infecções da prótese, sobretudo devido à natureza muito transitória da bacteriemia durante o período intra e pós-operatório imediato. Em vez disso, outras infecções crônicas, como aquelas em áreas urogenital, GI, pulmonar e cutânea, podem contribuir para infecções metastáticas nas próteses articulares. Assim como as recomendações publicadas anteriormente, os *Critérios de Uso Apropriado (Appropriate Use Criteria)* de 2016 salientam a necessidade contínua de um julgamento consistente pelo profissional. Isso inclui a comunicação estreita com o cirurgião ortopédico, assim como com o paciente. A decisão final (e, portanto, a responsabilidade) é do dentista para fazer o que ele julga ser o melhor tratamento para o paciente.

Uma infecção odontogênica estabelecida pode apresentar um cenário diferente em comparação com a cirurgia bucal eletiva em tecidos não infectados. Com infecções estabelecidas, o paciente é exposto a um período prolongado de bacteriemia. Logo, é fundamental tratar a infecção de modo agressivo com o controle imediato da origem, incisão e drenagem e também com o tratamento antibiótico adjuvante. A cultura e os testes de sensibilidade têm maior importância, em comparação com infecções em pacientes sem próteses articulares, pois se a prótese não se infectar, os antibióticos podem ser selecionados com mais precisão (em vez de apenas empiricamente).

Profilaxia em pacientes com outras condições cardiovasculares

Os pacientes que recebem diálise renal crônica requerem consideração para a profilaxia antibiótica antes dos procedimentos dentários invasivos. Muitas vezes, a diálise renal necessita de um *shunt* arteriovenoso criado cirurgicamente no antebraço, e esses *shunts* podem ser suscetíveis à infecção metastática decorrente do fluxo turbulento. O mesmo é verdadeiro para os *shunts* ventriculoatriais em pacientes com hidrocefalia. Esses *shunts*, criados para descompressão intracraniana, também podem ser suscetíveis à infecção metastática. Ao se deparar com tais situações, o dentista deve se comunicar com os médicos responsáveis pelos pacientes (nefrologista para o paciente de diálise ou neurocirurgião para aquele com hidrocefalia) para realizar um planejamento apropriado e específico.

Várias condições comumente pensadas como suscetíveis às infecções metastáticas não são indicações para a profilaxia antibiótica. São os casos de marca-passos transvenosos, procedimentos de angioplastia das artérias coronárias, enxertos vasculares aloplásticos e outros dispositivos cardiovasculares não valvares (como *stents* cardíacos e filtros da veia cava). No entanto, convém forte atenção para a profilaxia antibiótica quando houver uma infecção já estabelecida.

Agradecimentos

Agradecemos ao Dr. Thomas R. Flynn por suas contribuições para a compreensão das infecções odontogênicas em edições anteriores deste livro.

17
Infecções Odontogênicas Complexas

MICHAEL R. MARKIEWICZ, MICHAEL D. HAN E MICHAEL MILORO

VISÃO GERAL DO CAPÍTULO

Introdução, 331

Anatomia, 331

Antibioticoterapia e microbiologia, 337

Comorbidades clínicas, 337

Infecções do espaço fascial profundo, 338
  Infecções oriundas de qualquer dente, 338
  Infecções oriundas dos dentes superiores, 338
  Infecções oriundas dos dentes inferiores, 340
  Infecções do espaço fascial cervical profundo, 343
  Tratamento das infecções do espaço fascial, 343
    Tratamento das vias respiratórias, 343
    Tratamento cirúrgico, 344

Infecções específicas, 345
  Trombose do seio cavernoso, 345
  Fasciíte necrosante, 347
  Osteomielite, 349
    Osteomielite supurativa aguda, 351
    Osteomielite supurativa crônica, 351
    Osteomielite esclerosante crônica, 351
    Osteomielite com periostite proliferativa (osteomielite de Garre), 355
  Actinomicose, 355
  Candidíase, 356

Introdução

As infecções orofaciais são os motivos mais comuns que levam pacientes a procurar o cirurgião-dentista ou o especialista em Odontologia. Elas se devem, principalmente, à cárie dentária, com patologia periapical inflamatória manifestando-se clinicamente como dor e edema. No entanto, as lesões periapicais envolvendo o ápice radicular podem se estender para além do osso da maxila ou da mandíbula e se espalhar para os tecidos moles adjacentes e distantes. Em geral, as infecções odontogênicas são tratadas adequadamente com o controle da cárie, a terapia endodôntica, a raspagem e o alisamento radicular e/ou a extração dentária. Se a infecção se estender para fora do alvéolo e do osso basal das mandíbulas para os tecidos moles circundantes, a conduta mais prudente é a incisão cirúrgica imediata e a drenagem para evitar a morbidade significativa do paciente e o comprometimento das vias respiratórias. Além disso, se a infecção se estender para fora ou distalmente ao vestíbulo, geralmente será mais bem administrada por um cirurgião bucomaxilofacial com experiência no manejo da via respiratória e no tratamento cirúrgico de infecções de cabeça e pescoço. Infecções que se estendem aos espaços fasciais profundos do pescoço podem resultar em edema importante, disfonia, disfagia, incapacidade de lidar com secreções, sintomas sistêmicos e, nos casos mais graves, comprometimento das vias respiratórias. Tais cenários clínicos urgentes ou emergentes exigem atenção e tratamento imediatos. O objetivo deste capítulo é revisar a anatomia relevante da cabeça e do pescoço, a etiologia das infecções orofaciais complexas, os sinais e sintomas da apresentação clínica, os métodos diagnósticos e o tratamento cirúrgico e não cirúrgico de infecções odontogênicas, além de discutir outras infecções da região de cabeça e pescoço.

Anatomia

Para o manejo das infecções de cabeça e pescoço, é fundamental que o cirurgião-dentista tenha sólido conhecimento da anatomia da cabeça e do pescoço – sobretudo, uma compreensão dos potenciais espaços profundos criados pelos planos fasciais da cabeça e do pescoço por meio dos quais as infecções podem progredir. Em geral, a anatomia da cabeça e do pescoço pode ser regionalizada em classificações baseadas em (1) trígonos ("triângulos") do pescoço; (2) aquelas desenvolvidas com base na anatomia afetada por traumatismos cervicais penetrantes; e (3) infecções de cabeça e pescoço.

As camadas fasciais cervicais da cabeça e do pescoço determinam os limites das infecções cervicais do espaço profundo. Um conhecimento aprofundado da anatomia desses espaços ajudará o cirurgião-dentista a avaliar os achados clínicos e radiográficos no diagnóstico de infecções bucais e maxilofaciais. Além disso, o conhecimento dos espaços fasciais da cabeça e do pescoço e das estruturas vitais que estão contidas nesses espaços ajudará o cirurgião-dentista a fornecer acesso cirúrgico e drenagem adequados, evitando lesões iatrogênicas e maior morbidade potencial ao paciente. Ademais, um conhecimento claro dos anexos musculares e de tecido mole e fibroso do complexo maxilomandibular é fundamental para compreender o caminho de propagação de uma infecção orofacial. Um exemplo disso é a significância da posição da inserção do músculo milo-hióideo quanto a um ápice dentário mandibular infectado com relação à extensão da infecção no espaço sublingual ou submandibular. É importante observar que, antes de se espalhar para os espaços fasciais profundos do pescoço, a maioria das infecções orais penetra no cortical facial da maxila ou da mandíbula, levando inicialmente a um abscesso do espaço vestibular antes da disseminação da infecção.

Os espaços profundos da cabeça e do pescoço são revestidos de fáscia contendo tecido conjuntivo areolar frouxo. Seu objetivo é amortecer e proteger nervos, músculos, vasos e outras estruturas importantes que os atravessam. São espaços "potenciais", existindo apenas quando invadidos por bactérias ou outro material que leve a edema, abrindo-os, seguido por uma fase de celulite e, depois, um estágio de abscesso (Tabela 17.1).

A fáscia cervical da cabeça e do pescoço divide-se em camadas superficiais e profundas. A fáscia superficial encontra-se imediatamente em profundidade na superfície da pele, envolve o músculo platisma, bem como os músculos da expressão facial, e consiste principalmente em tecido subcutâneo e tecidos conjuntivos. Contém predominantemente nervos e veias superficiais (Figura 17.1). A camada profunda da fáscia cervical pode ser dividida em camadas superficiais, intermediárias e profundas. Além disso, a camada média da fáscia cervical profunda pode ser dividida em camadas musculares e viscerais, enquanto a camada profunda, em camadas pré-vertebral posterior e alar anterior (Figuras 17.2 e 17.3). A camada superficial da fáscia cervical profunda (CSFC) origina-se posteriormente, na crista nucal, e estende-se lateral e anteriormente, dividindo-se para envolver os músculos trapézio e esternocleidomastóideo, inserindo-se anteriormente ao osso hioide. Ela envolve as glândulas parótida e submandibular, em seguida fundindo-se com a fáscia que envolve os ventres anteriores dos músculos digástrico e milo-hióideo para formar a margem inferior do espaço submandibular. No nível da mandíbula, a fáscia divide-se e a camada interna cobre a superfície medial dos músculos pterigóideos, estendendo-se superiormente à base do crânio. A camada externa estende-se superiormente para envolver o músculo masseter e insere-se no arco zigomático. Inferiormente, a CSFC insere-se nas clavículas, no esterno e no processo acromial da escápula. Isso forma a camada externa (superficial) da maioria das infecções do espaço fascial profundo do pescoço. A camada muscular da fáscia cervical profunda envolve os músculos bucinador, constritor da faringe, esternotireóideo, esterno-hióideo e tíreo-hióideo. Insere-se no osso hioide e nas cartilagens tireóideas e, depois, funde-se com a divisão alar da fáscia cervical profunda, formando uma parede anterior do espaço retrofaríngeo. O aspecto visceral da fáscia cervical média envolve a traqueia, a tireoide e o esôfago e, depois, estende-se inferiormente para se juntar ao pericárdio. A camada profunda da fáscia cervical divide-se na fáscia alar anterior e na divisão pré-vertebral posterior, que é aderente à face anterior dos corpos vertebrais desde a base do crânio até as vértebras. Ela envolve os músculos cervicais profundos no trígono posterior, envolvendo o plexo braquial e os vasos subclávios. Isso ajuda a evitar a extensão posterior de infecções para o mediastino. O "espaço de perigo" é um espaço potencial que fica entre as fáscias alar e pré-vertebral.

É importante observar que os espaços fasciais profundos da cabeça e do pescoço são apenas espaços potenciais, estabelecidos somente quando invadidos por massas que ocupam espaço, como tumores, inflamação ou infecção. A borda de proteção de tecido areolar frouxo é suscetível à invasão pelos mediadores inflamatórios do hospedeiro, como macrófagos, linfócitos e leucócitos polimorfonucleares, tornando-se, então, edemaciada em seu espaço intersticial. A progressão adicional dessa celulite pode levar à necrose liquefativa dentro dos planos fasciais, com formação de fluido consistindo em glóbulos brancos e produtos de necrose tecidual, além de limitação da vascularização à região devido ao aumento da pressão hemostática, o que resulta na formação de abscessos.

Conforme mencionado, a relação entre os limites anatômicos em que uma infecção odontogênica penetra no córtex externo do osso alveolar e se espalha para o músculo circundante e os anexos fasciais é importante para o caminho da disseminação da infecção pela via de menor resistência. Normalmente, os ápices radiculares são cefálicos para a inserção muscular. Portanto, quando penetram no osso alveolar, apresentam-se como um abscesso do espaço vestibular e, em alguns casos, uma infecção do espaço bucal (Figura 17.4). Inicialmente, esses representam uma infecção do espaço do corpo da mandíbula (que é confinado pelo periósteo mandibular). Tais infecções também podem se deslocar para os tecidos subcutâneos e, subsequentemente, para a pele, levando a uma fístula orocutânea (ou, mais apropriadamente denominada, trato sinusal). Isso costuma acontecer através do espaço bucal com bordas determinadas por maxila, músculo masseter, mandíbula, músculo bucinador e músculos da expressão facial e da fáscia associada. Se a infecção seguirá para o espaço bucal, em vez de permanecer aderida à maxila ou à mandíbula, dependerá do nível de perfuração cortical com relação à inserção do músculo bucinador.

Tabela 17.1 Estágios da infecção.

Achado	Edema (inoculação)	Celulite	Abscesso
Definição	Acúmulo de líquido intersticial de inflamação ou infecção vizinha	Propagação de bactérias em um espaço junto com o acúmulo de líquido intersticial	Desagregação da necrose liquefativa para formar purulência nos tecidos moles
Duração	0 a 3 dias	3 a 7 dias	> 5 dias
Dor	Média/moderada	Grave e generalizada	Grave, área focal de envolvimento
Tamanho	Pequeno	Grande	Pequeno a grande
Localização	Difusa	Difusa	Bem circunscrita
Palpação	Macio e difusamente endurecida	Mais sensível à palpação	Geralmente flutuante
Aparência	Em comparação com a pele adjacente, eritema leve	Eritematosa	Eritematosa com flutuação centralizada
Qualidade da pele	Normal a firme	Firme	Firme a dura
Temperatura da superfície	Elevada em comparação com os tecidos circunjacentes	Elevada em comparação com os tecidos circunjacentes	Elevada com área central menos elevada
Perda de função	Nenhuma ou mínima	Moderada a grave	Moderada a grave
Fluido tecidual	Edema	Serossanguinolenta ou com purulência	Coleção localizada ou com purulência
Níveis de mal-estar	Leve	Moderado a grave	Grave
Gravidade	Leve	Moderada a grave	Grave
Perfil bacteriano	Aeróbio	Misto aeróbio/anaeróbio	Anaeróbio

Adaptada de Flynn TR. Anatomy of oral and maxillofacial infections. In: Topazian RG, Goldberg MH, Hupp JR (eds.). *Oral and maxillofacial infections*. 4. ed. Philadelphia: WB Saunders; 2002.

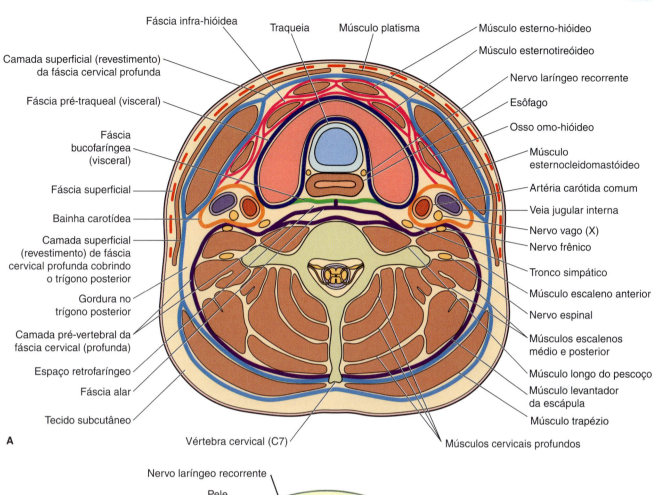
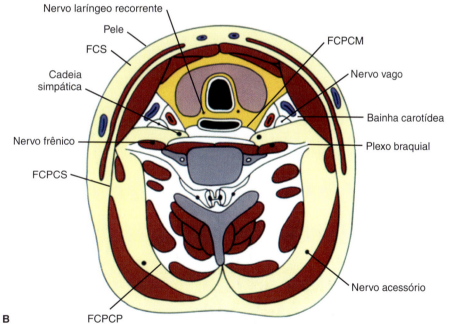

• **Figura 17.1** A fáscia superficial do pescoço encontra-se imediatamente profunda à pele (*linha tracejada vermelha*) e envolve o platisma, assim como os músculos da expressão facial. Consiste, principalmente, em tecidos subcutâneo e conjuntivo e contém nervos e veias superficiais. FCPCP, fáscia cervical profunda, camada profunda; FCPCM, fáscia cervical profunda, camada média; FCS, fáscia cervical superficial; FCPCS, fáscia cervical profunda, camada superficial. (*A*, de Norton NS. *Netter's head and neck anatomy for dentistry*. Philadelphia: Elsevier; 2012:437-450. *B*, de Som PM, Curtin HD. *Head and neck imaging*. Philadelphia: Elsevier; 2011. p. 2203-2234.)

Se cefálica à inserção do músculo bucinador na maxila e caudal à inserção do músculo na mandíbula, a infecção pode se deslocar para o espaço bucal. No entanto, se o ápice radicular e o local de penetração cortical forem superiores e inferiores à inserção do músculo bucinador na maxila e na mandíbula, respectivamente, a infecção provavelmente se apresentará no espaço vestibular. Nesse plano subperiosteal, as infecções do espaço vestibular podem, então, cursar para o espaço canino, seguidas pelo espaço infraorbital na maxila e pelo espaço do corpo da mandíbula para uma infecção do espaço submandibular na mandíbula, que tem o potencial de se propagar rapidamente para espaços fasciais mais profundos (Tabela 17.2).

É fundamental diagnosticar corretamente os espaços específicos envolvidos nas infecções orofaciais, pois isso se mostra importante para determinar a necessidade de uma conduta cirúrgica urgente.

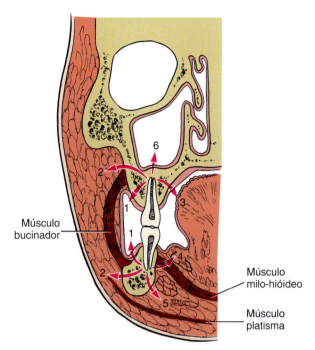

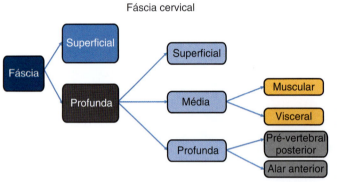

• **Figura 17.2** Classificação e hierarquia das camadas fasciais da face e do pescoço.

• **Figura 17.4** Uma vez erodida através do osso, a infecção pode se expressar em vários locais, dependendo da espessura do osso sobrejacente e da relação dos anexos musculares com o local da perfuração. Seis locais possíveis são: o abscesso vestibular (1); o espaço bucal (2); o abscesso palatino (3); o espaço sublingual (4); o espaço submandibular (5); e o seio maxilar (6). Abscesso do espaço bucal com trajeto transcutâneo espontâneo de drenagem (geralmente caminho de menor resistência). (Adaptada de Flint PW, Haughey BH, Lund VJ et al (eds.). *Cummings otolaryngology: head and neck surgery*. 5. ed. Philadelphia: Elsevier; 2010.)

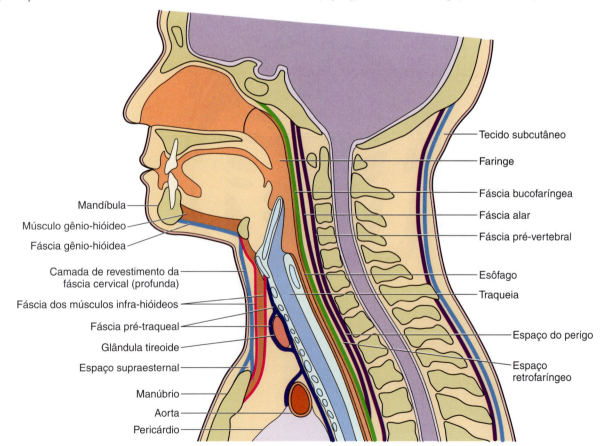

• **Figura 17.3** Anatomia das camadas fasciais profundas do pescoço. A camada destacada em *vermelho* representa a camada superficial da fáscia cervical profunda. (De Norton NS. *Netter's head and neck anatomy for dentistry*. Philadelphia: Elsevier; 2012. p. 437-450.)

Tabela 17.2 — Espaços da cabeça e do pescoço.

	Margens	Fonte potencial de infecção	Conteúdo	Espaços adjacentes	Abordagem cirúrgica para incisão e drenagem
Maxilar primário					
Bucal	Modíolo, Músculo masseter, Maxila, Mandíbula/pele, Músculo bucinador, Fáscia cervical profunda, músculos da expressão facial	Pré-molares superiores/inferiores, Molares superiores	Ducto parotídeo, Veia facial, Coxim gorduroso bucal	Infraorbital, Pterigomandibular, Infratemporal	Intraoral (para infecções leves), Extraoral (para infecções moderadas a graves)
Espaço palatal	Palato, periósteo, córtex palatino	Incisivo lateral, dentes posteriores (raízes palatinas)	Fascículo neurovascular palatino maior, glândulas salivares menores	Peritonsilar, bucal, vestibular	Intraoral
Espaço vestibular	Mucosa vestibular oral, músculos da expressão facial (músculos bucinadores)	Qualquer dente na dentição	Submucosa, tecido conjuntivo, nervos mentonianos	Bucal, subcutâneos	Intraoral
Espaços maxilares secundários					
Espaço infraorbital/canino	Cartilagens nasais, Espaço bucal, Músculo quadrado do lábio superior, Mucosa oral (espaço canino), Músculo levantador do ângulo da boca, maxilar	Canino superior/pré-molar superior	Artéria angular, Nervo infraorbital	Bucal, Canino, Órbita	Intraoral
Espaço orbital	Paredes ósseas da órbita, septo orbitário, forame óptico	Sinusite maxilar, dentes superiores	Globo, músculos extraoculares, nervos cranianos II, III, IV, V, VI	Seio maxilar, seio etmoidal, fossa infratemporal	Extraoral
Mandibular primário					
Corpo da mandíbula	Inserção superior do periósteo, periósteo, corpo da mandíbula, borda inferior da mandíbula	Dentes posteriores inferiores	Corpo da mandíbula; nervo alveolar inferior, artéria, veia; alvéolo	Mastigatório, sublingual e submandibular	Intraoral/extraoral
Espaços secundários					
Espaço mastigatório					
Espaço massetérico	Espaço bucal, glândula parótida, arco zigomático, margem inferior da mandíbula, ramo ascendente da mandíbula, músculo masseter	Terceiros molares inferiores	Vasos massetéricos	Bucal	Extraoral/intraoral
Espaço pterigomandibular	Espaço bucal, glândula parótida, músculo pterigóideo, margem inferior da mandíbula, músculo pterigóideo medial, ramo ascendente da mandíbula	Terceiros molares inferiores	Terceira divisão do nervo trigêmeo	Bucal	Extraoral/intraoral
Temporal superficial		Molares superiores e inferiores	Coxim gorduroso temporal, ramo frontal do nervo facial	Bucal/temporal profundo	Intraoral/extraoral
Temporal profundo		Molares superiores	Plexo pterigóideo, veia e artéria maxilares, terceira divisão do nervo trigêmeo	Bucal, temporal superficial, seio petroso inferior	Intraoral/extraoral
Submandibular	Ventre anterior do músculo digástrico, ventre posterior do músculo digástrico, superfícies inferior e medial da mandíbula, tendão digástrico, músculo platisma, músculo milo-hióideo	Molares inferiores	Glândula submandibular, veia e artéria faciais, linfonodos	Sublingual, submentoniano, faríngeo lateral, bucal	Extraoral

(continua)

Tabela 17.2 Espaços da cabeça e do pescoço. (continuação)

	Margens	Fonte potencial de infecção	Conteúdo	Espaços adjacentes	Abordagem cirúrgica para incisão e drenagem
Sublingual	Superfície lingual da mandíbula, espaço submandibular, mucosa oral, músculo milo-hióideo, músculos da língua, superfície lingual da mandíbula	Molares e pré-molares inferiores	Glândulas sublinguais, ductos de Wharton	Submandibular, faríngeo lateral	Intraoral/extraoral
Submentoniano	Margem inferior da mandíbula, osso hioide, músculo milo-hióideo, fáscia de revestimento, cavidades anteriores do músculo digástrico	Dentes inferiores anteriores	Veia jugular anterior, linfonodos	Submandibular	Extraoral
Espaço parotídeo	Camada superficial da fáscia cervical profunda (fendas), ligamento estilomandibular (glândula submandibular), tecidos subcutâneos	Parotidite	Glândula parótida, linfonodos intraparotídeos, nervo facial, veia retromandibular e artéria carótida externa	Mastigatório, faríngeo lateral, carotídeo	Extraoral
Espaço peritonsilar	Mucosa orofaríngea, músculo constritor superior da faringe (fáscia visceral [bucofaríngea])	Tonsilite	Tonsila palatina	Faríngea lateral	Intraoral/extraoral (se houver espaço faríngeo lateral envolvido)
Espaços avançados					
Faríngeo lateral	Constritores faríngeos médio e superior, bainha carotídea e assoalho do pescoço, base do crânio, osso hioide, espaço retrofaríngeo, músculo pterigóideo medial	Terceiros molares inferiores, tonsilite	Artéria carótida, veia jugular interna, nervo vago, cadeia simpática cervical	Pterigomandibular, submandibular, sublingual, peritonsilar, retrofaríngeo	Extraoral
Retrofaríngeo	Constritores faríngeos médio e superior, fáscia alar, base do crânio, fusão entre as fáscias alar e pré-vertebral, bainha carotídea e espaço faríngeo lateral	Sem rota direta da fonte odontogênica (geralmente faríngeo lateral)	Linfonodos	Faríngeo lateral, bainha carotídea	Extraoral
Espaço carotídeo	Mediastino superior, forame jugular	Espaços parafaríngeos	Artéria carótida, veia jugular interna, nervo vago	Parafaríngeo	Extraoral
Espaço pré-traqueal	Fusão da camada média da fáscia cervical profunda, cursa para mediastino superior, os músculos esternotireóideo-tíreo-hióideo	Extensão do espaço retrofaríngeo	Músculos esternotireóideo e esterno-hióideo	Retrofaríngeo, mediastino	Extraoral
Espaço visceral	Divisão visceral da camada média da fáscia cervical profunda, cartilagem tireóidea, entradas do mediastino	Espaço peritonsilar, espaço palatino	Faringe, laringe, traqueia, esôfago, tireoide, glândulas	Peritonsilar, palatino	Extraoral
Espaço de perigo	Base do crânio, diafragma, fusão das fáscias alar e pré-vertebral	Espaços faríngeos, espaço visceral	Tecido conjuntivo areolar	Mediastino posterior	Extraoral
Mediastino	Primeira costela e manúbrio do esterno, linha imaginária a partir da base da quarta vértebra torácica	Espaço de perigo	Grandes vasos e ramos principais, ducto torácico, traqueia, esôfago, remanescente do timo, nervo frênico, linfonodos	Perigo	Extraoral

Adaptada de Flynn TR. Anatomy of oral and maxillofacial infections. In: Topazian RG, Goldberg MH, Hupp JR (eds.). *Oral and maxillofacial infections*. 4. ed. Philadelphia: WB Saunders; 2002.

Por exemplo, infecções do espaço bucal podem ser drenadas intraoral ou transcutaneamente, em especial se a infecção estiver localizada em uma posição superficial abaixo da superfície da pele (Figura 17.5). Em um procedimento de drenagem extraoral, a incisão e o local de drenagem devem ser posicionados inferiormente à área de drenagem espontânea, e não diretamente na área de máximo edema com necrose tecidual, para possibilitar a drenagem dependente da infecção, bem como a cosmese ideal da cicatriz após a resolução da infecção. Entretanto, para espaços vestibular, canino ou do corpo da infecção mandibular, a drenagem cirúrgica é mais bem realizada por via intraoral se a drenagem dependente puder ser alcançada e devido a esses espaços seguirem os caminhos de menor resistência

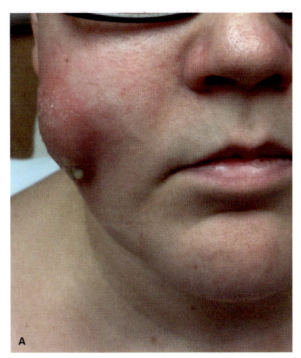 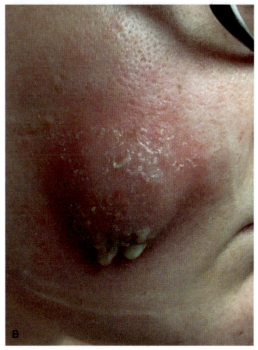

• **Figura 17.5** Abscesso do espaço bucal drenando espontaneamente através da pele da bochecha (caminho de menor resistência).

pelos quais a infecção provavelmente se propagaria (Figura 17.6). Assim, infecção pode progredir a partir desses chamados de espaços primários para os secundários, ou espaços fasciais profundos do pescoço, como os espaços pterigomandibular, parafaríngeos (lateral e retrofaríngeo), carotídeo e pré-traqueais (espaço de Burns).

Antibioticoterapia e microbiologia

A maioria das infecções orais, maxilofaciais e dos espaços profundos do pescoço é de natureza polimicrobiana. Apenas 5% dos organismos bacterianos podem ser identificados como aeróbios, enquanto 25% são anaeróbios por natureza. As infecções bacterianas anaeróbias são meticulosas e, muitas vezes, difíceis de cultivar efetivamente porque os espécimes obtidos costumam ser expostos ao oxigênio quando coletados. As espécies bacterianas aeróbias mais identificadas nas infecções de cabeça e pescoço são *Streptococcus* e *Staphylococcus*, e as espécies anaeróbias mais encontradas nas infecções de cabeça e pescoço são *Bacteroides, Fusobacterium, Peptostreptococcus, Prevotella* pigmentada e *Porphyromonas* spp. Apesar dos avanços na terapia antimicrobiana, os antibióticos primários indicados para o tratamento de infecções orais e maxilofaciais são a penicilina (antibiótico betalactâmico) ou a clindamicina (se houver alergia à penicilina). Alternativamente, podem ser utilizados cefalosporinas (p. ex., cefoxitina), carbapenêmicos (p. ex., imipeném, meropeném) ou macrolídios (p. ex., azitromicina).

Como exemplo de infecções orofaciais e antibioticoterapia, já que a etiologia da sinusite costuma ser de natureza odontogênica, nos dentes maxilares, o melhor tratamento com antibiótico deve ser iniciado logo. Em geral, o tratamento da sinusite maxilar, que pode progredir para além dos limites do seio, inclui um antibiótico betalactâmico com um inibidor da betalactamase (p. ex., ampicilina/sulbactam), com ou sem metronidazol, cujo espectro inclui a microbiota sinusal normal (p. ex., *Streptococcus pneumoniae, Haemophilus influenzae* e *Moraxella catarrhalis*). Setenta por cento dos isolados bacterianos da sinusites maxilares de origem odontogênica são suscetíveis a clavulanato + amoxicilina, e 80% das espécies de *Staphylococcus* cultivadas conseguem produzir betalactamase, uma enzima que torna os antibióticos betalactâmicos (penicilina) ineficazes e aumenta a probabilidade de disseminação da infecção para espaços adjacentes. No entanto, encontrou-se que 50% de todos os patógenos da sinusite maxilar são resistentes à clindamicina, tornando este antibiótico específico não ideal para a terapia antimicrobiana (ver Capítulo 16). Considerando que as infecções odontogênicas são de natureza bacteriana e geralmente se beneficiam enormemente da antibioticoterapia, convém lembrar que a base do tratamento dessas infecções é a cirurgia e que os antibióticos devem ser usados apenas como terapia adjuvante.

Comorbidades clínicas

O papel da doença sistêmica não pode ser subestimado com relação a maior suscetibilidade ao desenvolvimento de infecções de cabeça e pescoço de qualquer origem microbiana. Pacientes com uma ou mais comorbidades clínicas ou aqueles imunocomprometidos são mais propensos a serem afetados por fontes bacterianas e fúngicas de infecção orofacial. Indivíduos com comprometimento da função neutrofílica, como portadores de doença pelo vírus da imunodeficiência humana, diabetes melito, idosos ou pessoas em hemodiálise crônica, apresentam diminuição da fagocitose inerente e mecanismos bactericidas do hospedeiro. Além disso, pacientes submetidos à quimioterapia sistêmica podem ser neutropênicos e, portanto, incapazes de montar uma resposta imune do hospedeiro "normal" a uma infecção odontogênica. Tais pacientes frequentemente não apresentam um abscesso, devido à sua função diminuída de neutrófilos ou à redução do número de neutrófilos circulantes (neutropenia). Os pacientes diabéticos são especialmente suscetíveis à infecção, por aumento no nível de hemoglobina glicosilada (HbA1c), diminuição da vascularização, doença vascular periférica e redução da capacidade de curar infecções não complicadas. A hiperglicemia crônica também afeta o sistema imune do hospedeiro com outros problemas, como disfunção dos glóbulos brancos. Pacientes com diabetes melito podem ser mais propensos ao desenvolvimento de uma infecção. Quando isso acontece, eles podem ter aumento da gravidade da infecção, maior

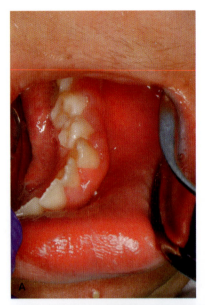
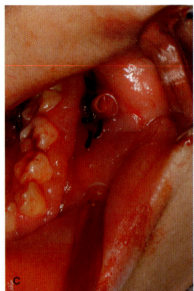
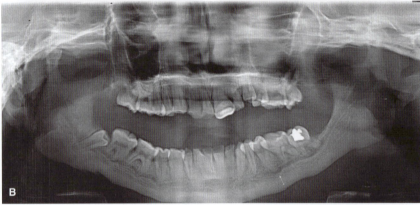

• **Figura 17.6 A e B.** O corpo vestibular da infecção do espaço mandibular é drenado transoralmente por meio de uma incisão vestibular e abordagem de drenagem (**C**).

taxa de complicações associadas, elevação da morbidade e cuidados intensivos e tempo de permanência hospitalar prolongados, além de necessitarem de terapias clínicas e cirúrgicas mais agressivas. É essencial que o responsável pelo tratamento estabilize o paciente clinicamente (p. ex., controle ideal da glicemia conforme refletido nos níveis de HbA1c), bem como cirurgicamente, para resolver pronta e efetivamente as infecções nesse grupo de indivíduos. Além disso, os diabéticos são mais suscetíveis a infecções bacterianas e fúngicas raras ou incomuns, o que pode dificultar a escolha dos antibióticos e antifúngicos mais apropriados.

Infecções do espaço fascial profundo

Infecções oriundas de qualquer dente

Os espaços mais comumente afetados por infecções odontogênicas, ou seja, aqueles mais vistos no exame clínico pelo cirurgião-dentista ou pelo especialista em Odontologia, são o vestibular, o bucal e o subcutâneo. Infecções dos dentes superiores e inferiores quase sempre começam como um abscesso do espaço vestibular com base na propagação pelo caminho de menor resistência através das placas vestibulares ou linguais do osso. Secundariamente, tais infecções vestibulares costumam se espalhar para o espaço canino/infraorbital na maxila e o espaço do corpo da mandíbula. O espaço bucal, que pode estar comumente envolvido em infecções oriundas dos dentes superiores e inferiores, é contíguo ao espaço subcutâneo. Portanto, as infecções do espaço bucal costumam drenar mais espontaneamente através da pele, na borda inferior da mandíbula, como uma fístula orocutânea, ou no trato sinusal. Se não forem tratadas, essas infecções relativamente simples podem se espalhar para os espaços fasciais profundos do pescoço, o que está associado a significativa morbidade para o paciente (Figura 17.7).

Infecções oriundas dos dentes superiores

A maxila é diferente da mandíbula porque, ao contrário da mandíbula em forma de U, o palato ósseo força as infecções decorrentes das cúspides palatinas dos dentes superiores para o espaço palatino. Tal espaço, formado pelo osso do palato e pelo periósteo suprajacente, costuma ser um ponto de drenagem para infecções que surgem dos ápices das raízes palatinas dos dentes superiores. Os ápices linguais dos dentes inferiores, no entanto, em geral drenam para o espaço sublingual ou submandibular, dependendo se eles estão acima ou abaixo do músculo milo-hióideo, respectivamente.

Para as infecções oriundas das raízes dentárias vestibulares, ou de dentes com ápices radiculares posicionados mais vestibularmente, o caminho habitual de disseminação é para o espaço vestibular e, depois, para os espaços canino e infraorbital na maxila. O espaço canino ou infraorbital é delimitado pelos músculos quadrado do lábio superior e levantador do ângulo da boca, pelas cartilagens nasais e pela mucosa oral. Esse espaço é mais afetado por infecções decorrentes da raiz longa do dente canino superior. Quando infecções

CAPÍTULO 17 Infecções Odontogênicas Complexas   339

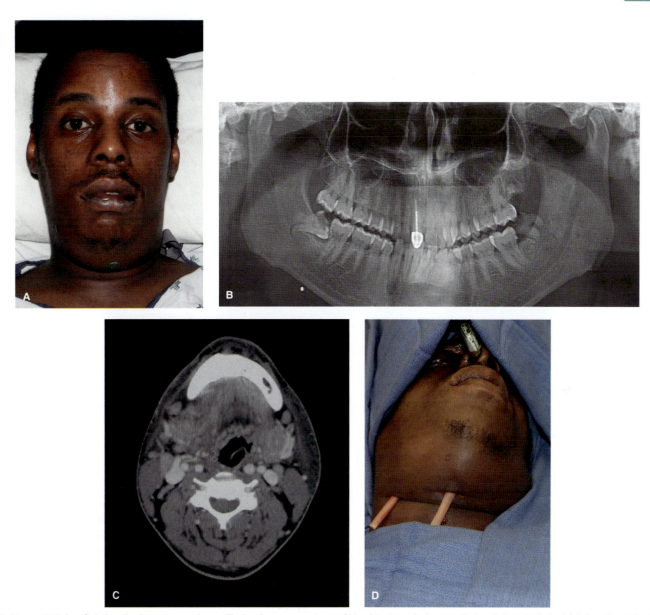

• **Figura 17.7 A a C.** Infecção do espaço submandibular de origem odontogênica (dente cariado mandibular direito não tratado). Infecção originalmente apresentada como abscesso do espaço vestibular. **D.** O paciente necessitou de incisão e drenagem por via transcervical.

oriundas do ápice da raiz canina maxilar perfuram o osso alveolar superior à inserção do músculo levantador do ângulo da boca e o inferior à origem do músculo levantador do lábio superior, o espaço canino será envolvido. Por outro lado, tal espaço pode ser infectado pela extensão de uma infecção no espaço bucal adjacente. Da mesma maneira, as infecções do espaço infraorbital podem se espalhar diretamente no espaço bucal. O espaço inferior ao espaço canino (caudal ao músculo levantador do ângulo da boca) é o espaço vestibular, que muitas vezes drena espontaneamente para a cavidade oral. Por outro lado, um abscesso do espaço infraorbital costumará drenar em pontos próximos aos cantos medial e lateral do olho, pois essas áreas se situam medial e lateralmente à conexão do músculo levantador do lábio superior, na borda orbital inferior, e representam as vias de menor resistência nessa região. No exame clínico de uma infecção do espaço canino, a prega nasolabial deve ser obliterada ou achatada pelo edema tecidual abaixo dessa marca facial específica.

O *espaço bucal* é limitado superficialmente pela pele sobrejacente e pelos tecidos subcutâneos e profundamente pelo músculo bucinador.

Os molares superiores são mais associados a infecções do espaço bucal, pois as decorrentes de seus ápices radiculares perfuram o osso alveolar imediatamente superior à inserção do músculo bucinador no processo alveolar (Figura 17.8). Clinicamente, pode haver irregularidades na pele sobre o arco zigomático, pois as camadas fasciais superficiais do arco estão bem ligadas ao osso e se tornam edematosas superficialmente. Portanto, se não houver extensão para espaços adjacentes, em geral o arco zigomático e a borda inferior da mandíbula permanecem palpáveis clinicamente no cenário de abscessos do espaço bucal.

O *espaço infratemporal* é um potencial espaço fascial que pode estar envolvido na disseminação de infecções odontogênicas no maxilar. É um espaço que se encontra posterior ao maxilar e se mostra contínuo lateral e superiormente ao espaço temporal profundo. Portanto, infecções envolvendo um desses espaços costumam envolver também o outro. O espaço infratemporal é limitado medialmente pela placa pterigóidea lateral do osso esfenoide e, superiormente, pela base do crânio. As estruturas vitais dentro deste espaço envolvem, mas não estão limitadas a, os

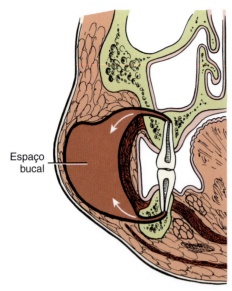

• **Figura 17.8** O espaço bucal fica entre o músculo bucinador e a pele sobrejacente e a fáscia superficial. Esse espaço potencial pode se envolver com a infecção de molares superiores ou inferiores (*setas*). (Adaptada de Flint PW, Haughey BH, Lund VJ, *et al.* (eds.). *Cummings otolaryngology: head and neck surgery*. 5. ed. Philadelphia: Elsevier; 2010.)

ramos da artéria maxilar interna e do plexo venoso pterigóideo. O plexo pterigóideo é único, pois fornece veias emissárias que cursam através dos forames na base do crânio e se conectam com os seios durais intracranianos. As infecções que atingem o plexo pterigóideo podem se estender diretamente para o seio cavernoso, porque as veias da cabeça e do pescoço não têm válvulas para impedir a propagação retrógrada de bactérias. Infecções dos terceiros molares superiores contribuem mais para a disseminação bacteriana no espaço infratemporal. Devido à localização profunda, as infecções no espaço infratemporal são difíceis de examinar adequadamente no cenário clínico, embora possa ser visível a plenitude temporal.

A disseminação de infecções periapicais dos dentes superiores pode perfurar superiormente e penetrar no assoalho do seio maxilar, causando sinusite maxilar e, talvez, também se espalhar para os seios vizinhos. Vale ressaltar que as infecções odontogênicas estão implicadas em 10 a 40% dos casos de sinusite maxilar e até 75% dos casos unilaterais de sinusite maxilar. No entanto, os dentes superiores são, com frequência, negligenciados clinicamente como fontes de sinusite. De fato, os pacientes em geral passarão por tratamentos clínico e cirúrgico para rinossinusite crônica sem que a doença dentária seja avaliada como um fator potencial de contribuição. As causas de sinusite maxilar são iatrogênica relacionada com implante, traumática, periapical, corpos estranhos endodônticos, materiais restauradores, materiais de enxerto ósseo e fragmentos de dente ou osso retidos. Qualquer violação da membrana schneideriana pode precipitar a sinusite maxilar, seja pela disseminação de uma infecção periapical, seja pela penetração por um implante dentário ou por uma lesão iatrogênica da elevação da membrana sinusal para a colocação de um enxerto ósseo. Os achados clínicos mais comuns na sinusite maxilar são dor facial, fluido pós-nasal e congestão. As bactérias gram-negativas anaeróbias mais comumente encontradas associadas à sinusite maxilar odontogênica são as espécies de *Streptococcus, Peptostreptococcus* e *Fusobacterium*. As aeróbias são as espécies de *Streptococcus* e *Staphylococcus*, com estes organismos presentes em 75% dos casos de sinusite odontogênica e infecção aguda. Menos comuns, porém mais difíceis de tratar, são as espécies de *Aspergillus*. A sinusite aguda de origem odontogênica pode se propagar pelo seio etmoidal e se espalhar para o espaço periorbital. A celulite pré-septal – ou seja, uma infecção das estruturas palpebrais anteriores ao septo orbital – às vezes leva a uma celulite orbital. As infecções podem estender-se livremente (porque não há válvulas nas veias da cabeça e do pescoço) da veia infraorbital para o espaço infraorbital, ou da veia oftálmica inferior, ou pelos seios, para unir-se à veia oftálmica comum através da fissura orbital superior, podendo, então, cursar para o seio cavernoso (trombose do seio cavernoso) e ser fatal, mesmo com tratamentos clínico e cirúrgico adequados. O tratamento cirúrgico do seio na sinusite maxilar de origem odontogênica contempla a cirurgia sinusal assistida por endoscopia aberta ou funcional.

Infecções oriundas dos dentes inferiores

A rota inicial mais comum de disseminação para infecções originadas de dentes inferiores é o espaço vestibular. No entanto, as infecções podem também, inicial ou secundariamente, entrar no espaço sublingual ou no submandibular (dependendo do nível do ápice radicular com relação ao músculo milo-hióideo no aspecto lingual da mandíbula) (Figura 17.9), no espaço mastigatório ou no espaço bucal. A partir daqui, as infecções podem estender-se para os espaços fasciais secundários ou profundos do pescoço. O corpo da mandíbula consiste em um espaço potencial entre o osso cortical da mandíbula e o periósteo sobrejacente e é envolvido quando uma infecção se erode através do periósteo, levando à criação de uma infecção entre o osso e o periósteo da mandíbula. Como as do espaço palatino na maxila, também formado entre o osso e o periósteo suprajacente, as infecções desse espaço podem se tornar muito difusas devido à forma da mandíbula e por se estender aos espaços adjacentes (espaços sublinguais, submandibulares). Por exemplo, uma infecção decorrente do ápice da raiz do dente inferior que está localizado caudalmente à inserção do músculo bucinador envolverá primeiro o espaço do corpo da mandíbula e depois o espaço bucal.

Os *espaços perimandibulares*, descritos por Grodinsky e Holyoke, são os espaços submandibular, sublingual e submentoniano. Os espaços submandibular e sublingual seriam considerados o mesmo espaço, se não fosse um limite fundamental – a inserção do músculo milo-hióideo à superfície medial da mandíbula (linha milo-hióidea; ver Figura 17.9). Esses espaços perimandibulares são envolvidos quando infecções originárias dos pré-molares e molares perfuram o córtex lingual da mandíbula. Se a infecção perfurar a mandíbula superiormente à linha milo-hióidea, a infecção entrará

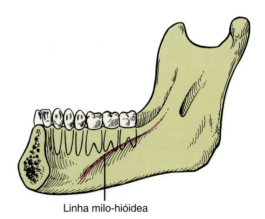

• **Figura 17.9** A linha milo-hióidea é área de inserção do músculo milo-hióideo. A perfuração da placa cortical lingual por infecção de pré-molares e primeiro molar causa infecção espacial sublingual, enquanto a infecção do terceiro molar envolve o espaço submandibular. (Adaptada de Flint PW, Haughey BH, Lund VJ, *et al.* (eds.). *Cummings otolaryngology: head and neck surgery*. 5. ed. Philadelphia: Elsevier; 2010.)

no espaço sublingual. Se a infecção perfurar o córtex lingual inferior à inserção do músculo milo-hióideo à mandíbula, entrará no espaço submandibular.

O *espaço sublingual* é um espaço perimandibular que costuma ser o primeiro espaço fascial profundo envolvido nas infecções odontogênicas mandibulares (Figura 17.10). Os limites são o assoalho da submucosa da boca e o músculo milo-hióideo. É incomum observar uma infecção espacial sublingual isolada sem uma infecção espacial submandibular concomitante. Isso se deve ao fato de que o espaço sublingual não tem limite posterior, e se comunica livremente com o espaço submandibular. No entanto, ao contrário de um abscesso do espaço submandibular, em um abscesso do espaço sublingual isolado, por definição, não deve haver edema extraoral perceptível, pois a infecção é limitada a uma região superior ao músculo milo-hióideo. Os achados clínicos de comprometimento do espaço sublingual isolado são elevação do assoalho da boca e da língua, com dificuldade de fala ou de deglutição, sobretudo em infecções tardias ou bilaterais no espaço sublingual.

O *espaço submandibular*, ao contrário do sublingual, quase sempre se manifesta com o achado clínico de edema extraoral visível (Figura 17.11; ver também Figura 17.7). Esse edema surge porque, por definição, uma infecção do espaço submandibular ocorre caudalmente ao músculo milo-hióideo e, portanto, a CSFC e o músculo platisma são as únicas barreiras entre a cavidade do abscesso e a pele. Clinicamente, é na CSFC que cirurgicamente, por um procedimento de incisão e drenagem, há a liberação de coleção purulenta, quando presente. Assim como no espaço sublingual, não há limite posterior do espaço submandibular; ele se comunica livremente com os espaços fasciais mais profundos do pescoço (p. ex., espaços pterigomandibulares e faríngeos laterais) que podem resultar em morbidade significativa quando envolvidos. O espaço submandibular é de configuração triangular, formado pela margem inferior da mandíbula e pelas cavidades anterior e posterior dos músculos digástricos.

O *espaço submentoniano* costuma ser afetado por infecções originárias dos dentes incisivos inferiores. No entanto, ele é comumente envolvido como uma extensão das infecções do espaço submandibular. Isso se deve ao fato de a única barreira anterior do espaço submandibular ser o ventre anterior do músculo digástrico, que não é uma barreira verdadeira entre os espaços submandibular e submentoniano. Além disso, as infecções de um espaço submandibular podem atravessar o espaço submentoniano para envolver o espaço submandibular contralateral. O envolvimento de espaços sublinguais, submandibulares e submentonianos é conhecido como angina de Ludwig. Esse é um termo frequentemente empregado de maneira inadequada pelos cirurgiões-dentistas para qualquer infecção do espaço perimandibular; contudo, quando existe, tem significado clínico, pois a via respiratória pode estar comprometida. Quando uma celulite ou um abscesso envolvem esses três espaços (na verdade, cinco espaços: dois submandibulares, dois sublinguais e um submentoniano), a via respiratória deve ser a principal consideração e ser protegida prontamente (p. ex., intubação traqueal de traqueostomia). Os achados clínicos na angina de Ludwig são endurecimento consistente da pele nas regiões submentoniana e submandibular extraoralmente e elevação do assoalho bucal e da língua intraoralmente (espaço sublingual), além de possíveis edemas flutuantes (cavidades de abscesso) bilateralmente a partir da borda inferior da mandíbula para o osso hioide. Muitas vezes, a borda inferior da mandíbula não é palpável, devido ao significativo edema. Outros achados clínicos são disfagia, disfonia, trismo, elevação do assoalho da boca e da língua (incapacidade de visualizar e avaliar a orofaringe posterior), imobilidade cervical, sensação globosa (sensação de nódulo na garganta) nos estágios tardios, incapacidade de lidar com as secreções da via oral, cabeça mantida em posição de "farejamento", voz de "batata quente" e aumento do trabalho respiratório, devido à obstrução das vias respiratórias superiores. No início e em meados dos anos 1900, a angina de Ludwig estava associada a altas morbidade e mortalidade, tendo-se determinado que a proteção da via respiratória o mais cedo possível, com intervenção cirúrgica precoce na forma de incisão e drenagem, reduziria significativamente a morbidade do paciente.

Um exemplo de como as infecções do espaço profundo do pescoço se espalham livremente na cabeça e no pescoço é a maneira como os espaços sublingual e submandibular coalescem no aspecto posterior do músculo milo-hióideo para formar o espaço bucofaríngeo. É na junção desse espaço que os músculos estiloglosso e estilo-hióideo passam entre os músculos constritores superior e médio da faringe em seu trajeto do processo estiloide para a língua e osso hioide, respectivamente. Uma vez que as infecções passam do espaço submandibular, pelo espaço bucofaríngeo, para o *espaço pterigomandibular*, elas podem progredir para o *espaço lateral da faringe* e rapidamente, se não forem tratadas, para o *espaço retrofaríngeo*. Um segundo caminho de propagação do espaço submandibular

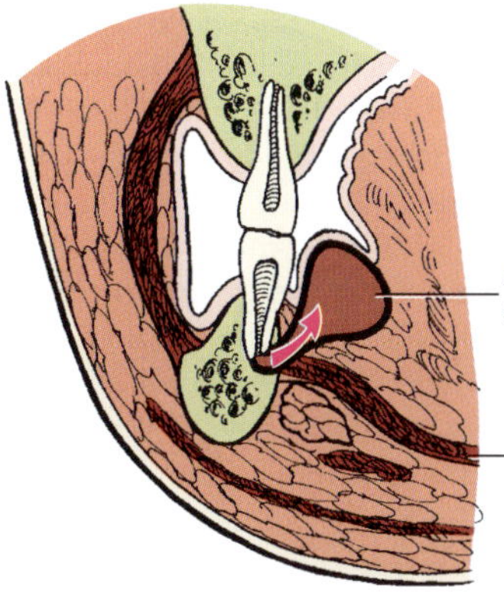

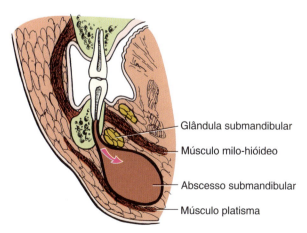

• **Figura 17.10** O espaço sublingual fica entre a mucosa oral e o músculo milo-hióideo. O espaço é primariamente envolvido pela infecção dos pré-molares mandibulares e do primeiro molar. (Adaptada de Flint PW, Haughey BH, Lund VJ, *et al.* (eds.). *Cummings otolaryngology: head and neck surgery.* 5. ed. Philadelphia: Elsevier; 2010.)

• **Figura 17.11** O espaço submandibular encontra-se entre o músculo milo-hióideo e a camada anterior da fáscia cervical profunda, logo abaixo do músculo platisma, e inclui as superfícies lingual e inferior da mandíbula, abaixo da inserção do músculo milo-hióideo. (Adaptada de Flint PW, Haughey BH, Lund VJ, *et al.* (eds.). *Cummings otolaryngology: head and neck surgery.* 5. ed. Philadelphia: Elsevier; 2010.)

para o espaço lateral da faringe é diretamente posterior em torno do ventre posterior do músculo digástrico. Tais infecções no espaço fascial profundo do pescoço podem causar morbidade ainda maior, não apenas devido à sua proximidade com a via respiratória, mas também à possível comunicação com o mediastino.

Os espaços submandibular e mastigatório são os mais envolvidos nas infecções cervicais de espaço profundo que requerem internação hospitalar. O *espaço mastigatório* inclui quatro espaços: *massetérico* (ou *submassetérico*), *pterigomandibular*, *temporal superficial* e *temporal profundo* (Figura 17.12). É importante ressaltar que o espaço pterigomandibular do espaço mastigatório está envolvido em 78% dos casos. O dente mais comumente envolvido nas infecções do espaço mastigatório é o terceiro molar inferior, em virtude de pericoronite. A via direta mais comum de disseminação da infecção dos terceiros molares inferiores consiste no espaço pterigomandibular. Os limites do espaço pterigomandibular são o espaço bucal, a glândula parótida, o músculo pterigóideo, a borda inferior da mandíbula, o músculo pterigóideo medial e o ramo ascendente da mandíbula (ver Tabela 17.1). Essas infecções, no entanto, podem se espalhar rapidamente para os outros componentes do espaço mastigatório, bem como para o espaço lateral da faringe.

O(s) *espaço(s) mastigatório(s)* é(são) comumente afetado(s) por infecções odontogênicas e formado(s) pela divisão da camada anterior da fáscia cervical profunda. Essa camada superficial, ou de recobrimento da fáscia cervical profunda, envolve todos os músculos da mastigação. A fáscia, que se divide na borda inferior da mandíbula para passar lateralmente sobre o músculo masseter e medialmente sobre o músculo pterigóideo medial, termina na junção das placas pterigóideas e do osso esfenoide. Lateral a essa localização está a fáscia parotideomassetérica. Ela se estende sobre o músculo masseter, fundindo-se ao periósteo do arco zigomático. Tal fáscia continua superior ao arco zigomático como fáscia temporal profunda, cobrindo o músculo temporal e terminando na inserção do músculo temporal na crista temporal. Existem quatro compartimentos separados que compõem o espaço mastigatório, incluindo os espaços *massetérico* ou *submassetérico*, *pterigomandibular*, *temporal profundo* e *temporal superficial* (ver Figura 17.12). O *espaço submassetérico* delimita-se pelo músculo masseter e pelo ramo ascendente da mandíbula. O espaço pterigomandibular é formado pelo músculo pterigóideo medial e pelo ramo ascendente. O espaço temporal superficial compõe-se de fáscia temporal e músculo temporal. O espaço temporal profundo é formado pelo músculo temporal e pelo crânio. Esses quatro espaços funcionam como "subespaços" do espaço mastigatório, mas todos eles podem se envolver rapidamente quando um compartimento é afetado. Os espaços temporais submassetéricos e superficiais são separados pelo arco zigomático. Os espaços temporais pterigomandibular e profundo separam-se pelo músculo pterigóideo lateral. O espaço infratemporal é o aspecto inferior do espaço temporal profundo e situa-se entre o músculo pterigóideo lateral e a crista infratemporal do osso esfenoide. Tradicionalmente, espaços pterigomandibulares e submassetéricos são envolvidos primeiro quando um terceiro molar inferior (p. ex., infecção periapical ou pericoronite) é a fonte final. Outra causa comum de infecções do espaço submassetérico é uma fratura do ângulo mandibular infectado. Sinais radiográficos (p. ex., tomografia computadorizada [TC], ressonância magnética [RM]) de uma infecção do espaço submassetérico podem incluir aumento difuso do músculo masseter devido a edema. O achado clínico primário no envolvimento do espaço mastigatório é o trismo por inflamação do(s) músculo(s) da mastigação.

Como no espaço submassetérico, as infecções do espaço pterigomandibular costumam originar-se de um terceiro molar mandibular infectado ou de uma inflamação adjacente dos tecidos moles. Quando houver um espaço pterigomandibular isolado, também haverá um edema facial extrabucal mínimo. No entanto, uma característica clínica importante é o trismo devido ao envolvimento do músculo pterigóideo medial. Radiograficamente (p. ex., TC, RM), o músculo pterigóideo medial pode estar aumentado, devido a inflamação e ingurgitamento edematoso. No caso de formação de abscesso, uma coleção fluida pode ser vista entre o músculo pterigóideo medial e a superfície medial do ramo da mandíbula. Uma TC com contraste intravenoso ajudará a visualizar a cavidade do abscesso, pois o contraste será isolado para os vasos sanguíneos na periferia da cavidade do abscesso e será visto como "realce do anel". O exame intraoral costuma ser muito difícil de ser realizado, devido ao trismo acentuado, mas pode revelar eritema e edema da região anterior do pilar tonsilar e, ocasionalmente, desvio da úvula para o lado não afetado, especialmente quando a infecção começa a se estender para a espaço faríngeo lateral. A via respiratória pode estar comprometida, o que contribui ainda mais para a gravidade e urgência do cenário clínico.

Como as infecções geralmente se espalham conforme a gravidade caudal, apenas aquelas mais graves atingirão os espaços temporais (superficiais e profundos). Clinicamente, haverá dor e edema, com flutuações nas infecções avançadas do espaço temporal sobrejacente ao osso temporal superior ao arco zigomático. Em geral, o edema não é visto caudalmente ao arco zigomático, devido à densa fixação

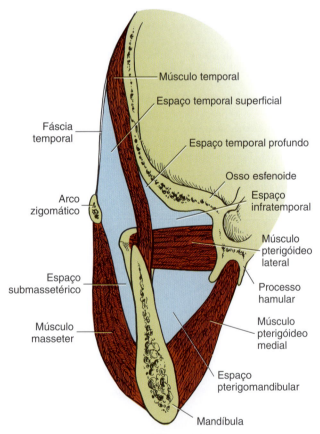

• **Figura 17.12** O espaço mastigatório é delimitado pela fáscia que recobre o músculo masseter, o músculo pterigóideo medial, o músculo temporal e o crânio. Os espaços temporais superficiais e profundos são separados um do outro pelo músculo temporal. O músculo pterigóideo lateral separa o espaço pterigomandibular da porção infratemporal do espaço temporal profundo, e o arco zigomático separa o espaço submassetérico do espaço temporal superficial. (Adaptada de Flint PW, Haughey BH, Lund VJ, et al. (eds.). *Cummings otolaryngology: head and neck surgery*. 5. ed. Philadelphia: Elsevier; 2010.)

da camada anterior da fáscia cervical profunda ao arco zigomático. Na verdade, o envolvimento com espaços submassetérico e temporal produz um inchaço edematoso com aparência de ampulheta decorrente da falta do inchaço inferior ao arco zigomático.

Infecções do espaço fascial cervical profundo

A propagação desses espaços fasciais primários para os espaços fasciais secundários ou profundos do pescoço está associada a morbidade significativa e, em alguns casos, mortalidade pelo considerável potencial de comprometimento iminente das vias respiratórias. Além do impacto na via respiratória, que é a complicação com risco de morte mais comum nas infecções do espaço profundo do pescoço, estas podem também envolver as estruturas vitais do pescoço, como os grandes vasos (p. ex., artéria carótida, veia jugular). Qualquer extensão posterior dos espaços pterigomandibular, submandibular ou sublingual levará ao envolvimento do espaço faríngeo lateral (Figura 17.13; ver também Figura 17.1). Tal espaço, que tem forma de triângulo invertido, estende-se desde a base do crânio (osso esfenoide), superiormente, até o nível do osso hioide, inferiormente, limitado lateralmente pelo músculo pterigóideo medial e medialmente pelo músculo constritor superior da faringe. Anteriormente, o espaço é delimitado pela rafe pterigomandibular e posteriormente pelo espaço retrofaríngeo. Existem dois compartimentos para o espaço lateral da faringe; ambos são importantes para avaliar a gravidade da infecção. O *compartimento anterior* do espaço faríngeo lateral contém, sobretudo, tecido conjuntivo areolar frouxo, com o processo estiloide e seus músculos associados formando a borda posterior. O *compartimento posterior*, delimitado anteriormente pelo processo estiloide, contém a bainha carotídea (conteúdo: artéria [medial] carótida comum [e carótida interna], veia jugular interna [lateral], nervo vago [posterior] e linfonodos cervicais profundos), o nervo glossofaríngeo e o nervo hipoglosso. Clinicamente, a extensão das infecções para o espaço lateral da faringe resultará em trismo devido ao envolvimento do músculo pterigóideo medial, bem como celulite ou edema flutuante da região cervical lateral. Esse edema localiza-se entre a borda inferior da mandíbula e o músculo esternocleidomastóideo. Portanto, um achado significativo no envolvimento do espaço faríngeo lateral é a incapacidade de visualizar e palpar o ângulo da mandíbula. Intraoralmente, a pressão devido ao edema no músculo constritor superior resultará em abaulamento da parede lateral da orofaringe em direção à linha média (*draping* faríngeo). Além disso, tais pacientes podem apresentar disfagia, disfonia, incapacidade de lidar com secreções salivares e febre alta. Muitas vezes, há mal-estar significativo, com comprometimento iminente das vias respiratórias, devido ao impacto direto na orofaringe e na hipofaringe.

As infecções do espaço faríngeo lateral são extremamente perigosas, devido a seu potencial para se espalhar com rapidez mais inferiormente para outros espaços fasciais profundos do pescoço, como o retrofaríngeo (Figura 17.14). Tais infecções podem progredir rapidamente, o que é preocupante devido não só ao efeito nas vias respiratórias, mas também ao potencial envolvimento dos conteúdos desses espaços, com trombose da veia jugular interna, erosão da parede da artéria carótida e possível impacto nos nervos cranianos IX, X e XII.

O *espaço retrofaríngeo* está localizado atrás da parede posterior da faringe (Figura 17.15). O limite anterior desse espaço é formado pelos músculos constritores faríngeos superior, médio e inferior e pela fáscia retrofaríngea; e o limite posterior, pela fáscia alar. O limite superior é formado pela base do crânio, enquanto o limite mais inferior consiste em um ponto geralmente localizado entre a sexta vértebra cervical e a quarta torácica. Este limite inferior é onde a fáscia alar se funde anteriormente com a fáscia bucofaríngea.

O espaço retrofaríngeo contém tecido conjuntivo areolar frouxo e linfonodos e pode facilmente ser envolvido por infecção, devido à extensão a partir do espaço faríngeo lateral. Quando isso acontece, a infecção pode se espalhar inferior e posteriormente para o espaço de perigo (Figura 17.16). As bordas do espaço de perigo são a fáscia alar anteriormente e a fáscia pré-vertebral posteriormente. A borda superior do espaço de perigo é a base do crânio; e o limite inferior, o diafragma. O espaço pré-vertebral raramente está envolvido com infecções odontogênicas, devido à firme aderência da fáscia pré-vertebral às vértebras (ver Figura 17.16). Um raro exemplo de infecção do espaço pré-vertebral pode ocorrer com a osteomielite do osso da vértebra.

O mediastino é uma grande cavidade localizada entre os pulmões e que abriga o coração, o nervo frênico, o nervo vago, a traqueia, os brônquios principais, o esôfago e os grandes vasos (aorta e veias cavas superior e inferior) (Figura 17.17). As infecções podem progredir para envolver o mediastino (mediastinite) e, clinicamente, isso se dá na forma de uma grave doença, devido à compressão do coração e dos pulmões. Devido à possível compressão neural, a inervação neurológica (p. ex., nervo vago) dos sistemas cardiovascular e respiratório pode ser interrompida, e o esôfago, os pulmões e as vias respiratórias inferiores podem se romper, causando eventos imediatos com risco de morte. Apesar da pronta intervenção cirúrgica cardiotorácica, a mortalidade da mediastinite permanece alta.

Tratamento das infecções do espaço fascial

O tratamento das infecções odontogênicas de cabeça e pescoço tem vários objetivos primários: (1) otimização clínica; (2) proteção das vias respiratórias (intubação orotraqueal geral ou via respiratória cirúrgica); (3) remoção da fonte de infecção; (4) incisão cirúrgica e drenagem; (5) antibioticoterapia adjuvante; e (6) avaliação frequente da resposta à terapia. A utilização desses princípios pode não resultar na resolução completa de uma infecção, mas pode ajudar a identificar a necessidade de outras medidas de tratamento. As comorbidades clínicas já foram discutidas, assim como o papel da antibioticoterapia adjuvante. É essencial reavaliar a resposta do paciente periodicamente após qualquer forma de intervenção, a fim de ajustar o tratamento, conforme indicado.

Tratamento das vias respiratórias

Infecções graves na proximidade das vias respiratórias superiores podem causar obstrução delas, levando a insuficiência ou falência respiratória. Quando a patência da via respiratória superior não puder ser mantida com manobras de rotina (p. ex., inclinação da cabeça, pressão da mandíbula), o acesso imediato à via respiratória e a patência devem ser estabelecidos cirurgicamente. Isso costuma ser feito com uma cricotireotomia ou uma traqueotomia. Uma das muitas indicações para a traqueotomia consiste em contornar uma obstrução das vias respiratórias superiores, o que é frequentemente necessário no contexto de infecções cervicais do espaço profundo. Nesse cenário, a traqueotomia pode ser urgente ou emergente. Portanto, mostra-se fundamental que o cirurgião-dentista seja capaz de criar uma via respiratória cirúrgica. A necessidade de uma via respiratória cirúrgica pode ser notada durante o período pré-operatório, e uma traqueotomia controlada, com o paciente acordado, pode ser realizada sob sedação leve e anestesia local. No entanto, no caso em que as tentativas de estabelecer uma via respiratória não sejam bem-sucedidas com o uso de intubação traqueal endoscópica com fibra óptica ou assistida por vídeo, a traqueotomia pode se tornar emergente. A preparação, portanto, é fundamental. Todos os instrumentos devem estar presentes para a realização de uma traqueotomia, e a equipe de anestesiologia deve estar envolvida no plano proposto.

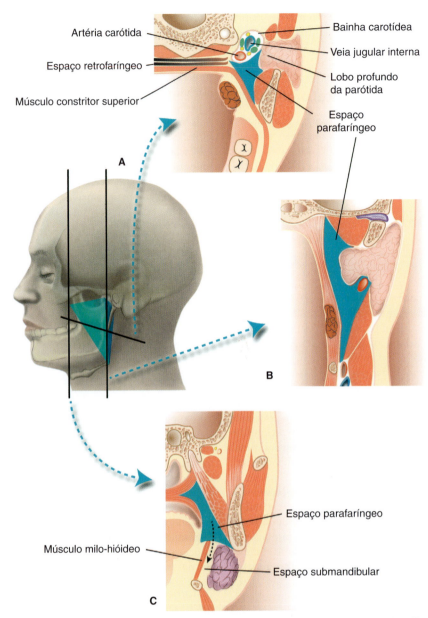

● **Figura 17.13 A.** Corte axial pela faringe oral demonstrando o conteúdo do espaço parafaríngeo. O espaço pré-estilóideo contém o lobo profundo da parótida, gordura e linfonodos. O compartimento pós-estilóideo contém a veia jugular interna; a artéria carótida interna; os nervos cranianos IX, X, XI e XII; o tronco simpático e o gânglio simpático superior; a artéria faríngea ascendente; e os gânglios linfáticos. Observam-se sua proximidade e sua continuidade com os espaços peritonsilar e retrofaríngeo. **B.** Corte coronal através da orofaringe mostrando a extensão vertical do espaço parafaríngeo. **C.** Corte coronal seccionado mais anteriormente demonstrando a continuidade dos espaços parafaríngeo e submandibular. (De Blumberg JM, Judson BL. *Oper Tech Otolaryngol Head Neck Surg*. 2014;25(3):304-309.)

Tratamento cirúrgico

Uma vez avaliada e protegida a via respiratória, o tratamento cirúrgico da fonte de infecção é essencial. Seja um abscesso vestibular, uma sinusite maxilar odontogênica ou uma infecção do espaço fascial profundo do pescoço, o principal objetivo do tratamento é a eliminação da fonte de infecção. O manejo da via respiratória, a remoção da fonte de infecção final e a descompressão da coleção de líquido (incisão e drenagem) são realizados mais apropriadamente em centro cirúrgico com anestesia geral, especialmente no caso de infecções odontogênicas complexas. A remoção da fonte da infecção diminui a gravidade da infecção, reduz a permanência hospitalar e, junto com o tratamento cirúrgico do abscesso, resulta em imediato retorno às atividades da vida diária. São princípios cirúrgicos básicos no manejo das infecções do espaço fascial profundo do pescoço a criação de uma incisão adequada para realizar a exploração de todos os espaços envolvidos, a drenagem da infecção e a colocação do dreno para possibilitar a drenagem espontânea continuada da infecção (dependente de drenagem). O objetivo do acesso cirúrgico ao local da infecção é expor os tecidos ao ambiente aeróbio (no caso de celulite, para evitar a progressão para um abscesso com bactérias anaeróbias) e, no caso de um abscesso estabelecido, descompressão completa da coleção de fluido e exposição das bactérias anaeróbias a um ambiente rico em oxigênio. Um abscesso do espaço faríngeo lateral pode ser abordado por intermédio de vários locais de acesso transcutâneo e colocação apropriada de um ou mais drenos em todos os espaços afetados (Figura 17.18). Na verdade, deve

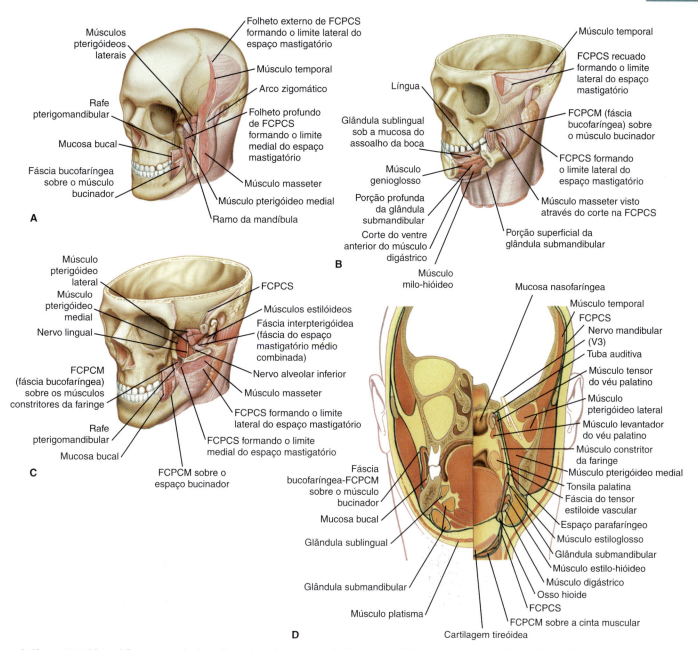

• **Figura 17.14** Vista oblíqua esquerda da região facial e do pescoço. **A.** Corte coronal feito através do ramo da mandíbula. Os folículos fasciais profundos e superficiais do espaço mastigatório são mostrados, assim como a relação do espaço mastigatório com a fáscia bucofaríngea. **B.** Realizou-se um corte axial através do músculo temporal, e uma porção da mandíbula foi removida para expor as estruturas do assoalho da boca. **C.** Um corte axial foi feito através do ramo mandibular médio. O zigoma esquerdo e a maior parte do arco foram removidos para expor as estruturas profundas da região. **D.** Desenho coronal da região facial e do pescoço superior. No lado direito do desenho, o corte coronal é feito pela região do forame oval e da tonsila palatina. No lado esquerdo do desenho, o corte é através da região do meio do assoalho da boca. *FCPCM*, fáscia cervical profunda, camada média.; *FCPCS*, fáscia cervical profunda, camada superficial. (De Som PM, Curtin HD. *Head and neck imaging*. Philadelphia: Elsevier; 2011. p. 2203-2234.)

haver um limiar baixo para a colocação do dreno, mesmo com uma infecção precoce (fase de celulite), pois isso pode impedir o desenvolvimento de um abscesso e agilizar a resolução de uma celulite. A exposição cirúrgica e a exploração de todos os espaços envolvidos, o estabelecimento da drenagem da infecção e a remoção da fonte etiológica dela (dente, tumor, fratura, corpo estranho) são de suma importância no tratamento, e considera-se o manejo clínico com cobertura antimicrobiana uma terapêutica adjuvante (Figura 17.19). Deve-se reconhecer que muitas infecções de cabeça e pescoço podem ser de origem *não odontogênica* e ter outras fontes como causa (Figura 17.20).

Infecções específicas

Trombose do seio cavernoso

Uma das complicações mais graves de uma infecção odontogênica maxilar é a trombose do seio cavernoso. Os seios cavernosos são compartimentos intracranianos que servem como canais de drenagem venosa bilateral para a fossa craniana média. Essas cavidades (ou "seios") absorvem o líquido secretório da glândula hipófise e são delimitadas anteriormente pela fissura orbital superior que contém a veia oftálmica (Figura 17.21). As veias

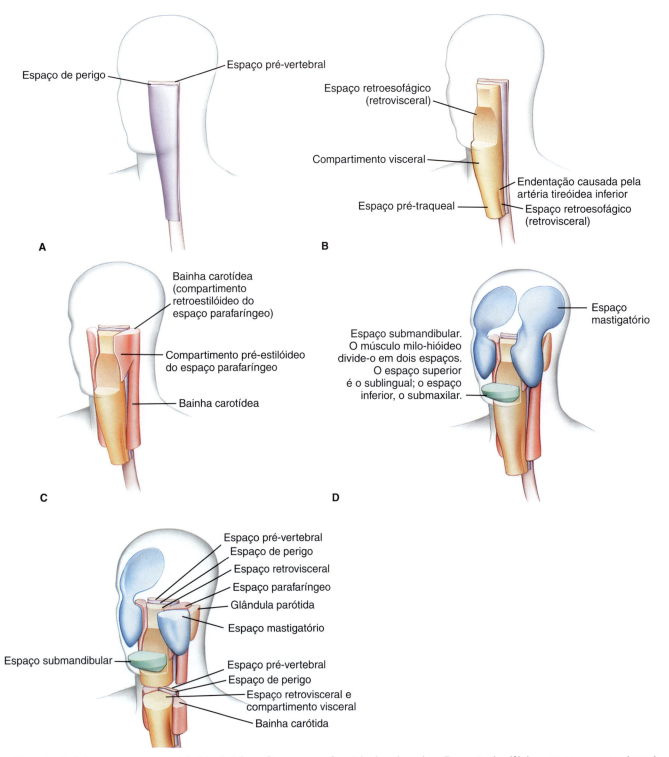

• **Figura 17.15** Cabeça e pescoço em vista lateral oblíqua. Os espaços pré-vertebrais e de perigo são mostrados (**A**), bem como o espaço visceral (**B**). Observam-se o espaço pré-traqueal e o espaço retrovisceral separados abaixo do nível da inserção da artéria tireóidea inferior. O espaço parafaríngeo esquerdo é mostrado (**C**), assim como a bainha carotídea. **D**. Espaços mastigatório e submandibular. **E**. O corte axial atravessa os níveis da faringe superior e do meio do pescoço, ilustrando suas relações especiais. (De Som PM, Curtin HD. *Head and neck imaging*. Philadelphia: Elsevier; 2011. p. 2203-2234.)

oftálmicas superior e inferior drenam a região orbital; é por meio delas que os abscessos orbitais podem se espalhar para o seio cavernoso. O seio cavernoso é limitado lateral e superiormente pela dura-máter e drenado pelos seios petrosos superior e inferior. O conteúdo do seio cavernoso inclui os nervos cranianos II, III, IV, VI; a segunda divisão do nervo craniano V; e a artéria carótida interna (ver Figura 17.21B). No exame clínico, qualquer uma das estruturas que recebem inervação desses nervos pode ser afetada, mas o nervo abducente (NC VI) tem maior probabilidade (com paralisia do músculo reto lateral), porque sua exposição no seio cavernoso é maior no compartimento lateral. Outro achado precoce na trombose do seio cavernoso consiste na congestão das veias retinianas do olho no lado não afetado, o que pode ser notado em um exame oftalmológico detalhado.

CAPÍTULO 17 Infecções Odontogênicas Complexas

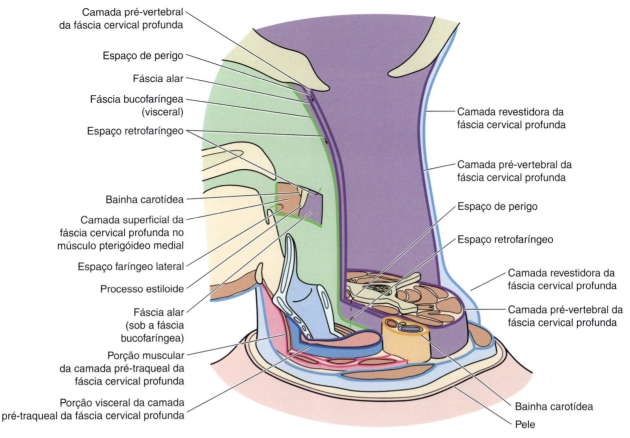

• **Figura 17.16** As infecções do espaço faríngeo lateral podem progredir para o espaço retrofaríngeo. Outra progressão poderia ser para o espaço de perigo pouco antes de chegar ao mediastino. (De Norton, NS. *Netter's head and neck anatomy for dentistry*. Philadelphia: Elsevier; 2012. p. 437-450.)

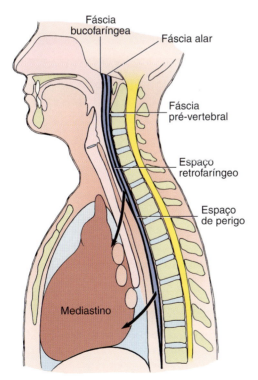

• **Figura 17.17** As fáscias retrofaríngea e alar fundem-se em um nível variável entre as vértebras C6 e T4, formando uma bolsa na menor extensão do espaço retrofaríngeo. Se a infecção passar pela fáscia alar para o espaço de perigo, o mediastino posterossuperior provavelmente se envolverá em breve. O limite inferior do espaço de perigo é o diafragma, que coloca todo o mediastino em risco.

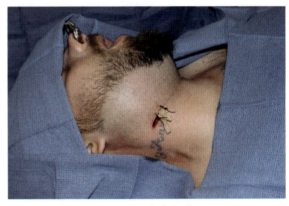

• **Figura 17.18** Abordagem transcervical da drenagem do espaço lateral da faringe com drenos colocados em todos os espaços afetados.

Fasciite necrosante

A fasciite necrosante, conhecida coloquialmente como uma infecção por bactéria comedora de carne, por causa da característica única da infecção, não obedece à organização típica dos planos fasciais da cabeça e do pescoço. A fasciite necrosante cervical costuma ser de natureza polimicrobiana, surpreendentemente destrutiva e com frequência fatal, com uma taxa de mortalidade de 7 a 20%. Quando a infecção progride para a região torácica, como mediastinite necrosante descendente, a taxa de mortalidade aumenta drasticamente. O tratamento inclui desbridamento imediato e muito agressivo e remoção de todos os tecidos moles afetados (Figura 17.22). Em geral, isso exigirá a criação de uma via respiratória cirúrgica e a continuidade do monitoramento e

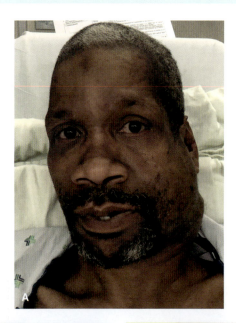
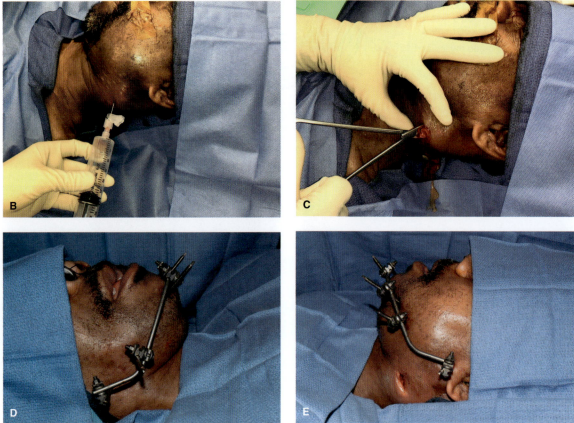

• **Figura 17.19 A.** Paciente com várias fraturas mandibulares cominutivas, o que resultou em infecção aguda e grave do espaço fascial profundo. O paciente foi submetido a incisão e drenagem de todos os espaços afetados (**B** a **D**), com resolução da fonte de infecção (redução das fraturas da mandíbula com fixador externo (**E**), além de boa recuperação pós-operatória.

do tratamento na unidade de terapia intensiva. Os antibióticos intravenosos (IV) bactericidas empíricos de amplo espectro são sempre indicados nesses casos, pois todos os tecidos envolvidos não podem ser completamente erradicados até que a cultura específica e os resultados de sensibilidade estejam disponíveis para guiar os regimes antibióticos específicos. Descrita pela primeira vez por Pearse em 1938, que relatou uma taxa de mortalidade de 49%, a progressão da fasciite necrosante cervical não segue os planos de fáscia normais da cabeça e do pescoço, e isso se deve à natureza incomumente agressiva do processo da doença. Muitas vezes, os pacientes são imunocomprometidos, o que leva a esse curso clínico incomum e complexo, com extensa progressão de uma infecção odontogênica de cabeça e pescoço. O processo da doença caracteriza-se pela rápida disseminação da infecção na superfície da camada anterior (de recobrimento) da fáscia profunda cervical até o músculo platisma. Clinicamente, há necrose do músculo platisma e da pele sobrejacente devido à trombose dos músculos e tecidos moles subjacentes, bem como do suprimento sanguíneo dérmico

CAPÍTULO 17   Infecções Odontogênicas Complexas   349

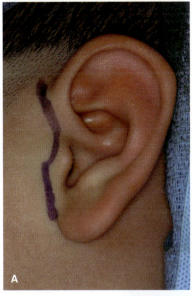
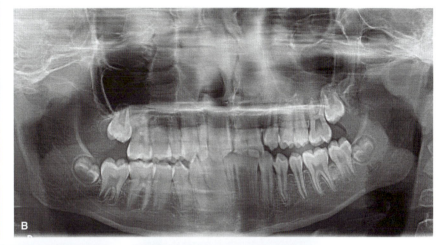
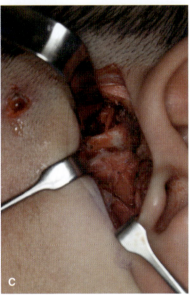
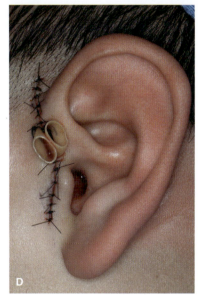

• **Figura 17.20** **A** e **B.** Menino de 11 anos com história de otite média crônica, sem fonte odontogênica de infecção. **C.** O espaço temporomandibular foi incisado, e drenaram-se os espaços articulares superior e inferior. **D.** Colocaram-se drenos, e o paciente teve um curso pós-operatório sem intercorrências.

(Figura 17.23). A extensa necrose tecidual, incluindo a pele, deve ser completamente desbridada para interromper a continuidade do processo patológico. A remoção da fonte ofensiva da infecção, o desbridamento cirúrgico agressivo, o uso de antibióticos empíricos iniciais de amplo espectro e a estabilização clínica do paciente são de suma importância.

Osteomielite

Define-se osteomielite como a inflamação do osso. Clinicamente, no entanto, o termo é sinônimo de uma "infecção do osso". Existem numerosos sistemas de classificação usados para osteomielite, mas as categorias gerais de osteomielite dos maxilares são esclerosante supurativa, crônica e osteomielite com periostite proliferativa (osteomielite de Garré). Em geral, a osteomielite origina-se e espalha-se a partir dos espaços medulares das mandíbulas. A inoculação de bactérias nos espaços medulares costuma causar edema da medula e, como esse espaço é confinado pelas paredes ósseas corticais, a pressão hidrostática aumenta, tal como uma polpa dentária infectada; uma vez que essa pressão é maior que a da alimentação de vasos arteriais, geralmente ocorrem necrose dos tecidos moles e dor. A falha da microcirculação dos ossos esponjosos dos maxilares é crucial no desenvolvimento da osteomielite, pois o oxigênio e os nutrientes necessários para a cura não conseguem alcançar o espaço medular. Além disso, o sistema imunológico transmitido pelo sangue do corpo inibe o transporte para o espaço medular, o que resulta na proliferação e na disseminação do organismo agressor.

A osteomielite é mais comum na mandíbula do que na maxila. Isso se deve ao fato de o suprimento sanguíneo para o maxilar ser multifocal e consistente, o que contrasta com a mandíbula, a qual obtém, principalmente, o suprimento sanguíneo da artéria alveolar inferior e do periósteo. Por outro lado, o suprimento de sangue periosteal para a maxila penetra em seu córtex para perfundir o osso poroso subjacente muito mais facilmente do que o córtex mais espesso da mandíbula. Embora a medula da maxila e da mandíbula esteja frequentemente exposta a patógenos periapicais, a osteomielite é rara. Isso ocorre porque as defesas do hospedeiro geralmente localizam a infecção em um abscesso periapical e limitam

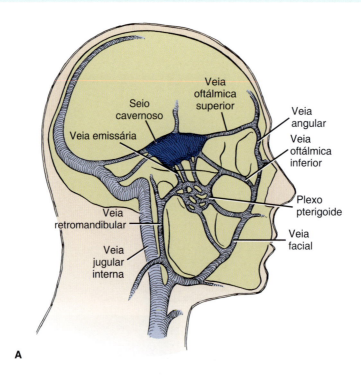
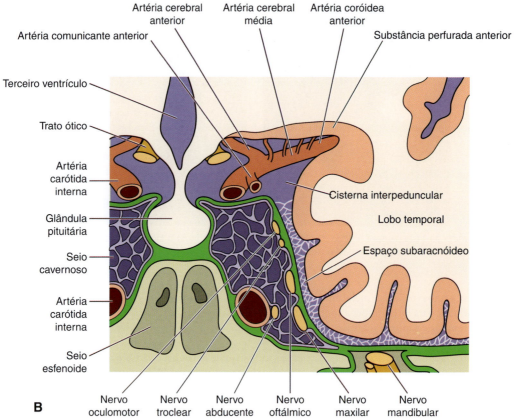

• **Figura 17.21 A.** A disseminação hematogênica da infecção da mandíbula para o seio cavernoso pode ocorrer anteriormente, pela veia oftálmica inferior ou superior, ou posteriormente, por meio de veias emissárias do plexo pterigoide. **B.** Estruturas do seio cavernoso. (De Gard G. An investigation into the regulation of intracranial pressure and its influence upon the surrounding cranial bones. J Bodyw Mov Ther. 2009;13(3):246-254.)

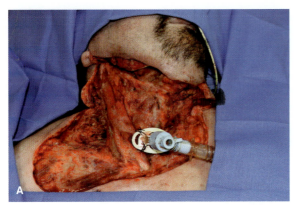
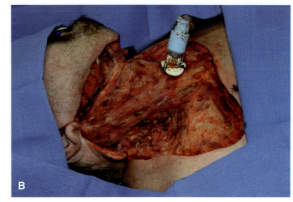

- **Figura 17.22** Paciente com história de longa data de doença dentária crônica e infecção que apresentou fasciite necrosante emergente. O indivíduo foi submetido a extensa remoção da fáscia afetada, do platisma e da pele sobrejacente.

a progressão. Entretanto, nos indivíduos imunocomprometidos, como aqueles com infecção pelo vírus da imunodeficiência humana, que têm diabetes melito mal controlado ou que usam esquemas crônicos de corticosteroides, bem como em usuários crônicos de drogas, que sofrem de desnutrição crônica ou que são portadores de doença imunossupressora, a osteomielite pode ser devida à falta de mecanismos de defesa intactos do hospedeiro.

Tradicionalmente as espécies de *Staphylococcus* foram as bactérias predominantes envolvidas, como nos outros ossos do corpo, embora se saiba agora que vários outros organismos podem contribuir para o processo da doença. O perfil microbiológico mais presente nos casos de osteomielite da mandíbula é de *Streptococci* spp., além de bactérias anaeróbias, como *Bacteroides* ou *Peptostreptococcus*. Os organismos menos comumente observados são *Eikenella*, *Candida*, *Staphylococcus*, *Actinomyces*, *Bacteroides*, *Klebsiella*, *Fusobacterium*, *Lactobacillus* e *Haemophilus* spp. A rigor, usa-se a terapia antimicrobiana específica (não empírica), baseada nos resultados dos testes de cultura e sensibilidade, para evitar o desenvolvimento de resistência bacteriana aos medicamentos, bem como os efeitos colaterais adversos. Muitas vezes, a osteomielite da mandíbula tem natureza polimicrobiana. Portanto, os testes de cultura e sensibilidade geralmente não identificam um ou mais organismos ofensivos específicos. A penicilina continua a ser o antibiótico empírico de escolha para infecções orofaciais, seguida por clindamicina e fluoroquinolonas, que são usadas até que a especiação e a sensibilidade das culturas sejam realizadas. Tais antibióticos são preferíveis, por sua eficácia e sua cobertura para a maioria da microbiota odontogênica habitual.

Osteomielite supurativa aguda

A osteomielite supurativa aguda é uma infecção do osso medular que também está associada à produção de pus. Isso costuma ser visto na osteorradionecrose (ORN) ou na osteonecrose dos maxilares relacionada à medicação (MRONJ), em que microrganismos colonizam áreas de osso necrótico. Um ponto-chave aqui é que os organismos tendem a colonizar a superfície do osso inicialmente, antes de entrarem no espaço medular, o que provavelmente também é necrótico em alguns casos. Os achados clínicos podem ser edema, movimento restrito da área afetada, eritema e dor. A maioria dos pacientes não desenvolve manifestações sistêmicas a partir desse processo. Na fase aguda, não há achados radiográficos, pois a perda óssea se mostra mínima. Quando há achados radiográficos, as lesões destrutivas caracterizam-se por radiolucências nas áreas envolvidas. Muitas vezes há, radiograficamente, uma aparência de "comido" no osso, o que pode ser confundido com malignidade. Dentro dessas radiolucências, pode haver áreas radiopacas do osso que ainda não foram reabsorvidas pelos mecanismos habituais de renovação óssea. Essas áreas radiopacas são denominadas sequestro; e a área radiolúcida circundante, invólucro. Nas fases iniciais, a osteomielite supurativa aguda é tratada cirurgicamente com desbridamento agressivo do osso necrótico afetado para expor o sangramento normal, assim como o uso de antibioticoterapia empírica adjuvante. A etiologia da infecção também deve ser abordada, e isso costuma ser um dente cariado, um tratamento de canal radicular falho, um implante dentário ou, no caso de ORN ou MRONJ, o osso necrótico precipitante. Muitas vezes, se o processo da doença progrediu o suficiente, a mandíbula pode fraturar na área do osso necrótico (fratura patológica). Quando possível, tal fratura de mandíbula deve ser reduzida e fixada, mas, devido ao baixo potencial de cicatrização nesses casos, outros procedimentos de reconstrução podem ser necessários (Figura 17.24).

Osteomielite supurativa crônica

A osteomielite supurativa crônica, de longa duração, é tratada de maneira semelhante à forma aguda, com remoção da fonte da infecção. Além disso, se a área de envolvimento tiver sido tratada antes com enxerto ósseo ou fixação rígida, todo tecido duro e não viável deve ser removido. O tratamento padrão da osteomielite supurativa crônica deve incluir o teste de cultura e sensibilidade de uma biopsia óssea, o desbridamento agressivo de osso necrótico (pode incluir grandes segmentos da mandíbula) e a alta dosagem de antibioticoterapia intravenosa. Antibióticos IV empíricos em altas doses devem ser iniciados, com administração mais seletiva, uma vez que a especiação e a sensibilidade tenham sido estabelecidas. A duração da administração de antibióticos (em geral, um mínimo de 6 semanas de antibióticos IV em regime ambulatorial) é mais longa do que a utilizada para infecções odontogênicas comuns, pois a penetração óssea do antibiótico e a resolução da colonização óssea são mais difíceis. Para tipos mais crônicos e não responsivos de osteomielite, a cobertura pode requerer até 6 meses ou mais de administração de antibiótico IV para evitar a progressão do processo da doença.

Osteomielite esclerosante crônica

Esta forma rara de osteomielite é uma infecção óssea intramedular cujos organismos agressores são espécies de *Actinomyces* e *Eikenella corrodens*. A combinação desses dois organismos produz esclerose e fibrose do espaço medular. O sinal clínico patognomônico é a dor intensa. Esta dor pode aparecer junto com exacerbações agudas de expansão mandibular e edema de tecidos moles. Em geral, uma dor crônica e irritante está sempre presente. Não costuma haver purulência na drenagem. Os sintomas podem persistir por

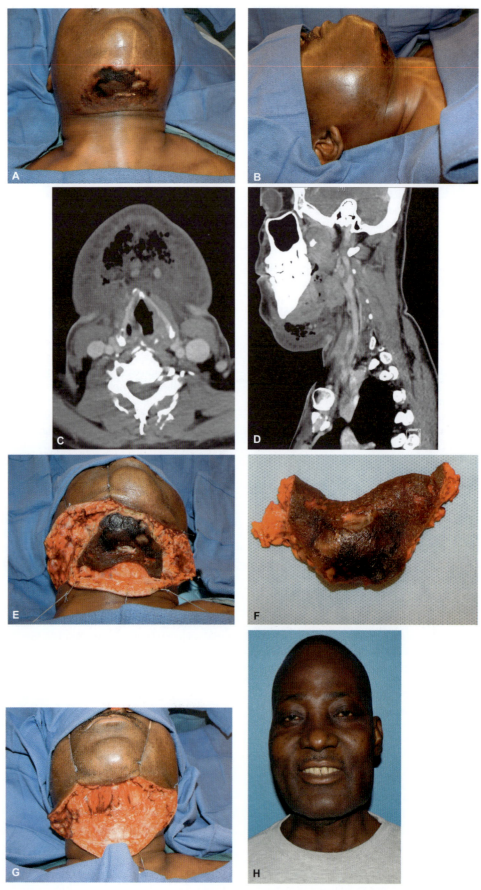

• **Figura 17.23** **A** e **B.** Paciente que se apresentou na emergência com infecções odontogênicas periapicais crônicas bilaterais causando edema difuso e lesão da pele sobrejacente do pescoço. **C** e **D.** Tomografia computadorizada demonstrando destruição dos planos fasciais anatômicos normais do pescoço. **E** a **G.** O paciente foi submetido a vários desbridamentos cirúrgicos após a incisão inicial e a drenagem. **H.** O indivíduo, no momento da revisão da cicatriz transcervical e traqueostomia, com feridas cicatrizadas e sem evidência de infecção.

CAPÍTULO 17 Infecções Odontogênicas Complexas

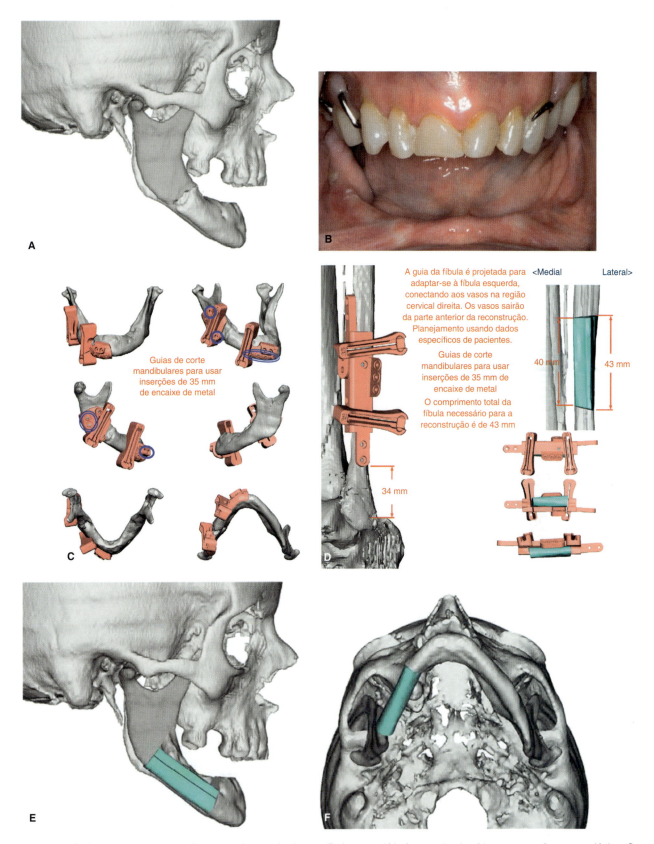

• **Figura 17.24** A e B. Paciente com osteomielite supurativa aguda da mandíbula secundária à extração dentária, com uma fratura patológica. C a I. O planejamento cirúrgico virtual foi utilizado para a ressecção da mandíbula afetada, a reconstrução do retalho livre de fíbula e a colocação do implante dentário e da placa de reconstrução (J a N). (*continua*)

354 PARTE 4 Infecções

- **Figura 17.24** (*continuação*) **G** e **H.** Planejamento cirúrgico virtual. **I** a **K.** Reconstrução do retalho livre de fíbula. **L.** Colocação de implantes dentários e de placas de reconstrução. **M** e **N.** Colocação de implantes dentários e de placas de reconstrução.

até 5 anos antes do reconhecimento e do estabelecimento de um diagnóstico. Radiograficamente, há aumento da densidade óssea trabecular nos ossos alveolar e basal da mandíbula. Embora a terapia antibiótica, combinada ou não com oxigenoterapia hiperbárica, possa abrandar a progressão da doença, a ressecção cirúrgica do osso doente costuma ser necessária.

Osteomielite com periostite proliferativa (osteomielite de Garre)

A osteomielite com periostite proliferativa é uma doença crônica que geralmente afeta crianças devido ao aumento da vascularização e da capacidade regenerativa. O achado radiográfico mais notável é a formação óssea paracortical ("cebola descascada"), pela irritação repetitiva do periósteo geralmente associada a uma infecção periapical do dente mandibular (Figura 17.25). Clinicamente, há expansão da mandíbula com dor, mas sem purulência, drenagem ou eritema. Embora denominada por alguns como periostite ossificante, não é um termo apropriado, pois o periósteo não se torna ossificado. Na verdade, é a infecção crônica que causa uma deposição mediada por inflamação do novo osso, elevando o periósteo do córtex. A remoção da fonte infecciosa é de suma importância, e considera-se biopsia quando não se identifica uma fonte de infecção, porque a malignidade pode ter achados radiográficos similares. Radiograficamente, observa-se formação óssea extracortical na forma de osso trançado em camadas paralelas ao córtex conectadas por pontes ósseas perpendiculares ao córtex. O tratamento de rotina inclui a remoção da fonte infecciosa e, se necessário, na fase aguda, um ciclo curto de antibioticoterapia (penicilina, tetraciclina ou clindamicina) até a inflamação óssea se resolver espontaneamente. A antibioticoterapia de longa duração não é indicada para osteomielite com periostite proliferativa (osteomielite de Garre).

Actinomicose

A *actinomicose* é um processo infeccioso crônico, mas relativamente incomum, que afeta o esqueleto maxilofacial. Em geral, os organismos específicos envolvidos são *Actinomyces israelii* ou *A. naeslundii*, *A. odontolyticus*, *A. meyeri* ou *A. viscosus*. *Actinomyces* são bactérias anaeróbias endógenas encontradas na cavidade oral, e a infecção costuma envolver os tecidos moles, mas também pode envolver ossos (osteomielite por *Actinomyces*). Os achados clínicos na actinomicose cervicofacial são endurecimento e fibrose nodulares e tratos de drenagem espontânea intermitente. A doença, embora difícil de tratar, é incomum, com baixo grau de virulência. Muitas vezes, este curso indolente de progressão resulta em dificuldade em estabelecer um diagnóstico clínico. Como esse organismo geralmente não causa sinais patológicos, ele deve se estender em uma área de

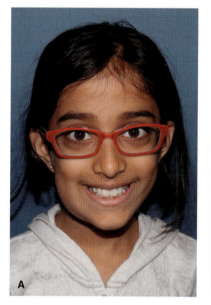
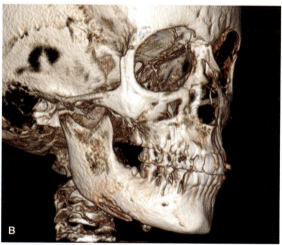
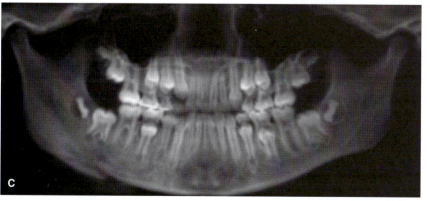
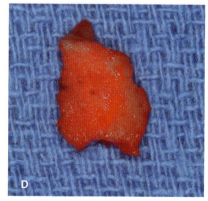

• **Figura 17.25 A.** Uma menina de 9 anos apresentou história de 3 meses de edema facial inferior no lado direito. **B** e **C.** A tomografia computadorizada de feixe cônico tridimensional e seu ortopantomograma reconstruído revelaram formação óssea paracortical na borda inferior do ângulo e corpo mandibular. Como nenhuma fonte odontogênica foi identificada, realizou-se uma biopsia incisional para descartar malignidade, que demonstrou clinicamente a formação óssea extracortical **D.**

suscetibilidade, como local lesionado, lugar de extração de dente, área de fratura ou outra área traumática para a evolução. No início, a actinomicose cervicofacial afetará os tecidos moles, e um dos principais achados durante a investigação diagnóstica será a falta de respeito pelos planos anatômicos normais da cabeça e do pescoço. A infecção formará um pseudotumor irregular que dará origem a uma fístula na superfície da pele acompanhada por um grânulo de enxofre, como secreção. Como resultado dessa drenagem espontânea, muitas vezes o paciente não experimenta dor grave. O antibiótico preferível é uma penicilina intravenosa na fase aguda seguida por penicilina oral a longo prazo. O paciente com actinomicose cervicofacial frequentemente terá recorrência ou persistência da doença. Portanto, recomenda-se a terapia com penicilina oral a longo prazo. Doxiciclina ou clindamicina podem ser usadas para pacientes alérgicos à penicilina. Além da antibioticoterapia, o paciente pode precisar de remoção cirúrgica da fonte de infecção. A colocação cirúrgica dos drenos também elimina o ambiente anaeróbio.

Candidíase

Embora existam muitas doenças fúngicas da região de cabeça e pescoço, a doença fúngica mais encontrada pelos profissionais de Odontologia é a candidíase. A *Candida albicans* é um organismo endógeno normalmente presente na boca. Entretanto, podem ocorrer manifestações patológicas no organismo quando há um sistema alterado de defesa do hospedeiro. Essa levedura é oportunista e floresce em qualquer mucosa ou superfície da pele quando o sistema imunológico sistêmico for alterado, como no caso de um paciente imunocomprometido (p. ex., síndrome da imunodeficiência adquirida [AIDS], diabetes melito, quimioterapia, leucemia ou outro tipo de discrasia sanguínea) ou sob uso crônico de antibióticos (Tabela 17.3). Embora a *C. albicans* seja a causa mais comum de candidíase, outros organismos comumente etiológicos são *C. krusei*, *C. tropicalis*, *C. glabrata*, *C. parapsilosis*, *C. pseudotropicalis* e *C. guilliermondii*. As três formas mais comuns de candidíase são: (1) candidíase pseudomembranosa; (2) candidíase eritematosa; e (3) queilite angular. A candidíase pseudomembranosa apresenta manchas brancas distintas que podem ser limpas facilmente para expor uma superfície mucosa eritematosa subjacente. A candidíase eritematosa parece ser uma superfície crua, tal como a observada com a perda das papilas filiformes da língua. A queilite angular aparece na forma de manchas ulceradas brancas nos cantos da boca. Tradicionalmente, a cândida pode ser diagnosticada por raspados cutâneos ou mucosos em um esfregaço com 20% de hidróxido de potássio. A análise microscópica irá revelar hifas ou pseudo-hifas, mas esse teste não é confiável, pois não demonstra tipicamente a invasão tecidual. Um método mais confiável de diagnóstico é uma biopsia tecidual com coloração periódica de ácido de Schiff, que pode demonstrar a invasão tecidual dos organismos.

A queilite angular acomete mais frequentemente pacientes com problemas de dimensão vertical de oclusão, como edêntulos sem suporte protético apropriado ou aqueles com dentaduras de dimensão vertical inadequada ou espaço de "via livre". A umidade crônica nos cantos da boca é um ótimo ambiente para o supercrescimento de *Candida*. Pode haver eritema e manchas brancas nas comissuras da boca. Tal doença costuma ser bilateral e acompanhada por uma infecção por *Staphylococcus aureus* sobrejacente. Também é observada em pacientes com deficiências de ácido fólico, ferro, riboflavina, tiamina e vitamina B_{12}. O tratamento inclui, quando possível, a eliminação dos fatores locais ou sistêmicos contribuintes, bem como terapias tópicas, como suspensão oral de nistatina e comprimidos de clotrimazol. Suspensões ou comprimidos de nistatina são preferíveis ao clotrimazol, pois este tem maior toxicidade associada e contém açúcar, o que pode contribuir para a cárie em um paciente xerostômico.

Embora os pacientes frequentemente tenham uma rápida resolução de seus sintomas, devem ser incentivados a continuar a terapia antifúngica por, no mínimo, 14 dias, pois a infecção tende a se repetir. No cenário de dentaduras mal ajustadas, as próteses devem ser aparadas, recolocadas apropriadamente e colocadas em soluções antissépticas todas as noites para a remoção de quaisquer organismos colonizados.

Alguns casos recalcitrantes à terapia tópica podem requerer tratamento antifúngico sistêmico. Os agentes antifúngicos sistêmicos prescritos são fluconazol, cetoconazol, itraconazol ou posaconazol, os quais são frequentemente necessários quando os agentes tópicos são ineficazes, o que pode ocorrer em pacientes imunocomprometidos. Além disso, esses agentes sistêmicos são úteis para o manejo de cepas altamente resistentes de *C. albicans* ou outras espécies como *C. glabrata*. No entanto, tais medicamentos são caros e têm efeitos colaterais potencialmente graves, como hepatotoxicidade e insuficiência suprarrenal; são, portanto, reservados para aqueles casos que não respondem à terapia tópica.

Agradecimentos

Agradecemos pelas contribuições dos Drs. Robert D. Marciani e Thomas R. Flynn para este capítulo em edições anteriores deste livro.

Tabela 17.3 Fatores comuns relacionados com o paciente associados à candidíase oral.

Locais	Sistêmicos
• Compulsão por lamber os lábios	• Distúrbios endócrinos (diabetes melito, hipoparatireoidismo, hipoadrenalismo)
• Uso de antimicrobiano tópico/oral crônico	• Doença crônica que exige repouso no leito
• Dimensão vertical oclusal reduzida causando sobreposição dos lábios	• Má nutrição
• Irritação crônica de uma prótese dentária	• Vírus da imunodeficiência humana e/ou síndrome da imunodeficiência adquirida
• Deformidade dentofacial significativa	• Crianças, idosos
	• Exposição tópica crônica ou sistêmica a corticosteroides
	• Antibioticoterapia sistêmica
	• Quimioterapia sistêmica para câncer
	• Superfícies tratadas com radiação
	• Doenças associadas à xerostomia (síndrome de Sjögren)

18
Princípios da Cirurgia Endodôntica

STUART E. LIEBLICH

VISÃO GERAL DO CAPÍTULO

Drenagem de abscesso, 358

Cirurgia periapical, 358
   Indicações, 360
      Problemas anatômicos, 360
      Considerações restauradoras, 360
      Fratura radicular horizontal, 361
      Material irrecuperável dentro do canal, 361
      Erro de procedimento, 361
      Lesões grandes não resolvidas após o tratamento de canal, 362
   Contraindicações (ou precauções), 362
      Causa não identificada de falha do tratamento, 362
      Quando o tratamento endodôntico convencional for possível, 364
      Tratamento de canal radicular e cirurgia apical simultâneos, 364
      Considerações anatômicas, 365
      Relação coroa-raiz insuficiente, 365
      Complicações médicas (sistêmicas), 365
   Procedimento cirúrgico, 366
      Antibióticos, 366
      Desenho do retalho, 366
      Incisão semilunar, 366
      Incisão submarginal, 366
      Incisão mucoperiosteal total, 368
      Anestesia, 368
      Incisão e descolamento, 369
      Exposição periapical, 369
      Curetagem, 369
      Ressecção do ápice radicular, 370
      Preparo de restauração do ápice radicular, 370
      Materiais de preenchimento do ápice radicular, 370
      Irrigação, 371
      Verificação radiográfica, 371
      Reposição do retalho e sutura, 371
      Instruções pós-operatórias, 372
      Remoção da sutura e avaliação, 372

Cirurgia corretiva, 372
   Indicações, 373
      Erros de procedimento, 373
      Perfurações por reabsorção, 373
   Contraindicações, 373
      Considerações anatômicas, 373
      Localização da perfuração, 373
      Acessibilidade, 373
   Considerações, 373
      Abordagem cirúrgica, 373
      Material de reparo, 373
      Prognóstico, 373
   Procedimento cirúrgico, 373

Dentes fraturados, 373

Cicatrização, 374

Reavaliação, 376

Realização ou não de biopsia, 376

Acessórios, 377
   Aparelhos de iluminação e ampliação, 377
      Microscópio cirúrgico, 377
      Fibra óptica, 378
   Regeneração tecidual guiada, 378
   Enxerto ósseo, 378

Quando considerar o encaminhamento, 378
   Treinamento e experiência, 379
   Determinação da causa da falha do tratamento endodôntico, 379
   Dificuldades cirúrgicas, 379

A cirurgia endodôntica é o tratamento da doença perirradicular por meio de uma abordagem cirúrgica. Em geral, envolve drenagem do abscesso, cirurgia periapical, cirurgia corretiva, reimplante intencional e remoção da raiz (Boxe 18.1).

O tratamento endodôntico convencional, também conhecido como *endodontia ortógrada*, costuma ser um procedimento bem-sucedido. No entanto, em 10 a 15% dos casos, os sintomas podem persistir ou recidivar espontaneamente.[1] Achados como fístula drenando, dor à mastigação e achados incidentais de uma radiotransparência que esteja aumentando de tamanho indicam problemas com o procedimento endodôntico inicial. Muitas falhas endodônticas ocorrem 1 ano ou mais após o tratamento de canal radicular inicial, muitas vezes complicando uma situação, pois uma restauração definitiva já pode ter sido colocada. Isso cria um "valor" maior para o dente, pois agora ele pode ser o suporte de uma prótese parcial fixa.

A cirurgia tem sido tradicionalmente parte importante do tratamento endodôntico. Entretanto, até recentemente poucas pesquisas têm focado em indicações e contraindicações, técnicas, sucessos e insucessos (ou seja, prognósticos a longo prazo), cicatrização

Boxe 18.1 Fatores associados ao sucesso e ao insucesso na cirurgia periapical.

Sucesso
- Obturação densa do canal
- Estado periodontal saudável:
  - Sem deiscência
  - Relação coroa-raiz adequada
- Defeito radiolúcido isolado no terço apical do dente
- Dente tratado:
  - Incisivo superior
  - Raiz mesiovestibular dos molares superiores
- Fatores pós-operatórios:
  - Evidência radiográfica de preenchimento ósseo após a cirurgia
  - Resolução da dor e sintomas
  - Ausência de fístula
- Diminuição da mobilidade dentária

Insucesso
- Evidência clínica ou radiográfica de fratura
- Obturação deficiente ou ausente do canal
- Infiltração marginal da coroa ou pino
- Condição periodontal pré-operatória desfavorável
- Evidência radiográfica de perfuração pelo pino
- Dente tratado:
  - Incisivo inferior
- Fatores pós-operatórios:
  - Ausência de reparo ósseo após cirurgia
  - Ausência da resolução da dor
  - Fístula não resolvida ou recidiva

De Thomas P, Lieblich SE, Ward Booth P: Controversies in office-base surgery. In Ward-Booth P, Schendel S, Hausamen J-E (eds.). *Maxillofacial surgery*. 2. ed. London: Churchill Livingston; 2007.

Boxe 18.2 Categorias de cirurgia endodôntica.
- Drenagem de abscesso
- Cirurgia periapical
- Hemissecção ou amputação radicular
- Reimplantação intencional
- Cirurgia corretiva

---

das lesões e materiais e dispositivos para procedimentos de enxerto. Por causa dessa falta de informação, encaminhamentos para cirurgia – como correção de rotina de tratamento endodôntico malsucedido, remoção de grandes lesões suspeitas de serem cistos ou tratamento endodôntico em apenas uma sessão – podem ter sido inadequados. Uma decisão sobre como abordar o caso cirurgicamente ou considerar o retratamento endodôntico ortógrado (por meio da porção coronária do dente) é determinada por diversas situações clínicas e anatômicas. Outras opções de tratamento, como a extração do dente com a colocação de um implante, podem ser preferíveis e estão associadas a maior taxa de sucesso a longo prazo. Um consenso médico, porém, concluiu que a terapia endodôntica e os procedimentos de implante são considerados igualmente bem-sucedidos. Outros procedimentos nos dentes, tanto o retratamento retrógrado quanto a cirurgia periapical, podem reduzir a taxa de sucesso a longo prazo, uma vez que cada tratamento está associado à remoção adicional da estrutura dentária. Quando se indica a cirurgia, de acordo com situações clínicas corretas, ela pode manter o dente e sua restauração sobrejacente. A Figura 18.1 é um algoritmo para ajudar a orientar a decisão clínica sobre se a cirurgia endodôntica se mostra indicada.

Este capítulo apresenta as indicações e contraindicações para a cirurgia endodôntica, o diagnóstico e o plano de tratamento e noções básicas de técnicas cirúrgicas endodônticas. A maioria dos procedimentos apresentados deve ser realizada por especialistas ou, na ocasião, por clínicos gerais experientes e especialmente treinados. Muitas vezes, as abordagens cirúrgicas estão em proximidade com as estruturas anatômicas, como o seio maxilar (Boxe 18.2) e o nervo alveolar inferior, e experiência em trabalhar em torno dessas estruturas é fundamental. No entanto, o cirurgião-dentista clínico geral deve ser capaz de diagnosticar e fazer um plano de tratamento, além de reconhecer os procedimentos indicados para situações particulares. Quando um paciente é encaminhado a um especialista para tratamento, o cirurgião-dentista clínico geral deve ter conhecimento suficiente para entender o sucesso potencial do procedimento. Estudos mostram que a cirurgia apical pode ter resultados superiores a 85% durante um período de 3 anos.[2] Conhecer a probabilidade de sucesso possibilita que o profissional de referência realize o procedimento cirúrgico e dê o aconselhamento adequado ao paciente. Além disso, o cirurgião-dentista clínico geral deve auxiliar no acompanhamento dos cuidados e avaliação a longo prazo dos resultados do tratamento. A determinação final do sucesso (p. ex., como quando uma restauração definitiva deve ser colocada) é, muitas vezes, da responsabilidade do cirurgião-dentista clínico.

Drenagem de abscesso

A drenagem libera transudatos e exsudatos purulentos ou hemorrágicos de um foco de necrose de liquefação (ou seja, abscesso). A drenagem de um abscesso alivia a dor, aumenta a circulação e remove um potente fator irritante. O abscesso pode estar confinado ao osso ou pode ter se disseminado através desse osso e do periósteo para invadir os tecidos moles. O tratamento desses aumentos de volume intra ou extraorais por incisão para drenagem é abordado nos Capítulos 16 e 17. Drenar uma infecção não elimina a causa da infecção; portanto, o tratamento definitivo do dente ainda se mostra necessário.

Um abscesso no osso resultante de infecção dentária pode ser drenado por meio de dois métodos: (1) abertura do dente afetado pela coroa para obter a drenagem pela câmara pulpar e canal; ou (2) incisão formal e drenagem (I & D), com ou sem colocação de dreno. Indica-se a I & D quando a disseminação da infecção for rápida, se for evidente o envolvimento do espaço ou se a abertura da coroa do dente não produzir purulência evidente. A decisão sobre um dreno baseia-se em se a cavidade do abscesso permanecerá aberta por conta própria. Infecções que se espalharam para vários espaços contíguos frequentemente ditam a necessidade de colocar um dreno. Além disso, se a drenagem dependente não for estabelecida, deve ser considerado um dreno. A I & D faz com que o dentista obtenha uma amostra de secreção purulenta para cultura e teste de sensibilidade, quando indicado. A maioria das infecções endodônticas comunitárias não necessita de cultura e teste de sensibilidade, a menos que o paciente esteja sistemicamente comprometido ou tenha falhado em responder ao curso empírico de antibiótico, ou quando a infecção foi adquirida em ambiente hospitalar, o que predispõe a formas de bactérias resistentes a antibióticos.

Cirurgia periapical

A cirurgia periapical (ou seja, perirradicular) inclui uma série de procedimentos realizados para eliminar os sintomas. A cirurgia periapical inclui o seguinte:

1. Exposição adequada da raiz e região apical
2. Exploração da superfície radicular para detecção de fraturas e outras condições patológicas

CAPÍTULO 18 Princípios da Cirurgia Endodôntica

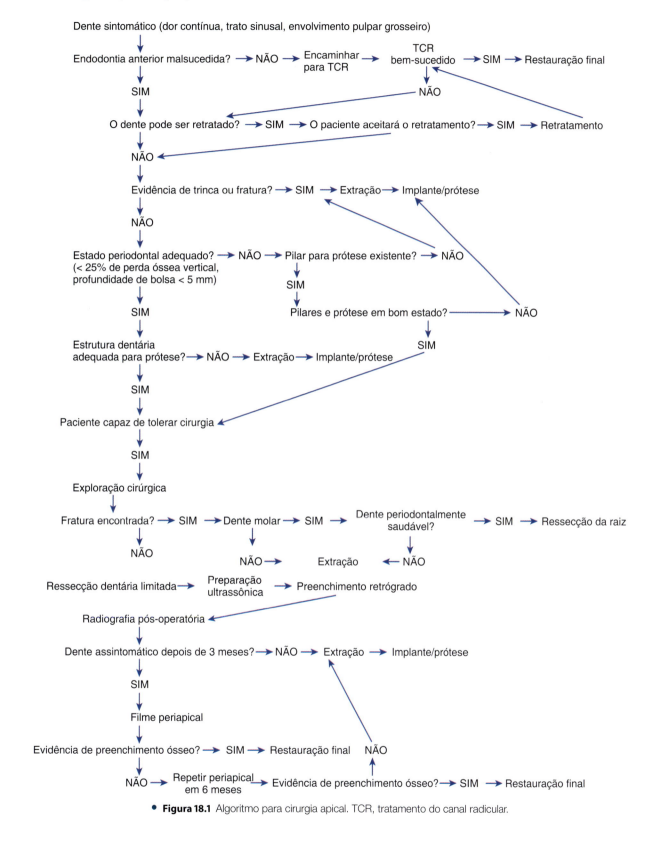

• **Figura 18.1** Algoritmo para cirurgia apical. TCR, tratamento do canal radicular.

3. Curetagem dos tecidos apicais
4. Ressecção do ápice radicular
5. Preparo retrógrado com pontas ultrassônicas
6. Colocação de material de preenchimento retrógrado
7. Apropriado fechamento do retalho para possibilitar a cicatrização e minimizar a retração gengival.

Indicações

Depois da conclusão do tratamento endodôntico, os sintomas associados ao dente podem resultar em indicação de cirurgia periapical. Normalmente, os pacientes apresentam fístula crônica e drenagem. Outros sinais podem ser dor e o aparecimento súbito de infecção no espaço vestibular. Achados incidentais de aumento de uma área radiolúcida encontrada em radiografias de rotina podem também levar à decisão de tratar a região periapical cirurgicamente.

O sucesso da cirurgia apical varia consideravelmente, dependendo da razão e do motivo do procedimento. Com a falha no tratamento radicular, muitas vezes o retratamento não é possível ou não se alcança o melhor resultado pela abordagem coronal. Quando não se consegue identificar a causa do insucesso, a exploração cirúrgica pode ser necessária (Figura 18.2). Na ocasião, toda entidade incomum na região periapical exige remoção cirúrgica e biopsia para identificação (Figura 18.3). Essas indicações para cirurgia periapical serão discutidas nos tópicos seguintes (Boxe 18.3).

Convém dizer ao paciente, durante o pré-operatório, que a cirurgia endodôntica é exploratória. O procedimento cirúrgico preciso mostra-se determinado pelos achados clínicos, quando o local for exposto e explorado. Por exemplo, uma fratura de raiz pode ser observada, e a decisão de sua ressecção ou a extração do dente deverá ser feita transoperatoriamente. Quando se optar pela extração de um dente, providências para um provisório devem ser tomadas, caso ele esteja em área estética, ou pode-se decidir fechar o retalho e agendar uma futura extração. O paciente também deve dar o consentimento pré-operatório para uma extração se for considerado necessário no período intraoperatório.

Problemas anatômicos

Calcificações ou outros bloqueios, acentuadas curvaturas radiculares ou canais constritos (p. ex., metamorfose calcificante) podem comprometer o tratamento radicular (p. ex., evitar a instrumentação, a obturação ou ambas) (Figura 18.4). Um canal não obturado e limpo pode acarretar maus resultados por causa da contínua contaminação apical.

Embora o resultado possa ser questionável, é preferível tentar um tratamento de canal convencional ou um retratamento antes da cirurgia apical. Caso isso não seja possível, a remoção ou a ressecção da porção não instrumentada ou não preenchida da raiz e a colocação de um preenchimento radicular podem ser necessárias.

Considerações restauradoras

O retratamento do canal radicular pode ser arriscado, em razão de problemas que podem ocorrer a partir da tentativa de acesso através de uma restauração, como uma coroa de um incisivo mandibular. Uma abertura poderia comprometer a retenção da restauração ou perfurar a raiz. Em vez de tentar o retratamento do canal, a ressecção radicular e o preenchimento apical podem conseguir eliminar os sintomas associados ao dente.

Uma indicação comum para a cirurgia é a falha do tratamento em um dente que foi restaurado com um pino e uma coroa (Figura 18.5). Muitos pinos são difíceis de remover ou podem causar fraturas radiculares na tentativa de remoção para retratar o dente.

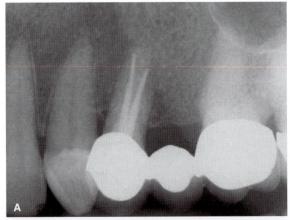
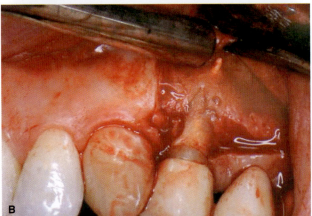
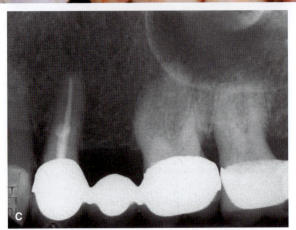

• **Figura 18.2** Exploração cirúrgica. **A.** O paciente apresentava dor persistente sobre a região da raiz mesial após o que parecia ser um tratamento endodôntico de sucesso. **B.** A exploração cirúrgica mostrou perfuração da raiz vestibular durante o tratamento endodôntico com extravasamento de guta-percha. **C.** Radiografia periapical pós-operatória da remoção cirúrgica da guta-percha extravasada e selamento com agregado de trióxido mineral.

• **Boxe 18.3** Indicações para cirurgia periapical.

- Problemas anatômicos que impeçam completo desbridamento ou obturação
- Considerações restauradoras que comprometam o tratamento
- Fratura radicular horizontal com necrose apical
- Material irrecuperável que impeça o tratamento ou o retratamento do canal
- Erros de procedimentos durante o tratamento
- Grandes lesões periapicais não sejam solucionadas com o tratamento do canal

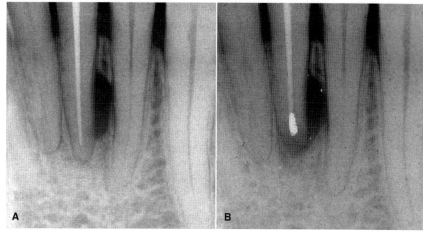

- **Figura 18.3** Remoção cirúrgica de patologia. **A.** O paciente foi encaminhado para cirurgia por causa de aumento da área radiolúcida após tratamento endodôntico convencional. Observa-se a natureza atípica da lesão radiolúcida, que indica que um exame tecidual deveria ter sido feito em conjunto com a cirurgia apical. **B.** Tratamento por cirurgia apical com selamento retrógrado com amálgama, junto com biopsia do tecido associado. O diagnóstico final foi ameloblastoma cístico.

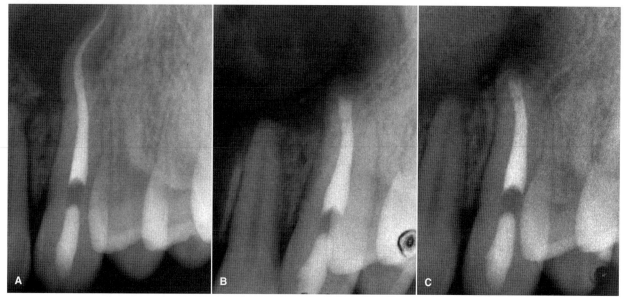

- **Figura 18.4 A.** Problema anatômico de curvatura radicular grave, para a qual a cirurgia é indicada. **B.** Ressecção apical e selamento retrógrado com agregado de trióxido mineral. **C.** A tomada radiográfica após 4 meses de cirurgia mostra a regeneração óssea.

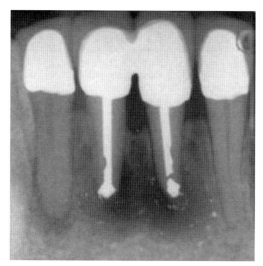

- **Figura 18.5** Pino irrecuperável e patologia apical. Ressecção apical e obturação com amálgama para selar os fatores irritantes, provavelmente com origem coronária.

Fratura radicular horizontal

Às vezes, após uma fratura radicular traumática, o segmento apical sofre necrose pulpar. Como a necrose pulpar não pode ser tratada de modo previsível pelo acesso da coroa, o segmento apical é cirurgicamente removido após o tratamento de canal da porção coronária (Figura 18.6).

Material irrecuperável dentro do canal

Ocasionalmente, os canais são bloqueados por objetos, como instrumentos quebrados (Figura 18.7), materiais restauradores, segmentos de pinos ou outros objetos estranhos. Quando se encontram evidências de patologias apicais, esses materiais podem ser removidos cirurgicamente, em geral com uma porção de raiz (Figura 18.8). Uma lima quebrada pode ser deixada no sistema de canais radiculares se o dente permanecer assintomático e não é, em si, uma indicação para cirurgia apical.

Erro de procedimento

Instrumentos quebrados, degraus, extravasamentos grosseiros e perfurações podem resultar em fracassos (Figuras 18.9 e 18.10).

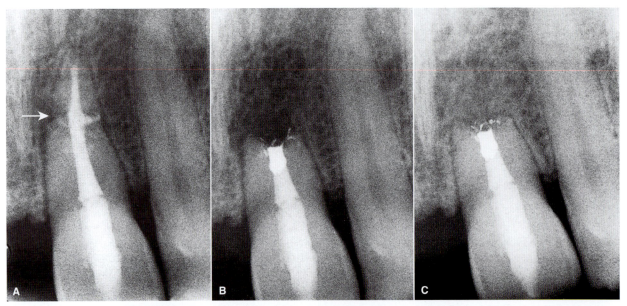

• **Figura 18.6 A.** Fratura radicular horizontal (*seta*), com tentativa frustrada de tratar os dois segmentos. **B.** O segmento apical foi removido cirurgicamente, e realiza-se uma obturação retrógrada com amálgama. **C.** A cicatrização está completa após 1 ano.

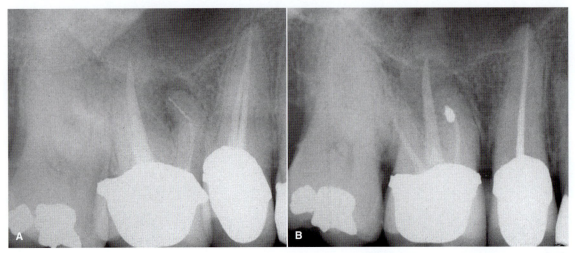

• **Figura 18.7 A.** Instrumento irrecuperável fraturado no canal mesiovestibular. Uma intervenção cirúrgica de um instrumento fraturado é necessária apenas quando o dente se tornar sintomático. **B.** Ressecção da raiz com instrumento fraturado seguida de selamento com obturação com amálgama.

Embora o extravasamento, por si só, não seja uma indicação para remoção do material, a correção cirúrgica é benéfica nessas situações se o dente se tornar sintomático. Como a obturação do canal costuma ser densa nessas situações, o tratamento cirúrgico apresenta excelente prognóstico.

Lesões grandes não resolvidas após o tratamento de canal

Ocasionalmente, lesões perirradiculares muito grandes podem aumentar após o adequado desbridamento e obturação. Em geral, essas lesões são mais bem resolvidas com descompressão e curetagem limitada para evitar danificar as estruturas adjacentes, como o nervo mandibular (Figura 18.11). A contínua drenagem apical é o nicho para essa lesão expansiva, e a ressecção da raiz com colocação de selamento muitas vezes resolve o problema.

Contraindicações (ou precauções)

Se houver outras opções, a cirurgia periapical pode não ser preferível (Boxe 18.4).

• **Boxe 18.4 Contraindicações (ou precauções) para a cirurgia periapical.**

- Causa não identificada da falha do tratamento endodôntico
- Quando o tratamento de canal convencional for possível
- Tratamento coronal e cirurgia apical combinados
- Quando o retratamento de um tratamento fracassado for possível
- Estruturas anatômicas (p. ex., nervos e vasos adjacentes) estão em risco
- Estruturas interferem no acesso e na visibilidade
- Comprometimento da proporção coroa-raiz
- Complicações sistêmicas (p. ex., distúrbios de sangramento).

Causa não identificada de falha do tratamento

Basear-se na cirurgia para corrigir todas as falhas do tratamento endodôntico pode ser rotulado como conduta indiscriminada. Uma consideração importante consiste em (1) identificar a causa da falha; e (2) elaborar um plano de tratamento corretivo adequado. Muitas vezes, o retratamento ortógrado é indicado e oferece a melhor chance de sucesso. A cirurgia para corrigir uma falha do tratamento para a qual a causa não pode ser identificada costuma ser malsucedida. O tratamento cirúrgico de todas as patologias periapicais, de grandes

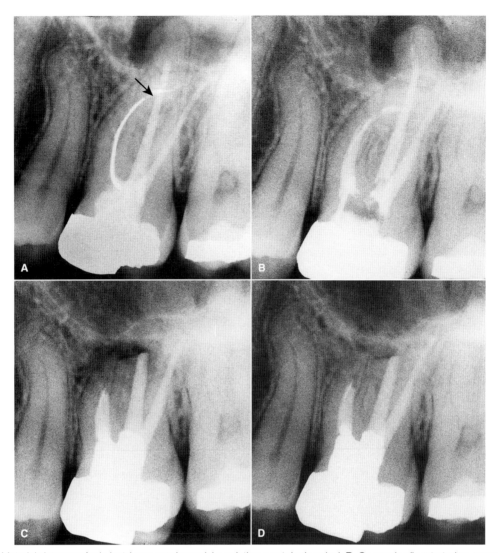

• **Figura 18.8** **A.** Materiais irrecuperáveis (*seta*) nos canais mesial e palatino e patologia apical. **B.** Os canais são retratados, mas com insucesso. **C.** O tratamento é a ressecção apical até o nível da guta-percha nos canais mesial e palatino. **D.** Após 2 anos, a cicatrização está completa.

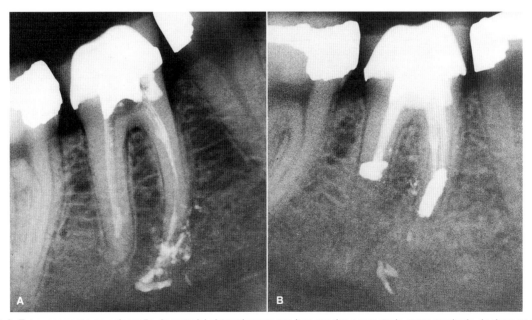

• **Figura 18.9** **A.** Extravasamento na colocação de material obturador que resultou em dor e parestesia como resultado de dano no nervo alveolar inferior. **B.** Correção por meio do retratamento, seguido de apicectomia, curetagem e obturação apical com amálgama.

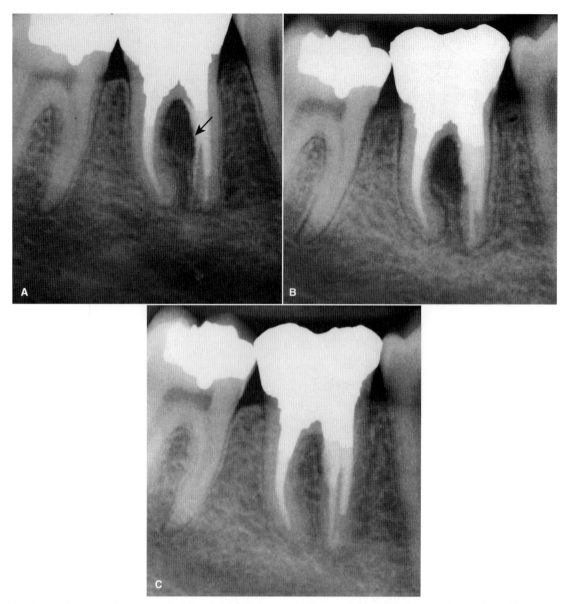

• **Figura 18.10** Reparo de perfuração. **A.** A perfuração na região da furca resulta em extravasamento de material (*seta*) e patologia. **B.** Após rebatimento do retalho e exposição, o defeito é reparado com agregado de trióxido mineral. **C.** Avaliação após 2 anos mostra cicatrização com sucesso. (Cortesia de Dr. L. Baldassari-Cruz, University of Iowa.)

lesões periapicais ou de ambas muitas vezes não é necessário, porque elas serão solucionadas depois de um tratamento de canal apropriado. Isso inclui lesões que podem ser císticas; estas também costumam curar-se após o tratamento endodôntico.

Quando o tratamento endodôntico convencional for possível

Na maioria das situações, prefere-se o tratamento endodôntico convencional ortógrado (Figura 18.12). A cirurgia não é indicada porque o desbridamento e a obturação são realizados na mesma consulta, embora para alguns haja a convicção incorreta de que o tratamento em apenas uma consulta deva ser acompanhado por uma cirurgia, sobretudo quando há uma lesão perirradicular.

Tratamento de canal radicular e cirurgia apical simultâneos

Poucas situações ocorrem em que o tratamento de canal e a cirurgia apical simultâneos são indicados. Normalmente, uma abordagem que inclui ambos em um único procedimento não apresenta vantagens. É preferível executar apenas um tratamento convencional, sem a adjuvante cirurgia apical, pois a cirurgia não melhora o resultado necessariamente. Em alguns pacientes, o tratamento de canal convencional mostra-se ineficaz na eliminação dos sintomas. Nesse caso, apesar da instrumentação adequada e do uso de antibióticos, o exsudato purulento do dente ou o edema vestibular ainda estão presentes. Uma combinação de obturação ortógrada com cirurgia periapical simultânea para curetar a região apical e o selamento do dente pode ser coordenada com sucesso, com os sintomas resolvidos. O dentista pode instrumentar e selar o dente, planejando uma consulta com o cirurgião naquele dia para uma cirurgia periapical definitiva. O material de preenchimento endodôntico é densamente condensado e pode até mesmo sair do ápice (em um grau razoável, sem interferir nas estruturas anatômicas locais) se o cirurgião ressecar uma pequena porção da região apical e colocar um selo retrógrado (Figura 18.13).

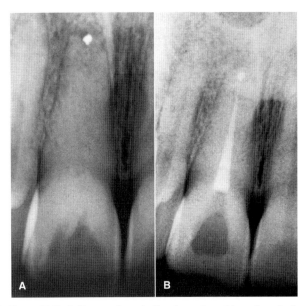

- **Figura 18.12** **A.** Ressecção apical inadequada e obturação apical sem sucesso para selar o ápice. **B.** O tratamento de canal é prontamente realizado, com boas chances de sucesso.

A criação de uma abertura do seio não é incomum nem perigosa. Entretanto, convém cautela para não introduzir objetos estranhos na abertura, além de lembrar ao paciente para não fazer pressão ao assoar o nariz com força até a ferida cirúrgica ter cicatrizado (por 2 semanas). O correto desenho do retalho também é fundamental para evitar o desenvolvimento de comunicação oroantral. O retalho sulcular mantém a linha de incisão longe da abertura sinusal, o que torna possível a cicatrização espontânea.

Procedimentos cirúrgicos ao redor do forame mentoniano requerem cuidado para evitar lesão por estiramento ou danos diretos ao nervo. Na opinião do autor deste capítulo, a exposição do nervo mentoniano é mais segura do que tentar estimar sua posição. Uma reflexão subperiosteal cuidadosa do retalho com adequada liberação possibilita que o cirurgião identifique o nervo em sua saída do osso. Uma vez identificado, ficar a uma distância segura acima, anteriormente ou ambos é fundamental para a prevenção de lesão. É importante notar que o nervo pode ter uma alça anterior de 2 a 4 mm, de modo que essa distância deve ser contabilizada anteriormente.

Quando se realiza a cirurgia apical no molar, a raiz mesial do molar deve ser identificada para a remoção lenta do osso e direcionada inferiormente (Figura 18.15A a C). Uma vez alcançada a região apical, realiza-se uma curetagem cuidadosa da lesão do tecido mole para evitar lesão mecânica do nervo alveolar inferior à medida que se passa sob as raízes do molar (ver Figura 18.15D a G). Conforme mencionado, não é necessário remover toda área do tecido de granulação periapical ou cisto, quando presente, pois o tratamento da lesão apical e o selamento do canal radicular com o preenchimento retrógrado provocam a cicatrização da lesão apical.

Relação coroa-raiz insuficiente

Dentes com raízes muito curtas têm suporte ósseo comprometido e não são bons candidatos à cirurgia. Isso porque a ressecção apical, nesses casos, pode comprometer a estabilidade. No entanto, as raízes mais curtas podem suportar uma coroa relativamente longa se o periodonto cervical circundante for saudável (ver Figura 18.6).

Complicações médicas (sistêmicas)

O estado geral de saúde e a condição do paciente são sempre considerações essenciais. As contraindicações para a cirurgia endodôntica são semelhantes às de outros tipos de cirurgias orais.

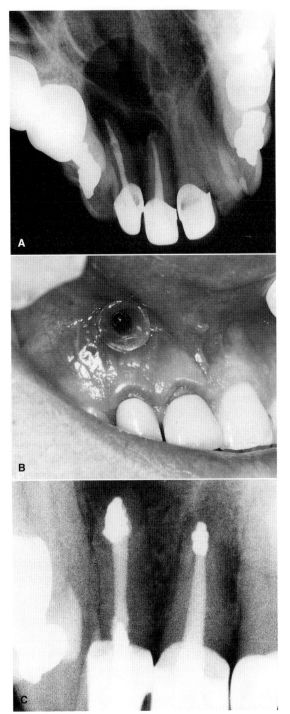

- **Figura 18.11** Descompressão de grande lesão. **A.** Lesão perirradicular extensa não solucionada. É possível que haja infiltração coronária em um dos dentes tratados. **B.** Cria-se uma abertura cirúrgica no defeito; um tubo de polietileno estende-se até a lesão para promover a drenagem. **C.** Após a resolução parcial, realizam-se ressecção apical e obturação com amálgama.

Considerações anatômicas

Embora a maioria das estruturas orais não interfira em uma abordagem cirúrgica, elas devem ser consideradas. Ter a experiência de operar próximo de estruturas, como o seio maxilar ou a região do nervo mentoniano, é fundamental antes de efetuar a cirurgia nessas regiões. A exposição do seio maxilar, que ocorre na maioria das cirurgias apicais em molares, por si só não é uma complicação, mas uma consequência conhecida da cirurgia (Figura 18.14).

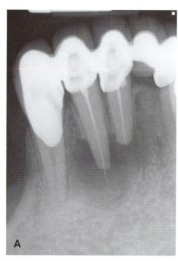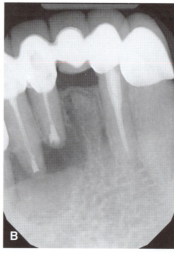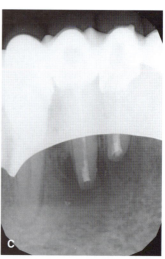

- **Figura 18.13 A.** Incisivos inferiores com sintomas persistentes apesar da reinstrumentação. Os canais são densamente preenchidos, e um pequeno transbordamento é irrelevante, pois o paciente estará com o cirurgião no mesmo dia para a cirurgia apical. **B.** Fim da cirurgia apical com a colocação de um selo retrógrado agregado de trióxido mineral. **C.** Seis meses depois, o defeito ósseo está quase completamente reparado sem o uso de qualquer enxerto.

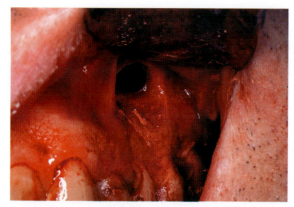

- **Figura 18.14** Comunicação sinusal durante a cirurgia apical de molar superior. O fechamento com incisão sulcular está distante e, provavelmente, não acarretará comunicação oroantral.

Procedimento cirúrgico

Antibióticos

Quase sem exceção, realiza-se a cirurgia periapical em uma área com infecção mista, aguda e crônica. Por causa da natureza da cirurgia e do potencial para a disseminação da infecção em espaços adjacentes, a administração profilática pré-operatória de antibióticos deve ser considerada. O risco de infecção do hematoma existe em razão da quantidade de edema esperado após o procedimento. Além disso, a abertura inadvertida de estruturas adjacentes, como o seio maxilar, está prevista para ocorrer em cirurgia de molares. Conforme discutido em outras partes do texto, os conceitos básicos de profilaxia antibiótica são de que os antibióticos devem ser administrados antes da cirurgia para a obtenção de qualquer benefício protetor. O cirurgião deve considerar uma dose pré-operatória de penicilina V potássica (2 g) ou de clindamicina (600 mg) uma hora antes da cirurgia. A necessidade de doses pós-operatórias não foi claramente definida, e isso pode não apresentar benefícios para o paciente. Outros adjuntos, como a administração pré-operatória de corticosteroides, podem reduzir o edema e acelerar a recuperação. Entretanto, o uso de corticosteroides pode aumentar o risco real de infecção; assim, podem ser necessários antibióticos profiláticos.

Desenho do retalho

O acesso cirúrgico é um compromisso entre a necessidade para a visibilidade do sítio cirúrgico e os danos potenciais às estruturas adjacentes. Um retalho apropriadamente desenhado e cuidadosamente rebatido resulta em bom acesso e cura sem complicações. Os princípios básicos do desenho do retalho devem ser seguidos (ver Capítulo 3). Embora existam muitas possibilidades, as três incisões mais comuns são: (1) semilunar; (2) submarginal; e (3) mucoperiosteal total (sulcular). As incisões submarginal e mucoperiosteal total podem apresentar desenho com três (triangular) ou quatro (retangular) pontas.

Incisão semilunar

Embora a incisão semilunar seja uma incisão popular entre os cirurgiões, esse tipo de incisão deve ser evitado em consequência de suas limitações e potenciais complicações. É uma incisão horizontal ligeiramente curva em forma de meia-lua na mucosa alveolar (Figura 18.16). Apesar de sua localização possibilitar um rebatimento direto e o acesso rápido às estruturas perirradiculares, ela limita a avaliação completa da superfície da raiz pelo dentista. Quando se observa uma fratura, a realização de ressecção radicular através dessa incisão ou a extração do dente é impraticável. A incisão baseia-se primariamente na mucosa não aderida ou alveolar, que cicatriza mais devagar, com maior chance de deiscência do que um retalho com base, sobretudo em tecido aderido ou queratinizado. Além disso, o desenho do retalho posiciona-o sobre o sítio cirúrgico inflamado, e essa mucosa inflamada tem alto risco de colapso. Outras desvantagens dessa incisão são hemorragia excessiva, cicatrização demorada e formação de cicatrizes. Tal desenho é, portanto, contraindicado para a maioria das cirurgias endodônticas.

Incisão submarginal

O componente horizontal da incisão submarginal está na gengiva inserida, acompanhado por uma ou duas incisões verticais (Figura 18.17). Em geral, a incisão é recortada na linha horizontal, com ângulos obtusos nos cantos. Utiliza-se a incisão com maior sucesso na região anterior da maxila ou, às vezes, nos pré-molares superiores com coroas. Por causa do desenho, os pré-requisitos são, pelo menos, 4 mm de gengiva inserida e boa saúde periodontal.

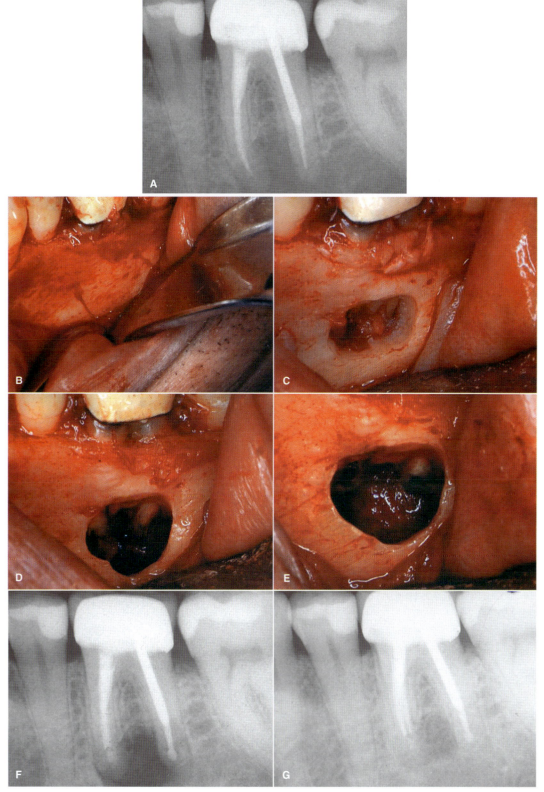

• **Figura 18.15** **A.** Radiografia pré-operatória mostrando condição patológica periapical favorável para cirurgia apical. **B.** Retalho mucoperiosteal de espessura total para expor a borda lateral da mandíbula. Como é típico, não existe perfuração óssea óbvia. **C.** Remoção cuidadosa do espesso osso vestibular para expor a porção apical. **D.** Terço apical exposto antes da ressecção da raiz. **E.** Ambas as raízes foram ressecadas e seladas com agregado de trióxido mineral, seguindo o preparo ultrassônico. **F.** Radiografia pós-operatória imediata com selamento de agregado de trióxido mineral visível. **G.** Cinco meses após a cirurgia, o preenchimento ósseo é evidente.

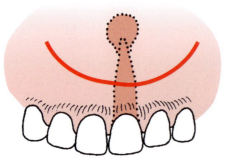

- **Figura 18.16** Incisão do retalho semilunar, primeiramente horizontal na mucosa alveolar. Em consequência das limitações de acesso e dificuldade de cicatrização, essa abordagem é contraindicada.

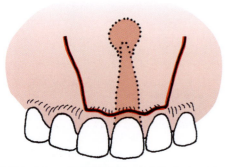

- **Figura 18.17** Incisão submarginal é uma linha horizontal na gengiva inserida, com um ou dois componentes verticais. Essa incisão costuma ser restrita para as regiões anterossuperiores.

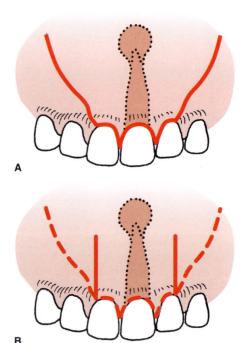

- **Figura 18.18 A.** Incisão mucoperiosteal total (sulcular). A incisão horizontal está dentro do sulco, acompanhada por um (três cantos) ou dois (quatro cantos) componentes verticais. Isso representa o clássico retalho trapezoidal com a base mais ampla do que a borda periférica. **B.** Em comparação, com a confecção de incisão(ões) com liberação vertical junto ao eixo longo do dente adjacente, o comprimento do retalho em tecido não queratinizado é diminuído, o que reduz a dor e acelera a cicatrização.

A maior vantagem desse tipo de incisão é a estética. Ao manter a gengiva intacta ao redor das margens das coroas, mostra-se menos provável que resulte em reabsorção óssea, com retração tecidual e exposição da margem da coroa. Em comparação com a incisão semilunar, a incisão submarginal proporciona menos risco de incisão ao longo de um defeito ósseo e fornece melhores acesso e visibilidade. As desvantagens são hemorragia ao longo do corte marginal no sítio cirúrgico e, às vezes, cicatrizes, quando comparada com a incisão sulcular mucoperiosteal total. A incisão também proporciona acesso limitado quando se observa uma fratura ou outra situação na qual se indicam extração ou ressecção da raiz.

Incisão mucoperiosteal total

A incisão mucoperiosteal total é feita no sulco gengival, estendendo-se para a crista gengival (Figura 18.18). Tal procedimento inclui a elevação de papila interdental, margem gengival livre, gengiva inserida e mucosa alveolar. Uma ou duas incisões verticais relaxantes podem ser utilizadas, criando um desenho triangular ou retangular.

O desenho da mucoperiosteal total é preferível ao das outras duas técnicas. As vantagens são acesso e visibilidade máxima; a incisão não é realizada sobre a lesão ou defeito ósseo; menor risco de hemorragia; visibilidade completa da raiz; tolerância para o alisamento radicular e o contorno ósseo; e reduzida probabilidade de cura com a formação de cicatrizes. As desvantagens são que o retalho é mais difícil de ser reposicionado e suturado. Além disso, a retração gengival pode se desenvolver quando o retalho não está bem reaproximado, expondo as margens das coroas ou superfícies radiculares cervicais (ou ambas).

Como regra geral, os retalhos devem ser desenhados em forma trapezoidal, com base mais ampla do que a ponta (ver Figura 18.18A). Um desenho de retalho trapezoidal cria um componente mais longo no tecido não queratinizado. No entanto, nos casos em que a liberação vertical cruza proeminências ósseas sobre as raízes do frênulo muscular dos dentes, a papila dentária adjacente ao retalho liberado compromete o suprimento de sangue e o potencial de recessão. Nesses casos, realizar a incisão vertical mais perpendicular ao sulco pode possibilitar a mesma quantidade de retalho liberado (ver Figura 18.18B). A incisão vertical deve ser feita paralelamente ao eixo longo dos dentes e estar entre dois dentes, em que o tecido for mais espesso e tiver melhor suprimento sanguíneo. A incisão vertical direta faz sentido, pois o suprimento sanguíneo para a gengiva segue o eixo mais longo e é orientado longitudinalmente.

Anestesia

Para a maioria dos procedimentos cirúrgicos, as abordagens anestésicas são convencionais. Na maior parte da região mandibular, administra-se um bloqueio; em seguida, realiza-se uma infiltração local de um anestésico com epinefrina para melhorar a hemostasia. Com frequência, o paciente é sensível à curetagem do tecido inflamatório, sobretudo em direção ao aspecto lingual. Parte dessa sensibilidade pode ser diminuída pela injeção preventiva no ligamento periodontal ou intraóssea, usando-se um dispositivo desenhado especificamente para essa finalidade. A colocação de uma bolinha de algodão embebida com anestésico local também pode reduzir esse desconforto.

Recomenda-se um agente anestésico de ação prolongada, como a bupivacaína, para o bloqueio do nervo alveolar inferior. A bupivacaína 0,5% com epinefrina 1:200.000 mostrou-se como um anestésico de longa duração e, depois, proporciona analgesia prolongada. Agentes anestésicos locais de ação prolongada, como a bupivacaína, não se difundem bem através dos tecidos, pois são altamente ligados às proteínas, o que limita sua eficácia para injeções do tipo infiltrativo.

Alguns pacientes solicitam a sedação por causa de sua preocupação com o procedimento cirúrgico. Quando houver infecção ativa na região, uma anestesia local profunda pode ser incapaz de atingi-la, e esses pacientes podem ser candidatos para a sedação intravenosa ou a anestesia geral.

Incisão e descolamento

Uma incisão deve ser feita através do periósteo para o osso. A incisão e o descolamento de um retalho com espessura total são importantes para minimizar a hemorragia e evitar a ruptura do tecido. Inicialmente, o descolamento é feito com descolador periosteal afiado em uma incisão vertical e, em seguida, levantando o componente horizontal. Para descolar o periósteo, o descolador deve entrar em contato firmemente com o osso, enquanto se levanta o tecido (Figura 18.19). O descolamento deve ser realizado em um nível apical adequado para o acesso do sítio cirúrgico, embora ainda possibilite que o afastador tenha contato com o osso. Uma largura suficiente e um relaxamento vertical do retalho devem ser contemplados para impedir que o retalho fique muito estirado, o que pode provocar ruptura e cicatrização mais lenta.

A retração pós-operatória, especialmente ao redor de dentes em regiões estéticas, é uma preocupação. A retração pode ser exacerbada em casos em que haja coroas totais preexistentes. Em 2007, von Arx et al.[3] revisaram diferentes tipos de incisões e resultados na cicatrização periodontal. Eles encontraram que uma incisão sulcular sem reflexão da papila interdental e com incisões diretas e liberação vertical (não trapezoidal) proporciona melhor resultado.

Exposição periapical

Frequentemente, o osso cortical que recobre o ápice é reabsorvido, expondo a lesão dos tecidos moles. Quando a abertura se mostra pequena, pode ser aumentada com o auxílio de uma grande broca esférica cirúrgica, até, aproximadamente, quando metade da raiz e a lesão estiverem visíveis (Figura 18.20). Com a abertura óssea limitada, as radiografias são utilizadas em conjunto com a topografia da raiz e do osso para localizar o ápice. A medição pode ser feita com a sonda periodontal na radiografia e, em seguida, transferida para o sítio cirúrgico para determinar a localização do ápice.

Para evitar enfisemas gasosos, peças de mão que direcionem ar pressurizado, água e partículas abrasivas (ou combinações) no sítio cirúrgico não devem ser utilizadas. Peças de mão de alta velocidade com respiradouros ou peças de mão cirúrgicas elétricas são as preferíveis durante a entrada óssea e a ressecção do ápice radicular. Peças de mão com ar pressurizado com escapamento de ar selado também direcionam o ar para longe do sítio cirúrgico; e as que utilizam gás nitrogênio também evitam enfisema. Independentemente da peça de mão utilizada, uma irrigação abundante deve ser realizada com seringa ou por meio da peça de mão com solução salina estéril. O osso sobrejacente suficiente deve ser removido para expor a área em torno do ápice e, pelo menos, metade do comprimento da raiz. Bom acesso e visibilidade são importantes; a janela óssea deve ser adequada. O dentista não deve se preocupar com a remoção óssea, pois, uma vez resolvida a infecção, ocorrerá neoformação óssea.

Realiza-se a exposição da raiz antes da ressecção para evitar o risco de sangramento da raiz no osso e perder a orientação cirúrgica. Isso é especialmente importante na mandíbula, em que o osso se apresenta muito denso. As raízes dos incisivos inferiores são cuidadosamente expostas, pois a proximidade com os dentes adjacentes pode levar ao tratamento do ápice errado. A curvatura da raiz, sobretudo dos incisivos laterais superiores, demanda bastante atenção para evitar acidentes cirúrgicos.

Curetagem

A maioria dos tecidos de granulação inflamados que circundam o ápice deve ser removida (Figura 18.21) para se ganharem acesso e visibilidade do ápice, obter material de biopsia para exame histológico (quando indicado) e minimizar a hemorragia.

Quando possível, o tecido deve ser enucleado com cureta afiada de tamanho apropriado, embora a remoção da lesão total normalmente não ocorra. Uma cavidade óssea limpa apresenta menor chance de hemorragia e melhor visibilidade. Muitas vezes, há grande quantidade de resíduos expulsos pelo ápice do dente durante o tratamento endodôntico inicial. A limpeza desses resíduos remove o que pode ter sido a origem da infecção aguda ou crônica. A remoção dos tecidos não deve prejudicar o suprimento sanguíneo do dente adjacente. Além disso, algumas áreas da lesão, como a face lingual da raiz, podem estar inacessíveis para as curetas. Porções de tecido ou epitélio inflamado podem ser deixadas, sem comprometimento da cicatrização; a remoção total não é necessária. Conforme já observado, é melhor deixar uma pequena porção desse tecido do que causar danos ao nervo alveolar inferior.

Quando a hemorragia do tecido mole ou duro for tão excessiva que comprometa a visibilidade, agentes homeostáticos ou outras

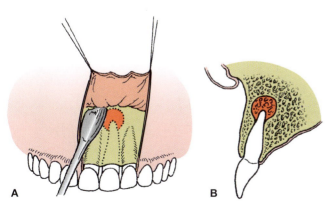

● **Figura 18.19** O retalho de espessura total é rebatido com um descolador periosteal afiado em firme contato com o osso. Descola-se tecido suficiente para possibilitar o acesso e a visibilidade para a área apical. **A.** Vista frontal. **B.** Corte transversal.

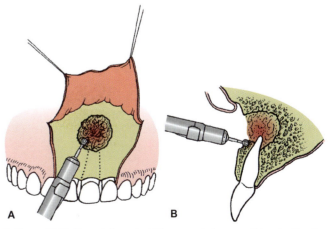

● **Figura 18.20** Exposição apical. Uma grande broca esférica é utilizada para delimitar a janela óssea. Remove-se osso suficiente para proporcionar boa visibilidade e acesso à lesão e ao ápice. **A.** Vista frontal. **B.** Corte transversal.

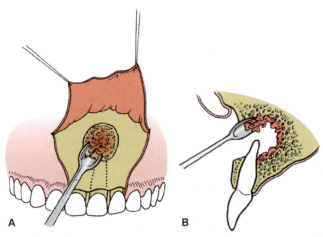

• **Figura 18.21** Curetagem. Remove-se a maior parte da lesão acessível com curetas grandes. Normalmente, permanece tecido remanescente, o que não é um problema. **A.** Vista frontal. **B.** Corte transversal.

técnicas de controle são úteis, mas eles devem ser removidos após a utilização. O controle da hemorragia pode ser alcançado pela pressão direta sobre o local de sangramento com gaze embebida em solução de anestésico local com epinefrina e por aspiração, o que minimiza o local de sangramento.

Ressecção do ápice radicular

Indica-se a ressecção do ápice radicular porque elimina a região que mais provavelmente apresenta obturação mais falha, em razão da distância a partir da porção coronal do dente. A presença de canais acessórios aumenta no ápice, os quais podem não ter sido limpos e desbridados, o que deixa uma fonte de infecção contínua.

Antes da ressecção, cria-se uma canaleta ao redor do ápice com broca cônica de fissura para expor e isolar o ápice radicular. Faz-se a ressecção com essa mesma broca. Dependendo da localização, um bisel de grau variado é feito na direção vestibulolingual (Figura 18.22). Com a utilização de instrumentais ultrassônicos para o preparo do ápice, um bisel mínimo é necessário, especialmente nos dentes anteriores superiores. Minimizando o comprimento do bisel, poucos túbulos dentinários são expostos, o que reduz a infiltração para a região apical.

A quantidade de raiz removida depende do motivo para a realização da ressecção. Ápice radicular suficiente deve ser removido para proporcionar maior superfície e expor canais adicionais. Em geral, cerca de 2 e 3 mm de raiz são ressecados – mais, se necessário, para o acesso apical ou quando um instrumento estiver localizado na região apical; menos, se demasiada remoção comprometer ainda mais a estabilidade de uma raiz já curta.

Preparo de restauração do ápice radicular

Uma obturação retrógrada deve ser feita, a menos que aspectos técnicos a impeçam. A obturação sela o sistema de canais, evitando infiltração. A profundidade do preparo deve ser de, pelo menos, 1 mm mais profundo do que o comprimento do bisel para o selamento apropriado do ápice. Antigamente, o preparo do ápice radicular era feito em baixa velocidade, com micropeças de mão especialmente desenhadas (Figura 18.23). O sistema de canais radiculares é muito complicado para que os instrumentais rotatórios o sigam. Por isso, ocasionalmente, ocorrem desvios no preparo. Os preparos apicais atuais utilizam pontas ultrassônicas (Figura 18.24).

Os instrumentais ultrassônicos oferecem as vantagens de controle e facilidade de uso. Além disso, tornam possível menor remoção do ápice radicular em certas situações (Figura 18.25). Outra vantagem das pontas ultrassônicas, particularmente quando o corte é de diamante, consiste na formação de um preparo mais limpo e com melhor forma. As evidências sugerem que as taxas de sucesso são significativamente melhores com o preparo ultrassônico. A ponta ultrassônica pode preparar o istmo entre os dois canais das raízes mesiovestibulares dos primeiros molares superiores, que é uma causa de falha do tratamento endodôntico convencional nesses dentes. Enquanto o ápice está sendo preparado com os instrumentos ultrassônicos, uma constante irrigação com solução salina é necessária para impedir o superaquecimento, que causa fraturas desses finos instrumentos. Desenhos e formas variadas dessas pontas estão disponíveis para acessar diferentes ápices de cada dente na cavidade oral. A facilidade de utilização e as angulações especiais requerem menos abertura óssea e um bisel menor da região apical e proporcionam um preenchimento mais profundo e denso.

Materiais de preenchimento do ápice radicular

Coloca-se o material de preenchimento do ápice radicular no preparo cavitário (Figura 18.26). Esses materiais devem selar bem e ser bem tolerados pelo tecido, ter facilidade de inserção e ser

• **Figura 18.22** Ressecção apical. Remove-se aproximadamente um terço do ápice com broca cônica. A quantidade removida e o grau do bisel variam de acordo com a situação. **A.** Vista frontal. **B.** Corte transversal.

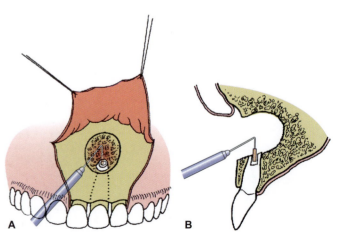

• **Figura 18.23** Preparo apical e colocação de material de preenchimento retrógrado (agregado de trióxido mineral). **A.** Unidade piezoelétrica com ponta longa de 3 mm para preparar o ápice. **B.** Instrumental especial para a colocação do material de obturação retrógrada com agregado de trióxido mineral.

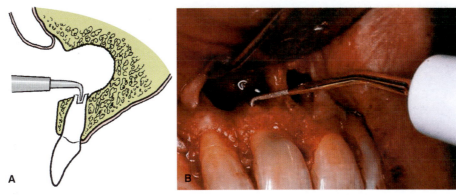

• **Figura 18.24 A.** Pontas ultrassônicas são uma boa alternativa para o preparo apical. **B.** Essas pontas possibilitam um preparo com melhor controle, menor remoção de raiz e necessidade de bisel menor, o que expõe menos túbulos dentinários.

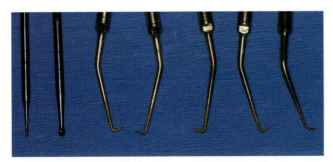

• **Figura 18.25** As pontas de preparo ultrassônicas estão disponíveis em diferentes formas para o acesso a diferentes dentes na cavidade oral em comparação com o diâmetro das brocas esféricas convencionais utilizadas.

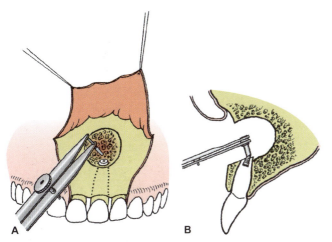

• **Figura 18.26** Pequenos aplicadores especiais são utilizados para a colocação do material, que são compactados com pequenos condensadores. Outros materiais tipo cimento são colocados e condensados com espátulas e brunidores. **A.** Vista frontal. **B.** Corte transversal.

pouco afetados pela umidade e visíveis radiograficamente. Outra característica importante é que o material de preenchimento do ápice radicular deve ser estável e não reabsorvido por tempo indeterminado.

Amálgama (preferencialmente sem zinco), material restaurador intermediário e o cimento de ácido superetoxibenzoico são os materiais mais comumente utilizados. Guta-percha, resina composta, cimento de ionômero de vidro, material restaurador intermediário, Cavit® e diferentes cimentos de vedação também têm sido recomendados. Esses materiais, porém, apresentam menos relatos clínicos de sucesso.

O agregado de trióxido mineral (MTA) mostrou propriedades biológicas e físicas favoráveis, além de ser de fácil manuseio. Assim, tornou-se um material amplamente utilizado. Demonstrou-se que o MTA conduz o crescimento ósseo sobre a região apical. Ele é um material hidrofílico, semelhante ao cimento de Portland. O MTA apresenta tempo de trabalho de, aproximadamente, 10 minutos, embora leve de 2 a 3 h para alcançar a adesão final, o que não é preocupante. Isso porque o ápice radicular não é uma região que receba carga, pelo menos não até que o osso preencha o defeito. O cirurgião deve ser cuidadoso em não irrigar o MTA após a colocação. Portanto, realiza-se a irrigação antes da colocação do preenchimento; qualquer excesso é eliminado com uma bolinha de algodão umedecida.

O MTA, com suas boas propriedades, pode ser colocado em campo em que esteja ocorrendo alguma hemorragia. A configuração final não é afetada pela contaminação sanguínea. Von Arx publicou metanálise em 2010 que mostrou alto índice de sucesso com o uso do MTA como material de preenchimento (91,4%), em comparação com outros materiais.

Cada um desses materiais de preenchimento do ápice radicular tem características diferentes e únicas de manipulação e colocação. O dentista deve ter prática com cada um antes da inserção no paciente. Instrumentais especiais foram desenhados para o manuseio e a colocação do MTA. Um instrumental de metal com capa plástica descartável contém o material e o mantém livre do contato com a umidade adicional. Além disso, pode ser levado para o sítio cirúrgico. O MTA pode ser condensado e adicionado até o preenchimento estar completo.

Irrigação

O sítio cirúrgico é intensamente irrigado com solução salina estéril para a remoção de resíduos de tecidos mole e duro, hemorragia, coágulos sanguíneos e excesso de material de preenchimento do ápice radicular. Conforme mencionado com relação ao MTA, realiza-se a irrigação antes de o MTA ser colocado para evitar sua remoção do preparo apical.

Verificação radiográfica

Antes da sutura, obtém-se uma radiografia para verificar se os objetivos da cirurgia foram satisfatórios. Quando são necessárias correções, estas são feitas antes da sutura.

Reposição do retalho e sutura

Logo antes do fechamento, a região cervical dos dentes expostos é cuidadosamente raspada para remover qualquer resíduo, cálculos preexistentes e tecidos de granulação. Essa breve intervenção acelera a reinserção e reduz significativamente a chance de recessão.

Recoloca-se o retalho em sua posição original e fixa-se com moderada pressão digital e gaze úmida. Isso drena a hemorragia sob o retalho e proporciona adaptação inicial e sutura mais precisa. Fios de sutura absorvíveis monofilamentares são normalmente utilizados para possibilitar uma fácil remoção, quando necessário, e estão associados a menor retenção de fluidos e bactérias em sua superfície. Uma sutura em alça é ideal em zonas estéticas para evitar a recessão gengival (Figura 18.27). Após a sutura, o retalho deve novamente ser comprimido digitalmente com gaze úmida por vários minutos para drenar mais hemorragia. Isso limita o edema pós-operatório e promove uma cicatrização mais rápida.

Instruções pós-operatórias

Informações orais e escritas devem ser fornecidas em linguagem simples e direta. As instruções devem minimizar a ansiedade com origem nas sequelas pós-operatórias normais, com orientações sobre como o paciente pode promover cicatrização e conforto. As instruções informam ao paciente o que esperar (edema, desconforto, possível descoloração e algum exsudato de sangue) e como essas sequelas podem ser evitadas, tratadas, ou ambos. O sítio cirúrgico não deve ser manuseado, e convém manter uma pressão (compressas geladas sobre a área cirúrgica até a hora de dormir podem ajudar). Recomendam-se procedimentos de higiene oral, com exceção do sítio cirúrgico. Escovação cuidadosa e fio dental podem começar após 24 horas. Nutrição apropriada e ingestão de líquidos são importantes, mas não devem traumatizar a área.

Um enxágue com clorexidina, 2 vezes/dia, reduz a contagem bacteriana no sítio cirúrgico. Isso pode minimizar a inflamação e melhora a cicatrização dos tecidos moles.

Os analgésicos são recomendados, embora a dor frequentemente seja mínima. Portanto, fortes analgésicos não são necessários. Não há categoria de medicação analgésica preferencial; a seleção depende do dentista e do paciente. Os analgésicos para dor moderada costumam ser suficientes e mais eficazes quando administrados antes da cirurgia ou, pelo menos, antes que acabe o efeito do anestésico. Um protocolo que funciona bem é 400 mg de ibuprofeno a cada 4 horas durante 48 horas, começando assim que o paciente voltar para casa.

O paciente é instruído a entrar em contato, em caso de edema ou dor excessiva. As complicações pós-operatórias são uma resposta à lesão do procedimento; a infecção após esse tipo de procedimento cirúrgico é rara. Entretanto, o paciente deve ser avaliado pessoalmente se houver dificuldades. Às vezes, as suturas tornam-se frouxas, um corpo estranho (p. ex., uma bolinha de algodão) fica sob o retalho, ou ocorre uma reação exacerbada dos tecidos moles. Novamente, os antibióticos não são indicados; o tratamento paliativo ou corretivo, em geral, é suficiente.

Remoção da sutura e avaliação

Normalmente, as suturas são removidas em 5 a 7 dias, quando ainda presentes e não reabsorvidas, mas são preferíveis períodos mais curtos para melhorar a cicatrização. Depois de 3 dias, o edema e o desconforto devem ter diminuído. Além disso, evidências de fechamento primário da ferida devem estar presentes. Os tecidos rebatidos devem estar em posição. Às vezes, as suturas soltas ou laceradas podem resultar em tecido não adaptado. Nesses casos, as margens são apenas readaptadas ou ressuturadas quando estiverem em zona estética anterior da maxila.

Cirurgia corretiva

A cirurgia corretiva é o tratamento dos defeitos que ocorreram por resposta biológica (reabsorção) ou por erro iatrogênico (de procedimento). Tais defeitos podem estar em qualquer lugar na raiz, da margem cervical ao ápice. Muitos defeitos são acessíveis; outros são difíceis de alcançar ou, teoricamente, estão em áreas inacessíveis. Normalmente, ocorrem uma lesão ou um defeito na raiz. Em resposta a essa lesão, uma lesão inflamatória pode estar presente ou pode se desenvolver no futuro. Um procedimento corretivo é necessário. Em geral, o procedimento envolve exposição, preparo e, em seguida, selamento do defeito. Estão incluídas também a remoção dos agentes irritantes e a reconstrução da superfície radicular (Boxe 18.5).

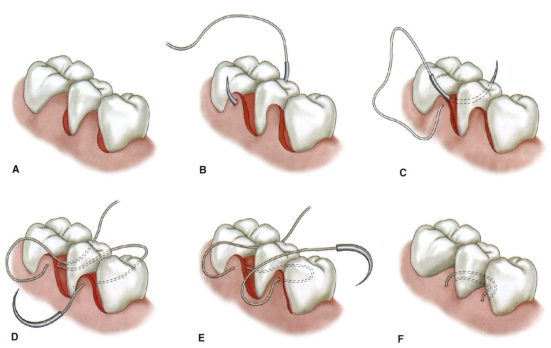

• **Figura 18.27** A a F. Esquema de sutura em alça para reaproximação do retalho gengival. Este tipo de sutura é útil para evitar a recessão ao redor dos dentes e coroas preexistentes. (Adaptada de Cohen ES: Sutures and suturing. In: Atlas of cosmetic reconstructive periodontal surgery. 2. ed. Philadelphia: Lea & Febiger; 1994.)

• Boxe 18.5 Cirurgia corretiva.

Indicações
- Erros de procedimento (p. ex., perfurações)
- Defeitos por reabsorção

Contraindicações
- Impedimentos anatômicos
- Defeitos inacessíveis
- Reparo pode criar defeito periodontal

Indicações

Erros de procedimento
Os erros de procedimento são aberturas através da superfície lateral das raízes criadas pelo operador, em geral durante o acesso, a instrumentação do canal ou após o preparo do espaço (Figura 18.28). O resultado é a perfuração, que representa um desafio cirúrgico mais difícil do que o reparo de dano no ápice radicular. Muitas vezes, as perfurações necessitam de tratamento restaurador e conclusão do tratamento endodôntico, frequentemente em conjunto com a fase cirúrgica. A localização da perfuração influencia o sucesso; algumas são teoricamente inacessíveis. Quando o defeito está na face interproximal, na região da furca ou próximo ao dente adjacente ou na face lingual, um reparo adequado pode não ser possível ou é comprometido. Os defeitos que estão muito posteriormente (sobretudo nas faces distal ou lingual) podem ser de difícil alcance. A natureza e a localização da perfuração devem ser determinadas com radiografias anguladas antes da decisão de fazer o reparo cirúrgico, a remoção da raiz envolvida ou a extração.

Perfurações por reabsorção
As perfurações por reabsorção podem se originar interna ou externamente (Figura 18.29), o que resulta em comunicação entre a polpa e o periodonto. Um defeito mais sério é aquele que se estende incluindo a exposição da região cervical à cavidade oral.

A reabsorção ocorre por muitas razões, mas a maioria dos casos inclui sequelas de traumatismo, procedimentos de clareamento interno, movimento ortodôntico, procedimentos restauradores ou outros fatores que causem inflamação pulpar ou perirradicular. Às vezes, as reabsorções são idiopáticas, sem demonstrar nenhuma causa.

Como com os erros de procedimentos, as considerações para o tratamento e as abordagens cirúrgicas são semelhantes.

Contraindicações

Considerações anatômicas
Devem-se considerar os impedimentos estruturais para a abordagem cirúrgica. Poucos impedimentos existem, e a maioria pode ser tratada ou evitada. Estão incluídos vários feixes de nervos e vasos e estruturas ósseas, como a linha oblíqua externa.

Localização da perfuração
Conforme mencionado, o defeito deve estar acessível cirurgicamente. Isso significa que o dentista deve ser capaz de localizar e, de modo ideal, visualizar logo a área cirúrgica.

Acessibilidade
Uma peça de mão ou um instrumental ultrassônico, em geral, são necessários para o preparo do defeito. Por conseguinte, o defeito deve ser acessível, sem impedimentos por estruturas ou por falta de visibilidade.

Considerações

Abordagem cirúrgica
O reparo apresenta um conjunto único de problemas. O defeito pode envolver a face vestibular para a proximal e lingual, criando não apenas dificuldades na visualização, mas também problemas com o acesso e a hemostasia e a colocação de material. Uma orientação geral é que o defeito se apresenta maior e mais complexo do que aparece na radiografia.

Geralmente, o defeito deve ser aumentado para proporcionar margem cavossuperficial e evitar margens finas como a lâmina de uma faca. Às vezes, o reparo é interno (de dentro do canal), com material extruído através do defeito. Remove-se o excesso e contorna-se com brocas ou instrumentais afiados. O objetivo é selar e estabilizar o defeito com material restaurador. Quando um pino ou outro material for a causa da perfuração da raiz, ele deve ser reduzido com brocas até ficar contido na estrutura radicular, e prepara-se uma cavidade. O defeito é, então, restaurado com um dos materiais mencionados anteriormente.

Material de reparo
O reparo externo costuma ser realizado com materiais adequados, como MTA ou ácido superetoxibenzoico. O MTA, em particular, mostra propriedades biológicas favoráveis, e sua cor branca mescla-se caso haja tecido fino sobre o defeito.

Prognóstico
O reparo no terço cervical ou na região da furca, em particular, tem prognóstico ruim. Frequentemente é estabelecida comunicação com o epitélio juncional, o que resulta em colapso periodontal, perda de adesão e formação de bolsa. Isso significa que um procedimento periodontal (p. ex., aumento de coroa) seria necessário em conjunto com o reparo do defeito.

Um defeito no terço médio ou apical que é adequadamente preparado e selado tem bom prognóstico a longo prazo.

Procedimento cirúrgico

Após a abordagem básica com a cirurgia apical, o próximo passo consiste em realizar a cirurgia corretiva. Os desenhos do retalho são semelhantes, porém mais limitados. Uma incisão sulcular costuma ser necessária, com pelo menos uma incisão vertical para formar um retalho triangular. Um retalho de espessura total é rebatido, e remove-se o osso para expor o defeito (Figura 18.30). A remoção óssea deve ser adequada para possibilitar máxima visualização e acesso. Quando possível, uma faixa de osso cervical deve ser deixada para servir como suporte do retalho e, possivelmente, melhorar sua reinserção. Isso não costuma ser possível com defeitos cervicais.

O preparo de defeito vestibular ou lingual é semelhante àquele de um preparo cavitário classe I (Figura 18.31). Um defeito interproximal assemelha-se ao preparo de uma classe II, com abertura para a face vestibular (ou lingual) e incluindo a parede interproximal, mas deixando a parede lingual (quando possível).

A cavidade vestibular ou lingual mostra-se, então, preenchida por colocação direta de material. O material é esculpido alinhado com as margens da cavidade. A recolocação do retalho, a sutura e a pressão digital já foram descritas anteriormente. A remoção da sutura deve ser feita entre 3 e 6 dias. As instruções pós-operatórias são semelhantes àquelas após a cirurgia periapical.

Dentes fraturados

Devem ser feitos radiografias pré-operatórias e exame clínico minucioso quando houver alto índice de suspeita de fratura radicular

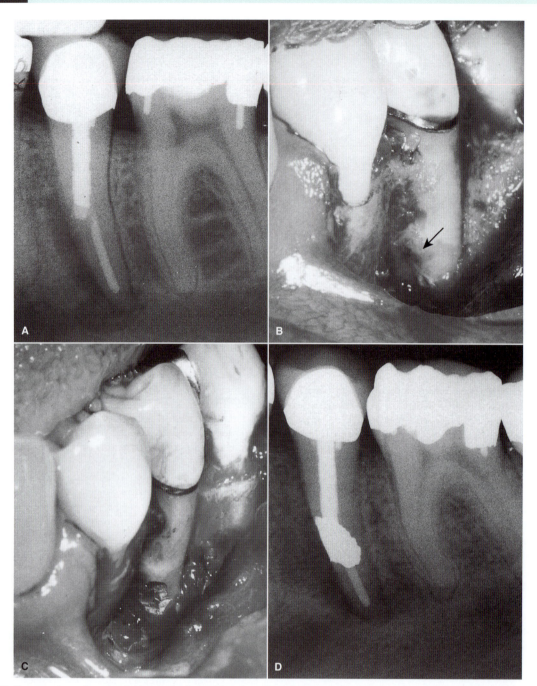

• **Figura 18.28** Reparo pós-perfuração. **A.** Uma lesão desenvolvendo-se lateralmente ao pino fora do centro sugere perfuração. **B.** Identifica-se perfuração (*seta*) no rebatimento do retalho. **C.** Reduz-se o pino para ficar dentro da raiz. **D.** A cavidade é preenchida com amálgama.

vertical antes da realização da cirurgia. Os molares inferiores e os pré-molares superiores são os dentes que apresentam, com mais frequência, fraturas radiculares verticais ocultas. Embora a exploração cirúrgica possa ser necessária para mostrar de modo definitivo a existência de fratura (Figura 18.32), sinais radiográficos sutis podem alertar o cirurgião para a presença de fratura e que a cirurgia, provavelmente, não terá sucesso. Tamse *et al.* observaram radiografias de pré-molares superiores para comparar com os achados clínicos no momento da cirurgia.[4] Muito poucos dentes (1 entre 15) com lesão periapical isolada e bem-corticalizada apresentaram fratura radicular vertical. Por outro lado, a radiotransparência tipo halo foi sempre associada a uma fratura de raiz vertical (Figura 18.33). Esse tipo de radiotransparência é também conhecido como tipo J, no qual um espaço de ligamento periodontal ampliado conecta-se com a lesão periapical, criando um padrão em J.

Em discussões com o paciente, é fundamental revisar a natureza exploratória da cirurgia, e o autor deste capítulo usa rotineiramente isso para descrever a cirurgia planejada. Em casos de fratura radicular, uma decisão durante a cirurgia pode ser necessária para se fazer uma ressecção da raiz ou a extração do dente. O consentimento pré-operatório adequado e a determinação de como o local do dente extraído será tratado (com ou sem prótese parcial removível provisória) devem ser estabelecidos antes do início da cirurgia.

Cicatrização

A cicatrização após a cirurgia endodôntica é rápida em consequência de a maioria dos tecidos manipulados ser saudável, com bom suprimento sanguíneo, e o reposicionamento do tecido favorecer o reparo por primeira intenção. Os tecidos moles (p. ex., periósteo, gengiva,

CAPÍTULO 18   Princípios da Cirurgia Endodôntica

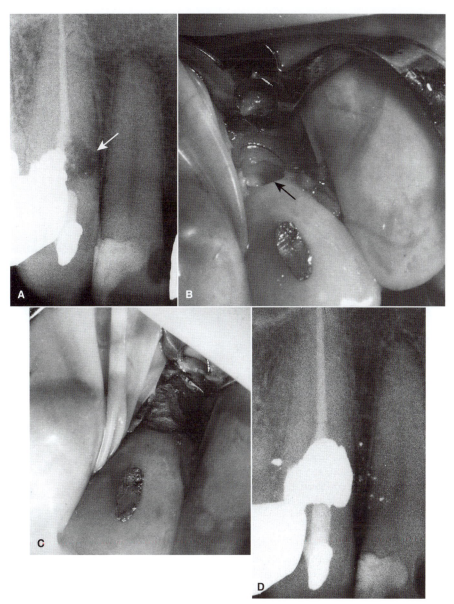

• **Figura 18.29** Reparo de reabsorção externa. **A.** A radiografia angulada mesialmente mostra o defeito (*seta*) para palatino. **B.** Após o rebatimento do retalho, a redução da crista óssea e o isolamento absoluto, prepara-se o defeito (*seta*). As margens devem estar em estrutura dentária sadia. **C.** A cavidade é preenchida com amálgama, e posiciona-se o retalho apicalmente. **D.** Radiografias e avaliações clínicas a longo prazo são necessárias; às vezes, há recidiva de reabsorção.

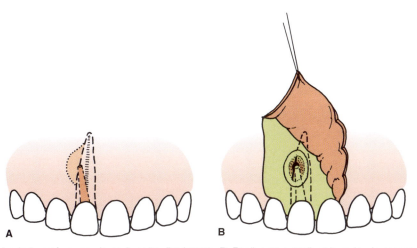

• **Figura 18.30 A.** O pino desviado está causando perfuração distalmente. **B.** Realiza-se o retalho triangular de espessura total (incisão sulcular) e remove-se o osso para expor o defeito.

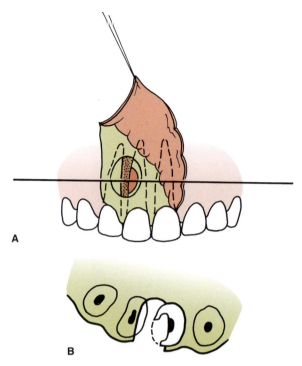

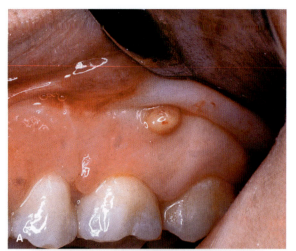

• **Figura 18.31 A.** Reduz-se o pino para se situar dentro da raiz e prepara-se a cavidade. **B.** Nesse corte transversal através do defeito, uma parede palatina do preparo é evidente.

mucosa alveolar e ligamento periodontal) e os tecidos duros (p. ex., dentina, cemento e osso) estão envolvidos. O tempo e o modo de cicatrização variam de acordo com cada paciente, mas processos similares estão em curso. As especificidades da cicatrização a curto prazo dos tecidos moles e duros são discutidas no Capítulo 4.

Reavaliação

As reavaliações para observar a cicatrização a longo prazo são importantes. Evidenciam-se algumas falhas após a cirurgia apenas por achados radiográficos. Em geral, um acompanhamento por 1 ano é bom indicador. Quando, após 1 ano, evidências radiográficas mostram que o tamanho da lesão não diminuiu ou que aumentou de tamanho, isso costuma ser indicação de falha e inflamação persistente. Uma diminuição no tamanho da lesão (indicando formação de tecido duro) pode significar cicatrização completa e necessita de avaliação de 6 a 12 meses. É claro que sintomas persistentes – como dor ou edema (ou ambos), presença de fístula, defeitos na sondagem profunda ou outros achados adversos – também indicam fracasso. A cura com formação de tecido cicatricial após a cirurgia ocorre, principalmente, nos incisivos superiores (Figura 18.34). Isso não é comum e tem aspecto radiográfico único com limite irregular distinto, frequentemente separado do ápice radicular. Considera-se a cura com formação de tecido cicatricial um resultado de sucesso.

Muitas vezes, as estruturas sobre o ápice não se regeneram para uma aparência normal. Às vezes, o tecido conjuntivo ou os arranjos ósseos deixam um espaço periodontal ligeiramente "alargado". Isso deve resultar em margens relativamente distintas, corticalizadas e não difusas (o que indica inflamação e fracasso).

Realização ou não de biopsia

Existem controvérsias clínicas sobre a consideração de que todas as lesões periapicais tratadas cirurgicamente devem ter o tecido

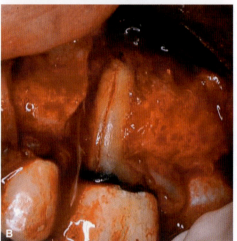

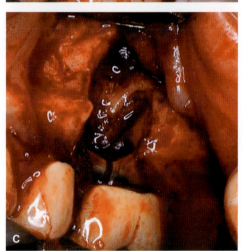

• **Figura 18.32 A.** Uma fístula na porção mediovestibular da raiz mesiovestibular de um molar. **B.** Uma incisão sulcular de espessura total revela fratura radicular vertical que não havia sido suspeitada. **C.** A ressecção da raiz mesiovestibular pode ser realizada, pois uma incisão sulcular foi utilizada, ao contrário do que ocorreria se tivesse sido realizada incisão semilunar.

mole removido e submetido à avaliação histológica. Um editorial de Walton questionou a razão de submeter todo o tecido mole removido para exame histológico, o que, em seguida, deu início a uma série de cartas para o editor.[5] Algumas organizações, como a American Association of Endodontists, afirmaram em seus protocolos-padrão que, quando se remove um tecido mole em uma cirurgia apical, ele deve ser submetido à avaliação patológica.

CAPÍTULO 18   Princípios da Cirurgia Endodôntica   377

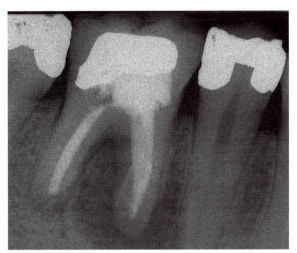

• **Figura 18.33** Muitas vezes, o halo radiolúcido envolvendo todo o comprimento da raiz é patognomônico para fratura radicular vertical.

Em uma revisão rápida, parece ser mais fácil fazer essa recomendação do que fazer o cirurgião determinar se há algo incomum sobre o caso que mereça exame histológico. Walton faz um argumento convincente contra a apresentação de todos os tecidos, pois radiotransparências semelhantes na aparência que não são tratadas cirurgicamente não têm tecido removido para identificação patológica.[5] Aceita-se também que a diferenciação entre um granuloma periapical e um cisto periapical não tenha influência direta nos resultados clínicos. Portanto, não pode ser usada como racionalização para a análise do tecido.

O dilema volta para o cirurgião; caso uma lesão rara se apresente no contexto de uma lesão periapical e uma biopsia não seja realizada em tempo hábil, ele poderá ser exposto a processo por negligência. Muitos cirurgiões têm um ou dois casos em sua carreira que os "surpreenderam" no diagnóstico patológico final. No entanto, uma análise cuidadosa desses casos costuma retratar uma situação clínica incompatível com infecção periapical típica.

Uma abordagem mais lógica do que puramente defensiva é a criação de diretrizes que determinem quando uma análise de tecido não está indicada. Essas diretrizes estão listadas no Boxe 18.6. Recomenda-se que o cirurgião tenha registrada no prontuário a justificativa para a razão de não submeter o tecido à análise em cada caso específico. Em uma reunião recente da American Association of Oral and Maxillofacial Surgeons, apenas 8% dos participantes de um simpósio sobre cirurgia endodôntica informaram que "sempre" submetiam o tecido a exame histológico.

Acessórios

Alguns dos novos aparelhos e materiais foram aprimorados e, em certos casos, melhoraram os procedimentos cirúrgicos. Estes incluem os dispositivos de iluminação e ampliação e as técnicas de regeneração tecidual guiada.

Aparelhos de iluminação e ampliação

Microscópio cirúrgico

Recentemente, o microscópio foi adaptado e utilizado para a cirurgia, assim como para outros diagnósticos e procedimentos de tratamento em endodontia (Figura 18.35). Entre as vantagens do microscópio, estão incluídas a ampliação e a iluminação direcionada. Os microscópios também podem ser adaptados para filmagem e para transmitir a imagem para um monitor de televisão para visualização direta ou gravação. Tais adaptações melhoram a visão do campo cirúrgico, ajudam a identificar estruturas não detectadas antes e facilitam os procedimentos cirúrgicos. Embora alguns dentistas defendam e se animem com a utilização do microscópio, até

• **Boxe 18.6**   **Razões para uma decisão de biopsia de lesões periapicais.**

- Houve evidência de necrose pulpar pré-endodôntica?
- A característica de radiotransparência é "clássica"?
- O paciente retornará para as radiografias de acompanhamento?

Se todos esses critérios forem atendidos, o cirurgião pode decidir não submeter tecido periapical coletado rotineiramente.

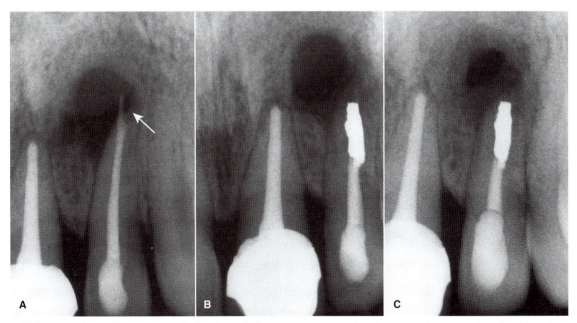

• **Figura 18.34** Cura com formação de cicatriz. **A.** O tratamento fracassou por causa do extravasamento e da perfuração, deixando uma área do canal (*seta*) sem desbridar e sem obturação. **B.** Ressecção do ápice radicular, curetagem e preenchimento apical. **C.** Após 2 anos, observa-se uma área radiolúcida. Bordas bem-definidas, separação do ápice e radiotransparência distinta demonstram ser uma cicatriz.

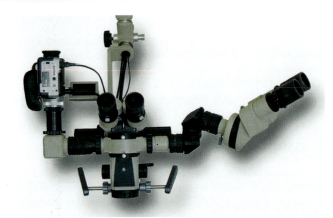

• **Figura 18.35** Microscópio cirúrgico adaptado para procedimentos endodônticos, inclusive cirurgia. A ampliação e a iluminação direta melhoram a visualização para diagnóstico e tratamento. Binóculos adicionais para o assistente são acessórios úteis. (De Johnson WT. Color atlas of endodontics. Philadelphia: WB Saunders; 2002.)

agora não foram demonstrados benefícios clínicos substanciais por meio de estudos controlados a longo prazo. Entretanto, algumas evidências sugerem que o uso de microscópio melhora as técnicas cirúrgicas e os resultados a curto prazo.[6]

Fibra óptica

Um novo sistema disponível, conhecido como *endoscopia*, utiliza um feixe de fibras muito pequeno e flexível, que contém uma luz e um sistema óptico. Este é conectado a um monitor que possibilita a visualização de informações precisas sobre o local da cirurgia. Esse sistema também torna possível ao profissional a opção de filmar e gravar os procedimentos.

Regeneração tecidual guiada

Originalmente destinada à cirurgia periodontal, a regeneração tecidual guiada também tem sido aplicada à cirurgia endodôntica. As membranas usadas nesse procedimento são aplicadas onde os defeitos se estenderam até as margens cervicais ou como cobertura para os grandes defeitos rodeados por osso. Tais membranas, sobretudo as reabsorvíveis, provaram ser úteis em situações selecionadas. No entanto, evidências indicando sua eficácia a longo prazo na cirurgia endodôntica são incompletas, e estudos não demonstraram aumento da densidade óssea quando se utiliza a membrana. Ainda não foi demonstrado que o uso de membranas traz benefícios substanciais a longo prazo. A opinião do autor deste capítulo é que a eliminação da fonte de infecção proporciona a regeneração do epitélio juncional e a cura, sem a utilização de membranas.

Enxerto ósseo

Várias substâncias têm sido colocadas nas cavidades cirúrgicas perirradiculares na tentativa de melhorar a cicatrização óssea. Em razão da localização da cavidade e como a maioria da periferia está envolvida por osso ou por periósteo, a regeneração óssea é previsível. Tais materiais de enxerto trazem benefícios mínimos e não precisam ser colocados. Como os materiais estão sendo colocados em um local com infecção ativa, esses acessórios podem, então, atuar como nichos para infecção. Uma revisão da literatura apresenta alguns estudos que mostram aumento do sucesso radiográfico com enxerto concomitante, sobretudo em lesões grandes (> 10 mm).[7] Outros estudos não mostram nenhum benefício do enxerto.[8] Na experiência do autor, conforme mencionado, a eliminação da infecção crônica por cirurgia apical possibilitará preencher mesmo defeitos substanciais (Figura 18.36) sem a necessidade de enxerto ósseo.

Quando considerar o encaminhamento

Embora muitos dos procedimentos apresentados neste capítulo pareçam relativamente diretos, muitas vezes a cirurgia endodôntica é complexa e difícil de realizar. Os dentistas devem considerar cuidadosamente os problemas antes de realizar tais cirurgias.

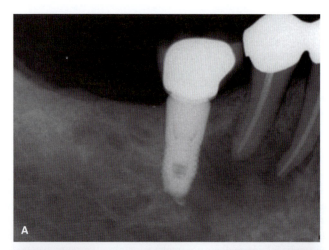
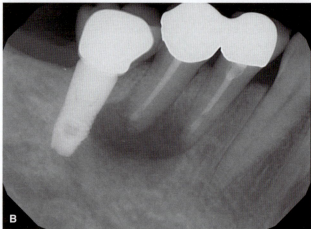
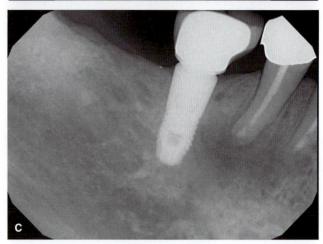

• **Figura 18.36 A.** Grande lesão periapical associada aos dentes nº 27 e nº 28 próxima a um implante. Realizou-se cirurgia apical (**B**) com selamento agregado de trióxido mineral; nenhum enxerto ou membrana foi colocado no defeito. **C.** Preenchimento ósseo depois de 3 meses.

Treinamento e experiência

A maioria dos dentistas clínicos gerais não tem treinamento avançado, com experiência didática e clínica, necessário para realizar os procedimentos cirúrgicos. Esses procedimentos são de habilitação exclusiva e requerem habilidades especiais em diagnóstico, plano de tratamento e conduta. Também necessitam de instrumental especial. A habilidade na avaliação a longo prazo e a resolução de falhas ou outras complicações são também importantes. Com o aumento dos padrões de atendimento e dos problemas judiciais, junto com a disponibilidade de especialistas experientes, os dentistas devem considerar sua própria experiência com relação às dificuldades do caso. Tais procedimentos são, muitas vezes, a última esperança de retenção do dente. A falta de treinamento pode resultar em cirurgia inadequada e na perda de determinado dente e possíveis danos a outras estruturas. Um estudo demonstrou melhora dos resultados com cirurgiões-dentistas mais experientes.[9]

Determinação da causa da falha do tratamento endodôntico

Dois passos são fundamentais, especialmente quando se considera a cirurgia: (1) identificação da causa da falha; e (2) determinação do plano de tratamento. Frequentemente, a cirurgia não é a melhor escolha, mas, quando necessária, deve ser feita de maneira adequada. Um especialista é mais bem capacitado para identificar essas causas e apresentar sua resolução. Quando a causa do fracasso não puder ser identificada, esses casos devem ser considerados para encaminhamento.

Dificuldades cirúrgicas

Em muitas situações, o acesso cirúrgico é limitado e mesmo perigoso. Por exemplo, o feixe neurovascular próximo aos ápices dos dentes posteriores inferiores e às raízes palatinas superiores apresenta potencial para causar parestesia, hemorragia excessiva ou ambas. São estruturas que podem causar complicações o osso que recobre toda a mandíbula e o palato, o freio e outras inserções musculares, fenestrações do osso cortical e cavidades sinusais. Tais estruturas requerem cuidados, uso apropriado dos instrumentais e habilidade cirúrgica.

Em resumo, a maioria dos procedimentos discutidos neste capítulo exige maior treinamento e experiência do que os oferecidos em um curso de graduação em Odontologia. No caso de o dentista não ter uma pós-graduação e experiência na área, convém considerar o encaminhamento para um especialista.

Referências bibliográficas

1. Ng YI, Mann V, Rhabaran S, et al. Outcome of primary root canal treatment: systematic review of the literature. Int Endod J. 2007;41(1):6-31.
2. Raedel M, Hartmann A, Bohm S, et al. Three-year outcomes of apicetomy: mining an insurance data base. J Dent. 2015;43(10):1218-22.
3. Von Arx T, Vinzens-Majaniemi T, Burgin W, et al. Changes of periodontal parameters following apical surgery: a prospective clinical study of three incision techniques. Int Endod J. 2007;40(12):959-69.
4. Tamse A, Fuss Z, Lustig J, et al. Radiographic features of vertically fractured, endodontically treated maxillary premolars. Oral Surg Oral Med Oral Pathol Oral Radiol Endod. 1999;88:348-52.
5. Walton RE. Routine histopathologic examination of endodontic periradicular surgical specimens: is it warranted? Oral Surg Oral Med Oral Pathol Oral Radiol Endod. 1998;86(5):505-626.
6. Pecora G, Kim S, Celleti R. The guided tissue regeneration principle in endodontic surgery: one year postoperative results of large periapical lesions. Int Endod J. 1995;28(1):41-6.
7. Tascheri S, Del Fabbro M, Testori T. Efficacy of xenogenic grafting with guided tissue regeneration in the management of bone defects after endodontic surgery. J Oral Maxillofac Surg. 2007;65(6):1121-27.
8. Slaton CC, Loushine RJ, Weller RN, et al. Identification of resected root-end dentinal cracks: a comparative study of visual magnification. J Endod. 2003;29(5):519-522.
9. Lustmann J, Friedman S, Shaharabany V. Relation of pre- and intraoperative factors to prognosis of posterior apical surgery. J Endod. 1991;17(5):239-41.

Bibliografia

Andreassen J, Rud J. Correlation between histology and radiography in the assessment of healing after endodontic surgery in 70 cases. Int J Oral Surg. 1972;1(3):161-73.

Danin J, Linder LE, Lundqvist G, et al. Outcomes of periradicular surgery in cases with apical pathosis and untreated canals. Oral Surg Oral Med Oral Pathol Oral Radiol Endod. 1999;87(2):227-32.

El Deeb ME, Tabibi A, Jensen MR Jr. An evaluation of the use of amalgam, Cavit and calcium hydroxide in the repair of furcation perforations. J Endod. 1982;8(10):459-66.

El-Swiah JM, Walker RT. Reasons for apicectomies: a retrospective study. Endod Dent Traumatol. 1996;12(4):185-91.

Forbes G. Apical microsurgery for failed endodontics. Atlas Oral Maxillofac Surg Clin North Am. 2000;8(1):1-25.

Garrett KK, Kerr MM, Hartwell G. The effect of a bioresorbable matrix barrier in endodontic surgery on the rate of periapical healing: an in vivo study. J Endod. 2002;28(7):503-6.

Gray G, Hatton JF, Holtzmann DJ, et al. Quality of root-end preparations using ultrasonic and rotary instrumentation in cadavers. J Endod. 2000;26(5):281-83.

Gutmann JL, Dumsha TC, Lovdahl PE. Problem solving in endodontics: prevention, identification, and management. 4. ed. St Louis: Mosby; 2006.

Gutmann JL, Harrison JW. Posterior endodontic surgery: anatomical consideration and clinical techniques. Int Endod J. 1985;18(1):8-34.

Gutmann JL, Harrison JW. Surgical endodontics. Boston: Blackwell Scientific; 1994.

Harrison JW, Jurosky KA. Wound healing in the periodontium following endodontic surgery. 1. The incisional wound. J Endod. 1991;17(9):425-35.

Harrison JW, Jurosky KA. Wound healing in the periodontium following endodontic surgery. 2. The dissectional wound. J Endod. 1991;17(11):544-52.

Harrison JW, Jurosky KA. Wound healing in the periodontium following endodontic surgery. 3. The osseous excisional wound. J Endod. 1992;18(2):76-81.

Iqblal M, Kim S. For teeth requiring endodontic treatment, what are the differences in outcomes of restored endodontically treated teeth compared to implant supported restorations? Int J Oral Maxillofac Implants. 2007;22(Suppl):96-116.

Lieblich SE. Periapical surgery: clinical decision making. Oral Maxillofac Surg Clin North Am. 2002;14:179-186.

Lieblich SE, McGivenin WE. Ultrasonic retrograde preparation. Oral Maxillofac Surg Clin North Am. 2002;14:167-172.

Lubow RM, Wayman BE, Cooley RL. Endodontic flap design: analysis and recommendation for current usage. Oral Surg Oral Med Oral Pathol. 1984;58(2):207-12.

McDonald N, Torabinejad M. Surgical endodontics. In: Walton R, Torabinejad M (eds.). Principles and practice of endodontics. 3. ed. Philadelphia: WB Saunders; 2002.

Morgan LA, Marshall JG. A scanning electron microscopic study of in vivo ultrasonic root-end preparations. J Endod. 1999; 25(8): 567-70.

Pantschev A, Carlsson AP, Andersson L. Retrograde root filling with EBA cement or amalgam: a comparative clinical study. Oral Surg Oral Med Oral Pathol. 1994;78(1):101-4.

Sauveur G, Roth F, Sobel M, *et al*. The control of haemorrhage at the operative site during periradicular surgery. Int Endod J. 1999;32(3):225-8.

Shabahang S. State of the art and science of endodontics. J Am Dent Assoc. 2005;136(1):41-52.

Skoner JR, Wallace JA, Fochtman F, *et al*. Blood mercury levels with amalgam retroseals: a longitudinal study. J Endod. 1996;22(3):140-1.

Stromberg T, Hasselgren G, Bergstedt H. Endodontic treatment of traumatic root perforations in man: a clinical and roentgenological follow-up study. Sven Tandlak Tidskr. 1972;65(9):457-66.

Tamse A, Fuss Z, Lustig J, *et al*. Radiographic features of vertically fractured, endodontically treated maxillary premolars. Oral Surg Oral Med Oral Pathol Oral Radiol Endod. 1999;88:348-352.

Torabinejad M, Chivian N. Clinical applications of mineral trioxide aggregate. J Endod. 1999;25(3):197-205.

von Arx T. Failed root canals: the case for apicoectomy (periradicular surgery). J Oral Maxillofac Surg. 2005;63(6):832-7.

von Arx T, Penaroccha M, Jensen S. Prognostic factors in apical surgery with root end filling: a meta-analysis. J Endod. 2010;36(6):957-973.

von Arx T, Walker WA III. Microsurgical instruments for root-end cavity preparation following apicoectomy: a literature review. Endod Dent Traumatol. 2000;16(2):47-62.

Walton RE. Routine histopathologic examination of endodontic periradicular surgical specimens: is it warranted? Oral Surg Oral Med Oral Pathol Oral Radiol Endod. 1998;86(5):505.

Witherspoon D, Gutmann J. Haemostasis in periradicular surgery. Int Endod J. 1996;29(3):135-49.

Zuolo ML, Ferreira MOF, Gutmann JL. Prognosis in periradicular surgery: a clinical prospective study. Int Endod J. 2000; 33(2):91-8.

19
Tratamento do Paciente Submetido à Radioterapia ou à Quimioterapia

EDWARD ELLIS III

VISÃO GERAL DO CAPÍTULO

Cuidados odontológicos de pacientes submetidos à radioterapia da região de cabeça e pescoço, 381
Efeitos da radiação na mucosa bucal, 382
Efeitos da radiação na mobilidade da mandíbula, 382
Efeitos da radiação nas glândulas salivares, 382
   Tratamento da xerostomia, 382
Efeitos da radiação no osso, 384
Outros efeitos da radiação, 384
Avaliação dos dentes antes da radioterapia, 384
   Condições dos dentes remanescentes, 384
   Consciência dental do paciente, 384
   Imediatismo da radioterapia, 384
   Localização da radiação, 384
   Dose da radiação, 385
Preparo dos dentes para a radioterapia e manutenção depois da irradiação, 385
Métodos para a realização de extrações pré-irradiação, 386
Intervalo entre as extrações pré-irradiação e o início da radioterapia, 386
Remoção de terceiro molar impactado antes da radioterapia, 386
Métodos de gestão de dentes cariados após a radioterapia, 386
Extração dentária após a radioterapia, 386

Uso de próteses dentárias em pacientes edêntulos pós-irradiados, 387
Uso de implantes dentários em pacientes irradiados, 387
Tratamento dos pacientes com osteorradionecrose, 388
Tratamento odontológico dos pacientes que recebem quimioterapia sistêmica para doenças malignas, 388
Efeitos na mucosa oral, 388
Efeitos no sistema hematopoético, 389
Efeitos na microbiologia bucal, 390
Gestão odontológica geral, 390
Tratamento da candidíase oral, 393
Tratamento odontológico de pacientes com osteonecrose da mandíbula induzida por medicação, 394
Bisfosfonatos, 394
Inibidores de ligantes do RANK, 394
Medicamentos antiangiogênicos, 395
Mecanismo de ação de medicamentos antirreabsortivos, 395
Sinais e sintomas clínicos da MRONJ, 395
Cuidados odontológicos para pacientes que estão prestes a começar a receber medicamentos antirreabsortivos, 395
Cuidados odontológicos para os pacientes que estão fazendo uso de medicamentos antirreabsortivos, 396
Papel do alendronato administrado oralmente, 397
Cuidados odontológicos para pacientes com MRONJ, 397

Cuidados odontológicos de pacientes submetidos à radioterapia da região de cabeça e pescoço

A radioterapia (terapia por radiação e tratamento por raios X) é uma modalidade comum para o tratamento de doenças malignas da região de cabeça e pescoço. Cerca de 30.000 casos de câncer da região de cabeça e pescoço ocorrem nos EUA anualmente. A utilização da terapia com irradiação para tratar o câncer baseia-se, a rigor, na habilidade da radiação em destruir células neoplásicas poupando as células normais. Na prática, no entanto, isso nunca é alcançado, e os tecidos normais experimentam alguns efeitos indesejáveis. Qualquer neoplasia pode ser destruída pela radiação, se a dose recebida pelas células neoplásicas for suficiente. O fator limitante é a quantidade de radiação que os tecidos circunjacentes podem tolerar.

A radioterapia destrói células neoplásicas (e normais) interferindo no material nuclear necessário para haver reprodução, na manutenção celular ou ambos. Quanto mais rápida for a capacidade de renovação celular, mais suscetível é o tecido para sofrer os efeitos danosos da radiação. Assim, células neoplásicas que costumam ter taxas mais altas de reprodução do que o tecido normal são seletivamente destruídas (relativamente). Na prática, os tecidos normais com maior capacidade de renovação celular também são afetados até certo grau. Desse modo, células hematopoéticas, células epiteliais e células endoteliais são logo afetadas, após o início da radioterapia.

Precocemente, no curso da radioterapia, a mucosa bucal sofre os efeitos colaterais do tratamento. Na Odontologia, podem ser destacadas, em especial, as alterações que ocorrem dentro e ao redor da cavidade bucal como resultado da destruição da microvascularização. As glândulas salivares e os ossos são relativamente radiorresistentes, mas, em decorrência do intenso comprometimento vascular resultante da radioterapia, esses tecidos podem ficar suscetíveis a danos consideráveis a longo prazo.

Efeitos da radiação na mucosa bucal

O efeito inicial da radioterapia na mucosa bucal, observado na 1ª ou na 2ª semana, é o eritema que pode progredir para mucosite grave com ou sem ulceração. Dor e disfagia também podem ser graves, fazendo com que a adequada ingestão de nutrientes se torne difícil. Tais reações da mucosa começam a diminuir após a finalização da radioterapia. As papilas gustativas, também compostas de células epiteliais, mostram reações similares. A perda da sensibilidade gustativa é queixa frequente no início do tratamento, mas gradualmente melhora, dependendo da quantidade e da qualidade da saliva que permanece após o tratamento.

Não há previsão para o alívio da mucosite. Pastilhas antibióticas contendo anfotericina, tobramicina e neomicina podem trazer algum benefício.[1] Quando os sintomas são graves, a lidocaína viscosa pode ser útil.

A longo prazo, os efeitos da radioterapia para a mucosa bucal caracterizam-se por predisposição a destruição e reparação retardada, mesmo após danos mínimos. O epitélio torna-se fino e menos queratinizado, e a submucosa fica menos vascularizada, dando aspecto pálido ao tecido. A radioterapia induz fibrose da submucosa, o que torna o revestimento da mucosa menos flexível e resistente. Traumatismos menores podem gerar ulcerações que levam semanas ou meses para reparação. Tais ulcerações são frequentemente difíceis de serem diferenciadas de doença maligna recorrente.

Efeitos da radiação na mobilidade da mandíbula

Quando irradiados, o feixe tendinoso pterigomassetérico e os tecidos conjuntivos periarticulares ficam inflamados. O músculo irradiado torna-se fibrótico e tende a contrair, e as superfícies articulares degeneram.[2] Tais fatores geram trismo. A dificuldade de abertura bucal pode ser insidiosa no início, em geral ocorrendo no primeiro ano após a radioterapia, e é indolor. Quando a abertura interincisal diminui para 20 mm, a ingestão de alimentos torna-se difícil. Além disso, a inabilidade para alcançar uma abertura bucal adequada dificulta a realização de tratamento odontológico e de anestesia geral.

Efeitos da radiação nas glândulas salivares

O epitélio das glândulas salivares tem taxa de renovação lenta. Desse modo, é de se esperar que as glândulas salivares sejam radiorresistentes. No entanto, em razão da destruição da microvascularização pela radiação, as glândulas salivares apresentam danos consideráveis, com atrofia, fibrose e degeneração. Esse dano manifesta-se clinicamente por xerostomia (menor produção de saliva) e causa "boca seca". A gravidade da xerostomia depende de qual glândula salivar estava no campo de radiação. A boca seca pode ser uma das queixas mais significativas do paciente.

A perda da função salivar ocasiona uma abundância de sequelas adversas, como dificuldades na degustação, na mastigação e na deglutição; dificuldade para dormir; disfunção esofágica, inclusive esofagite atrófica crônica; comprometimento nutricional; maior intolerância a medicamentos; e maior incidência de glossite, candidíase, queilite angular, halitose e sialoadenite bacteriana. Além disso, pode haver diminuição da resistência à perda de estrutura dentária em consequência de atrição, abrasão e erosão; perda da capacidade tampão; aumento da suscetibilidade de lesão à mucosa; dificuldade no uso de próteses dentárias; e cáries rampantes.

Os efeitos da xerostomia na mucosa bucal são devastadores. Como a saliva é o principal meio de proteção dos tecidos bucais, sua ausência resulta em sérias complicações. As proteínas salivares, como a peroxidase, a lisozima e a lactoferrina, são antibacterianas e limitam o crescimento de bactérias cariogênicas. O biofilme das mucinas salivares nos dentes e na superfície mucosa protege essas estruturas orais do desgaste. As histatinas, uma família de proteínas salivares, têm forte potencial antifúngico que limita o crescimento de fungos orais. Esses componentes salivares, em conjunto com os tecidos da mucosa, formam parte da imunidade inata que protege, continuamente, o corpo humano de infecção. A cavidade oral também é protegida pelas imunoglobulinas secretórias A e M, produzidas localmente pelas células B presentes no interior das glândulas salivares. Tais anticorpos são aqueles com especificidade contra bactérias orais cariogênicas. Quando se reduz o volume de saliva significativamente, os pacientes ficam sob risco de desenvolver sérias complicações bucais.

A xerostomia torna difícil para os pacientes a ingestão de dieta normal em razão da disfagia. Portanto, os indivíduos podem acabar adotando uma dieta mais cariogênica. As "cáries de radiação" rampantes podem rapidamente destruir a dentição remanescente e predispor o paciente a grave infecção na maxila (Figura 19.1). Os dentes afetados exibem cárie ao redor de toda a circunferência da porção cervical (Figura 19.2). A periodontite é acelerada quando não há saliva. A disgeusia, a disfonia e a disfagia também são causadas pela xerostomia. Outra sequela do fluxo salivar baixo é o aumento de infecções bucais, como a candidíase.

Tratamento da xerostomia

Após a radioterapia, os pacientes costumam reclamar de boca seca. Atualmente, não há concordância no que diz respeito à prevenção dessas alterações. Em muitos casos, infelizmente, a xerostomia nunca melhora de modo substancial; e a substituição exógena da saliva pode ser necessária. A ingestão de pequenos goles de água ao longo do dia pode ser o modo mais simples de substituição. Bebericar água durante as refeições auxilia na mastigação, na deglutição e na percepção do gosto. Em compensação, vários substitutos da saliva podem ser obtidos nas farmácias, sem necessidade de prescrição. Tais substitutos contêm vários íons salivares e outros ingredientes (p. ex., glicerina) para mimetizar a ação lubrificante da saliva. Os pacientes devem ser aconselhados a não usar produtos que contenham álcool ou sabores fortes, os quais podem irritar a mucosa. Produtos com açúcar devem ser evitados por esses indivíduos, pois predispõem a maior suscetibilidade a cárie. Também devem evitar a cafeína, as histaminas e os descongestionantes de venda livre sem necessidade de prescrição médica, porque esses agentes podem diminuir ainda mais a produção de saliva e piorar os sintomas. Muitos dos substitutos da saliva disponíveis nos EUA contêm carboximetilcelulose, porém os estudos têm mostrado que os produtos à base de mucina derivada de animais, disponíveis em outros países, são melhores na capacidade de redução da gravidade dos sintomas associados à xerostomia.[3,4]

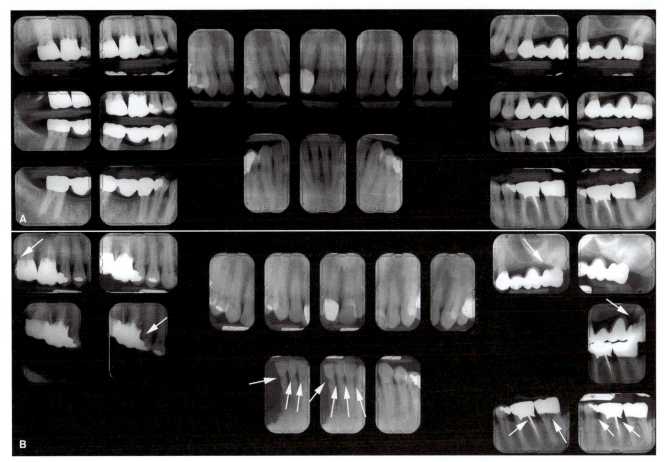

• **Figura 19.1** As radiografias ilustram a rapidez com que a cárie dentária pode ocorrer em um paciente irradiado. **A.** Radiografias periapicais tiradas antes da radioterapia. **B.** Radiografias periapicais tiradas 16 meses após a radioterapia. Observam-se a prevalência e a gravidade das cáries dentárias que ocorreram em toda a dentição (*setas*).

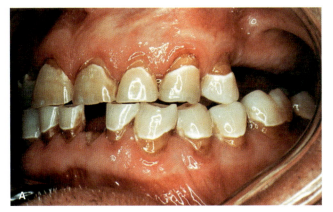
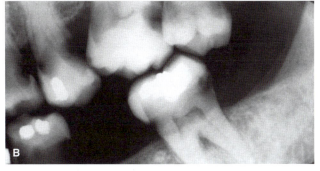

• **Figura 19.2 A.** Apresentação clínica típica da cárie por radiação. **B.** Aspecto radiográfica típico da cárie por radiação. Repara-se a erosão em torno da porção cervical dos dentes.

Infelizmente, os diferentes tipos de saliva artificial disponíveis no mercado não têm as proteínas protetoras presentes nas secreções salivares. Os pacientes continuam, portanto, à mercê dos problemas causados pela xerostomia. No entanto, a fim de obter alívio, muitos indivíduos parecem achar a água pura tão satisfatória quanto a saliva artificial e mantêm pequenas quantidades disponíveis para beber aos poucos o tempo todo.

Esforços para estimular a saliva residual do paciente têm tido algum sucesso. A goma de mascar sem açúcar estimula a produção de saliva, contanto que ainda haja alguma saliva sendo produzida.[5]

A Food and Drug Association (FDA) aprovou o uso de dois medicamentos para estimular o fluxo salivar: (1) o cloridrato de pilocarpina; e (2) o cloridrato de cevimelina; ambos têm aliviado os sintomas da xerostomia.[6] Ambas as substâncias são agentes parassimpaticomiméticos que funcionam primariamente como agonistas muscarínicos, causando estimulação de secreção de glândulas exócrinas. Tal estimulação pode aumentar a produção de saliva, mesmo nos pacientes cujas glândulas salivares tenham sido expostas à radiação. Uma dose oral de 5 mg de pilocarpina 4 vezes/dia ou 30 mg de cevimelina 3 vezes/dia melhora muito os sintomas da xerostomia, sem efeitos colaterais significativos associados aos fármacos.[7,12] A administração destes medicamentos pode trazer benefícios para alguns pacientes com xerostomia por radiação.

Efeitos da radiação no osso

Uma das sequelas mais graves da radioterapia em paciente com câncer de cabeça e pescoço que traz grandes complicações é a osteorradionecrose (Figura 19.3), a qual envolve a desvitalização do osso por doses tumoricidas de radiação. O osso no campo do feixe da radiação torna-se teoricamente não vital, em consequência da endoarterite, que resulta na destruição da microvascularização. A taxa de renovação de qualquer osso viável remanescente é baixa a ponto de ser ineficaz no processo de autorreparação. O processo contínuo de remodelação, normalmente encontrado nos ossos, não ocorre, e arestas afiadas presentes no osso alveolar não são remodeladas normalmente, mesmo depois de um período de tempo considerável (Figura 19.4). O osso da mandíbula é mais denso e tem um suprimento ósseo menor comparado à maxila. Desse modo, a mandíbula é a parte do maxilar mais comumente afetada por ulcerações não cicatrizantes e osteorradionecrose.

Outros efeitos da radiação

Os pacientes submetidos à radioterapia podem apresentar alterações na microbiota normal da cavidade bucal, com sobrecrescimento de espécimes anaeróbios e fungos. Muitos pesquisadores acreditam que a microbiota bucal, que coloniza as membranas mucosas, tenha importante papel na gravidade da mucosite e no subsequente processo de reparação.[13,14] A *Candida albicans* comumente se desenvolve na cavidade bucal de pacientes que foram irradiados. Não se sabe se a alteração da microbiota é causada pela radiação por si só ou se ocorre em razão da xerostomia resultante. Os pacientes costumam necessitar da aplicação de agentes antifúngicos tópicos, como a nistatina, para auxiliar no controle do número de espécimes de *Candida* presentes. Outro enxaguatório oral frequentemente prescrito é a clorexidina a 0,12%. Já se verificou que tal agente exibe potentes efeitos antibacterianos e antifúngicos *in vitro*. Quando utilizado durante todo o curso da radioterapia, foi demonstrado, ao menos em um estudo, que reduz fortemente a prevalência dos sintomas associados à mucosite pós-radiação.[15] Achados de outros estudos sobre o uso de clorexidina foram equivocados.[13,16]

Avaliação dos dentes antes da radioterapia

O efeito colateral mais temido relacionado com a radioterapia é a osteorradionecrose. A maioria dos pacientes que exibem essa complicação apresenta dentes remanescentes durante todo o curso da radioterapia. Desse modo, o cirurgião-dentista deve se perguntar o que fazer com os dentes antes da radioterapia. Eles devem ser extraídos? Tal pergunta não tem resposta certa; no entanto, vários aspectos devem ser considerados.[17-20]

Condições dos dentes remanescentes

Todos os dentes com prognóstico duvidoso ou ruim devem ser extraídos antes da radioterapia. Quanto mais avançada for a condição periodontal, maior a probabilidade de o paciente apresentar cáries e periodontite crônica. Embora isso possa não estar de acordo com os princípios habituais da Odontologia, a recomendação é "na dúvida, extraia". A extração, nesses casos, pode poupar o paciente de meses ou anos de sofrimento em decorrência da osteorradionecrose.

Consciência dental do paciente

A situação atual da dentição e do periodonto é uma boa dica quanto aos cuidados odontológicos pregressos que receberam. Nos pacientes com excelentes higiene e saúde bucal, o máximo possível de dentes deve ser mantido. No entanto, nos casos em que os indivíduos tenham negligenciado sua saúde bucal por muitos anos, provavelmente continuarão a fazer o mesmo, em especial diante de xerostomia grave e dor bucal, o que tornará a higiene bucal muito mais difícil. O preparo do paciente antes da radioterapia é similar ao preparo do paciente antes dos procedimentos ortodônticos. O indivíduo que não consegue ou não quer cuidar de sua boca antes da colocação de aparelho ortodôntico faz com que seja impossível que ele faça isso quando estiver diante de futuros obstáculos.

Imediatismo da radioterapia

Caso o radioterapeuta sinta que a terapia deva ser instituída com urgência, pode não haver tempo suficiente disponível para realizar as extrações e promover a reparação inicial dos locais de extração. Nesse caso, o cirurgião-dentista poderá optar por manter os dentes. No entanto, deverá ficar próximo do paciente durante todo o curso da radioterapia e também posteriormente, para tentar manter a saúde bucal do paciente a melhor possível.

Localização da radiação

Quanto mais as glândulas salivares e o osso estiverem presentes no campo da radiação, mais graves serão a xerostomia resultante e o comprometimento vascular da maxila. Desse modo, o

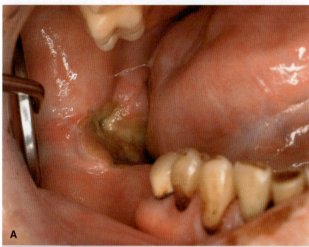

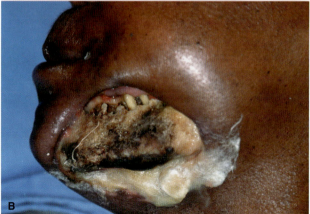

• **Figura 19.3** Dois casos de osteorradionecrose da mandíbula. **A.** A exposição óssea ocorreu 3 semanas após a extração do dente. **B.** Osteorradionecrose grave da mandíbula com deiscência dos tecidos moles faciais, expondo o osso necrótico externamente.

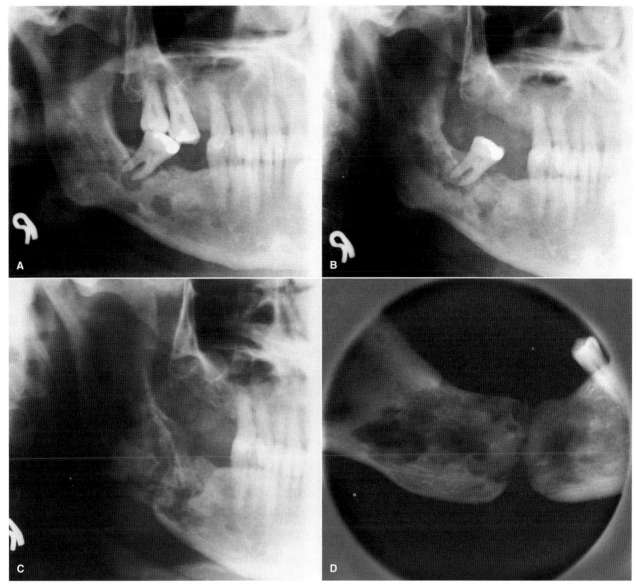

• **Figura 19.4** Curso progressivo da osteorradionecrose. **A.** Radiografia mostrando radiolucências na mandíbula à direita e ao redor do ápice do dente molar. **B.** Seis meses depois, durante os quais houve a administração de antibióticos e a irrigação local, o processo radiolúcido está se disseminando em direção ao ramo. O molar foi removido nesse período. **C.** Cinco meses depois da remoção do dente, o sítio de extração não havia cicatrizado, e o processo destrutivo disseminou-se, resultando em fratura patológica da mandíbula. **D.** Radiografia depois da remoção do osso desvitalizado, mostrando a extensão do processo. (Cortesia de Dr. Richard Scott, Ann Arbor, MI.)

cirurgião-dentista deverá discutir com o radioterapeuta os locais de irradiação e estimar a provável gravidade da xerostomia e as alterações ósseas. A xerostomia, por si só, poderá não resultar em problemas graves, caso os dentes possam ser mantidos, pois o osso ainda está saudável. Em geral, a combinação de xerostomia e osso irradiado causa o problema. Nos indivíduos que receberão radiação em suas glândulas salivares maiores e em porções do osso mandibular, deverão ser consideradas extrações pré-irradiação. Frequentemente, o radioterapeuta concorda em adiar a instituição da irradiação por 1 a 2 semanas, caso o cirurgião-dentista sinta que esse tempo seja necessário para que os sítios de extração comecem a cicatrizar.

Dose da radiação

Quanto maior a dose de radiação, maiores serão os danos para os tecidos normais. O radioterapeuta deverá discutir com o cirurgião-dentista a quantidade de radiação planejada para o indivíduo. Muitas vezes, a dose não é máxima, e o dano tecidual poderá ser minimizado.

Isso faz com que o cirurgião-dentista seja mais conservador nas considerações relativas às extrações na fase pré-irradiação.

O carcinoma de células escamosas da cavidade bucal é responsável por cerca de 90% dos casos de neoplasias malignas para as quais se utiliza a radioterapia. Infelizmente, esse câncer exige dose alta de radiação (> 6.000 rad [60 Gy]) para obter resultados. Outras neoplasias malignas, como o linfoma, requerem doses muito menores para obter resposta. Assim, a cavidade bucal é menos afetada. Quando a dose total for menor que 5.000 rad (50 Gy), os efeitos colaterais a longo prazo, como xerostomia e osteorradionecrose, reduzem-se consideravelmente.

Preparo dos dentes para a radioterapia e manutenção depois da irradiação

Cada dente mantido na cavidade bucal deverá ser inspecionado cuidadosamente para se avaliarem as condições patológicas, com a melhor situação possível de saúde. Profilaxia completa e aplicações de flúor tópico devem ser realizadas antes da radioterapia. Além disso, as medidas e as instruções de higiene bucal devem ser demonstradas e reforçadas. Convém arredondar as cúspides afiadas para evitar irritação mecânica. As moldagens para a confecção de modelos de gesso das arcadas dentárias devem ser obtidas para a fabricação de moldeiras com flúor customizadas, para serem usadas durante e após o tratamento. Como o uso do tabaco e o consumo de álcool irritam a mucosa, o paciente deve ser aconselhado a interromper sua utilização antes de iniciar a radioterapia.

Durante o tratamento por meio de radiação, o indivíduo deverá enxaguar a boca, pelo menos, 10 vezes/dia com enxaguatórios salinos. O paciente deverá fazer uso de enxaguatórios bucais de clorexidina 2 vezes/dia para ajudar a minimizar os níveis bacterianos e fúngicos na boca. O cirurgião-dentista deverá ver o paciente semanalmente durante a radioterapia para observação e avaliação da higiene bucal. Aplicações tópicas de nistatina ou clotrimazol irão controlar, de modo relativamente rápido, qualquer crescimento de *C. albicans*. A habilidade do paciente em abrir a boca deverá ser monitorada cuidadosamente durante o tratamento por radiação. A radiação causa fibrose progressiva nos músculos da mastigação, o que torna difícil para o indivíduo abrir a boca adequadamente. Os pacientes devem ser instruídos a realizar exercícios físicos para manter a dimensão interincisal pré-irradiação. Todos os pacientes devem ser pesados semanalmente para determinar se estão mantendo *status* nutricional adequado. A combinação de xerostomia e mucosite torna a ingestão bucal extremamente desconfortável. No entanto, a má nutrição causa mais dificuldades ao atrasar o processo de reparação dos tecidos bucais e ao dar ao paciente a sensação geral de estar doente. Nos casos mais graves, pode ser necessário alimentar o paciente via sonda nasogástrica para manter um *status* nutricional razoável.

Após o tratamento por radiação, o cirurgião-dentista deverá ver o paciente a cada 3 ou 4 meses. Realiza-se profilaxia durante essas consultas pós-radiação e aplica-se o fluoreto tópico. Moldeiras customizadas deverão ser usadas para aplicar o fluoreto tópico. O paciente deverá ser instruído quanto ao uso das moldeiras e na autoadministração diária das aplicações de fluoreto tópico. Demonstrou-se que 5 minutos de bochecho diário com enxaguatórios de fluoreto a 1% podem diminuir a incidência de cáries.[21] Os enxaguatórios de fluoreto, sem necessidade de receita médico-odontológica disponíveis atualmente, podem ser usados sem suporte customizado e têm se mostrado eficazes e parecem ser mais bem aceitos pelos pacientes.

Todos os indivíduos devem ser monitorados para a possibilidade de manifestação inicial de trismo. É mais fácil evitar o trismo do que tratá-lo. O paciente deverá realizar exercícios de abertura bucal diante de qualquer diminuição da dimensão interincisal máxima. Para casos mais graves, o paciente pode realizar exercícios dos maxilares com equipamentos específicos (p. ex., Therabite®).

Métodos para a realização de extrações pré-irradiação

Caso tenha sido tomada a decisão de extrair alguns ou todos os dentes antes da radioterapia, a questão passa a ser "Como os dentes deverão ser extraídos?". No geral, aplicam-se os princípios da exodontia atraumática. No entanto, os conceitos de preservação de osso não são levados em conta, e tenta-se remover uma porção substancial de osso alveolar junto com os dentes, objetivando conseguir o fechamento primário dos tecidos moles. Com o início da radioterapia, a remodelação normal é inibida. Caso haja áreas afiadas de osso, pode haver ulcerações com exposição óssea. Desse modo, os dentes costumam ser removidos de modo cirúrgico, com rebatimento de retalho e remoção generosa de osso.

Faz-se necessária a manipulação atraumática dos retalhos mucoperiósteos, para garantir a reparação rápida dos tecidos moles. Brocas ou limas devem ser usadas para alisar as bordas ósseas com muita irrigação, pois a capacidade de remodelação dos tecidos estará bastante reduzida após a radioterapia. Indica-se a antibioticoterapia profilática nessas circunstâncias. Deve ser notado que o cirurgião-dentista estará correndo contra o tempo. Caso a ferida não repare, a radioterapia deverá ser adiada. Se a radiação for aplicada antes de haver reparação da ferida, o processo de reparação levará meses ou anos.

Intervalo entre as extrações pré-irradiação e o início da radioterapia

Não existe resposta definitiva para a questão relativa a quanto tempo é necessário esperar a fim de iniciar a radioterapia, após as extrações. Evidentemente, o quanto antes for iniciada a radioterapia, maiores serão os benefícios no tratamento da neoplasia maligna. Desse modo, quando os tecidos moles estiverem reparados o bastante, a radioterapia poderá começar. Tradicionalmente, sugere-se intervalo de 7 a 14 dias entre as extrações dentárias e a radioterapia.[17,22,23] A maioria dos autores baseia suas recomendações na impressão clínica de que já ocorreu a reepitelização durante esse período. No entanto, se possível, a radioterapia deverá ser adiada por 3 semanas após a extração. Isso auxilia na garantia de ter ocorrido reparação suficiente dos tecidos moles. A radioterapia deverá ser adiada mais ainda, se possível, na ocorrência de deiscência local da ferida. Nesse caso, cuidados locais diários da ferida com irrigações e administração de antibióticos pós-operatórios tornam-se fundamentais até que os tecidos moles tenham cicatrizado.

Remoção de terceiro molar impactado antes da radioterapia

Se o paciente tiver o terceiro molar mandibular parcialmente erupcionado, sua remoção será prudente, a fim de evitar infecções pericoronárias. No geral, entretanto, manter um dente totalmente impactado dentro do osso é decisão mais segura e rápida do que removê-lo e esperar pela sua reparação.

Métodos de gestão de dentes cariados após a radioterapia

Os dentes que desenvolverem cáries pós-radioterapia deverão receber cuidados imediatos para evitar maior disseminação da infecção. A resina e o amálgama são os materiais de escolha para restaurar os defeitos causados pelas cáries. Provavelmente, as coroas totais não são as mais adequadas, pois as cáries recorrentes são mais difíceis de serem detectadas embaixo dessas restaurações. As medidas de higiene bucal, como a aplicação de fluoretos, devem ser reforçadas em qualquer paciente com cárie pós-radiação.

Se houver um dente com a polpa necrosada, a intervenção endodôntica com administração de antibiótico sistêmico poderá ser realizada com cuidado, e o dente poderá ser mantido após ser desgastado sem oclusão. Frequentemente, o tratamento de canal é difícil em razão de esclerose progressiva da câmera pulpar que ocorre em dentes irradiados. Nesses casos, o dente deverá ser amputado acima da gengiva, permanecendo no local.

Extração dentária após a radioterapia

Os dentes podem ser extraídos após a radioterapia? Em caso afirmativo, como? Estas são, provavelmente, as perguntas mais difíceis de serem respondidas. Cada cirurgião-dentista tem seu ponto de vista diante de tais questões, e a literatura inclui relatos conflitantes. As extrações pós-irradiação também são as extrações mais indesejáveis que o cirurgião-dentista irá realizar em sua prática profissional, pois o desfecho é sempre incerto.

A resposta para a pergunta, se as extrações podem ser realizadas após a radioterapia, é certamente sim. A pergunta mais importante é: como? Se o dente precisar ser extraído, o cirurgião-dentista poderá realizar uma extração de rotina sem fechamento primário dos tecidos moles ou uma extração cirúrgica com alveoloplastia e fechamento primário. Ambas as técnicas exibem resultados semelhantes, com incidência concomitante de osteorradionecrose. Recomenda-se o uso de antibióticos sistêmicos.

Uma técnica adjuvante que tem se mostrado eficaz é o uso de oxigênio hiperbárico (HBO) antes e depois das extrações dentárias. A terapia por HBO é a administração de oxigênio sob pressão. O HBO aumenta a oxigenação local dos tecidos e o crescimento vascular para o interior de tecido com hipoxia.[24,25] O protocolo habitual para esse tipo de tratamento é realizar de 20 a 30 sessões antes da extração, e mais 10 sessões logo após as extrações. As câmaras de HBO não estão disponíveis em todas as localidades. Quando presentes, em geral estão situadas em hospitais especializados. O profissional especializado em medicina hiperbárica é quem atende o paciente encaminhado para essas instalações. O paciente costuma ser submetido a uma sessão de HBO por dia. Assim, leva de 4 a 6 semanas para receber as 20 a 30 sessões de tratamento antes da cirurgia e 2 semanas de tratamento após. Em um ensaio clínico prospectivo que comparou esse regime com o uso de antibioticoterapia profilática antes da extração dentária sem oxigenação hiperbárica, Marx *et al.* notaram uma redução significativa na incidência de osteorradionecrose (5,4% comparado a 30%). Outros autores têm contestado a necessidade de HBO para as extrações realizadas antes e depois da irradiação e fazem o procedimento sem o tratamento.[27,28]

Em consequência da existência de considerável controvérsia com relação ao manejo de extrações cirúrgicas em pacientes submetidos à irradiação, há poucas câmaras de oxigênio hiperbárico disponíveis para uso. A incidência de complicações graves é relativamente alta. Assim, recomenda-se que um cirurgião bucomaxilofacial conduza o paciente que tenha recebido irradiação e necessite de extrações.

Uso de próteses dentárias em pacientes edêntulos pós-irradiados

Pacientes que já eram edêntulos antes da radioterapia se ajustam bem a próteses dentárias bem confeccionadas. No entanto, aqueles que se tornaram edêntulos pouco antes ou logo após a radioterapia exibem mais problemas com ulcerações de mucosa e osteorradionecrose subsequente. O processo normal de remodelação do osso alveolar não consegue remodelar nem mesmo as menores irregularidades deixadas pela extração. Havendo o uso de dentaduras, essas pequenas irregularidades causam ulcerações da mucosa.

Materiais reembasadores macios de dentaduras podem parecer ser a solução ideal para pacientes que receberam irradiação. No entanto, os reembasadores macios de silicone mostraram-se pouco úteis por muitas razões. Atualmente, os pacientes sentem-se melhor com dentaduras convencionais.

A confecção de prótese dentária para pacientes antes edêntulos pode continuar após a diminuição dos efeitos agudos da irradiação. No caso de pacientes que se submeteram a extrações pouco antes ou logo após a radioterapia, é prudente acompanhá-los frequentemente após a entrega das próteses dentárias, de modo que os ajustes possam ser feitos antes de se desenvolverem áreas de ferimento e causarem ulcerações de mucosa e exposição óssea.

Quando as próteses dentárias forem confeccionadas, o cirurgião-dentista deverá ter certeza de que a base da prótese e sua mesa oclusal sejam desenhados de modo a possibilitar que as forças sejam distribuídas uniformemente pelo rebordo alveolar e as forças laterais na prótese sejam diminuídas.

O tratamento ideal dos pacientes, cujos maxilares tenham sido irradiados, é usar próteses implantossuportadas para evitar qualquer contato entre a prótese e a mucosa, pois as ulcerações decorrentes poderão acarretar osteorradionecrose.

Uso de implantes dentários em pacientes irradiados

A reabilitação odontológica de um paciente edêntulo que recebeu radioterapia está entre os maiores desafios para o cirurgião-dentista especializado em reabilitação. Muitos pacientes que sofreram cirurgia ablativa para neoplasia maligna não têm a anatomia adequada que possibilite o uso da prótese dentária. Pode não haver a permanência de vestíbulos para acomodar o bordo da prótese.

Comumente, porções da língua poderão ter sido removidas. O indivíduo pode ter defeitos e deficiência de tecidos duros e moles. Na reconstrução, o osso poderá apresentar formato inadequado para suportar uma prótese mucossuportada. Tais pacientes costumam ter retalhos espessos e inflexíveis de tecido mole que foram enxertados de áreas distantes e que não aderem ao osso subjacente. Tudo isso combinado contribui para fazer com que a confecção de próteses dentárias convencionais seja desafiadora. Nessas situações, do ponto de vista funcional, é preferível o uso de próteses implantossuportadas.

Durante anos, uma história pregressa de irradiação tem sido uma contradição relativa para a colocação de implantes dentários.[29] Os efeitos da radiação no osso e nos tecidos moles são um grande desafio no uso de dispositivos metálicos implantados. Em tíbias de coelhos, verificou-se uma redução de 19% de contato osso–implante com implantes cilíndricos de *spray* de plasma de titânio após 4.050 rad de irradiação durante o tempo inicial de reparação.[30] Não é de se admirar que vários estudos clínicos que avaliaram as taxas de sucesso de implantes endo-ósseos intraorais, colocados em leitos ósseos irradiados com ou sem tratamento HBO adjuvante, tenham demonstrado taxas de sucesso ligeira a substancialmente menores que em pacientes não irradiados.[31-39]

No entanto, são significativos os benefícios que podem resultar do oferecimento de reabilitação dentária estética e funcional a esse grupo de pacientes. Estes passam por grandes dificuldades. Perdem grandes porções de sua anatomia, frequentemente ficam deformados e sofrem dos efeitos desconfortáveis da radiação, como xerostomia, disfagia e disgeusia. Eles recebem bem a perspectiva de conseguirem mastigar alimentos sólidos com uma dentição funcional. Nessa difícil situação, as próteses dentárias implantossuportadas ósseas podem ajudar a alcançar tal objetivo. Entretanto, a reação imprevisível dos tecidos moles e duros em pacientes irradiados e o traumatismo cirúrgico do tratamento levam a se ter precaução nesses casos.

Muitas variáveis devem ser avaliadas quando for considerada a colocação de implantes dentários no interior de tecido ósseo irradiado, como o tipo, a dose e os locais de radiação, além do tempo decorrido desde o tratamento, da proteção dada ao osso durante o tratamento e das respostas fisiológicas do próprio paciente (que são, por si sós, afetadas por idade, sexo, genética, hábito de fumar e considerações sistêmicas). Outros fatores críticos são se os implantes serão colocados no interior do osso mandibular irradiado do hospedeiro, de enxertos ósseos irradiados, ou de osso transplantado após a radioterapia. No último caso, se a mandíbula foi reconstruída usando enxerto microvascular no qual o suprimento sanguíneo para o osso tenha sido trazido de uma fonte distante, e não alterado pela radioterapia prévia, nenhuma reação tecidual adversa deverá ser esperada após a colocação dos implantes dentários.

Quando os implantes dentários forem colocados no osso irradiado do hospedeiro ou no osso enxertado, o cirurgião-dentista deverá proceder com precaução. Recomenda-se que haja consultas com o radioterapeuta para determinar a quantidade de radiação que os maxilares receberam nas áreas onde os implantes propostos serão colocados. Estudos têm possibilitado melhor compreensão para o uso de implantes no osso irradiado. Em geral, tem sido mostrado o seguinte:

1. Quanto mais radiação for recebida, maior a taxa de insucesso para os implantes endo-ósseos.[28,33,42]
2. Quanto maior for o tempo entre o tratamento por meio de radiação e a implantação, maior será a taxa de insucesso.[39]
3. Quando os implantes de pacientes irradiados falham, costumam falhar logo, antes da reabilitação protética, o que indica problemas na osteointegração.[39]
4. A combinação de radiação e quimioterapia tem um efeito particularmente negativo na evolução da osteointegração.[39-42]
5. A sobrevivência do implante nos pacientes irradiados tende a ser mais alta na maxila do que na mandíbula.[38-44]
6. Implantes mais curtos têm o pior prognóstico.[39]
7. O tratamento por HBO pode[38] ou não[45] reduzir os índices de falha dos implantes.

Já se demonstrou que o sucesso da retenção dos implantes está direta e positivamente correlacionado com a quantidade de radiação à qual o osso foi exposto.[33,39] Se a quantidade de radiação for menor que aproximadamente 4.500 rad (45 Gy), os implantes podem ser colocados com cuidado. Quando a quantidade de radiação exceder esse limite, deverão ser considerados tratamentos com HBO pré-operatórios (20 a 30 Gy) e pós-operatórios (10 Gy). Os tratamentos com HBO têm se mostrado benéficos em alguns estudos. No entanto, um estudo controlado randomizado descobriu que nenhum benefício da HBO pode ser estabelecido.[45] Alguns usam HBO sob o princípio de que não fará mal e talvez ajude.

O tempo necessário para haver osteointegração será maior em pacientes irradiados em razão da atividade metabólica mais baixa do osso, de modo que os implantes não deverão receber carga por, pelo menos, 6 meses após sua colocação. O cirurgião-dentista deverá ficar atento, sobretudo, à higiene bucal nesses pacientes, pois seus tecidos não irão conseguir resistir à invasão bacteriana, como os tecidos de indivíduos que não foram irradiados. O desenho da prótese, portanto, deverá ser o mais fácil possível de higienizar, com uso frequente de dentaduras sobre implantes (*overdenture*). Contudo, as próteses que não possibilitam o contato dos bordos com os tecidos moles bucais ajudam a evitar ulcerações. Independentemente do tipo de prótese fabricada, tais pacientes requerem acompanhamento e medidas de higiene mais cuidadosas.

A despeito do temor de que os implantes colocados no osso irradiado podem levar a osteorradionecrose, a condição é raramente relatada na literatura (Figura 19.5).[47,48] No entanto, a experiência não tem sido grande o suficiente para prever o resultado, a longo prazo, dos implantes protéticos em pacientes que se submeteram à radiação.

Tratamento dos pacientes com osteorradionecrose

A maioria dos distúrbios de mucosa e subsequente osteorradionecrose ocorre na mandíbula (ver Figura 19.4). Tais condições ocorrem mais frequentemente nas mandíbulas que receberam radiação que excedeu 6.500 rad (65 Gy) e, em geral, não ocorrem em mandíbulas que receberam doses de radiação menores que 4.800 rad (48 Gy).[49-51] Pode haver dor grave causada pela osteorradionecrose. O paciente deverá descontinuar o uso de qualquer prótese e tentar manter um bom estado de higiene bucal. Convém instituir irrigações para remover restos teciduais necróticos. Os antibióticos sistêmicos são necessários, mas apenas ocasionalmente, pois a osteorradionecrose não é uma infecção do osso, mas, sim, uma ferida não cicatrizante com hipoxia.[24] Em decorrência da diminuição da capacidade de vascularização do tecido, antibióticos sistêmicos não ganham pronto acesso à região, a fim de realizar a função para qual são necessários. Todavia, nas infecções secundárias agudas, os antibióticos poderão ajudar a evitar a disseminação da infecção. Qualquer sequestro solto deverá ser removido, mas não deve haver, inicialmente, tentativa de fechar a ferida de tecido mole sobre o osso exposto. A maioria das feridas menores do que 1 cm eventualmente cicatriza, embora possa levar de semanas a meses.

Para as feridas que não cicatrizam, ou para as áreas extensas de osteorradionecrose, a intervenção cirúrgica poderá ser indicada. Nesse caso, a ressecção do osso exposto e a da margem de osso não exposto, além do fechamento primário do tecido mole, podem ser tentadas (Figura 19.6). Esse tratamento é bem-sucedido em muitos casos. Resultados muito melhores têm sido obtidos com o uso de terapia com HBO, em conjunto com a intervenção cirúrgica.[24]

Os esforços de reconstrução com enxertos ósseos utilizados para os defeitos de continuidade também podem ser realizados com sucesso em muitos pacientes que se submeteram à irradiação. Técnicas de enxerto livre microvascular estão se tornando mais populares para restaurar os defeitos de continuidade em pacientes que receberam radioterapia. Tais enxertos ósseos têm seu próprio suprimento proveniente de reconexão de vasos sanguíneos e, portanto, dependem menos dos tecidos locais para serem incorporados e cicatrizar.

Tratamento odontológico dos pacientes que recebem quimioterapia sistêmica para doenças malignas

A destruição de células malignas por fármacos quimioterápicos tumoricidas tem oferecido um tratamento eficaz para várias doenças. De modo semelhante à radioterapia, o efeito antitumoral de agentes quimioterápicos para o câncer baseia-se em sua habilidade de destruir ou adiar a divisão de células em rápida proliferação, como as células tumorais, mas não especificamente. Infelizmente, as células normais do hospedeiro que têm um índice mitótico elevado também são afetadas de modo adverso. As células normais mais afetadas são as que compõem o epitélio do sistema gastrintestinal (incluindo a cavidade bucal) e as células da medula óssea. Os efeitos colaterais mais comuns na boca são alteração do paladar, xerostomia e mucosite.[52]

Efeitos na mucosa oral

Muitos agentes quimioterápicos reduzem a taxa de renovação normal do epitélio bucal. Isso resulta no afinamento por atrofia da mucosa bucal, que se manifesta clinicamente como ulcerações superficiais de mucosa, que são dolorosas e eritematosas. Os efeitos são notados, sobretudo, na mucosa de revestimento, e raramente observados nas superfícies gengivais. Tais alterações podem ser observadas no período de 1 semana da administração de agentes antitumorais. Os efeitos geralmente são autolimitantes, e a cicatrização espontânea ocorre de 2 a 3 semanas após o término da ação da administração do agente.

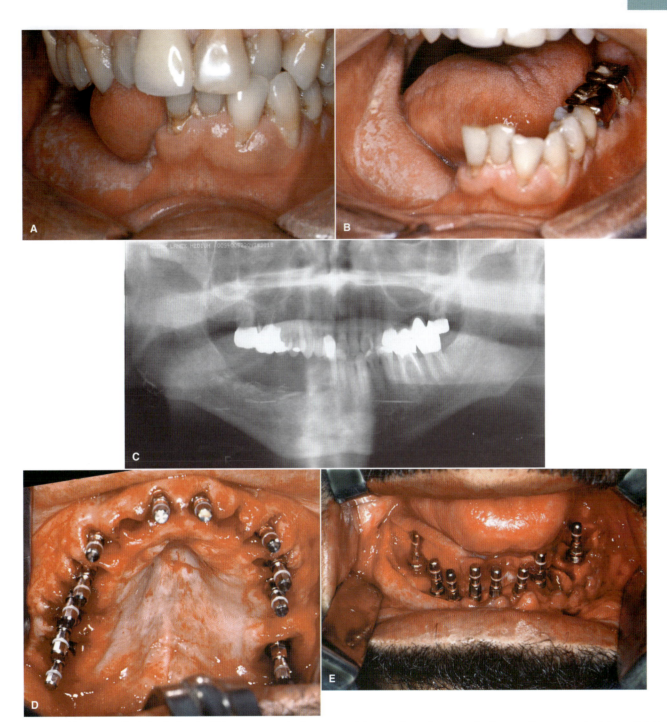

• **Figura 19.5** Reconstrução de implantes dentários em um paciente que completou o tratamento com radiação prescrito para carcinoma de células escamosas **A** a **C**. A dentição existente desenvolveu cárie rampante depois de 1 ano de radioterapia (**D** e **E**). *(continua)*

Efeitos no sistema hematopoético

A mielossupressão – que se manifesta como leucopenia, neutropenia, trombocitopenia e anemia – é uma sequela comum de várias formas de quimioterapia para o câncer. Após 2 semanas de início da quimioterapia, a contagem de células brancas cai para um nível extremamente baixo. O efeito da mielossupressão na cavidade oral é a gengivite marginal. Infecções leves podem desenvolver-se, e o sangramento gengival é comum. Se a neutropenia for grave e prolongada poderá ocorrer o desenvolvimento de infecções graves. Os microrganismos envolvidos em tais infecções devem-se ao crescimento excessivo da microbiota bucal habitual, em especial fungos. No entanto, outros microrganismos podem ser os causadores.

A trombocitopenia pode ser significativa. Também pode ocorrer sangramento espontâneo. Isso é comum, sobretudo, na cavidade bucal após medidas de higiene bucal. Habitualmente, após 3 semanas do término da quimioterapia, ocorre recuperação da mielossupressão.

É importante determinar o tipo de neoplasia para a qual o paciente está sendo tratado. O tipo de neoplasia dita os tipos de agentes quimioterápicos que deverão ser usados. Muitas neoplasias hematológicas (como leucemia) são tratadas com agentes quimioterápicos que resultam em profundas alterações na função e no número dos elementos da medula óssea. Comparativamente, a gestão quimioterápica de alguns tumores sólidos não medulares pode não estar associada à aplasia da medula, conforme encontrado em pacientes com neoplasias hematológicas.

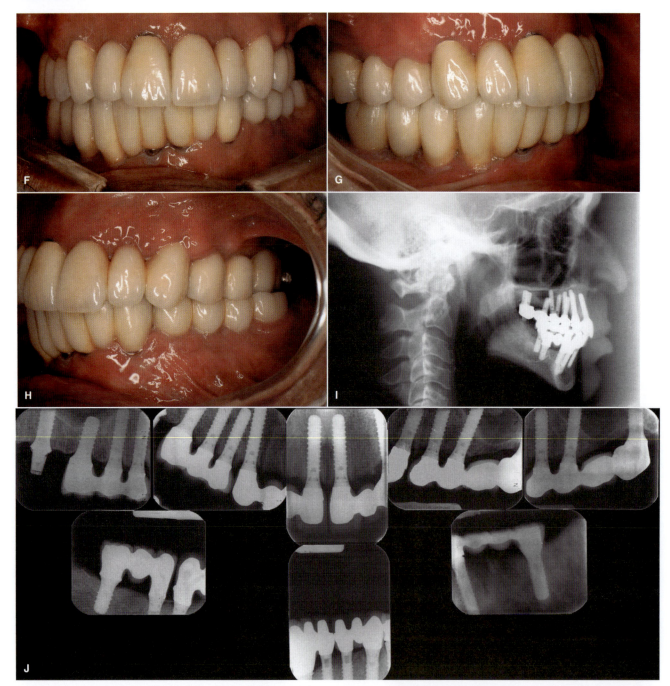

• **Figura 19.5** (*continuação*) Após tratamento com oxigênio hiperbárico, extraíram-se seus dentes e realizaram-se os implantes. Após um período de espera de 6 meses, restaurações protéticas totais (coroas e pontes fixas) foram confeccionadas. Suas próteses (**F** a **H**) e imagens radiográficas cefalométricas laterais (**I**) 1 ano depois da colocação das próteses. **J.** Os níveis ósseos foram mantidos à volta de todos os implantes.

Efeitos na microbiologia bucal

Em consequência dos efeitos colaterais dos imunossupressores, os agentes quimioterápicos causam profundas mudanças na microbiota bucal. Por exemplo, o crescimento excessivo de micróbios, a superinfecção com bacilos gram-negativos e as infecções oportunistas são sequelas comuns que provocam desconforto e morbidade. As infecções sistêmicas respondem por 70% dos óbitos em pacientes que recebem quimioterapia mielossupressora para câncer.[53,54] Os microrganismos bucais são fonte comum de bacteriemia nesses pacientes.[51] Desse modo, a maioria dos indivíduos que está recebendo quimioterapia é tratada concomitantemente com agentes antibacterianos sistêmicos. Entretanto, a despeito desses regimes, os pacientes, com frequência, têm crescimento excessivo de alguns microrganismos, mais comumente as espécies de *Candida*.[55-57]

Gestão odontológica geral

Em geral, os princípios da gestão odontológica do indivíduo que já se submeteu ou irá se submeter à radioterapia se aplicam igualmente para o paciente que já se submeteu ou irá se submeter à quimioterapia.[58,59] No entanto, em razão da natureza intermitente do regime quimioterápico aplicado em muitas situações, em decorrência dos efeitos mínimos na vascularização e do estado quase

CAPÍTULO 19 Tratamento do Paciente Submetido à Radioterapia ou à Quimioterapia   391

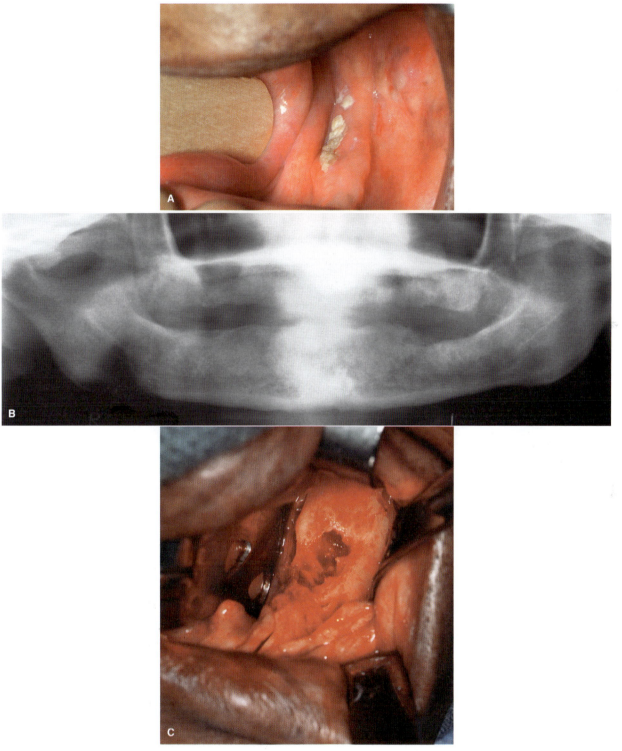

• **Figura 19.6** Osteorradionecrose da mandíbula à esquerda. Este paciente teve tratamento completo com a radioterapia tumoricida prescrita para o carcinoma de células escamosas. A dentição foi removida na época da ressecção do câncer. Tal indivíduo foi preparado para o tratamento da osteorradionecrose com oxigênio hiperbárico pré e pós-operatório. **A.** Osso exposto desvitalizado ao longo do rebordo alveolar da mandíbula à esquerda. **B.** Radiografia panorâmica mostrando irregularidades difusas sem a devida reabsorção da crista alveolar. **C.** A exposição cirúrgica da área mostra margens ósseas desvitalizadas e uma cratera central sem osso. Observa-se osteorradionecrose da mandíbula à esquerda. (*continua*)

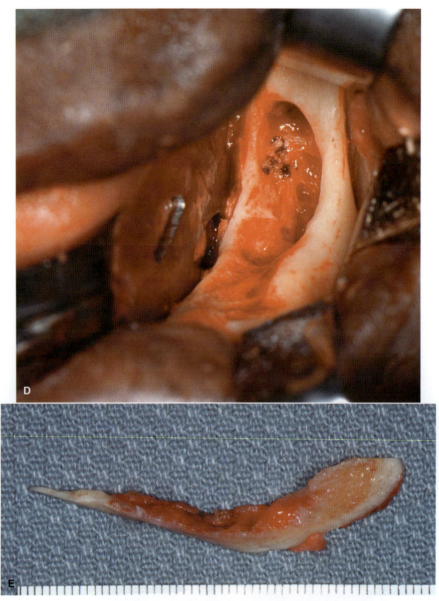

• **Figura 19.6** (*continuação*) **D.** Remove-se o osso da crista alveolar e alisa-se o remanescente com uma broca até encontrar osso sangrando. A cratera central é alisada de modo similar. **E.** Espécime ressecado da crista alveolar. Evidencia-se a osteorradionecrose da mandíbula à esquerda. (*continua*)

normal do indivíduo entre as administrações quimioterápicas, a gestão odontológica poderá ser mais fácil. Os efeitos da quimioterapia são quase sempre temporários. Com o passar do tempo, a saúde sistêmica melhora até níveis ótimos, o que possibilita uma gestão odontológica praticamente de rotina.

As principais preocupações primárias do cirurgião-dentista deverão ser a gravidade e a duração da supressão da medula óssea. O cirurgião-dentista deve estar atento às datas da quimioterapia e ao *status* hematológico do paciente antes de iniciar o cuidado odontológico. Se o indivíduo estiver sendo tratado para uma neoplasia hematológica (p. ex., leucemia), tanto a doença quanto a quimioterapia causam diminuição dos elementos funcionais do sangue. Tais pacientes, portanto, podem estar sob grande risco de infecção e hemorragia em qualquer época do curso de sua doença. Nesses casos, uma consulta com o médico do paciente é fundamental. Na maioria dos casos de neoplasia não hematopoética, o paciente está sob risco de infecção e hemorragia apenas durante o curso da quimioterapia, após o qual ocorre a recuperação dos elementos do sangue.

A decisão de quando extrair os dentes antes do tratamento tem como base as condições da dentição remanescente, as práticas de higiene dentária pregressa do paciente, o imediatismo da necessidade de quimioterapia e o prognóstico geral da doença maligna.

São medidas odontológicas pré-quimioterapia que devem ser realizadas rotineiramente a profilaxia profunda, o tratamento com fluoretos e qualquer necessidade de raspagem. Dentes que não podem mais ser restaurados devem ser removidos antes do início da quimioterapia.

Os pacientes que iniciaram a quimioterapia devem manter uma higiene bucal rigorosa. Isso é difícil em consequência da mucosite e da ulceração que frequentemente ocorrem. Nenhum procedimento odontológico deverá ser realizado em qualquer paciente que esteja recebendo quimioterapia quando a contagem das células brancas do sangue e das plaquetas for desconhecida. Em geral, os pacientes que têm uma contagem de células brancas maior ou igual a 2.000/mm^3, com pelo menos 20% de leucócitos polimorfonucleares, e uma contagem de plaquetas maior ou igual a 50.000/mm^3 podem ser tratados de modo rotineiro. Os antibióticos devem ser administrados profilaticamente, caso o paciente

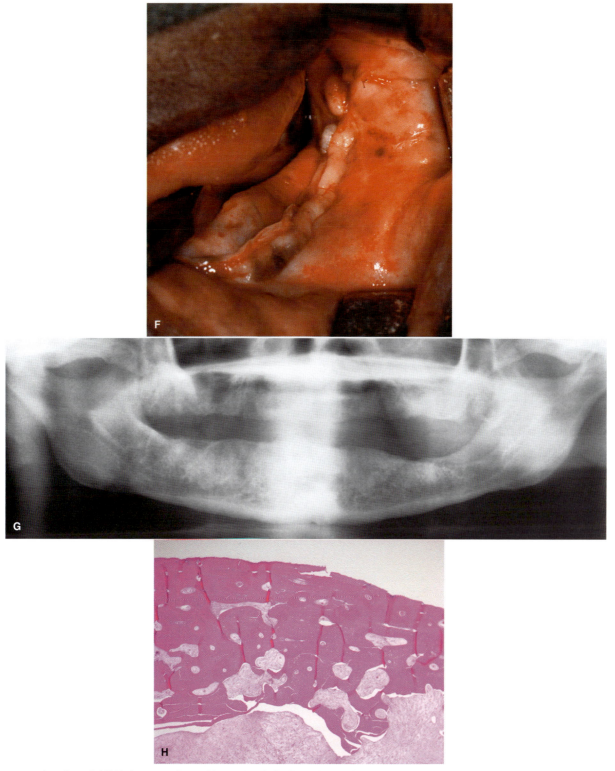

• **Figura 19.6** (*continuação*) **F.** Fechamento dos tecidos moles. **G.** Radiografia panorâmica 8 meses após a cirurgia, mostrando ligeira remodelação do osso. **H.** Histologia do espécime ressecado mostra osteorradionecrose e fibrose nas áreas medulares do sistema haversiano.

tenha recebido quimioterapia no período de até 3 semanas do tratamento odontológico. Se a contagem de células brancas e os níveis de plaquetas caírem abaixo do especificado, deve ser realizado o mínimo de cuidados bucais, pois podem ocorrer infecção, sangramento grave ou ambos. O paciente poderá precisar evitar o uso do fio dental e usar uma escova dentária extremamente macia durante tais períodos. Qualquer aparelho dentário deverá ser deixado de lado nessa fase, para evitar ulcerações na mucosa fragilizada.

Tratamento da candidíase oral

O tratamento inicial da candidíase consiste em aplicações tópicas de medicação antifúngica.[55] A vantagem de se usar medicação tópica é que os efeitos sistêmicos são minimizados. Do mesmo modo, em pacientes com infecção persistente pode-se obter vantagem ao se continuar com os agentes tópicos, além das medicações sistêmicas. O uso dessa combinação possibilita a administração sistêmica de medicações antifúngicas com dose e duração reduzidas, bem como diminuir os potenciais efeitos colaterais.

Os agentes tópicos estão disponíveis na forma de enxaguatórios, pastilhas e cremes. Em geral, para os enxaguatórios bucais o tempo de contato da medicação é curto e, por isso, exibem menor eficácia. As pastilhas estão entre as formas mais aceitas para tratar topicamente a candidíase, pois se dissolvem lentamente na boca e fazem com que haja tempo de exposição maior do fármaco com a microbiota bucal. As formas em creme dos antifúngicos tópicos são úteis para tratar a candidíase das comissuras labiais ou para aplicação nas superfícies bucais dos aparelhos protéticos, a fim de prolongar a exposição ao medicamento.

Os dois medicamentos tópicos mais comumente administrados para a infecção de orofaringe por *Candida* são o clotrimazol e a nistatina, disponíveis em várias formas. Eles devem ser aplicados 4 vezes/dia. A terapia deverá ser continuada até 2 semanas após o término dos sinais e sintomas clínicos. As pastilhas de clotrimazol são dissolvidas na boca, de 4 a 5 vezes/dia.

Para os casos mais resistentes, o cetoconazol ou o fluconazol (medicamentos antifúngicos sistêmicos) podem ser prescritos. No entanto, o cirurgião-dentista deverá ter cuidado na administração sistêmica desses antifúngicos, devido a seus efeitos colaterais tóxicos. Os efeitos variam muito com o tipo de medicamento e podem ser sérios.

Outro medicamento muito prescrito para a candidíase bucal é o enxaguatório bucal clorexidina. A clorexidina tem fortes propriedades antifúngicas e antibacterianas *in vitro*. Os efeitos *in vivo* dela são bem menos documentados, em especial para uso contra espécies de *Candida*, em indivíduos imunossuprimidos.[13,60] Apesar disso, usa-se a clorexidina na maioria desses pacientes, com base na probabilidade de não causar danos e poder ser benéfica.

Tratamento odontológico de pacientes com osteonecrose da mandíbula induzida por medicação

Recentemente, identificou-se uma nova complicação do tratamento do câncer e da osteoporose que se assemelha à osteorradionecrose, com exposição de áreas desvitalizadas do osso da maxila. No entanto, observa-se essa complicação em pacientes que não foram tratados com radiação. Além disso, os métodos usados para tratar a osteorradionecrose parecem não ser benéficos para tratar tais lesões. Essa lesão oral é descrita como *induzida por medicação* ou, de modo mais apropriado, *osteonecrose da mandíbula induzida por medicação* (MRONJ; do inglês, *medication-induced osteonecrosis of the jaws*). Isso porque os pacientes com essas lesões têm em comum é que fazem uso de medicação antirreabsortiva, geralmente como adjuvante à quimioterapia para doença maligna.[62]

A MRONJ consiste em uma condição de osso necrótico cronicamente exposto. Em geral, é dolorosa e costuma ser primária ou secundariamente infectada. A exposição óssea pode ocorrer de modo espontâneo ou, mais comumente, após um procedimento odontológico invasivo.[63] Os pacientes queixam-se de halitose e têm dificuldade para se alimentar e falar.

Clinicamente, as lesões apresentam-se como ulcerações da mucosa bucal que expõem o osso subjacente e, com frequência, são extremamente dolorosas. As lesões são persistentes e não respondem a modalidades convencionais de tratamento como desbridamento, terapia antibiótica ou terapia por HBO.

Três classes principais de medicamentos que podem causar MRONJ estão descritas a seguir.

Bisfosfonatos

Os bisfosfonatos são uma classe de agentes usados para tratar a osteoporose e as metástases malignas do osso. Os bisfosfonatos inibem a reabsorção óssea e, dessa maneira, a renovação do osso ao suprimir o recrutamento e a atividade dos osteoclastos, diminuindo seu ciclo de vida. Milhões de mulheres na pós-menopausa estão fazendo uso de bisfosfonatos para estabilizar a perda óssea causada pela osteoporose, o que reduz o risco de fraturas patológicas.[64] Além da osteoporose, os bisfosfonatos são usados no tratamento da doença de Paget do osso e hipercalcemia associada à malignidade. Os bisfosfonatos são administrados aos pacientes com câncer para ajudar no controle da perda óssea, resultante de lesões metastáticas para o esqueleto.[65,66] O mecanismo de ação dos bisfosfonatos é a ligação à parte mineral do osso, onde ficam concentrados e se acumulam ao longo do tempo. Os bisfosfonatos mostram-se potentes inibidores da atividade osteoclástica, motivo pelo qual são geralmente prescritos.[63] Dependendo da duração do tratamento e do tipo específico de bisfosfonato prescrito, a substância pode permanecer no corpo por anos.[66] A deposição fisiológica e a remodelação do osso ficam bastante comprometidas em pacientes que estão recebendo tratamento com bisfosfonatos.[67,68] Esses também têm propriedades antiangiogênicas e podem ser diretamente antineoplásicos. Isso faz com que sejam importantes agentes na terapia do câncer.[69,70]

Há disponibilidade de muitos medicamentos à base de bisfosfonatos, sendo alguns administrados por via intravenosa (IV) (pamidronato, ácido zoledrônico, clodronato) e alguns administrados por via oral (alendronato, etidronato, risedronato, tiludronato, ibandronato) (Tabela 19.1). A escolha varia de acordo com o tipo de condição clínica a ser tratada e a potência do fármaco. Por exemplo, a administração oral de bisfosfonatos costuma ser usada em pacientes com osteoporose, enquanto os bisfosfonatos injetáveis são usados em pacientes com câncer que apresentam lesões primárias do osso ou metástases para o esqueleto.

Inibidores de ligantes do RANK

Os inibidores de RANK-L (denosumabe) são agentes antirreabsortivos que existem como anticorpo totalmente humanizado contra o ligante de RANK (RANK-L) e inibem a função dos osteoclastos e a reabsorção óssea associada. Ao contrário dos bisfosfonatos, os inibidores de RANK-L não se ligam ao osso e seus efeitos na remodelação óssea são diminuídos, sobretudo, dentro de 6 meses depois da interrupção do tratamento.

Tabela 19.1 Medicamentos antirreabsortivos disponíveis nos EUA.

Nome genérico	Tipo de medicamento	Via de administração
Alendronato	Bisfosfonato	Oral
Clodronato	Bisfosfonato	Intravenosa
Etidronato	Bisfosfonato	Oral
Ibandronato	Bisfosfonato	Oral
Pamidronato	Bisfosfonato	Intravenosa
Risedronato	Bisfosfonato	Oral
Tiludronato	Bisfosfonato	Oral
Zoledronato	Bisfosfonato	Intravenosa
Denosumabe	Inibidor do ligante de RANK	Subcutânea
Sunitinibe	Antiangiogênico	Oral
Sorafenibe	Antiangiogênico	Oral
Bevacizumabe	Antiangiogênico	Intravenosa
Sirolimo	Antiangiogênico	Oral

Medicamentos antiangiogênicos

Os inibidores da angiogênese interferem na formação de novos vasos sanguíneos por ligação a várias moléculas de sinalização que interrompem a cascata de sinalização da angiogênese. Estes novos medicamentos demonstraram eficácia no tratamento de vários tumores.

Mecanismo de ação de medicamentos antirreabsortivos

Dos três medicamentos que podem induzir MRONJ, os bisfosfonatos são claramente os mais prescritos. Portanto, a maioria dos casos será causada por estes. Os bisfosfonatos e outros antirreabsortivos, como o denosumabe, inibem a diferenciação e a função dos osteoclastos e aumentam a apoptose, levando a diminuição da reabsorção e remodelação óssea.[61] Os bisfosfonatos ligam-se ao osso e são incorporados à matriz óssea. Durante a remodelação óssea, a substância é captada pelos osteoclastos e internalizada no citoplasma da célula, onde inibe a função osteoclástica e induz morte celular por apoptose.[71] Os bisfosfonatos também inibem a reabsorção osteoclástica mediada por osteoblastos e têm propriedades antiangiogênicas.[65,72,73] Como resultado, a renovação do osso torna-se profundamente suprimida. Com o decorrer do tempo, o osso mostra pouca remodelação fisiológica.[68,74] O osso torna-se frágil e incapaz de reparar as microfraturas fisiológicas que ocorrem no esqueleto humano, devido à atividade diária.[75,76] A necessidade para reparo e remodelação aumenta bastante com a ocorrência de infecção na maxila ou na mandíbula e quando se realiza uma extração. A MRONJ, portanto, resulta de uma interação complexa entre o metabolismo ósseo e o traumatismo local, a maior demanda da necessidade de reparo ósseo, a infecção e a hipovascularidade.

Os pacientes que recebem bisfosfonatos IV têm maior suscetibilidade à MRONJ do que os que recebem apenas medicação oral. Desse modo, não é comum identificar MRONJ em indivíduos que estejam tomando bisfosfonatos oralmente para prevenção ou tratamento da osteoporose. No entanto, a partir de 2006, os casos começaram a ser relatados na literatura e agora totalizam várias centenas. Outros fatores metabólicos que podem ter atuação no desenvolvimento da MRONJ são o diabetes melito e o uso concomitante de esteroides e agentes quimioterápicos anticâncer, além do hábito de fumar.

Sinais e sintomas clínicos da MRONJ

Aparentemente, a MRONJ afeta exclusivamente os maxilares.[77] A apresentação clínica mais associada à MRONJ é uma úlcera com exposição óssea, em paciente submetido à extração dentária (Figura 19.7).[62,63,78-81] A úlcera causada por aparelho protético mal-adaptado também foi implicada no início do processo patológico. No entanto, ocorrem muitos casos de exposições ósseas espontâneas que não conseguem ser associadas a qualquer lesão ou infecção.[81] De modo similar à osteorradionecrose, não podem ser identificadas quaisquer manifestações radiográficas em estágios precoces da MRONJ oral. Os pacientes podem estar assintomáticos, mas podem apresentar dor intensa após o osso necrótico ser exposto ao meio bucal e infectado secundariamente. A osteonecrose costuma ser progressiva e pode provocar extensas áreas de exposição e deiscência (Figura 19.8).

Nos pacientes oncológicos que fazem uso de formas IV de bisfosfonatos, o tempo médio relatado desde o início da terapia até o desenvolvimento da necrose dos ossos maxilares foi de 25 meses, embora muitos casos ocorram mais cedo.[82] No entanto, qualquer um que faça uso de bisfosfonatos IV por mais de 12 meses está sob sério risco.[61,83] Ademais, os adultos mais idosos (acima de 65 anos de idade) também podem ter maior risco.[84,85] A comorbidade odontológica mais relatada nesses pacientes é uma aparente periodontite observada clínica e radiograficamente.[81] Outros fatores locais associados a MRONJ são dentes infectados, abscesso bucal, tratamento endodôntico prévio e *torus*.

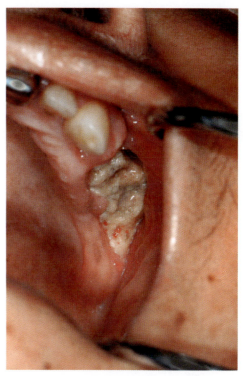

• **Figura 19.7** Osteonecrose da mandíbula associada aos bisfosfonatos. Essa área de osso exposto ocorreu 2 semanas após as extrações. As áreas pontiagudas foram alisadas, mas a ferida não havia cicatrizado depois de vários meses.

Nos pacientes em que a MRONJ se desenvolve espontaneamente, a queixa inicial mais comum é a presença repentina de desconforto intrabucal e aspereza do osso exposto, o que pode progredir para traumatizar os tecidos moles bucais adjacentes à área de osso necrótico.

Frequentemente, podem ocorrer secreção purulenta e tumefação local no tecido mole adjacente, com trismo e linfadenopatia regional. É necessário fazer a diferenciação entre MRONJ de casos simples e transitórios de ulcerações de mucosa (em pacientes que não usam bisfosfonatos), associadas a aparelhos protéticos mal-adaptados, extrações dentárias traumáticas ou exposição óssea espontânea nas áreas em que a mucosa sobrejacente é fina e propícia a abrasão (p. ex., linha milo-hióidea e *torus*). Tais áreas cicatrizam espontaneamente após a remoção da irritação, enquanto isso não ocorre com as lesões de MRONJ.

Cuidados odontológicos para pacientes que estão prestes a começar a receber medicamentos antirreabsortivos

Como a terapia por MRONJ é uma complicação bucal registrada recentemente, medidas terapêuticas consistentes eficazes ainda não foram identificadas. Embora muitos relatos dessa complicação associada ao fármaco tenham sido publicados, não há consenso

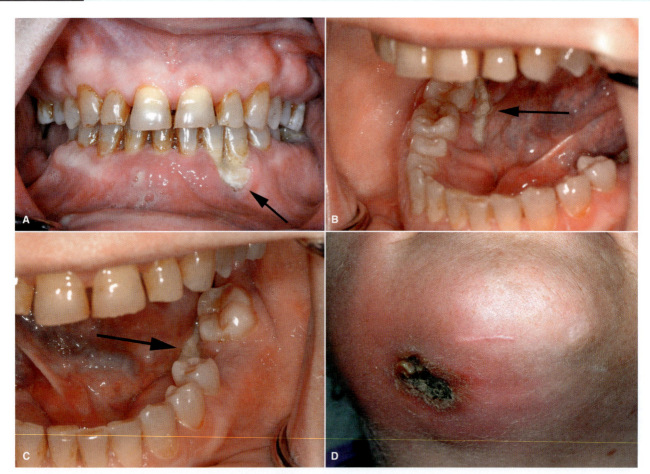

• **Figura 19.8** Um caso progressivo de osteonecrose da mandíbula associada aos bisfosfonatos. Na apresentação inicial, as áreas de osso exposto ocorreram ao longo dos dentes anteriores (**A**) e ao longo das linhas milo-hióideas bilateralmente (**B** e **C**). Realizou-se um desbridamento menor, mas ocorreu uma infecção na mandíbula à direita, com rompimento espontâneo da pele na região submentoniana (**D**).

quanto às estratégias de tratamento que podem acarretar previsibilidade da resolução e da reparação da MRONJ. Isso representa um dilema tanto para o paciente quanto para o dentista. A inabilidade no tratamento das lesões de MRONJ piora o estado clínico do indivíduo, conforme o paciente vai tendo sua capacidade nutricional comprometida. A prevenção dessa condição é, portanto, fundamental para esses pacientes, de modo que possam receber as terapias antineoplásicas de que necessitam.

Assim como na gestão dos pacientes que irão iniciar seu tratamento por meio de radiação, o cirurgião-dentista deverá ver todos os indivíduos antes que a terapia por administração IV com antirreabsortivos comece. O objetivo principal nesse momento é minimizar o risco de ocorrência de MRONJ. A maioria dos relatos de MRONJ ocorre depois que os pacientes já estão fazendo uso de medicamentos reabsortivos por um período de 6 meses ou mais. Então, talvez seja possível oferecer cuidados odontológicos precocemente ao longo do tratamento, sem haver risco de desenvolvimento de MRONJ em decorrência dele.[62,81] Embora uma pequena porcentagem de pacientes que recebem essas medicações tenham MRONJ espontaneamente, a maioria dos indivíduos afetados experimenta essa complicação depois da realização de cirurgia dentoalveolar de rotina (extração, colocação de implantes dentários ou cirurgia apical). Desse modo, dentes com prognóstico ruim devem ser removidos antes da administração dos medicamentos antirreabsortivos ou o mais cedo possível após a instituição do tratamento. Se possível, a instituição da terapia por medicamentos antirreabsortivos deverá ser adiada por cerca de 4 a 6 semanas após a realização de procedimentos invasivos como extrações dentárias para dar ao osso a chance de se recuperar.[81]

A profilaxia dentária, o controle da cárie e a realização de dentística restauradora conservadora são essenciais para a manutenção de dentes funcionais sadios. Pacientes usuários de próteses totais devem ser examinados para a identificação de áreas de traumatismo na mucosa, em especial ao longo da região de bordo lingual. É fundamental que os pacientes sejam educados para a importância da higiene bucal e de avaliações odontológicas regulares e instruídos para relatar qualquer dor, tumefação ou presença de osso exposto que possam antecipar ou caracterizar MRONJ.

Cuidados odontológicos para os pacientes que estão fazendo uso de medicamentos antirreabsortivos

O tratamento de pacientes que estão recebendo terapia oral ou IV por medicamentos antirreabsortivos é, sobretudo, preventivo. O cirurgião-dentista deverá contatar o médico do paciente para descobrir o motivo pelo qual este toma medicamento antirreabsortivo, o tipo de substância e a duração esperada do tratamento. Recomenda-se que os cirurgiões-dentistas sigam as orientações para as consultas odontológicas para a prevenção das complicações bucais, devido à terapia do câncer (quimioterapia, radioterapia). A eliminação de todos os potenciais locais de infecção deve ser o objetivo primário das consultas. Convém realizar dentística restauradora para eliminar cáries e restaurações com defeitos.

As coroas e os trabalhos de prótese fixa mais extensos podem não ser adequados para alguns pacientes. As próteses dentárias devem ser avaliadas quanto a adaptação, estabilidade e oclusão. Além disso, os ajustes necessários devem ser realizados. As extrações dentárias devem ser evitadas, sempre que possível. O objetivo da terapia é alcançar um estado de boa saúde bucal para evitar a necessidade de procedimentos odontológicos invasivos futuramente. A profilaxia deverá ser executada prestando as orientações de higiene bucal. O paciente também deve receber informações sobre a MRONJ para saber identificar os primeiros sinais de desenvolvimento de tal condição. Uma vez completado o tratamento dentário, devem ser realizadas revisões frequentes para reforçar a importância da manutenção da higiene oral e do exame periódico.

Papel do alendronato administrado oralmente

Não está claro se os pacientes que fazem uso de alendronato que apresentam MRONJ tiveram outros fatores locais ou sistêmicos de comorbidade.[62,63,80,81] Em razão do grande número de pacientes que fazem uso de alendronato para osteoporose (cerca de 22 milhões), uma pergunta frequente é se esses indivíduos podem ser submetidos a procedimentos invasivos seguros, como extrações dentárias e colocação de implantes dentários.[88] Para pacientes que fazem uso de bisfosfonatos orais como o alendronato, é desconhecido o risco de desenvolver MRONJ após extração dentária, colocação de implantes dentários, procedimentos periodontais ou cirúrgicos diversos. A duração do efeito fisiológico do medicamento é variável. Há evidências de que uma supressão grave da remodelação óssea poderá ocorrer durante a terapia por alendronato de longa duração, e que os marcadores de reabsorção e formação óssea podem permanecer suprimidos enquanto o paciente estiver tomando o medicamento.[67,68,74] Atualmente, a incidência de MRONJ nos pacientes que fazem uso de alendronato oralmente para osteoporose é de 1:1.000 a 1:25.000.[87-90] No entanto, quanto maior o tempo que o paciente faz uso de tal medicação, maior o risco de MRONJ.

Uma coisa que pode ser feita quando se cogita a realização de procedimento invasivo em paciente fazendo uso de bisfosfonato oral é suspender a medicação durante um período ("férias de remédio"). Essa possibilidade deve ser discutida com o médico do paciente, pois poderá ser possível usar um fármaco alternativo. Os estudos têm mostrado que, em 6 a 12 meses de suspensão do uso de bisfosfonatos orais, o desenvolvimento de MRONJ é reduzido após procedimentos invasivos.[91]

Cuidados odontológicos para pacientes com MRONJ

Para os pacientes com lesões estabelecidas de MRONJ, o objetivo é fazer com que o indivíduo se sinta confortável, pois é provável ele precisar viver com osso exposto. O tratamento deve ser direcionado para eliminar ou controlar a dor e evitar a progressão da exposição óssea. Caso o osso exposto tenha bordas afiadas que estejam irritando o tecido mole adjacente, as bordas afiadas podem ser eliminadas com broca de rotação diamantada. Isso é particularmente importante quando a porção lingual do arco mandibular posterior estiver envolvida. Entretanto, o desbridamento superficial deve ser realizado apenas como último recurso. As tentativas para cobrir o osso exposto com retalhos podem causar mais exposição óssea e piora dos sintomas, como risco de haver fraturas patológicas. Várias modalidades de tratamento para MRONJ são relatadas na literatura e envolvem menor desbridamento sob anestesia local, sequestrectomias cirúrgicas maiores, ressecções marginal e segmentar da mandíbula e maxilectomias parcial e completa. Infelizmente, nenhuma dessas modalidades terapêuticas comprovaram ser rotineiramente bem-sucedidas. A despeito do "aparecimento" de osso vascularizado nas margens cirúrgicas, a reparação poderá não ocorrer, devido ao osso estar todo afetado, tornando impossível haver desbridamento até um osso "normal".[63,85] Muitos casos têm uma evolução muito ruim, apesar da terapia, progredindo para deiscência extensiva e exposição óssea.[63,81,85]

Os pacientes devem ser monitorados de perto para reavaliar as áreas afetadas e garantir que elas não se tornem supurativas. Se a área ao redor do osso exposto exibir eritema doloroso, supuração e/ou tratos sinusais, o paciente deverá ser tratado com antibióticos até a área cicatrizar. O uso de enxaguatório bucal à base de clorexidina 3 a 4 vezes/dia também é recomendado para reduzir a carga e a colonização bacteriana.

O cirurgião-dentista deve discutir os cuidados do paciente com seu oncologista. Pela meia-vida extremamente longa dos bisfosfonatos (anos), não é razoável descontinuar a medicação na tentativa de facilitar a reparação da MRONJ. Além disso, os pacientes que fazem uso de bisfosfonatos para câncer metastático necessitam do medicamento. Entretanto, caso não haja indicação relacionada com o câncer para o uso continuado de terapia por bisfosfonatos ou a indicação original tenha sido resolvida, pode ser razoável descontinuar a medicação, embora esta vá estar presente nos ossos do paciente por muito tempo. A descontinuidade da terapia por bisfosfonatos em indivíduos com MRONJ tem sido associada à melhora gradual da doença clínica.[91] A descontinuidade dos bisfosfonatos orais por 6 a 12 meses pode resultar no sequestro espontâneo ou na resolução após cirurgia de desbridamento.

Terapias restauradoras de rotina podem ser oferecidas aos pacientes com MRONJ. Os anestésicos locais podem ser usados conforme a necessidade. A curetagem e a profilaxia devem ser feitas de modo mais atraumático possível, com manipulação cuidadosa do tecido mole. Se o dente não tiver condições de ser restaurado em razão de cárie, o tratamento de canal e a amputação da coroa podem ser opções melhores do que a remoção dele, a não ser que esteja com muita mobilidade. As extrações dentárias devem ser evitadas. Se necessárias, devem ser realizadas do modo mais atraumático possível. Os pacientes devem ser monitorados de perto nas primeiras semanas logo após o procedimento e mensalmente depois, até os alvéolos estarem completamente fechados e cicatrizados. Se houver indicação para o uso de antibióticos, a penicilina V, a amoxicilina ou a clindamicina podem ajudar a reduzir a incidência de infecção local.

Qualquer aparelho protético existente deve ser reavaliado para garantir que esteja bem adaptado. Recomenda-se o revestimento da prótese com materiais reembasadores macios para assegurar melhor adaptação e minimizar o traumatismo e os pontos de pressão aos tecidos moles.

As infecções odontogênicas devem ser tratadas de modo agressivo com antibióticos sistêmicos. Embora a penicilina seja o antibiótico de primeira escolha na Odontologia, a amoxicilina, a clindamicina ou ambas oferecem melhor penetração e espectro de ação mais amplo de cobertura. Se o desbridamento, a ressecção ou ambos forem necessários, os pacientes serão melhor cuidados ao serem encaminhados para um cirurgião bucomaxilofacial.

Referências bibliográficas

1. Okuno SH, Foote RL, Loprinzi CL, et al. A randomized trial of a nonabsorbable antibiotic lozenge given to alleviate radiation-induced mucositis. Cancer. 1997;79:2193-2199.
2. Sciubba JJ, Goldenberg D. Oral complications of radiotherapy. Oncology. 2006;7(2):175-183.

3. Sweeney MP, Bagg J, Baxter WP, et al. Clinical trial of a mucin-containing oral spray for treatment of xerostomia in hospice patients. Palliat Med. 1997;11(3):225-232.
4. Davies AN. A comparison of artificial saliva and chewing gum in the management of xerostomia in patients with advanced cancer. Palliat Med. 2000;14(3):197-203.
5. Risheim H, Amegerg P. Salivary stimulation by chewing gum and lozenges in rheumatic patients with xerostomia. Scand J Dent Res. 1993;101(5):40-43.
6. Grisius M. Salivary gland dysfunction: a review of systemic therapies. Oral Surg Oral Med Oral Pathol. 2001;92:156.
7. Greenspan D, Daniels TE. Effectiveness of pilocarpine in postradiation xerostomia. Cancer. 1987;59:1123-1125.
8. Johnson JT, Ferretti GA, Nethery WJ, et al. Oral pilocarpine for postirradiation xerostomia in patients with head and neck cancer. N Engl J Med. 1993;329(6):390-395.
9. LeVeque FG, Montgomery M, Potter D, et al. A multicenter, randomized, double-blind, placebo-controlled, dose-titration study of oral pilocarpine for treatment of radiation-induced xerostomia in head and neck cancer patients. J Clin Oncol. 1993;11:1124-1131.
10. Khan Z, Jacobsen CS. Oral pilocarpine HCl for post-irradiation xerostomia in head and neck cancer patients. In Proceedings of the First International Congress on Maxillofacial Prosthetics, New York, 1995, Memorial Sloan-Kettering Cancer Center.
11. Atkinson JC, Baum BJ. Salivary enhancers. J Dent Educ. 2001;65(10):1096-1101.
12. Leek H, Albertsson M. Pilocarpine treatment of xerostomia in head and neck patients. Micron. 2002;33(2):153-155.
13. Spijkervet FK. Irradiation mucositis. Copenhagen: Munksgaard; 1991.
14. Spijkervet FK, Van Saene HK, Van Saene JJ, et al. Effect of selective elimination of the oral flora on mucositis in irradiated head and neck cancer patients. J Surg Oncol. 1991;46:167.
15. Matheis MJ, Esposito SJ, Sherman T. Evaluation of oral mucositis in patients receiving radiation therapy for head and neck cancer: a pilot study of 0.12% chlorhexidine gluconate oral rinse. In: Proceedings of the First International Congress on Maxillofacial Prosthetics, New York, 1995, Memorial Sloan-Kettering Cancer Center.
16. Ferretti GA, Raybould TP, Brown AT, et al. Chlorhexidine prophylaxis for chemotherapy- and radiation-induced stomatitis: a randomized double-blind trial. Oral Surg Oral Med Oral Pathol. 1990;70:331.
17. Beumer J, Brady F. Dental management of the irradiated patient. Int J Oral Surg. 1978;7:208.
18. Beumer J, Curtis T, Harrison RE. Radiation therapy of the oral cavity. I. Sequelae and management. Head Neck Surg. 1979;1:301.
19. Beumer J, Curtis T, Harrison RE. Radiation therapy of the oral cavity. II. Sequelae and management. Head Neck Surg. 1979;1:392.
20. Beumer J, Curtis TA, Morrish RB. Radiation complications in edentulous patients. J Prosthet Dent. 1976;36:193.
21. Dreizen S, Brown LR, Daly TE, et al. Prevention of xerostomia-related dental caries in irradiated cancer patients. J Dent Res. 1977;56(2):99-104.
22. Bedwinek JM, Shukovsky LJ, Fletcher GH, et al. Osteonecrosis in patients treated with definitive radiotherapy for squamous cell carcinomas of the oral cavity and naso- and oropharynx. Radiology. 1976;119(3):665-667.
23. Starcke EN, Shannon IL. How critical is the interval between extractions and irradiation in patients with head and neck malignancy? Oral Surg Oral Med Oral Pathol. 1977;43:333.
24. Marx RE. A new concept in the treatment of osteoradionecrosis. J Oral Maxillofac Surg. 1983;41(6):351-7.
25. Marx RE. Osteoradionecrosis: a new concept in its pathophysiology. J Oral Maxillofac Surg. 1983;41:283.
26. Marx RE, Johnson RP, Kline SN. Prevention of osteoradionecrosis: a randomized prospective clinical trial of hyperbaric oxygen versus penicillin. J Am Dent Assoc. 1985;111(1):49-54.
27. Clayman L. Clinical controversies in oral and maxillofacial surgery. Part two. Management of dental extractions in irradiated jaws without hyperbaric oxygen therapy. J Oral Maxillofac Surg. 1997;55(3):275-281.
28. Sulaiman F, Huryn JM, Zlotolow IM. Dental extractions in the irradiated head and neck patient: a retrospective analysis of Memorial Sloan-Kettering Cancer Center protocols, criteria and end results. J Oral Maxillofac Surg. 2003;61(10):1123-1131.
29. Hobo S, Ichida E, Garcia LT. Osseointegration and occlusal rehabilitation. Tokyo: Quintessence; 1989.
30. Fischer-Brandies E. Risks with endosseous implantation following radiation. Quintessenz. 1990;41:873-877.
31. Hum S, Larsen P. The effect of radiation at the titanium-bone interface. In: Laney W, Tolman D (eds.). Tissue integration in oral, orthopedic and maxillofacial reconstruction. Chicago: Quintessence; 1990.
32. Granström G, Tjellstrom A, Branemark PI, et al. Bone-anchored reconstruction of the irradiated head and neck cancer patient. Otolaryngol Head Neck Surg. 1993;108(4):334-43.
33. Visch LL, Levendag PC, Denissen HW. Five-year results of 227 HA-coated implants in irradiated tissues. In: Proceedings of the First International Congress on Maxillofacial Prosthetics, New York, 1995, Memorial Sloan-Kettering Cancer Center.
34. Esser E, Wagner W. Dental implants following radical oral cancer surgery and adjuvant radiotherapy. Int J Oral Maxillofac Implants. 1997;12:552-557.
35. Franzen L, Rosenquist JB, Rosenquist KI, et al. Oral implant rehabilitation of patients with oral malignancies treated with radiotherapy and surgery without adjunctive hyperbaric oxygen. Int J Oral Maxillofac Implants. 1995;10(2):183-187.
36. Watzinger F, Ewers R, Henninger A, et al. Endosteal implants in the irradiated lower jaw. J Craniomaxillofac Surg. 1996;24(4):237-244.
37. Keller E, Tolman DE, Zuck SL, et al. Mandibular endosseous implants and autogenous bone grafting in irradiated tissue: a ten-year retrospective study. Int J Oral Maxillofac Implants. 1997;12(6):800-813.
38. Nimi A, Ueda M, Keller EE, et al. Experience with osseointegrated implants placed in irradiated tissues in Japan and the United States. Int J Oral Maxillofac Implants. 1998;13(5):407-411.
39. Granstrom G. Osseointegration in irradiated cancer patients: an analysis with respect to implant failures. J Oral Maxillofac Surg. 2005;63(Suppl1):579-585.
40. Moy PK, Medina D, Shetty V, et al. Dental implant failure rates and associated risk factors. Int J Oral Maxillofac Implants. 2005;20(4):569-577.
41. Nooh N. Dental implant survival in irradiated oral cancer patients: a systematic review of the literature. Int J Oral Maxillofac Implants. 2013;28(5):1233-1242.
42. Chrcanovic BR, Albrektsson T, Wennerberg A. Dental implants in irradiated versus nonirradiated patients: a meta-analysis. Head Neck. 2016;38(3):448-481.
43. Nimi A, Fujimoto T, Nosaka Y, et al. A Japanese multicenter study of osseointegrated implants placed in irradiated tissues: a preliminary report. Int J Oral Maxillofac Implants. 1997;12(3):259.
44. Weischer T, Mohr C. Ten-year experience in oral implant rehabilitation of cancer patients: treatment concept and proposed criteria for success. Int J Oral Maxillofac Implants. 1999;14(4):521-8.
45. Schoen PJ, Raghoebar GM, Bouma J, et al. Rehabilitation of oral function in head and neck cancer patients after radiotherapy with implant-retained dentures: effects of hyperbaric oxygen therapy. Oral Oncol. 2007;43(4):379-388.
46. Granström G, Jacobsson M, Tjellström A. Titanium implants in the irradiated tissue: benefits from hyperbaric oxygen. Int J Oral Maxillofac Implants. 1992;7(1):15-25.
47. Albrektsson T. A multicenter report on osseointegrated oral implants. J Prosthet Dent. 1988;60(1):75-84.
48. Taylor TD, Worthington P. Osseointegrated implant rehabilitation of the previously irradiated mandible: results of a limited trial at 3 to 7 years. J Prosthet Dent. 1993;69(1):60-9.
49. Murray CG, Herson J, Daly TE, Zimmerman S. Radiation necrosis of the mandible: a 10-year study. I. Factors influencing the onset of necrosis. Int J Radiat Oncol Biol Phys. 1980;6(5):543.

50. Murray CG, Herson J, Daly TE, Zimmerman S. Radiation necrosis of the mandible: a 10-year study. II. Dental factors: onset, duration, and management of necrosis. Int J Radiat Oncol Biol Phys. 1980;6(5):549.
51. Beumer J 3rd, Harrison R, Sanders B, et al. Postradiation dental extractions: a review of the literature and a report of 72 episodes. Head Neck Surg. 1983;6(1):581-586.
52. Wilson J, Rees JS. The dental treatment needs and oral side effects of patients undergoing outpatient cancer chemotherapy. Eur J Prosthodont Restor Dent. 2005;13(3):129-134.
53. Greenberg MS, Cohen SG, McKitrick JC, et al. The oral flora as a source of septicemia in patients with acute leukemia. Oral Surg Oral Med Oral Pathol. 1982;53(1):32-36.
54. McElroy TH. Infection in the patient receiving chemotherapy: oral considerations. J Am Dent Assoc. 1984;109(3):454-6.
55. Epstein JB. Antifungal therapy in oropharyngeal mycotic infections. Oral Surg Oral Med Oral Pathol. 1990;69(1):32-41.
56. Heimdahl A, Nord CE. Oral yeast infections in immunocompromised and seriously diseased patients. Acta Odontol Scand. 1990;48(1):77-84.
57. Odds FC, Kibbler CC, Walker E, et al. Carriage of Candida species and C. albicans biotypes in patients undergoing chemotherapy or bone marrow transplantation for haematological disease. J Clin Pathol. 1989;42(12):1259.
58. DePaola LG, Peterson DE, Overholser CD Jr, et al. Dental care for patients receiving chemotherapy. J Am Dent Assoc. 1986;112(2):198-203.
59. Wright WE, Haller JM, Harlow SA, et al. An oral disease prevention program for patients receiving radiation and chemotherapy. J Am Dent Assoc. 1985;110(1):43-7.
60. Thurmond JM, Brown AT, Sims RE, et al. Oral Candida albicans in bone marrow transplant patients given chlorhexidine rinses: occurrence and susceptibilities to the agent. Oral Surg Oral Med Oral Pathol. 1991;72(3):291-5.
61. Ruggiero SL, Dodson TB, Fantasia J, et al. American Association of Oral and Maxillofacial Surgeon position paper on medication-related osteonecrosis of the jaw – 2014 update. J Oral Maxillofac Surg. 2014;72(10):1938-1956.
62. Migliorati CA, Casiglia J, Epstein J, et al. Managing the care of patients with bisphosphonate-induced osteonecrosis: an American Academy of Oral Medicine position paper. J Am Dent Assoc. 2005;136(12):1658-68.
63. Ruggiero SL, Mehrotra B, Rosenberg TJ, et al. Osteonecrosis of the jaws associated with the use of bisphosphonates: a review of 63 cases. J Oral Maxillofac Surg. 2004;62(5):527-534.
64. Watts NB. Treatment of ostcoporosis with bisphosphonates. Endocrinol Metab Clin North Am. 1998;27(2):419-439.
65. Rogers MJ, Watts DJ, Russell RG. Overview of bisphosphonates. Cancer. 1997;80(Suppl 8):1652-1660.
66. Licata AA. Discovery, clinical development, and therapeutic uses of bisphosphonates. Ann Pharmacother. 2005;39(4):668-677.
67. Ensrud KE, Barrett-Connor EL, Schwartz A, et al. Randomized trial of effect of alendronate continuation versus discontinuation in women with low BMD: results from the Fracture Intervention Trial long-term extension. J Bone Miner Res. 2004;19(8):1259-1269.
68. Odvina CV, Zerwekh JE, Rao DS, et al. Severely suppressed bone turnover: a potential complication of alendronate therapy. J Clin Endocrinol Metab. 2005;90(3):1294-1301.
69. Wood J, Bonjean K, Ruetz S, et al. Novel antiangiogenic effects of the bisphosphonate compound zoledronic acid. J Pharmacol Exp Ther. 2002;302(3):1055-1061.
70. Fournier P, Boissier S, Filleur S, et al. Bisphosphonates inhibit angiogenesis in vitro and testosterone-stimulated vascular regrowth in the ventral prostate in castrated rats. Cancer Res. 2002;62(22):6538-6544.
71. Russell RG, Rogers MJ, Frith JC, et al. The pharmacology of bisphosphonates and new insights into their mechanisms of action. J Bone Miner Res. 1999;14(Suppl 2):53-65.
72. Fleisch H. Development of bisphosphonates. Breast Cancer Res. 2002;4(1):30-34.
73. Sietsema WK, Ebetino FH, Salvagno AM, et al. Antiresorptive dose-dependent relationship across three generations of bisphosphonates. Drugs Exp Clin Res. 1989;15(9):389-396.
74. Ott SM. Long-term safety of bisphosphonates. J Clin Endocrinol Metab. 2005;90(3):1897-1899.
75. Whyte MP, Wenkert D, Clements KL, et al. Bisphosphonate-induced osteopetrosis. N Engl J Med. 2003;349:457-463.
76. Marini JC. Do bisphosphonates make children's bones better or brittle? N Engl J Med. 2003;349(5):423-426.
77. Ruggiero SL, Fantasia J, Carlson E. Bisphosphonate-related osteonecrosis of the jaw: background and guidelines for diagnosis, staging and management. Oral Surg Oral Med Oral Pathol Oral Radiol Endod. 2006;102(4):433-441.
78. Marx RE. Pamidronate (Aredia) and zoledronate (Zometa) induced avascular necrosis of the jaws: a growing epidemic. J Oral Maxillofac Surg. 2003;61(9):1115-1157.
79. Melo MD, Obeid G. Osteonecrosis of the jaws in patients with a history of receiving bisphosphonate therapy: strategies for prevention and early recognition. J Am Dent Assoc. 2005;136(12):1675-1681.
80. Migliorati CA, Schubert MM, Peterson DE, et al. Bisphosphonate-associated osteonecrosis of mandibular and maxillary bone: an emerging oral complication of supportive cancer therapy. Cancer. 2005;104(1):83-93.
81. Marx RE, Sawatari Y, Fortin M, et al. Bisphosphonate-induced exposed bone (osteonecrosis/osteopetrosis) of the jaws: risk factors, recognition, prevention and treatment. J Oral Maxillofac Surg. 2005;63(11):1567-1575.
82. Bagan JV, Murillo J, Jimenez Y, et al. Avascular jaw osteonecrosis in association with cancer chemotherapy: series of 10 cases. J Oral Pathol Med. 2005;34(2):120-123.
83. Takagi Y, Sumi Y, Harada A. Osteonecrosis associated with short-term oral administration of bisphosphonate. J Prosthet Dent. 2009;101:289-292.
84. Markiewicz MR, Margarone JE, Campbell JH, et al. Bisphosphonate-associated osteonecrosis of the jaws: a review of current knowledge. J Am Dent Assoc. 2005;136(12):1669-1674.
85. Bagan JV, Jimenez Y, Murillo J, et al. Jaw osteonecrosis associated with bisphosphonates: multiple exposed areas and its relationship to teeth extractions: study of 20 cases. Oral Oncol. 2006;42(3):327-329.
86. Sachs HC. One year post exclusivity adverse event review: Alendronate. Center for Drug Evaluation and Research, Food and Drug Administration. Disponível em: http://www.fda.gov/ohrms/dockets/ac/04/slides/2004-4067 s1_07_Sachs%202%20Final.pdf. Acesso em: 25 ago. 2006.
87. Jeffcoat MK. Safety of oral bisphosphonates: controlled studies on alveolar bone. Int J Oral Maxillofac Implants. 2006;21(3):349-353.
88. Ault A. Jaw necrosis affects 1 in 1,700 on oral bisphosphonates. Intern Med News. 2008;41:23.
89. Lo JC, O'Ryan FS, Gordon NP, et al. Predicting Risk of Osteonecrosis of the Jaw with Oral Bisphosphonate Exposure (PROBE) Investigators: prevalence of osteonecrosis of the jaw in patients with oral bisphosphonate exposure. J Oral Maxillofac Surg. 2010;68(2):243-253.
90. Malden N, Lopes V. An epidemiological study of alendronate-related osteonecrosis of the jaws. A case series from the south-east of Scotland with attention given to case definition and prevalence. J Bone Miner Metab. 2012;30(2):171-82.
91. Marx RE, Cillo JE, Ulloa JJ. Oral bisphosphonates induced osteonecrosis: risk factors, prediction of risk using serum CTX testing, prevention, and treatment. J Oral Maxillofac Surg. 2007;65(12):2397-410.

20
Doenças Odontogênicas dos Seios Maxilares

MYRON R. TUCKER E RICHARD E. BAUER

VISÃO GERAL DO CAPÍTULO

Embriologia e anatomia, 400
Exame clínico dos seios maxilares, 401
Exame radiográfico dos seios maxilares, 401
Infecções não odontogênicas do seio maxilar, 403
Infecções odontogênicas dos seios maxilares, 405
Tratamento de sinusite maxilar, 405
Pseudocistos antrais, 406
Complicações de cirurgias orais envolvendo os seios maxilares, 407
    Comunicações oroantrais: tratamento imediato, 407
    Fístula oroantral: tratamento tardio, 409

Embriologia e anatomia

Os seios maxilares são espaços preenchidos por ar que ocupam os ossos maxilares bilateralmente. Os seios maxilares são os primeiros dos seios paranasais (p. ex., maxilar, etmoidal, frontal e esfenoide) a se desenvolver embriologicamente. Tal processo inicia-se no terceiro mês de desenvolvimento fetal, como invaginação da mucosa ou bolsa do infundíbulo etmoidal. O desenvolvimento inicial dos seios maxilares, também denominado *pneumatização primária*, progride ao mesmo tempo que a invaginação da mucosa se expande para o interior da cápsula nasal cartilaginosa.[1] A pneumatização secundária começa no quinto mês de desenvolvimento fetal, ao mesmo tempo que as invaginações iniciais se expandem dentro dos ossos maxilares em desenvolvimento.

Após o nascimento, os seios maxilares expandem-se pela pneumatização dentro do processo alveolar em desenvolvimento, estendendo-se anteriormente e inferiormente com relação à base do crânio. Isso corresponde rigorosamente à taxa de crescimento da maxila e ao desenvolvimento da dentição. Considerando o desenvolvimento da dentição, as porções do processo alveolar da maxila, deixadas pela erupção dos dentes, tornam-se pneumatizadas.[2] Quando uma pessoa alcança os 12 ou 13 anos de idade, os seios maxilares terão se expandido até o ponto em que seu assoalho estará no mesmo nível daquele da cavidade nasal. Nos adultos, os ápices dos dentes podem se estender dentro da cavidade dos seios maxilares e ser identificados em espécimes anatômicos ou por imagens de tomografia computadorizada (TC).[3] Em geral, a expansão dos seios maxilares termina após a erupção dos dentes permanentes, porém, na ocasião, ocorrerá uma pneumatização adicional dos seios maxilares, após a remoção de um ou mais dentes posteriores da maxila, para ocupar o processo alveolar residual. Em muitos casos, o seio maxilar costuma se estender, teoricamente, até a crista do rebordo edêntulo. Eles são significativamente maiores nos pacientes adultos edêntulos nas maxilas posteriores, se comparados com os pacientes que apresentam dentição posterior completa.[4]

O seio maxilar mostra-se o maior dos seios paranasais. É conhecido também como antro ou antro de Highmore. O termo *antro* deriva do grego e significa "cavidade". Nathaniel Highmore, médico inglês dos idos de 1600, descreveu uma infecção dos seios maxilares associada a um dente maxilar, e seu nome tem sido relacionado com a nomenclatura dos seios maxilares.

Descreve-se o seio maxilar como uma pirâmide de quatro lados, com a base projetada verticalmente na superfície medial e formando a parede nasal lateral. O ápice estende-se lateralmente dentro do processo zigomático da maxila. A parede superior, ou teto, do seio maxilar é também o assoalho da órbita. A parede posterior estende o comprimento da maxila e inclina-se dentro da tuberosidade maxilar. Anterior e lateralmente, os seios maxilares estendem-se para a região dos caninos e pré-molares. O assoalho dos seios maxilares forma a base do processo alveolar (Figuras 20.1 e 20.2). O seio maxilar adulto apresenta média de 34 mm na direção anteroposterior, 33 mm na altura e 23 mm na largura. O volume do seio maxilar é de, aproximadamente, 15 a 20 mℓ.

Os seios maxilares são revestidos, principalmente, pelo epitélio respiratório, um epitélio colunar, ciliado, pseudoestratificado, secretor de muco. Os cílios e o muco são necessários para a drenagem dos seios maxilares, pois sua abertura, ou óstio, não está em posição dependente (inferior), mas localizada a dois terços de distância acima da parede medial, e realiza a drenagem para dentro da cavidade nasal (ver Figuras 20.1 e 20.2). O seio maxilar abre-se dentro da extremidade posterior, ou inferior, do hiato semilunar, que se encontra no meato médio da cavidade nasal, entre as conchas nasais média e inferior. O batimento ciliar movimenta o muco produzido pelo epitélio de revestimento e qualquer material estranho contido no seio maxilar em direção ao óstio. Assim, ocorre a drenagem para dentro da cavidade nasal. O batimento ciliar realiza-se em uma taxa de 1.000 batidas por minuto e pode movimentar o muco em uma distância de 6 mm/

CAPÍTULO 20 Doenças Odontogênicas dos Seios Maxilares 401

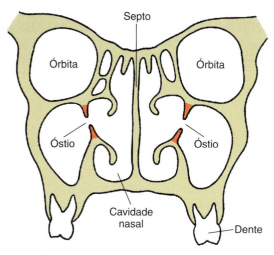

• **Figura 20.1** Diagrama frontal do terço médio da face no óstio ou na abertura dos seios maxilares dentro do meato médio da cavidade nasal. O óstio está no terço superior da cavidade dos seios maxilares.

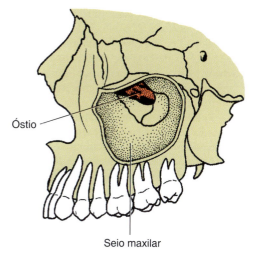

• **Figura 20.2** Diagrama lateral do seio maxilar esquerdo com zigoma removido. Observa-se a parede medial do seio maxilar (ou seja, a parede nasal lateral) no fundo do seio maxilar, assim como o óstio. O seio maxilar é piramidal, com seu ápice direcionado dentro da base do zigoma.

min.[5] O ambiente dentro do seio maxilar é uma camada fina de muco que se movimenta constantemente, transportada ao longo das paredes dos seios maxilares, através do óstio e dentro da nasofaringe.

Exame clínico dos seios maxilares

A avaliação clínica de um paciente com suspeita de sinusite maxilar deve iniciar-se com exame clínico cuidadoso da face e do vestíbulo intraoral para a detecção de inchaço ou vermelhidão. Pode ser evidente o corrimento nasal durante a avaliação inicial. O exame do paciente com suspeita de doença dos seios maxilares deve incluir também a palpação das paredes laterais dos seios maxilares externamente sobre a saliência dos ossos da face, bem como a palpação intraoral na superfície lateral da maxila entre a fossa canina e o suporte zigomático. O seio maxilar afetado pode ser tocado ou palpado de modo leve e cuidadoso. Em alguns casos, a parede lateral do seio maxilar (parede maxilar lateral) pode apresentar erosão e ter defeito palpável. Frequentemente, os pacientes com sinusite maxilar queixam-se de dor dentária, e muitas vezes a percussão da dor a diversos dentes maxilares posteriores indica infecção aguda do seio maxilar.

O exame complementar pode incluir a transiluminação dos seios maxilares. Realiza-se a transiluminação do seio maxilar pela colocação de uma luz brilhante de fibra óptica contra a mucosa nas superfícies facial ou palatina do seio maxilar, observando-se em uma sala escura a transmissão de luz através do seio maxilar (Figura 20.3). Na doença unilateral, o seio maxilar pode ser comparado com o seio maxilar no lado oposto. O seio maxilar envolvido revela a transmissão reduzida de luz em razão de acúmulo de fluido, resíduos ou pus e do espessamento da mucosa do seio maxilar. Esses testes simples podem auxiliar a distinguir a doença do seio maxilar, que pode causar dor nos dentes superiores a partir do abscesso ou outra dor de origem dentária associada aos dentes molares ou pré-molares. A endoscopia nasal e sinusal pode ser realizada para obter mais informações a respeito dos fatores anatômicos que podem contribuir com a doença sinusal, assim como com a saúde geral da mucosa.

Exame radiográfico dos seios maxilares

O exame radiográfico dos seios maxilares pode ser acompanhado de vários tipos de exposição, comuns em clínicas radiológicas ou em consultórios dentários. As radiografias de padrões dentários, que podem ser úteis na avaliação dos seios maxilares, contemplam imagens periapicais, oclusais e panorâmicas. A radiografia periapical limita-se apenas à pequena porção da parte inferior do seio maxilar que pode ser visualizada. Em alguns casos, os ápices das raízes dos dentes maxilares posteriores podem ser vistos projetando-se dentro do assoalho dos seios maxilares (Figura 20.4). As radiografias panorâmicas podem proporcionar uma imagem de "rastreamento" dos seios maxilares (Figura 20.5). Essa projeção é a melhor radiografia obtida na maioria dos consultórios dentários para comparar ambos os seios maxilares. Considerando que a radiografia panorâmica oferece uma imagem direcionada dentro de uma região central limitada, as estruturas de fora dessa área podem não estar claramente delineadas.

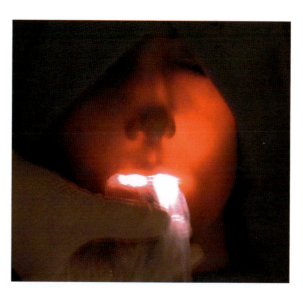

• **Figura 20.3** Transiluminação do seio maxilar com uma fonte de luz de fibra óptica. O seio maxilar esquerdo está normal e apresenta-se transiluminado pela fonte de luz de fibra óptica no palato. O seio maxilar direito está preenchido com fluido ou pus da infecção e apresenta transiluminação reduzida.

As radiografias periapicais, oclusais e, às vezes, as panorâmicas são úteis na localização e na recuperação de corpos estranhos dentro dos seios maxilares – especialmente dentes, pontas de raízes dentárias ou fragmentos ósseos – que foram deslocados por traumatismo ou durante a remoção de um dente (Figura 20.6). Essas radiografias devem ser usadas para o planejamento cuidadoso na remoção cirúrgica de dentes adjacentes aos seios maxilares.

Se forem necessárias outras informações radiográficas, as imagens laterais e de Waters são dois tipos de filmes radiográficos utilizados frequentemente.[6] Obtém-se a radiografia de Waters com a cabeça ajustada em 37° para o feixe central (Figura 20.7). Essa projeção coloca a área dos seios maxilares acima da parte petrosa dos ossos temporais, possibilitando uma imagem mais definida dos seios maxilares do que a imagem padrão posteroanterior do crânio. A imagem lateral pode ser obtida em máquina cefalométrica padrão com a cabeça do paciente ajustada ligeiramente em direção à chapa (Figura 20.8). O ajuste da cabeça do paciente evita a sobreposição das paredes dos seios maxilares.

A TC é técnica útil para as imagens dos seios maxilares e de outras estruturas dos ossos faciais.[7] Os custos mais baixos e a melhor acessibilidade, combinados com imagens definidas e facilmente visualizadas, têm tornado as TC mais populares para avaliar todos os tipos de condições patológicas dos ossos faciais, inclusive as anormalidades dos seios maxilares (Figura 20.9).

A interpretação das radiografias do seio maxilar não é difícil. Os achados no antro normal são aqueles esperados de uma cavidade preenchida de ar, bastante ampla, circundada por estruturas dentárias e ósseas. O corpo do seio maxilar deve parecer radiolucente e estar delineado em todas as áreas periféricas por camada bem demarcada de osso cortical. A comparação de um lado com o outro é útil quando as radiografias forem examinadas. Não deve haver espessamento da mucosa nas paredes ósseas, níveis de ar-fluido (causados pelo acúmulo de muco, pus ou sangue) ou corpos estranhos posicionados de maneira livre. A opacificação parcial ou completa do seio maxilar pode ser causada pela hipertrofia da mucosa, pelo acúmulo de fluido de sinusite e pelo preenchimento do seio maxilar por sangue após traumatismo ou neoplasia. Esperam-se alterações radiográficas com sinusite maxilar aguda. O espessamento da mucosa causado por infecções pode obstruir o óstio do seio maxilar e tornar possível o acúmulo de muco, o qual ficará infectado e produzirá pus. As alterações radiográficas características podem incluir um nível de ar-fluido no seio maxilar (ver Figura 20.7), mucosa espessada em qualquer uma ou em todas as paredes do seio maxilar (Figura 20.10) ou opacificação completa da cavidade do seio maxilar. As alterações radiográficas indicativas de sinusite maxilar crônica são espessamento da mucosa, opacificação do seio maxilar

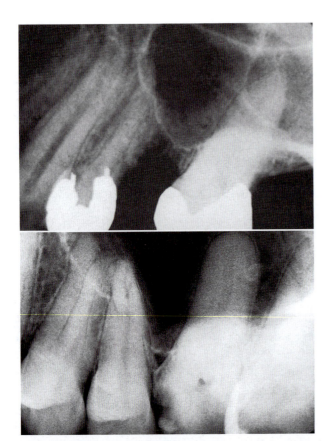

• **Figura 20.4** Radiografias periapicais evidenciando a parte inferior de seio maxilar pneumatizado. As raízes dos molares parecem se projetar dentro do seio maxilar, pois ele se apresenta pneumatizado em volta das raízes.

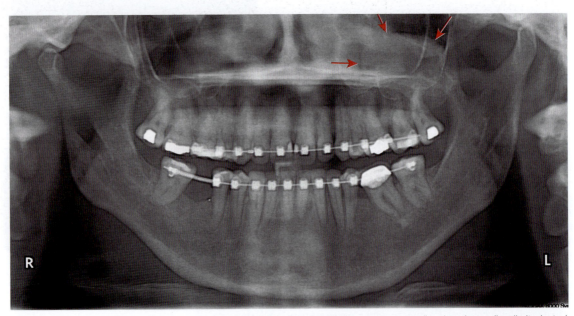

• **Figura 20.5** Radiografia panorâmica revelando o fenômeno de retenção de muco no assoalho do seio maxilar direito (*setas*).

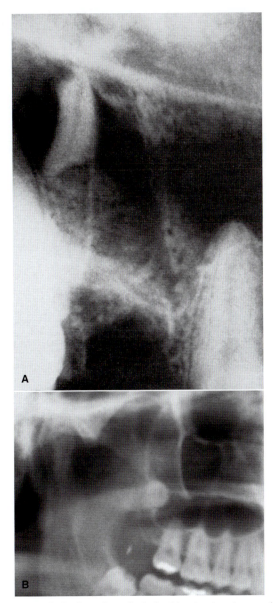

• **Figura 20.6 A.** Radiografia periapical evidenciando o terço apical da raiz palatina do primeiro molar superior, que foi deslocado dentro do seio maxilar durante a remoção do dente. **B.** Imagem panorâmica de alta definição e proximidade do seio maxilar direito com o terceiro molar deslocado na parte superior e posicionado contra a parede posterior do seio maxilar.

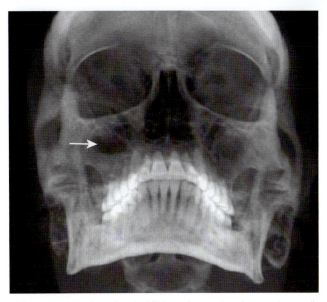

• **Figura 20.7** Radiografia de Waters demonstrando o seio maxilar direito com nível de ar-fluido (*seta*) e aumento de opacidade do seio maxilar esquerdo, por causa do fluido, do espessamento significativo da mucosa ou de ambos.

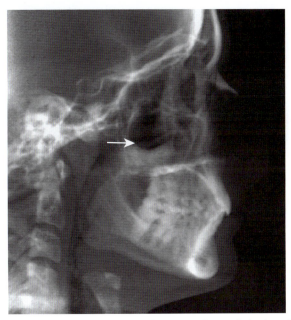

• **Figura 20.8** Radiografia lateral demonstrando os níveis de ar-fluido no seio maxilar (*seta*).

e pólipos antrais ou nasais. Os níveis de ar-fluido nos seios maxilares mostram-se mais característicos de doença aguda nessa região, porém podem ser observados na sinusite crônica durante períodos de exacerbação aguda.

A ruptura do contorno cortical pode ser resultado de traumatismo, formação tumoral, processo infeccioso com abscesso e formação de fístula (Figura 20.11) ou procedimento cirúrgico invasivo às paredes dos seios maxilares. A expansão das paredes ósseas pode estar evidente também (Figura 20.12). As condições patológicas dentárias, como cistos ou granulomas, podem produzir lesões radiolucentes que se estendem para dentro da cavidade do seio maxilar. Tais condições podem ser distinguidas da anatomia dos seios maxilares normais por sua associação ao ápice do dente, pela correlação clínica com o exame dentário e pela existência de margem óssea cortical na radiografia, que geralmente separa a área em questão do seio maxilar por si só.

Infecções não odontogênicas do seio maxilar

Historicamente, o consenso tem sido de que o seio maxilar em geral não é colonizado por qualquer bactéria e se mostra, essencialmente, estéril.[8] Ocasionalmente, estudos mais recentes usando técnicas atualizadas têm demonstrado que algumas bactérias podem ser cultivadas a partir de seios paranasais saudáveis.[9] Ainda que alguns microrganismos possam estar presentes nos seios maxilares normais, esse fato não é de grande importância, e a natureza dinâmica do seio maxilar com o epitélio ativo e a movimentação constante da camada de muco evita qualquer colonização significativa.

A mucosa do seio maxilar é suscetível a doenças infecciosas, alérgicas e neoplásicas. As doenças inflamatórias do seio maxilar,

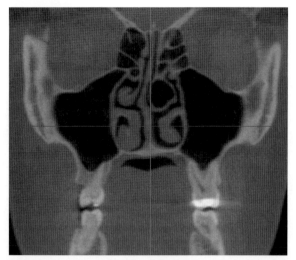

• **Figura 20.9** Varredura por TC, imagem em plano coronal, demonstrando a anatomia do seio maxilar normal com paredes ósseas finas, sem qualquer espessamento do revestimento de mucosa, massas ou fluido.

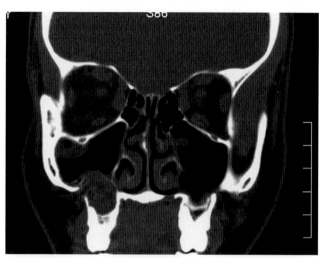

• **Figura 20.11** Perfuração da parede lateral do seio maxilar direito como resultado de infecção odontogênica associada a um dente molar. O abscesso expandiu-se dentro do assoalho do seio maxilar e erodiu a parede lateral deste.

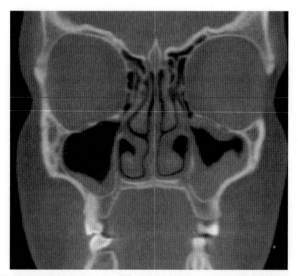

• **Figura 20.10** Varredura por TC evidenciando o seio maxilar direito com mucosa espessada na parte inferior do seio maxilar. O lado esquerdo do paciente apresenta espessamento significativo da mucosa ao longo de toda a superfície do seio maxilar.

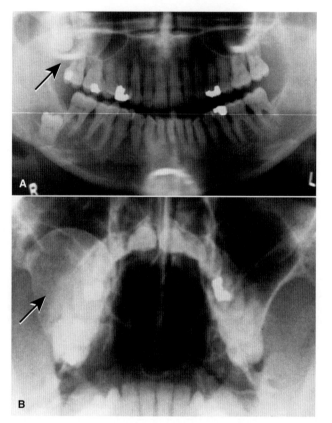

• **Figura 20.12 A.** A radiografia panorâmica apresenta um ceratocisto odontogênico volumoso associado a um terceiro molar superior direito impactado (seta). O cisto afetou o seio maxilar direito quando ele se expandiu. A cavidade do seio maxilar está quase totalmente obstruída pela lesão. Observa-se outro ceratocisto odontogênico associado ao terceiro molar inferior direito impactado. **B.** A radiografia de Waters demonstra o ceratocisto odontogênico (ver A). Nota-se também a lesão de modo expandido na parede lateral do seio maxilar direito (seta).

como infecção ou reações alérgicas, causam hiperplasia ou hipertrofia da mucosa e podem causar obstrução do óstio. Se o óstio ficar obstruído, coleta-se o muco produzido pelas células secretoras que revestem os seios maxilares, durante um longo período. O supercrescimento bacteriano pode, então, produzir uma infecção, o que resulta nos sinais e sintomas de sinusite, bem como nas alterações radiográficas observadas nessas condições.

Quando a inflamação se desenvolve em qualquer dos seios paranasais, se causada por infecção ou alergia, denomina-se esse processo como *sinusite*. A inflamação da maior parte ou de todos os seios paranasais simultaneamente é conhecida como *pansinusite* e, em geral, causada pela infecção. Condições semelhantes dos seios maxilares individuais são conhecidas como *sinusite maxilar* ou *sinusite frontal*.

A sinusite maxilar aguda pode ocorrer em qualquer idade. Em geral, o início é descrito pelo paciente como um desenvolvimento rápido da sensação de pressão, dor, plenitude ou todos esses sintomas na proximidade do seio maxilar afetado. O desconforto aumenta rapidamente em intensidade e pode ser acompanhado por edema e eritema facial, indisposição, febre e drenagem de material mucopurulento de odor fétido na cavidade nasal e na nasofaringe.

A sinusite maxilar crônica costuma ser resultado de infecções bacterianas ou fúngicas de baixo grau e recorrentes, doença nasal obstrutiva ou alergia. Ela se caracteriza por episódios de doença sinusal que respondem inicialmente ao tratamento, podendo retornar, ou que permanecem sintomáticos apesar do tratamento.

As bactérias aeróbias, anaeróbias ou mistas podem causar infecções dos seios maxilares. Os microrganismos geralmente associados à sinusite maxilar de origem não odontogênica são os comuns na cavidade nasal. A mucostase que ocorre dentro do seio maxilar possibilita a colonização desses microrganismos. As bactérias causadoras são, principalmente, aeróbias; e poucas são anaeróbias. As bactérias aeróbias importantes são: *Streptococcus pneumoniae*, *Haemophilus influenzae* e *Branhamella catarrhalis*. Já as bactérias anaeróbias são: *Streptococcus viridans*, *Staphylococcus aureus*, Enterobacteriaceae, *Porphyromonas*, *Prevotella*, *Peptostreptococcus*, *Veillonella*, *Propionibacterium*, *Eubacterium* e *Fusobacterium*.

Infecções odontogênicas dos seios maxilares

Às vezes, a sinusite maxilar tem origem odontogênica, considerando a justaposição anatômica entre os dentes e o seio maxilar (Figura 20.13). As origens odontogênicas abrangem cerca de 10 a 12% de todas as sinusites maxilares.[10] Essa condição pode propagar-se rapidamente e envolver os outros seios paranasais se não tratada ou se for feito tratamento inadequado. Em casos raros, essas infecções tornam-se fatais e podem ocasionar celulite orbital, trombose do seio cavernoso, meningite, osteomielite, abscesso intracraniano e morte.

As origens das infecções odontogênicas que envolvem os seios maxilares envolvem as doenças periapicais agudas e as doenças periodontais. A infecção e a sinusite também podem resultar de traumatismo para a dentição ou de cirurgia na maxila posterior, como remoção de dentes, alveolectomia, redução de tuberosidade, enxerto para elevação do seio maxilar e colocação de implante ou outros procedimentos que possam criar área de comunicação entre a cavidade oral e o seio maxilar.

As infecções dos seios maxilares de origem odontogênica apresentam maior probabilidade de ser causadas por bactéria anaeróbia, que é a mais comum na infecção odontogênica. *Haemophilus influenzae* ou *Staphylococcus aureus* raramente causam sinusite odontogênica. Os microrganismos predominantes são: estreptococos aeróbios e anaeróbios, *Bacteroides* anaeróbios, Enterobacteriaceae, *Peptococcus*, *Peptostreptococcus*, *Porphyromonas*, *Prevotella* e *Eubacterium*.

Tratamento de sinusite maxilar

O tratamento precoce da sinusite maxilar consiste em umidificar o ar inspirado para auxiliar na remoção de secreções secas a partir da passagem nasal e do óstio do seio maxilar. A administração sistêmica de descongestionantes (p. ex., pseudoefedrina) e de vaporizadores nasais contendo vasoconstritores (p. ex., efedrina a 2% ou fenilefrina a 0,25%) reduz a congestão nasal e dos seios maxilares e facilita a drenagem normal. Com frequência, pacientes com infecções dos seios maxilares apresentam dor grave a moderada, e pode ser adequada a prescrição de analgésico narcótico ou não esteroide.[11]

Muitos casos de sinusite são causados por alergias que resultam em congestão e alteração da drenagem natural do seio maxilar. A sinusite alérgica costuma responder às recomendações descritas anteriormente. No entanto, quando a sinusite resulta de processo infeccioso, indica-se o uso de antibióticos. Conhecer a bactéria mais provável de ser isolada na sinusite é importante na seleção do antibiótico. Nos casos de sinusite não odontogênica,

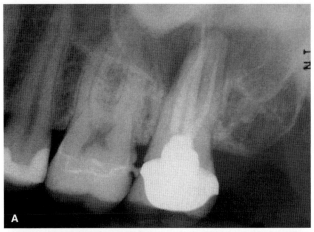
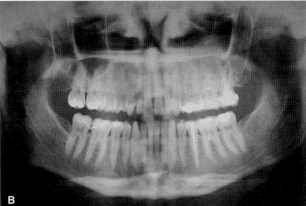
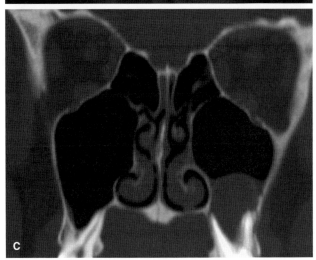

• **Figura 20.13 A.** Radiografia periapical evidenciando dente molar tratado endonticamente. O dente apresenta abscesso periapical afetando o seio maxilar, não observado com nitidez nessa radiografia, porém visto com maior evidência na radiografia panorâmica e na varredura por TC. **B.** Radiografia panorâmica revelando opacificação significativa na parte inferior do seio maxilar esquerdo. **C.** A varredura por TC evidencia claramente massa preenchida por fluido associada às raízes do segundo molar.

os microrganismos mais prováveis são *H. influenzae*, *S. aureus*, *S. pneumoniae* e vários estreptococos anaeróbios. As opções de antibióticos para o tratamento de sinusite maxilar não odontogênica são amoxicilina, sulfametoxazol + trimetoprima, amoxicilina + clavulanato, azitromicina e cefuroxima.

Em geral, a sinusite odontogênica envolve organismos que estão associados às infecções odontogênicas comuns, como os estreptococos aeróbios e anaeróbios e os anaeróbios, como *Bacteroides* e Enterobacteriaceae. Desse modo, antibióticos, como penicilina, clindamicina e metronidazol, que costumam ser efetivos contra as infecções odontogênicas, também são contra a sinusite de origem odontogênica.

Considerando a ampla variedade de microrganismos que podem contribuir para as infecções dos seios maxilares, é importante obter uma amostra do material purulento para cultura e teste de sensibilidade sempre que for possível. O teste de sensibilidade pode indicar alteração para outro antibiótico se os organismos resistentes forem cultivados a partir do seio maxilar e se a infecção não estiver apresentando resposta adequada ao tratamento inicial.

Se o paciente não estiver respondendo a esse regime de tratamento inicial dentro de 72 horas, convém reavaliar o tratamento e o antibiótico. Se a causa do problema não for identificada e eliminada, esse quadro clínico deve ser reavaliado cuidadosamente. Os resultados da cultura e dos testes de sensibilidade devem ser avaliados, e devem ser feitas alterações se houver indicação. Nas infecções agudas dos seios maxilares, aproximadamente 25% do organismos cultivados são produtores de betalactamase, e muitos podem ser anaeróbios, principalmente se a infecção for odontogênica.[11] Se os microrganismos causadores da infecção forem produtores de betalactamase, outro antibiótico, como a combinação de sulfametoxazol + trimetoprima, pode ser eficaz. O cefaclor ou uma combinação de amoxicilina + clavulanato de potássio têm demonstrado resposta efetiva.

A sinusite maxilar aguda é condição potencialmente séria e dolorosa, que exige atenção imediata e cuidados clínicos e cirúrgicos agressivos. Pacientes com suspeita de apresentar sinusite maxilar devem ser encaminhados para um cirurgião bucomaxilofacial ou outro especialista, como um otorrinolaringologista. O médico que encaminhar o paciente ao cirurgião deve enviar também as radiografias, os resultados dos procedimentos clínicos, da cultura e dos testes de sensibilidade da drenagem purulenta e qualquer outra informação relativa ao diagnóstico.

O diagnóstico e o tratamento da sinusite maxilar crônica são difíceis e podem incluir testes de alergia, cirurgia do septo nasal e desbridamento cirúrgico dos seios maxilares. O objetivo da cirurgia do seio maxilar é remover o tecido anormal da cavidade do seio maxilar e restaurar a drenagem normal através do óstio. Tradicionalmente, esse processo era acompanhado de abordagem aberta do seio maxilar conhecida como *procedimento de Caldwell-Luc* (Figura 20.14).[12] Nessa técnica, acessa-se a parede anterior do seio maxilar na área da fossa canina por meio de abordagem vestibular.

O seio maxilar é aberto, e o tecido anormal ou corpos estranhos são removidos. A área ostiomeatal é avaliada e aberta ou pode ser criada uma nova abertura para uma drenagem mais inferior dentro do nariz (denominada *antrostomia*) próxima ao assoalho do seio maxilar. Novas técnicas possibilitam a exploração e o tratamento cirúrgico do seio maxilar com abordagens endoscópicas menos invasivas (Figura 20.15).[12,13]

Os procedimentos de levantamento dos seios maxilares, realizados principalmente para melhorar a base óssea alveolar maxilar posterior para a colocação secundária ou simultânea de implante endósseo, às vezes contribuem para as infecções dos seios maxilares. Na maioria dos casos, a elevação cuidadosa da membrana de Schneider (ou seja, do seio maxilar) proporciona um espaço dentro do qual podem ser colocados enxertos particulados, enxertos ósseos autólogos, materiais aloplásticos ou combinações desses materiais. Se o procedimento for realizado cuidadosamente, as complicações provenientes das cirurgias de elevação dos seios maxilares são raras. As complicações tornam-se mais frequentes em apenas dois casos: (1) quando a membrana do seio maxilar estiver lacerada ou avulsionada; ou (2) quando o seio maxilar estiver preenchido excessivamente.

A ruptura significativa da membrana do seio maxilar ocasiona a exposição do material de enxerto para dentro do seio maxilar aberto e a possível contaminação por bactéria nasal. A ruptura possibilita também que o material particulado proveniente dos enxertos ou implantes do seio maxilar tornem-se corpos estranhos livres dentro do seio maxilar, o que pode causar respostas de rejeição a corpos estranhos a partir da mucosa do seio maxilar ou infecção total. As membranas laceradas do seio maxilar também podem interferir na motilidade ciliar do epitélio normal e, desse modo, impedir a drenagem fisiológica do seio maxilar. Por fim, os fragmentos da mucosa do seio maxilar ou do material de enxerto podem obstruir o óstio do seio maxilar, além de impedir a drenagem normal do seio maxilar.

Quando ocorrem essas situações, o tratamento consiste no controle da infecção e na remoção de materiais de enxerto desvitalizados ou contaminados. Esse tratamento inclui também a remoção de fragmentos de corpos estranhos livres e da ressecção parcial de enxertos colocados excessivamente. Em geral, esses procedimentos são acompanhados por meio da abordagem cirúrgica de Caldwell-Luc da parede lateral do seio maxilar ou, raramente, com a cirurgia endoscópica do seio maxilar pelo acesso nasal. A terapia isolada com antibióticos pode melhorar temporariamente o problema agudo, porém o tratamento final necessitará de exploração e desbridamento do seio maxilar.

Pseudocistos antrais

Os pseudocistos, mucoceles e cistos de retenção são acúmulos benignos de fluido localizados abaixo do epitélio do seio maxilar ou circundados por ele. O termo *mucocele* tem sido usado com frequência para descrever qualquer tipo de acúmulo de fluido localizado, porém essa definição não é correta.[14] Embora cada uma dessas variações possa surgir como uma radiopacidade fraca, de formato circular, dentro do seio maxilar, a causa de cada uma é diferenciada, assim como a histologia.

Observa-se o pseudocisto antral em 2 a 10% das radiografias panorâmicas. Esse pseudocisto é o resultado do acúmulo de exsudato inflamatório (não muco nasal) sob a mucosa do seio maxilar. A causa desse acúmulo não está definida, porém pode estar relacionada com a inflamação do revestimento do seio maxilar. Essas lesões não apresentam consequências clínicas, não necessitam de tratamento e desaparecem com frequência com o passar do tempo.

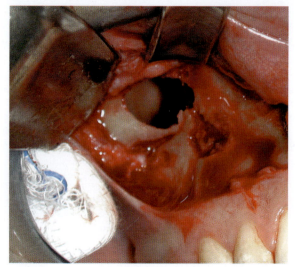

• **Figura 20.14** Exposição de Caldwell-Luc do seio maxilar por meio de uma incisão vestibular e uma janela óssea criada na parede maxilar anterior.

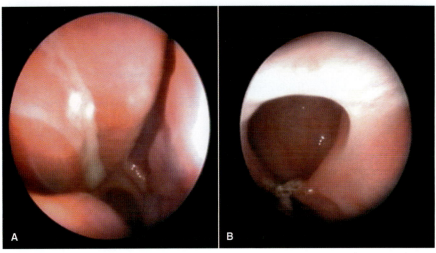

• **Figura 20.15 A.** Óstio e mucosa circundante inflamada, conforme observados por endoscópio. **B.** Óstio e mucosa sinusal circundante saudável. (De Costa F, Emanuelli E, Robiony M, *et al*. Endoscopic surgical treatment of chronic maxillary sinusitis of dental origin. J Oral Maxillofac Surg. 2007;65(2):223-8.)

As mucoceles do seio maxilar, na realidade, são lesões císticas revestidas por epitélio. Uma das causas mais comuns de mucoceles verdadeiras é a cirurgia no seio maxilar, que resulta na separação de parte do revestimento do seio maxilar a partir da região principal do seio maxilar. Essa área pode ficar preenchida com muco e isolada, formando uma lesão cística separada. Essas lesões são denominadas *cistos cirúrgicos ciliados* ou *cistos maxilares pós-operatórios*. Elas podem tornar-se expansíveis e expandir ou erodir as paredes do seio maxilar. Desse modo, devem ser diferenciadas, geralmente com a remoção e a biopsia, a partir das lesões mais agressivas e mesmo malignas do seio maxilar.

Os cistos de retenção no seio maxilar resultam do bloqueio de ductos dentro das glândulas secretoras de muco no seio maxilar. A mucina acumulada fica circundada pelo epitélio, formando uma lesão cística verdadeira. Em geral, essas lesões são tão pequenas que não são visíveis nas imagens radiográficas.

Complicações de cirurgias orais envolvendo os seios maxilares

As complicações dentárias mais comuns dos procedimentos cirúrgicos orais, que subsequentemente envolvem o seio maxilar, são o deslocamento de dentes, raízes ou fragmentos de instrumentos dentro do seio maxilar ou a criação de uma comunicação entre a cavidade oral e o seio maxilar durante a cirurgia da maxila posterior. A recuperação de um dente, um fragmento de raiz ou um instrumento quebrado pode ser realizada de diversas maneiras. Em muitos casos, a abertura criada durante o deslocamento inicial pode ser ligeiramente aumentada; e o dente ou outro objeto podem ser visualizados e recuperados com um fórceps pequeno ou com o uso de aspiração. Muitas vezes, a irrigação (ou inundação) do seio maxilar seguida por aspiração pode recuperar ou posicionar o objeto próximo da abertura para facilitar a recuperação. Em alguns casos, entretanto, o seio maxilar necessita ser aberto por meio da abordagem de Caldwell-Luc para o objeto ser recuperado.

Uma perfuração do seio maxilar resultante de extração ocorre mais comumente quando um molar superior com raízes muito divergentes, que esteja próximo a espaços edêntulos, necessita de extração. Nesse caso, é provável que o seio maxilar tenha se tornado pneumatizado dentro do processo alveolar edêntulo em volta do dente, o que enfraquece todos os alvéolos e conduz os ápices dos dentes para uma conexão mais próxima com a cavidade do seio maxilar. Outras causas de perfuração do seio maxilar são: raízes longas de formato anormal, destruição de parte do assoalho do seio maxilar por lesões periapicais, perfuração do assoalho e da membrana do seio maxilar com o uso incorreto de instrumentais, deslocamento de uma raiz ou dente dentro do seio maxilar durante tentativa de remoção e remoção de lesões císticas amplas que invadem a cavidade do seio maxilar.

Em muitos casos, a abertura é pequena, e o fechamento primário pode ser realizado facilmente com a reparação adequada. Em alguns casos, uma perfuração ou uma comunicação mais ampla são evidentes, e não é possível ou adequado realizar um fechamento de rotina para fechar a abertura.

Realiza-se o tratamento de comunicações oroantrais logo quando se cria a abertura, ou mais tarde, como no caso de uma fístula de longa data ou falha de tentativa de fechamento primário.

Comunicações oroantrais: tratamento imediato

O melhor tratamento de exposição potencial do seio maxilar é evitar o problema com a observação cuidadosa e um plano de tratamento. A avaliação de radiografias de alta qualidade antes da cirurgia costuma revelar a presença ou a ausência de seio maxilar excessivamente pneumatizado e raízes dilaceradas ou amplamente divergentes, o que apresenta a probabilidade de ter comunicação com o seio maxilar ou causar fraturas no assoalho ósseo do antro durante a remoção. Se esses processos forem observados, a cirurgia pode ser alterada para seccionar o dente e remover uma raiz de cada vez (ver Capítulo 8).

Quando se concluem a exposição e perfuração do seio maxilar, indica-se inicialmente a terapia menos invasiva. Se a abertura para o seio maxilar for pequena e não houver a presença de doenças, é recomendável determinar a formação de um coágulo sanguíneo no sítio de extração e preservá-lo nesse local. Não é necessária outra elevação de retalhos de tecidos moles. As suturas são colocadas para a reposição de tecidos moles, e põe-se um pacote de gaze sobre o sítio cirúrgico durante uma a duas horas. O paciente é instruído a seguir os cuidados nasais durante 10 a 14 dias. Esses cuidados são abrir a boca enquanto espirra, não usar canudos nem fumar cigarros e evitar impactos no nariz e qualquer outra situação que possa produzir alterações entre as passagens nasais e a cavidade oral. O paciente recebe a administração de antibiótico, geralmente penicilina, anti-histamínico e descongestionante sistêmico, durante 7 a 10 dias para evitar infecção, contrair as membranas mucosas e diminuir as secreções nasais e do seio maxilar. Observa-se o paciente no pós-operatório em intervalos de 48 a 72 horas e orienta-se a retornar se uma comunicação oroantral tornar-se evidente, como a saída de ar pela boca, ou fluido dentro do nariz, ou se surgirem sintomas de sinusite maxilar.

A maioria dos pacientes tratados dessa maneira alcança a cura sem apresentar intercorrências, considerando a ausência de sinais de doença preexistente dos seios maxilares. Se ocorrerem perfurações maiores, pode ser necessário cobrir o sítio de extração com algum tipo de retalho de avanço para obter o fechamento primário na tentativa de fechar a abertura do seio maxilar. O procedimento cirúrgico com retalho de avanço usado com maior frequência envolve a elevação de retalho bucal, liberando o periósteo e avançando o retalho para cobrir o sítio de extração (Figura 20.16). O aspecto mais importante do retalho de avanço para o fechamento inclui a elevação de um retalho de base ampla com largura adequada para cobrir a comunicação com as margens do retalho posicionado sobre o osso, em vez de ser colocado diretamente sobre o defeito ou área de comunicação. O retalho deve estar livre de qualquer tensão. Para realizar esse procedimento, geralmente o periósteo deve ser incisado e liberado na altura da dissecção. Após o fechamento, orienta-se o paciente a seguir as precauções do seio maxilar, conforme descrito anteriormente.

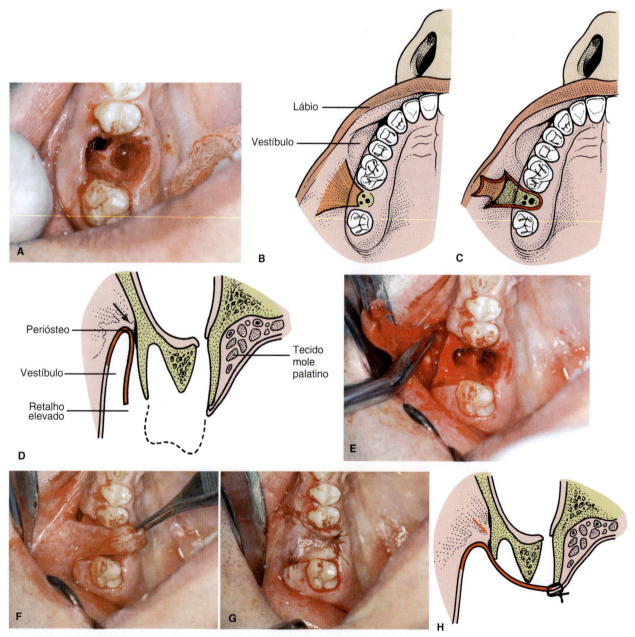

• **Figura 20.16** Fechamento da comunicação oroantral ampla. **A.** Fotografia clínica de uma fístula oroantral ampla na região do molar da maxila direita. **B.** Diagrama do desenho do retalho. **C.** Ilustração do retalho elevado para o fundo do vestíbulo. **D.** Imagem seccional cruzada da elevação do retalho. O periósteo deve ser incisado na altura da dissecção (*seta*) no vestíbulo, liberando a fixação do retalho nessa área para que o retalho de tecido seja posicionado sem tensão através do sítio de extração. **E.** Fotografia clínica demonstrando a elevação e o retalho. As tesouras são usadas para incisar o periósteo na altura da dissecção. **F.** Reposição passiva do retalho por meio do sítio de extração. **G.** Retalho suturado na posição. Observa-se que as margens do retalho se estendem além do sítio de extração e do defeito de comunicação. **H.** Corte transversal de fechamento. Em alguns casos, pode ser necessária uma quantidade pequena de redução óssea sobre o aspecto facial para facilitar o fechamento do retalho.

Fístula oroantral: tratamento tardio

O tratamento bem-sucedido e o fechamento da fístula oroantral requerem tratamento clínico e cirúrgico mais abrangentes. Antes do fechamento de uma fístula oroantral, é imprescindível eliminar qualquer infecção crônica ou aguda dentro do seio maxilar. Esse procedimento pode necessitar de irrigação frequente da fístula e do seio maxilar em combinação com o uso de antibióticos e descongestionantes. Pode ser útil também construir um dispositivo temporário para cobrir a fístula e evitar a entrada de alimentos e outros contaminantes orais dentro do seio maxilar. Se a doença do seio maxilar persistir, pode ser necessário remover os tecidos doentes do seio maxilar usando o procedimento de Caldwell-Luc, por meio da parede lateral do seio maxilar acima dos ápices dos dentes remanescentes.

Os dentes adjacentes devem ser avaliados cuidadosamente quanto ao possível envolvimento. Se a fístula estiver desenvolvida próximo da raiz de um dente adjacente, o fechamento é mais complicado; e, para que esse fechamento possa ser bem-sucedido, pode ser necessária a remoção do dente.

Os métodos de fechamento de fístulas oroantrais são: o avanço de retalho bucal (Figura 20.17), o avanço de retalho palatino (Figura 20.18) e os avanço de retalhos facial e palatino sobre uma membrana de material aloplástico (Figura 20.19). Realiza-se o procedimento de avanço bucal de modo semelhante ao descrito anteriormente para o fechamento imediato de comunicação oroantral.[15] No caso de fístula crônica, no entanto, o trajeto fistuloso será revestido com epitélio, que deve ser excisado ou elevado a partir das paredes ósseas da fístula, suturado junto, se possível, e invertido dentro da cavidade do seio maxilar (ver Figura 20.17). Esse procedimento deve ser realizado antes da elevação do retalho bucal, de modo que o tamanho atual do defeito ósseo possa ser inspecionado, e o tamanho do retalho, designado adequadamente, para que o retalho cubra o defeito completo com as margens apoiadas sobre o osso. Eleva-se o retalho, libera-se o periósteo e estende-se o retalho sobre o defeito, cuidadosamente suturado no local. Em uma técnica semelhante, eleva-se um retalho bucal mais amplo, porém a seguir o defeito é coberto diretamente usando uma porção pediculada da almofada de gordura bucal com o fechamento parcial do retalho mucoperiósteo.[16] Apesar da técnica usada, convém salientar que o defeito ósseo que circunda a fístula é sempre muito maior do que a deformidade do tecido mole clinicamente evidenciado.[17] O plano cirúrgico da técnica de fechamento deve ser ajustado de acordo com esse processo.

Com frequência, realiza-se a rotação de retalho do palato para fechar uma fístula oroantral.[18] As vantagens de usar retalho do palato de espessura completa são as seguintes: (1) grande quantidade de tecido pode ser elevada com suprimento sanguíneo suficiente originado dos vasos palatinos; e (2) a espessura e a natureza queratinizada do tecido palatino apresentam maior semelhança com o tecido de rebordo da crista do que o tecido menos queratinizado e mais fino no vestíbulo bucal. A desvantagem desse retalho é a área ampla de exposição óssea, que resulta da elevação do retalho. O tamanho do retalho deve possibilitar sua rotação para cobrir o defeito completo, com suas margens estendendo-se além das margens ósseas do defeito. Após a fístula ser excisada e o retalho ser elevado, rotacionado e suturado no local, por fim o defeito palatino será reparado com granulação e epitelização secundária (ver Figura 20.18). Em alguns casos, o defeito pode ser coberto com um obturador temporário com algum tipo de revestimento condicionador de tecido mole. Entretanto, é importante que não seja aplicada nenhuma pressão sobre a área do retalho, pois isso pode reduzir o suprimento sanguíneo e causar a necrose do tecido.

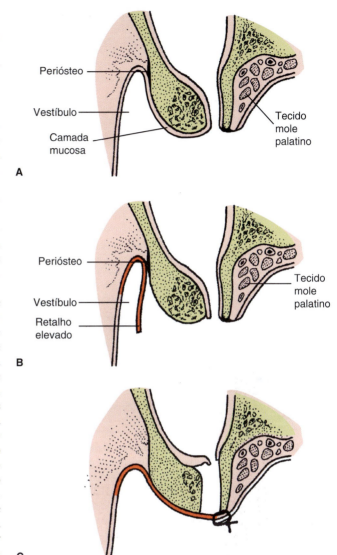

● **Figura 20.17** Fechamento do retalho bucal de fístula oroantral. **A.** Corte transversal de fístula oroantral na região do molar. **B.** O retalho bucal foi elevado. **C.** O epitélio que reveste a fístula foi excisado; o periósteo, liberado na altura vestibular da dissecção; e o retalho livre de tensão, fechado através do defeito, com as margens do retalho apoiadas sobre o osso.

Outra técnica para o fechamento de fístula utiliza sua excisão e a elevação dos retalhos nas regiões palatina e facial do defeito, cobrindo o defeito com algum tipo de material aloplástico e aproximando os retalhos o máximo possível sobre esse material. Uma folha metálica como uma folha de ouro ou titânio fino tem sido usada para esse objetivo e deve ser adaptada cuidadosamente ao contorno da superfície óssea.[19] O revestimento do seio maxilar e, em alguns casos, a crista óssea recuperam-se sobre a superfície do metal. Em alguns casos, a folha é mantida de modo permanente, porém, com maior frequência, uma pequena porção do metal eventualmente torna-se exposta, e o material é esfoliado gradualmente. Uma técnica de fechamento idêntico também pode ser realizada usando-se um material como a membrana de colágeno – possivelmente, reabsorvido.[20,21]

As abordagens intraoral e endoscópica combinadas podem aumentar as chances de sucesso a longo prazo. Muitas vezes, o tratamento bem-sucedido de uma fístula oroantral requer o

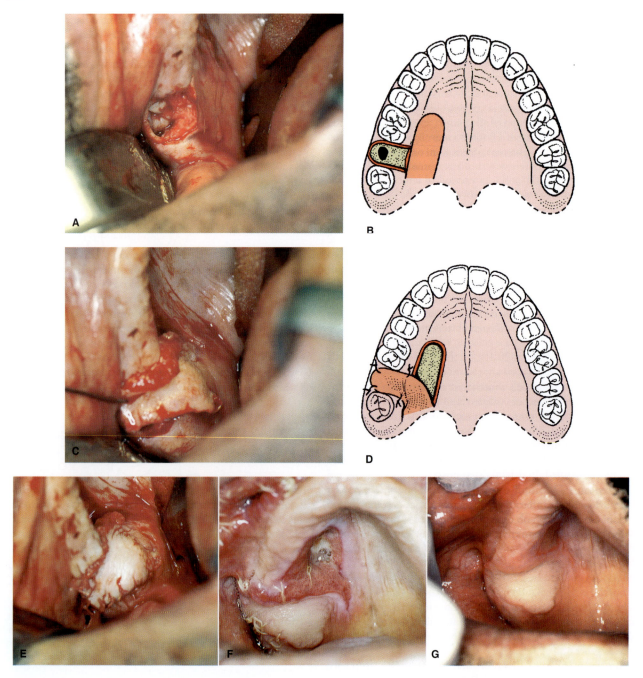

• **Figura 20.18** Fechamento de retalho palatino de fístula oroantral. **A.** Imagem clínica de uma fístula de longa data, resultante da remoção de um molar na maxila posterior, onde o seio foi pneumatizado. **B.** O tecido mole circundando a abertura oroantral é excisado, expondo o osso alveolar subjacente ao redor do defeito ósseo. O retalho palatino de espessura total é delineado, incisado e elevado de anterior para posterior. O retalho deve ter a espessura total do mucoperiósteo, base posterior ampla e incluir a artéria palatina. A largura do retalho deve ser suficiente para cobrir todo o defeito ao redor da abertura oroantral, e seu comprimento deve ser adequado para permitir a rotação do retalho e reposicioná-lo sobre o defeito sem colocar indevida tensão no retalho. **C.** O retalho é girado para garantir que não haverá tensão no mesmo quando estiver posicionado para cobrir o defeito ósseo. **D.** Rotação e fechamento do retalho. **E.** Fotografia clínica do fechamento. **F.** Cicatrização 1 semana após a cirurgia. **G.** Três semanas após a cirurgia.

tratamento do processo infeccioso dentro do seio maxilar e a comunicação física. A cirurgia sinusal endoscópica funcional é uma abordagem minimamente invasiva que torna possível o tratamento transnasal da sinusite crônica e a otimização da drenagem do seio maxilar. Isso pode envolver o deslocamento do turbinado da linha média, a uncinectomia completa e a antrostomia maxilar.

Em raros casos, como defeitos maiores, especialmente aqueles resultantes de remoção cirúrgica de lesões patológicas, podem ser necessários retalhos maiores para realizar o fechamento, além do uso de retalhos pediculados da língua ou do músculo temporal. Há inúmeras modalidades de tratamento para cuidar de uma fístula oroantral. Compreender o tamanho e as necessidades específicas da anatomia do paciente e tratar a doença sinusal concomitante são fatores fundamentais (Figura 20.20).

CAPÍTULO 20   Doenças Odontogênicas dos Seios Maxilares   411

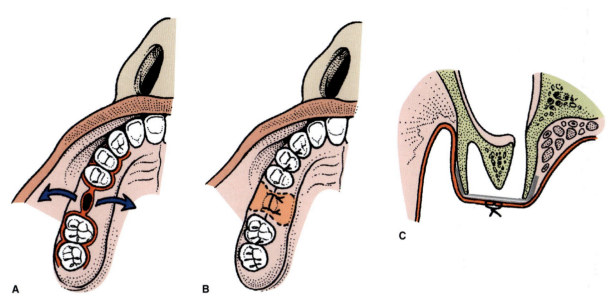

• **Figura 20.19** Fechamento de comunicações oroantrais com a ajuda de membrana. **A.** Ilustração de fístula oroantral no processo alveolar superior direito, na região em que falta o primeiro molar, a qual será fechada com a colocação subperióstea de material aloplástico, como ouro ou folha de titânio, ou membrana de colágeno reabsorvível. Desenvolvem-se retalhos mucoperiósteos do palato e faciais. A extensão dos retalhos ao longo do sulco gengival a um ou dois dentes anterior e posterior possibilita o alongamento do retalho para facilitar o avanço e fechar sobre o defeito. O sistema fistuloso é excisado. As margens ósseas devem ser expostas a 360° ao redor do defeito ósseo para a colocação da membrana abaixo dos retalhos mucoperiósteos. Apoia-se o retalho em todos os lados pelo osso subjacente. **B.** Fechamento. De preferência, os retalhos podem ser aproximados sobre o defeito. Em alguns casos, um pequeno espaço entre os retalhos cicatrizará sobre a membrana por segunda intenção. Mesmo se a mucosa intraoral não se cicatrizar inicialmente, o revestimento do seio maxilar irá se cicatrizar e fechar. Assim, a membrana é esfoliada ou reabsorvida, prosseguindo-se com a cicatrização da mucosa. **C.** Corte transversal da técnica de fechamento da membrana. Os retalhos mucoperiósteos bucais e do palato são elevados para expor o defeito ósseo e a ampla área do osso alveolar subjacente ao redor da comunicação oroantral. A membrana sobrepõe-se a todas as margens do defeito, e os retalhos do palato e facial são suturados sobre ela.

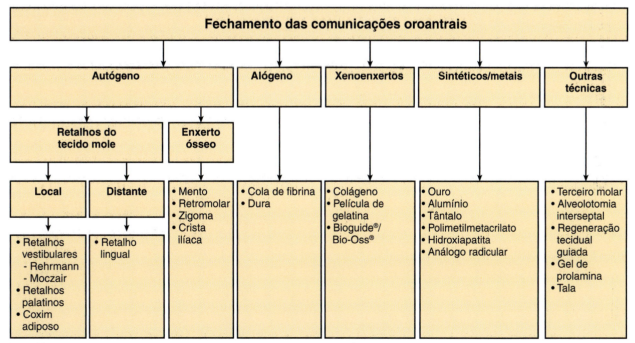

• **Figura 20.20** Possíveis modalidades no tratamento das fístulas oroantrais (De Visscher SH, van Minnen B, Bos RR. Closure of oroantral communications: a review of the literature. J Oral Maxillofac Surg. 2010;68(6):1384-1391).

Referências bibliográficas

1. Moss-Salentijn L. Anatomy and embryology. In: Blitzer A, Lawson W, Friedman WH (ed.). Surgery of the Paranasal Sinuses. Philadelphia: WB Saunders; 1991.
2. Anon JB, Rontal M, Zinreich SJ. Maxillary sinus anatomy. In: Anon JG, Rontal MK, Zinreich SJ (ed.). Anatomy of the paranasal sinuses. New York: Thieme; 1996.
3. Eberhardt JA, Torabinejad M, Christiansen EL. A computed tomographic study of the distances between the maxillary sinus floor and the apices of the maxillary posterior teeth. Oral Surg Oral Med Oral Pathol Oral Radiol Endod. 1992;73(3):345.
4. Harorh A, Bacutoglu O. The comparison of vertical height and width of maxillary sinus by means of Waters' view radiograms taken from dentate and edentulous cases. Ann Dent. 1995;54(1-2):47.
5. McCafferey TF, Kern EB. Clinical evaluation of nasal obstruction. Arch Otolaryngol Head Neck Surg. 1979;105(9):542.
6. Som PM, Brandwein M. Anatomy, physiology, and plain film normal anatomy. In: Som P, Curtin HD (ed.). Head and neck imaging. 3. ed. St. Louis: Mosby; 1996.
7. Zinreich SJ, Benson JL, Oliverio PJ. Sinonasal cavities: CT normal anatomy, imaging of the osteomeatal complex and functional endoscopic surgery. In: Som P, Curtin HD (ed.). Head and Neck Imaging. 3rd ed. St. Louis, MO: Mosby; 1996.
8. Gwaltney JM Jr. Acute community-acquired sinusitis. Clin Infect Dis. 1996;23(6):1209-1225.
9. Weymouth LA. Microbiology of the maxillary sinus. Oral Maxillofac Surg Clin North Am. 1999;11:21-33.
10. Brook I. Sinusitis of odontogenic origin. Otolaryngol Head Neck Surg. 2006;135(3):349-355.
11. Okeson J, Falace D. Nonodontogenic toothache. Dent Clin North Am. 1997;41(2):367.
12. Nariki-Makela M, Qvarnberg Y. Endoscopic sinus surgery or Caldwell-Luc operation in the treatment of chronic and recurrent maxillary sinusitis. Acta Otolaryngol. 1997;529:177.
13. Costa F, Emanuelli E, Robiony M, et al. Endoscopic surgical treatment of chronic maxillary sinusitis of dental origin. J Oral Maxillofac Surg. 2007;65:223-228.
14. Gardner DG, Gullane PJ. Mucoceles of the maxillary sinus. Oral Surg Oral Med Oral Pathol Oral Radiol Endod. 1986;62(5):538-543.
15. Killey H, Kay LW. An analysis of 250 cases of oroantral fistula treated by the buccal flap operation. J Oral Surg. 1967; 24:726.
16. Hanazawa Y, Itoh K, Mabashi T,, et al. Closure of oroantral communications using a pedicled buccal fat pad graft. J Oral Maxillofac Surg. 1995;53(7):771.
17. Juselius H, Katollio K. Closure of antroalveolar fistulae. J Laryngol Otol. 1991;85:387.
18. Awang MN. Closure of oroantral fistula. Int J Oral Maxillofac Surg. 1988;17(2):110.
19. Mainous EG, Hammer DD. Surgical closure of oroantral fistula using the gold foil technique. J Oral Surg. 1974;32(7):528.
20. Mitchell R, Lamb J. Immediate closure of oroantral communications with a collagen implant: a preliminary report. Br Dent J. 1983;154(6):171.
21. Van Minnen B, Stegenga B, van Leeuwen MBM et al. Nonsurgical closure of oroantral communications with a biodegradable polyurethane foam: a pilot study in rabbits. J Oral Maxillofac Surg. 2007;65(3):218.

21
Diagnóstico e Tratamento dos Distúrbios das Glândulas Salivares

MICHAEL MILORO E ANTONIA KOLOKYTHAS

VISÃO GERAL DO CAPÍTULO

Embriologia, anatomia e fisiologia, 413
Modalidades diagnósticas, 417
  História e exame clínico, 417
  Radiologia das glândulas salivares, 418
    Radiografias convencionais, 418
    Sialografia, 418
    Tomografia computadorizada, ressonância magnética, ultrassonografia e tomografia por emissão de pósitrons, 420
    Cintigrafia salivar (exame com isótopo radioativo), 422
  Endoscopia das glândulas salivares (sialoendoscopia), 423
  Sialoquímica, 423
  Biopsia com punção aspirativa por agulha fina, 424
  Biopsia das glândulas salivares, 424
Doença obstrutiva das glândulas salivares: sialolitíase, 425
Fenômeno de retenção e extravasamento de muco, 429
  Mucocele, 429
  Rânula, 430
Infecções das glândulas salivares, 431
  Sialometaplasia necrosante, 433
  Síndrome de Sjögren, 433
Lesões traumáticas às glândulas salivares, 434
Neoplasias das glândulas salivares, 435
  Tumores benignos das glândulas salivares, 435
  Tumores malignos das glândulas salivares, 436

Como especialista nas regiões oral e maxilofacial, pode ser solicitado ao cirurgião-dentista e aos especialistas que realizem avaliações, diagnósticos e abordagens para uma série de distúrbios das glândulas salivares, os quais podem variar desde processos patológicos menores, autolimitados até distúrbios mais significativos das glândulas salivares maiores. Portanto, é necessário um amplo conhecimento prático sobre a incidência, aspectos demográficos, embriologia, anatomia e fisiopatologia para abordar tais pacientes da maneira mais adequada. Este capítulo revisa a anatomia e a fisiologia das glândulas salivares, bem como etiologias, os métodos diagnósticos, a avaliação radiográfica contemporânea e abordagens clínicas e cirúrgicas de vários distúrbios das glândulas salivares, incluindo sialolitíase e fenômenos obstrutivos (p. ex., mucocele e rânula), infecções agudas e crônicas das glândulas salivares, distúrbios traumáticos das glândulas salivares, síndrome de Sjögren, sialometaplasia necrosante e tumores benignos e malignos das glândulas salivares.

Embriologia, anatomia e fisiologia

As glândulas salivares estão divididas em dois grupos: (1) *glândulas salivares maiores*; e (2) *glândulas salivares menores*. Todas se desenvolvem a partir da cavidade bucal embrionária como proliferações do epitélio que se estendem para o interior dos tecidos mesenquimais adjacentes. Tais proliferações epiteliais ou primórdios são anatomicamente aparentes na oitava semana de gestação (Figura 21.1) e, então, passam a se ramificar para formar um sistema primário de ductos, os quais eventualmente se tornam canalizados a fim de fornecer uma unidade básica de glândula salivar para drenagem das secreções salivares (Figura 21.2). Esta unidade consiste em um *ácino* (ou unidade secretora), que é um aglomerado de células, incluindo as *mioepiteliais* e *acinares* (secretórias), com grânulos secretores que coalescem nos ductos coletores, que são o *ducto intercalado*, seguido pelo *ducto estriado* e, finalmente, o *ducto excretor*; cada uma dessas unidades consiste em células acinares únicas com ductos ramificados. As glândulas salivares menores começam a se desenvolver por volta do quadragésimo dia de vida intrauterina, enquanto as glândulas salivares maiores se desenvolvem um pouco mais cedo, por volta do trigésimo quinto dia. Por volta do sétimo ou oitavo mês de vida intrauterina, as células secretoras, chamadas de *ácinos*, começam a se desenvolver em torno do sistema ductal. As células acinares das glândulas salivares são classificadas como *células serosas*, as quais produzem secreção serosa aquosa e diluída, ou *células mucosas*, que produzem secreção mucosa mais viscosa e espessa. As glândulas salivares menores estão bem desenvolvidas e funcionais no recém-nascido. Os ácinos das glândulas salivares menores produzem principalmente secreções mucosas, embora algumas também sejam compostas por células serosas, fato que caracteriza como *mista* a classificação dessas glândulas menores. Existem entre 800 e 1.000 glândulas salivares menores nas porções da cavidade bucal recobertas por membranas mucosas, com poucas exceções, como o terço anterior do palato duro, a gengiva inserida e a superfície dorsal do terço anterior da língua. De acordo com a localização, essas glândulas salivares menores são denominadas de *glândulas labiais, jugais, palatinas, tonsilares* (glândulas de Weber), *retromolares* (glândulas de Carmalt) e *linguais*. As glândulas linguais são divididas em três grupos: (1) *glândulas apicais inferiores* (de Blandin e Nuhn); (2) *proliferações gustativas* (glândulas de Ebner); e (3) *glândulas lubrificantes posteriores* (Tabela 21.1).

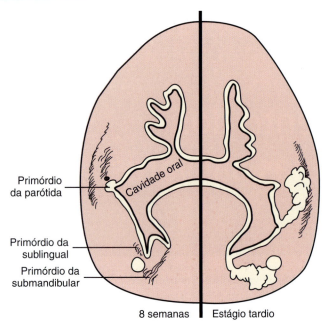

• **Figura 21.1** Desenvolvimento embriológico das glândulas salivares maiores.

Tabela 21.1	Embriologia e anatomia das glândulas salivares.	
	Glândulas salivares menores	**Glândulas salivares maiores**
Desenvolvimento *in utero*:	Dia 40	Dia 35
Número de glândulas	800 a 1.000 glândulas menores	6 (3 pares de glândulas)
Tipos de glândulas	Labial	Parótida
	Jugal	Submandibular
	Palatina	Sublingual
	Tonsilar (glândulas de Weber)	
	Retromolar (glândulas de Carmalt)	
	Lingual 1. Glândulas apicais inferiores (glândulas de Blandin e Nuhn) 2. Botões gustativos (glândulas de Ebner) 3. Glândulas lubrificantes posteriores	

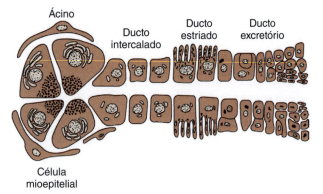

• **Figura 21.2** Unidade básica de glândula salivar.

As glândulas salivares maiores são estruturas pareadas e incluem as *glândulas parótidas, submandibulares* e *sublinguais*. As glândulas parótidas contêm principalmente ácinos serosos com poucas células mucosas. As células serosas apresentam formato cúbico com grânulos secretivos eosinofílicos e produzem secreções aquosas diluídas de baixa viscosidade (1,5 Pa • s). Ao contrário, as glândulas sublinguais, em sua maioria, são compostas por células mucosas, as quais são colunares baixas e claras com núcleo polarizado afastado do lúmen do ácino e produzem secreção espessa de alta viscosidade (13,4 Pa • s). As glândulas submandibulares são mistas, constituídas aproximadamente pelo mesmo número de ácinos serosos e mucosos e, portanto, produzem secreção de viscosidade intermediária (3,4 Pa • s).

As *glândulas parótidas*, as maiores glândulas salivares, localizam-se superficialmente à porção posterior dos músculos masseteres e aos ramos ascendentes da mandíbula, em formato de "triângulo invertido" abaixo do arco zigomático. Porções periféricas das glândulas parótidas podem se estender para os processos mastoides, ao longo da porção anterior do músculo esternocleidomastóideo e em volta da borda posterior da mandíbula para dentro do espaço pterigomandibular (Figura 21.3). Os ramos principais do sétimo par de nervos cranianos (NC VII, nervo facial), de certo modo, dividem a glândula parótida nos lobos superficial e profundo e cursam anteriormente a partir do ponto em que deixam o nervo, desde o forame estilomastóideo, para inervar os músculos da expressão facial. Uma vez que a glândula parótida contém ramos terminais do nervo facial, isso pode explicar por que uma injeção anestésica local para bloqueio do nervo alveolar inferior talvez resulte em paralisia facial transitória, caso a solução anestésica seja depositada dentro da glândula parótida e alcance a borda posterior da mandíbula e o interior do espaço pterigomandibular. Pequenos ductos oriundos de várias regiões da glândula parótida unem-se em sua porção anterossuperior para formar o *ducto de Stensen*, o principal da glândula parótida. O ducto de Stensen apresenta cerca de 1 a 3 mm de diâmetro e 6 cm de comprimento. Ocasionalmente, ocorre uma variação anatômica normal na qual um ducto parotídeo acessório pode auxiliar o ducto de Stensen na drenagem das secreções salivares. Além disso, uma porção acessória da glândula parótida pode estar em qualquer localização ao longo do ducto de Stensen. O ducto atravessa na direção anterior, a partir do hilo da glândula parótida, e cursa em posição superficial com relação ao músculo masseter. Na porção anterior da borda do músculo masseter, o ducto de Stensen se inclina bruscamente em sentido medial e perfura as fibras do músculo bucinador. O ducto de Stensen se abre no interior da cavidade bucal através da mucosa jugal como ponto no vestíbulo maxilar posterior, geralmente adjacente ao primeiro ou segundo molar superior. A glândula parótida recebe inervação neural do nono par de nervos cranianos (nervo glossofaríngeo) via nervo auriculotemporal do gânglio ótico (ver Figura 21.7).

As *glândulas submandibulares* estão localizadas no "trígono submandibular" do pescoço, o qual é um triângulo formado por (1) ventre anterior do músculo digástrico; (2) ventre posterior do músculo digástrico; e (3) borda inferior da mandíbula (Figura 21.4). A porção posterossuperior da glândula curva-se para cima, permanecendo em volta e sobre da borda posterior do músculo milo-hióideo; origina-se no hilo o ducto principal da glândula submandibular, conhecido como *ducto de Wharton*. Esse ducto avança ao longo da superfície superior do músculo milo-hióideo no espaço sublingual, adjacente ao nervo lingual. A relação anatômica nessa área é tal que o nervo lingual se curva sob o ducto de Wharton, de lateral para medial, na parte mais posterior do assoalho bucal; então,

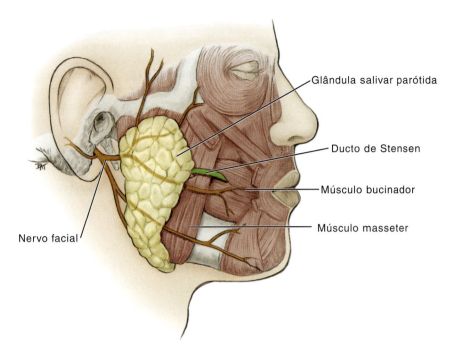

• **Figura 21.3** Anatomia da glândula parótida. Os ramos do nervo facial dividem a glândula em lobo superficial e lobo profundo. O ducto de Stensen cursa superficialmente ao músculo masseter e, então, inclina-se bruscamente para perfurar o músculo bucinador e entrar na cavidade bucal.

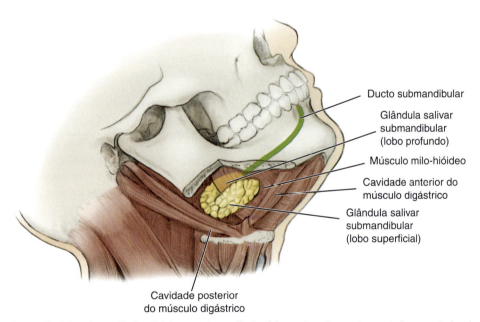

• **Figura 21.4** Anatomia da glândula submandibular. O trígono submandibular é formado pelos ventres anterior e posterior do músculo digástrico e pela borda inferior da mandíbula. Uma porção da glândula pode se estender por cima do músculo milo-hióideo. O ducto de Wharton cursa para cima e para frente e sai pela parte anterior do assoalho bucal.

o nervo lingual se ramifica para fornecer entrada sensorial aos dois terços anteriores da língua em cada lado. Obviamente o nervo glossofaríngeo fornece sensação ao terço posterior de cada lado da língua, enquanto o ramo corda do tímpano do nervo facial proporciona sensação de paladar aos dois terços anteriores dela. O ducto de Wharton continua avançando em linha reta e o nervo lingual atravessa por baixo dele a partir de uma posição lateral (começando no espaço pterigomandibular, após se separar do nervo alveolar inferior) para medial. Em posição medial, o ducto de Wharton é vulnerável a lesões na região do terceiro molar durante a cirurgia de extração de terceiros molares, pois fica próximo à superfície medial da crista oblíqua interna da mandíbula posterior. Subsequentemente, como mencionado, o nervo inclina-se em direção medial para sofrer extensa ramificação no interior da musculatura da língua bilateralmente. O ducto de Wharton apresenta cerca de 5 cm de comprimento e o diâmetro do lúmen do ducto é de aproximadamente 2 a 4 mm. O ducto de Wharton se abre no assoalho bucal através de um orifício na musculatura localizado próximo aos incisivos inferiores na porção mais anterior da junção do freio lingual e do assoalho bucal. O orifício é uma porção mais contraída do ducto e serve para limitar o fluxo retrógrado de fluidos bucais carregados de bactérias para o interior do sistema ductal. Isso é particularmente importante porque esse ponto limita a entrada retrógrada das bactérias que tendem a colonizar ao redor dos orifícios ductais, como *Staphylococcus aureus* e *Streptococcus* spp.

As *glândulas sublinguais* estão localizadas na superfície superior do músculo milo-hióideo, no espaço sublingual, separadas da cavidade bucal por uma fina camada de mucosa bucal do assoalho bucal anterior (Figura 21.5). Os principais ductos acinares das glândulas sublinguais são chamados de *ductos de Bartholin* e, na maioria das vezes, coalescem para formar 8 ou 20 ductos de Rivinus. Os ductos de Rivinus são curtos e pequenos em diâmetro e se abrem de maneira individual diretamente dentro da porção anterior do assoalho bucal em uma protuberância mucosa, conhecida como *prega sublingual*; ou, alternativamente, eles podem se abrir indiretamente por meio de conexões para o ducto submandibular e, então, para dentro da cavidade bucal através do *ducto de Wharton*. As glândulas sublingual e submandibular são inervadas pelo nervo facial (NC VII) por meio do gânglio submandibular via nervo corda do tímpano (ver Figura 21.8).

As funções da saliva são proporcionar lubrificação para a fala e a mastigação, produzir enzimas para a digestão, bem como compostos com propriedades antibacterianas (Tabela 21.2). As glândulas salivares produzem aproximadamente de 1.000 a 1.500 mℓ de saliva por dia, com as taxas mais altas de fluxo salivar ocorrendo durante os horários das refeições. As contribuições relativas de cada glândula salivar para a produção total diária variam, com as glândulas submandibulares fornecendo 70%, as glândulas parótidas produzindo 25%, glândulas sublinguais, de 3% a 4%, e as glândulas salivares menores contribuindo apenas com quantidades ínfimas de saliva (Tabela 21.3). A composição de eletrólitos da saliva também varia entre as glândulas salivares maiores, com as concentrações das glândulas parótidas geralmente mais altas do que as das glândulas submandibulares, exceto pela concentração de cálcio destas, que é aproximadamente duas vezes maior que os níveis de cálcio das parótidas. As viscosidades relativas da saliva variam de acordo com a glândula específica envolvida e correspondem à porcentagem relativa de células mucosas e serosas na glândula; portanto, a maior viscosidade da saliva é encontrada nas secreções das glândulas sublinguais, compostas, em sua maior parte, por células mucosas, seguida pelas secreções das glândulas submandibulares (células mucosas e serosas mescladas) e, por último, pelas secreções das glândulas parótidas, com a menor viscosidade, compostas principalmente por células serosas (Figura 21.6).

É importante observar que a produção diária de saliva começa a diminuir gradualmente após os 20 anos de idade devido ao aumento da fibrose intraparênquima, bem como à diminuição dos estímulos nervosos à secreção.

O controle neurossecretor da produção salivar deriva de estímulos simpáticos e parassimpáticos. A inervação simpática é originada do suprimento do gânglio nervoso cervical superior para as glândulas salivares por meio do vasto plexo vascular arterial da face. O controle parassimpático é diferente para cada glândula salivar maior. A inervação parassimpática para a glândula parótida origina-se do

Tabela 21.2 Composição da saliva de um adulto normal.

	Glândula parótida	Glândula submandibular
Ácido úrico	3 mg/dℓ	2 mg/dℓ
Ácidos graxos	1 mg/dℓ	< 1 mg/dℓ
Aminoácidos	1,5 mg/dℓ	< 1 mg/dℓ
Amônia	0,3 mg/dℓ	0,2 mg/dℓ
Bicarbonato	20 mEq/ℓ	18 mEq/ℓ
Cálcio	2 mEq/ℓ	3,6 mEq/ℓ
Cloreto	23 mEq/ℓ	20 mEq/ℓ
Colesterol	< 1 mg/dℓ	< 1 mg/dℓ
Fosfato	6 mEq/ℓ	4,5 mEq/ℓ
Glicose	< 1 mg/dℓ	< 1 mg/dℓ
Magnésio	0,2 mEq/ℓ	0,3 mEq/ℓ
Potássio	20 mEq/ℓ	17 mEq/ℓ
Proteínas	250 mg/dℓ	< 150 mg/dℓ
Sódio	23 mEq/ℓ	21 mEq/ℓ
Ureia	15 mg/dℓ	7 mg/dℓ

Tabela 21.3 Produção salivar diária por glândula salivar.

Glândula	Produção
Glândula submandibular	70%
Glândula parótida	25%
Glândula sublingual	3 a 4%
Glândulas menores	Traços

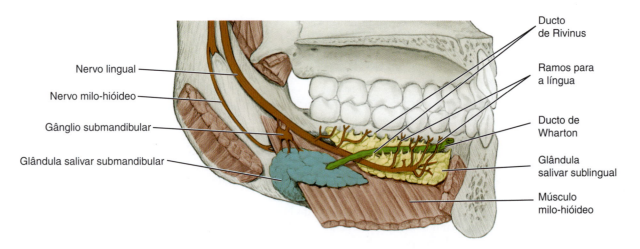

• **Figura 21.5** Anatomia da glândula sublingual. Observe a relação do ducto de Wharton e o nervo lingual.

CAPÍTULO 21 Diagnóstico e Tratamento dos Distúrbios das Glândulas Salivares

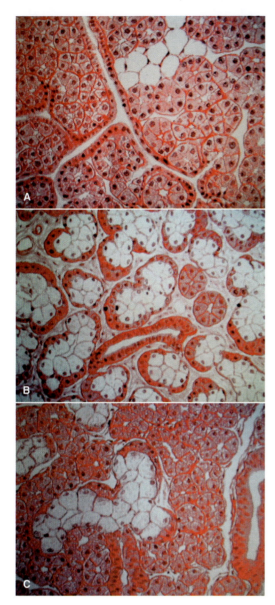

• **Figura 21.6 A.** Histologia da glândula parótida (células serosas). **B.** Glândula sublingual (células mucosas). **C.** Glândula submandibular (células mucosas e serosas mescladas). Observe que algumas das células mucosas (cor mais clara) apresentam semiluas serosas circundante associadas (cor mais escura).

ramo timpânico do nervo glossofaríngeo (NC IX), o qual cursa, via nervo petroso menor, para o gânglio ótico. Os nervos parassimpáticos pós-ganglionares seguem, via nervo auriculotemporal, para a glândula parótida (Figura 21.7). O controle parassimpático das glândulas submandibulares e sublinguais origina-se no núcleo salivar superior e, via nervo facial (ramo corda do tímpano), chega ao gânglio submandibular. Os nervos parassimpáticos pós-ganglionares cursam diretamente para a glândula submandibular ou encaminham-se para a glândula sublingual com o nervo lingual (Figura 21.8).

Modalidades diagnósticas

História e exame clínico

Como em outros processos patológicos, os componentes mais importantes no diagnóstico dos distúrbios das glândulas salivares são a história do paciente e o exame clínico. Na maioria dos casos, o paciente guiará o profissional para o diagnóstico apenas pela correlação entre os eventos descritos em associação à queixa principal. As perguntas específicas devem se concentrar na natureza específica da(s) queixa(s) e se os sintomas são exacerbados durante as refeições, o que pode indicar um fenômeno obstrutivo; se a hidratação inadequada resultou em diminuição do fluxo salivar; se comorbidades podem ter contribuído para problemas nas glândulas (p. ex., doença autoimune); se ocorreu traumatismo (p. ex., morder o lábio resultando em mucocele). O profissional astuto deve realizar ampla avaliação clínica e, em muitas circunstâncias, o diagnóstico pode ser determinado sem a necessidade de exames diagnósticos complementares. O exame clínico deve incluir inspeção e palpação bimanual da glândula salivar específica, com determinação da adequação e normalidade do fluxo salivar, o que pode ser realizado pela "ordenha" do ducto principal da glândula para incentivar a drenagem e avaliar a quantidade e qualidade de saliva produzida. Ocasionalmente, pode ser necessária uma sonda lacrimal para realizar a punção do ducto da glândula (geralmente para os ductos de Stensen e Wharton) com o intuito de limpar um tampão mucoso, "lodo" salivar ou pequeno cálculo, fazendo com que o sistema ductal e o fluxo salivar normal sejam restaurados. Finalmente, o profissional pode desenvolver um diagnóstico diferencial e categorizar o problema como reacional, obstrutivo, inflamatório, infeccioso, metabólico, neoplásico, de desenvolvimento ou traumático, e esta designação vai guiar exames diagnósticos complementares adequados. Eventualmente, o profissional pode julgar necessário o uso de várias modalidades diagnósticas, incluindo eletrólitos séricos ou de líquido salivar, exames de imagem das

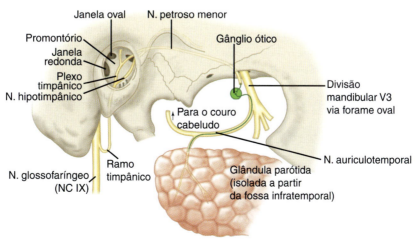

• **Figura 21.7** Inervação da glândula parótida. NC, nervo craniano.

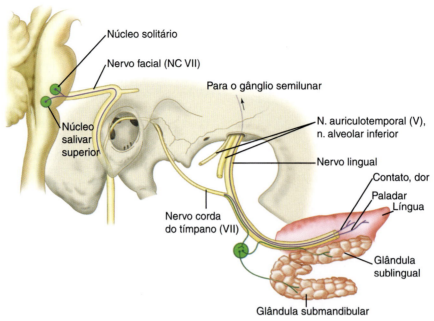

• **Figura 21.8** Inervação das glândulas submandibular e sublingual. NC, nervo craniano.

glândulas salivares, exames salivares funcionais, procedimentos endoscópicos salivares e biopsia salivar para ajudar no estabelecimento do diagnóstico na doença das glândulas salivares.

Radiologia das glândulas salivares

Radiografias convencionais

O objetivo primário das *radiografias convencionais* na avaliação das doenças das glândulas salivares é a identificação de "pedras" salivares (cálculos) embora apenas 80 a 85% de todos os cálculos sejam radiopacos e, portanto, visíveis radiograficamente. A incidência de cálculos radiopacos varia, dependendo da glândula específica envolvida, em comparação com as glândulas parótidas com menos pedras radiopacas que a glândula submandibular (Tabela 21.4). Uma *radiografia oclusal mandibular* é mais útil na detecção de cálculos das glândulas sublinguais e submandibulares na porção anterior do assoalho bucal (Figura 21.9), embora exista alta taxa de falso-negativos decorrente da existência de cálculos radiolúcidos ou tampões mucosos que causam obstrução. Além disso, um filme oclusal mandibular pode perder uma pedra localizada posteriormente. *Radiografias periapicais* podem apresentar cálculos em cada ducto ou glândula salivar, incluindo as glândulas salivares menores, dependendo do posicionamento do filme. Na maioria dos casos, quando o cálculo é visível radiograficamente, a imagem corresponde em tamanho e forma à morfologia real do cálculo. As *radiografias panorâmicas* podem revelar cálculos nas glândulas parótidas e identificar cálculos localizados na parte posterior das glândulas submandibulares (Figura 21.10).

Tabela 21.4	Incidência de cálculos radiopacos (*versus* radiolúcidos).
Localização	Incidência
Glândula submandibular	80% radiopacos
Glândula parótida	40% radiopacos
Glândula sublingual	20% radiopacos
Glândulas menores	Raros

Sialografia

O padrão-ouro no radiodiagnóstico das glândulas salivares é a *sialografia*, embora este exame diagnóstico seja realizado com menos frequência atualmente, com um menor número de radiologistas dispondo da experiência necessária para realizá-lo. A sialografia é indicada como auxiliar na detecção de cálculos radiopacos e radiolúcidos (15 a 20%), bem como em tampões mucosos, porque pode identificar obstrução dentro do sistema ductal. Além disso, a sialografia também é útil na avaliação da extensão da destruição do ducto salivar, do parênquima da glândula ou ambos como resultado de doenças obstrutivas, inflamatórias, traumáticas e neoplásicas. Ademais, a sialografia pode ser usada como manobra terapêutica, uma vez que o sistema ductal é dilatado durante o estudo e pequenos tampões mucosos ou restos necróticos (ou "lodo") podem ser removidos durante a injeção do meio de contraste dentro do sistema ductal.

A técnica de sialografia pode ser facilmente executada com anestesia local e inclui as seguintes etapas: (1) *canulação* do ducto salivar (ducto de Stensen ou Wharton) com cateter de plástico ou metal (Figura 21.11); (2) *injeção* de meio de contraste radiográfico dentro do sistema ductal e da substância da glândula; e (3) *aquisição* de série de imagens radiográficas em vários momentos durante este processo. Aproximadamente 0,5 a 1 mℓ do material de contraste pode ser injetado dentro do ducto e da glândula antes que o paciente comece a sentir dor em razão da distensão ductal e do preenchimento retrógrado do parênquima da glândula. Os dois tipos de meios de contraste disponíveis para os exames sialográficos são as soluções solúveis em água e aquelas à base de óleo. Ambos os tipos contêm concentrações relativamente altas de iodo (25 a 40%). A maioria dos profissionais prefere utilizar os meios solúveis em água, pois são mais miscíveis nas secreções salivares, mais facilmente injetáveis, conseguem se disseminar em porções mais estreitas do sistema ductal e, após a conclusão do exame, são mais prontamente eliminados da glândula pela drenagem através do ducto ou pelo sistema de absorção da glândula para ser excretado pelos rins. Os meios à base de óleo são mais viscosos e requerem uma pressão mais alta na injeção para que os ductos menores sejam visualizados, em comparação aos meios solúveis em água. Como

CAPÍTULO 21   Diagnóstico e Tratamento dos Distúrbios das Glândulas Salivares   419

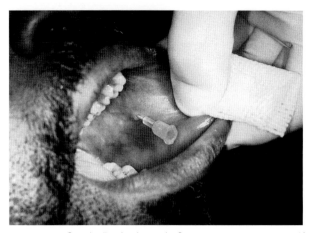

• **Figura 21.11** Canulação do ducto de Stensen com um cateter plástico e tração da bochecha para retificar a curvatura ductal nessa área.

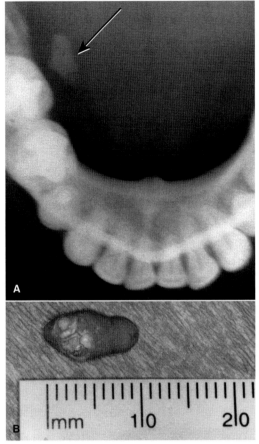

• **Figura 21.9 A.** Radiografia oclusal mandibular mostrando um sialólito radiopaco (*seta*). **B.** Sialólito submandibular (1 cm) após remoção intrabucal.

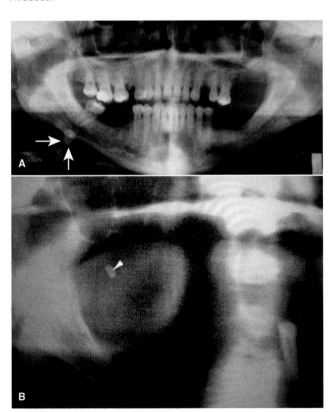

• **Figura 21.10 A.** Radiografia panorâmica mostra um sialólito submandibular à direita (*setas*). **B.** Radiografia panorâmica mostra um cálculo parotídeo à direita no ducto de Stensen (*ponta de seta*).

resultado, os meios à base de óleo geralmente produzem maior desconforto para o paciente durante o processo de injeção. Os meios à base de óleo são eliminados com dificuldade pelo sistema ductal e podem causar obstrução ductal iatrogênica persistente após a sialografia. Além disso, qualquer resíduo do meio de contraste à base de óleo não absorvido pela glândula pode produzir graves reações de corpo estranho e necrose glandular após a sialografia. Além disso, se o paciente apresentar ruptura ductal como resultado de alterações inflamatórias crônicas, o extravasamento do meio à base de óleo para o interior dos tecidos moles que circundam a glândula pode causar danos mais significativos a esses tecidos em comparação aos materiais solúveis em água.

A sialografia proporciona a etapa preliminar no delineamento da morfologia ductal e na localização da obstrução, se presente, além de fornecer um mapa do trajeto para a intervenção terapêutica. Informações importantes que podem ser obtidas durante o estudo da sialografia incluem tamanho, número, posição e mobilidade do(s) cálculo(s), bem como o diâmetro do ducto distal e a existência de estenoses no sistema ductal. Uma sialografia completa consiste em três fases distintas, dependendo do momento no qual a radiografia for obtida após a injeção do material de contraste:

1. *Fase ductal* (Figura 21.12), a qual ocorre quase imediatamente após a injeção do meio de contraste e possibilita a visualização dos ductos maiores
2. *Fase acinar* (Figura 21.13), que começa dentro de minutos após o sistema ductal ter ficado completamente opacificado devido ao meio de contraste e ao parênquima da glândula subsequentemente preenchido pelo material de contraste
3. *Fase de evacuação* (Figura 21.14), a qual avalia as funções de *clearance* e eliminação de secreção normal da glândula para determinar se permanece qualquer evidência de retenção do meio de contraste na glândula ou no sistema ductal durante um período maior que cinco minutos depois que o contraste tenha sido injetado no sistema ductal.

Foi demonstrado que a *sialografia pela técnica de subtração digital* fornece melhores imagens do sistema ductal, particularmente da área na qual o trajeto do ducto está apoiado sobre (ou está obstruído por) estruturas ósseas ou pela dentição. Uma fase ductal normal em um sialograma demonstra ducto primário amplo que vai se ramificando gradual e suavemente em pequenos ductos secundários e terminais, como ramos de uma árvore. Na fase acinar do sialograma, a distribuição mais uniforme do meio de contraste através da glândula resulta em opacificação de todo o parênquima acinar, o qual contorna a glândula e seus lóbulos. Quando um

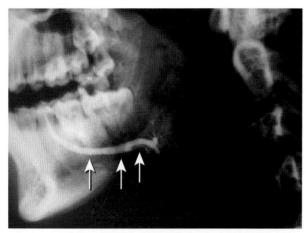

• **Figura 21.12** Fase ductal do sialograma submandibular. O meio de contraste está contido apenas no interior dos ductos salivares principais (*setas*).

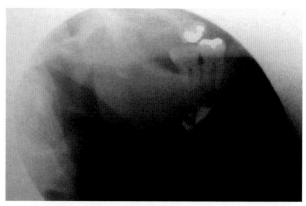

• **Figura 21.14** Fase de evacuação de um sialograma submandibular com certa retenção anormal do meio de contraste no sistema ductal após 5 minutos.

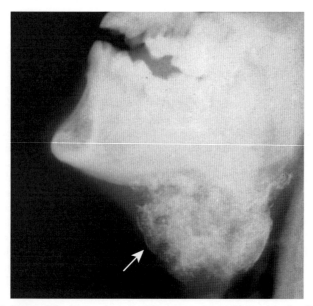

• **Figura 21.13** Fase acinar do sialograma submandibular. Arborização normal de todo o sistema ductal da glândula (*seta*).

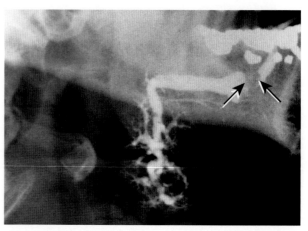

• **Figura 21.15** Sialograma da glândula submandibular direita. Obstrução por um sialólito radiolúcido (*setas*) causou uma dilatação inflamatória do ducto proximal (sialodoquite) e perda do parênquima normal da glândula (sialadenite).

cálculo ou tampão mucoso obstrui um ducto salivar, a secreção contínua pela glândula produz distensão do sistema ductal proximal à obstrução (observada durante a fase ductal do sialograma) e finalmente acarreta atrofia por pressão do parênquima da glândula (observada durante a fase acinar do sialograma) (Figura 21.15). Para a fase de evacuação do estudo, a retenção de qualquer meio de contraste na glândula ou no sistema ductal acima de cinco minutos é considerada anormal e o contraste deve estar completamente fora da glândula e dos ductos na radiografia final após a evacuação.

Sialodoquite é uma dilatação do ducto salivar resultante da atrofia epitelial causada por repetidos processos inflamatórios ou infecciosos com estreitamento irregular devido à fibrose reparativa (padrão em "forma de linguiça") (Figura 21.16). A *sialadenite* representa a inflamação que afeta principalmente o parênquima acinar da glândula. Pacientes com sialadenite experimentam uma dilatação sacular do ácino da glândula como resultado de atrofia acinar e infecção, o que causa perda da aparência de "arborização" normal do pequeno sistema ductal da glândula (Figura 21.17). *Tumores* ou lesões localizadas centralmente e que ocupam parte da glândula ou que invadem sua superfície causarão deslocamento da anatomia ductal normal. Nas imagens sialográficas, os ductos adjacentes à lesão estarão drapeados e esticados de maneira curvilínea em volta da massa, produzindo uma aparência característica de "bola na mão" (Figura 21.18).

Os sialogramas são estudos radiológicos especializados realizados por cirurgiões bucomaxilofaciais e por alguns radiologistas intervencionistas com treinamento na técnica, embora tal estudo seja menos comumente realizado hoje em dia. Profissionais inexperientes na realização do estudo ou em sua adequada interpretação não devem fazer tentativas. As três contraindicações da sialografia são: (1) *infecções agudas das glândulas salivares*, porque o epitélio ductal rompido pode possibilitar extravasamento do meio de contraste para o interior dos tecidos moles e causar dor intensa e possível reação de corpo estranho; (2) pacientes com *história de sensibilidade ao iodo*, especialmente reação alérgica grave após exame radiológico prévio utilizando meio de contraste; e (3) realização do *exame antes de estudo da glândula tireoide*, porque o iodo retido na glândula salivar ou no sistema ductal pode interferir na interpretação.

Tomografia computadorizada, ressonância magnética, ultrassonografia e tomografia por emissão de pósitrons

O uso da *tomografia computadorizada* (TC) é geralmente reservado para avaliar lesões em massa das glândulas salivares. Embora a TC resulte em exposição dos pacientes à radiação, é um exame

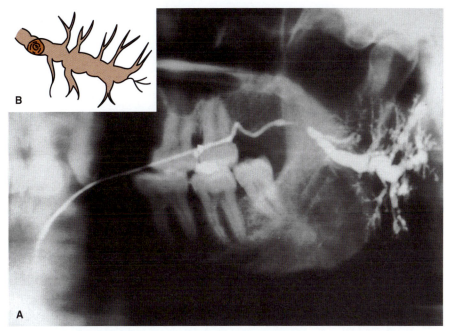

• **Figura 21.16 A.** Sialografia da glândula parótida esquerda. A aparência característica em "forma de linguiça" do ducto indica dano ductal em consequência de doença obstrutiva com estreitamento irregular do ducto causado por fibrose reparativa (sialodoquite). **B.** Detalhe com obstrução com dilatação proximal do sistema ductal.

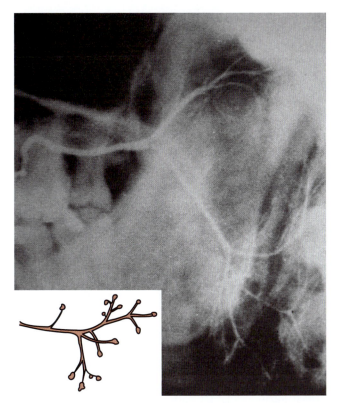

• **Figura 21.17** Sialadenite parotídea com destruição acinar em decorrência da doença crônica. O detalhe mostra "árvore sem frutos" causada pela destruição acinar.

menos invasivo do que a sialografia e não exige o uso de material de contraste ou experiência do operador no procedimento. As TCs podem demonstrar cálculos nas glândulas salivares, em especial os submandibulares, localizados mais posteriormente no ducto, no hilo da glândula ou na própria substância da glândula (Figura 21.19). A imagem *tridimensional de TC* pode possibilitar resolução e delineamento muito melhores do cálculo e do sistema ductal de maneira não invasiva (Figura 21.20). A *tomografia computadorizada de feixe cônico* (TCFC) foi avaliada no que diz respeito ao diagnóstico de sialolitíase nas glândulas salivares maiores e, em comparação à ultrassonografia, observou-se que apresenta alta sensibilidade e especificidade. Embora os artefatos dentários e os movimentos do paciente que causam baixa qualidade de imagens possam limitar seu valor diagnóstico, a disponibilidade, o baixo custo e as baixas doses de radiação da TCFC, em comparação à TC médica convencional, fazem desse exame valiosa alternativa para o diagnóstico não invasivo da sialolitíase.

As *imagens por ressonância magnética* (RM) são superiores às da TC no detalhamento dos tecidos moles das lesões nas glândulas salivares, especificamente em casos de tumores ou de outras lesões em massa, sem que haja exposição do paciente à radiação ou necessidade de realce por contraste. A reconstrução tridimensional por RM e a endoscopia virtual do sistema ductal por RM apresentaram resultados promissores na visualização de anormalidades em condições como a síndrome de Sjögren, sialolitíase, cistos, tumores e condições inflamatórias. Esses avanços na RM podem se mostrar benéficos na avaliação e compreensão da relação do sistema ductal com os tecidos circundantes, bem como em condições endoluminais dos ductos.

Os atuais avanços na tecnologia por *ultrassonografia* mostraram que essa modalidade de imagens é de grande valia no diagnóstico das patologias de glândulas salivares. A ultrassonografia pode fornecer imagens em alta resolução, é um método não invasivo, de baixo custo e fácil execução que promove a avaliação precisa das glândulas parótidas e submandibulares. Na avaliação dos tumores de glândulas salivares podem ser obtidas importantes informações no que diz respeito à vascularização, utilizando-se a ultrassonografia com *Doppler colorido*, a qual pode auxiliar na diferenciação entre processos patológicos benignos e malignos. Esse exame representa o método mais comum para lesões nodulares e é útil para guiar biopsias com finalidades diagnósticas (p. ex., *biopsia com punção aspirativa por agulha fina [PAAF]*), especialmente quando o exame clínico é limitado em razão da pequena dimensão ou da localização de nódulos de difícil acesso. Finalmente, a ultrassonografia com

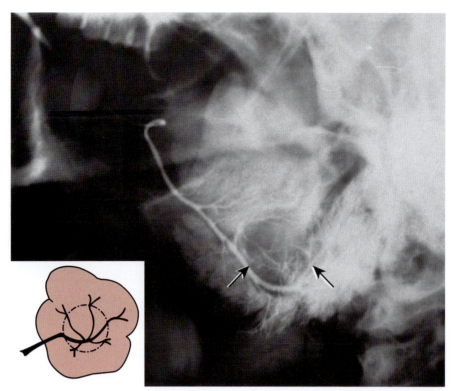

• **Figura 21.18** Sialografia da glândula parótida esquerda que ilustra o fenômeno de "bola na mão" (*setas*). O defeito de preenchimento indica um tumor da glândula com deslocamento da anatomia ductal normal adjacente. O detalhe mostra o fenômeno "bola na mão" causado pelo deslocamento do tumor glandular.

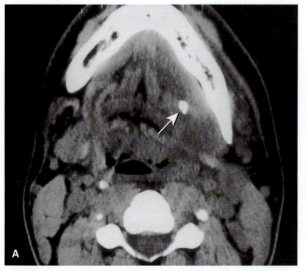
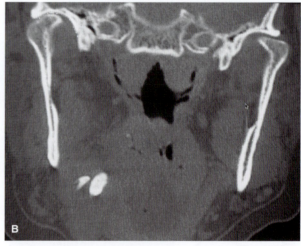

• **Figura 21.19 A.** Exame por tomografia computadorizada (TC) axial da mandíbula e do assoalho bucal mostra um sialólito submandibular posterior (*seta*). **B.** Exame por TC coronal exibe dois cálculos no ducto submandibular próximo ao hilo da glândula.

injeção intraductal de material de contraste foi proposta como método complementar para avaliação de doenças obstrutivas das glândulas salivares. Além do exame do sistema ductal das glândulas, a avaliação do parênquima também é possível com essa técnica ultrassonográfica.

O papel da *tomografia por emissão de pósitrons com fluorodeoxiglicose* (FDG-PET) foi examinado na semiologia e avaliação de neoplasias da glândula salivar para fins de planejamento de diagnóstico e tratamento. Relatórios iniciais indicaram que a FDG-PET é de baixo valor na distinção entre lesões benignas e malignas, bem como no tratamento de neoplasias da glândula salivar. Estudos mais recentes, no entanto, demonstraram que a precisão diagnóstica da FDG-PET para predizer a extensão patológica do tumor e o envolvimento nodal foi superior à da TC convencional para malignidades de alto grau. Além disso, a FDG-PET mostrou-se clinicamente útil no estadiamento inicial do tumor, bem como na análise precisa do envolvimento nodal pelo nível dos linfonodos cervicais e na avaliação e monitoramento pós-tratamento das recorrências (Figura 21.21).

Cintigrafia salivar (exame com isótopo radioativo)

O uso de imagens por meio de exames nucleares com isótopo radioativo ou cintigrafia salivar (*sialocintigrafia*) possibilita ampla avaliação do parênquima da glândula salivar no que diz respeito

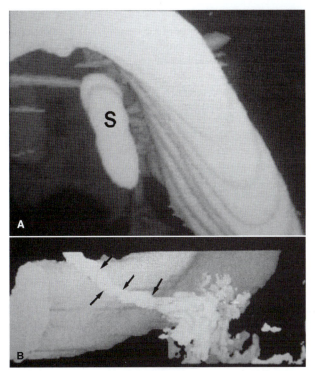

• **Figura 21.20 A.** Exame por tomografia computadorizada em três dimensões (TC 3D) apresenta um grande cálculo submandibular (S). **B.** TC tridimensional mostra estreitamento irregular e destruição do ducto submandibular devido à inflamação crônica (setas).

à ocorrência de lesões em massa, bem como à função da própria glândula. Esse estudo usa um isótopo radioativo, geralmente o tecnécio 99m injetado por via intravenosa, o qual se distribui pelo corpo e é absorvido preferencialmente por vários tecidos com taxa ativa de *turnover* biológico, incluindo as glândulas salivares. A principal limitação deste estudo, além da exposição do paciente à radiação, é a baixa resolução das imagens obtidas. A cintigrafia das glândulas salivares pode demonstrar aumento da captação do isótopo radioativo em uma glândula com inflamação aguda ou diminuição da captação em glândula com inflamação crônica, bem como a existência de uma lesão em massa, tanto de natureza benigna como maligna. Talvez a aplicação mais importante da sialocintigrafia seja o diagnóstico, a tomada de decisão terapêutica e o acompanhamento dos pacientes portadores de síndrome de Sjögren. Em 2002, o American-European Consensus Group estabeleceu o sistema de pontuação da cintigrafia (escala 0 a 12) e, baseando-se nesse sistema, uma cintigrafia anormal é um critério estabelecido utilizado no diagnóstico da síndrome de Sjögren.

Endoscopia das glândulas salivares (sialoendoscopia)

Modalidades minimamente invasivas têm sido recentemente aplicadas para o diagnóstico e tratamento de condições relacionadas às glândulas salivares maiores. A endoscopia das glândulas salivares (*sialoendoscopia*) é um procedimento especializado que utiliza uma pequena câmera de vídeo (endoscópio) com luz na ponta de uma cânula flexível, a qual é introduzida no orifício ductal após sua dilatação. O endoscópio pode ser usado tanto para diagnóstico como para tratamento. A endoscopia das glândulas salivares pode indicar constrições e dobras no sistema ductal, bem como tampões mucosos e calcificações sob visualização indireta no monitor de vídeo. O endoscópio pode ser usado para dilatar pequenas constrições e para deslocar pequenos tampões mucosos do sistema ductal da glândula salivar. Além disso, cálculos das glândulas salivares próximos ao hilo geralmente não são alcançados via acesso cirúrgico transoral, podendo ser removidos com endoscópios flexíveis e *baskets*. Isso evita a remoção da glândula, normalmente necessária para a maioria dos cálculos localizados posteriormente ou intra-hilares. Desde a apresentação inicial da endoscopia, realizaram-se avanços no desenvolvimento de miniendoscópios (diâmetro = 1,1 mm) com várias "portas" para visualização, irrigação e instrumentação do sistema ductal. Aparelhos especializados, como os pequenos cateteres com balão (semelhantes àqueles utilizados em procedimentos de angioplastia das coronarianas), podem ser usados para dilatar locais de constrição ductal; também, pequenas cestas metálicas, minifórceps ou pinças podem ser introduzidos no ducto para recuperação direta do cálculo (Figura 21.22). Um pequeno *laser* ou aparelho para litotripsia pode ser utilizado através do endoscópio para induzir a fragmentação de um cálculo maior em cálculos menores, possibilitando a recuperação por *basket* ou a evacuação espontânea pelo ducto irrigado com fluidos do sistema ductal após litotripsia.

Sialoquímica

O exame da composição de eletrólitos da saliva (ver Tabela 21.2) de cada glândula salivar principal pode indicar uma variedade de distúrbios e processos patológicos sistêmicos. Difundiu-se

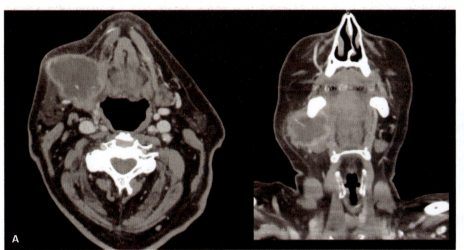
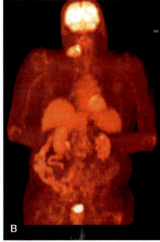

• **Figura 21.21 A.** Tomografia computadorizada de neoplasia maligna da glândula submandibular direita. **B.** Tomografia por emissão de pósitrons com fluorodeoxiglicose demonstra a mesma neoplasia maligna da glândula submandibular direita.

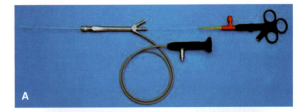
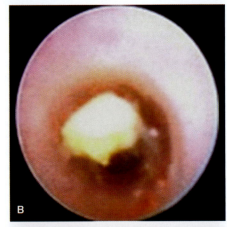
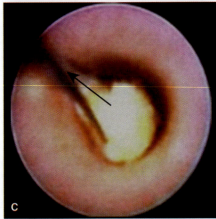

- **Figura 21.22 A.** Endoscópio para glândula salivar com componentes para visualização, iluminação, irrigação e instrumentação. **B.** Visão endoscópica de um cálculo no sistema ductal. **C.** Remoção endoscópica de um cálculo com a técnica de apreensão com minifórceps (*seta*).

mais a importância clínica das determinações químicas salivares (*sialoquímica*) e algumas das aplicações incluem avaliação da função endócrina, monitoramento da concentração de fármacos, mensurações antígeno-anticorpo e testes diagnósticos dinâmicos. São mensuradas principalmente as concentrações de sódio e potássio, as quais normalmente mudam com alterações da taxa de fluxo salivar. Certas alterações nas concentrações relativas desses eletrólitos são observadas em doenças específicas das glândulas salivares. Por exemplo, uma concentração elevada de sódio (Na) com concentração reduzida de potássio (K) pode indicar uma sialadenite inflamatória. Mais recentemente, na área de oncologia de cabeça e pescoço, há um grande avanço e interesse nos proteomas salivares para marcadores moleculares que auxiliam na detecção e diagnóstico do carcinoma de células escamosas.

Biopsia com punção aspirativa por agulha fina

O uso da *biopsia com punção aspirativa por agulha fina* (PAAF) no diagnóstico dos tumores de glândulas salivares já foi bem documentado. Esse procedimento apresenta alta taxa de fidelidade na diferenciação entre lesões benignas e malignas cuja localização é superficial na região de cabeça e pescoço. A PAAF é realizada usando uma seringa e uma agulha de calibre 20 ou menor. Após a administração de anestésico local regional, a agulha é introduzida na massa patológica, o êmbolo é ativado para criar vácuo dentro da seringa e a agulha é movimentada para frente e para trás dentro da massa, mantendo a pressão sobre o êmbolo (Figura 21.23). Então, a pressão é liberada, a agulha é recuada, o fluido e o material celular são expelidos em uma placa e, em seguida, são preparados e fixados para análise histopatológica. Isso permite a determinação imediata entre doença benigna e maligna; a PAAF também possibilita o fornecimento de diagnóstico preciso e acurado do tecido, especialmente se houver excelente comunicação entre o cirurgião bucomaxilofacial e o patologista maxilofacial durante o processo, e se ambos forem experientes na realização e na interpretação dos resultados desse exame.

Biopsia das glândulas salivares

Uma *biopsia de glândula salivar*, incisional ou excisional, pode ser usada para diagnosticar lesão das glândulas salivares maiores ou menores, mas também é comumente realizada como auxiliar no diagnóstico da síndrome de Sjögren. Foi demonstrado que a biopsia de glândulas salivares menores do lábio apresenta certas características nas alterações histopatológicas observáveis nas glândulas maiores de pacientes com síndrome de Sjögren, evitando, assim, a necessidade de biopsia aberta da glândula parótida com aumento da morbidade para estabelecer o diagnóstico. O procedimento é realizado utilizando anestesia local regional. Um grampo circular de calázio auxilia no isolamento da área e na hemostasia. Aproximadamente 5 a 10 glândulas salivares menores

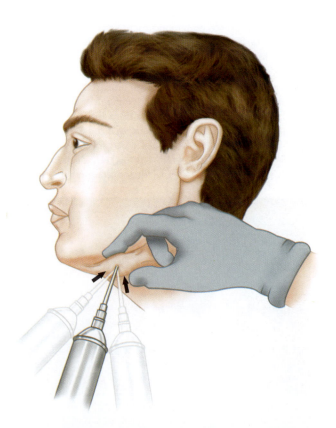

- **Figura 21.23** Técnica de biopsia por aspiração com agulha fina de uma lesão em massa da glândula submandibular com múltiplas entradas da agulha na lesão em diferentes direções.

são removidas para análise histopatológica e a mucosa fechada com sutura reabsorvível (Figura 21.24). Assim, as glândulas salivares menores do lábio são examinadas histologicamente e recebem uma pontuação foco. Um "foco" representa um agregado de 50 ou mais linfócitos, histiócitos e células plasmáticas a cada 4 mm² de tecido de glândula salivar no maior aumento (Figura 21.25). O diagnóstico da síndrome de Sjögren é baseado em um escore de foco maior que um, indicando a existência de um ou mais focos no tecido da glândula salivar menor.

Doença obstrutiva das glândulas salivares: sialolitíase

A formação de cálculos ou "pedras" pode ocorrer em várias partes do corpo, incluindo a vesícula biliar, o sistema biliar, o sistema urinário, bem como as glândulas salivares. A ocorrência de cálculos nas glândulas salivares (*sialolitíase*) é duas vezes mais comum em homens, com pico de incidência entre 30 e 50 anos de idade. A formação de múltiplos cálculos ocorre em aproximadamente 25% dos pacientes acometidos. Fatores etiopatogênicos tradicionais associados à formação de cálculos são obstrução, diminuição na taxa de fluxo salivar, alterações no pH salivar associadas à sepse orofaríngea e comprometimento da solubilidade dos cristais. Fisiologicamente, podem-se detectar *micrólitos* (pequenos sialólitos) após a precipitação em solução hipersaturada de tampões mucosos ou fosfolipídios de membrana dentro de vesículas secretoras redundantes. Esses micrólitos podem se tornar sintomáticos e atuar como incubadora em que são depositadas sucessivas camadas de substâncias orgânicas e inorgânicas para criar uma concreção ou sialólito maior, o qual acabará por obstruir o sistema ductal. Mais recentemente, foi proposta uma teoria retrógrada de litogênese segundo a qual uma migração retrógrada de alimentos, bactérias, corpos estranhos e debris oriundos da cavidade bucal entram no sistema ductal. O que está contido nessas pequenas partículas leva à formação de cálculo e este processo é facilitado pelas ações esfincterianas dos orifícios ductais que atuam na manutenção dos debris no sistema ductal, impedindo a ação autolimpante normal da glândula.

A incidência na formação de cálculos varia, dependendo da glândula específica afetada (Tabela 21.5). A glândula submandibular é afetada em 85% dos casos, ou seja, mais frequentemente que a porcentagem de todas as outras glândulas combinadas. Uma variedade de fatores contribui para a maior incidência de cálculos submandibulares. As secreções das glândulas salivares contêm água, eletrólitos, ureia, amônia, glicose, gorduras, proteínas e outras substâncias; no entanto as secreções parotídeas são mais concentradas que as de outras glândulas salivares, sendo a principal exceção a concentração de cálcio, cerca de duas vezes mais abundante na saliva submandibular que na saliva parotídea (ver Tabela 21.2). Além disso, o pH alcalino da saliva submandibular pode fornecer estímulo adicional para a formação de cálculos. Além da composição salivar, vários fatores anatômicos da glândula submandibular e do ducto são importantes na patogênese da formação de cálculos. O ducto de Wharton é o mais longo ducto salivar; portanto, a saliva percorre uma distância maior antes da evacuação na cavidade bucal. O ducto da glândula submandibular apresenta duas "curvas fechadas" em seu curso: (1) uma na borda posterior do músculo

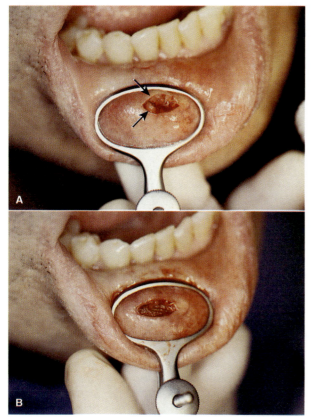

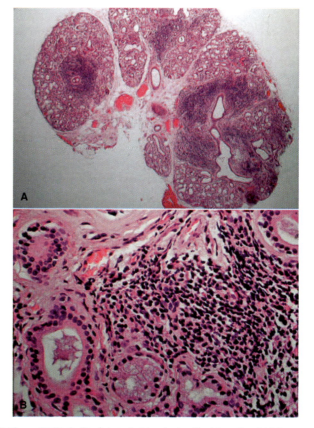

• **Figura 21.24 A.** Biopsia de glândula salivar labial. O lábio inferior está evertido com uma pinça de calázio. Uma incisão através da mucosa possibilita a visualização das glândulas salivares menores (*setas*). **B.** As glândulas salivares menores (5 a 10) devem ser removidas (observe o músculo orbicular da boca) e submetidas à avaliação histopatológica.

• **Figura 21.25 A.** Espécime de biopsia de glândula salivar labial em um paciente com síndrome de Sjögren (observe a presença de três focos de linfócitos nos três lóbulos da glândula no menor aumento). **B.** Uma visão em maior aumento mostrando um foco (> 50 linfócitos) e tecido acinar adjacente normal.

Tabela 21.5	Incidência de sialolitíase (por glândula).
Localização	Incidência
Glândula submandibular	85%
Glândula parótida	10%
Glândula sublingual	5%
Glândulas menores	Rara

- **Boxe 21.1** **Sialolitíase para o cirurgião-dentista clínico geral.**

Sinais e sintomas
- Dor e edema da glândula submandibular às refeições
- Sensibilidade da glândula submandibular à palpação
- Linfadenopatia cervical
- Sintomas sistêmicos (p. ex., febre, mal-estar)
- Fluxo salivar diminuído, ou purulência, no ducto de Wharton
- Cálculo palpável no orifício do ducto de Wharton ou de Stensen
- Radiografia oclusal, panorâmica, ou tomografia computadorizada de feixe cônico pode mostrar um cálculo no ducto

Tratamento
- Cálculo na parte anterior do ducto de Wharton
  - "Ordenhar" a glândula por meio de palpação bimanual para exteriorizá-lo
  - Dilatar o ducto de Wharton com sondas lacrimais
  - Cuidado para não deslocar o cálculo posteriormente
  - Caso tenha êxito, prescrever estimulantes salivares
- Cálculo na parte posterior ou nenhum cálculo visualizado
  - Encaminhar para cirurgião bucomaxilofacial.

milo-hióideo, próximo ao hilo da glândula e (2) uma próxima da abertura ductal na parte anterior do assoalho bucal. Finalmente, o orifício do ducto submandibular é menor que a abertura do ducto de Stensen e pode contribuir para a redução da eliminação do fluxo salivar. Essas características contribuem para o alentecimento do fluxo salivar e proporcionam áreas potenciais de estase desse fluxo ou obstrução, as quais não são encontradas frequentemente nos sistemas parotídeos ou sublinguais. Material precipitado, muco e debris celulares ficam mais facilmente encarcerados no tortuoso e comprido ducto submandibular, especialmente quando seu pequeno orifício está em sua localização mais elevada e seu fluxo, portanto, ocorre contra a força da gravidade por todo o curso, desde a glândula até a abertura ductal. O material precipitado forma, então, uma espécie de recipiente para tampões mucosos e sialólitos (radiopacos ou radiolúcidos, dependendo da concentração de cálcio e do nível de maturação do cálculo) e isso pode, eventualmente, aumentar até que ocorra obstrução parcial ou completa do fluxo salivar da glândula para a cavidade bucal.

As manifestações clínicas dos cálculos submandibulares tornam-se aparentes quando a obstrução ductal aguda ocorre nos horários das refeições, momento em que a produção de saliva está em seu máximo e o fluxo salivar é estimulado. O aumento de volume resultante é repentino e geralmente muito doloroso (Boxe 21.1; Figura 21.26). Ocorre, então, redução gradual do edema que, no entanto, apresenta recorrência quando o fluxo salivar é estimulado contra uma obstrução. Esse processo pode continuar até que ocorra completa obstrução, infecção ou combinação de ambos. Obstrução, com ou sem infecção, pode levar à atrofia das células secretoras da glândula afetada. A infecção da glândula manifesta-se com aumento de volume no assoalho bucal, eritema e linfadenopatia cervical associada. A palpação extrabucal bimanual da glândula na região do trígono submandibular e a palpação intrabucal na região posterior do assoalho bucal, com a "ordenha" da glândula e do ducto para estimular o fluxo salivar, podem revelar completa ausência de fluxo salivar ou a ocorrência de material purulento no orifício ductal.

A sialolitíase em crianças é rara, com apenas 3% dos casos relatados na população pediátrica. Geralmente, meninos são mais afetados em comparação às meninas, e a glândula submandibular esquerda é mais comumente acometida. Como discutido previamente, o diagnóstico pode ser feito clinicamente e confirmado radiograficamente por meio de radiografias convencionais, ultrassonografias, TC ou TCFC, sialografia ou sialoendoscopia.

A gestão dos cálculos das glândulas submandibulares depende da duração dos sintomas, do número de episódios repetidos, do tamanho do cálculo e, talvez, o mais importante: da localização do cálculo. Cálculos submandibulares são classificados como *anteriores* ou *posteriores* com relação a uma linha imaginária transversa que passa através do arco mandibular entre os primeiros molares inferiores. Os cálculos que ocorrem anteriormente a essa linha são geralmente bem visualizados em uma radiografia oclusal mandibular e podem ser removidos por acesso intrabucal. Cálculos pequenos localizados anteriormente podem ser retirados através da abertura ductal, após dilatação do orifício (Figura 21.27). Ocasionalmente, torna-se

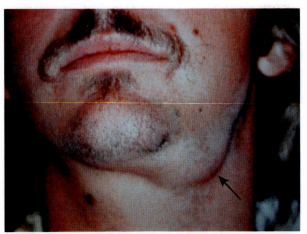

• **Figura 21.26** Edema submandibular à esquerda (*seta*) causado por um sialólito submandibular obstrutivo.

necessária a remoção dos cálculos submandibulares por meio de uma incisão realizada no assoalho bucal para expor o ducto e o cálculo (*sialodocotomia*) (Figura 21.28A). Uma sutura é passada em volta do ducto, próxima ao cálculo, para evitar seu deslocamento para o hilo da glândula. Uma sonda lacrimal pode ser usada para localizar o orifício do ducto e estimar sua direção no assoalho bucal. Após a exposição do ducto de Wharton, nele é feita uma incisão longitudinal, diretamente sobre o cálculo palpável, que é removido. Em seguida, o ducto é suturado à mucosa do assoalho bucal (ver Figura 21.28B). O ducto não é reparado diretamente, já que isso poderia acarretar formação de cicatriz e constrição após a reparação, levando a uma nova obstrução. Com as extremidades dos ductos suturadas à mucosa do assoalho bucal, a saliva fluirá pela abertura ductal, e não anteriormente, pelo orifício ductal original. Esse procedimento, conhecido como *sialoductoplastia* (ou seja, revisão do ducto salivar), elimina muitos dos fatores que contribuem para a formação do cálculo, pois o comprimento do ducto é diminuído, a nova abertura agora é maior, o orifício é eliminado e a influência da gravidade que leva à estase salivar é reduzida. Ocasionalmente, uma cânula pode ser deixada na nova abertura ductal para evitar cicatrizes e estenose, mas, independentemente do procedimento específico realizado, os pacientes são incentivados

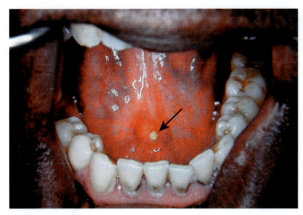

• **Figura 21.27** Cálculo no orifício do ducto de Wharton com possibilidade de remoção por via intrabucal (seta).

a manter amplo fluxo salivar usando estimulantes, como frutas cítricas, doces com sabor ou pelo menos *swabs* de glicerina durante as primeiras semanas após o procedimento. Cálculos posteriores ocorrem em mais de 50% dos casos e podem estar localizados no hilo da glândula ou no parênquima da glândula propriamente dita, tornando difícil a remoção intrabucal em consequência do acesso limitado. Uma radiografia oclusal mandibular provavelmente não demonstrará o cálculo em razão de sua posição posterior, portanto uma radiografia panorâmica, TC ou TCFC pode ser necessária para localizá-lo (Figura 21.29). Em casos de cálculos posteriores em que a palpação intrabucal não for possível, com muitos episódios de formação crônica de cálculos e a existência de sinais e sintomas clássicos, pode ser necessária a remoção da glândula (*sialadenectomia*) e do(s) cálculo(s) associado(s) por meio de acesso extrabucal (Figura 21.30). Recentemente, entretanto, este conceito foi desafiado, já que se demonstrou, por cintigrafia, que houve restabelecimento funcional da glândula após remoção do cálculo em 78% dos casos, enquanto 50% das glândulas removidas estavam normais na análise histopatológica. A *litotripsia por ondas de choque* pode representar uma alternativa melhor do que a sialadenectomia para o tratamento da sialolitíase, em especial na era dos procedimentos minimamente invasivos para glândulas. A litotripsia pode ser extracorpórea, por meio de técnicas piezoelétricas ou eletromagnéticas, ou intracorpórea, por meio de aparelhos endoscópicos eletro-hidráulicos, pneumáticos ou a *laser*. Ensaios clínicos apresentaram resultados promissores com as abordagens extracorpóreas e, especificamente, a litotripsia por ondas de choque é o tratamento de escolha considerado para todos os cálculos parotídeos e para os cálculos submandibulares peri-hilares ou intraparênquima medindo menos de 7 mm na maior dimensão, quando estão disponíveis tanto a tecnologia como profissionais experientes. Apesar dos relatos bem-sucedidos na literatura de Urologia, vários dos métodos intracorpóreos não apresentaram os mesmos resultados clínicos na região de cabeça e pescoço em decorrência de diversos riscos identificados em estudos *in vitro*.

Cálculos salivares ocorrem com menos frequência na glândula parótida, que pode ser examinada por inspeção e palpação extrabucal sobre o ramo ascendente mandibular. O ducto de Stensen e seu orifício podem ser examinados por via intrabucal na mucosa bucal adjacente ao primeiro ou segundo molar superior. A palpação da glândula e a observação simultânea do ducto possibilitam averiguar

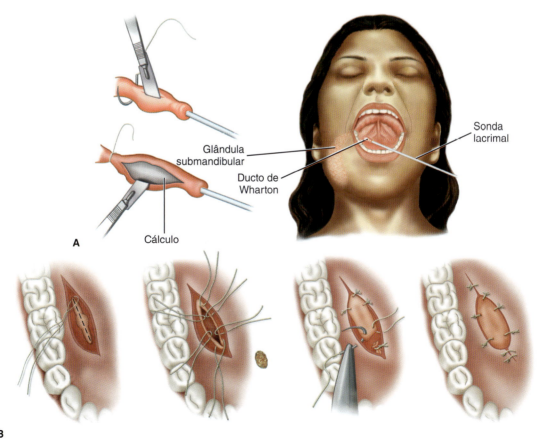

• **Figura 21.28 A.** Abertura cirúrgica do ducto submandibular (sialoductomia) e remoção do cálculo (sialolitectomia). Observe a sonda lacrimal no orifício do ducto de Wharton e a sutura passada de maneira proximal ao cálculo para evitar deslocamento. **B.** A revisão ocorre pela sutura do ducto à mucosa do assoalho bucal (sialoductoplastia) e pela ligadura de sua extremidade distal.

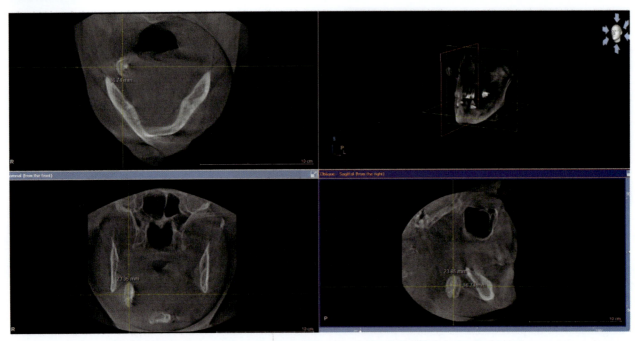

• **Figura 21.29** Tomografia computadorizada de feixe cônico do sialólito submandibular direito.

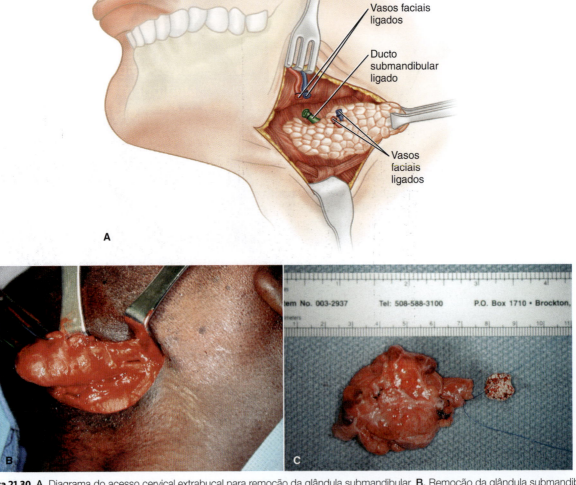

• **Figura 21.30** **A.** Diagrama do acesso cervical extrabucal para remoção da glândula submandibular. **B.** Remoção da glândula submandibular (sialadenectomia). **C.** Amostra da glândula submandibular e do cálculo associado.

o fluxo salivar ou a produção de outro material, como secreção purulenta, através do orifício do ducto. Sialólitos da parótida encontrados no terço distal do ducto de Stensen, palpáveis por intrabucal, podem ser removidos após dilatação do orifício do ducto ou, se estiverem discretamente mais proximais, talvez exijam exposição cirúrgica para que seja obtido acesso ao cálculo. Em raras ocasiões, a presença do cálculo parotídeo no hilo da glândula, ou dentro dela propriamente dita, pode exigir abordagem extrabucal para remoção dele e, possivelmente, do lobo superficial da glândula parótida (*parotidectomia superficial*).

Obstruções das glândulas sublinguais como resultado da formação de cálculos são pouco usuais; se ocorrerem, geralmente resultam de obstrução do ducto de Wharton no mesmo lado da cavidade bucal devido à íntima associação entre os ductos de Wharton e Rivinus, como previamente comentado. Embora a formação de cálculos seja rara nas glândulas salivares menores e nas sublinguais, o tratamento é a excisão simples da glândula sublingual (*sialoadenectomia*) e do cálculo associado (*siallitectomia*). A glândula sublingual é examinada por observação e palpação bimanual extrabucal da região submentoniana e intrabucal do terço anterior do assoalho bucal.

Fenômeno de retenção e extravasamento de muco

Mucocele

Os ductos salivares, especialmente os das glândulas salivares menores, ocasionalmente sofreram traumatismos. Isso se dá muitas vezes em razão de mordeduras do lábio, as quais provocam cortes ou rompimento dos ductos abaixo da superfície mucosa. A subsequente produção de saliva pode extravasar sob essa superfície para o interior dos tecidos moles. Com o passar do tempo, as secreções acumulam-se dentro dos tecidos e podem produzir um pseudocisto (sem recobrimento epitelial verdadeiro) que contém saliva espessa, viscosa. Estas lesões são mais comuns na mucosa do lábio inferior e são conhecidas como mucoceles (Figura 21.31). O segundo local mais comum para a formação de mucoceles é a mucosa jugal. A formação de uma mucocele resulta em mucosa sobrejacente elevada, adelgaçada e estirada que parece uma vesícula preenchida por fluido claro ou azul-acinzentado. O paciente frequentemente relata história de uma lesão preenchida por fluido, ruptura da coleção fluídica e reenchimento da lesão. Em algumas circunstâncias, a mucocele regride espontaneamente sem cirurgia. Enquanto traumatismo repetido, pode induzir à formação de um fibroma. Para lesões persistentes ou recidivantes, o tratamento preferencial consiste na excisão da mucocele e das glândulas salivares menores associadas que contribuíram para sua formação a fim de evitar a recorrência no mesmo local (Figura 21.32). Para as mucoceles do lábio inferior, é administrada anestesia local regional por meio de bloqueio do nervo mentoniano e uma incisão é realizada através da mucosa. Dissecção cuidadosa em volta da mucocele pode permitir sua completa remoção; em muitos casos, entretanto, o fino recobrimento se rompe e descomprime a mucocele antes da remoção. As glândulas salivares menores associadas são removidas também e enviadas para avaliação histopatológica. As taxas de recorrência das mucoceles podem ser tão altas quanto 15 a 30% após a remoção cirúrgica, possivelmente em virtude de remoção incompleta ou traumatismo repetido às glândulas salivares menores residuais.

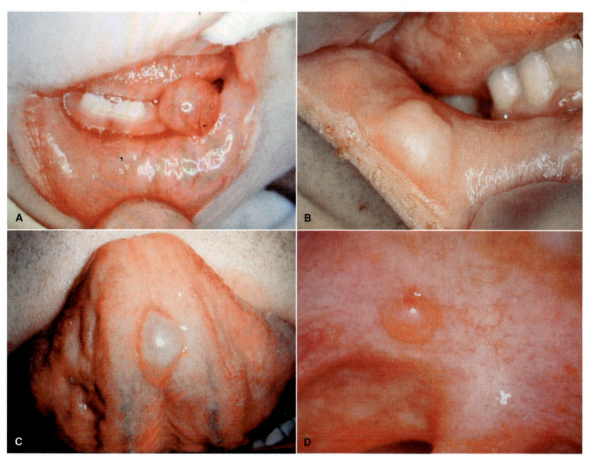

• **Figura 21.31** Mucoceles. **A.** Lábio inferior. **B.** Mucosa jugal (aparência fibrosada em consequência do traumatismo crônico). **C.** Ventre de língua. **D.** Palato mole.

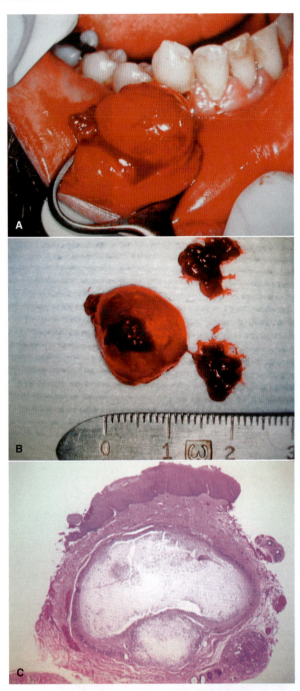

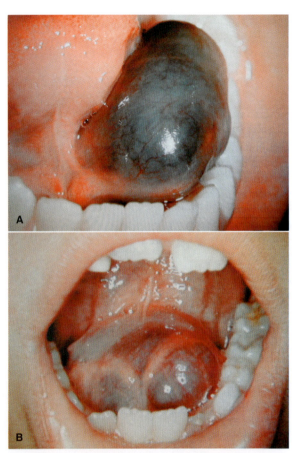

quando a lesão se estende através e abaixo do nível do músculo milo-hióideo no interior do espaço submandibular (Figura 21.34). Essas lesões podem alcançar tamanho maior que as mucoceles, porque a mucosa sobrejacente às rânulas é mais espessa e elas ocorrem menos comumente. O traumatismo que sua formação causa é menos comum na porção anterior do assoalho bucal e, como resultado, uma rânula mergulhante tem potencial para se expandir através do músculo milo-hióideo até o pescoço e comprometer as vias respiratórias, resultando em emergência médica.

• **Figura 21.33 A.** Rânula no lado esquerdo do assoalho bucal. **B.** Rânula bilateral no assoalho bucal. Observe a aparência azulada dessas rânulas em consequência do alto conteúdo mucoso (mucina).

• **Figura 21.32 A.** Excisão de mucocele do lábio inferior direito utilizando uma pinça de calázio. **B.** Amostra de mucocele intacta e das glândulas salivares menores associadas. **C.** Amostra histológica de mucocele com epitélio (posição de 12 horas) e glândulas salivares menores adjacentes (posições de 2 e 5 horas).

Rânula

A lesão mais comum que afeta a glândula sublingual é a *rânula*, que pode ser considerada mucocele da glândula salivar sublingual. As rânulas resultam da retenção mucosa no sistema ductal da glândula sublingual ou do extravasamento de muco como resultado da ruptura ductal causada por inflamação ou traumatismo. Existem dois tipos: *rânula simples* e *rânula mergulhante*. A primeira está confinada à área ocupada pela glândula sublingual no espaço sublingual, superiormente ao músculo milo-hióideo (Figura 21.33). A progressão da rânula simples para rânula mergulhante ocorre

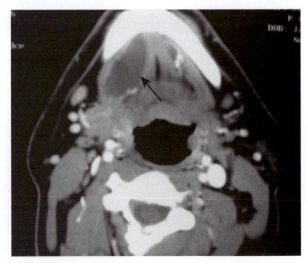

• **Figura 21.34** Rânula mergulhante através do músculo milo-hióideo à direita, observada no exame de tomografia computadorizada (*seta*).

Os diagnósticos diferenciais para aumentos de volume em assoalho bucal incluem rânula, cisto linfoepitelial, cisto dermoide ou epidermoide, tumores de glândulas salivares (p. ex., carcinoma mucoepidermoide) e tumores mesenquimais (p. ex., lipoma, neurofibroma ou hemangioma). Os diagnósticos diferenciais para massa na linha média do pescoço incluem linfadenopatia, cisto epidermoide, lipoma, mononucleose infecciosa, carcinoma metastático, linfoma, tumores de glândulas salivares (p. ex., glândula submandibular ou cauda da glândula parótida), sialadenite da glândula submandibular, cisto linfoepitelial, sarcoidose, tuberculose, doença da arranhadura do gato, higroma cístico, tumor do corpo carotídeo ou rânula mergulhante.

O tratamento usual da rânula é a *marsupialização*, na qual uma porção da mucosa bucal do assoalho bucal é excisada, incluindo a parede superior da rânula (Figura 21.35). Em seguida, a parede da rânula é suturada à mucosa bucal do assoalho bucal e é esperada a cicatrização por segunda intenção, com formação de cicatriz, pois a probabilidade de recorrência é menor. O tratamento de escolha para as rânulas recorrentes ou persistentes é a excisão da rânula, bem como da glândula sublingual por meio de acesso intrabucal à região anterior do assoalho bucal (Figura 21.36). Vários estudos recentes têm indicado que isso pode ser adequado como terapia inicial, uma vez que a taxa de recorrência com a marsupialização pode ser inaceitavelmente alta, especialmente na população pediátrica.

Infecções das glândulas salivares

As infecções das glândulas salivares maiores podem ser agudas ou crônicas e são comumente, mas não sempre, relacionadas à doença obstrutiva, especialmente na glândula submandibular (quando a "obstrução leva à infecção"). A causa da *sialadenite supurativa aguda* da glândula parótida geralmente envolve alteração no equilíbrio do fluido, cuja ocorrência é mais provável em pacientes mais idosos, debilitados, malnutridos, desidratados, com doenças crônicas ou comorbidades significativas. Nesses casos, a maioria das infecções das glândulas parótidas é bilateral. A idade média para ocorrência

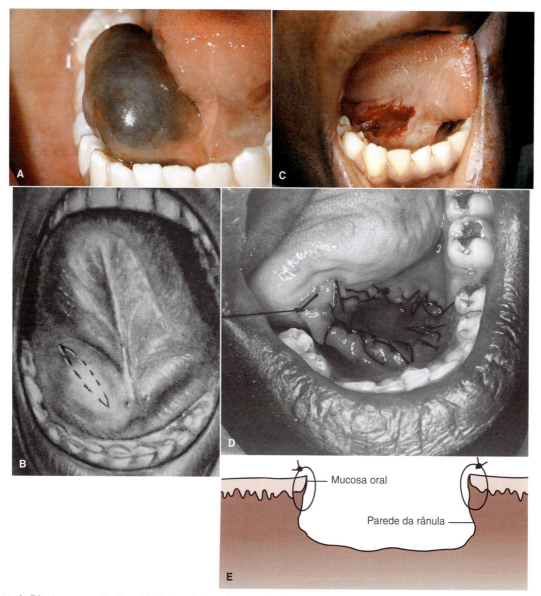

• **Figura 21.35** **A.** Rânula no assoalho bucal à direita relacionada ao acúmulo de saliva da glândula sublingual nos tecidos moles em razão da ruptura do ducto salivar. **B.** Incisões elípticas para marsupialização. **C.** Marsupialização de rânula com excisão da mucosa bucal com a parede superior da rânula. **D.** Conclusão da marsupialização da rânula em assoalho bucal à esquerda com suturas circunferenciais. **E.** Marsupialização finalizada com o revestimento da rânula suturado à mucosa do assoalho bucal.

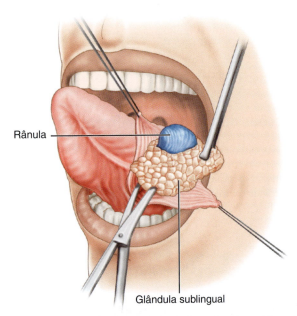

• **Figura 21.36** Remoção intraoral de rânula e glândulas sublinguais.

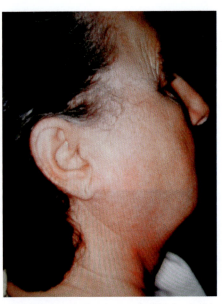

• **Figura 21.37** Perfil de paciente com parotidite bacteriana aguda direita com edema e eritema significativos.

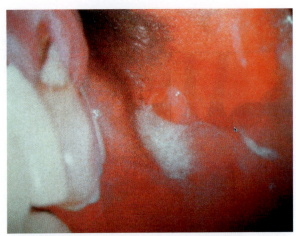

• **Figura 21.38** Drenagem purulenta do ducto de Stensen esquerdo em paciente com infecção afetando a glândula parótida esquerda.

das infecções das glândulas salivares é 60 anos, com leve propensão aos homens. As infecções das glândulas salivares podem ser causadas por uma variedade de microrganismos, incluindo bactérias aeróbias e anaeróbias, vírus, fungos e micobactérias. Na maioria dos casos, uma microbiota bacteriana mista é a responsável pela sialadenite ou infecção das glândulas salivares. O microrganismo isolado mais comum relacionado às infecções das glândulas salivares é o *Staphylococcus aureus*, porque ele normalmente coloniza a entrada dos orifícios ductais. Além disso, durante os períodos de diminuição ou alentecimento do fluxo salivar (p. ex., obstrução ou desidratação), ocorre influxo retrógrado do *S. aureus* para o interior do sistema ductal e para a glândula, o que pode resultar em infecção.

As características clínicas das infecções bacterianas agudas das glândulas salivares incluem evolução rápida com aumento de volume nas regiões pré-auricular (glândula parótida) ou submandibular, associados à dor e eritema (Figura 21.37). A palpação da glândula afetada não gera saída de fluido ou então ocasiona saída de secreção purulenta espessa pelo orifício do ducto (neste caso, "a infecção leva à obstrução") (Figura 21.38).

O tratamento das infecções bacterianas das glândulas salivares conta com terapia sintomática e cuidados de suporte, os quais incluem hidratação com fluidos intravenosos, antibióticos e analgésicos. Os antibióticos empíricos iniciais devem ser direcionados para o principal microrganismo causador, o *S. aureus*, e devem ter uma cefalosporina (primeira geração) ou penicilina semissintética antiestafilocócica (oxacilina ou dicloxacilina). Devem ser obtidos estudos de cultura e sensibilidade de qualquer material purulento para auxiliar na seleção do antibiótico mais apropriado para cada paciente.

Os antibióticos devem ser administrados por via intravenosa em altas doses para a maioria desses pacientes, os quais comumente requerem hospitalização para hidratação intravenosa, controle da dor e avaliação nutricional. Na maioria das vezes, a cirurgia, que consiste em incisão e drenagem, torna-se necessária no tratamento das infecções das glândulas salivares. Infecções que não recebem tratamento podem progredir rapidamente e causar obstrução respiratória, septicemia e, eventualmente, morte. Em algumas situações de infecção recorrente de uma glândula salivar, as repetidas agressões resultam em disfunção irreversível, caso que pode indicar a excisão da glândula (*sialadenectomia*).

A *parotidite viral* ou *caxumba* é uma doença aguda não supurativa e contagiosa. Antes da vacinação de rotina contra a doença (p. ex., vacina para sarampo, caxumba e rubéola), a parotidite viral ocorria como epidemia durante as estações de inverno e a primavera. É importante a diferenciação clínica entre infecções bacterianas e virais das glândulas salivares, porque as infecções virais não são o resultado de doença obstrutiva e requerem tratamento diferente que não inclui antibioticoterapia. A caxumba é caracterizada por aumento de volume doloroso e sem eritema de uma ou ambas as glândulas parótidas, com início entre 2 e 3 semanas após exposição ao vírus (período de incubação). Esta doença ocorre mais comumente em crianças entre 6 e 8 anos de idade. Os sinais e sintomas da caxumba incluem dor e aumento de volume pré-auricular, febre, calafrios e dor de cabeça. A parotidite viral geralmente resolve-se em 5 a 12 dias após o início. A gestão inclui o tratamento de suporte com antipiréticos, analgésicos e hidratação adequada para a febre, dor de cabeça e o mal-estar. Complicações da doença incluem meningite, pancreatite, nefrite, orquite, atrofia testicular e esterilidade em aproximadamente 20% dos homens jovens afetados.

Sialometaplasia necrosante

A *sialometaplasia necrosante* é um processo inflamatório reativo, não neoplásico, que geralmente afeta as glândulas salivares menores do palato. Entretanto, pode afetar as glândulas salivares menores em qualquer localização. A sialometaplasia necrosante é de origem desconhecida, mas acredita-se que resulte de um infarto vascular dos lóbulos das glândulas salivares. Causas potenciais da diminuição do fluxo sanguíneo para a área afetada incluem traumatismo, injeção de anestésico local, tabagismo, diabetes melito, doença vascular e pressão por prótese. A idade usual dos pacientes afetados varia entre 23 e 66 anos. As lesões geralmente aparecem como grandes áreas (1 a 4 cm) profundamente ulceradas, dolorosas ou assintomáticas, situadas lateralmente à linha média do palato e próximas à junção dos palatos mole e duro (Figura 21.39A). Embora as lesões sejam geralmente unilaterais, o envolvimento bilateral também pode ocorrer. Alguns pacientes podem relatar um prenúncio patológico semelhante a um resfriado antes do surgimento da ulceração.

Essa condição merece considerável preocupação, porque se assemelha clínica e histologicamente (ver Figura 21.39B) a um carcinoma (carcinoma de células escamosas ou carcinoma mucoepidermoide). O diagnóstico e a conduta adequados dessa doença consistem na avaliação por um cirurgião e um patologista bucomaxilofaciais que estejam familiarizados com esta ocorrência, porque o resultado de um diagnóstico errado pode ser uma extensa ressecção cirúrgica inadvertida para um processo patológico benigno e autolimitante. A aparência histopatológica é de hiperplasia pseudoepiteliomatosa, a qual aparece como infiltrado epitelial dentro do tecido subjacente, parecido com carcinoma. Critérios histológicos úteis na distinção entre uma sialometaplasia necrosante e um processo maligno incluem a ausência de pleomorfismo celular, manutenção da morfologia geral do lóbulo salivar, aparência geral não displásica das ilhas escamosas ou ninhos e evidência de lúmen ductal residual dentro dos ninhos epiteliais. As ulcerações da sialometaplasia necrosante geralmente reparam-se espontaneamente dentro de 6 a 10 semanas após seu surgimento e não requerem cirurgia.

Síndrome de Sjögren

A *síndrome de Sjögren* é um processo patológico multissistêmico de apresentação variável. Apresenta-se de duas formas: (1) *síndrome de Sjögren primária* ou *síndrome seca*, caracterizada por xerostomia (boca seca) e *ceratoconjuntivite seca* (olhos secos; Figura 21.40); e (2) *síndrome de Sjögren secundária*, composta pela síndrome de Sjögren primária e um distúrbio de tecido conjuntivo associado, mais comumente a artrite reumatoide. Embora a causa da síndrome de Sjögren seja desconhecida, parece que há forte influência autoimune. A patologia tem maior incidência em mulheres, na relação 9:1; mais de 80% das mulheres afetadas têm idade média de 50 anos.

Geralmente, os primeiros sintomas são as queixas artríticas, seguidos por sintomas oculares e, mais tarde, no progresso da doença, sintomas nas glândulas salivares. O envolvimento das glândulas salivares e lacrimais resulta de substituição linfocítica dos elementos glandulares normais. A xerostomia resulta da diminuição da função das glândulas salivares maiores e menores, das quais a parótida é a mais sensível. Pode-se suspeitar do diagnóstico da síndrome de Sjögren pelas queixas do paciente e por vários testes laboratoriais imunológicos anormais. O componente bucal da síndrome de Sjögren pode ser diagnosticado utilizando estudos da taxa de fluxo salivar e sialografias que podem mostrar a típica destruição acinar. O uso de biopsia de glândulas salivares menores do lábio, como previamente mencionado, é considerado altamente preciso na obtenção do diagnóstico da síndrome de Sjögren, uma vez que as alterações histopatológicas observadas nas glândulas salivares menores são semelhantes às alterações das glândulas maiores

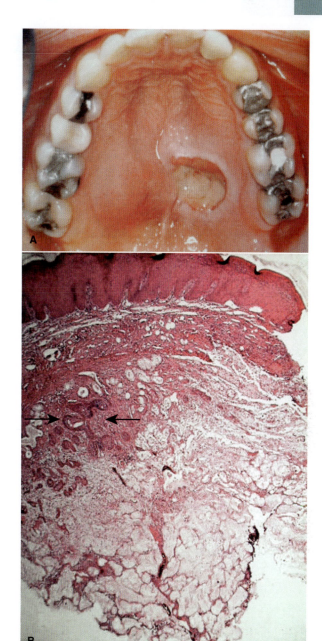

• **Figura 21.39 A.** Sialometaplasia necrosante no palato duro posterior com ulceração. **B.** Exame histopatológico de sialometaplasia necrosante mostra hiperplasia pseudoepiteliomatosa (*setas*), a qual é parecida com a infiltração epitelial do carcinoma no estroma subjacente do tecido conjuntivo.

(parótida). Desconfia-se da existência de ceratoconjuntivite seca em consequência das queixas do paciente e o *teste de Schirmer* para fluxo lacrimal pode ser realizado a fim de se quantificar seu nível de redução (Figura 21.41). Os resultados do teste de Schirmer são os seguintes: (1) normal: 15 mm ou mais de umidificação do papel após 5 minutos; (2) leve: 14 a 9 mm de umidificação do papel após 5 minutos; (3) moderada: 8 a 4 mm de umidificação do papel após 5 minutos; (4) grave: menos de 4 mm de umidificação do papel após 5 minutos. Geralmente, os pacientes com síndrome de Sjögren acometidos de ceratoconjuntivite seca estão na categoria grave da doença, com menos de 4 mm de umidificação da tira de papel após 5 minutos.

O tratamento da síndrome de Sjögren inclui o cuidado sintomático com lágrimas artificiais para os sintomas de olho seco e substitutos salivares para os sintomas de boca seca. Adicionalmente, medicações

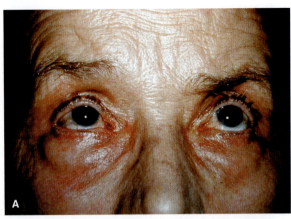
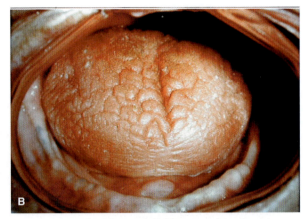

• **Figura 21.40** Paciente com síndrome de Sjögren. **A.** Olhos secos (ceratoconjuntivite seca). **B.** Boca seca (xerostomia).

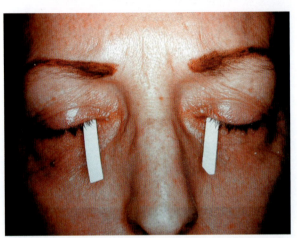

• **Figura 21.41** Teste de Schirmer para olhos secos em um paciente com síndrome de Sjögren. O papel-filtro é posicionado no fórnice ocular e é observada a umidificação (15 mm em 5 minutos é normal; < 5 mm em 5 minutos é grave e pode indicar síndrome de Sjögren).

colinérgicas, como a pilocarpina, podem ser úteis na estimulação do fluxo salivar a partir do pequeno remanescente de tecido de glândula salivar funcional.

Lesões traumáticas às glândulas salivares

As *lesões traumáticas* que afetam as glândulas salivares e seus ductos, particularmente as lacerações, podem ser acompanhadas por várias lesões faciais, incluindo as fraturas faciais. As lesões que ocorrem próximo a uma das glândulas salivares maiores ou seus ductos requerem avaliação cuidadosa durante o exame da cabeça e do pescoço.

As lacerações faciais podem afetar não apenas a glândula e seu sistema de ductos, mas também ramos do nervo facial e vasos faciais maiores. Tais estruturas requerem meticulosa avaliação para um diagnóstico adequado e uma pronta reparação, se indicada. Geralmente, as lacerações de nervos que estão anteriores a uma linha vertical traçada do canto externo do olho ao forame mentoniano não são adequadas ao reparo cirúrgico, porque os diâmetros das fibras são pequenos demais e a função espontânea geralmente ocorre em razão do recrutamento de fibras nervosas adjacentes que não tiverem sido danificadas (Figura 21.42). O reparo do ducto de Stensen pode incluir *anastomoses ductais diretas*, nas quais suas porções proximal e distal são identificadas, um cateter de plástico ou metal é posicionado como um *stent*

e o ducto é suturado sobre esse dispositivo (Figura 21.43). O cateter ou *stent* é posicionado inicialmente através do orifício intrabucal do ducto de Stensen e introduzido proximalmente em seu interior; então, o cateter ou *stent* sai do ducto no local da laceração. A extremidade proximal do ducto é identificada e colocada sobre o cateter em direção à extremidade distal do ducto e elas são suturadas. O cateter é geralmente deixado por 10 a 14 dias a fim de permitir a epitelização do ducto. Além disso, as lacerações do nervo facial podem exigir anastomoses nervosas diretas realizadas com uso de microscópios, a fim de reaproximar as extremidades dos nervos e posicionar suturas epineurais com fios não reabsorvíveis, com ou sem a necessidade de enxerto de nervo. As lacerações dos tecidos moles faciais são então fechadas sobre os locais de reparo do nervo e do ducto. Após o desbridamento das feridas dos tecidos moles, a fim de remover do local quaisquer partículas de vidro, sujeira ou outros debris, as lacerações dos tecidos moles faciais são fechadas sobre

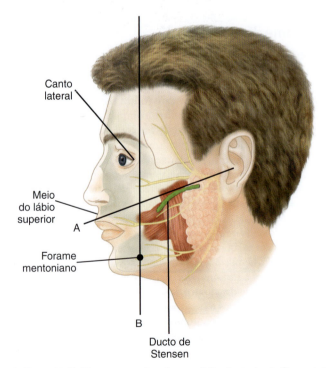

• **Figura 21.42** Diagrama mostrando a posição do ducto de Stensen ao longo da linha A desenhada do trágus à linha média do lábio superior. Danos aos pequenos ramos terminais do nervo facial anteriormente à linha B (canto externo ao forame mentoniano) não requerem reparo cirúrgico.

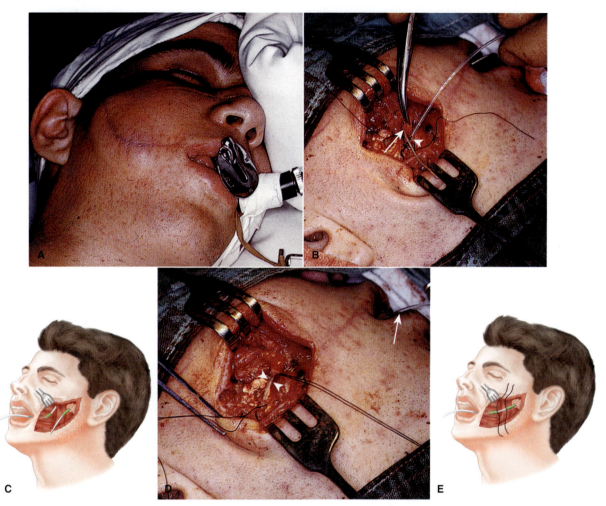

• **Figura 21.43** A. Laceração na bochecha cuja reparação falhou ao não detectar que o ducto de Stensen foi danificado. O paciente subsequentemente desenvolveu uma sialocele (coleção localizada de saliva). B. Reparo cirúrgico da laceração do ducto de Stensen com uma sonda metálica no ducto distal posicionada desde o orifício do ducto de Stensen intrabucal (*seta*) e um cateter plástico (*ponta de seta*) posicionado dentro da porção proximal do ducto lacerado. C. Posicionamento de ambos os cateteres. O cateter proximal será removido e o ducto proximal será colocado por cima do cateter distal. D. Reparo da laceração do ducto de Stensen por meio de sutura sobre um cateter (*pontas de seta*) colocado por canulação intrabucal do ducto de Stensen (*seta*). E. Reparo concluído sobre o cateter.

os locais de reparo ductal e neural de maneira usual em camadas. Potenciais sequelas de traumatismos que afetem as glândulas salivares maiores incluem infecções, paralisia facial, fístulas cutâneas das glândulas salivares, formação de *sialocele* e obstrução ductal como consequência da formação de cicatriz, a qual resulta em eventual atrofia glandular e diminuição da função. A glândula afetada sem função pode exigir, eventualmente, uma remoção cirúrgica por meio de *parotidectomia superficial* (*sialadenectomia*).

Neoplasias das glândulas salivares

Embora uma ampla discussão sobre as neoplasias das glândulas salivares esteja além do âmbito deste capítulo e outras fontes estejam disponíveis para obter tais informações, justifica-se uma breve revisão sobre vários aspectos importantes das lesões mais comuns. Os *tumores das glândulas salivares* ocorrem muito mais comumente nas glândulas maiores (80 a 85%) em comparação às glândulas menores (15 a 20%) (Tabela 21.6). Cerca de 75 a 80% dos tumores das glândulas maiores são benignos e 50 a 55% dos tumores de glândulas menores são benignos. A maioria dos tumores salivares ocorre na *glândula parótida* e a boa parte deles é benigna (mais comumente, *adenoma pleomórfico*).

Tabela 21.6 Distribuição dos tumores de glândulas salivares.

Localização do tumor	Ocorrência
Glândulas maiores	80 a 85%
Glândula parótida	85 a 90%
Glândula submandibular	5 a 10%
Glândula sublingual	Raro
Glândulas menores	15 a 20%
Palato	55%
Lábios	15%
Restante	Raro

Tumores benignos das glândulas salivares

O *adenoma pleomórfico* ou tumor benigno misto é o tumor de glândula salivar mais comum. A idade média de ocorrência é 45 anos, com relação homem-mulher de 3:2. Nas glândulas maiores, a *glândula parótida* é afetada em mais de 80% dos casos; nas glândulas menores, o sítio intrabucal mais comum é o palato (Figura 21.44). Geralmente,

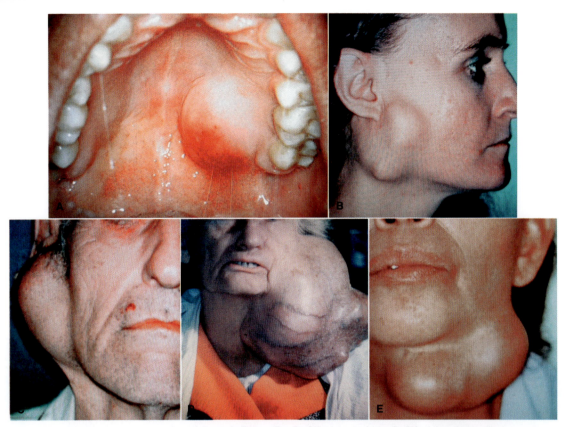

• **Figura 21.44** Adenomas pleomórficos. **A.** Palato. **B** a **D.** Glândula parótida. **E.** Glândula submandibular.

os adenomas pleomórficos são massas indolores de crescimento lento. A análise histopatológica mostra dois tipos de células: (1) *célula epitelial ductal*; e (2) *célula mioepitelial*, a qual pode se diferenciar em várias linhagens de células (*pleomórfico* significando "muitas formas"). Há uma cápsula de tecido conjuntivo em volta do adenoma pleomórfico, a qual pode ser incompleta. O tratamento implica a excisão cirúrgica total com margem de tecido normal para incluir possíveis projeções irregulares da lesão. As lesões parotídeas são tratadas pela remoção do lobo afetado (lobo superficial e/ou lobo profundo) juntamente com o tumor. A recorrência é possível em raros casos; também há um pequeno risco (5%) de transformação maligna para *carcinoma ex-adenoma pleomórfico* em lesões antigas.

O *tumor de Warthin* ou cisto adenoma papilífero linfomatoso afeta quase que exclusivamente a glândula parótida, especificamente no lobo inferior ou cauda da glândula parótida (Figura 21.45). O pico de incidência é a sexta década de vida, com relação homem-mulher de 7:1, e associação ao tabagismo. Essa lesão se apresenta como massa indolor de crescimento lento. Acredita-se que o tumor de Warthin seja causado por restos epiteliais salivares presos no interior de linfonodos em desenvolvimento. A análise histopatológica mostra componente epitelial em um padrão papilar e componente linfoide com centros germinativos. O tratamento da lesão é a excisão cirúrgica simples e a recorrência é rara.

O adenoma monomórfico é uma lesão solitária incomum composta por um tipo de célula. Afeta predominantemente as glândulas salivares menores do lábio superior (*adenoma canalicular*; Figura 21.46) e a glândula parótida (*adenoma de células basais*). A idade média de ocorrência é 61 anos e a lesão geralmente apresenta-se como massa assintomática amplamente móvel. A análise histopatológica revela lesão encapsulada composta por um tipo (monomórfico) de célula epitelial de ducto salivar. O tratamento do adenoma monomórfico é a excisão cirúrgica simples.

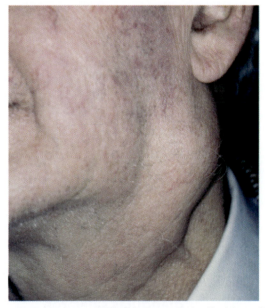

• **Figura 21.45** Um tumor de Warthin da cauda da glândula parótida.

Tumores malignos das glândulas salivares

O *carcinoma mucoepidermoide* é o tumor maligno de glândula salivar mais comum. Esse tumor contribui para 10% dos tumores de glândulas maiores (principalmente na parótida) e 20% dos tumores de glândulas menores (principalmente palatinas) (Figura 21.47). Essa lesão pode ocorrer em qualquer faixa etária, mas a idade media é 45 anos. A relação homem-mulher é 3:2. A apresentação clínica é uma massa submucosa que pode ser dolorosa ou ulcerada. A massa pode parecer azulada em razão do conteúdo mucoso no interior da

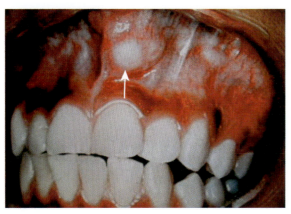

• **Figura 21.46** Adenoma monomórfico (canalicular) do lábio superior esquerdo ou vestíbulo (*seta*).

grau é a ampla excisão cirúrgica com margem de tecido normal não afetado; lesões de alto grau requerem remoção cirúrgica mais agressiva com margens cirúrgicas e, possivelmente, radioterapia local. As lesões de baixo grau apresentam taxa de sobrevivência em 5 anos de 95%, enquanto as de alto grau, menos de 40% de taxa de sobrevivência em 5 anos.

O *adenocarcinoma polimorfo de baixo grau* é a segunda malignidade mais comum das glândulas salivares. Essa lesão foi descrita pela primeira vez em 1983; antes de sua identificação, muitos casos foram mal diagnosticados como carcinomas adenoides císticos. O sítio mais comumente afetado é a *junção entre os palatos duro e mole* (Figura 21.49). A relação homem-mulher é 3:1, com média de idade de 56 anos. Esses tumores apresentam-se como massas assintomáticas de crescimento lento que podem sofrer ulceração. A análise histopatológica mostra muitas formas e padrões celulares (polimorfo). A aparência histopatológica apresenta proliferação infiltrativa das células epiteliais ductais em padrão único. Essa lesão mostra predileção neurotrópica para invasão e propagação ao longo dos nervos adjacentes, levando clinicamente à parestesia na área fornecida pelo(s) nervo(s) envolvido(s). O tratamento deste tumor é a ampla excisão cirúrgica com taxa de recorrência relativamente alta de 14%.

lesão. Uma *forma intraóssea* de carcinoma mucoepidermoide pode aparecer como área radiolúcida multilocular na parte posterior da mandíbula associada ao aumento de volume azulado do coxim retromolar (Figura 21.48). A análise histopatológica mostra três tipos de células: (1) *células mucosas*; (2) *células epidermoides*; e (3) *células intermediárias (claras)*. A proporção de cada tipo celular graduará o carcinoma mucoepidermoide como alto, intermediário ou baixo grau. Quanto maior a graduação, maior será a predominância de células epidermoides e pleomorfismo celular, falta de células mucosas e de áreas císticas e comportamento mais agressivo de maneira geral. O tratamento das lesões de baixo

O *carcinoma adenoide cístico* é a terceira malignidade mais comum das glândulas salivares intrabucais, com média de idade de 53 anos e razão homem-mulher de 3:2. Aproximadamente 50% desses tumores ocorrem na glândula parótida enquanto os outros 50% acometem as glândulas menores do palato (Figura 21.50). Esse tumor se apresenta como massa não ulcerada de crescimento lento,

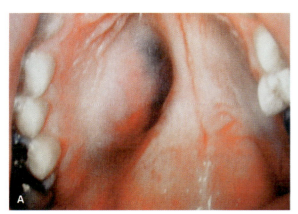
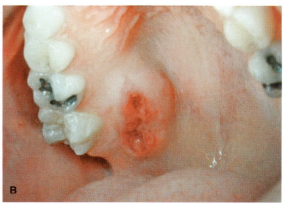

• **Figura 21.47 A.** Carcinoma mucoepidermoide do palato. Observe a coloração azulada em decorrência do conteúdo mucoso. **B.** Carcinoma mucoepidermoide do palato com ulceração.

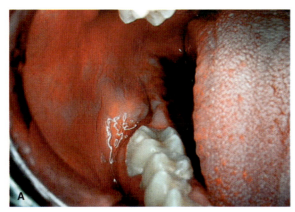
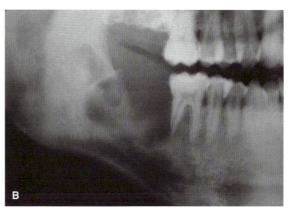

• **Figura 21.48 A.** Carcinoma mucoepidermoide central do coxim retromolar direito das glândulas salivares menores (observe aparência azulada). **B.** A radiografia panorâmica mostra a radiolucidez multilocular adjacente.

associada à dor crônica de baixa intensidade. Ocasionalmente, as lesões parotídeas podem resultar em paralisia facial em consequência do neurotropismo, parecido com o adenocarcinoma polimorfo de baixo grau, e há envolvimento do nervo facial. A análise histopatológica demonstra proliferação infiltrativa de células basaloides arranjadas em um padrão cribriforme (queijo suíço). Como observado no adenocarcinoma polimorfo de baixo grau, podem ocorrer invasão perineural e migração, por exemplo, de uma lesão palatina para o forame redondo ao longo da segunda divisão do nervo trigêmeo. O tratamento é a ampla excisão cirúrgica, seguida, em alguns casos, por radioterapia. O prognóstico é ruim, apesar da terapia agressiva.

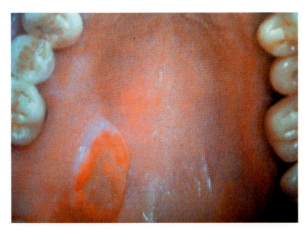

• **Figura 21.49** Adenocarcinoma polimorfo de baixo grau do palato.

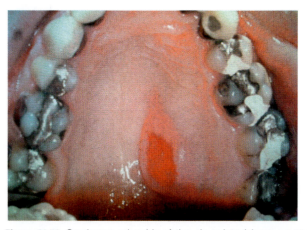

• **Figura 21.50** Carcinoma adenoide cístico do palato (observe a aparência semelhante à do adenocarcinoma polimórfico de baixo grau).

PARTE 5

Tratamento de Lesões Orais Patológicas

Hiperplasias e lesões patológicas frequentemente se desenvolvem na boca e em suas estruturas adjacentes. Os cirurgiões-dentistas clínicos gerais estão mais frequente e repetidamente familiarizados aos tecidos da cavidade bucal do paciente e às suas estruturas contíguas do que qualquer outro profissional de saúde. Apesar de a maioria das lesões serem benignas e não ameaçarem o bem-estar do paciente, os cirurgiões-dentistas têm responsabilidade profissional relativa à manutenção e à saúde geral das estruturas bucais e periorais. Seja por referência a outros profissionais de saúde ou assumindo diretamente a responsabilidade pelo manejo cirúrgico das entidades patológicas dos tecidos mineralizados e moles, o cirurgião-dentista é o profissional de "entrada", que inicialmente reconhece a alteração da normalidade, coordena o cuidado definitivo necessário, assegura o acompanhamento adequado e provê qualquer medida restauradora odontológica requerida.

O papel singular do cirurgião-dentista clínico geral como perito em saúde bucal requer que ele esteja constantemente vigilante em busca de anormalidades nos ossos e tecidos moles da região de cabeça e pescoço durante as consultas rotineiras dos pacientes. Os cirurgiões-dentistas clínicos gerais devem ser observadores, astutos diagnosticadores e permanecer atualizados com relação à história natural das manifestações das doenças bucais e maxilofaciais mais comuns. O diagnóstico e o tratamento precoces sempre são a melhor conduta para essas entidades patológicas.

Os Capítulos 22 e 23 descrevem os papéis potenciais do cirurgião-dentista clínico geral no amplo manejo das condições patológicas do paciente. O aspecto mais importante deste cuidado começa com a realização de um exame completo de boca, cabeça e pescoço, a formulação de uma tentativa racional de diagnóstico e o fornecimento do tratamento necessário ou encaminhamentos adequados, quando indicado. O Capítulo 22 aborda esses tópicos em detalhes, com ênfase no papel de um cirurgião-dentista clínico geral. O Capítulo 23 descreve o manejo cirúrgico de lesões patológicas mais complexas da cavidade oral e estruturas contíguas. Detalhes expandidos da técnica cirúrgica são fornecidos para o tratamento de lesões menos complexas que podem ser tratadas por cirurgiões-dentistas clínicos gerais. O tratamento cirúrgico de condições patológicas mais complexas e difíceis, cistos e tumores da região bucomaxilofacial também são apresentados, com ênfase nos papéis de apoio do cirurgião-dentista clínico geral no tratamento do paciente e encaminhamento para especialistas.

22
Princípios de Diagnóstico Diferencial e de Biopsia

EDWARD ELLIS III E MICHAELL A. HUBER

VISÃO GERAL DO CAPÍTULO

Métodos de exame e de diagnóstico, 440
  História clínica, 440
  História da lesão específica, 441
  Exame clínico, 442
  Adjuvantes para o diagnóstico, 446
    Adjuvantes com base em citologia, 446
    Adjuvantes com base em colorações vitais, 446
    Adjuvantes com base em luz, 447
    Adjuvantes com base molecular, 447
  Exame radiográfico, 447
  Investigação laboratorial, 448
  Hipóteses de diagnóstico clínico diferencial, 448
  Monitoramento pré-biopsia, 449
  Princípios básicos do acompanhamento
    e encaminhamento, 449
  Biopsia ou encaminhamento, 449
  Consentimento informado e risco compartilhado, 449
  Monitoramento pós-biopsia, 450

Princípios gerais da biopsia, 450
  Biopsia incisional, 450
  Biopsia excisional, 452
  Biopsia por aspiração, 452

**Técnicas de biopsia de tecido mole
e princípios cirúrgicos, 453**
  Anestesia, 453
  Estabilização do tecido, 453
  Hemostasia, 454
  Incisões, 454
  Fechamento da ferida, 455
  Manipulação dos tecidos; cuidados com a amostra, 456
    *Identificação das amostras com sutura;
    identificação das margens, 457*
  Submissão das amostras, 457
    Formulário de dados para a submissão da biopsia, 457

**Técnicas e princípios de biopsia
intraóssea (tecido duro), 459**
  Retalhos mucoperiosteais, 459
  Aspiração preventiva, 459
  Janela óssea, 462
  Manejo da amostra, 462
  Acompanhamento pós-biopsia, 464

Métodos de exame e de diagnóstico

As lesões da cavidade oral e de áreas periorais devem ser identificadas e precisamente diagnosticadas de modo que a terapia adequada possa eliminá-las. Quando se detecta um crescimento tecidual anormal, vários passos importantes e ordenados devem ser seguidos para a identificação e caracterização da lesão (Figura 22.1). Esses passos incluem uma anamnese detalhada, a história da lesão identificada, exames clínico e radiográfico, bem como exames laboratoriais relevantes, quando pertinentes. Esses passos levam a um período de observação mais de perto, ao encaminhamento para outros profissionais de saúde, quando indicado, e ao início dos procedimentos cirúrgicos para a obtenção de um espécime para exame histopatológico (biopsia), o que, por sua vez, resultará em tomada de decisões terapêuticas adequadas.

Quando o cirurgião-dentista descobre ou confirma uma lesão, a informação deve ser discutida com o paciente de modo que ele seja conduzido à urgência do problema sem alarmá-lo. Palavras como *lesão*, *tumor*, *crescimento* e *biopsia* podem carregar conotações assustadoras para vários pacientes. O cirurgião-dentista com empatia pode poupar o paciente de ansiedade e trauma emocional desnecessários, pontuando cuidadosamente a discussão sobre a lesão, lembrando-o que a maior parte das lesões identificadas na região de cabeça e pescoço é benigna, bem como as medidas tomadas são meramente por precaução.

História clínica

A compreensão do estado de saúde geral do paciente é importante durante as etapas de diagnóstico. Descobertas recentes conduziram a teoria de que existe uma inter-relação frequente entre a saúde geral e a odontológica e que as lesões orais podem ser um reflexo da condição sistêmica do paciente ou então contribuir para seu desenvolvimento. Portanto, a documentação detalhada da história clínica e seu registro, associada a uma avaliação clínica completa (incluindo consultas médicas, quando necessário), são essenciais por duas razões básicas:

1. Um problema clínico preexistente pode afetar ou ser afetado pelo tratamento odontológico do paciente. Como delineado nos Capítulos 1 e 2, pacientes com certas condições clínicas (p. ex., aqueles com hipertensão ou certas condições cardíacas, os que tomam medicamentos que podem interagir com outros, pacientes que tomam anticoagulantes e os que têm próteses ortopédicas ou cardiovasculares implantadas) podem necessitar de medidas preventivas especiais quando uma cirurgia odontológica invasiva for necessária. Além disso, a intervenção

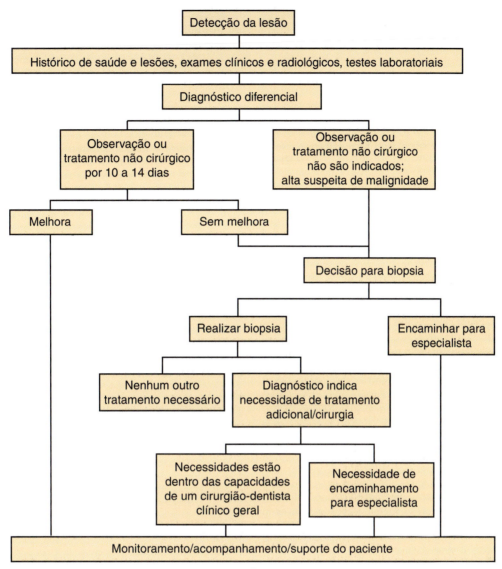

• **Figura 22.1** Fluxograma de decisão para o tratamento de lesões orais.

cirúrgica pode alterar o delicado equilíbrio saúde-doença em um paciente debilitado ou com uma condição mal controlada, como um paciente diabético ou imunocomprometido.

2. A lesão sob investigação pode ser a manifestação oral de uma doença sistêmica significativa. Por exemplo, certas condições (agranulocitose, leucemia ou doença de Crohn) podem frequentemente se manifestar na forma de lesões orais. Ulcerações superficiais em um fumante crônico devem alertar o cirurgião-dentista para a possibilidade de cânceres orais ou faríngeos. Várias doenças sistêmicas podem se apresentar como lesões orais, por isso o cirurgião-dentista deve sempre estar atento a essas relações.

História da lesão específica

Um velho ditado na Medicina diz: "Se você ouvir o paciente tempo suficiente, geralmente ele o levará ao diagnóstico." Algumas vezes, na pressa de atender o próximo paciente, a arte de realizar a anamnese se perde na Medicina moderna. Um axioma geralmente aceito é que muitas doenças sistêmicas (até 85 a 90%) podem ser diagnosticadas com uma anamnese detalhada e história clínica registrada. O mesmo pode ser aplicado a várias lesões orais quando o profissional está familiarizado com a história natural das doenças mais comuns. O questionamento a um paciente que tem uma condição patológica deve incluir o seguinte:

1. *Há quanto tempo a lesão está presente?* A duração da lesão pode oferecer uma informação valiosa sobre sua natureza. Por exemplo, uma lesão que existe há muitos anos pode ser congênita e provavelmente benigna, enquanto uma lesão de desenvolvimento rápido é considerada mais preocupante. Apesar de o estabelecimento da duração da lesão ser uma informação valiosa, esse período deve ser considerado de acordo com o contexto definido por outros elementos da história, visto ser possível que a lesão já existisse por um longo período antes de ser notada pelo paciente.

2. *A lesão mudou de tamanho?* Uma mudança no tamanho clínico e/ou radiográfico da lesão é uma informação importante. Uma lesão agressiva em crescimento amplo apresenta grande probabilidade de ser maligna, enquanto uma lesão de crescimento lento sugere uma condição provavelmente benigna. Por meio da combinação da informação da taxa de crescimento com os achados relativos à duração da lesão, o profissional pode realizar uma avaliação mais precisa.

3. *A lesão mudou em alguma característica ou aspecto* (p. ex., um nódulo se torna uma úlcera ou uma úlcera que começa como uma

vesícula)? A observação de alterações nas características físicas de uma lesão pode auxiliar no diagnóstico. Por exemplo, uma úlcera que começa como uma vesícula pode sugerir uma doença vesicobolhosa localizada ou sistêmica, assim como uma doença viral.
4. *Quais são os sintomas associados à lesão* (p. ex., dor, função alterada, anestesia ou parestesia, paladar ou odor anormais, disfagia ou sensibilidade nos linfonodos cervicais)? Se dolorosa, a dor é aguda ou crônica, constante ou intermitente? O que aumenta ou diminui a dor? Lesões com um componente inflamatório geralmente estão mais associadas à dor. Erroneamente, muitos acreditam que os tumores malignos são dolorosos; na verdade, eles são, com frequência, assintomáticos, se não infectados secundariamente. Alterações nos nervos sensitivos, como dormência ou formigamento, habitualmente ocorrem em processos malignos ou inflamatórios, a não ser que outras causas identificáveis possam ser averiguadas. A disfagia pode sugerir alterações no assoalho bucal ou nos tecidos parafaringianos. É comum que o edema resulte ou ocorra nas lesões orais, indicando um processo expansivo que pode apresentar várias causas, incluindo inflamação, infecção, cistos ou formação tumoral. O paciente pode relatar sensação de plenitude mesmo antes de o cirurgião-dentista conseguir visualizar/verificar o edema durante o exame clínico. Linfonodos doloridos geralmente indicam causa inflamatória ou infecciosa, porém também podem representar manifestação de doença maligna.
5. *Quais são as estruturas anatômicas envolvidas?* Algumas lesões apresentam predileção por certas áreas ou tecidos anatômicos. A observação do confinamento da lesão em tecidos queratinizados ou não queratinizados, nas regiões com tecido de glândula salivar ou nas áreas compostas por nervos ou vasos pode, algumas vezes, fornecer indicações para um diagnóstico correto.
6. *Existe algum sintoma sistêmico associado* (p. ex., febre, náuseas ou mal-estar)? O paciente notou alguma alteração similar ou concomitante em outro local ou apresentou lesões similares nos tecidos orais ou periorais no passado? O cirurgião-dentista deve procurar possíveis relações ou manifestações de doenças ou condições sistêmicas relacionadas. Por exemplo, muitas condições virais sistêmicas (p. ex., sarampo, caxumba, mononucleose, herpes, síndrome da imunodeficiência adquirida) podem apresentar manifestações orais concomitantes ao envolvimento sistêmico. As condições autoimunes podem também se manifestar por meio de lesões orais. É possível que várias condições ulcerativas orais também se desenvolvam em outros locais do corpo (p. ex., pênfigo, líquen plano, eritema multiforme, doenças sexualmente transmissíveis). Outros fatores possíveis incluem o uso abusivo de substâncias ilícitas ou lesões resultantes de violência doméstica.
7. *Existe algum evento histórico associado ao início das lesões* (p. ex., trauma, tratamento recente, exposição a toxinas ou alergênios, visitas a países estrangeiros)? Um dos passos iniciais que o cirurgião-dentista deve adotar quando uma lesão é detectada é buscar uma possível explicação com base no histórico clínico, odontológico, familiar ou social do paciente. Frequentemente, as lesões orais e periorais podem ser causadas por hábitos parafuncionais, alimentos de consistência dura ou quentes, aplicação de medicamentos não destinados para uso tópico, traumatismo recente, condições envolvendo a dentição (p. ex., cáries, doença periodontal, dentes fraturados) ou por determinado evento ou exposição.

Exame clínico

Quando uma lesão é descoberta, exames clínico e radiográfico cuidadosos e a palpação dos linfonodos regionais são mandatórios. Uma vez completado o exame, uma descrição detalhada de todos os achados objetivos e subjetivos deve ser documentada no prontuário do paciente. Um esquema gráfico da localização, orientação, forma geral e dimensões da lesão no prontuário é útil. A utilização de ilustrações padronizadas pode simplificar a documentação (Figura 22.2). Além disso, fotografias digitais de boa qualidade auxiliam na documentação se o cirurgião-dentista tiver uma câmera e acessórios apropriados. Detalhes, descrições e desenhos tornam possível ao cirurgião-dentista ou aos especialistas de referência subsequentes avaliar o curso da lesão com o passar do tempo e também determinar se houve alteração de tamanho e em suas características, ou até mesmo verificar se novas lesões estão surgindo em áreas anatômicas diferentes.

Um exame é classicamente descrito como um o processo que inclui inspeção, palpação, percussão e auscultação. Na região de cabeça e pescoço, a inspeção e a palpação são mais comumente utilizadas como modalidades de diagnóstico, com a inspeção sempre precedendo a palpação. A inspeção inicial facilita a descrição da lesão antes de sua manipulação, visto que algumas lesões são tão frágeis que qualquer tipo de manipulação pode resultar em hemorragia ou ruptura de uma lesão preenchida por fluido, ou até mesmo perda de tecidos superficiais fracamente aderidos, o que poderia comprometer qualquer exame subsequente. A percussão é restrita ao exame da dentição. A auscultação é raramente usada, porém é importante quando se examinam lesões com suspeita de origem vascular. A seguir, alguns pontos adicionais importantes a serem considerados durante a inspeção de uma lesão.

1. *Localização anatômica da lesão.* Lesões patológicas podem surgir a partir de qualquer tecido da cavidade oral, incluindo o epitélio, tecido conjuntivo subcutâneo e submucoso, músculo, tendão, nervo, osso, vasos sanguíneos, vasos linfáticos ou glândulas salivares. O cirurgião-dentista deve estar atento para determinar, sempre que possível, quais tecidos estão contribuindo para a lesão, baseando-se na localização anatômica desta. Por exemplo, se uma massa aparecer no dorso da língua, o cirurgião-dentista logicamente consideraria uma origem epitelial, do tecido conjuntivo, linfática, vascular, glandular, neural ou muscular. Similarmente, massa na mucosa interna do lábio inferior induziria o cirurgião-dentista a incluir como origem as glândulas salivares menores no diagnóstico diferencial, juntamente à origem a partir do tecido conjuntivo, assim como outras possibilidades. Algumas lesões podem apresentar características anatômicas únicas, como a tendência linear do herpes-zóster, visto que o vírus segue a via neural. O possível papel do traumatismo deve sempre ser cogitado como provável fonte da lesão (aparatos dentários mal-adaptados, hábitos parafuncionais, como morder a mucosa jugal, ângulos cortantes nos dentes ou restaurações e traumatismo resultante de atos de violência doméstica ou outros tipos de violência). Finalmente, condições patológicas ou inflamatórias pulpares, periapicais e periodontais também causam uma porcentagem significativa das lesões orais.
2. *Características físicas gerais da lesão.* A terminologia médica apropriada deve sempre ser empregada na descrição de achados clínicos no prontuário, visto que uma terminologia leiga pode ser enganosa e inespecífica. Termos como "úlcera" ou "nódulo" podem ser interpretados de modo distinto por diferentes examinadores. Fotografias digitais de alta qualidade podem também ser impressas e anexadas à amostra da biopsia, ou enviadas ao patologista por *e-mail* separadamente. As fotografias são úteis na visualização das características clínicas da lesão. O Boxe 22.1 lista várias descrições físicas comuns úteis na identificação de entidades patológicas orais e maxilofaciais bucomaxilofaciais. Termos como os listados no Boxe 22.1 devem, geralmente, ser utilizados para descrever as características de uma lesão. A terminologia leiga, como "inchaço" e "ferida", geralmente não é útil, podendo conduzir a uma interpretação equivocada.

CAPÍTULO 22   Princípios de Diagnóstico Diferencial e de Biopsia   443

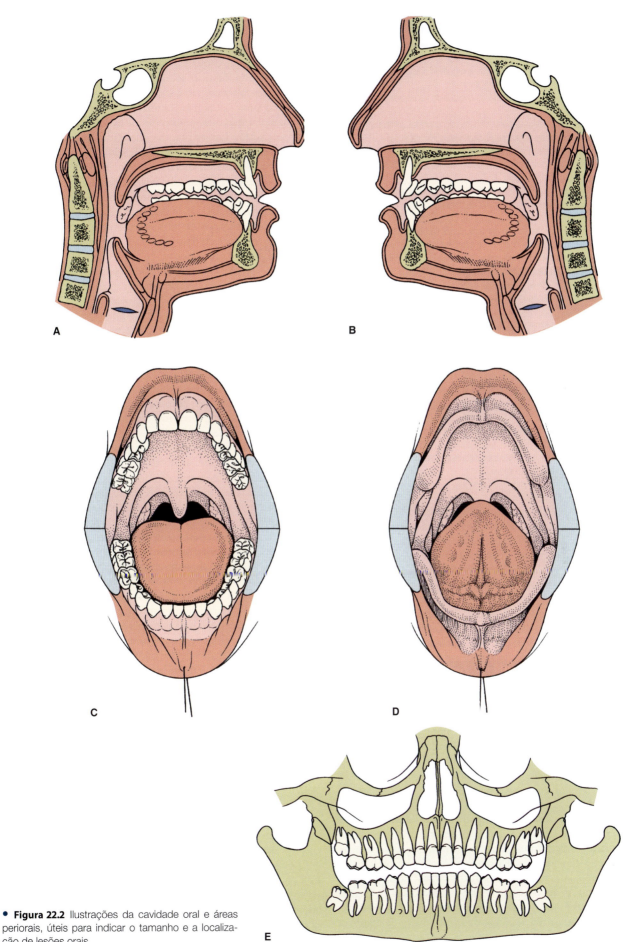

• **Figura 22.2** Ilustrações da cavidade oral e áreas periorais, úteis para indicar o tamanho e a localização de lesões orais.

Boxe 21.1 Terminologia descritiva de patologias.

- *Bolha*: uma erupção globosa; uma lesão de pele ou da mucosa elevada, circunscrita, contendo fluido
- *Queratose (queratótico)*: um crescimento exagerado e espessamento do epitélio queratinizado (camada de queratina)
- *Crostas (incrustação)*: soro ressecado ou coagulado na superfície da pele ou da mucosa
- *Displasia (displásico)*: qualquer desenvolvimento anormal do tamanho, do formato das células ou da organização tecidual
- *Erosão*: uma ulceração rasa e superficial
- *Escama*: epitélio fino, comprimido, formando lascas superficiais de queratina (epitélio queratinizado)
- *Estomatite*: qualquer condição inflamatória generalizada da mucosa oral
- *Hiperqueratose*: crescimento exagerado da camada de queratina do epitélio
- *Hiperplasia (hiperplásico)*: número aumentado de células normais
- *Hipertrofia (hipertrófico)*: dimensão ampliada devido ao aumento no tamanho das células, e não de sua quantidade
- *Leucoplasia*: alteração de progressão lenta na mucosa caracterizada por placas brancas, espessas e firmemente aderidas
- *Mácula*: área com alteração de cor circunscrita e não elevada, distinta dos tecidos adjacentes
- *Maligno*: anaplásico; câncer potencialmente invasivo e metastático
- *Nódulo*: massa grande, elevada, circunscrita, sólida e palpável na pele ou na mucosa
- *Pápula*: massa pequena, elevada, circunscrita, sólida e palpável na pele ou na mucosa
- *Placa*: qualquer lesão superficial plana, levemente elevada
- *Pústula*: vesícula pequena, turva, elevada, circunscrita, contendo pus na pele ou na mucosa
- *Úlcera*: lesão superficial circunscrita, semelhante a uma cratera, resultante de necrose do epitélio
- *Vesícula*: bolha pequena; uma elevação pequena, circunscrita de pele ou da mucosa contendo um fluido seroso.

3. *Lesões únicas* versus *lesões múltiplas*. A existência de múltiplas lesões é um fator importante. Quando múltiplas ulcerações são encontradas na cavidade oral, o cirurgião-dentista deve pensar em possibilidades específicas para o diagnóstico diferencial. O achado de neoplasias múltiplas ou bilaterais na cavidade oral é raro, enquanto doenças vesicobolhosas, bacterianas e virais comumente apresentam esse padrão. De modo semelhante, qualquer processo infeccioso pode exibir disseminação externa à medida que uma lesão infecta os tecidos adjacentes com os quais teve contato.

4. *Tamanho, forma e padrão de crescimento da lesão*. A documentação do tamanho e da forma da lesão deve ser realizada, como mencionado anteriormente. Uma régua pequena feita de um material que possa ser desinfetado (p. ex., metal ou plástico) é útil no momento do exame clínico. A régua é valiosa para a mensuração dos diâmetros de lesões clinicamente evidentes, medidas essas que podem ser anexadas ao desenho no prontuário do paciente. O padrão de crescimento também deve ser observado: seja a lesão plana ou levemente elevada, endofítica (crescimento para dentro) ou exofítica (crescimento para fora a partir da superfície epitelial), e séssil (base ampla) ou pedunculada (unida ao tecido normal por uma "haste" de tecido).

5. *Aparência superficial da lesão*. A superfície epitelial de uma lesão pode ser lisa, lobulada (verruciforme) ou irregular. Se houver uma ulceração, as características da base da úlcera e de suas margens devem ser registradas. As margens de uma úlcera podem ser planas, enroladas, elevadas ou evertidas. A base de uma úlcera pode ser plana, granulosa ou recoberta por membrana de fibrina, tecido desvitalizado ou crosta hemorrágica (cicatriz), ou ainda apresentar uma aparência fungoide característica de algumas doenças malignas.

6. *Cor da lesão*. A cor da superfície de uma lesão pode refletir várias características e até mesmo sua origem. Um edema azul-violáceo que fica esbranquiçado sob pressão sugere uma lesão vascular, enquanto uma lesão de cor azul mais clara que não esbranquiçar sob pressão pode sugerir um cisto de retenção de muco. Uma lesão pigmentada na mucosa pode sugerir uma "tatuagem traumática" a partir da inserção de material restaurador ou um tumor melanótico, o que é mais preocupante. Lesões brancas queratinizadas podem refletir uma reação ao traumatismo localizado e constante no tecido ou então representar alterações potencialmente pré-malignas. Uma lesão eritematosa (ou mista, branca e vermelha) pode representar um prognóstico ainda mais obscuro com relação a alterações displásicas do que uma lesão branca. Pode haver inflamação superposta em áreas submetidas a traumatismo mecânico ou ulceradas, resultando em aparência diferente em um exame subsequente.

7. *Precisão dos limites e da mobilidade da lesão*. Se houver massa, o cirurgião-dentista deve determinar se ela está fixa aos tecidos profundos circunjacentes ou livremente móvel. A determinação dos limites da lesão superficial pode ajudar a definir se a massa está fixada ao osso adjacente, se está surgindo do osso e se estendendo aos tecidos moles adjacentes ou se somente se infiltra no tecido mole.

8. *Consistência da lesão à palpação*. A consistência pode ser descrita como mole ou compressível (p. ex., lipoma ou abscesso), firme ou endurecida (p. ex., fibroma ou neoplasia) ou dura (p. ex., *torus* ou exostose). *Flutuante* é o termo usado para descrever a sensação de movimento similar a uma onda durante a palpação com dois dedos de uma lesão com paredes não rígidas e que contém fluido. Esse sinal valioso pode ser provocado pela palpação da lesão com dois ou mais dedos de modo rítmico. À medida que um dos dedos exerce pressão, o dedo oposto sente o impulso transmitido pela cavidade preenchida por fluido.

9. *Pulsação*. A palpação de massa pode revelar pulsação rítmica sugestiva de um componente vascular significativo. Essa sensação pode ser súbita e especialmente significativa quando a lesão é intraóssea. A pulsação pode ser acompanhada de uma vibração palpável, denominada *frêmito*. Se um frêmito for palpado, a auscultação da área com estetoscópio poderá revelar uma *bulha*, ou um murmúrio audível. Procedimentos invasivos em lesões com frêmitos, bulhas ou ambos devem ser evitados, e os pacientes devem ser encaminhados a especialistas para o tratamento, visto que uma tentativa de intervenção cirúrgica (biopsia) pode resultar em hemorragia com risco de morte.

10. *Exame dos linfonodos regionais*. Nenhuma avaliação de uma lesão oral está completa sem um exame detalhado dos linfonodos regionais, que deve ser realizado antes de qualquer procedimento relativo à biopsia. Algumas vezes, as linfadenopatias se desenvolvem nos linfonodos regionais após um procedimento cirúrgico como uma biopsia, criando um dilema diagnóstico subsequente. Pode, então, tornar-se difícil diferenciar uma linfadenopatia reativa como sequela de uma cirurgia, ou uma coincidente infecção ou inflamação regional, ou ainda uma disseminação metastática do tumor em questão. A Figura 22.3 ilustra os linfonodos primários de importância na região cervicofacial.

O exame-padrão dos linfonodos requer somente a simples inspeção e palpação. A comparação dos lados direito e esquerdo, usando os três dedos do meio para uma palpação leve, é na maioria das vezes muito útil. Os movimentos durante a palpação devem ser vagarosos e gentis, movendo-se levemente os dedos por cada área nas direções vertical e horizontal, assim como em movimento

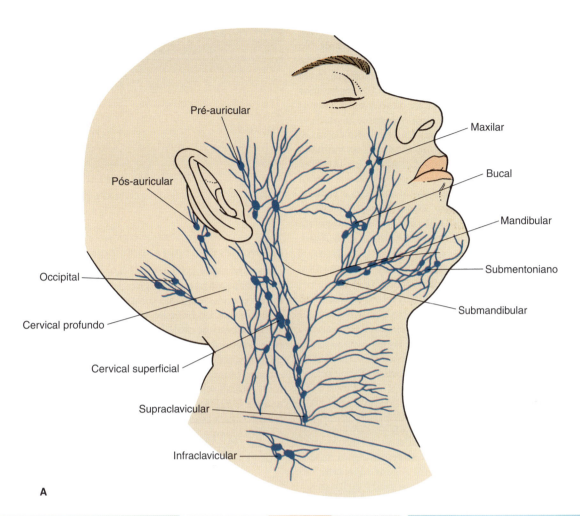
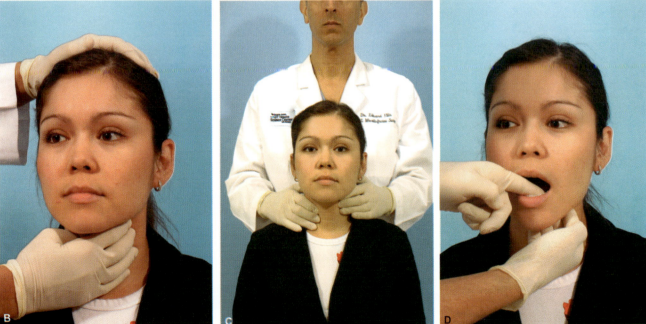

• **Figura 22.3** **A.** Localização anatômica dos linfonodos cervicofaciais. **B.** Abordagem anterior ao exame dos linfonodos cervicais. Gentilmente mova os dedos em movimentos circulares ao longo de toda a extensão do músculo esternocleidomastóideo. **C.** Abordagem posterior ao exame do linfonodo cervical. É geralmente útil que o paciente mova a cabeça de um lado para o outro e a incline para frente para tornar os linfonodos mais palpáveis. **D.** Palpação bimanual do assoalho da boca e linfonodos submandibulares.

de rotação. Em adultos, os linfonodos normais não são palpáveis, exceto se aumentados por causa de inflamação ou neoplasia. No entanto, linfonodos cervicais de até 1 cm de diâmetro podem, frequentemente, ser palpáveis em crianças de até 12 anos e, de modo geral, não são considerados um achado anormal. Ao registrar os achados referentes aos linfonodos, as cinco características a seguir devem ser registradas rotineiramente: (1) localização; (2) tamanho (preferencialmente registrar o diâmetro em centímetros); (3) se há dor ou sensibilidade; (4) grau de fixação (fixo, emaranhado irregular ou móvel); e (5) textura (mole, firme ou endurecida). Quando múltiplos linfonodos estão levemente aumentados, porém praticamente não são palpáveis, podem apresentar a consistência de munição de chumbinho, descritos como "linfonodos em chumbinho".

O exame dos linfonodos deve ser metódico e incluir os seguintes grupos: (1) occipital; (2) pré-auricular e pós-auricular; (3) mandibular, submandibular e submentoniano; (4) cadeia cervical anterior profunda; (5) linfonodos cervicais superficiais (ao longo do músculo esternocleidomastóideo); (6) cadeia cervical posterior profunda; e (7) linfonodos supraclaviculares. Os linfonodos bucais podem ou não ser rotineiramente palpáveis.

Adjuvantes para o diagnóstico

Uma variedade de auxiliares diagnósticos adjuvantes é oferecida ao cirurgião-dentista para rastrear e identificar cânceres orais e faríngeos (COF) e lesões pré-malignas orais em sua apresentação mais precoce (Tabelas 22.1 e 22.2).[1-15] Nos EUA, todos eles são comercializados como auxiliares para o cirurgião-dentista clínico usar adicionalmente, não no lugar da realização do exame convencional de cabeça e pescoço, e são frequentemente promovidos como produtos avançados "obrigatórios". Alguns adjuvantes são comercializados como aprimoramentos de "descoberta" ou "triagem", enquanto outros, como utilitários de avaliação de casos para melhor aferir uma lesão visualmente identificada. O uso desses produtos na profissão continua sendo tema de muito debate. Como atualmente não há evidências suficientes para se chegar a uma conclusão firme, os cirurgiões-dentistas devem ser cautelosos ao optar pelo uso desses dispositivos e estar conscientes de suas limitações.[a]

Tabela 21.1 Tecnologias de diagnóstico adjuvante com base em citologia, corantes vitais e luz.[1-12]

	Produto	Contato
Com base em citologia	OralCDx Brush Test®	CDx Diagnostics
	CytID®	Forward Science
Com base em colorações vitais	Coloração com cloreto de toluidina (componente de ViziLite Plus® com TBlue)	Den-Mat Holdings
	OraBlu®	AdDent, Inc.
Com base em luz	ViziLite TBlue®	Den-Mat Holdings
	Microlux DL®	AdDent, Inc.
	VELscope Vx®	LED Dental
	Sapphire Plus®	Den-Mat Holdings
	Identafi®	DentalEZ
	Bio/Screen®	AdDent, Inc.
	DOE SE Kit®	DentLight Inc.
	OralID®	Forward Science
	ViziLite PRO®	Den-Mat Holdings, LLC

[a]No Brasil, as indicações para esses casos podem ser encontradas no site do Conselho Federal de Odontologia (www.cfo.org.br).

Tabela 21.2 Adjuvantes de base molecular disponíveis para diagnosticar lesões pré-malignas orais/cânceres de boca e da faringe.[12-15]

Produto	Companhia	Biomarcadores avaliados
OraRisk HPV Complete Genotype®	OralDNA Labs	Cepas de HPV 2a, 6, 11, 16, 18, 26, 30 a 35, 39 a 45, 49, 51 a 62, 64, 66 a 77, 80 a 84, 89
OraRisk HPV 16/18/HR®	OralDNA Labs	Cepas de HPV 16, 18, 31, 33, 35, 39, 45, 51, 52, 56, 58, 59, 66, 68
MOP®	PCG Molecular	HPV, citologia, alterações celulares
SaliMark OSCC®	PeriRx, LLC	DUSP1, SAT e OAZ1

HPV, papilomavírus humano.

Adjuvantes com base em citologia

Disponível desde 1999, o Oral CDx BrushTest® é especificamente comercializado para o cirurgião-dentista a fim de "testar manchas bucais comuns (manchas vermelhas ou brancas sutis) que podem aparecer em sua boca de vez em quando".[16] Como tal, é um complemento de avaliação de casos. Este teste adjuvante é um refinamento da técnica de Papanicolaou usada em ginecologia, na qual uma escova de amostragem especial é usada para colher amostra transepitelial completa, que é encaminhada a um laboratório centralizado para avaliação. O código CDT apropriado a ser usado é D7288, "biopsia de escova – coleta de amostra transepitelial".[17] No laboratório, emprega-se um sofisticado protocolo de computador que ajuda o patologista a elaborar um relatório final. Variantes dessa tecnologia (WATS[3D], EndoCDx TNE – Esofagoscopia Transnasal, EndoCDx LP – Laringe) são comercializadas para gastroenterologistas e otorrinolaringologistas.[18]

O adjuvante de avaliação de casos CytID® utiliza uma técnica de amostragem de citologia líquida; sua recomendação para uso é similar àquela do Oral CDx BrushTest®, descrito anteriormente para avaliar lesões quando a biopsia não for garantida ou possível.[19] O código CDT apropriado a ser usado é o D7287, "escova de citologia oral".[17] O uso de citologia líquida é indicado para fornecer uma amostragem mais precisa em comparação com o Oral CDx BrushTest®.[20,21] Lesões testadas que recebem resultado "maligno" ou "atípico" com CytID® devem ser submetidas a uma biopsia de bisturi para determinar o diagnóstico definitivo.

O valor clínico do uso de citologia para avaliar lesões suspeitas permanece controverso e muitos consideram a citologia um procedimento intermediário desnecessário.[22-28] A citologia não é diagnóstica e todos os relatórios "positivos" ou "atípicos" devem ser submetidos à biopsia com bisturi para estabelecer um diagnóstico definitivo. Além disso, lesões relatadas negativas, mas que persistem clinicamente, deverão ser submetidas à biopsia para a obtenção de um diagnóstico na maioria das vezes. Em estudo recente, que abordou a eficácia do BrushTest® na avaliação de 41 pequenas lesões cancerosas (carcinoma in situ e ≤ 2 cm), os autores determinaram a sensibilidade da técnica de escovação em 74,5%.[29] Assim, quando este teste é usado conforme sua recomendação comercial, "testar manchas orais comuns", o COF pode ser perdido.

Adjuvantes com base em colorações vitais

A coloração vital com o azul de toluidina tem sido defendida há décadas como um método para avaliar melhor as lesões mucosas suspeitas.[23,30,31] Utiliza um corante metacrômico aplicado topicamente que tem afinidade por tecidos que expressam atividade celular elevada (p. ex., displasia, neoplasia, atividade inflamatória ou regenerativa). Tecidos que retêm o corante aparecem em azul-escuro clinicamente. Resultados falso-positivos são comuns e estão associados principalmente a lesões inflamatórias e úlceras curativas, que também apresentam altas taxas metabólicas celulares.[22-32] Como consequência, a experiência do operador é essencial para uma interpretação adequada.

Hoje, o azul de toluidina não é aprovado pela Food and Drug Administration (FDA) como auxiliar de triagem adjuvante independente. Ele é comercializado como auxiliar de marcação de avaliação de caso para os adjuvantes com base em luz ViziLite TBlue®, Bio/Screen® e MicroLux DL® (ver mais adiante), em que é usado como marcador de avaliação de caso para aprimorar ainda mais a visualização de uma área inicialmente identificada pelo adjuvante à base de luz.[2,9] O código CDT apropriado para aplicar no uso de azul de toluidina é D0431, "teste pré-diagnóstico adjuvante que auxilia na detecção de anormalidades da mucosa, incluindo lesões pré-malignas e malignas, não incluindo procedimentos de citologia ou biopsia".[17]

Adjuvantes com base em luz

A partir da perspectiva da FDA, os adjuntos com base em luz são todos liberados para comercialização como dispositivos de iluminação.[33] Todos são comercializados para ajudar o profissional a descobrir anormalidades mucosas novas ou potencialmente negligenciadas. Alguns também são comercializados para auxiliar o cirurgião a definir as margens cirúrgicas apropriadas para a excisão.[23,34] Esses dispositivos podem ser categorizados em dois grupos básicos, de acordo com a maneira pela qual um espectro específico de luz é usado para analisar o tecido.

O ViziLite TBlue® e o Microlux DL® utilizam luz azul-branca (comprimentos de onda espectral de 430 e 580 nm) para avaliar os tecidos. A luz azul-branca do ViziLite TBlue® é gerada por quimiluminescência, enquanto um diodo emissor de luz alimentado por bateria é usado para gerar a luz azul-branca no Microlux DL®. Um pré-teste de 60 segundos com uma solução de ácido acético a 1% é usado para remover a camada de glicoproteína da superfície e melhorar a visualização com qualquer um dos produtos.[22,35] O exame é realizado em uma sala escura ou com óculos especiais para anular os efeitos da luz ambiente. As células normais absorvem a luz branco-azulada, enquanto as células displásicas com núcleos anormais e altas relações nucleares/citoplasmáticas refletem o branco-azulado para o examinador como "aceto-branco".[35-37]

Os produtos VELscope Vx®, Sapphire Plus®, IDentafi®, BioScreen, DOE Oral Exam System®, OralID® e ViziLite PRO® utilizam espectros de luz na faixa de 390 a 460 nm para avaliar o caráter autofluorescente dos tecidos mucosos. A filtração de banda estreita (no visor do dispositivo ou através de óculos) realça ainda mais o caráter autofluorescente da lesão. Os tecidos displásicos ou carcinogênicos estão associados à diminuição da concentração de fluoróforos naturais e ao aumento da absorção e dispersão da luz.[35] Tecido normal ou saudável aparece verde-pálido utilizando autofluorescência, enquanto tecidos suspeitos aparecem escuros (perda de fluorescência).[38] O produto Identafi® inclui uma opção adicional de luz verde-âmbar (545 nm) para visualizar melhor o aumento da angiogênese associada ao carcinoma.[39,40]

Embora os adjuvantes com base em luz ofereçam ao profissional uma perspectiva diferente na visualização de uma determinada lesão (p. ex., utilidade de avaliação), seu valor e sua eficácia como adjuvantes de triagem permanecem não comprovados.[35,38,41] Em recente relato de 14 estudos disponíveis abordando a eficácia de VELscope®, ViziLite® e Microlux DL®, os autores determinaram que os adjuvantes demonstraram sensibilidades e especificidades muito variáveis e não discriminaram efetivamente entre lesões de alto e baixo risco.[35]

Os profissionais que escolherem fazer uso de qualquer um dos adjuvantes de visualização disponíveis na avaliação de seus pacientes devem entender suas limitações e garantir que um encaminhamento e/ou biopsia apropriados sejam realizados para qualquer lesão considerada suspeita. O código CDT apropriado a ser aplicado no uso de um desses adjuvantes é D0431, "teste pré-diagnóstico adjuvante que auxilia na detecção de anormalidades da mucosa, incluindo lesões pré-malignas e malignas, não incluindo procedimentos de citologia ou biopsia".[17]

Adjuvantes com base molecular

A avaliação da saliva para identificar potenciais biomarcadores tumorais (p. ex., compostos não orgânicos, proteínas e peptídeos, DNA, mRNA e miRNA, carboidratos e outros metabólitos) está sendo pesquisada de maneira intensa.[42-44] O número de potenciais biomarcadores associados ao COF excede 800, e o desafio será identificar a sua impressão digital molecular única.[45] Quatro testes adjuvantes de base molecular (Tabela 22.2) foram introduzidos como possíveis auxiliares para avaliar o COF ou o risco de COF.

O genótipo completo do papilomavírus humano (HPV) OraRisk® e o OraRisk HPV 16/18/HR® são dois testes fundamentados na reação em cadeia da polimerase (PCR) à base de saliva disponíveis para determinar a ocorrência do HPV.[12,13] O valor do uso rotineiro de qualquer um desses testes na prática clínica permanece desconhecido, pois o valor prognóstico da detecção atual ou persistente do HPV nas lavagens orais para prever o risco de COF é desconhecido e existem terapias disponíveis para tratar a infecção crônica por HPV.[46,48] Em uma análise recente, os autores estimaram que 10.500 pacientes precisariam ser testados para detectar um caso de COF.[48] O uso deste teste é suscetível de gerar ansiedade significativa para aqueles que tiveram triagem positiva para um HPV de alto risco.[49]

O teste de rastreamento MOP® da PCG Molecular afirma avaliar o risco de câncer bucal mais cedo do que os métodos tradicionais, examinando o HPV, alterações citológicas e danos no DNA.[50] As informações sobre este teste parecem estar restritas ao seu *site* promocional, e não há literatura revisada por especialistas sobre o valor clínico geral deste produto.

O teste adjuvante do carcinoma espinocelular oral SaliMark® é um tipo de avaliação disponível comercialmente destinada a ajudar o profissional a estratificar o risco de malignidade para uma lesão oral clinicamente descoberta.[15] Ele analisa os níveis dos supostos marcadores de câncer DUSP1, SAT e OAZ1. A empresa alega que a sensibilidade e a especificidade do SaliMark® para carcinomas de células escamosas orais são de 91,7% e 59,0%, respectivamente.[51] No entanto, o desempenho deste produto na avaliação da variedade de lesões orais não malignas encontradas na prática geral permanece desconhecido. Este teste, como a citologia, é comercializado como preditor negativo. Pacientes com resultados de testes moderados ou altos devem ser encaminhados para avaliação adicional e/ou biopsia, enquanto aqueles com resultados de baixo risco devem ser acompanhados para garantir a resolução. No entanto, uma biopsia muitas vezes será necessária para diagnosticar uma lesão de baixo risco, tornando o uso do SaliMark® um procedimento intermediário, praticamente desnecessário.

Exame radiográfico

As radiografias são adjuvantes diagnósticos úteis após a realização da anamnese (história clínica) e do exame clínico, especialmente para as lesões que ocorrem no interior ou adjacentes ao osso. Quando as lesões dos tecidos moles estão próximas ao osso, as radiografias podem indicar se a lesão está causando uma reação óssea, erodindo em direção ao osso, ou com origem intraóssea. Várias técnicas radiográficas podem ser utilizadas de acordo com a localização anatômica da lesão. A maior parte das patologias de mandíbula ou maxila pode ser adequadamente visualizada em incidências planas de rotina (p. ex., periapical, oclusal ou panorâmica); entretanto, em algumas situações, técnicas de imagem especializadas tornam-se necessárias, incluindo a tomografia computadorizada (TC, incluindo a mais recente tomografia computadorizada de feixe cônico [TCFC]) ou as imagens de ressonância magnética (RM), para delinear completamente a natureza exata e a localização das lesões intraósseas.

O aspecto radiográfico pode, frequentemente, fornecer pistas para o diagnóstico de uma lesão. Por exemplo, um cisto geralmente aparece como imagem radiolúcida com bordas bem-delimitadas (Figura 22.4A e B), enquanto uma imagem radiolúcida com aspecto corroído, de bordas irregulares, pode indicar lesão maligna ou mais agressiva (ver Figura 22.4C e D). Ao analisar uma radiografia, se for detectada alteração na aparência ou em estruturas em uma área intraóssea, o cirurgião-dentista deve determinar se essa alteração é patológica ou simplesmente uma apresentação atípica de uma estrutura anatômica normal. Isso é particularmente verdadeiro quando se observam certas projeções da maxila e da mandíbula, em que a complexa anatomia adjacente acarreta superposições de estruturas contíguas, como as cavidades dos seios paranasais.

Em situações de diagnóstico singulares, corantes radiopacos ou marcadores podem ser utilizados em associação às radiografias de rotina ou especializadas. Por exemplo, a sialografia envolve a injeção de corante radiopaco nos ductos glandulares para produzir uma imagem indireta da arquitetura da glândula e, assim, delinear quaisquer lesões patológicas no interior dela. Podem-se injetar corantes nos cistos para auxiliar na determinação da verdadeira extensão de seus limites anatômicos. Os marcadores radiopacos, como agulhas ou esferas metálicas, podem ser utilizados para a localização de um objeto estranho ou de uma lesão patológica.

Investigação laboratorial

Em alguns casos, testes laboratoriais suplementares podem auxiliar na identificação de lesões orais, as quais podem ser manifestações de um processo patológico sistêmico, como hiperparatireoidismo, mieloma múltiplo, leucemia e alguns linfomas. Para citar um exemplo do papel do teste de laboratório, o exame de um paciente com múltiplas lesões osteolíticas e perda da lâmina dura do osso pode sugerir um quadro de hiperparatireoidismo. Esse diagnóstico pode ser esclarecido pelo cirurgião-dentista com a solicitação da dosagem laboratorial de cálcio e fósforo séricos e fosfatase alcalina. Protocolos para a solicitação de tais testes podem ser encontrados nos principais livros-texto de patologia oral e maxilofacial e outras fontes de literatura.

Em sua maioria, os estudos laboratoriais de triagem são considerados desnecessários, pois geralmente apresentam baixo rendimento diagnóstico pelo custo total envolvido na realização de tais testes. Uma vez que a biopsia cirúrgica gerou um diagnóstico definitivo, os testes de laboratório podem contribuir com informações relevantes para a conduta subsequente no tratamento da lesão.

Hipóteses de diagnóstico clínico diferencial

Após completar as histórias odontológica, clínica e da doença atual (lesão), além dos exames clínico, radiográfico e laboratorial (quando indicado), o cirurgião-dentista deve compilar uma lista plausível de hipóteses de diagnóstico diferencial. Esses diagnósticos transmitem a impressão clínica para o patologista em relação ao que o cirurgião-dentista pressente ser a lesão mais provável, com base na avaliação completa do paciente. Esses diagnósticos podem ou não ser, em última análise, consistentes com o diagnóstico histopatológico final, mas são importantes, uma vez que o patologista exclui as entidades que podem apresentar aspectos clinicopatológicos semelhantes entre si.

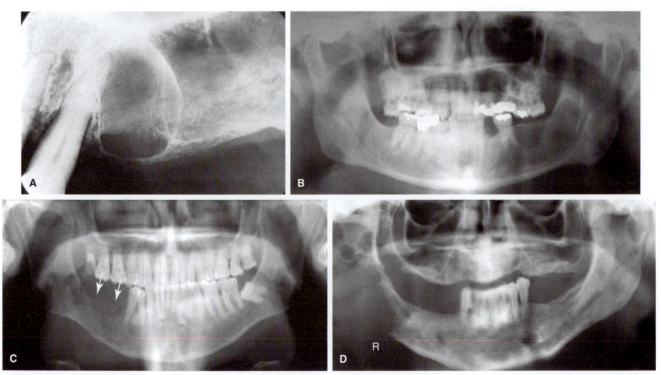

• **Figura 22.4** A e B. Aspecto radiográfico dos cistos. **A.** Observe a osteíte condensada periférica em torno do centro radiolúcido. **B.** Grande área radiolúcida unilocular na mandíbula esquerda com margens periféricas bem-definidas. **C** e **D.** Aspecto radiográfico da destruição óssea por neoplasia maligna. **C.** Carcinoma de células escamosas que erodiu em direção à mandíbula direita. Note a aparência irregular e a ausência da cortical (setas). **D.** Lesão maligna intraóssea destruiu completamente a arquitetura normal do ramo direito da mandíbula, resultando em fratura patológica.

Monitoramento pré-biopsia

Qualquer alteração não diagnosticada ou suspeita nos tecidos orais que não possa ser explicada pelo traumatismo localizado (e sua fonte corrigida) ou outros fatores deve ser acompanhada por 7 a 14 dias, com ou sem tratamento local. Se a lesão aumentar de tamanho ou se expandir, desenvolver alguma alteração em sua aparência ou então não responder como esperado à terapia empregada, a biopsia é geralmente indicada. Áreas de *leucoplasia* (que é usada como um termo clínico, não é um termo histopatológico) podem ser problemáticas, porque até 15 a 20% das referidas áreas (e 100% das lesões eritroplásicas) podem apresentar evidência histopatológica de displasia ou de franca malignidade.[52] Áreas de alto risco da boca incluem o assoalho, as superfícies laterais e ventral da língua e as mucosas jugal e do lábio inferior. As áreas de vermelhidão (eritroplasia) ou ásperas dentro das regiões leucoplásicas são especialmente preocupantes. Biopsias incisionais de uma ou mais dessas áreas suspeitas são geralmente indicadas.

Durante os exames subsequentes, devem-se fornecer detalhes sobre a melhora ou não da lesão observada no prontuário do paciente, bem como sobre o planejamento do cirurgião-dentista com relação à conduta subsequente (*i. e.*, observação contínua em intervalos regulares, fazer tratamento local continuado, fazer biopsia ou encaminhar o paciente).

Princípios básicos do acompanhamento e encaminhamento

A falha no diagnóstico e encaminhamento em tempo hábil de um paciente com possível condição patológica tornou-se uma das principais causas de processos jurídicos na área médica. Ao longo dos anos, vários artigos e capítulos de livros didáticos forneceram orientações sobre como fazer biopsias de lesões e também sobre a formulação de diagnósticos diferenciais. Entretanto, pouca orientação foi oferecida sobre protocolos de acompanhamento adequados para lesões "suspeitas" e diretrizes para encaminhamentos apropriados entre profissionais. Um artigo tentou fornecer essa orientação necessária, sem impor um precedente legal que pudesse ser interpretado como uma norma legal.[53]

O cirurgião-dentista não deve delegar o exame das condições patológicas dos pacientes à equipe auxiliar, como os técnicos em higiene dental. Embora a maioria desses técnicos seja bem treinada para estar atenta às alterações nos tecidos moles da cavidade oral, a responsabilidade final da detecção de condições patológicas (incluindo a triagem para o câncer de boca) cabe ao cirurgião-dentista. A delegação desse exame não é permitida por lei.[b] Se o cirurgião-dentista não acompanhar a detecção de tecidos anormais realizada pelo técnico em higiene dental, o prontuário do paciente deve registrar a justificativa para tal decisão.

Se o profissional decide encaminhar o paciente para uma segunda opinião ou para tratamento com especialista, a consulta de acompanhamento deve ser idealmente marcada antes que o paciente deixe o consultório. Se for permitido que ele faça isso por si, muitos podem deixar de fazê-lo por medo, negação ou procrastinação. A consulta agendada deve ser registrada em uma carta, fax ou *e-mail* do cirurgião-dentista clínico para o especialista, destacando os detalhes do caso, as preocupações e os procedimentos solicitados. Uma cópia dessa correspondência deve ser anexada ao prontuário do paciente. Cópias dos achados do especialista, recomendações, procedimentos e resultados de biopsias também devem ser incluídos. Essas trocas formais fornecem uma documentação precisa que evita falhas na comunicação entre os consultórios e também pode oferecer alguns elementos de proteção, caso seja iniciado um processo judicial posteriormente. Ainda, devem-se tomar atitudes rápidas em relação aos relatórios dos patologistas. O paciente deve ser notificado dos resultados, e, se estes forem inesperados ou positivos, necessitando de tratamento adicional, ele deve ser aconselhado pessoalmente pelo cirurgião-dentista.

Biopsia ou encaminhamento

Cada cirurgião-dentista tem seu grau de interesse, treinamento e habilidade cirúrgica. Alguns podem se sentir à vontade para fazer muitos procedimentos de biopsia em seus pacientes, enquanto outros talvez preferiram encaminhar seus pacientes para outros especialistas. Essa é uma escolha pessoal e deve levar em consideração várias questões.

1. *Saúde do paciente.* Os pacientes estão envelhecendo, e um número crescente de idosos tem buscado tratamento nos consultórios odontológicos. Muitos desses apresentam uma história de doenças sistêmicas, uso de vários medicamentos ou comprometimentos físicos que representam um aumento do risco cirúrgico ou dos danos em potencial. Essas condições foram descritas e discutidas nos Capítulos 1 e 2 e podem complicar quaisquer procedimentos cirúrgicos planejados, incluindo a biopsia. A existência de tais condições, no entanto, não deve atrasar significativamente a realização da biopsia ou o encaminhamento dos pacientes na maioria dos casos. A eles devem ser indicados especialistas treinados para lidar com casos que tenham necessidades clínicas especiais, para que o procedimento seja realizado da maneira mais segura possível.
2. *Dificuldade cirúrgica.* Se algum dos princípios cirúrgicos básicos descritos no Capítulo 3 (como o acesso, a iluminação, a anestesia, a estabilização do tecido e a instrumentação) representarem um problema para o cirurgião-dentista em termos de tratamento, o encaminhamento deve, então, ser considerado. Do mesmo modo, à medida que o tamanho da lesão aumenta ou seu posicionamento invade estruturas anatômicas importantes, o potencial para complicações significativas (p. ex., hemorragia e danos nervosos) aumenta. Cada cirurgião-dentista deve saber se a biopsia está dentro de suas habilidades cirúrgicas ou se o paciente seria mais bem tratado por um especialista com treinamento mais específico.
3. *Potencial maligno.* O cirurgião-dentista que suspeita que uma lesão seja maligna tem duas opções: (1) realizar biopsia cirúrgica após a conclusão da investigação diagnóstica completa; ou (2) antes da realização da biopsia, encaminhar o paciente para um especialista capaz de fornecer tratamento definitivo se a lesão for comprovadamente maligna. A última opção geralmente representa melhor atendimento ao paciente se o encaminhamento puder ser executado de maneira rápida e adequada. Em tais casos, é melhor para o especialista de referência avaliar a lesão antes que qualquer intervenção cirúrgica comprometa suas características clínicas. A biopsia também pode produzir linfonodos reativos que provavelmente não apresentam relação com a lesão original. Ao se permitir que o especialista de referência avalie o paciente antes da realização da biopsia, tanto a obtenção de um diagnóstico mais preciso quanto a formulação de um plano de tratamento adequado são facilitados.

Consentimento informado e risco compartilhado

Alguns médicos defendem que todas as lesões devem ser removidas e/ou submetidas a uma biopsia. Em algumas situações clínicas, no entanto, os pacientes e seus cirurgiões-dentistas podem, em

---

[b]No Brasil, essa responsabilidade também cabe ao cirurgião-dentista. Para maiores informações, consultar o *site* do Conselho Federal de Odontologia (www.cfo.org.br).

conjunto, optar por observar periodicamente quaisquer lesões de aparência inócua em áreas de baixo risco em pacientes de baixo risco (p. ex., os não fumantes). Entretanto, as lesões que demonstrem quaisquer alterações displásicas no exame histopatológico devem sempre ser removidas em sua totalidade. Importante lembrar que a observação ao longo do tempo pode ser um risco calculado. Muitas condições que colocam a vida em risco inicialmente podem estar mascaradas como lesões inócuas, e várias lesões diferentes podem apresentar aparência clínica semelhante. O cirurgião-dentista deve ser cauteloso e sempre assegurar que o paciente esteja totalmente informado sobre os riscos, as razões e as alternativas antes de decidir que a lesão não deve ser removida. O paciente precisa compreender que está compartilhando a responsabilidade nesta decisão, e as discussões sobre as quais a decisão foi embasada devem ser bem documentadas no prontuário do paciente. Se o cirurgião-dentista aconselhar a remoção da lesão e o paciente se recusar, tanto a discussão quanto a decisão devem também ser cuidadosamente documentadas, refletindo a compreensão pelo paciente das possíveis consequências negativas de sua decisão.

Monitoramento pós-biopsia

Após a realização de uma biopsia incisional para o diagnóstico, um resultado positivo da patologia (indicando alterações displásicas ou malignidade) geralmente demanda excisão cirúrgica apropriada da lesão e dos tecidos adjacentes, como indicado pelo diagnóstico histopatológico. Isso pode exigir o encaminhamento para um cirurgião-dentista bucomaxilofacial ou outro médico especialista de cabeça e pescoço experiente no tratamento de lesões malignas. Um laudo negativo da biopsia, no entanto, nunca deve ser avaliado isoladamente, mas interpretado junto aos achados clínicos e história da lesão. Se existir dúvida, uma segunda biopsia pode ser indicada. No mínimo, planos devem ser feitos para o estabelecimento de uma escala estruturada de observação próxima e contínua em intervalos apropriados. Em geral, é prudente reexaminar o paciente dentro de um mês e, em seguida, aos três, seis e 12 meses durante o primeiro ano. Daí em diante, se os exames clínico e radiográfico mantiverem-se inalterados, o intervalo entre as visitas de acompanhamento pode ser aumentado para seis e depois 12 meses, conforme for mais adequado. Os pacientes devem sempre ser aconselhados a contatar o cirurgião-dentista imediatamente se qualquer alteração clínica ou novos sintomas forem observados entre as visitas.

Princípios gerais da biopsia

O termo *biopsia* indica a remoção do tecido de um ser vivo para exame microscópico de diagnóstico. A biopsia é o procedimento mais preciso e exato de diagnóstico de lesões teciduais e deve ser realizada sempre que um diagnóstico definitivo não puder ser obtido com procedimentos menos invasivos. O objetivo primário da biopsia é determinar o diagnóstico com precisão para que o tratamento adequado possa ser oferecido, visto que muitas lesões diferentes apresentam aparências clínica ou radiográfica semelhantes. Na realidade, a biopsia apresenta maior probabilidade de descartar uma doença maligna do que de diagnosticar o câncer, porque a maioria das lesões orais e odontogênicas é benigna. No entanto, o termo *biopsia* leva muitos pacientes à percepção de que o cirurgião-dentista suspeita de malignidade; assim, discussões que incluam essa palavra devem ser cuidadosamente formuladas para não causarem alarme ou ansiedade desnecessária no paciente.

As indicações para a realização de biopsia são resumidas no Boxe 22.2. As características típicas das lesões que devem levantar a suspeita de malignidade do cirurgião-dentista estão listadas no

> • **Boxe 22.2** Indicações para biopsia.
>
> - Qualquer condição patológica persistente que não possa ser diagnosticada clinicamente
>   - Lesões sem causa identificável que persistam por mais de 10 a 14 dias, apesar do tratamento local
>   - Lesões intraósseas que pareçam estar aumentando de tamanho
>   - Aumentos de volume visíveis ou palpáveis na submucosa sob uma mucosa clinicamente normal
> - Qualquer lesão em que haja suspeita de características malignas ou potencialmente malignas (Boxe 22.3)
>   - Qualquer lesão que apresente crescimento rápido sem razão óbvia
>   - Lesões vermelhas, brancas ou pigmentadas da mucosa para as quais a causa ou o diagnóstico não seja evidente
>   - Qualquer lesão que se encontre firmemente aderida ou fixada às estruturas anatômicas adjacentes
>   - Qualquer lesão desconhecida em regiões de alto risco para o desenvolvimento de câncer (p. ex., assoalho da boca e língua)
> - Confirmação de hipóteses diagnósticas clínicas
> - Qualquer lesão que não responda ao tratamento clínico de rotina (i. e., remoção do agente irritante local) após um período de 10 a 14 dias
>   - Sinais inflamatórios que persistam por períodos longos
> - Qualquer lesão que cause preocupação excessiva ao paciente (cancerofobia).
>
> De King RC, McGuff HS. Biopsy: a life saving measure. *Tex Dent J June.* 1996; 113(6):13-18.

> • **Boxe 22.3** Características de lesões que geram suspeita de lesão maligna.
>
> - *Duração*: a lesão persiste por mais de 2 semanas
> - *Eritroplasia*: a lesão é completamente vermelha ou apresenta aparência mista leucoeritroplásica (branca com salpicado vermelho)
> - *Fixação*: a lesão aparenta estar aderida às estruturas adjacentes
> - *Induração*: a lesão e o tecido adjacente são firmes ao toque
> - *Sangramento*: a lesão sangra à mínima manipulação
> - *Taxa de crescimento*: a lesão apresenta crescimento rápido
> - *Ulceração*: a lesão é ulcerada ou se apresenta na forma de úlcera.

Boxe 22.3. A Figura 22.5 mostra exemplos de lesões que devem ser consideradas suspeitas. Os quatro principais tipos de biopsia, geralmente realizados na cavidade oral e a seu redor, incluem (1) biopsia por citopatologia; (2) biopsia incisional; (3) biopsia excisional; e (4) biopsia aspirativa.

Biopsia incisional

Biopsia incisional é um procedimento que remove apenas uma pequena porção de uma lesão. Se a lesão for grande ou demonstrar características diferentes em diferentes lugares, então se devem recolher amostras de mais de uma área dela. A amostragem incisional é utilizada se a lesão for grande (> 1 cm de diâmetro), se estiver localizada em zona de risco ou perigosa, ou quando um diagnóstico histopatológico definitivo (p. ex., para suspeita de lesão maligna) for necessário antes de planejar uma remoção complexa ou outro tratamento.

A biopsia é geralmente excisada como uma cunha de tecido, de modo a incluir tecido de aparência tanto normal quanto anormal na amostra (Figuras. 22.6 e 22.7). As áreas centrais de uma grande lesão são frequentemente necróticas e, portanto, de pouco valor diagnóstico para o patologista, enquanto o crescimento ativo está ocorrendo no perímetro. Portanto, a inclusão da interface da lesão com o tecido de aparência normal pode demonstrar muitas alterações celulares significativas. Cuidados devem ser tomados para que seja incluída uma profundidade adequada do tecido, de modo que as características celulares da base da lesão estejam

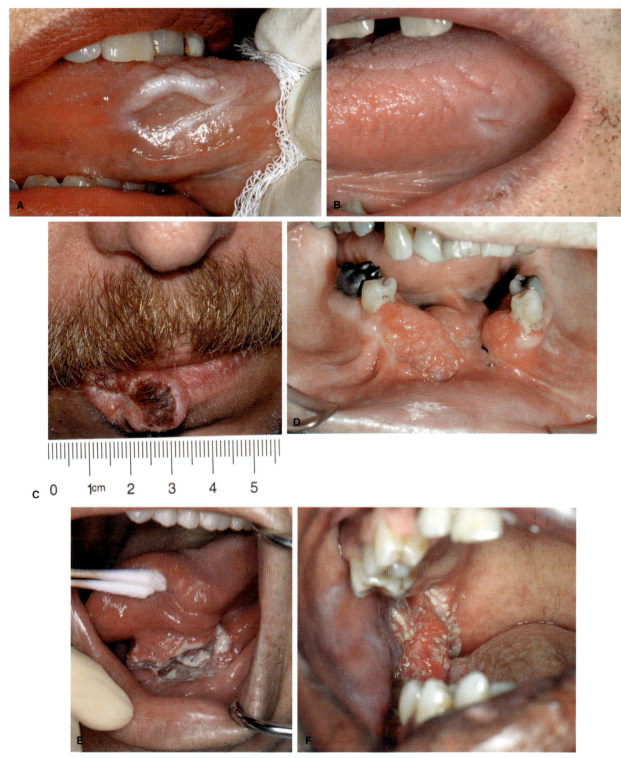

• **Figura 22.5** Exemplos de lesões em que deve ser considerada a possibilidade de biopsia. **A.** Úlcera na borda lateral da língua. Nesse caso, era uma úlcera traumática causada por mordedura. **B.** Outra úlcera na borda lateral da língua. Nesse caso, a úlcera era resultante de uma ponta cortante de cúspide dentária fraturada. **C.** Grande úlcera no lábio inferior, um tipo que pode ser visto em paciente com história de tabagismo. Essa lesão foi diagnosticada como carcinoma de células escamosas. **D.** Aparência típica de carcinoma de células escamosas no rebordo alveolar. **E.** Aparência típica de carcinoma de células escamosas no assoalho da boca. **F.** Aparência típica de carcinoma de células escamosas na região retromolar.

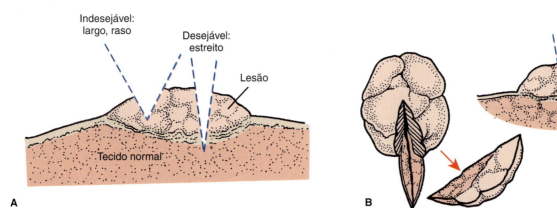

- **Figura 22.6 A.** Obtenção desejável de amostra profunda, em vez de uma ampla e rasa, quando uma biopsia incisional é realizada. Se houver células malignas apenas na base da lesão, uma biopsia ampla e rasa pode não obter essas células, que são essenciais para o diagnóstico. **B.** Obtenção desejável de uma biopsia incisional na margem da lesão de tecido mole. A junção da lesão com o tecido normal frequentemente oferece ao patologista mais informação diagnóstica do que se a biopsia fosse realizada apenas no centro da lesão. Isso é particularmente importante quando a biopsia de uma úlcera é realizada.

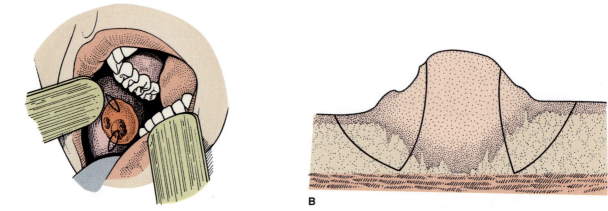

- **Figura 22.7** Obtenção desejável de mais de uma biopsia incisional se as características da lesão diferirem de uma área para outra. **A.** Uma área da lesão aparecerá, com frequência, histopatologicamente diferente da outra. **B.** Quando se realiza uma biopsia na mucosa jugal ou labial, a incisão é geralmente estendida até a profundidade da musculatura.

representadas na amostra. Geralmente, é melhor remover uma amostra tecidual estreita e profunda do que uma ampla e rasa. Cuidados devem ser tomados para não comprometer as estruturas anatômicas adjacentes importantes, como os nervos e os vasos sanguíneos principais, a menos que estes pareçam ter relação com a origem ou a patogênese da lesão.

Biopsia excisional

Uma biopsia excisional implica a remoção da lesão em sua totalidade, incluindo um perímetro de 2 a 3 mm de tecido normal em torno da lesão (Figura 22.8). A amplitude do perímetro do tecido normal pode variar, dependendo da hipótese de diagnóstico. Podem-se acrescentar mais 2 a 3 mm de margem tecidual normal para amostras suspeitas de malignidade, incluindo algumas lesões pigmentadas e lesões já diagnosticadas como displásicas ou malignas. A excisão completa muitas vezes constitui o tratamento definitivo da lesão biopsiada. A biopsia excisional é reservada para as lesões menores (< 1 cm de diâmetro), acrescidas oras lesões que possam ser removidas em sua totalidade sem comprometer excessivamente as características do paciente ou a função oral, para assim eliminar a ameaça ao bem-estar do paciente.

Biopsia por aspiração

A biopsia por aspiração é realizada com o auxílio de agulha e seringa, por meio da penetração em uma lesão suspeita e aspiração de seu conteúdo. Dois tipos principais de biopsia por aspiração são usados na prática clínica: (1) biopsia para explorar se a lesão contém fluido; e (2) biopsia para aspirar células visando ao diagnóstico patológico. Essa última é denominada *punção aspirativa por agulha fina* (*PAAF*) e muitas vezes é realizada por patologistas treinados na técnica. A PAAF é utilizada quando massa de tecido mole é detectada sob a pele ou superfície da mucosa e o paciente deseja evitar uma cicatriz ou quando as estruturas anatômicas adjacentes oferecem risco. Trata-se de uma ferramenta diagnóstica eficaz, especialmente para massas cervicais, a partir das quais pode ser difícil obter uma biopsia cirurgicamente. A aspiração de rotina em lesões radiolúcidas intraósseas também é realizada antes de penetrar no defeito ósseo para descartar se o potencial de a lesão ser de origem vascular e para definir se é cística ou sólida. Detalhes sobre esse tópico podem ser encontrados mais adiante, neste capítulo. Ainda, a aspiração deve ser realizada em qualquer lesão contendo fluido, exceto em mucoceles. Utiliza-se uma agulha de calibre 16 a

CAPÍTULO 22 Princípios de Diagnóstico Diferencial e de Biopsia   453

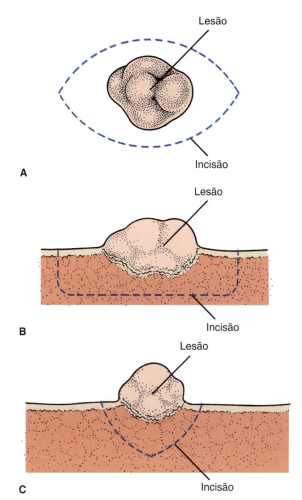

- **Boxe 22.4** **Instrumentais para biopsia de tecido mole da mucosa.**

- Equipamentos e suprimentos para a administração de anestesia local
- Cabo de bisturi com lâmina nº 15
- Afastador de tecido apropriado (Seldin 20, Minnesota, calázio ou outro)
- Tesouras pequenas com pontas finas (como Íris curva ou Metzenbaum)
- Pinças para tecido de ponta fina (como a Adson)
- Pinça hemostática curva e pequena (como a mosquito)
- Sugador e mangueira para aspiração
- Compressas de gazes estéreis de 2 × 2, 3 × 3 ou 4 × 4 polegadas
- Porta-agulha, sutura com fio agulhado ou agulha de corte reverso
- Seda preta 3-0 ou 4-0
- 4-0 reabsorvível (ácido poliglicólico ou poliglactina 910)
- Tesouras para sutura Dean
- Seringa para irrigação e fluido estéril de irrigação (salina normal a 0,9%) em frasco ou cuba adequados
- Frasco contendo formalina a 10% com identificação da amostra biopsiada, com tampa de rosca
- Formulário de dados para a amostra biopsiada

Instrumentais adicionais para biopsia intraóssea
- Curetas para tecido mole (anguladas)
- Alavanca para periósteo (como Molt nº 9 ou cureta Molt nº 4)
- Pinça-goiva de extremidade cortante (como Blumenthal)
- Peça de mão cirúrgica (o ar não é liberado ao redor da broca), broca esférica nº 8
- Seringa descartável de 5 a 10 m𝓁 com agulha tipo Luer-Lok de calibre 18

• **Figura 22.8** Biopsia excisional de lesão de tecido mole. **A.** Vista da superfície. Uma incisão elíptica é realizada ao redor da lesão com, no mínimo, 3 mm de distância dela. **B.** Vista lateral. A incisão é realizada profunda o suficiente para a remoção completa da lesão. **C.** Vista da extremidade. As incisões são realizadas de modo a convergir na profundidade da lesão. A excisão realizada desse modo facilita o fechamento.

18 conectada a uma seringa de aspiração. A ponta da agulha pode ter de ser reposicionada repetidamente em uma tentativa de localizar a cavidade que contém fluido.

Técnicas de biopsia de tecido mole e princípios cirúrgicos

A técnica de biopsiar tecidos moles orais é uma competência que todo cirurgião-dentista clínico geral deve ter. Adequadamente realizada, as biopsias são procedimentos simples, em sua maioria, que podem ser facilmente executados no consultório odontológico usando anestesia local e instrumentação mínima (Boxe 22.4). As únicas variáveis da técnica referem-se às áreas de risco anatômico ou limitações impostas pelo tamanho e tipo de lesão. Os princípios cirúrgicos apresentados no Capítulo 3 se aplicam à biopsia, assim como aos outros procedimentos cirúrgicos no interior da cavidade oral. Esses princípios cirúrgicos básicos são brevemente resumidos nas seções seguintes.

Anestesia

As técnicas de bloqueio anestésico local são preferíveis à infiltração sempre que possível; desse modo, o anestésico não é inadvertidamente incorporado à amostra cirúrgica. Caso isso aconteça, pode-se observar uma distorção na arquitetura celular da amostra, e, consequentemente, o diagnóstico patológico torna-se mais difícil, se não impossível. A infiltração periférica do anestésico local com vasoconstritor é muitas vezes útil, devendo este ser injetado a pelo menos 1 cm de distância do perímetro da lesão para evitar distorções arquitetônicas do tecido. O vasoconstritor reduzirá a hemorragia na ferida, melhorando, consequentemente, a capacidade do cirurgião-dentista de visualizar o local durante a cirurgia.

Estabilização do tecido

Biopsias de tecidos mole oral e perioral frequentemente envolvem superfícies e estruturas móveis (p. ex., lábios, mucosa jugal, palato mole e língua). Incisões cirúrgicas precisas são realizadas com maior facilidade quando os tecidos envolvidos são primeiramente estabilizados. Isso pode ser feito por qualquer um dos vários métodos descritos a seguir. O auxiliar da cirurgia pode segurar os lábios em ambos os lados do local da biopsia com seus dedos, o que também retrai e imobiliza os lábios (Figura 22.9A a E). Isso também pode ajudar a reduzir o sangramento pela compressão dos vasos sanguíneos e de suas tributárias na área. O cirurgião-dentista deve ter cuidado para evitar lesão iatrogênica com o bisturi aos dedos do auxiliar durante a estabilização do tecido (ver Figura 22.9B). Uma variedade de afastadores está disponível, podendo desempenhar a mesma função. Um prendedor de toalha, pinça de Adson (ponta fina), pinça para calázio ou uma sutura para retração pesada também podem ser utilizados para a estabilização e retração de alguns tecidos moles móveis (Figura 22.10; ver também Figura 22.9F e G). Quando usadas, as suturas para retração devem ser posicionadas profundamente nos tecidos, afastadas do local planejado para a biopsia, de modo que atuem sem romper e danificar os tecidos.

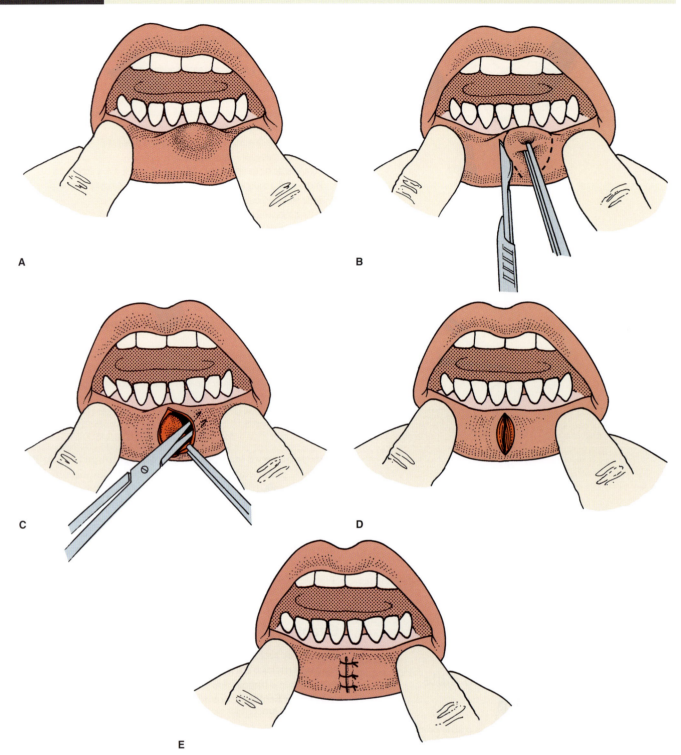

• **Figura 22.9** Exemplos de métodos de estabilização de tecido para a realização de biopsia. **A.** Os dedos do auxiliar da cirurgia são usados para estabilizar o tecido antes de ser feita a biopsia excisional de mucocele. **B.** Uma incisão elíptica é feita ao redor da lesão. **C.** O cirurgião-dentista faz a excisão submucosa das glândulas salivares menores associadas. **D** e **E.** A mucosa é aproximada e fechada. (*continua*)

Hemostasia

O uso de aspirador para manter o campo cirúrgico livre de sangue durante o procedimento deve ser minimizado tanto quanto possível, especialmente o uso de dispositivos de aspiração de grande volume encontrados nos consultórios odontológicos modernos. O auxiliar da cirurgia pode, muitas vezes, usar compressas de gaze para secar o local. A aspiração pode não só aumentar o sangramento, como também o risco de a amostra de tecido da biopsia ser aspirada acidentalmente. Se a aspiração for necessária, é útil colocar uma gaze sobre a extremidade do sugador para servir como filtro.

Incisões

Um bisturi afiado, geralmente com uma lâmina nº 15, deve ser usado para incisar os tecidos. Duas incisões na superfície em formato de bola de futebol americano podem ser anguladas de modo a convergir na base, resultando em uma amostra ótima e uma ferida fácil de fechar

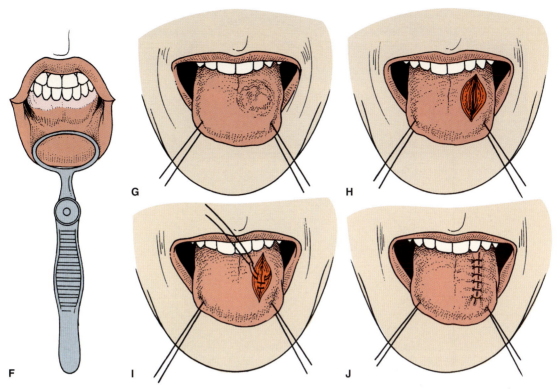

• **Figura 22.9** (*continuação*) **F.** Estabilização do tecido com dispositivo do tipo calázio. **G.** Estabilização do tecido com suturas de tração, em que duas suturas de seda, colocadas através da substância do corpo da língua (mucosa e músculo) para impedir que o tecido seja transpassado, são usadas para estabilizar a língua antes da biopsia excisional. **H.** A lesão é removida após ser feita uma incisão elíptica em torno dela. **I.** Suturas reabsorvíveis são colocadas para aproximar o músculo. **J.** A mucosa é fechada.

da amostra, de modo que os detalhes microscópicos definitivos são destruídos. O *laser* de dióxido de carbono no modo superpulsado com um feixe cônico estreito e bem-focalizado pode ser utilizado se necessário (p. ex., para a hemostasia), porém o cirurgião-dentista deve compreender que uma estreita zona de necrose se formará ao lado das margens da amostra causada pelo *laser*.

As variações no tamanho da elipse e no grau de convergência na direção da base da lesão dependem da profundidade de invasão da lesão nos tecidos normais. A palpação pode oferecer indicações sobre a profundidade e a extensão das porções submucosas da lesão. Quando realizar uma biopsia excisional, o cirurgião-dentista deve se certificar de que haja um perímetro de tecido normal sob a lesão também. Conforme observado anteriormente, na maioria dos casos, as amostras estreitas e profundas são preferíveis às amplas e rasas (Figura 22.6). As incisões deveriam, tanto quanto possível, ser paralelas ao curso normal dos nervos e vasos sanguíneos, bem como às linhas de tensão muscular (*i. e.*, linhas do sorriso e rugas faciais), para minimizar as lesões secundárias e por motivos estéticos. Como observado anteriormente, uma faixa de 2 a 3 mm de tecido normal deve, idealmente, ser incluída em torno da amostra durante uma biopsia excisional. Se a lesão sugerir origem maligna, pigmentada ou vascular, ou ainda apresentar bordas difusas, 2 a 3 mm adicionais de tecido periférico aparentemente normal devem ser excisados com a amostra.

Em lesões maiores, com características de superfície variáveis, uma biopsia incisional pode ser indicada; ocasionalmente, mais de uma amostra deve ser retirada de diferentes áreas da lesão (ver Figura 22.7).

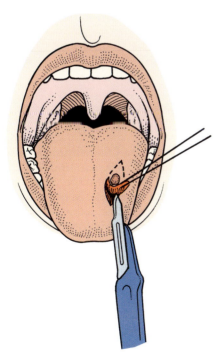

• **Figura 22.10** Uso de sutura para tração posicionada através da amostra. Enquanto a lesão é incisada, a sutura para tração é usada para levantar a amostra do leito da ferida. A sutura pode, então, ser amarrada e deixada conectada à amostra removida para identificação de suas margens.

(Figura 22.11; ver também Figura 22.9). A utilização de aparelhos a *laser* e equipamento eletrocirúrgico para fazer incisões em biopsias não é desejável, pois seus efeitos teciduais causam a destruição do tecido adjacente, podendo até distorcer a arquitetura histológica

Fechamento da ferida

Após a remoção da amostra de tecido, o fechamento primário da ferida é desejável e geralmente possível. Se a ferida for profunda,

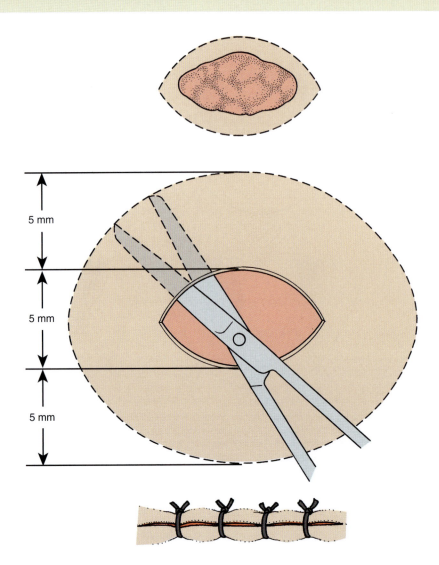

• **Figura 22.11** Princípios utilizados no fechamento de uma ferida elíptica de uma biopsia. A mucosa deve ser dissecada com tesouras de ponta romba visando alargar a elipse original em todas as direções. Isso possibilita a aproximação das bordas da ferida sem tensão.

englobando diferentes camadas de tecido, o fechamento profundo deverá ser realizado para cada camada, utilizando material de sutura reabsorvível (p. ex., ácido poliglicólico ou categute cromado; ver Figura 22.9I). Após a excisão da amostra e do eventual fechamento dos tecidos mais profundos, a mucosa (ou pele) é divulsionada com o auxílio das pontas de uma pequena tesoura (p. ex., tesouras Íris ou Metzenbaum) para separar a mucosa dos tecidos submucosos (ver Figura 22.11). A camada submucosa é composta, em grande parte, por tecido conjuntivo frouxo; é facilmente dissecada da mucosa sobrejacente sem incisão aguda ou retalho. Isso possibilita o fechamento da mucosa como uma camada separada, independentemente do fechamento das camadas profundas. A extensão com que essa divulsão é realizada determina-se pelo tamanho da ferida e por sua localização anatômica. Em lábios, mucosa jugal, assoalho da boca e palato mole, as margens da ferida são normalmente divulsionadas em todos os sentidos por uma distância que corresponde, pelo menos, à largura do defeito antes do fechamento da superfície. A divulsão possibilita a aproximação das margens do tecido livre de tensão. Os materiais de escolha para sutura são geralmente de seda preta ou de um material não reativo, lentamente reabsorvível, como as suturas de ácido poliglicólico (Dexon®) ou poliglactina 910 (Vicryl®). As feridas nas superfícies mucosas aderidas (p. ex., gengiva e palato duro) não são fechadas normalmente; contudo, se permite que

cicatrizem por segunda intenção. Cimentos periodontais de proteção ou esplintagem formando vácuo ou uma férula acrílica podem ser usados para proteger a área em cicatrização, aumentar o conforto do paciente e promover a cicatrização. Se necessário, essas esplintagens pós-cirúrgicas personalizadas podem ser fixadas aos dentes adjacentes com fios aramados circunferenciais delgados ou com material pesado de sutura para auxiliar sua retenção. Esplintagens pós-cirúrgicas são geralmente deixadas no local por 7 a 10 dias. As feridas da biopsia no dorso ou na borda lateral da língua exigem suturas profundamente posicionadas em intervalos próximos para neutralizar a ação inerente dos movimentos musculares e manter o fechamento (ver Figura 22.9I). Suturas reabsorvíveis podem ser usadas, mas as suturas com categute não são recomendáveis porque apresentam pouca firmeza do nó (resultando em perda das suturas) e sofrem rápida degradação enzimática. Exemplos de biopsias do lábio e da língua são mostrados nas Figuras 22.12 e 22.13.

Manipulação dos tecidos; cuidados com a amostra

Qualquer amostra de tecido deve ser mantida em condição ótima para a preservação da arquitetura histológica e estrutural das células da lesão. Amostras que foram esmagadas, congeladas, dissecadas,

CAPÍTULO 22 Princípios de Diagnóstico Diferencial e de Biopsia 457

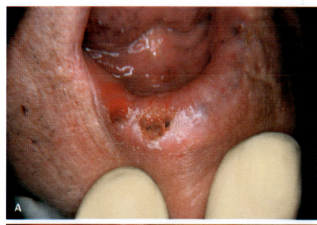
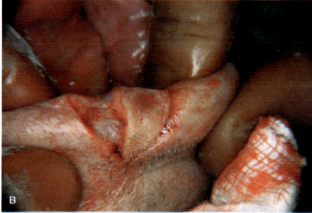
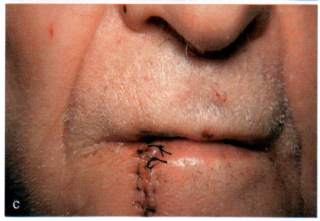

• **Figura 22.12 A.** Biopsia excisional de úlcera no lábio inferior. **B.** Incisões em forma de V realizadas com margem de 2 a 3 mm de tecido normal. **C.** Aparência após o fechamento por camadas.

queimadas ou comprometidas de outra maneira podem não ser diagnosticadas microscopicamente pelo patologista bucomaxilofacial; é necessária a repetição da biopsia (a qual pode ou não ser viável). Deve-se tomar extremo cuidado durante a remoção da amostra cirúrgica para evitar danos a ela durante a manipulação com os instrumentais. A amostra de tecido removida não deve ser envolta em gaze (úmida ou seca), pois há o risco de ser jogada fora acidentalmente juntamente com a gaze. A amostra também não deve ser colocada em papel ou faixas de linho e secar ao ar livre enquanto a cirurgia estiver sendo concluída. Ao contrário, deve ser imediatamente colocada em um frasco de vidro ou plástico que contenha quantidade de solução de formalina a 10% (formaldeído a 4%) que seja equivalente a, pelo menos, 20 vezes o volume da amostra (Figura 22.14), a qual deve estar totalmente imersa na solução fixadora durante todo o tempo, mesmo se o frasco for inclinado durante o transporte. Antes de dirigir sua atenção para o fechamento da ferida, o cirurgião-dentista também deve garantir que a amostra de tecido não esteja aderida à parede do frasco acima do nível de formalina. Se a amostra for enviada pelo correio para o patologista, deve ser identificada com uma etiqueta de risco biológico aprovada pela Occupational Safety and Health Administration (Administração de Segurança Ocupacional e de Saúde, em tradução livre);[c] se a amostra for transportada internamente (p. ex., dentro de um hospital), tal identificação não é obrigatória.

Identificação das amostras com sutura; identificação das margens

Se houver suspeita de displasia ou malignidade, é útil para o patologista que o cirurgião-dentista "marque" uma ou mais margens da amostra com uma sutura amarrada frouxamente para assim orientar seu alinhamento anatômico. Isso possibilita ao patologista relatar com precisão quais margens ou áreas específicas, caso existam, requerem uma excisão mais ampla ou profunda. A orientação e a localização da marcação por sutura devem ser ilustradas e/ou documentadas no formulário de submissão do serviço de patologia bucomaxilofacial (Figura 22.15).

A marcação por sutura também pode ser utilizada para identificar várias amostras de uma única lesão acompanhada de um desenho que delineie a partir de qual área cada amostra foi removida, assim como sua orientação (Figura 22.16). A primeira recebe uma marcação por sutura, a segunda recebe duas, e assim por diante para todas as outras. Cada amostra deve, no entanto, ser acondicionada em seu próprio frasco.

Submissão das amostras

Cada consultório odontológico deve estabelecer previamente contato com um serviço local ou regional de exame patológico bucomaxilofacial ao qual as amostras cirúrgicas possam ser submetidas. Geralmente, é preferível submeter os tecidos odontogênicos a um patologista bucomaxilofacial sempre que possível. Patologistas gerais (médicos) altamente competentes podem não estar familiarizados com as sutilezas dos cistos e tumores odontogênicos, o que pode, algumas vezes, resultar em diagnósticos e tratamentos incorretos. Se a cidade ou o município em que o consultório odontológico está localizado não disponibilizar tal serviço, muitas faculdades de Odontologia e serviços de patologia bucomaxilofacial, na maioria das grandes cidades, oferecem serviços de correio e fornecem ao consultório odontológico, quando solicitado, *kits* que podem ser usados para submissão. Os frascos enviados pelo correio com as amostras devem conter um formulário com informação detalhada, um recipiente (geralmente de vidro ou plástico) tampado com etiqueta de risco biológico contendo uma quantidade apropriada de formalina, identificado também com o endereço do serviço de patologia. Os nomes do paciente e do cirurgião-dentista de referência devem ser registrados no rótulo do frasco contendo a amostra, no caso de a caixa em que se colocou o material ser danificada no trânsito e de o frasco se separar dela (Figura 22.17).

Formulário de dados para a submissão da biopsia

Cada laboratório de patologia tem um formulário próprio para facilitar o uso na submissão de amostras para exame (ver Figura 22.15). Como descrito anteriormente, o frasco deve ser etiquetado e identificado com os dados demográficos do paciente, assim como o nome e o endereço do cirurgião-dentista que está submetendo

---

[c]No Brasil, esse tipo de material não pode ser enviado pelo correio. Para consulta às normas pertinentes, acessar o *site* do Conselho Federal de Odontologia (www.cfo.org.br).

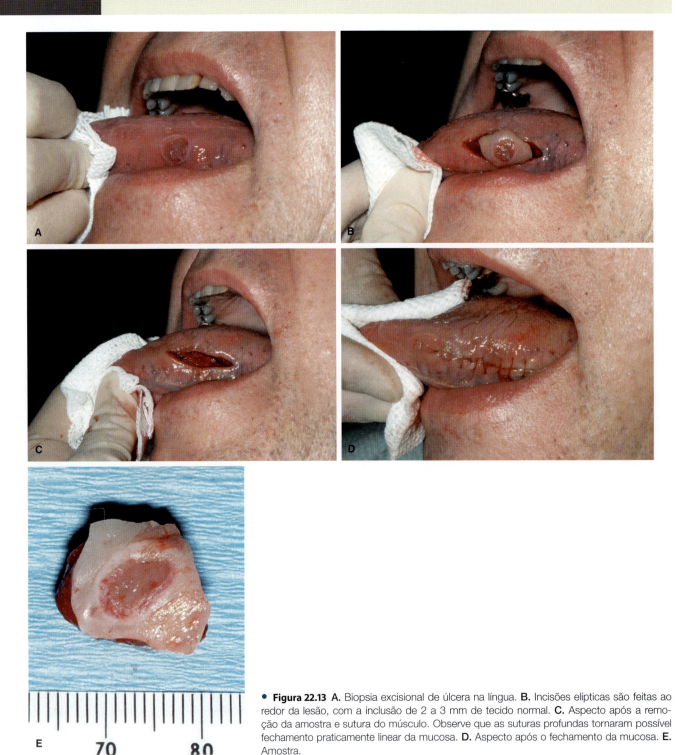

• **Figura 22.13 A.** Biopsia excisional de úlcera na língua. **B.** Incisões elípticas são feitas ao redor da lesão, com a inclusão de 2 a 3 mm de tecido normal. **C.** Aspecto após a remoção da amostra e sutura do músculo. Observe que as suturas profundas tornaram possível fechamento praticamente linear da mucosa. **D.** Aspecto após o fechamento da mucosa. **E.** Amostra.

a amostra, caso o frasco se separe do formulário de submissão, da caixa de transporte ou de ambos. A maioria dos formulários é estruturada para reunir informação de suporte e dados que costumam incluir: informações demográficas sobre o paciente; nome e informações de contato do cirurgião-dentista que está submetendo a amostra; informações pertinentes da história clínica, familiar, social e da lesão; descrição clínica da lesão, da amostra ou de ambos; e as hipóteses de diagnóstico clínico diferencial. Quando se tratar de lesões intraósseas, a inclusão de uma radiografia de qualidade diagnóstica pode ser útil para o patologista. Para as lesões de tecidos moles, uma fotografia digital colorida de alta qualidade da lesão pode ser útil se anexada a certos espécimes, especialmente se houver suspeita de displasia ou malignidade. O cirurgião-dentista deve usar seu tempo para fornecer o máximo de informações possíveis no formulário de submissão para auxiliar o patologista. Informações insuficientes, dados incompletos ou a omissão de detalhes importantes da história resultam, muitas vezes, em desperdício de tempo e diagnósticos imprecisos.

A maioria dos laboratórios de patologia envia o laudo do exame microscópico oficial de volta ao cirurgião-dentista de referência dentro de 7 a 14 dias após o recebimento da amostra. O cirurgião-dentista deve planejar a próxima consulta do paciente em aproximadamente 1 semana para remover as suturas e aconselhá-lo sobre os resultados da biopsia, se disponível. Se o resultado da biopsia ainda não tiver sido recebido, o cirurgião-dentista poderá optar por telefonar para o paciente em sua casa (se o laudo for negativo para malignidade,

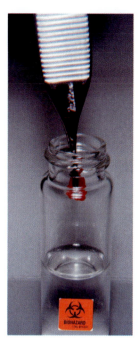

• **Figura 22.14** Amostra colocada em frasco de biopsia contendo formalina.

documentar a ligação no prontuário do paciente) ou agendar seu retorno para 2 semanas após a cirurgia (se o diagnóstico microscópico for de doença maligna) para discutir os resultados pessoalmente com ele e marcar as consultas para encaminhamento em tempo hábil. Como observado anteriormente, os pacientes que forem informados de diagnósticos adversos (p. ex., câncer) devem ser orientados com grande sensibilidade para contrabalançar uma possível ansiedade ou depressão diante do diagnóstico. Ao mesmo tempo, a importância do tratamento precoce e do acompanhamento rigoroso deve ser enfatizada. Atrasos no início do tratamento (procrastinação) podem piorar significativamente o prognóstico de muitas lesões, por isso é importante organizar rapidamente o encaminhamento desses pacientes para especialistas com habilidades para lidar com suas condições.

Um laudo negativo (benigno) da patologia nunca deve ser considerado como uma avaliação final, e o cirurgião-dentista não deve ser envolvido por uma falsa sensação de segurança quando recebe tal laudo. Um clínico experiente deve pensar da seguinte maneira: "Trate o paciente, não o exame." Se o comportamento clínico de uma lesão sugerir que ela não é benigna, uma segunda biopsia da área deve ser considerada. É também possível que uma região não diagnóstica ou não representativa da lesão tenha sido retirada, e os locais com alterações celulares patológicas não tenham sido incluídos no espécime cirúrgico. Erros no diagnóstico microscópico também podem ocorrer, sobretudo se os tecidos odontogênicos forem examinados por patologistas gerais, que podem não estar familiarizados com as nuances das lesões orais e odontogênicas. É apropriado, em tais casos, solicitar a segunda opinião de um patologista bucomaxilofacial antes de realizar uma cirurgia ablativa ou desfigurante. Cirurgiões-dentistas clínicos gerais que submetem biopsias também devem estar familiarizados com a terminologia usada nos laudos para compreender plenamente o significado do diagnóstico microscópico e o curso do tratamento ou acompanhamento adequado para esse diagnóstico. Se houver alguma incerteza sobre o conteúdo do laudo, o cirurgião-dentista deve, então, solicitar esclarecimentos ao patologista.

Técnicas e princípios de biopsia intraóssea (tecido duro)

Qualquer lesão nos tecidos mineralizados dos ossos gnáticos ou ao redor deles requer um exame minucioso do cirurgião-dentista até que o diagnóstico definitivo seja obtido. Muitas vezes, a causa é odontogênica e a lesão vai se resolver, uma vez que o problema dental tenha sido tratado. Se a lesão parece não apresentar relação com a dentição ou não responder ao tratamento de um provável problema odontogênico, nesses casos, deve ser removida para o estabelecimento de um diagnóstico definitivo.

As lesões intraósseas mais comuns encontradas pelo cirurgião-dentista são os granulomas periapicais e os cistos odontogênicos. Como essas lesões são geralmente assintomáticas com característico aspecto radiográfico, um diagnóstico presuntivo é frequentemente possível. O tratamento geralmente envolve a remoção cirúrgica da lesão por meio de uma biopsia excisional (enucleação). Quando a lesão for grande ou perfurar o tecido mole que recobre o osso, ou ainda quando houver suspeita de malignidade com base nas características radiográficas e da história clínica, uma biopsia incisional é indicada para que um diagnóstico definitivo seja estabelecido.

Antes de realizar a biopsia intraóssea, o cirurgião-dentista deve cuidadosamente palpar a área dos ossos gnáticos e compará-la com o lado contralateral. O osso que apresenta contorno normal e está firme e liso sugere que a lesão não se expandiu ou erodiu a lâmina cortical óssea. No entanto, uma sensação esponjosa quando a mandíbula é comprimida com os dedos geralmente indica erosão ou afinamento da lâmina cortical, o que sugere uma lesão neoplásica mais agressiva. Os procedimentos e princípios de biopsia nos tecidos mineralizados (duros) não são diferentes daqueles que guiam a biopsia de tecido mole; entretanto, alguns aspectos adicionais devem ser considerados.

Retalhos mucoperiosteais

Devido a sua proximidade com os ossos gnáticos maxilares ou sua localização dentro do osso, a maioria das biopsias exige abordagem por meio de retalho mucoperióstico. Diversas variações de retalhos estão disponíveis, e a escolha depende principalmente do tamanho e da localização da lesão a ser removida. Os princípios básicos de um desenho de retalho descritos no Capítulo 8 são os mesmos, esteja o cirurgião-dentista removendo um dente ou realizando uma biopsia óssea. A localização da lesão muitas vezes determina onde as incisões para o retalho devem ser feitas, e um acesso ideal pode exigir a extensão das margens do retalho. As estruturas neurovasculares principais devem ser evitadas sempre que possível, e o retalho deve repousar inteiramente sobre osso sadio para o fechamento, isto é, deve ser estendido 4 a 5 mm além das margens cirúrgicas de qualquer defeito ósseo (Figura 22.18). A elevação do retalho para qualquer lesão intraóssea que possa ter erodido a cortical óssea dos ossos gnáticos deve ser abordada em uma área bem distante das margens da lesão, sobre osso sadio. Isso possibilita o estabelecimento de um plano tecidual apropriado para a elevação subperiosteal do retalho mucoperiosteal e qualquer outra dissecção necessária para soltar os tecidos sobrejacentes à lesão. Todos os retalhos mucoperiósteos para biopsias dentro ou em torno dos ossos gnáticos devem ter espessura total com as incisões atravessando a mucosa, a submucosa e o periósteo.

Aspiração preventiva

A aspiração de todas as lesões intraósseas deve ser realizada rotineiramente antes de acessar o defeito ósseo para determinar se ele contém fluido, inclusive sangue. Após a anestesia local da área

LABORATÓRIO DE PATOLOGIA ORAL LOCAL

1234 Main Street

Cidade, Estado, CEP

Data: *01/02/200X* **Número do caso:** _____

Nome do paciente: *Perry Osteum* **Sexo:** *Masculino* **Idade:** *32 anos*

Raça: *Caucasiana*

Endereço: *Rua 2 Norte, 5678/401* **Cidade/Estado/CEP:** *Qualquer Cidade, Estado, CEP*

Telefone residencial: *(777)888-9999* **Telefone comercial:** *(777) 888-0000*

Profissão: *Construtor*

Nome do médico submissor: *Matt Tikulus*

Endereço para correspondência: *Qualquer Rua, 8910, Qualquer Cidade, Estado, CEP*

Telefone do consultório: *(777) 888-6666* **E-mail:** *mtikdds@server.net*

Histórico: *Placa branca assintomática de duração desconhecida, mas notada pela primeira vez pelo paciente há cerca de 2 meses na borda lateral esquerda da língua. Não registrado na última consulta odontológica há 2 anos. Observamos área X 2 semanas, sem alteração em tamanho e aparência. Paciente nega uso de tabaco, uso abusivo de álcool e hábitos parafuncionais. Nenhum teste de HIV registrado. A lesão não foi dolorosa. Nenhuma fonte de traumatismo local notada (restauração pontiaguda etc.). O histórico de saúde é normal, sem alergias conhecidas, sem medicação. Nega lesões em outras partes do corpo.*

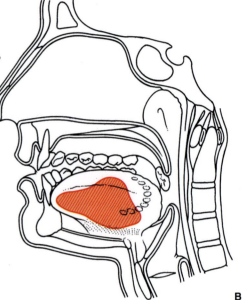

A **Tipo de biopsia:** Excisional _____ Incisional ☐✓☐ Outro ☐☐☐ **B**

Descrição clínica/localização: *Placa branca de superfície rugosa, 3 x 5 cm, em borda lateral esquerda da língua, estendendo-se no dorso lingual médio (ver desenho). A textura é semelhante a couro, não ulcerada. Espessura uniforme ao longo da lesão. Não foi observada linfadenopatia ipsi ou contralateral. Excisada com margem clínica de 1 cm. Borda anterior marcada com sutura única. Borda superior marcada com duas suturas.*

Diagnóstico(s) clínico(s) provisório(s): *displasia epitelial, CA in situ (seu melhor palpite sobre o que a lesão pode ser)*

Raios X realizados?: Sim ____ Não_✓_ **Raios X anexados?** Sim ____ Não_✓_

Fotografias tiradas?: Sim ____ Não_✓_

Fotografias anexadas?: Sim ____ Não_✓_

Comentários ou instruções adicionais:

- **Figura 22.15 A.** Formulário de requisição de biopsia. Esses formulários variam de um laboratório para outro. A informação fornecida nesse formulário descreve a lesão mostrada na Figura 22.16. **B.** Desenho da lesão a ser enviado com o formulário de dados.

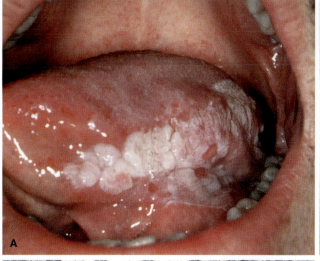
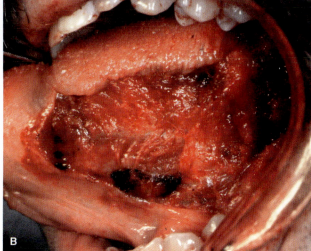
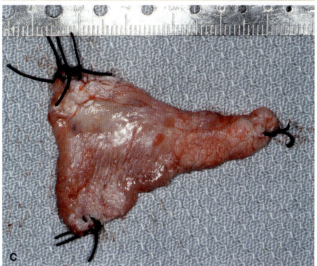

• **Figura 22.16** **A.** Lesão descrita na Figura 22.15. **B.** Local cirúrgico após a excisão da lesão. **C.** Amostra após a remoção. Observe as marcações com suturas nas margens para orientar o patologista.

cirúrgica, use uma agulha de calibre 16 ou 18 conectada a uma seringa de 5 ou 10 mℓ. Se a lâmina cortical não puder ser rompida pressionando-se firmemente a agulha através do mucoperiósteo com um movimento de rotação, um retalho pode ser rebatido e uma broca esférica grande, sob irrigação constante, é usada com cautela para penetrar a cortical óssea. Então, a agulha é avançada através do orifício na cortical óssea feito pela broca. Pode ser necessário o reposicionamento da ponta da agulha na tentativa de localizar uma área preenchida por fluido.

A incapacidade de aspirar fluido ou ar sugere que a massa intraóssea é, provavelmente, um tumor sólido. Se um fluido de coloração palha for aspirado, o cirurgião-dentista provavelmente está diante de um cisto, que pode ser enucleado (Figura 22.19). Se for aspirado pus, provavelmente há um processo inflamatório ou infeccioso, enquanto a aspiração do ar sem qualquer fluido é sugestiva de cavidade óssea traumática. Se for aspirado sangue, vários diagnósticos devem ser considerados; o mais significativo deles é lesão vascular pulsátil intraóssea (p. ex., hemangioma ou malformação arteriovenosa). Um procedimento cirúrgico nesta lesão poderia produzir hemorragia súbita com risco de morte e não deve ser feito pelo cirurgião-dentista clínico geral. Outras lesões intraósseas vascularizadas, incluindo os cistos ósseos aneurismáticos e as lesões centrais de células gigantes, podem produzir sangue de modo passivo (*i. e.,* não pulsátil) quando aspiradas com o auxílio de uma seringa. O conteúdo da aspiração da lesão pode também ser submetido a análise química, cultura microbiológica e até mesmo à avaliação microscópica. Se não for detectado nenhum produto de aspiração, uma biopsia incisional deve ser planejada na massa de tecido mole dentro do osso para obter um diagnóstico microscópico definitivo antes que a nova cirurgia completa seja planejada.

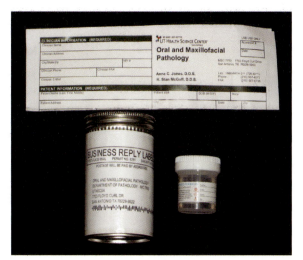

• **Figura 22.17** *Kit* de biopsia típico disponível em vários laboratórios de patologia. O *kit* inclui um frasco para a amostra contendo formalina, um formulário de requisição de biopsia detalhando as informações sobre o paciente e a amostra, bem como embalagem para envio ao laboratório.

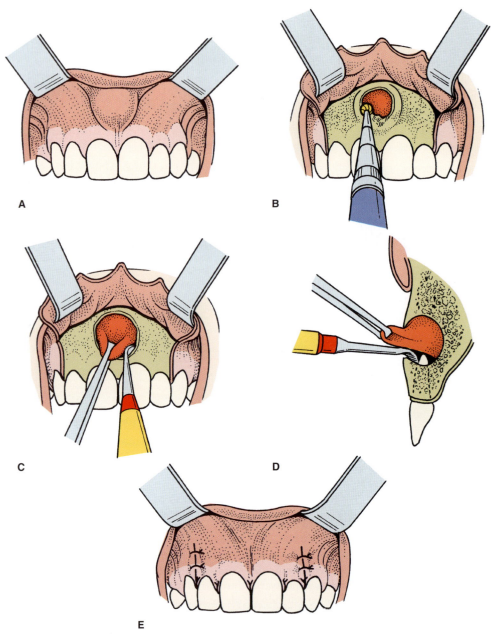

- **Figura 22.18** Enucleação de cisto. **A.** Tumefação leve na área do cisto periapical. **B.** Um retalho mucoperiósteo é elevado a partir da região cervical dos dentes e uma broca é utilizada na remoção da cortical óssea adelgaçada que recobre o cisto. Deve-se ter cuidado para evitar ruptura do conteúdo do cisto durante essa e as próximas etapas. **C** e **D.** Uma cureta cirúrgica (tipo colher) é utilizada para separar o cisto do osso. Observe que o lado côncavo da cureta deve permanecer em contato com o osso. A superfície convexa é a parte ativa do instrumental. **E.** Fechamento.

Janela óssea

As lesões intraósseas dos ossos gnáticos geralmente exigem a criação de uma janela na cortical para o acesso. Se a cortical óssea estiver intacta, uma broca cirúrgica esférica, sob irrigação constante com fluidos, poderá ser utilizada para criar uma janela óssea sobre o local da lesão (ver Figura 22.18B). Se houver expansão causada pela erosão da lâmina cortical e um defeito ósseo for observado quando o retalho cirúrgico for elevado, o defeito patológico poderá, em seguida, ser ampliado com uma pinça-goiva ou uma broca cirúrgica esférica para criar uma janela óssea. O tamanho da janela depende das dimensões da lesão e de sua proximidade com estruturas anatômicas importantes, como raízes dentárias e estruturas neurovasculares. Uma vez que a janela é criada, ela pode ser aumentada progressivamente com pinça-goiva, conforme necessário para o acesso. O osso retirado que compôs a janela deverá ser submetido juntamente com a amostra primária se a lesão for um tumor sólido.

Manejo da amostra

A técnica para a remoção do espécime depende do planejamento da biopsia, se incisional ou excisional, bem como da consistência do tecido encontrado. A maioria das lesões pequenas que têm cápsula de tecido conjuntivo (p. ex., cistos) são enucleadas em sua totalidade. Uma cureta cirúrgica é utilizada progressivamente para descolar a amostra da dentição e do tecido ósseo circundante, mantendo o instrumental constantemente em contato com a superfície óssea da cavidade (ver Figura 22.18C e D). Uma vez que a lesão esteja completamente livre de qualquer adesão, ela é

CAPÍTULO 22   Princípios de Diagnóstico Diferencial e de Biopsia   463

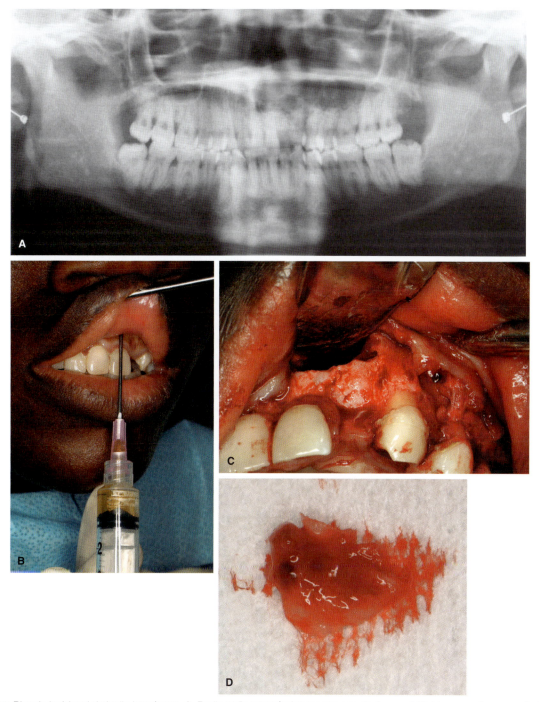

• **Figura 22.19** Biopsia incisional de lesão intraóssea. **A.** Radiografia panorâmica mostra grande área radiolúcida na maxila esquerda. **B.** Aspiração da lesão pela penetração de agulha através da mucosa e do osso adelgaçado sobre a lesão revela fluido de coloração palha. **C.** Após levantar retalho de tecido mole e remover o osso na área da lesão. **D.** Remoção da amostra para exame histopatológico.

removida e colocada imediatamente no fixador, que é a formalina. Se for verificada resistência à enucleação e a lesão não se separar do osso facilmente, esse detalhe deve ser registrado no formulário de submissão da amostra, junto à localização exata da aderência. A cavidade óssea resultante deve então ser irrigada, aspirada e examinada à procura de quaisquer fragmentos residuais de tecido mole. Se algum fragmento for observado, ele deve ser curetado, de modo que a cavidade se torne desprovida de qualquer tecido patológico residual. Após a irrigação final, o retalho mucoperiósteo é reposicionado e suturado.

Se o cirurgião-dentista encontrar uma lesão sólida dos tecidos moles de tamanho pequeno que se separe facilmente do osso circundante, ela poderá ser curetada e enucleada da mesma maneira que uma lesão cística é submetida como amostra cirúrgica ao serviço de patologia. Se houver resistência à curetagem durante a remoção da lesão, o cirurgião-dentista deve tentar remover um milímetro a mais de tecido ósseo adjacente após a maior parte da lesão ter sido removida. As superfícies das raízes dentárias no interior do defeito ósseo devem ser completamente curetadas. Se uma biopsia incisional for indicada, uma secção de tecido é removida e o restante da lesão é deixado inalterado até que o diagnóstico histopatológico esteja disponível.

Sempre que possível, as radiografias de diagnóstico devem ser transmitidas por via digital para o serviço de patologia com a amostra intraóssea. Como observado anteriormente, é necessário encaminhar ao patologista o máximo de informação clínica possível quando do preenchimento do formulário de submissão de dados. Também é importante observar se a amostra contém tecido duro (ósseo) e/ou mole. Se a descalcificação de tecidos ósseos for necessária antes da avaliação microscópica, o laudo anatomopatológico pode demorar 2 semanas ou mais para ser concluído.

Acompanhamento pós-biopsia

Se a lesão é considerada benigna, realiza-se um acompanhamento de rotina, com radiografias periódicas para monitorar a cicatrização óssea. Se uma biopsia incisional tiver sido realizada, o paciente deve ser reavaliado, uma vez que o diagnóstico microscópico se tornar disponível, e deve ser formulado um plano de tratamento definitivo e/ou o encaminhamento para tratamento adicional.

Referências bibliográficas

1. CDx Diagnositics. OralCDx. Available at: http://cdxdiagnostics.com/OralCDx.html.
2. FDA website. Premarket notification K033033. Available at: http://www.accessdata.fda.gov/cdrh_docs/pdf3/K033033.pdf.
3. FDA website. Premarket notification K041614. Available at: http://www.accessdata.fda.gov/cdrh_docs/pdf4/K041614.pdf.
4. FDA website. Premarket notification K073483. Available at: https://www.accessdata.fda.gov/cdrh_docs/pdf7/K073483.pdf.
5. FDA website. Premarket notification K082668. Available at: https://www.accessdata.fda.gov/cdrh_docs/pdf8/K082668.pdf.
6. FDA website. Premarket notification K090135. Available at: https://www.accessdata.fda.gov/cdrh_docs/pdf9/K090135.pdf.
7. FDA website. Premarket notification K101140. Available at: https://www.accessdata.fda.gov/cdrh_docs/pdf10/K101140.pdf.
8. FDA website. Premarket notification K102083. Available at: https://www.accessdata.fda.gov/cdrh_docs/pdf10/K102083.pdf.
9. FDA website. Premarket notification K121282. Available at: https://www.accessdata.fda.gov/cdrh_docs/pdf12/K121282.pdf.
10. FDA website. Premarket notification K123169. Available at: https://www.accessdata.fda.gov/cdrh_docs/pdf12/K123169.pdf.
11. Forward Science. CytID. Available at: http://www.forwardscience.com/cytid.
12. OralDNA Labs. OraRisk HPV 16/18/HR Testing from OralDNA Labs. Available at: https://www.oraldna.com/hpv-testing.html.
13. OralDNA Labs. OraRisk HPV, Complete Genotyping Testing From OralDNA Labs. Available at: https://www.oraldna.com/oral-hpv-testing.html.
14. Pcgmolecular. What does MO screen for? Available at: http://pcgmolecular.com/mop-test/.
15. PeriRx. SaliMark OSCC. Available at: http://perirx.com/products/.
16. OralCDx. What is the OralCDx Brush Test? Available at: https://thebrushtest.com/what-is-the-brushtest/.
17. American Dental Association. *CDT 2017 dental procedure codes*. Chicago: 2016.
18. CDx Diagnostics. CDx Technology. Available at: http://cdxdiagnostics.com/CDx_technology.html.
19. Forward Science. CytID. Available at: http://www.forwardscience.com/cytid.
20. Hayama FH, Motta AC, Silva Ade P, Migliari DA. Liquid-based preparations versus conventional cytology: specimen adequacy and diagnostic agreement in oral lesions. *Med Oral Patol Oral Cir Bucal*. 2005;10:115–122.
21. Navone R, Burlo P, Pich A, et al. The impact of liquid-based oral cytology on the diagnosis of oral squamous dysplasia and carcinoma. *Cytopathology*. 2007;18:356–360.
22. Lingen MW, Kalmar JR, Karrison T, Speight PM. Critical evaluation of diagnostic aids for the detection of oral cancer. *Oral Oncol*. 2008;44:10–22.
23. Chhabra N, Chhabra S, Sapra N. Diagnostic modalities for squamous cell carcinoma: an extensive review of literature-considering toluidine blue as a useful adjunct. *J Maxillofac Oral Surg*. 2015;14:188–200.
24. Eisen D, Frist S. The relevance of the high positive predictive value of the oral brush biopsy. *Oral Oncol*. 2005;41:753–755.
25. Mehrotra R, Mishra S, Singh M, Singh M. The efficacy of oral brush biopsy with computer-assisted analysis in identifying precancerous and cancerous lesions. *Head Neck Oncol*. 2011;3:39.
26. Scheifele C, Schmidt-Westhausen AM, Dietrich T, Reichart A. The sensitivity and specificity of the oral CDx technique: evaluation of 103 cases. *Oral Oncol*. 2004;40:824–828.
27. Bhoopathi V, Kabani S, Mascarenhas AK. Low positive predictive value of the oral brush biopsy in detecting dysplastic oral lesions. *Cancer*. 2009;115:1036–1040.
28. Fedele S. Diagnostic aids in the screening of oral cancer. *Head Neck Oncol*. 2009;1:5.
29. Koch FP, Kunkel M, Biesterfeld S, Wagner W. Diagnostic efficiency of differentiating small cancerous and precancerous lesions using mucosal brush smears of the oral cavity–a prospective and blinded study. *Clin Oral Investig*. 2011;15:763–769.
30. Mashberg A. Final evaluation of tolonium chloride rinse for screening of high-risk patients with asymptomatic squamous carcinoma. *J Am Dent Assoc*. 1983;106:319–323.
31. Silverman S Jr, Migliorati C, Barbosa J. Toluidine blue staining in the detection of oral precancerous and malignant lesions. *Oral Surg Oral Med Oral Pathol*. 1984;57:379–382.
32. Richards D. Does toluidine blue detect more oral cancer? *Evid Based Dent*. 2010;11:104–105.
33. Huber MA, Epstein JB. Marketing versus science: a call for evidence-based advertising in dentistry. *Oral Surg Oral Med Oral Pathol Oral Radiol*. 2015;120:541–543.
34. Poh CF, Zhang L, Anderson DW, et al. Fluorescence visualization detection of field alterations in tumor margins of oral cancer patients. *Clin Cancer Res*. 2006;12:6716–6722.
35. Rashid A, Warnakulasuriya S. The use of light-based (optical) detection systems as adjuncts in the detection of oral cancer and oral potentially malignant disorders: a systematic review. *J Oral Pathol Med*. 2015;44:307–328.
36. Cheng YS, Rees T, Wright J. Updates regarding diagnostic adjuncts for oral squamous cell carcinoma. *Tex Dent J*. 2015;132:538–549.
37. Huber MA, Bsoul SA, Terezhalmy GT. Acetic acid wash and chemiluminescent illumination as an adjunct to conventional oral soft tissue examination for the detection of dysplasia: a pilot study. *Quintessence Int*. 2004;35:378–384.
38. McNamara KK, Martin BD, Evans EW, Kalmar JR. The role of direct visual fluorescent examination (VELscope) in routine screening for potentially malignant oral mucosal lesions. *Oral Surg Oral Med Oral Pathol Oral Radiol*. 2012;114:636–643.
39. Lane P, Follen M, MacAulay C. Has fluorescence spectroscopy come of age? A case series of oral precancers and cancers using white light, fluorescent light at 405 nm, and reflected light at 545 nm using the Trimira Identafi 3000. *Gend Med*. 2012;9(1 suppl):S25–S35.
40. Messadi DV, Younai FS, Liu HH, Guo G, Wang CY. The clinical effectiveness of reflectance optical spectroscopy for the in vivo diagnosis of oral lesions. *Int J Oral Sci*. 2014;6:162–167.
41. Rethman MP, Carpenter W, Cohen EE, et al. American Dental Association Council on Scientific Affairs Expert Panel on Screening for Oral Squamous Cell Carcinomas. Evidence-based clinical recommendations regarding screening for oral squamous cell carcinomas. *J Am Dent Assoc*. 2010;141:509–520.
42. Cheng YS, Rees T, Wright J. A review of research on salivary biomarkers for oral cancer detection. *Clin Transl Med*. 2014;3:3.
43. Liu J, Duan Y. Saliva: a potential media for disease diagnostics and monitoring. *Oral Oncol*. 2012;48:569–577.
44. Malik UU, Zarina S, Pennington SR. Oral squamous cell carcinoma: key clinical questions, biomarker discovery, and the role of proteomics. *Arch Oral Biol*. 2016;63:53–65.

45. Sivadasan P, Gupta MK, Sathe GJ, et al. Human salivary proteome–a resource of potential biomarkers for oral cancer. *J Proteomics*. 2015;127(Pt A):89–95.
46. Castle PE. Teaching moment: why promising biomarkers do not always translate into clinically useful tests. *J Clin Oncol*. 2014;32:359–361.
47. Chai RC, Lambie D, Verma M, Punyadeera C. Current trends in the etiology and diagnosis of HPV-related head and neck cancers. *Cancer Med*. 2015;4:596–607.
48. Gillison ML, Chaturvedi AK, Anderson WF, Fakhry C. Epidemiology of human papillomavirus-positive head and neck squamous cell carcinoma. *J Clin Oncol*. 2015;33:3235–3242.
49. Rettig E, Kiess AP, Fakhry C. The role of sexual behavior in head and neck cancer: implications for prevention and therapy. *Expert Rev Anticancer Ther*. 2015;15:35–49.
50. PCG Molecular. What does MOP screen for? Available at: http://www.pcgmolecular.com/mop-test/.
51. Martin JL, Gottehrer N, Zalesin H, et al. Evaluation of salivary transcriptome markers for the early detection of oral squamous cell cancer in a prospective blinded trial. *Compend Contin Educ Dent*. 2015;36:365–373.
52. Wright JM. A review and update of oral precancerous lesions. *Tex Dent J*. 1998;115:15–19.
53. Slater LJ. Oral brush biopsy: false positives redux. *Oral Surg Oral Med Oral Pathol Oral Radiol Endod*. 2004;97:419.

23
Tratamento Cirúrgico das Lesões Patológicas Orais

EDWARD ELLIS III

Objetivos cirúrgicos básicos, 466
　Erradicação da condição patológica, 466
　Reabilitação funcional do paciente, 467
Tratamento cirúrgico de pseudocistos e lesões císticas na maxila e na mandíbula, 467
　Enucleação, 468
　　Indicações, 468
　　Vantagens, 468
　　Desvantagens, 468
　　Técnica, 468
　Marsupialização, 471
　　Indicações, 472
　　Vantagens, 472
　　Desvantagens, 472
　　Técnica, 472
　Enucleação após marsupialização, 472
　　Indicações, 472
　　Vantagens, 474
　　Desvantagens, 474
　　Técnica, 474
　Enucleação com curetagem, 475
　　Indicações, 475
　　Vantagens, 476
　　Desvantagens, 476
　　Técnica, 476
Princípios do tratamento cirúrgico de tumores na maxila e na mandíbula, 476
　Agressividade da lesão, 477
　Localização anatômica da lesão, 477
　　Maxila **versus** mandíbula, 477
　　Proximidade das estruturas vitais adjacentes, 477
　　Tamanho do tumor, 477
　　Localização intraóssea **versus** extraóssea, 477
　Duração da lesão, 477
　Tentativas de reconstrução, 477
　Tumores dos ossos gnáticos tratados com enucleação, curetagem ou ambas, 477
　　Técnica, 478
　Tumores dos ossos gnáticos tratados com ressecção marginal ou parcial, 478
　　Técnica, 478
Tumores malignos da cavidade oral, 479
　Modalidades de tratamento
　　para neoplasias malignas, 479
　　Radioterapia, 479
　　Quimioterapia, 480
　　Cirurgia, 481
Tratamento cirúrgico de lesões benignas dos tecidos moles orais, 481
Reconstrução dos ossos gnáticos após a remoção de tumores orais, 481

A s técnicas cirúrgicas específicas para o tratamento de lesões patológicas orais podem ser tão variadas quanto as utilizadas no tratamento de qualquer outra enfermidade. Cada profissional trata cirurgicamente os pacientes usando técnicas fundamentadas em seu treinamento prévio, tendências, experiência, habilidade pessoal, intuição e talento. O objetivo deste capítulo não é descrever as especificidades das técnicas cirúrgicas para o tratamento de lesões patológicas individuais da boca, mas apresentar princípios básicos que possam ser aplicados a uma variedade de técnicas para tratar satisfatoriamente os pacientes. A discussão dessa questão é simplificada pelo fato de que várias lesões diferentes podem ser tratadas de maneira semelhante, como será delineado adiante.

Objetivos cirúrgicos básicos

Erradicação da condição patológica

O objetivo terapêutico de qualquer procedimento cirúrgico ablativo é remover completamente a lesão e não deixar células que poderiam proliferar e causar recidiva da lesão. Os métodos utilizados para alcançar esse objetivo variam significativamente e dependem da natureza da condição patológica da lesão. A excisão de um carcinoma oral requer uma abordagem agressiva, incluindo o sacrifício das estruturas adjacentes na tentativa de remover completamente a lesão. Essa mesma abordagem para um simples cisto seria trágica. Portanto, torna-se imperativo identificar a lesão histologicamente por biopsia antes de qualquer procedimento cirúrgico ablativo maior. Somente assim pode ser selecionada técnica apropriada para a erradicação da lesão com mínima destruição dos tecidos normais adjacentes.

Reabilitação funcional do paciente

Como observado, o objetivo principal da cirurgia ao remover uma lesão patológica consiste em sua completa retirada. Apesar de a erradicação da doença ser o objetivo do tratamento, por si só, é muitas vezes inadequada no tratamento global dos pacientes. O segundo objetivo de qualquer tratamento utilizado para a erradicação da doença é promover a reabilitação funcional do paciente. Após alcançar o primeiro objetivo, que é a remoção completa da lesão, a consideração mais importante consiste no cuidado dos defeitos residuais resultantes da cirurgia ablativa. Esses defeitos podem variar desde uma obliteração leve do sulco labial, causada pela eliminação de uma área de hiperplasia fibrosa provocada pelo uso de prótese, até um defeito no rebordo alveolar após a remoção de tumor odontogênico benigno, ou ainda um defeito após hemi-mandibulectomia resultante da ressecção de carcinoma. Os melhores resultados são obtidos quando os procedimentos reconstrutores futuros são considerados antes da excisão das lesões. Os métodos de enxerto, princípios de fixação, déficits de tecido mole, reabilitação odontológica e o preparo do paciente devem ser rigorosamente avaliados e adequadamente planejados no pré-operatório.

Tratamento cirúrgico de pseudocistos e lesões císticas na maxila e na mandíbula

O tratamento cirúrgico de lesões orais patológicas pode ser mais bem discutido classificando-se amplamente as lesões patológicas nas seguintes categorias principais: (1) lesões císticas e pseudocísticas dos ossos maxilares; (2) tumores benignos dos ossos gnáticos; (3) tumores malignos; e (4) lesões benignas dos tecidos moles da boca.

Um *cisto* pode ser definido, de modo geral, como uma cavidade patológica revestida por epitélio e preenchida por fluido ou material de consistência mole. A prevalência de cistos nos ossos gnáticos pode estar relacionada com a grande quantidade de epitélio que prolifera no tecido ósseo durante o processo de formação dos dentes e ao longo das linhas em que as superfícies dos processos embrionários dos ossos gnáticos se fusionam. Os cistos maxilares e mandibulares podem ser divididos em dois tipos: (1) aqueles que surgem do epitélio odontogênico (*i. e.*, cistos odontogênicos); e (2) aqueles que surgem do epitélio oral, que foi aprisionado entre os processos faciais durante sua fusão na embriogênese (*i. e.*, cistos fissurais). O estímulo que leva essas células em repouso a proliferar no tecido conjuntivo adjacente ainda não foi determinado. A inflamação parece exercer papel importante nos cistos que surgem de granulomas causados por polpas dentárias infectadas.

Fragmentos residuais da membrana cística tendem a produzir cistos recorrentes, o que exige a excisão completa do revestimento epitelial cístico no ato cirúrgico. Alguns cistos (p. ex., ceratocistos) apresentam comportamento mais agressivo com relação a suas características destrutivas e taxas de recidiva. Cistos são conhecidos por sua capacidade de destruir grande parte dos ossos e por deslocar dentes para áreas remotas dos ossos gnáticos (*i. e.*, côndilo ou ângulo da mandíbula e processo coronoide (Figura 23.1). O crescimento dos cistos é causado por expansão gradual, e a maioria é descoberta por radiografias odontológicas de rotina. Os cistos são geralmente assintomáticos, a menos que sejam infectados secundariamente. A mucosa sobrejacente apresenta coloração e

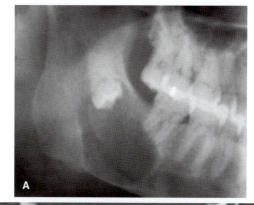

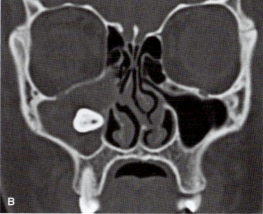

• **Figura 23.1** Exemplos de cistos dentígeros que deslocaram dentes. **A.** O terceiro molar inferior foi deslocado para o ramo mandibular pelo cisto. **B.** O molar superior foi deslocado para o seio maxilar por um cisto que preenche todo o seio.

consistência normais, e não há déficit sensorial decorrente do envolvimento de nervos.

Se o cisto não tiver se expandido ou afinado a cortical óssea, notam-se o contorno e a firmeza normal da região. A palpação firme pode provocar endentações na superfície de um osso expandido com resiliência de rebote característica. Se o cisto tiver erodido através da cortical óssea, pode-se notar flutuação à palpação.

O aspecto radiográfico dos cistos é característico e exibe contorno distinto e denso de osso reacional (*i. e.*, osteíte condensante) com centro radiolúcido (Figura 23.2). A maior parte dos cistos é unilocular; contudo, as formas multiloculares são frequentemente observadas em alguns ceratocistos e ameloblastomas císticos (Figura 23.3). Os cistos geralmente não causam reabsorção das raízes dentárias; portanto, quando há, o profissional deve suspeitar de neoplasia. O revestimento epitelial dos cistos, em raras ocasiões, sofre alterações ameloblásticas ou malignas. Por conseguinte, todo tecido cístico removido deve ser submetido a exame histopatológico.

Apesar da ampla classificação dos cistos em odontogênicos e fissurais, esta não é relevante na discussão das técnicas cirúrgicas de remoção dos cistos. O tratamento cirúrgico dos cistos será discutido sem menção ao tipo de cisto, exceto para os tipos que requerem atenção especial. Os princípios do tratamento cirúrgico dos cistos também são importantes para o controle dos tumores odontogênicos benignos e de outras lesões orais.

Os cistos dos ossos gnáticos são tratados utilizando-se um dos seguintes métodos: (1) enucleação; (2) marsupialização; (3) uma combinação em estágios dos dois procedimentos; e (4) enucleação com curetagem.

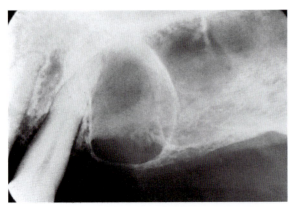

• **Figura 23.2** Aspecto radiográfico típico de um cisto. O centro radiolúcido está cercado por uma zona de osso reativo (osteíte condensante).

Enucleação

A *enucleação* é o processo pelo qual a lesão cística é removida por completo. Por definição, isso significa remoção de toda a lesão cística sem ruptura. Um cisto se torna elegível à técnica de enucleação por causa da camada de tecido conjuntivo fibroso entre o componente epitelial (que reveste a face interna do cisto) e a parede óssea da cavidade cística. Essa camada possibilita que haja plano de clivagem para separar o cisto da cavidade óssea e, assim, torna a enucleação similar à separação do periósteo do osso.

A enucleação dos cistos deve ser realizada cuidadosamente, visando à remoção do cisto em uma peça única sem fragmentação, o que reduz as chances de recidiva ao aumentar a probabilidade de remoção total. Entretanto, na prática, a manutenção da arquitetura cística nem sempre é possível, e a ruptura do conteúdo cístico pode ocorrer durante a manipulação.

Indicações

A enucleação é o tratamento de escolha para a remoção de cistos dos ossos gnáticos e deve ser usada em qualquer cisto que possa ser removido de maneira segura, sem sacrificar indevidamente as estruturas adjacentes.

Vantagens

A principal vantagem da enucleação é a possibilidade de realização do exame histopatológico de toda a lesão. Outra vantagem consiste no fato de que a biopsia excisional inicial (*i. e.*, a enucleação) também serve como tratamento adequado da lesão. O paciente não precisa cuidar da cavidade marsupializada com constantes irrigações. Uma vez cicatrizado o retalho mucoperiósteo, a cavidade cística não incomodará mais o paciente.

Desvantagens

Se houver qualquer uma das condições descritas na seção de indicações para a marsupialização, a enucleação poderá ser desvantajosa. Por exemplo, o tecido normal pode ser comprometido, pode ocorrer fratura da mandíbula, os dentes podem ser desvitalizados ou dentes impactados associados, os quais o profissional deseja poupar, podem ser removidos. Portanto, cada cisto deve ser tratado individualmente, e o profissional deve pesar os prós e os contras da enucleação em comparação à marsupialização (com ou sem enucleação; ver "Enucleação após marsupialização").

Técnica

A técnica para a enucleação de cistos foi descrita no Capítulo 21; contudo, o profissional deve levar em conta algumas considerações. O uso de antibióticos não é necessário, a não ser que o cisto seja grande ou se a condição de saúde do paciente exigir sua indicação (ver Capítulos 1 e 2).

O cisto periapical (*i. e.*, radicular) é o mais comum de todas as lesões císticas dos ossos gnáticos e resulta da inflamação ou necrose da polpa dentária. Visto que não é possível determinar se uma lesão radiolúcida periapical é um cisto ou um granuloma, a remoção da lesão no momento da exodontia é recomendada. Se, no entanto, o dente possibilitar restauração, o tratamento endodôntico seguido de acompanhamento radiográfico periódico promoverá a avaliação do reparo ósseo. Se não houver reparo ósseo

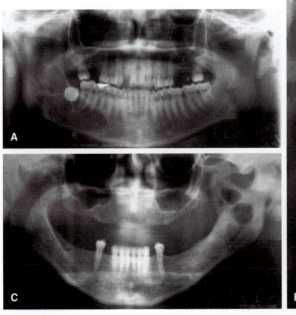
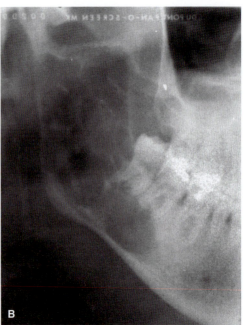

• **Figura 23.3** Aspecto multilocular dos cistos. **A.** Cisto na mandíbula do lado direito associado a dente impactado incluso. **B.** Cisto na mandíbula do lado direito sem associação a dente impactado incluso. **C.** Cisto no ramo esquerdo de mandíbula que não está associado a dentes. Todas essas lesões foram diagnosticadas histopatologicamente como ceratocistos odontogênicos.

ou a lesão se expandir, esta provavelmente representa um cisto e deve ser removida por cirurgia periapical. Ao extrair dentes com lesões radiolúcidas periapicais, a enucleação via alvéolo dentário pode ser prontamente realizada, utilizando-se curetas quando o cisto for pequeno (Figura 23.4). Deve-se ter cuidado com os dentes que têm ápices próximos a estruturas anatômicas importantes, como o feixe neurovascular alveolar inferior ou o seio maxilar, uma vez que o osso apical próximo à lesão pode ser muito fino ou inexistente. Um retalho de mucoperiósteo deve ser rebatido com cistos maiores e o acesso ao cisto, obtido pela cortical vestibular do osso, o que deixa a crista alveolar intacta e assegura altura óssea adequada após a cicatrização (Figura 23.5).

Após a obtenção do acesso ao cisto pela confecção de uma janela óssea, o cirurgião-dentista deve iniciar a enucleação da lesão. Uma cureta de lâmina delicada é o instrumental adequado para a clivagem da camada de tecido conjuntivo da parede cística, separando-a da cavidade óssea. A cureta a ser utilizada deve ser a maior cureta que se adapte ao tamanho do cisto e do acesso.

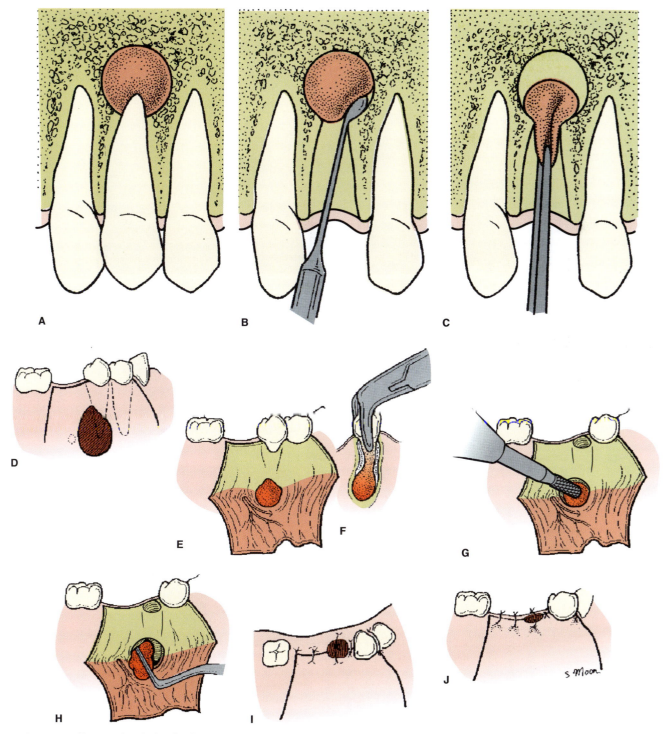

• **Figura 23.4** Cistectomia apical realizada no momento da remoção do dente. **A** a **C**. Remoção do cisto com uma cureta via alvéolo dentário pode ser visualizada. Uma cistectomia apical deve ser realizada com cuidado devido à proximidade dos ápices dentários com outras estruturas, como o seio maxilar e o canal alveolar inferior. **D** a **J**. Demonstração da remoção de cisto apical por meio de rebatimento do retalho e criação de janela óssea no momento da remoção do dente.

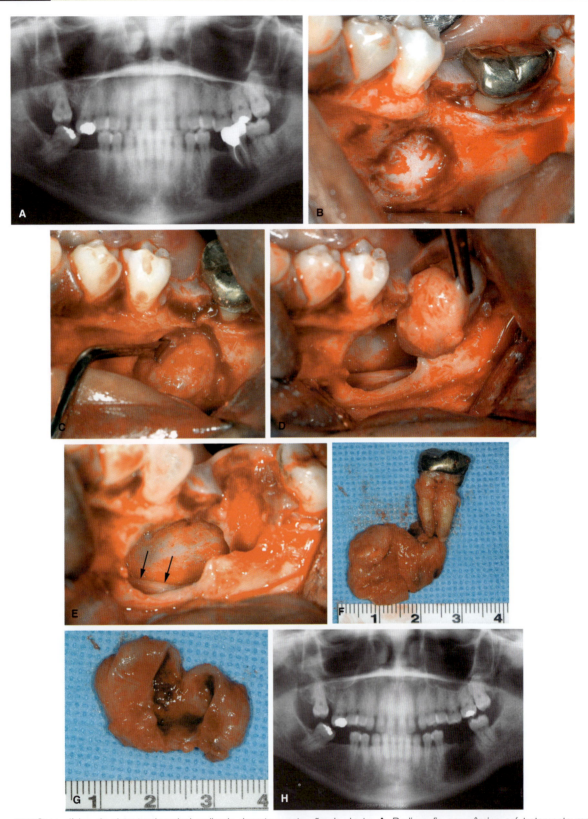

- **Figura 23.5** Caso clínico de cistectomia apical realizada durante a extração do dente. **A.** Radiografia panorâmica pré-tratamento mostrando grande lesão radiolúcida nos ápices dos dentes 18 e 20. **B.** Incisão projetada para garantir que as incisões estejam localizadas sobre o osso intacto após a cistectomia. **C.** Aspecto da lesão após a elevação do retalho vestibular. Note que ela provocou erosão óssea. **D.** Uma cureta é utilizada para destacar a lesão das paredes ósseas. **E.** Cisto sendo removido. **F.** Observe o feixe neurovascular alveolar inferior passando ao longo da parede inferior da cavidade óssea. **G.** Amostra cirúrgica. **H.** Quando seccionada, a amostra apresentava aspecto cístico. O paciente deve ser monitorado por radiografias periódicas para certificar-se do reparo ósseo e verificar a ausência de recidiva da lesão.

A superfície côncava deve ser sempre mantida voltada para a cavidade óssea; a extremidade da superfície convexa realiza a separação do cisto. Deve-se tomar cuidado para evitar a ruptura do cisto e o extravasamento de seu conteúdo, visto que suas margens são mais facilmente identificadas se a parede cística estiver intacta. Além disso, o cisto é separado mais rapidamente da cavidade óssea quando a pressão intracística é mantida.

Nos grandes cistos ou cistos próximos a estruturas neurovasculares, os nervos e vasos são geralmente encontrados rechaçados para um lado da cavidade em razão da lenta expansão do cisto e devem ser evitados ou manipulados de modo mais atraumático possível. Uma vez removido o cisto, a cavidade óssea deve ser inspecionada em busca de remanescentes de tecido. A irrigação e a secagem da cavidade com gaze auxiliam na visualização de toda a cavidade óssea. O tecido residual é removido com o auxílio de curetas. As extremidades ósseas do defeito devem ser regularizadas com uma lima antes do fechamento.

Os cistos que circundam as raízes dos dentes ou localizam-se em áreas inacessíveis dos ossos gnáticos requerem curetagem agressiva, a qual é necessária para a remoção de fragmentos do revestimento cístico que não puderam ser removidos com o corpo da parede cística. Se ocorrer óbvia desvitalização dos dentes durante a cistectomia, o tratamento endodôntico pode ser necessário em um futuro próximo, colaborando na prevenção de infecção odontogênica da cavidade cística advinda da polpa dentária necrosada.

Após a enucleação, o fechamento primário impermeável deve ser realizado por suturas apropriadamente posicionadas. A cavidade óssea é preenchida com coágulo sanguíneo, que, então, se organiza com o passar do tempo. Evidência radiográfica de reparo ósseo demora cerca de 6 a 12 meses. Os ossos gnáticos expandidos pelos cistos são remodelados lentamente até alcançarem contorno normal.

Se o fechamento primário falhar e houver deiscência da ferida, a cavidade óssea deve ser deixada aberta para cicatrizar reparar por segunda intenção. Irriga-se a ferida com soro fisiológico estéril e uma compressa de gaze levemente impregnada com creme antibiótico deve ser inserida na cavidade delicadamente. Esse procedimento deve ser repetido a cada 2 ou 3 dias, com redução gradual da quantidade de gaze inserida até que esta não seja mais necessária. Observa-se tecido de granulação nas paredes ósseas em 3 a 4 dias, que oblitera lentamente a cavidade e reduz a necessidade da inserção de gaze. O epitélio da mucosa oral se fecha sobre a abertura da cavidade e o reparo ósseo progride.

Marsupialização

A marsupialização, a descompressão e a operação de Partsch referem-se à criação de janela cirúrgica na parede do cisto, esvaziando seu conteúdo e mantendo a continuidade entre o cisto e a cavidade oral, o seio maxilar ou a cavidade nasal (Figura 23.6). A única parte do cisto a ser removida é o pedaço retirado para a confecção da janela. O revestimento cístico remanescente é deixado *in situ*. Esse processo diminui a pressão intracística e promove tanto a redução do cisto como o preenchimento ósseo. A marsupialização pode ser utilizada como terapia isolada para um cisto ou como etapa preliminar no tratamento, com a enucleação adiada para um segundo momento cirúrgico.

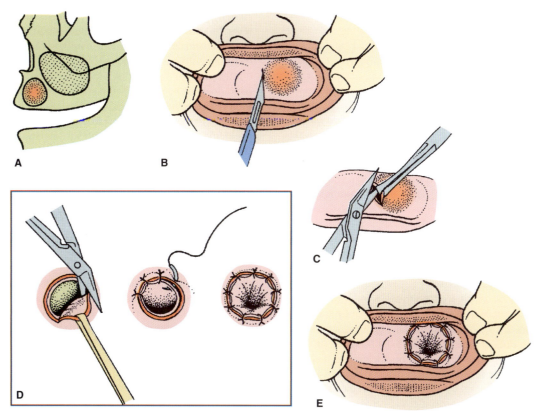

• **Figura 23.6** Técnica de marsupialização. **A.** Cisto na maxila. A palpação da mucosa frequentemente revela uma firmeza compressível, indicando que o osso foi erodido. A superfície inferior da mucosa oral e a superfície inferior da cápsula do cisto (fibroso) serão, portanto, fundidas. **B.** Incisão através da mucosa oral e da parede cística em direção ao centro do cisto. **C.** Tesouras são utilizadas para completar a excisão da janela de mucosa e da parede cística. **D.** Mucosa oral e mucosa da parede cística suturadas em conjunto na região periférica da abertura. Isso efetivamente "descomprime" o cisto, e ele agora encolherá à medida que novo osso for preenchido na cavidade cística.

Indicações

Os seguintes fatores devem ser considerados antes da decisão de remover ou não um cisto por marsupialização:

1. *Quantidade de lesão tecidual*. A proximidade de um cisto com estruturas vitais pode conduzir ao sacrifício desnecessário de tecido se a enucleação for utilizada. Por exemplo, se a enucleação de um cisto criar fístula oronasal ou oroantral, ou causar danos às estruturas neurovasculares principais (p. ex., o nervo alveolar inferior), ou ainda provocar a desvitalização de dentes saudáveis, a marsupialização deve ser considerada.
2. *Acesso cirúrgico*. Se o acesso a todas as porções do cisto for difícil, partes da parede cística podem permanecer, o que levaria a uma recidiva da lesão. A marsupialização precisa, portanto, ser considerada.
3. *Auxílio na erupção dos dentes*. Se um dente não irrompido necessário na arcada dentária estiver associado ao cisto (*i. e.*, cisto dentígero), a marsupialização possibilitaria a continuidade da erupção em direção à cavidade oral (Figura 23.7).
4. *Extensão da cirurgia*. Em paciente não saudável ou debilitado, a marsupialização é uma alternativa razoável à enucleação, por ser simples e por ser menos estressante para o paciente.
5. *Tamanho do cisto*. Em cistos muito grandes, há risco de fratura mandibular durante a enucleação. Talvez seja mais interessante fazer a marsupialização do cisto e adiar a enucleação até que haja considerável preenchimento ósseo da cavidade.

Vantagens

A principal vantagem da marsupialização reside no fato de ser um procedimento de fácil execução. A marsupialização pode também poupar estruturas vitais de dano que seria provocado por uma tentativa de enucleação imediata.

Desvantagens

A principal desvantagem da marsupialização é a de deixar tecido patológico *in situ*, sem a análise histopatológica de toda a amostra. Apesar da possibilidade de submeter o tecido removido da janela de acesso à análise histopatológica, pode haver uma lesão mais agressiva no tecido residual. Outras desvantagens são as diversas inconveniências para o paciente. A cavidade cística deve ser mantida limpa para prevenir infecções, porque a cavidade frequentemente retém restos alimentares. Na maioria dos casos, isso significa que o paciente deve irrigar a cavidade diversas vezes ao dia com o auxílio de uma seringa. Isso pode levar vários meses, dependendo do tamanho da cavidade cística e da taxa de reparo ósseo.

Técnica

A administração profilática de antibióticos sistêmicos não é em geral indicada na marsupialização, embora devam ser utilizados se a condição do paciente exigir (ver Capítulos 1 e 2). Após a anestesia da área, o cisto deve ser aspirado, conforme discutido no Capítulo 21. Se a aspiração confirmar a hipótese diagnóstica de um cisto, o procedimento de marsupialização pode ser realizado (Figura 23.8). A incisão inicial é geralmente circular ou elíptica e cria uma grande janela (de 1 cm ou mais) na cavidade cística. Se o osso estiver expandido ou adelgaçado pelo cisto, a incisão inicial pode se estender pelo osso em direção à cavidade cística. Se este for o caso, o conteúdo tecidual da janela deve ser submetido à avaliação histopatológica. Se o osso sobrejacente for espesso, uma janela óssea deve ser cuidadosamente removida com brocas e pinça-goiva. O cisto é então incisado visando à remoção de uma janela de seu revestimento, que é submetida a exame histopatológico. Retira-se o conteúdo do cisto, e, se possível, realiza-se inspeção visual do revestimento residual do cisto. A irrigação do cisto remove quaisquer fragmentos residuais. Áreas de ulceração ou espessamento da parede cística devem alertar o profissional para a possibilidade de alterações displásicas ou neoplásicas da parede do cisto. Nesse caso, deve ser realizada a enucleação de todo o cisto ou uma biopsia incisional da(s) área(s) suspeita(s). Se o revestimento cístico é espesso o suficiente e se o acesso permitir, o perímetro da parede cística em torno da janela pode ser suturado à mucosa oral.

Caso contrário, a cavidade deve ser preenchida com uma tira de gaze impregnada com tintura de benzoína ou com creme antibiótico. Esse curativo deve permanecer na cavidade por 10 a 14 dias para evitar que a mucosa oral cicatrize sobre a janela cística. Após 2 semanas, o revestimento do cisto já deve ter cicatrizado com a mucosa oral em torno da periferia da janela. Desse modo, é necessário fornecer instruções cuidadosas para o paciente quanto à limpeza da cavidade.

No caso de marsupialização de cistos na maxila, o profissional tem duas opções quanto ao local em que provocará a exteriorização do cisto: (1) o cisto pode ser aberto cirurgicamente em direção à cavidade oral, como descrito anteriormente; ou (2) pode ser aberto em direção ao seio maxilar ou cavidade nasal. No caso de cistos que destruíram grande parte da maxila e invadiram o seio maxilar ou a cavidade nasal, o cisto pode ser abordado a partir da face vestibular do alvéolo, como descrito anteriormente. Após a confecção da janela no cisto, uma segunda abertura pode ser amplamente realizada no seio maxilar adjacente ou na cavidade nasal. (Se o acesso permitir, todo o cisto pode ser enucleado nesse momento, o que faz com que a cavidade cística seja recoberta por epitélio respiratório, que migra do seio maxilar adjacente ou da cavidade nasal.) A abertura oral é então fechada, possibilitando a cicatrização. O revestimento cístico, por meio dessa manobra, torna-se contínuo com o revestimento do seio ou da cavidade nasal.

A marsupialização raramente é utilizada como o único método de tratamento para os cistos. Na maioria dos casos, a enucleação é realizada após a marsupialização. No caso de cistos dentígeros, contudo, pode não haver qualquer cisto residual para ser removido, uma vez que o dente erupcionou na arcada dentária. Além disso, se uma cirurgia subsequente for contraindicada por causa de problemas clínicos concomitantes, a marsupialização pode ser realizada sem futura enucleação. A cavidade pode ou não ser obliterada totalmente com o passar do tempo. Se for mantida limpa, não será um problema.

Enucleação após marsupialização

A enucleação é frequentemente realizada (em data posterior) após a marsupialização. A cicatrização inicial ocorre logo após a marsupialização, porém o tamanho da cavidade pode não diminuir de modo acentuado após certo ponto. Nesse sentido, os objetivos do procedimento de marsupialização foram alcançados, e uma enucleação secundária pode ser realizada sem danos às estruturas adjacentes. Essa abordagem combinada reduz a morbidade e acelera a cicatrização completa do defeito.

Indicações

As indicações para essa modalidade combinada de terapia cirúrgica são as mesmas listadas para a técnica de marsupialização, as quais se baseiam em uma avaliação completa da quantidade de dano tecidual que uma enucleação causaria, do grau de acesso para a enucleação, se os dentes impactados associados ao cisto se beneficiariam da guia de erupção criada com a marsupialização, da condição clínica do paciente e do tamanho da lesão. Entretanto,

CAPÍTULO 23 Tratamento Cirúrgico das Lesões Patológicas Orais 473

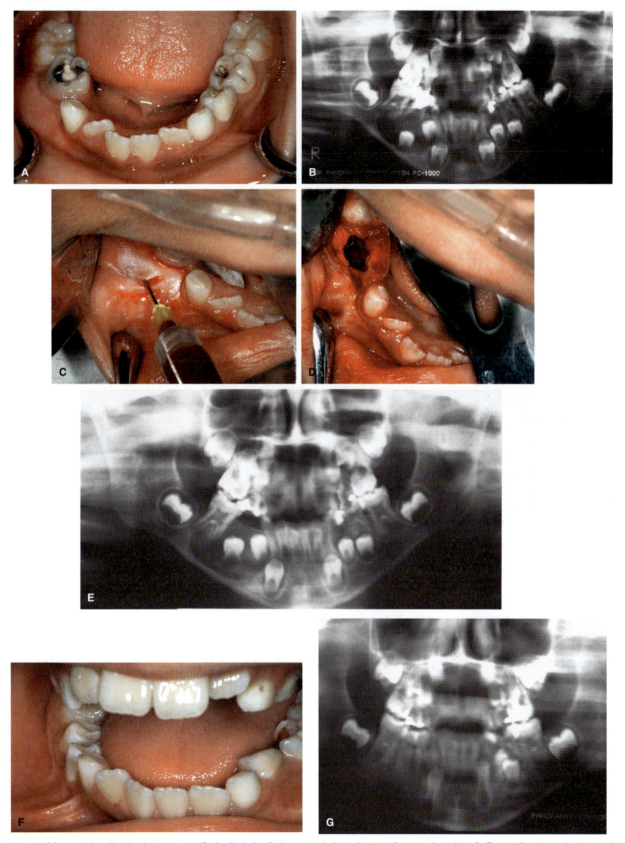

• **Figura 23.7** Marsupialização de cisto na mandíbula do lado direito associado a dentes não erupcionados. **A.** Expansão da cortical ao redor do segundo molar decíduo direito. **B.** Aspecto radiográfico antes da marsupialização. Note a grande lesão radiolúcida e o deslocamento do segundo pré-molar direito em direção à margem inferior da mandíbula (comparado com o lado oposto). A cistectomia provavelmente iria lesionar os pré-molares ou determinar sua remoção; então, em vez disso, a marsupialização do cisto foi realizada. **C.** Aspiração realizada para determinar se a lesão tinha fluido em seu interior (conteúdo cístico). **D.** O segundo molar decíduo inferior direito foi removido, propiciando a abertura do cisto através do alvéolo (descompressão). **E.** Radiografia panorâmica feita 5 meses após a cirurgia mostrando o reparo ósseo e a erupção dos pré-molares. **F.** Imagem clínica feita 1 ano após a cirurgia. Ambos os pré-molares erupcionaram. **G.** Radiografia panorâmica realizada após 1 ano mostrando a total reparação do defeito ósseo e a erupção dos pré-molares.

se o cisto não obliterar totalmente após a marsupialização, a enucleação deve ser considerada. Outra indicação para a enucleação de um cisto após a marsupialização consiste na existência de cavidade cística que o paciente apresenta dificuldade de limpar. O profissional pode também julgar necessário examinar a lesão inteira histopatologicamente.

Vantagens

As vantagens da combinação de marsupialização e enucleação são as mesmas listadas para essas técnicas separadamente. Na fase de marsupialização, a vantagem consiste na realização de procedimento simples que poupa as estruturas vitais adjacentes. Na fase de enucleação, toda a lesão torna-se disponível para análise histopatológica. Outra vantagem inclui o desenvolvimento de revestimento cístico espessado, o que torna a enucleação secundária um procedimento mais fácil.

Desvantagens

As desvantagens dessa modalidade de intervenção cirúrgica são as mesmas listadas para a marsupialização. No início, o cisto não é completamente removido para exame histopatológico. Contudo, a enucleação subsequente pode detectar qualquer condição patológica oculta.

Técnica

Primeiramente, faz-se a marsupialização do cisto, possibilitando que a cicatrização óssea evolua. Uma vez que o cisto tenha reduzido seu tamanho, possibilitando, assim, sua completa remoção cirúrgica, realiza-se a enucleação como método definitivo de tratamento. O momento apropriado para a enucleação é quando há osso recobrindo as estruturas vitais adjacentes, o que previne danos a elas durante a enucleação, e também quando o preenchimento ósseo adequado fornece resistência suficiente aos ossos gnáticos para evitar fraturas durante a enucleação.

As incisões iniciais para a enucleação de um cisto diferem, contudo, das que são feitas quando não há marsupialização prévia do cisto. O cisto apresenta revestimento epitelial em comum com a cavidade oral após a marsupialização. A janela feita inicialmente no cisto contém uma ponte de epitélio entre a cavidade cística e a cavidade oral. Esse epitélio deve ser removido completamente com o revestimento cístico; uma incisão elíptica circundando toda a janela deve ser realizada sob o osso sadio. O profissional tem, então, a oportunidade de iniciar a separação do cisto da janela óssea da cavidade cística. O plano de dissecção é facilmente delineado com essa abordagem, e o cisto pode ser enucleado sem dificuldade.

Uma vez que o cisto tenha sido enucleado, os tecidos moles orais devem ser fechados sobre o defeito, se possível, o que pode requerer

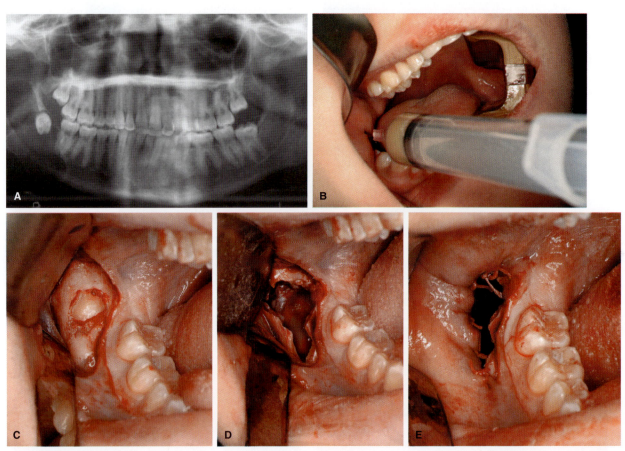

• **Figura 23.8** Marsupialização de ceratocisto odontogênico na mandíbula do lado direito associado ao terceiro molar impactado incluso. **A.** Radiografia panorâmica mostrando grande lesão radiolúcida multilocular associada ao elemento dentário 32. **B.** A aspiração da lesão revelou líquido cremoso (queratina). **C.** A exposição e a remoção do osso posterior ao segundo pré-molar revelaram a coroa do terceiro molar impactado incluso. **D.** O dente impactado foi removido e retirou-se mais osso para gerar janela óssea maior dentro da lesão. Uma parte do revestimento foi excisada e enviada para exame histopatológico. A cavidade foi inspecionada através da abertura para certificar-se de que não havia massa sólida, o que poderia indicar a existência de um tumor. **E.** Orifícios foram feitos com broca ao redor da periferia da abertura óssea para passar suturas a partir da mucosa oral através dos orifícios no osso e do revestimento cístico. Esse procedimento resultou em abertura estável da cavidade oral em direção ao cisto. (continua)

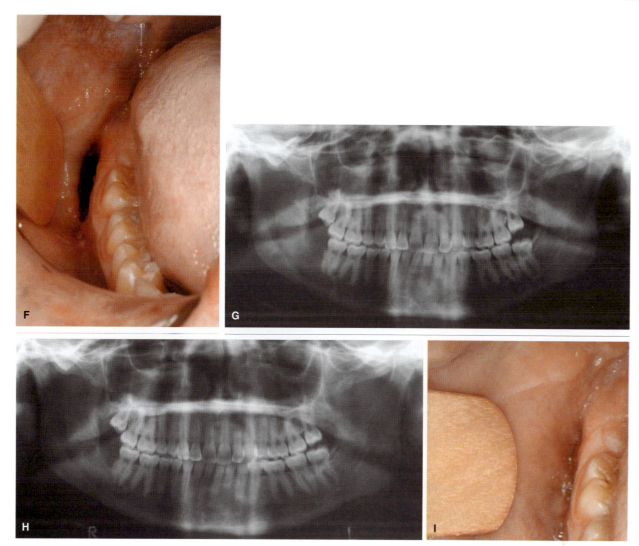

• **Figura 23.8** (*continuação*) **F.** Abertura patente para a cavidade cística 1 mês após a cirurgia. **G.** Radiografias panorâmicas realizadas 5 meses após a cirurgia mostram o reparo ósseo. **H.** Aos 10 meses. **I.** Após 10 meses, a abertura para a cavidade cística estava completamente fechada.

o desenvolvimento e a mobilização de retalhos de tecido mole que podem ser avançados e suturados de maneira impermeável sobre a janela óssea. Se o fechamento completo da ferida não for possível, a inserção de tiras de gaze impregnadas com creme antibiótico é aceitável. Esse curativo deve ser trocado constantemente, realizando-se a limpeza da cavidade até que o tecido de granulação tenha obliterado a cavidade, e o epitélio tenha se fechado sobre a ferida.

Enucleação com curetagem

A enucleação com curetagem significa que, após a enucleação, uma cureta ou broca é usada para remover 1 a 2 mm de osso em volta de toda a periferia da cavidade cística. Esse procedimento visa à remoção de quaisquer células epiteliais remanescentes na periferia da parede cística ou da cavidade óssea. Essas células podem proliferar e causar recidiva do cisto.

Indicações

O profissional deve realizar a curetagem com enucleação em duas situações: (1) A primeira situação se refere à remoção de ceratocisto odontogênico. Nesse caso, a abordagem mais agressiva da enucleação com curetagem deve ser realizada, porque os ceratocistos odontogênicos exibem comportamento clínico agressivo e taxa de recidiva consideravelmente alta (variam de 20 a 60%).[1,2] Esse comportamento agressivo local é justificado pela atividade mitótica e celularidade aumentadas do epitélio do ceratocisto odontogênico.[3-5] Cistos filhotes ou satélites encontrados na periferia da principal cavidade cística podem não ser completamente removidos, o que contribui para a alta taxa de recidiva. O revestimento cístico geralmente é muito fino e facilmente fragmentado, tornando difícil sua completa enucleação. Portanto, quando há suspeita clínica de ceratocisto odontogênico, o tratamento mínimo deve incluir cuidadosa enucleação com curetagem agressiva da cavidade óssea. Se a lesão recidivar, o tratamento deve ser baseado nos seguintes fatores: se a região for acessível, outra tentativa de enucleação pode ser realizada; se for inacessível, ressecção óssea com margem de 1 cm deve ser considerada. Qualquer que seja o tratamento escolhido, o paciente deve ser acompanhado de perto para detectar recidivas, visto que os ceratocistos odontogênicos recidivam anos após o tratamento.

A segunda situação na qual a enucleação com curetagem é indicada é com qualquer cisto que recidive após o que tenha sido considerada uma remoção completa. As razões para a realização da curetagem são as mesmas expostas anteriormente.

Vantagens

Se a enucleação deixar remanescentes epiteliais, a curetagem pode removê-los, reduzindo, assim, a probabilidade de recidiva.

Desvantagens

A curetagem é mais destrutiva para o osso e para os outros tecidos adjacentes. A polpa dentária pode ser destituída de seu suprimento neurovascular quando a curetagem é realizada próxima às raízes. Os feixes neurovasculares adjacentes podem ser danificados de modo similar. A curetagem deve sempre ser realizada com muito cuidado para evitar esses danos.

Técnica

Após a enucleação e a remoção do cisto, a cavidade óssea é inspecionada, procurando-se avaliar a proximidade com estruturas adjacentes. Uma cureta afiada ou uma broca para osso com irrigação estéril pode ser usada para remover uma camada de 1 a 2 mm de osso em torno de toda a periferia da cavidade cística. Esse procedimento deve ser realizado com extremo cuidado quando se trabalha próximo a estruturas anatômicas importantes. A cavidade é, então, limpa e fechada.

Princípios do tratamento cirúrgico de tumores na maxila e na mandíbula

A discussão sobre o tratamento cirúrgico de tumores na maxila e na mandíbula é facilitada pelo fato de que vários tumores se comportam de modo similar e, portanto, podem ser tratados de maneira semelhante. As três principais modalidades de excisão cirúrgica dos tumores dos ossos gnáticos são (1) enucleação (com ou sem curetagem); (2) ressecção marginal (*i. e.,* segmentar) ou parcial; e (3) ressecção composta (Boxe 23.1). Muitos tumores benignos se comportam de modo não agressivo e, consequentemente, são tratados conservadoramente, com enucleação, curetagem ou com ambas (Tabela 23.1).

Outro grupo de tumores orais benignos se comporta de modo mais agressivo e requer a excisão de margens de tecido não acometido para reduzir as chances de recorrência. A ressecção marginal (*i. e.,* segmentar) ou parcial é utilizada na remoção dessas lesões

---

Boxe 23.1 Tipos de técnicas cirúrgicas utilizadas para a remoção de tumores nos ossos maxilares.

Enucleação e/ou curetagem
Remoção do tumor por instrumentação em contato direto com a lesão; usada para tipos de lesões benignas

Ressecção
Remoção do tumor por meio de incisão em tecidos não envolvidos em torno dele, retirando-o, desse modo, sem contato direto durante a instrumentação (também conhecida como *ressecção em bloco*)

- *Ressecção marginal (i. e., segmentar):* Ressecção do tumor sem interrupção da continuidade do osso
- *Ressecção parcial:* Ressecção do tumor pela remoção de porção de espessura total da mandíbula; isso pode variar desde um pequeno defeito de continuidade até uma hemimandibulectomia (a continuidade da mandíbula é interrompida)
- *Ressecção total:* Ressecção do tumor pela remoção do osso envolvido (p. ex., maxilectomia ou mandibulectomia)
- *Ressecção composta:* Ressecção do tumor com o osso, tecidos moles adjacentes e cadeias linfáticas contíguas (procedimento ablativo, usado mais comumente para tumores malignos).

Tabela 23.1 Tipos de tumores dos ossos gnáticos e modalidades principais de tratamento.

Enucleação e/ou curetagem	Ressecção marginal ou parcial	Ressecção composta[a]
Tumores odontogênicos		
Odontoma	Ameloblastoma	Ameloblastoma maligno
Fibroma ameloblástico	Tumor odontogênico epitelial calcificante	Fibrossarcoma ameloblástico
Fibrodontoma ameloblástico	–	Odontossarcoma ameloblástico
Tumor odontogênico adenomatoide	Mixoma	Carcinoma intraósseo primário
Cisto odontogênico calcificante	Odontoma ameloblástico	–
Cementoblastoma	Tumor odontogênico escamoso	–
Fibroma central cementificante	–	–
Lesões fibro-ósseas		
Fibroma central ossificante	Condroblastoma benigno	Fibrossarcoma
Displasia fibrosa (se necessário)	–	Osteossarcoma
Querubismo (se necessário)	–	Condrossarcoma
Granuloma lesão central de células gigantes	–	Sarcoma de Ewing
Cisto ósseo aneurismático	–	–
Osteoma	–	–
Osteoma osteoide	–	–
Osteoblastoma	–	–
Outras lesões		
Hemangioma	Hemangioma	Linfomas
Granuloma eosinofílico	–	Neoplasias malignas intraósseas de glândula salivar
Neurilemona	–	Neurofibrossarcoma
Neurofibroma	–	Carcinoma que invade os ossos gnáticos
Tumor neuroectodérmico pigmentado melanótico da infância	–	–

Essas são generalidades. O tratamento é individualizado para cada paciente e cada lesão.
[a]Essas lesões são malignas e podem ser tratadas de diferentes maneiras. Para lesões limitadas aos ossos maxilares, a ressecção parcial pode ser realizada sem a dissecção de tecido mole adjacente e linfonodos. A radioterapia e a quimioterapia também podem ser úteis na terapia geral.

(Figura 23.9). O último grupo de tumores inclui as variantes malignas. (Nota: no Brasil, o tratamento de tumores malignos está a cargo do médico-cirurgião de cabeça e pescoço.) Esses tumores requerem intervenção mais radical, com margens mais amplas de tecido não envolvido. A cirurgia pode incluir a remoção de tecido mole adjacente e a dissecção de linfonodos. A radioterapia, a quimioterapia ou ambas, isoladamente ou em associação à cirurgia, podem ser utilizadas.

Além dos cistos, as lesões dos ossos gnáticos mais comuns encontradas pelo cirurgião-dentista são as inflamatórias ou neoplasias benignas. A maior parte desses cistos é submetida à remoção por

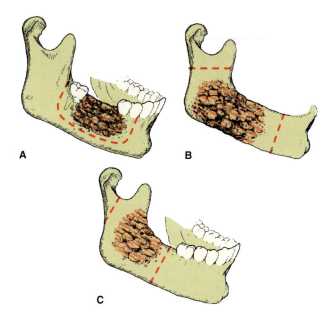

• **Figura 23.9** Tipos comuns de ressecção da mandíbula. **A.** Ressecção marginal ou segmentar, que não interrompe a continuidade da mandíbula. **B** e **C.** Ressecções parciais da mandíbula, que interrompem a continuidade da mandíbula. São demonstradas tentativas de manter o côndilo da mandíbula de modo a facilitar a reconstrução.

meio de técnicas simples de biopsia excisional. Entretanto, lesões mais agressivas são ocasionalmente encontradas e vários fatores devem ser considerados na determinação do tipo mais apropriado de terapia. O fator mais importante é a agressividade da lesão. Outras questões que devem ser avaliadas antes da cirurgia são a localização anatômica da lesão, seu confinamento ao osso, a duração da lesão e os possíveis métodos de reconstrução após a cirurgia.

Agressividade da lesão

A terapia cirúrgica para lesões orais varia desde a enucleação até a curetagem, ou ainda a ressecção composta. O diagnóstico histopatológico identifica a lesão e, assim, direciona o tratamento. Em razão da grande variedade de comportamento das lesões orais, o prognóstico está mais relacionado com o diagnóstico histopatológico, o qual indica o comportamento biológico da lesão, mais do que qualquer outro fator isolado.

Localização anatômica da lesão

A localização da lesão intraoral ou nas áreas periorais pode complicar muito a excisão cirúrgica e, portanto, prejudicar o prognóstico. Uma lesão benigna, não agressiva em uma região inacessível, como a fissura pterigomaxilar, representa evidente problema cirúrgico. Por outro lado, uma lesão mais agressiva em área acessível e ressecável, como a mandíbula anterior, geralmente oferece melhor prognóstico.

Maxila versus mandíbula

Outra importante consideração com relação a algumas lesões orais, como os tumores odontogênicos mais agressivos e carcinomas, é se elas estão restritas à maxila ou à mandíbula. Os seios maxilares adjacentes e a nasofaringe possibilitam que os tumores da maxila cresçam de modo assintomático até alcançarem grandes proporções, exibindo sintomas tardiamente. Por isso, tumores maxilares apresentam pior prognóstico do que os da mandíbula.

Proximidade das estruturas vitais adjacentes

A proximidade de lesões benignas às estruturas neurovasculares e aos dentes adjacentes é um fator importante a ser considerado, pois a preservação dessas estruturas deve ser instaurada. Frequentemente, os ápices das raízes dentárias adjacentes ficam completamente expostos durante o procedimento cirúrgico. As polpas dentárias ficam desprovidas de seu suprimento sanguíneo. Deve-se considerar a possibilidade de tratamento endodôntico desses dentes para prevenir infecção odontogênica, a qual complicaria a cicatrização e prejudicaria o sucesso de enxertos ósseos colocados em regiões adjacentes.

Tamanho do tumor

A dimensão do envolvimento de determinado sítio, como o corpo da mandíbula, tem influência no tipo de procedimento cirúrgico necessário para obter a cura com lesões mais agressivas. Quando possível, deve-se deixar a margem inferior da mandíbula intacta para manter sua continuidade. Isso pode ser obtido por ressecção marginal da área acometida. Quando o tumor se estende por toda a espessura do osso envolvido, uma ressecção parcial torna-se mandatória.

Localização intraóssea versus extraóssea

Uma lesão oral agressiva confinada no interior dos ossos gnáticos, sem perfuração das lâminas corticais, oferece melhor prognóstico do que a que tenha invadido os tecidos moles adjacentes. Essa invasão indica tumor mais agressivo que, em razão de sua existência nos tecidos moles, torna sua remoção completa mais difícil e sacrifica maior quantidade de tecido normal. Neste último caso, o tecido mole na área da perfuração deve ser localmente excisado. Uma incisão supraperióstea do osso envolvido deve ser realizada se a lâmina cortical estiver adelgaçada a ponto de ser da espessura de uma casca de ovo, mas sem perfuração evidente.

Duração da lesão

Vários outros tumores exibem crescimento lento e podem se tornar estáticos. Um odontoma, por exemplo, pode ser descoberto na segunda década de vida do paciente, e seu tamanho pode permanecer o mesmo por muitos anos. As lesões de crescimento lento parecem ter curso mais benigno, e o tratamento deve ser planejado individualmente para cada caso.

Tentativas de reconstrução

Como observado anteriormente, o objetivo de qualquer procedimento cirúrgico ao se remover a lesão patológica não deve ser apenas a erradicação da doença, mas também a facilitação do bem-estar funcional do paciente. Por isso, os procedimentos de reconstrução devem ser planejados e previstos antes da realização da cirurgia inicial. Frequentemente, os objetivos da reconstrução ditam a técnica cirúrgica a ser usada, que pode ser tão eficiente quanto qualquer outra na remoção da doença, porém mais apropriada para facilitar os futuros procedimentos de reconstrução.

Tumores dos ossos gnáticos tratados com enucleação, curetagem ou ambas

A maior parte dos tumores com baixa taxa de recorrência pode ser tratada com enucleação ou curetagem; por exemplo, a maioria dos tumores odontogênicos, incluindo os odontomas, os fibromas ameloblásticos, os fibrodontomas ameloblásticos, os cistos odontogênicos calcificantes e queratinizantes, os tumores odontogênicos adenomatoides, os cementoblastomas e os fibromas centrais cementificantes (*i. e.*, ossificantes). A Tabela 23.1 lista outras lesões que são tratadas dessa maneira.

Técnica

A técnica da enucleação ou curetagem de tumores nos ossos gnáticos não é diferente da descrita para os cistos. Contudo, procedimentos adicionais, como a secção de grandes massas calcificadas com brocas em odontomas e cementomas, podem ser necessários. Nessas circunstâncias, utilizam-se os princípios discutidos no Capítulo 9 para a remoção de dentes impactados.

Tumores dos ossos gnáticos tratados com ressecção marginal ou parcial

Quando a lesão é caracterizada como agressiva pelo exame histopatológico ou comportamento clínico, ou sua consistência é tal que sua remoção completa por enucleação, curetagem ou por ambas seria difícil, a retirada pode ser facilitada pela ressecção da lesão com margens ósseas adequadas. As lesões odontogênicas tratadas dessa maneira são o ameloblastoma, o mixoma odontogênico (*i. e.*, fibromixomas), o tumor odontogênico epitelial calcificante (*i. e.*, Pindborg), o tumor odontogênico escamoso e o odontoma ameloblástico. A Tabela 23.1 relaciona outras lesões tratadas desse modo.

Técnica

Como princípio geral, a amostra ressecada deve incluir a lesão e 1 cm de margens ósseas ao redor dos limites radiográficos da lesão. Se isso for possível mantendo-se a borda inferior da mandíbula intacta, a ressecção marginal é o método de preferência. A reconstrução geralmente limita-se à substituição da estrutura óssea perdida, incluindo o alvéolo (Figura 23.10). Se a lesão estiver próxima à margem inferior, toda a espessura da mandíbula deve ser incluída na amostra cirúrgica, o que interrompe a continuidade do osso mandibular (Figura 23.11). Nesse caso, a reconstrução é muito mais difícil, porque os fragmentos da mandíbula remanescentes devem ser mantidos em adequada relação de posição entre si, para promover a restauração da função e da simetria.

A técnica cirúrgica para a ressecção marginal (*i. e.*, segmentar) é bastante simples. Um retalho mucoperiósteo de espessura total deve ser preparado e separado do osso a ser removido. Serras ou brocas cirúrgicas movidas com motor a ar são utilizadas para seccionar o osso nos locais planejados, e, finalmente, remove-se o segmento. Quando se realiza ressecção marginal ou parcial, o profissional deve determinar se o tumor perfurou as lâminas corticais e invadiu os tecidos moles adjacentes, caso em que se torna necessário sacrificar uma camada de tecido mole para erradicar o tumor, e uma dissecação supraperiostal do osso acometido deve ser realizada. A reconstrução imediata é mais difícil, pois pode não haver tecido mole suficiente para fazer o fechamento sobre os enxertos ósseos.

Se o profissional tiver dúvidas quanto à adequação das margens cirúrgicas de tecido mole ao redor da lesão durante a realização da cirurgia em ambiente hospitalar, as amostras ao longo das margens podem ser removidas e enviadas imediatamente ao patologista para exame histopatológico. Esse processo é realizado em aproximadamente 20 minutos pelo congelamento do tecido em dióxido de carbono ou nitrogênio líquido, seguido do corte e coloração da amostra para exame imediato, que é preciso quando utilizado para a avaliação da adequação das margens cirúrgicas. Entretanto, tal exame é menos preciso quando se investiga o diagnóstico histopatológico da lesão pela primeira vez.

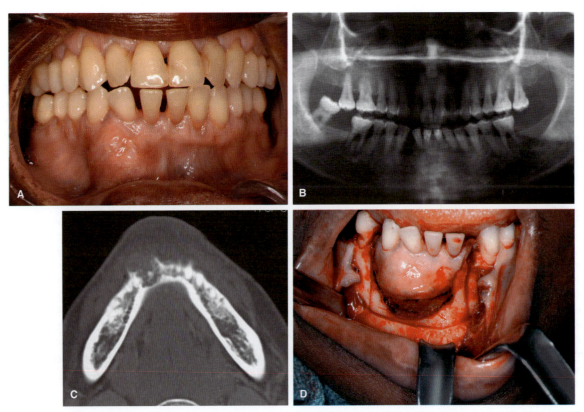

• **Figura 23.10** Ressecção marginal (ou segmentar) de ameloblastoma. **A.** Fotografia pré-operatória mostra aumento de volume na mandíbula anterior ao redor das raízes dentárias. **B.** Radiografia panorâmica exibe o afastamento das raízes e lesão radiolúcida mal definida. **C.** Corte de tomografia computadorizada mostra lesão exofítica que parece surgir de dentro do osso. **D.** Exposição intraoral da mandíbula e osteotomias feitas em torno da lesão. A borda inferior da mandíbula permaneceu intacta. (*continua*)

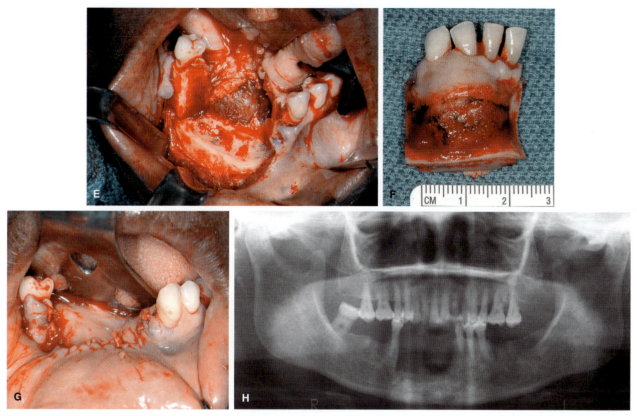

• **Figura 23.10** (*continuação*) **E.** Defeito intraoral após a remoção da lesão. A altura do osso ao longo da borda inferior foi suficiente para manter a continuidade da mandíbula. A reconstrução óssea do processo alveolar foi adiada para uma próxima intervenção. **F.** Amostra cirúrgica. **G.** Aspecto do defeito após o fechamento dos tecidos moles. **H.** Radiografia panorâmica após a cirurgia.

Tumores malignos da cavidade oral

As neoplasias malignas da cavidade oral podem surgir de grande variedade de tecidos, como glândula salivar, músculo e vasos sanguíneos, ou até se apresentar sob a forma de metástases de locais distantes. Contudo, os carcinomas de células escamosas da mucosa oral são muito comuns e representam o tipo de câncer que o cirurgião-dentista tem a oportunidade, inicialmente, detectar pelo exame clínico da boca. A gravidade de uma neoplasia maligna pode variar desde a necessidade de uma simples biopsia excisional até a ressecção composta dos ossos gnáticos com esvaziamento cervical (*i. e.,* remoção dos linfonodos e outras estruturas viscerais adjacentes às cadeias cervicais de linfonodos) para alcançar a cura. Em razão da variação na apresentação clínica do câncer, o estadiamento clínico geralmente é feito antes da formulação do plano de tratamento.

O estadiamento clínico se refere à avaliação da extensão da doença antes da realização do tratamento e tem dois objetivos: (1) seleção do melhor tratamento; e (2) comparação significativa dos resultados finais relatados a partir de fontes diferentes. O estadiamento clínico da lesão é realizado para vários tipos de neoplasias malignas orais, incluindo os carcinomas de células escamosas e os linfomas orais. É feito de modo diferente para cada tipo de neoplasia maligna e pode envolver inúmeros exames diagnósticos, como radiografia, exames de sangue e até mesmo a exploração cirúrgica de outras áreas do corpo para avaliar a extensão de possíveis metástases tumorais. Uma vez realizado o estadiamento do tumor, o plano de tratamento é formulado. Vários tipos de neoplasias malignas têm protocolos de tratamento bem-definidos, que foram concebidos por cirurgiões-dentistas e oncologistas em uma tentativa de estudar a efetividade dos regimes terapêuticos de modo mais apurado.

Modalidades de tratamento para neoplasias malignas

As neoplasias malignas da cavidade oral são tratadas com cirurgia, radiação, quimioterapia ou uma combinação dessas modalidades. O tratamento de qualquer caso depende de vários fatores, incluindo o diagnóstico histopatológico, a localização do tumor, a presença e o grau de metástase, a radiossensibilidade ou quimiossensibilidade do tumor, a idade e a condição física geral do paciente, a experiência dos profissionais que estão fazendo o tratamento e os desejos do paciente. De modo geral, se uma lesão puder ser completamente removida sem mutilar o paciente, essa é a modalidade de preferência. Se houver a suspeita de disseminação para os linfonodos, a radioterapia pode ser utilizada antes ou depois da cirurgia para ajudar na eliminação de pequenos focos de células malignas nas regiões adjacentes. Se forem detectadas metástases sistêmicas disseminadas ou se um tumor, como um linfoma, for particularmente quimiossensível, a quimioterapia é usada com ou sem a cirurgia e a radioterapia.

Atualmente, as neoplasias malignas são comumente tratadas em uma instituição em que vários especialistas avaliam cada caso e discutem os regimes de tratamento. Essas "equipes oncológicas" incluem, no mínimo, um cirurgião, um quimioterapeuta oncologista clínico e um radioterapeuta. A maioria das equipes oncológicas de cabeça e pescoço também inclui um cirurgião-dentista clínico, um protesista maxilofacial, um nutricionista, um fonoaudiólogo e um sociólogo ou psiquiatra.

Radioterapia

A radioterapia para o tratamento de neoplasias malignas baseia-se no princípio de que células tumorais em estágios de crescimento

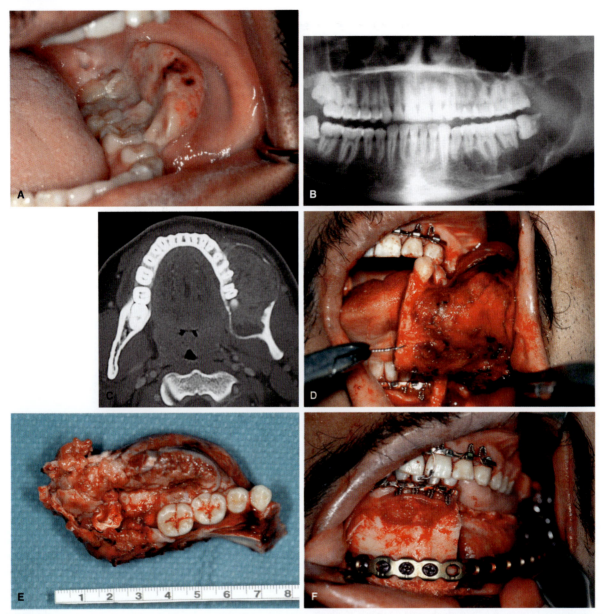

● **Figura 23.11** Ressecção parcial da mandíbula em razão de um ameloblastoma. **A.** Lesão na região de molares inferiores esquerdos. **B.** Aspecto da radiografia panorâmica no momento da apresentação inicial mostrando lesão radiolúcida multilocular associada ao dente impactado incluso. A biopsia incisional comprovou o diagnóstico de ameloblastoma. **C.** Corte de tomografia computadorizada exibe a extensão da lesão. **D.** Ressecção intraoral do tumor. **E.** Amostra cirúrgica. **F.** Reconstrução da mandíbula com grande placa de reconstrução óssea. (*continua*)

ativo são mais suscetíveis à radiação ionizante do que as células do tecido adulto. Quanto mais rápido as células se multiplicarem ou quanto mais indiferenciadas forem as células tumorais, maior a probabilidade de a radiação ser efetiva, uma vez que ela evita a multiplicação dessas células ao interferir em seu material nuclear. As células normais do hospedeiro também são afetadas pela radiação e devem ser protegidas, o quanto for possível, durante o tratamento.

A radiação pode ser aplicada no paciente de maneiras diversas, incluindo a implantação de material radioativo no tumor. Entretanto, mais comumente, é aplicada externamente pelo uso de grandes geradores de raios X. A quantidade de radiação que uma pessoa pode normalmente suportar não é excedida, e as áreas adjacentes não acometidas são poupadas com o uso de um escudo protetor. Dois mecanismos de transmissão, fracionamento e múltiplos feixes, poupam os tecidos hospedeiros do paciente na área circunvizinha ao tumor.

O fracionamento das doses de radiação significa que, em vez de aplicar em uma única vez a dose máxima de radiação que uma pessoa pode suportar, doses menores de radiação (*i. e.*, frações) são aplicadas durante várias semanas, o que fornece tempo para que os tecidos normais saudáveis se recuperem entre as doses. As células tumorais, no entanto, não conseguem se recuperar entre as doses. Outro método de aplicação usa múltiplos feixes para a exposição à radiação. Em vez de aplicar toda a dose por um cone (*i. e.*, feixe), múltiplos cones são utilizados. Todos focalizados no tumor, mas a partir de ângulos diferentes. Desse modo, o tumor é exposto à dose total de radiação. Contudo, por utilizar diferentes cones, os tecidos normais no caminho dos feixes de raios X são poupados da exposição máxima e, em vez disso, recebem somente parte da dose tumoral.

Quimioterapia

Os quimioterápicos que agem interferindo no rápido crescimento de células tumorais são usados no tratamento de vários tipos de neoplasias malignas. Assim como na radiação, as substâncias

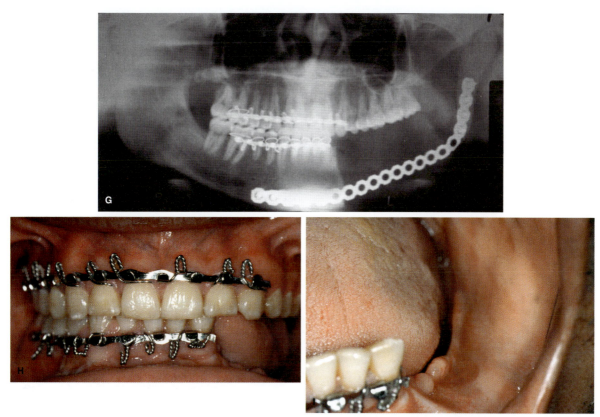

• **Figura 23.11** (*continuação*) **G.** Radiografia panorâmica feita após a cirurgia mostra as margens de ressecção e a placa para reconstrução óssea. **H.** Oclusão dentária do paciente 6 semanas após a cirurgia. **I.** Aspecto intraoral 6 semanas após a cirurgia. A reconstrução óssea foi realizada posteriormente.

químicas não são completamente seletivas e afetam as células normais em determinado grau. A maioria desses agentes é administrada intravenosamente; contudo, recentemente, foram aplicadas injeções nas artérias que alimentam o tumor. Como esses agentes são aplicados sistemicamente, afetam de modo adverso muitos sistemas corpóreos; mais notadamente o sistema hematopoético, consideravelmente acometido em razão de sua alta taxa de renovação celular. Portanto, nos pacientes em tratamento quimioterápico, há um equilíbrio delicado entre a efetividade na eliminação das células tumorais e a ocorrência de anemia, neutropenia e trombocitopenia (ver Capítulo 19). As infecções e os sangramentos são, portanto, complicações comuns nesses pacientes.

Para reduzir a toxicidade de um único agente administrado em grande quantidade, a terapia com agentes múltiplos é frequentemente utilizada. Para muitos pacientes, administram-se de três a cinco agentes ao mesmo tempo. Cada um pode atuar em diferentes pontos do ciclo de vida da célula tumoral, aumentando, assim, a efetividade com menor toxicidade ao hospedeiro.

Cirurgia

Os procedimentos cirúrgicos para a excisão de neoplasias malignas variam de acordo com o tipo e a extensão da lesão. Os pequenos carcinomas de células escamosas que estão em localizações acessíveis (p. ex., lábio inferior) e sem associação a linfonodos palpáveis, podem ser excisados (Figura 23.12). Lesões maiores associadas a linfonodos palpáveis ou uma lesão similar no pilar tonsilar podem requerer cirurgia extensiva para remover adequadamente o tumor e suas metástases locais.

As neoplasias malignas da cavidade oral que apresentam suspeita ou confirmação de envolvimento dos linfonodos são candidatas à ressecção composta, na qual a lesão, os tecidos circunjacentes e os linfonodos cervicais são totalmente removidos. Esse procedimento pode resultar em grandes defeitos nos ossos gnáticos e em extensa perda de tecido mole, o que pode tornar a reabilitação estética e funcional um processo longo e complicado.

Tratamento cirúrgico de lesões benignas dos tecidos moles orais

As lesões superficiais dos tecidos moles na mucosa oral são geralmente benignas e, em sua maioria, são submetidas à remoção cirúrgica simples por meio de técnicas de biopsia (ver Capítulo 22). Essas lesões incluem os fibromas, os granulomas piogênicos, os papilomas, os granulomas periféricos, as verrugas vulgares, as mucoceles (*i. e.*, o fenômeno de extravasamento de muco) e as hiperplasias fibrosas inflamatórias. Todas essas lesões correspondem a um supercrescimento de elementos histológicos normalmente presentes na mucosa e na submucosa oral. Os princípios para a remoção são os mesmos previamente relacionados e incluem o uso de incisões elípticas em cunha durante sua retirada. No caso de lesões que aparecem associadas à dentição (*i. e.*, granuloma piogênico), o dente ou dentes associados devem ser vigorosamente raspados e polidos, visando à remoção de qualquer placa bacteriana, cálculo ou material estranho que possam ter participado do desenvolvimento da lesão e que possa acarretar recidiva caso não sejam removidos.

Reconstrução dos ossos gnáticos após a remoção de tumores orais

Defeitos ósseos podem ocorrer após a remoção de tumores orais, variando desde a perda de osso alveolar até a perda de grandes porções de osso, tornando o paciente apreensivo quanto à sua estética e função. O tratamento de entidades patológicas orais

482 PARTE 5 Tratamento de Lesões Orais Patológicas

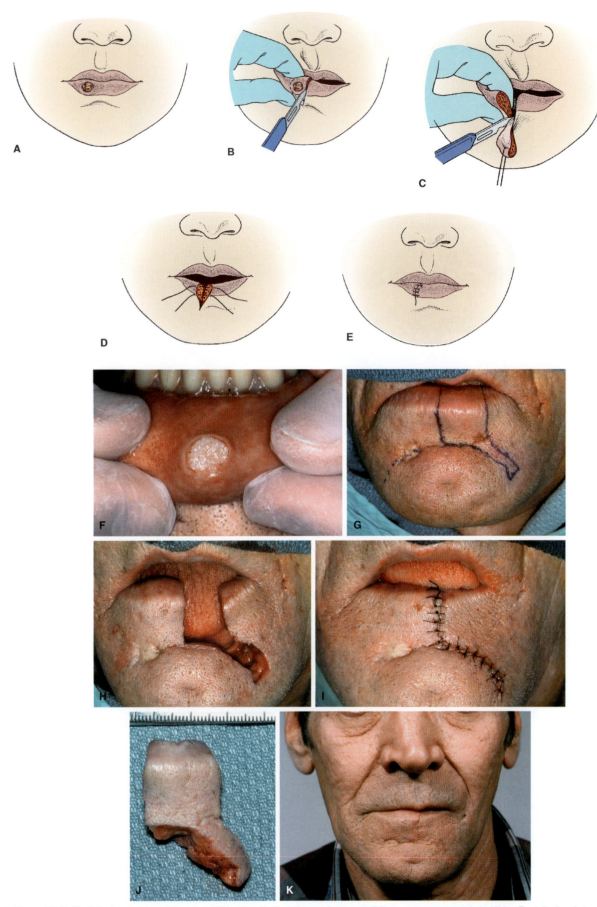

• **Figura 23.12** Excisão local de carcinoma de lábio. **A** a **E.** Excisão em forma de "V" de espessura total do lábio. Excisão local do carcinoma de lábio. **F.** Carcinoma no lábio inferior. **G.** Delineamento das incisões cirúrgicas. **H.** Lábio após a excisão da amostra. **I.** Fechamento. **J.** Amostra. **K.** Aspecto após a cicatrização.

deve sempre incluir planos de reconstrução imediatos ou futuros traçados antes do procedimento cirúrgico para a remoção da lesão, possibilitando aos pacientes ótimos resultados reconstrutivos.

O cirurgião-dentista generalista representa papel crucial na reabilitação estética e funcional do paciente ao fornecer as substituições dos elementos dentários cirurgicamente removidos. Entretanto, antes da reabilitação odontológica, o esqueleto subjacente dos ossos gnáticos deve ser reconstruído, se necessário. Frequentemente, a remoção cirúrgica de uma lesão envolve a remoção parcial do alvéolo, o que coloca o cirurgião-dentista diante de um problema óbvio: qualquer prótese fixa na região ou qualquer prótese total ou parcial não terá base óssea sobre a qual possam se apoiar. Nesses casos, o paciente deve ser submetido a um aumento do rebordo alveolar antes do tratamento odontológico restaurador. Esse aumento pode ser realizado por meio de enxertos ósseos, enxertos de osso sintético ou pela combinação de ambos. O tratamento odontológico restaurador ótimo pode, então, ser alcançado.

A reconstrução de um defeito causado por ressecção da mandíbula ou de parte dela pode, portanto, ser realizada imediatamente (*i. e.*, no momento da remoção cirúrgica da lesão) ou ser adiada para uma data futura.

Várias razões podem adiar a reconstrução de defeitos resultantes da remoção de tumores benignos. Eles sugerem que defeitos intra e extraorais simultâneos, que frequentemente surgem em consequência da remoção do tumor, contraindicam uma reconstrução imediata da mandíbula. Como alternativa, um aparato mantenedor de espaço deve ser colocado no momento da ressecção e uma reconstrução secundária deve ser realizada semanas ou meses depois.[6,7]

Quando se decidir pela reconstrução secundária, deve-se considerar a manutenção dos fragmentos mandibulares residuais em sua relação anatômica normal por meio de fixação intermaxilar, fixação externa com pinos, *splints*, fixação interna ou uma combinação dessas modalidades. Essa técnica previne a deformação cicatricial e muscular, assim como o deslocamento dos segmentos, simplificando os esforços durante a reconstrução secundária.

Esforços clínicos mostraram que a reconstrução imediata é opção viável e apresenta vantagens como a realização de um único procedimento cirúrgico e retorno precoce à função com comprometimento estético facial mínimo.[6] Uma possível desvantagem consiste na perda do enxerto devido à infecção. O risco de infecção pode ser maior quando um enxerto é posicionado transoralmente ou em uma ferida extraoral que apresentou contaminação oral durante a cirurgia ablativa. Como a taxa de recidiva é substancial em alguns tumores, o planejamento prudente e meticuloso da cirurgia é mandatório antes da realização da reconstrução. Essas medidas reduzem o risco de insucesso em consequência da recidiva. Três opções para a reconstrução imediata são possíveis:

1. Todo o procedimento cirúrgico é realizado intraoralmente, removendo primeiro o tumor e depois posicionando o enxerto no defeito.
2. O tumor é removido por meio das vias intra e extraoral combinadas. Obtém-se o fechamento dos tecidos orais de modo impermeável, seguido da enxertia imediata do defeito por meio de incisão extraoral.
3. Quando o tumor não destrói a crista óssea alveolar e quando não há extensão do tumor para os tecidos moles orais, os dentes envolvidos são extraídos. Esperam-se cerca de 6 a 8 semanas para que haja a cicatrização dos tecidos gengivais. O tumor é então removido e posiciona-se um enxerto no defeito por meio de incisão extraoral, com cuidado para evitar a perfuração dos tecidos moles orais. Esse procedimento é o único tipo de reconstrução imediata no qual a contaminação oral pode ser evitada.

Referências bibliográficas

1. Eversole LR, Sabes WR, Rovin S. Aggressive growth and neoplastic potential of odontogenic cysts with special reference to central epidermoid and mucoepidermoid carcinomas. *Cancer*. 1975;35:270.
2. Shafer WG, Hine MK, Levy BM. *A textbook of Oral Pathology*. 4th ed. Philadelphia, PA: WB Saunders; 1983.
3. Main DMG. Epithelial jaw cysts: A clinicopathological reappraisal. *Br J Oral Surg*. 1970;8:114.
4. Toller PA. Autoradiography of explants from odontogenic cysts. *Br Dent J*. 1971;131:57.
5. Wysocki GP, Sapp JP. Scanning and transmission electron microscopy of odontogenic keratocysts. *Oral Surg Oral Med Oral Pathol*. 1975;40:494.
6. Adekeye EO. Reconstruction of mandibular defect by autogenous bone grafts: A review of 37 cases. *J Oral Surg*. 1978;36:125.
7. Kluft O, Van Dop F. Mandibular ameloblastoma (resection with primary reconstruction): A case report with concise review of the literature. *Arch Chir Neerl*. 1976;28:289.

PARTE 6

Traumatismo Bucomaxilofacial

Uma das áreas mais difíceis – e mais gratificantes – da prática odontológica e cirúrgica é o tratamento do paciente vítima de traumatismo bucal ou facial. A repentina lesão pode causar intensa angústia emocional, mesmo quando há apenas pequenos ferimentos, cuja percepção pelo paciente e reação por seus familiares podem parecer desproporcionais. O paciente e a família podem estar muito ansiosos, receosos e dependem muito de um diagnóstico preciso por parte do profissional, que deve comunicá-lo oferecendo a esperança de um bom resultado e executando o tratamento necessário para reparar os ferimentos e restaurar a função e a estética. Portanto, o clínico deve efetivamente lidar com os ferimentos físicos e com o estado emocional do paciente e seus familiares. Poucas situações na prática clínica exigem tamanha compaixão, competência e atenção aos detalhes.

Sempre que ocorre um ferimento maxilofacial, o paciente passa abruptamente da normalidade para um estado de dano tecidual, e geralmente espera que o tratamento da lesão lhe devolva a aparência e a função anteriores ao traumatismo. Infelizmente, isso dificilmente será alcançado. O máximo que o profissional pode fazer é oferecer ao paciente as circunstâncias físicas mais favoráveis à melhor cicatrização. O médico realiza isso limpando, desbridando e recolocando os tecidos em suas posições originais. O resultado, no entanto, dependerá do local, do tipo e do grau da lesão; da habilidade do clínico em executar o reposicionamento tecidual; e da capacidade de cicatrização dos tecidos do paciente. A abordagem do cirurgião-dentista com o paciente deve ser sempre esperançosa, contudo realista.

Os próximos dois capítulos discutem o diagnóstico e o tratamento dos ferimentos da região maxilofacial. No Capítulo 24, os ferimentos que os cirurgiões-dentistas encontram com alguma frequência são discutidos em detalhes. Esses incluem traumatismo nos dentes, processo alveolar e tecidos moles circunjacentes. O Capítulo 25 apresenta uma visão geral do tratamento dos traumatismos maxilofaciais mais graves e discute várias abordagens de tratamento.

24

Ferimentos dos Tecidos Moles e Dentoalveolares

EDWARD ELLIS III

VISÃO GERAL DO CAPÍTULO

Ferimentos dos tecidos moles, 486
  Abrasão, 486
  Contusão, 487
  Laceração, 487
    Limpeza, 488
    Desbridamento, 488
    Hemostasia, 488
    Fechamento, 488

Traumatismos dentoalveolares, 489
  Tratamento dos traumatismos dentoalveolares, 489
  História, 489
  Exame clínico, 490
  Exame radiográfico, 491
  Classificação das lesões traumáticas dos dentes e estruturas de suporte, 493
  Tratamento dos traumatismos dentoalveolares, 493
    Trinca da coroa dental, 494
    Fratura coronária, 495
    Fratura coroa-raiz, 496
    Fratura horizontal da raiz, 496
    Sensibilidade, 496
    Mobilidade, 498
    Intrusão, 498
    Extrusão, 498
    Luxação lateral, 498
    Avulsão, 498
    Fraturas alveolares, 503
    Tratamento da polpa, 503

Ferimentos dos tecidos moles

Os tipos de ferimentos de tecidos moles que o cirurgião-dentista pode vivenciar na prática variam consideravelmente. Todavia, é correto admitir que, em virtude da disponibilidade atual de outros profissionais de saúde, o cirurgião-dentista provavelmente não estará envolvido no tratamento de ferimentos graves dos tecidos moles da face. Essas lesões são vistas com alguma frequência em associação ao traumatismo dentoalveolar ou podem ser causadas inadvertidamente pelo cirurgião-dentista na prática clínica.

Ao estudar os ferimentos descritos a seguir e seus respectivos tratamentos, o cirurgião-dentista precisa ter em mente que os pacientes podem ter combinações desses ferimentos. Portanto, o tratamento pode ser mais complicado.

Abrasão

A *abrasão* é uma ferida causada por fricção entre um objeto e a superfície do tecido mole. Essa ferida é, em geral, superficial, desnuda o epitélio e ocasionalmente envolve as camadas profundas. Como as abrasões alcançam as terminações finais de muitas fibras nervosas, elas são dolorosas. O sangramento geralmente é mínimo, porque é de natureza capilar e responde bem à aplicação de compressão suave.

Os tipos de abrasões mais comumente vistas por leigos são arranhões que crianças apresentam nos cotovelos e joelhos resultantes de brincadeiras. Se a abrasão não for profunda, a reepitelização ocorre sem a formação de cicatriz. Quando a abrasão se estende para as camadas profundas da derme, a cicatrização dos tecidos profundos ocorre com a formação de cicatriz, e alguma deformidade permanente pode ser esperada.

O cirurgião-dentista pode encontrar abrasões na ponta do nariz, lábios, bochechas e mento em pacientes que sofreram traumatismo dentoalveolar (Figura 24.1). As áreas abrasionadas devem ser totalmente limpas, a fim de remover todo material estranho. Degermante antisséptico e irrigação copiosa com soro fisiológico são utilizados para esse propósito. Todas as partículas de material estranho devem ser removidas. Se essas partículas forem deixadas no tecido, resultarão em uma "tatuagem" permanente e difícil de ser tratada. Em abrasões profundas e contaminadas com sujeira ou outro material, pode ser necessário anestesiar a área e usar uma escova cirúrgica (ou escova de dentes) para remover completamente os detritos.

Uma vez que a ferida esteja livre de detritos, a aplicação tópica de uma pomada antibiótica é adequada. Um curativo não compressivo pode ser utilizado em caso de abrasão profunda, mas é desnecessário nas superficiais. Antibióticos sistêmicos não são normalmente indicados. Durante a semana seguinte, ocorrerá reepitelização da ferida sob a escara, que é uma crosta ressecada de sangue e plasma que se desenvolve após lesão de tecido mole (p. ex., uma crosta). A escara, então, cairá.

Se uma abrasão profunda na superfície cutânea for descoberta após limpeza da ferida, o encaminhamento a um cirurgião bucomaxilofacial é indicado, pois um enxerto de pele pode ser necessário para prevenir cicatriz excessiva.

O cirurgião-dentista pode criar abrasões iatrogenicamente, como as que ocorrem quando a haste de uma broca em movimento atinge a mucosa bucal ou quando uma compressa de gaze ou outro

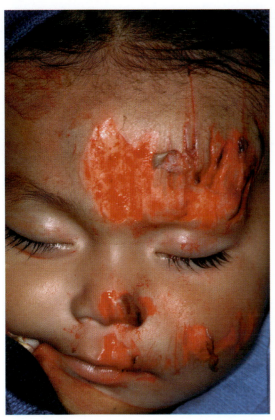

• **Figura 24.1** Paciente com abrasões na ponta do nariz, bochecha e testa. Algumas das abrasões são superficiais e outras são profundas, com descamação do epitélio.

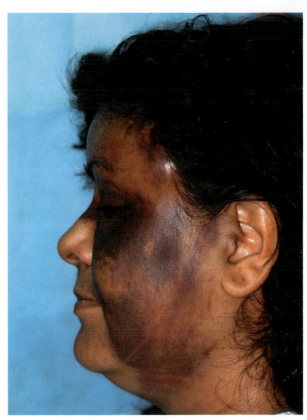

• **Figura 24.2** Contusões de tecido mole causadas por traumatismo contundente sem fraturas faciais subjacentes.

material (p. ex., compressas triangulares absorventes) abrasionam a mucosa durante sua remoção da boca. Felizmente, o epitélio bucal regenera-se rapidamente e nenhum tratamento, a não ser a higiene bucal de rotina, é indicado.

Contusão

A *contusão* é mais comumente chamada de *equimose* e indica que ocorreu algum rompimento no interior dos tecidos, resultando em hemorragia subcutânea ou submucosa sem descontinuidade na superfície dos tecidos moles (Figura 24.2).

As contusões são normalmente causadas por traumatismo com um objeto rombo, mas também são frequentemente encontradas associadas a traumatismo dentoalveolar ou fraturas dos ossos faciais. Nesses casos, o traumatismo aos tecidos mais profundos (p. ex., assoalho de boca, vestíbulo labial) ocorreu em consequência das fraturas ósseas. A importância das contusões, do ponto de vista do diagnóstico, é que, quando elas ocorrem, deve-se procurar por fraturas ósseas.

A contusão geralmente não requer tratamento cirúrgico. Uma vez que a pressão hidrostática dos tecidos moles se iguale à pressão no interior dos vasos sanguíneos (em geral capilares), o sangramento cessa. Se a contusão for diagnosticada precocemente, a aplicação de gelo ou curativos compressivos poderá ajudar na vasoconstrição e, portanto, diminuir a formação de hematoma. Se uma contusão não parar de se expandir, é provável que haja hemorragia arterial dentro da ferida. O hematoma pode requerer exploração cirúrgica e a ligadura do vaso.

Como não há rompimento da superfície dos tecidos moles, com o tempo o corpo reabsorve a hemorragia formada dentro de uma contusão, e o contorno normal é restabelecido. Porém, nos dias seguintes, o paciente pode esperar áreas de equimose (ou seja, coloração violácea causada pelo extravasamento de sangue na pele ou mucosa; uma "marca negro-azulada"), que evoluirá para uma variedade de cores (p. ex., azul, verde e amarela) antes de desaparecer. Essas áreas podem estender-se abaixo das clavículas e causar preocupação, mas são inócuas.

Quando não há rompimento na superfície dos tecidos moles, uma infecção é improvável; portanto, antibióticos sistêmicos não são indicados. Se, contudo, a contusão resultar de traumatismo dentoalveolar, será provável que exista uma comunicação entre a cavidade bucal e o hematoma submucoso. Nesse caso, antibióticos sistêmicos são recomendados, pois o sangue coagulado representa um meio de cultura ideal.

Laceração

A *laceração* é uma solução de continuidade nos tecidos epiteliais e subepiteliais. É talvez o tipo mais frequente de lesão de tecido mole, causada mais comumente por um objeto cortante, como uma faca ou um pedaço de vidro. Se o objeto não for afiado, as lacerações criadas poderão ser irregulares, pois o tecido é literalmente rasgado pela força do golpe (Figura 24.3). Assim como nas abrasões, a profundidade da laceração pode variar. Algumas envolvem somente a superfície externa, enquanto outras se estendem profundamente para dentro do tecido, rompendo nervos, vasos sanguíneos, músculos e outras estruturas e cavidades anatômicas maiores.

O cirurgião-dentista frequentemente encontra lacerações em lábios, assoalho de boca, língua, mucosa labial, vestíbulo bucolabial e gengiva causadas pelo traumatismo. Deve-se explorar minuciosamente a cavidade bucal e identificar lesões que aparentemente não estejam abertas. Por exemplo, lacerações no vestíbulo podem passar despercebidas, a menos que os lábios

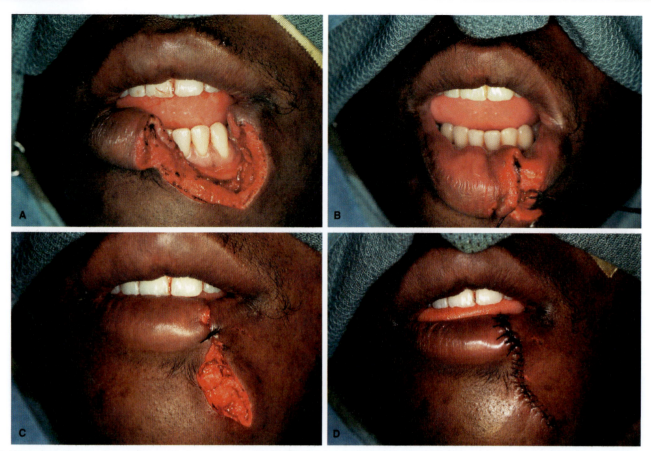

- **Figura 24.3** Reparo de uma laceração de espessura total do lábio inferior. **A.** Os tecidos foram limpos, e a hemostasia, obtida. **B.** O músculo foi fechado com suturas interrompidas usando categute cromado 3-0. Essas suturas são as que inicialmente aproximam os tecidos. As suturas devem tornar possível o fechamento da pele sem qualquer tensão. **C.** Uma sutura com seda 4-0 é colocada na junção mucocutânea. Essa sutura é crítica, pois alinha a borda do vermelhão do lábio. Se não for realizada cuidadosamente, um notável degrau ou depressão mostrará o desalinhamento após a cicatrização. **D.** Suturas da pele e mucosa são realizadas. Suturas de seda foram utilizadas para fechar o vermelhão do lábio, enquanto suturas de náilon foram usadas para fechar a superfície cutânea.

sejam afastados, possibilitando que elas apareçam. As lacerações nos lábios são comumente observadas no traumatismo dentoalveolar, mas em muitos casos os dentes ficam intactos, pois o tecido mole absorve a força do golpe.

As feridas de tecidos moles associadas ao traumatismo dentoalveolar são sempre cuidadas após o tratamento das lesões dos tecidos duros. Suturar os tecidos moles primeiro é perda de tempo, porque as suturas são muito tracionadas e podem esgarçar durante a manipulação intrabucal, necessária para reimplantar um dente avulsionado ou tratar uma fratura dentoalveolar. Além disso, se as suturas esgarçarem, será mais difícil o fechamento em um segundo tempo cirúrgico.

Após anestesia adequada, o tratamento cirúrgico das lacerações envolve quatro passos principais: (1) limpeza; (2) desbridamento; (3) hemostasia; e (4) fechamento. Esses passos aplicam-se a lacerações em qualquer parte do corpo, inclusive a cavidade bucal e a região peribucal.

Limpeza

A limpeza mecânica da ferida é necessária para prevenir quaisquer detritos remanescentes. Pode ser realizada com degermante antisséptico e necessitar do uso de uma escova. Um anestésico é normalmente indicado. A irrigação copiosa com soro fisiológico é, então, adotada para remover todo material solúvel em água e partículas. A irrigação em jatos mostra-se mais efetiva do que a de fluxo constante na remoção dos detritos.

Desbridamento

O *desbridamento* refere-se à remoção de todo o tecido contundido e desvitalizado da ferida e do tecido irregular da superfície, possibilitando o fechamento linear. Na região maxilofacial, que tem rico suprimento sanguíneo, a quantidade de desbridamento deve ser mínima. Somente o tecido que obviamente está desvitalizado é excisado. Para a maioria das lacerações encontradas pelos cirurgiões-dentistas, não há necessidade de desbridamento, exceto para o tecido de glândulas salivares menores (discutido posteriormente).

Hemostasia

Antes do fechamento, a hemostasia deve ser obtida. Um sangramento contínuo pode comprometer o reparo em razão da formação de hematoma no interior dos tecidos, que pode romper os planos já suturados. Se algum vaso sangrante for identificado, ele deve ser pinçado e ligado ou cauterizado com um bisturi elétrico. Provavelmente, o maior vaso que o cirurgião-dentista encontrará é a artéria labial, que cruza horizontalmente o lábio logo abaixo da mucosa labial. Devido a sua posição, essa artéria é frequentemente envolvida em lacerações verticais do lábio. Ela tem aproximadamente 1 mm de diâmetro e normalmente pode ser pinçada e ligada ou pinçada e cauterizada.

Fechamento

Uma vez que a ferida esteja limpa, desbridada e a hemostasia seja obtida, a laceração está pronta para ser suturada. Contudo, nem toda laceração na cavidade bucal deve receber esse tratamento. Por exemplo, uma pequena laceração na mucosa palatina causada por queda com um objeto no interior da boca não precisa ser fechada. Similarmente, uma pequena laceração na face interna do lábio ou língua causada pelo aprisionamento entre os dentes durante uma queda normalmente não requer fechamento. Essas pequenas feridas cicatrizam bem por segunda intenção e são mais bem tratadas deixadas desse modo.

Para que o fechamento de uma laceração seja considerado apropriado, durante o fechamento todas as camadas do tecido devem ser reposicionadas. O modo pelo qual será realizado o fechamento depende totalmente da localização e da profundidade da laceração.

Lacerações da gengiva e da mucosa alveolar (ou assoalho de boca) são facilmente fechadas em uma camada. Se um paciente apresenta laceração de língua ou lábio envolvendo músculo, suturas reabsorvíveis devem ser usadas para fechar as camadas musculares, e, em seguida, a mucosa é suturada. Tecidos de glândula salivar menor que se projetem para fora de uma ferida devem ser cuidadosamente removidos para possibilitar fechamento mais favorável.

Em lacerações que envolvam a espessura total do lábio, é necessário um fechamento em três camadas (Figura 24.4). Se a laceração envolver o vermelhão do lábio, a primeira sutura deverá ser realizada na junção mucocutânea. O alinhamento perfeito dessa junção é fundamental, ou pode resultar em deformidade perceptível a distância. Uma vez realizada essa sutura, a ferida é fechada em camadas de dentro para fora. A mucosa bucal é fechada inicialmente com fio de seda ou sutura reabsorvível. O músculo orbicular da boca é, então, suturado com suturas reabsorvíveis interrompidas. Finalmente, a pele do lábio é suturada com fio de náilon 5-0 ou 6-0. A ferida estará, então, com bom aspecto ao término da sutura. Se o alinhamento dos tecidos parecer inadequado, devem-se considerar a remoção da sutura e a recolocação deles em posição mais favorável. A pele deve, então, ser coberta com pomada antibiótica.

Uma vez fechada a laceração, o profissional deve considerar que uma terapia de suporte pode ser instituída para promover cicatrização sem complicações. Antibióticos sistêmicos (p. ex., penicilina) devem ser considerados sempre que uma laceração estender-se pela espessura total do lábio. Nas lacerações superficiais, os antibióticos não são indicados. A imunização do paciente contra o tétano deve ser verificada; em caso de dúvida, os pacientes devem ser encaminhados ao médico clínico geral. Os pacientes também devem ser instruídos quanto à dieta pós-cirúrgica e aos cuidados com a ferida.

Geralmente, suturas na pele da face devem ser removidas de 4 a 6 dias do pós-operatório. Ao removê-la, esta deve ser cortada e puxada em uma direção que não cause a abertura da ferida. Tiras adesivas podem ser colocadas no momento da remoção da sutura para dar suporte externo à cicatrização da ferida.

Traumatismos dentoalveolares

Ferimentos dos tecidos moles peribucais e dentoalveolares são frequentemente causados por muitos tipos de traumatismo. As causas mais comuns são queda, acidentes automobilísticos ou esportivos, brigas, abuso contra crianças e acidentes ocorridos em parques de recreação. Quedas, que provocam muitas lesões, ocorrem quando a criança começa a andar, com o pico de incidência pouco antes da idade escolar.[1] O cirurgião-dentista será provavelmente chamado por um pai nervoso, cujo filho acabou de cair e está sangrando pela boca. Ele deve estar familiarizado com o traumatismo dentoalveolar para que possa tratá-lo de maneira adequada quando ocorrer.

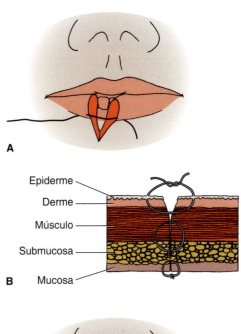

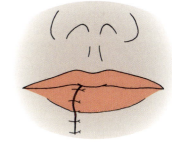

• **Figura 24.4** Fechamento de laceração ou incisão no lábio. **A.** Uma sutura crítica é colocada na junção mucocutânea. O realinhamento da junção mucocutânea é crítico; caso contrário, a deformidade cosmética será notável. **B** e **C.** O lábio é fechado em três camadas: (1) mucosa bucal; (2) músculo; e (3) superfície dérmica. A escolha da sutura para a cavidade bucal e superfície dérmica varia com o cirurgião; contudo, a camada muscular deve ser fechada com fio de categute cromado ou simples (reabsorvível).

Uma força direta ou indireta aplicada sobre um dente, mais comumente transmitida através do tecido mole sobrejacente (p. ex., o lábio), pode causar traumatismo dentoalveolar. Ferimentos ao tecido mole circunjacente quase sempre acompanham os traumatismos dentoalveolares. Por exemplo, os tecidos gengivais podem ser dilacerados; o lábio inferior pode ser aprisionado entre os dentes durante o traumatismo, criando uma laceração de espessura total; ou o assoalho da boca pode ser lacerado. O conhecimento das técnicas de tratamento das lesões dentoalveolares e de tecidos moles é necessário para possibilitar ao cirurgião-dentista tratar esses ferimentos adequadamente.

Tratamento dos traumatismos dentoalveolares

Traumatismo nos dentes e fraturas do processo alveolar são comuns e devem ser consideradas situações de emergência, pois o resultado depende do pronto atendimento à lesão. Como o tratamento adequado só pode ser realizado após o diagnóstico com precisão, o processo de diagnóstico deve começar imediatamente.

História

O primeiro passo em qualquer processo diagnóstico deve ser a obtenção de uma história precisa. A história completa do traumatismo deve ser obtida do paciente incorporando informações sobre quem, quando, onde e como. O cirurgião-dentista deve fazer as seguintes perguntas ao paciente, ao familiar ou ao responsável:

1. *Quem é o paciente?* Devem ser incluídos no questionário nome, idade, endereço, número de telefone e outros dados demográficos pertinentes. É imperativo que esses dados sejam obtidos rapidamente e sem desperdício de tempo.
2. *Quando ocorreu o traumatismo?* Essa é uma das perguntas mais importantes, porque estudos comprovam que, quanto mais cedo um dente avulsionado for reposicionado, melhor será o prognóstico.[2] Da mesma maneira, o resultado do tratamento de dentes deslocados, das fraturas de coroa (com e sem exposição pulpar) e das fraturas alveolares pode ser influenciado por qualquer atraso no tratamento.[1,3]
3. *Onde ocorreu o traumatismo?* Essa pergunta pode ser importante, porque a possibilidade e o grau de contaminação bacteriana ou química devem ser apurados. Por exemplo, se uma criança cai em um parque de recreação e tem sujeira na ferida, a história detalhada da profilaxia do tétano deve ser cuidadosamente estabelecida. Contudo, se uma ferida ocorre a partir de um objeto limpo que estava na boca, a contaminação bacteriana de fontes externas não é esperada.
4. *Como aconteceu o traumatismo?* A natureza do traumatismo fornece informações valiosas sobre qual é o provável dano tecidual resultante. Por exemplo, um passageiro de um carro desgovernado e sem cinto de segurança que é lançado sobre o painel do veículo com força suficiente para danificar vários dentes também pode sofrer traumatismo oculto no pescoço. A maneira pela qual esse traumatismo ocorreu é uma informação valiosa e faz com que o clínico investigue a possibilidade de outras lesões. Informações adicionais obtidas por essa pergunta podem estar relacionadas com a causa do traumatismo. Se o paciente não conseguir se lembrar do que aconteceu, uma condição preexistente, como um distúrbio convulsivo, pode ter sido a causa do acidente. Danos causados por possível negligência de terceiros estão abertos a litígio. Essas considerações devem alertar o cirurgião para documentar cuidadosamente os achados e formular todas as questões com bastante cuidado nas palavras. Outra situação que deve ser lembrada pelo cirurgião ao examinar crianças cujas lesões não parecem apresentar relação com a descrição feita pelos pais é a possibilidade de abuso infantil praticado contra elas.

Infelizmente, esses casos tornaram-se mais prevalentes nos últimos anos, e uma investigação detalhada pode ser a única maneira pela qual eles podem ser descobertos por profissionais da saúde.
5. *Que tratamento foi realizado desde que o traumatismo ocorreu (se houve)?* Essa pergunta fornece informações importantes relativas às condições originais da área traumatizada. O pai ou paciente reimplantaram um dente parcialmente avulsionado? Como esse dente foi armazenado antes de ser apresentado ao cirurgião-dentista?
6. *Alguém observou dentes ou fragmentos de dentes no local do acidente?* Antes de realizar um diagnóstico preciso e estabelecer um plano de tratamento, é fundamental conferir a quantidade de dentes que o paciente apresentava antes do acidente. Se, durante o exame clínico, um dente ou coroa dentária estiver faltando e a história não sugerir que tenha sido perdido(a) no local, exames radiográficos dos tecidos moles peribucais, do tórax e da região abdominal são necessários para descartar sua presença no interior dos tecidos moles ou em outras cavidades do corpo (Figura 24.5).
7. *Qual é o estado geral de saúde do paciente?* Uma história clínica sucinta é essencial; isso não pode ser ignorado pelo cirurgião-dentista na pressa de reimplantar um dente avulsionado. Essas informações, contudo, podem ser colhidas concomitante ou imediatamente após o tratamento. A história em relação a alergias medicamentosas, sopro cardíaco, discrasias sanguíneas, outras doenças sistêmicas e uso atual de medicamentos deve ser conseguida antes da manipulação, pois a existência desses fatores pode afetar o tratamento que o cirurgião-dentista realizará.
8. *O paciente teve náuseas, vômito, inconsciência, amnésia, cefaleia, distúrbios visuais ou confusão após o acidente?* Uma resposta afirmativa a quaisquer dessas perguntas pode indicar lesão intracraniana e orienta o cirurgião-dentista a encaminhar o paciente a uma consulta médica logo após completar o tratamento. O encaminhamento imediato deve ser realizado se o paciente ainda apresentar quaisquer desses sintomas ou não se sentir nem aparentar estar bem. A vida do paciente não pode ser colocada em risco para salvar um dente avulsionado.
9. *Existe alguma alteração na oclusão?* Uma resposta afirmativa a essa questão pode indicar deslocamento dentário, fratura dentoalveolar ou dos maxilares.

Exame clínico

O exame clínico é talvez a parte mais importante do processo diagnóstico. O exame completo da vítima de traumatismo dentoalveolar não deve focar somente essa estrutura. Lesões concomitantes também podem ocorrer; a história pode direcionar o cirurgião-dentista a examinar outras áreas em busca de sinais de lesão. Sinais vitais, como pulso, pressão arterial e respiração, devem ser aferidos. Tais testes podem ser feitos durante a obtenção da história. O estado mental do paciente também é avaliado durante a tomada da história e a realização do exame clínico, observando a maneira pela qual ele reage ao exame e responde às perguntas. Durante o exame clínico, as seguintes áreas devem ser examinadas rotineiramente:

1. *Ferimentos extrabucais dos tecidos moles.* Lacerações, abrasões e contusões da pele são comuns no traumatismo dentoalveolar e devem ser notadas. Se uma houver laceração, sua profundidade deverá ser determinada. A laceração estende-se por toda a espessura do lábio ou bochecha? Há alguma estrutura vital, como o ducto da glândula parótida ou o nervo facial, cruzando a linha da laceração? Lacerações grandes como essas são tratadas mais adequadamente por um cirurgião bucomaxilofacial.
2. *Ferimentos intrabucais dos tecidos moles.* Lesões dos tecidos moles bucais estão comumente associadas a traumatismo dentoalveolar. Antes de um exame completo, pode ser necessário remover coágulos sanguíneos, irrigar a área com soro fisiológico estéril e limpar a cavidade bucal. Áreas de sangramento geralmente respondem à aplicação de gaze sobre pressão. As feridas de tecidos moles devem ser observadas, e o exame deve averiguar a existência de qualquer corpo estranho, como dentes ou coroas dentárias, no interior dos lábios, assoalho da boca, bochechas ou outras áreas. O cirurgião-dentista também deve notar áreas de extensa perda de tecidos moles; o suprimento sanguíneo para um segmento de tecido pode estar comprometido.
3. *Fraturas dos maxilares ou do processo alveolar.* As fraturas dos maxilares são prontamente verificadas por meio da palpação. Todavia, como a dor pode ser intensa após o traumatismo, o exame tende a ser difícil. Sangramento no assoalho da boca ou no vestíbulo labial pode indicar fratura dos maxilares. Segmentos fraturados do processo alveolar podem ser facilmente detectados por exame visual e palpação.
4. *Exame das coroas dentárias quanto à presença de fraturas ou exposição pulpar.* Para um exame adequado, o sangue deve ser

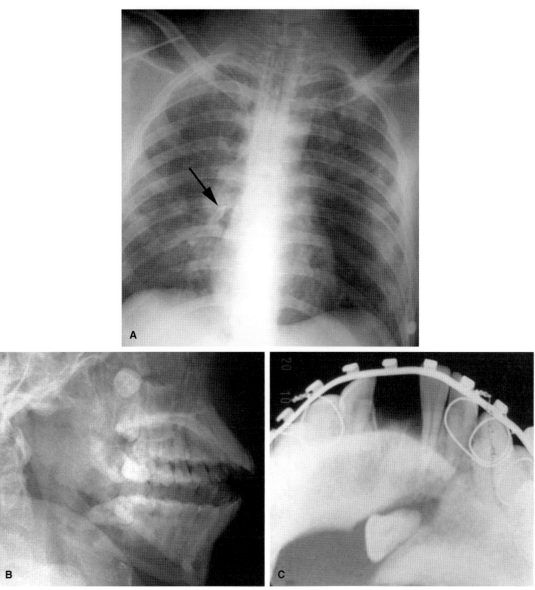

• **Figura 24.5** Dentes deslocados para locais anômalos. **A.** Radiografia de tórax mostrando canino superior alojado no brônquio principal direito após deslocamento traumático. **B.** Molar deslocado para o seio maxilar após fratura da maxila. **C.** Incisivo na linha de fratura impedindo a redução anatômica.

removido dos dentes. Qualquer fratura deve ser observada. A profundidade da fratura é um ponto importante a ser observado. Ela se estende para a dentina ou polpa?

5. *Deslocamento dentário.* Os dentes podem estar deslocados em qualquer direção. Mais comumente, estão deslocados na direção vestibulolingual, mas também podem estar extruídos ou intruídos. No tipo mais grave de deslocamento, os dentes são avulsionados, ou seja, totalmente deslocados do processo alveolar. A observação da oclusão dentária pode auxiliar na determinação de graus mínimos de deslocamento dentário.
6. *Mobilidade dentária.* Todos os dentes devem ser conferidos quanto à mobilidade nas direções horizontal e vertical. Um dente que não pareça estar deslocado, mas que apresente mobilidade considerável, pode ter sofrido fratura radicular. Se dentes adjacentes se moverem com o dente que está sendo testado, deve-se suspeitar de fratura dentoalveolar (em que um segmento do osso alveolar e dentes foram separados do restante do maxilar).
7. *Percussão dentária.* Quando um dente não parece estar deslocado, mas há dor na região, a percussão determina se o ligamento periodontal sofreu algum dano.
8. *Teste de vitalidade pulpar.* Embora raramente usado em traumatismos agudos, os testes de vitalidade (que induzem uma reação dos dentes) podem direcionar o tratamento. Resultados falso-negativos podem ocorrer; assim, os dentes devem ser testados novamente após várias semanas e antes que a terapia endodôntica seja realizada.

Exame radiográfico

Uma série de técnicas radiográficas está disponível para avaliar o traumatismo dentoalveolar. A maioria pode ser facilmente executada no consultório odontológico com equipamento radiográfico disponível. Mais comumente, usa-se uma combinação de radiografias oclusal e periapical. O exame radiográfico deve fornecer as seguintes informações:[4]

1. Existência de fratura radicular.
2. Grau de extrusão ou intrusão.
3. Preexistência de doença periapical.
4. Grau de desenvolvimento radicular.
5. Tamanho da câmara pulpar e do canal radicular.

6. Presença de fratura dos maxilares.
7. Fragmentos dentários e corpos estranhos alojados nos tecidos moles.

Uma única radiografia pode não ser suficiente para demonstrar fratura radicular.[1] Para tal, o feixe central do aparelho de raios X deve estar paralelo à linha de fratura; caso contrário, ela pode não ser vista claramente (Figura 24.6). Múltiplas incidências com diferentes angulações verticais e horizontais podem ser necessárias.

Os deslocamentos dentários podem mostrar alargamento do espaço do ligamento periodontal ou deslocamento da lâmina dura. Dentes extruídos podem demonstrar radiolucência periapical cônica (Figura 24.7). Dentes intruídos podem exibir mínimos achados radiográficos devido à íntima adaptação da lâmina dura com a superfície radicular. Contudo, dentes intruídos costumam mostrar ausência do espaço do ligamento periodontal.

A avaliação radiográfica da presença de corpos estranhos dentro dos tecidos moles dos lábios ou bochechas é feita com o filme posicionado na porção interna dos tecidos moles a serem examinados, entre o lábio e o alvéolo (Figura 24.8A). O tempo de exposição radiográfica é reduzido (aproximadamente um terço do

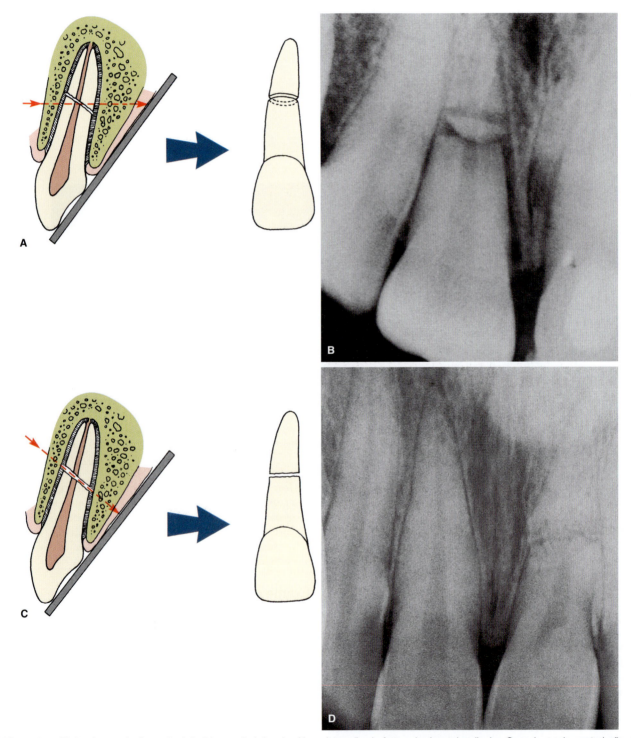

• **Figura 24.6** Efeito da angulação vertical do feixe central de raios X na detecção de fratura horizontal radicular. Quando o raio central não está paralelo à fratura (**A**), uma fratura dupla (**B**) ou até mesmo nenhuma fratura pode ser observada na radiografia. Quando o feixe central está paralelo à fratura (**C**), ela aparece na radiografia (**D**).

CAPÍTULO 24   Ferimentos dos Tecidos Moles e Dentoalveolares   493

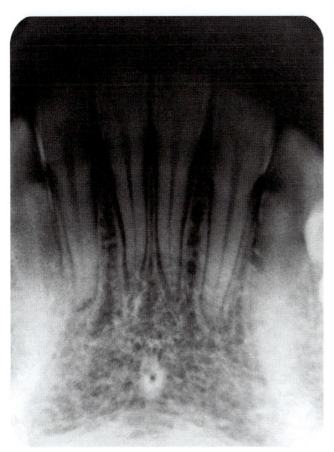

• **Figura 24.7** Radiografia demonstra o alargamento do espaço do ligamento periodontal ao redor de vários dentes deslocados coronariamente.

• **Boxe 24.1**   **Classificação dos traumatismos dentoalveolares.**

Trinca da coroa dental (i. e., infração do esmalte; ver Figura 24.9)
- Trinca ou infração do esmalte sem perda de estrutura dentária

Fratura coronária horizontal ou vertical (ver Figura 24.10)
- Confinada ao esmalte
- Envolvendo esmalte e dentina
- Envolvendo esmalte e dentina com exposição pulpar
- Horizontal ou vertical
- Oblíqua (envolvendo o ângulo mesioincisal ou distoincisal)

Fratura coronário-radicular (ver Figura 24.11)
- Sem envolvimento pulpar

Fratura horizontal da raiz (ver Figura 24.12)
- Envolvendo o terço apical
- Envolvendo o terço médio
- Envolvendo o terço cervical
- Horizontal ou vertical

Sensibilidade (i. e., concussão)
- Lesão da estrutura de suporte do dente, resultando em sensibilidade ao toque ou percussão, mas sem mobilidade ou deslocamento do dente

Mobilidade (i. e., subluxação ou frouxidão)
- Lesão da estrutura de suporte do dente, resultando em mobilidade, mas sem deslocamento

Luxação dentária (ver Figura 24.13)
- Intrusão (deslocamento do dente dentro de seu alvéolo – em geral associado à fratura do alvéolo por compressão)
- Extrusão (deslocamento parcial do dente para fora de seu alvéolo – possivelmente sem fratura concomitante do osso alveolar)
- Luxação labial (provavelmente com fraturas da parede alveolar)
- Luxação lingual (provavelmente com fraturas da parede alveolar)
- Luxação lateral (deslocamento do dente em uma direção mesial ou distal, em geral em um espaço de dente perdido – provavelmente com fraturas da parede alveolar)

Avulsão
- Deslocamento completo do dente para fora de seu alvéolo (pode estar associado às fraturas da parede alveolar)

Fratura do processo alveolar
- Fratura do osso alveolar na presença ou ausência de um ou vários dentes

De Sanders B, Brady FA, Johnson R. Injuries. In: Sanders B, ed. *Pediatric Oral and Maxillofacial Surgery*. St Louis: Mosby; 1979.

normal). Corpos estranhos no assoalho da boca são observados em radiografias oclusais axiais e com tempo de exposição radiográfica reduzido (ver Figura 24.8B).

Classificação das lesões traumáticas dos dentes e estruturas de suporte

Muitos sistemas são usados para descrever os traumatismos dentoalveolares; entretanto, todos têm vantagens e desvantagens. Uma classificação relativamente simples, mas útil, foi apresentada por Sanders et al. (Boxe 24.1).[4] Esse método baseia-se inteiramente na descrição da lesão ocorrida durante o traumatismo, relatando as estruturas dentárias envolvidas, o tipo de deslocamento e a direção da fratura coronária ou radicular.

Tratamento dos traumatismos dentoalveolares[a]

Após realizar uma completa anamnese e exames clínicos e radiográficos, o cirurgião-dentista deve ser capaz de determinar se o plano de tratamento para o tipo de lesão do paciente está dentro de seu alcance profissional. Diversas circunstâncias podem fazer com que uma lesão pequena não possa ser tratada pelo cirurgião-dentista sozinho. Um problema encontrado frequentemente pelo profissional é o paciente não cooperativo, mais comumente uma criança. A combinação do traumatismo com o medo que a criança tem do cirurgião-dentista pode tornar um simples procedimento cirúrgico impossível de ser realizado sem anestesia geral. Outra dificuldade é o paciente com múltiplos problemas clínicos. Quando o cirurgião-dentista percebe que não é possível tratar adequadamente o paciente em função de dificuldades cirúrgicas, da necessidade de um anestesista, de problemas clínicos concomitantes ou de outras razões, um cirurgião bucomaxilofacial deve ser imediatamente solicitado para ajudar no tratamento.

O objetivo no tratamento dos traumatismos dentoalveolares é o restabelecimento da forma e da função do aparelho mastigatório. Quando a polpa está diretamente envolvida, o tratamento difere daqueles traumatismos dentais nos quais a polpa não está acometida. Em razão do treinamento em dentística operatória e endodontia, o cirurgião-dentista tem conhecimento dos instrumentais e das medicações rotineiramente disponíveis para tratar os casos de fratura dentária. Dessa forma, o regime de tratamento dessas lesões é descrito brevemente aqui. Lesões mais graves, como

[a]Para mais detalhes sobre este tópico, visite o *site*: http://dentaltraumaguide.com.

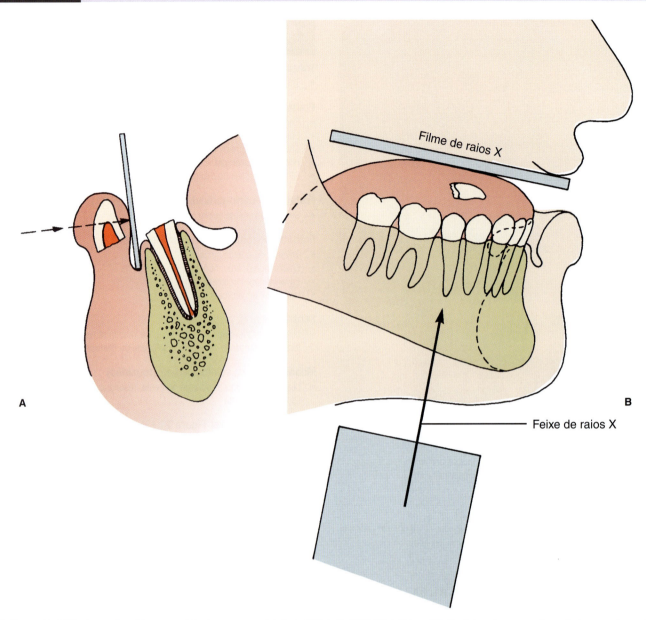

• **Figura 24.8** Técnica radiográfica para detectar corpos estranhos dentro do lábio (**A**) e língua (**B**). O clínico deve usar de metade a um terço da exposição normal para radiografias de tecido mole.

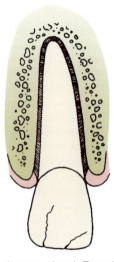

• **Figura 24.9** Trincas da coroa dental. Essas lesões normalmente se estendem apenas pelo esmalte.

deslocamentos dentários, avulsões ou fraturas dentoalveolares, são áreas nas quais o cirurgião-dentista pode ter pouco treinamento; elas são apresentadas com mais detalhes.

Dentes decíduos traumatizados são tratados de maneira similar aos dentes permanentes. No entanto, em muitas circunstâncias, a falta de cooperação de uma criança que sofreu traumatismo compromete o tratamento e frequentemente resulta na extração do dente lesado. Se isso ocorre, o cirurgião-dentista deve considerar medidas de manutenção do espaço, se indicado.

Trinca da coroa dental

Como as trincas são limitadas ao esmalte (*i. e.*, infração do esmalte) e, em geral, param antes de alcançar a junção amelodentinária, normalmente nenhum tratamento é indicado. Contudo, exames periódicos de controle são valiosos, já que qualquer força sobre o dente pode resultar em lesão à polpa e aos tecidos periodontais (Figura 24.9). Múltiplas trincas podem ser seladas com resina de preenchimento para evitar que fiquem pigmentadas.

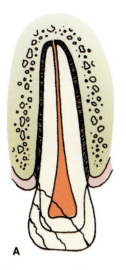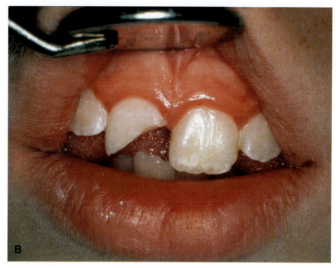

• **Figura 24.10 A.** Fraturas coronárias envolvendo esmalte, dentina e polpa. **B.** Uma fratura coronária que envolveu esmalte e dentina.

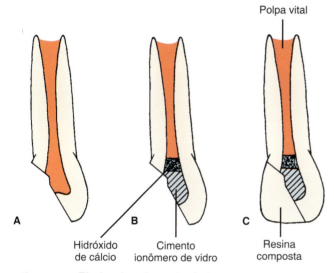

• **Figura 24.11** Técnica da pulpotomia. **A.** Dente imaturo apicalmente com fratura coronária envolvendo a polpa. **B.** A polpa coronária é removida assepticamente, seguida da aplicação de hidróxido de cálcio sobre a polpa exposta. **C.** Cimento de ionômero de vidro pode, então, ser usado para preencher o remanescente da câmara pulpar coronária, e uma restauração temporária ou permanente (*i. e.*, compósito) é colocada.

Fratura coronária

A profundidade do envolvimento do tecido dentário determina o tratamento das fraturas coronárias.[5] Para fraturas que envolvem somente o esmalte ou para aquelas com pequeno envolvimento dentinário, nenhum tratamento de urgência é necessário, a não ser o alisamento das extremidades pontiagudas. Caso o desgaste dentário deixe uma deformidade visível, indica-se a substituição do esmalte perdido por resina composta. Quanto mais cedo essas lesões forem tratadas, melhor o prognóstico, pois reduzirá o risco de hiperemia inflamatória pulpar. Exames periódicos de controle são necessários para monitorar a saúde pulpar e periodontal (Figura 24.10).

Se uma considerável quantidade de dentina estiver exposta, a polpa deverá ser protegida. Medidas para selar os túbulos dentinários e promover a deposição de dentina secundária pela polpa podem ser adotadas. O hidróxido de cálcio tem sido o material tradicionalmente aplicado à dentina exposta antes que a parte fraturada seja coberta com restauração, comumente um compósito com ou sem condicionamento ácido. As recomendações atuais são a colocação de um agente de adesão dentinária ou cimento de ionômero de vidro sobre a dentina exposta, seguido de restauração de resina composta.[6] Os cimentos de ionômero de vidro quimicamente ativados unem-se à dentina, facilitando sua colocação e restauração. O estado da vitalidade pulpar durante as visitas periódicas de controle ditará qual será o plano de tratamento final. Se a saúde periodontal e a da polpa forem satisfatórias, nenhuma outra intervenção será necessária, a não ser que por motivos estéticos.

Se a polpa estiver exposta, o objetivo do tratamento será preservar sua vitalidade. Isso geralmente pode ser obtido pelo capeamento pulpar a partir de cinco condições: (1) a exposição é pequena; (2) o paciente é visto logo após o traumatismo; (3) não há fratura radicular; (4) o dente não foi deslocado; e (5) não há restauração grande ou profunda que possa indicar inflamação crônica da polpa. O tipo mais comum de lesão no qual o capeamento pulpar é instituído é aquele em que ocorre exposição de um corno pulpar por fratura coronária.

Quanto mais imaturo o dente apicalmente, mais favorável é a resposta ao capeamento pulpar. Assim como em qualquer outro procedimento operatório na polpa dentária, o isolamento absoluto com dique de borracha é recomendado. Após a aplicação do hidróxido de cálcio na polpa exposta, coloca-se cimento de ionômero de vidro sobre a dentina exposta, seguido de restauração de resina composta (Figura 24.11).

A pulpotomia envolve a remoção asséptica do tecido pulpar inflamado e lesionado até o nível da polpa clinicamente saudável, seguido da aplicação de hidróxido de cálcio. A pulpotomia é geralmente empregada em grandes exposições, em dentes em que o ápice não está fechado. Nesses casos, a pulpotomia deve ser uma medida temporária para manter a vitalidade da polpa radicular até o ápice fechar. Então, a terapia endodôntica deve ser instituída.

Exames de controle periódicos são mandatórios após qualquer procedimento na polpa. A decisão restauradora final é fundamentada na saúde pulpar do dente. Como o prognóstico é variado, o tratamento endodôntico pode ser indicado caso a polpa necrose.

Outra técnica que pode ser usada para restaurar o dente é reposicionar o fragmento fraturado usando o condicionamento ácido e os novos adesivos de dentina e esmalte.[7] Essa técnica é particularmente útil no tratamento de fraturas extensas.

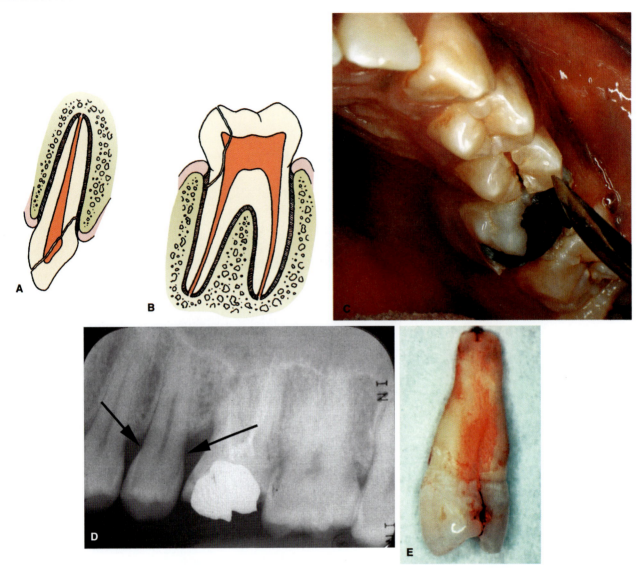

• **Figura 24.12** Fraturas coronário-radiculares. **A** e **B.** Fraturas coronário-radiculares no incisivo e no molar, respectivamente. As fraturas estendem-se abaixo da crista alveolar óssea. **C.** Imagem clínica de uma fratura coronário-radicular no pré-molar. Esse dente é comumente fraturado dessa maneira, especialmente quando uma restauração se estende ao longo da superfície oclusal (*i. e.*, mésio-ocluso-distal). **D.** Radiografia desse pré-molar não mostra fratura óbvia, pois ela está na direção mesiolingual. **E.** Dente após extração mostra a fratura estendendo-se apicalmente. (*continua*)

Fratura coroa-raiz

O tratamento das fraturas coronário-radiculares depende de suas localização e variação anatômica. Se o fragmento da coroa ainda estiver posicionado, deve ser removido para avaliar a profundidade da fratura. Se ela não se estender muito apicalmente (e o dente for, portanto, restaurável) e se a polpa não estiver exposta, o dente deverá ser tratado como já descrito para as fraturas coronárias.

Dependendo da extensão apical da fratura, pode ser necessário executar procedimentos periodontais para tornar a margem apical da fratura acessível aos procedimentos restauradores. Alternativamente, a extrusão ortodôntica da raiz pode ser realizada com o mesmo propósito. Se a polpa estiver envolvida e o dente for restaurável, o tratamento endodôntico é indicado. Se, contudo, o dente não puder ser restaurado, deve ser removido. Se houver fratura alveolar concomitante, a extração deve ser adiada por algumas semanas para possibilitar sua consolidação, prevenindo, assim, a perda desnecessária do osso alveolar no momento da extração (Figura 24.12).

Fratura horizontal da raiz

Quando ocorre fratura horizontal ou oblíqua da raiz, o principal fator na determinação do prognóstico e, portanto, no direcionamento do tratamento, é a posição da fratura em relação à margem gengival. Se a fratura estiver além ou perto da margem gengival, o dente deve ser removido, ou o fragmento coronário removido e o tratamento endodôntico realizado na raiz, a qual pode ser restaurada com pino e núcleo de preenchimento. Fraturas radiculares localizadas entre os terços médio e apical têm bom prognóstico quanto a sobrevivência da polpa e cicatrização dos fragmentos radiculares entre si. Essas fraturas devem ser tratadas com reposicionamento (se qualquer mobilidade for notada) e imobilização rígida por 2 a 3 meses (essas técnicas serão descritas posteriormente). Durante esse período, ocorre a união da fratura com o tecido calcificado e o dente permanece vital (Figura 24.13; ver Figura 24.6).

Sensibilidade

Nenhum tratamento imediato é recomendado para sensibilidade (concussão), a não ser o alívio da dor pela remoção do contato

CAPÍTULO 24   Ferimentos dos Tecidos Moles e Dentoalveolares   497

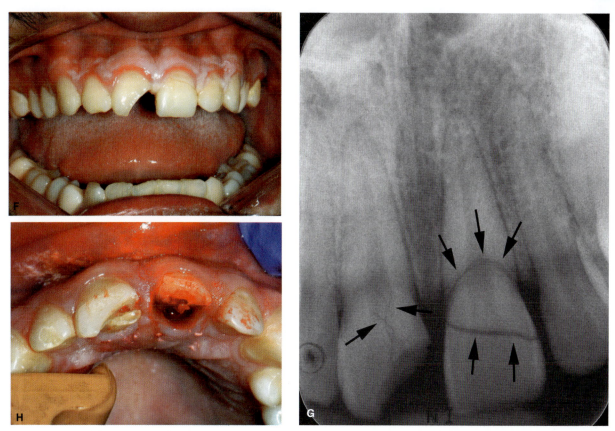

• **Figura 24.12** (*continuação*) Fraturas coronário-radiculares. **F.** Imagem clínica de dois incisivos com fraturas coronário-radiculares. O dente 8 parece ter somente uma fratura da coroa. **G.** A radiografia mostra a linha de fratura estendendo-se para a raiz. Similarmente, o exame clínico não revela a profundidade da fratura no dente nº 9, mas a radiografia mostra que ela se estende para apical na junção amelocementária. **H.** Após a porção perdida da coroa ter sido removida, foi descoberto que a fratura envolvia a polpa e estendia-se bem acima da junção amelocementária. Ambos os dentes foram extraídos e substituídos por implantes dentários.

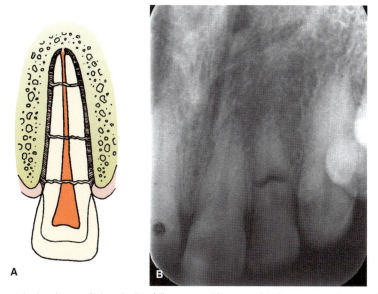

• **Figura 24.13** **A.** Fraturas horizontais da raiz nos níveis apical, médio e coronal (*topo, meio e base, respectivamente*). **B.** Radiografia de fratura horizontal da raiz na junção dos terços coronal e médio. Esse dente estava extremamente móvel, então foi removido e substituído com implante dentário imediato. A Figura 24.6B mostra a radiografia de fratura horizontal da raiz na junção dos terços apical e médio. Esse dente tinha leve mobilidade, mas foi estabilizado e se restabeleceu.

oclusal. Isso é facilmente conseguido pelo desgaste do dente oposto. Exames de controle devem ser instituídos para monitorar a saúde periodontal e pulpar.

Mobilidade

Se o dente estiver apenas ligeiramente móvel, a retirada do contato oclusal é um tratamento eficaz. A maioria dos dentes com mobilidade se estabiliza (*i. e.,* "se firma") com o tempo. Se o dente estiver extremamente móvel, é recomendada sua esplintagem aos dentes adjacentes (descrita adiante). Observação periódica é necessária.

Intrusão

A intrusão traumática de dentes indica que o alvéolo dentário sofreu fratura compressiva para promover a nova posição do dente. Na percussão, o dente emite um som metálico similar ao do dente anquilosado, distinguindo-o, portanto, de um dente parcialmente erupcionado ou incluso. A intrusão pode ser tão grave que o dente parece ausente ao exame clínico. A intrusão traumática de dentes é menos frequente que as luxações laterais; quando observada, geralmente envolve os dentes superiores. Esse tipo de traumatismo dentário tem o pior prognóstico (Figura 24.14).

O tratamento da intrusão dentária é controverso. Alguns clínicos defendem o reposicionamento cirúrgico e a esplintagem desses dentes; contudo, esse tratamento tem resultado em sérias consequências periodontais e pulpares. Outros acreditam que muitos dentes intruídos vão reerupcionar espontaneamente. Outros usam forças ortodônticas para auxiliar na reerupção (Figura 24.15).

Quando a erupção ortodôntica assistida é usada, o dente deve ser extruído lentamente, ao longo de 3 a 4 semanas. Uma vez que o dente esteja em posição na arcada dentária, ele é esplintado por 2 a 3 meses. Evidências atuais sugerem que a aplicação imediata da força ortodôntica é necessária para prevenir a anquilose em um dente intruído.[8] A decisão de realizar o tratamento endodôntico é fundamentada nos achados durante o acompanhamento de cada caso.

Todavia, se a intrusão ocorreu em um dente apicalmente maduro, a necrose pulpar é provável, e o tratamento endodôntico deve ser realizado como descrito posteriormente.

Se um dente decíduo foi intruído a ponto de tocar o folículo do dente sucessor, ele deverá ser removido o mais atraumaticamente possível. Se o dente decíduo não estiver em proximidade direta com o dente sucessor, recomenda-se um período de observação, pois a reerupção é comum. Se o cirurgião-dentista estiver em dúvida quanto à posição do dente decíduo, a remoção é uma conduta profilática que ajuda a assegurar a saúde do dente sucessor.

Extrusão

Um dente extruído pode geralmente ser reposicionado manualmente em seu alvéolo se o traumatismo for recente. Após sua recolocação no alvéolo, a esplintagem por 1 a 3 semanas é geralmente necessária, assim como o tratamento endodôntico (discutido adiante) (Figura 14.16; ver também Figura 14.13B).

Luxação lateral

Se um dente estiver minimamente deslocado, a parede alveolar correspondente fraturada pode não estar grosseiramente deslocada. Nesse caso, o reposicionamento manual do dente e a esplintagem por várias semanas estão indicados. Quando ocorre deslocamento dentário significativo, as fraturas do osso alveolar associadas também estão igualmente deslocadas (ver Figura 24.13C e D). Lacerações gengivais frequentemente acompanham esse tipo de lesão. O dente e o osso alveolar devem ser reposicionados manualmente, o dente, esplintado, e os tecidos moles, suturados (Figura 24.17).

Exames de controle pós-cirúrgicos determinarão o dano pulpar e periodontal.

Avulsão

Avulsão total do dente de seu alvéolo é a situação mais grave que pode ocorrer, pois coloca em risco a saúde da polpa e dos tecidos periodontais. Os fatores mais importantes para determinar o sucesso do tratamento são o tempo em que o dente ficou fora de seu alvéolo, o estado do dente e dos tecidos periodontais e a maneira pela qual o dente foi preservado antes do reimplante. Quanto mais cedo o dente for reimplantado, melhor será o prognóstico.[2]

Portanto, quando o cirurgião-dentista recebe um telefonema de um paciente, parente, professor ou outra pessoa responsável informando a avulsão total de um dente, ele deve orientar o comunicante a lavá-lo imediatamente com a saliva do paciente, água filtrada ou soro fisiológico e reimplantá-lo. O paciente deve segurar o dente pela coroa, tentando não tocar na raiz, reposicioná-lo e procurar imediatamente o cirurgião-dentista. Se ele não conseguir

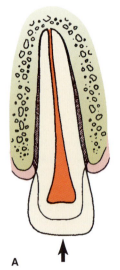
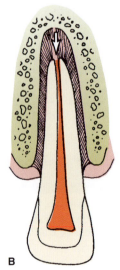
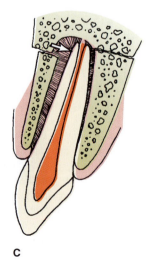
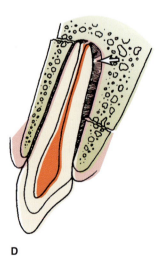

A B C D

• **Figura 24.14** Deslocamento dentário. **A.** Dente intruído. A ausência do espaço do ligamento periodontal ao longo do ápice é demonstrada. **B.** Dente deslocado de seu alvéolo em direção coronária (*i. e.,* extruído). **C** e **D.** Deslocamento da coroa do incisivo para vestibular e lingual, respectivamente. Fraturas da parede alveolar associadas, frequentemente presentes, são visualizadas.

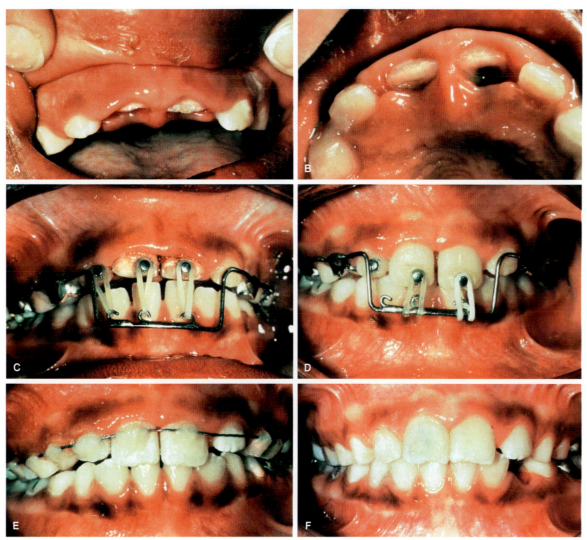

- **Figura 24.15** Tratamento dos incisivos superiores intruídos com ápices imaturos. **A** e **B.** Vistas vestibular e palatina dos incisivos superiores intruídos. **C.** Tracionamento ortodôntico instituído para extrusão dentária algumas semanas após o episódio traumático. **D.** Aspecto após 6 semanas de tracionamento. **E.** Estabilização dos dentes após reerupção ortodôntica guiada com a técnica do ataque ácido por 11 semanas. **F.** Aparência após 1 ano. Esse paciente sofreu pulpectomias com hidróxido de cálcio e apicificação durante o período de extrusão ortodôntica e, subsequentemente, teve os canais radiculares tratados. (De Spalding PM, Fields HW, Jr, Torney D, et al. The changing role of endodontics and orthodontics in the management of traumatically intruded permanent incisors. *Pediatr Dent.* 1985;7:104.)

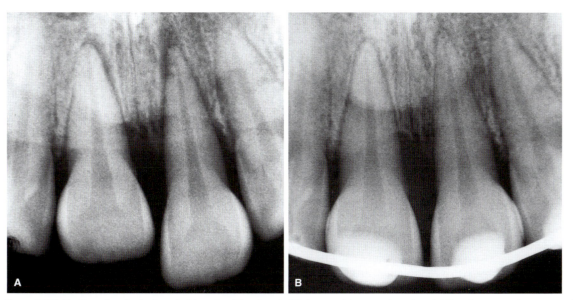

- **Figura 24.16** Radiografias do dente extruído antes (**A**) e depois (**B**) do reposicionamento e da estabilização com resina composta.

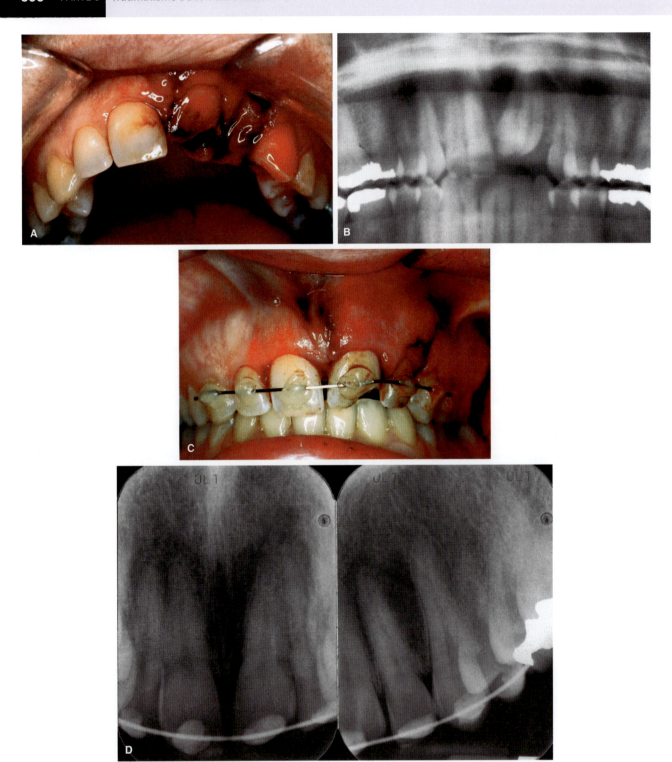

• **Figura 24.17** Tratamento dos incisivos central e lateral deslocados lingualmente com ápices maduros. **A.** Aparência na primeira consulta. **B.** Radiografia mostra a posição dos dentes e a ausência de fratura radicular. **C.** Posição dos dentes após a redução digital e estabilização com um arco de fio de aço unido aos dentes com resina composta. **D.** Radiografia imediata pós-redução exibe os dentes em seus alvéolos. (*continua*)

reposicionar o dente, deve guardá-lo em um meio apropriado até que sejam realizados os cuidados pelo cirurgião-dentista. Muitos meios de armazenamento têm sido recomendados, incluindo água, vestíbulo bucal, soro fisiológico, leite e meios de cultura celular em coletores especiais. A água é o menos indicado, pois é hipotônica e causa lise celular. A saliva mantém o dente úmido, mas não é ideal em razão da osmolaridade e do pH incompatíveis, bem como da presença de bactérias. O meio mais adequado de armazenagem é a solução salina balanceada de Hanks, que pode ser adquirida comercialmente como parte de um sistema de preservação de dente (Save-A-Tooth®, Phoenix-Lazerus®, Inc.,). Muitas escolas, agremiações esportivas e ambulâncias têm esses *kits* à disposição para uso em casos de avulsões dentárias. Se essa solução não estiver disponível, o leite é considerado o melhor meio alternativo de armazenagem, porque pode ser rapidamente adquirido no local do acidente ou próximo a este, tem pH e osmolaridade compatíveis

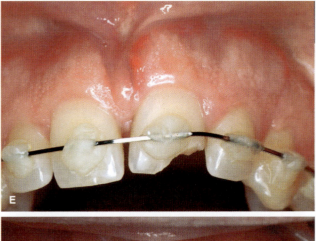
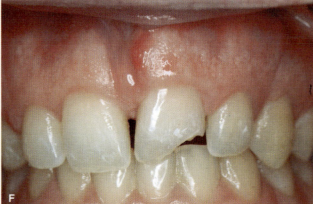
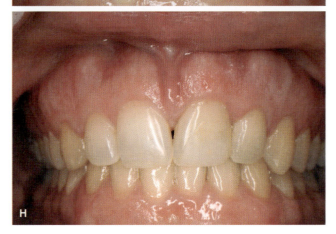
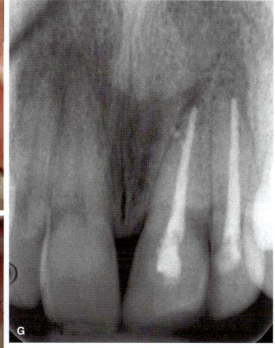

• **Figura 24.17** (*continuação*) Tratamento dos incisivos central e lateral deslocados lingualmente com ápice maduro. **E.** Aparência clínica na terceira semana, pouco antes da remoção do arco. **F.** Aparência clínica 1 semana após a remoção do arco. **G.** O paciente foi encaminhado para a terapia endodôntica. **H.** Compósito foi usado para reconstruir a porção perdida da coroa do dente 21.

com a vitalidade celular e é relativamente livre de bactérias. O leite tem se mostrado efetivo na manutenção da vitalidade das células do ligamento periodontal.[9]

Quando o paciente chega ao consultório odontológico, o cirurgião-dentista tem de decidir se o dente é viável. Se ele já tiver sido reimplantado e estiver em boa posição, deverá ser radiografado e esplintado por 7 a 10 dias. Se o dente for levado ao consultório fora de seu alvéolo por um tempo inferior a 20 minutos, deverá ser imediatamente lavado em soro fisiológico e reimplantado pelo cirurgião-dentista. Não é necessário remover todo o coágulo sanguíneo de dentro de seu alvéolo; contudo, aspiração cuidadosa e irrigação suave com soro fisiológico estéril removerão a maior parte do coágulo. A superfície radicular e o alvéolo dentário nunca devem ser raspados, "esterilizados" ou manipulados antes da reimplantação, porque isso destrói o tecido periodontal viável.

Se o dente estiver fora de seu alvéolo por mais de 20 minutos, não deverá ser reimplantado até que seja colocado na solução salina balanceada de Hanks por 30 minutos e depois em doxiciclina (1 mg/20 mℓ de soro fisiológico) por 5 minutos. O dente pode, então, ser reimplantado e esplintado. Armazenar o dente na solução de Hanks parede reduzir a incidência de anquilose por melhorar a sobrevivência das células periodontais da superfície radicular. A solução também ajuda a remover os resíduos da raiz e a dissolver as bactérias. A doxiciclina ajuda a inibir as bactérias do lúmen pulpar, reduzindo, assim, o maior obstáculo à revascularização. Até mesmo os dentes que foram armazenados na solução salina ou no leite devem passar por esse procedimento antes do reimplante.

A estabilização de um dente avulsionado pode ser conseguida utilizando-se uma variedade de materiais, como fios de aço, barras e esplintes. Contudo, vários fatores devem ser considerados: o dispositivo de imobilização deve ser o mais higiênico possível e estar posicionado longe da gengiva e das raízes dentárias. Durante a cicatrização, a inflamação deve ser mínima; caso contrário, a reabsorção inflamatória da raiz será favorecida, o que constitui uma das desvantagens da imobilização por fio de aço e dos esplintes de resina acrílica. Os pacientes têm dificuldade em limpar os dentes cobertos com fios de aço ou esplintes. Além disso, o fio de aço pode deslizar apicalmente ao redor da margem cervical e lesionar o cemento. A estabilização aplicada ao dente não precisa ser totalmente rígida, pois isso pode predispor à anquilose e à reabsorção externa da raiz. Os movimentos fisiológicos do dente são indicados por alguns para promover a união fibrosa (desejada) da raiz ao osso alveolar em vez da união óssea (tendendo para anquilose). O dispositivo de estabilização também deve ser simples de ser aplicado e removido com instrumentais de fácil aquisição.

Uma técnica muito efetiva para a estabilização de dentes avulsionados é o uso de um sistema de resina composta (Figura 24.18; ver Figura 24.17). Um fio de aço de resistência moderada, mas com alguma flexibilidade (p. ex., fio ortodôntico trançado) é adaptado às superfícies vestibulares de um ou dois dentes de cada lado do dente avulsionado. Quanto menos dentes forem necessários para estabilizar o que está avulsionado, mais movimentos fisiológicos podem ser dados ao dente reimplantado durante a função. Caso o fio ortodôntico trançado não esteja disponível, qualquer fio – até mesmo um clipe de papel – pode ser utilizado. As superfícies vestibulares do dente avulsionado e dos adjacentes são condicionadas com ácido, e o fio de aço é cimentado a eles com resina composta. Essa técnica facilita a limpeza dos dentes, porque o fio está longe da gengiva. O fio pode ser rapidamente removido, e a maioria dos cirurgiões-dentistas tem os materiais e instrumentais necessários para esse fim.

A duração da estabilização (Tabela 24.1) deve ser o mais curta possível para o dente ser reinserido, normalmente de 7 a 10 dias. Estudos mostraram que, quanto mais rígida e mais longa for a estabilização, maior será a reabsorção radicular.[1,10]

Na remoção do dispositivo de estabilização, o dente ainda estará móvel. Portanto, é importante que o dispositivo seja removido com muito cuidado e que o paciente seja instruído a evitar mastigar nessa região. Se, contudo, o forame apical estiver muito aberto, a polpa pode sobreviver e revascularizar. Para promover essa possibilidade, o dente é normalmente estabilizado por 3 a 4 semanas, em vez de um período menor, como para os dentes com formação apical completa.

Tabela 24.1	Períodos de estabilização para traumatismos dentoalveolares.
Lesão	Período de imobilização
Dente com mobilidade	7 a 10 dias
Deslocamento dentário	2 a 3 semanas
Fratura radicular	2 a 4 meses
Dente reimplantado (maduro)	7 a 10 dias
Dente reimplantado (imaturo)	3 a 4 semanas

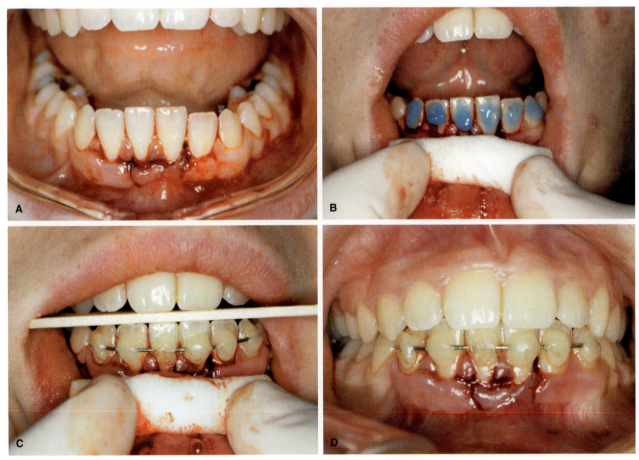

• **Figura 24.18** Técnica da estabilização com ataque ácido e resina composta de dentes deslocados. **A.** Incisivos inferiores deslocados lingualmente. **B.** Após o reposicionamento digital, o ácido é aplicado nas superfícies vestibulares dos incisivos deslocados e em um ou dois dentes em cada lado após isolamento e secagem. **C.** Resina composta e fio colocado. **D.** Oclusão verificada durante e após a estabilização.

Pacientes que não receberam nenhum reforço da vacina do tétano nos últimos 5 a 10 anos devem ser encaminhados a seu médico para fazê-lo. O uso de antibióticos (p. ex., penicilina) por 7 a 10 dias é recomendado.

O paciente deve ser informado de que vários resultados são possíveis após o reimplante. O melhor resultado esperado é um dente com função relativamente normal e que, na maioria dos casos, necessitará de terapia endodôntica (ver adiante). No entanto, variados graus de reabsorção radicular e anquilose podem ocorrer. O desenvolvimento desses sinais determina o prognóstico do dente. Apesar de a infecção dentária aguda ser rara, ela pode levar à perda do dente reimplantado. Esses pacientes devem ser acompanhados cuidadosamente e em intervalos frequentes e regulares por algum tempo depois do reimplante. Andreasen e Hjorting-Hansen listaram cinco fatores que devem ser observados antes do reimplante de um dente avulsionado:[3]

1. O dente avulsionado não deve ter doença periodontal avançada.
2. O alvéolo dentário deve estar razoavelmente intacto para acomodar o dente avulsionado.
3. Não deve haver nenhuma contraindicação ortodôntica, como apinhamento dentário significativo.
4. O período extra-alveolar deve ser considerado; períodos que excedam 2 horas são geralmente associados aos resultados ruins. Se o dente for reimplantado dentro dos primeiros 30 minutos, excelentes resultados podem ser esperados.
5. O estágio do desenvolvimento radicular deve ser avaliado. A sobrevivência da polpa é possível nos dentes com formação radicular incompleta se o reimplante for realizado dentro de 2 horas após a lesão.

Se o dente a ser reimplantado não estiver favorável ao reimplante, como determinado por esses fatores, o paciente deverá estar ciente de que o prognóstico será ruim. As alternativas ao reimplante devem ser consideradas nos casos em que os fatores envolvidos sejam desfavoráveis, como dente com doença periodontal preexistente, grandes restaurações, fratura alveolar e longo período extra-alveolar. Atualmente, o uso dos implantes dentários pode oferecer aos pacientes que sofreram avulsão dentária uma alternativa que não estava disponível no passado. Nos casos menos favoráveis, pode-se optar pelo implante dentário em vez do reimplante assim que o alvéolo estiver cicatrizado.

Fraturas alveolares

Pequenas fraturas do processo alveolar, como mencionado previamente, com frequência acompanham lesões dos dentes. Todavia, lesões ao processo alveolar podem ocorrer de modo independente e constituir um desafio para o tratamento. Na maioria dos casos, o segmento ósseo contém no mínimo um dente, mas com frequência, vários deles.

Lesões concomitantes, como fraturas coronárias ou radiculares e feridas de tecidos moles, podem ocorrer. Essas lesões podem ser melhor tratadas se encaminhadas ao cirurgião bucomaxilofacial, pois podem envolver o tratamento cirúrgico aberto para reposicionar os segmentos ósseos.

O tratamento desse tipo de lesão, como para qualquer fratura, consiste, primeiramente, em reposicionar o segmento fraturado e, então, estabilizá-lo até que a cicatrização óssea aconteça. Esse procedimento pode ser facilmente realizado com pressão digital após a administração de anestesia adequada (Figura 24.19). Frequentemente, contudo, a fragmentação dos segmentos dento-ósseos torna a redução difícil, e o tratamento cirúrgico aberto pode, então, ser necessário.

Nos dentes cujos ápices radiculares foram expostos pela fratura dentoalveolar, o tratamento endodôntico deve ser realizado dentro de 1 a 2 semanas para prevenir a reabsorção radicular inflamatória e infecção. O segmento dento-ósseo deve ser estabilizado por aproximadamente 4 semanas para possibilitar a cicatrização óssea. Muitos métodos podem ser utilizados para estabilizar o segmento. O mais simples é fixar uma barra aos dentes, evolvendo o segmento fraturado e estendendo-a além dele, para mesial e distal. Os dentes imediatamente adjacentes à fratura frequentemente não são unidos à barra com fios de aço, pois assim são passíveis de higiene bucal. Não os amarrar também previne sua mobilização por forças exercidas pelo fio de aço. A utilização de um arco metálico preso por resina composta com ataque ácido, como descrito anteriormente, também é aceitável. Um esplinte de resina acrílica autopolimerizável pode ser feito no local ou em modelos obtidos por impressão imediatamente após o reposicionamento do segmento alveolar. O esplinte pode ser fixado aos dentes adjacentes e naqueles compreendidos no segmento fraturado.

Tratamento da polpa

A polpa dentária pode ser lesionada durante quaisquer lesões dentárias já descritas, como resultado de exposição direta, resposta inflamatória por proximidade à exposição, efeito concussivo ou rompimento da artéria nutrícia da polpa. Em qualquer lesão dentária, a possibilidade de necrose pulpar é real e sua detecção precoce é imperativa. Se uma polpa necrosa, ocorre uma resposta inflamatória que leva a reabsorção dentária e anquilose (Figura 24.20). Portanto, para todas as lesões descritas, o estado da polpa deve ser averiguado. Como é difícil estabelecer o estado de saúde pulpar imediatamente após a lesão, o cirurgião-dentista deve assumir que, se um dente com ápice maduro se moveu mais de 1 mm em qualquer direção, a necrose pulpar ocorrerá.

O tratamento endodôntico não deve ser executado no momento do reposicionamento ou do reimplante dentário, pois o tempo extra necessário para executar esse procedimento não se justifica e expõe mais o dente a danos externos. Contudo, em dentes com o forame apical fechado, o tratamento endodôntico deve ser instituído após cerca de 2 semanas. Esse tratamento ajuda a minimizar a reabsorção inflamatória da raiz por eliminar o tecido pulpar desvitalizado. O preparo mecânico do sistema de canais radiculares é, então, executado. Todavia, em vez de obturar o canal com guta-percha, o clínico trata-o de modo similar à técnica de apicificação, que é aplicar uma mistura de hidróxido de cálcio e sulfato de bário (1:1) dentro do canal por 6 a 12 meses. O sulfato de bário promove a avaliação radiográfica da quantidade de hidróxido de cálcio existente, porque ele se dissipa lentamente dentro canal após ser aplicado. Avaliações radiográficas periódicas devem ser realizadas, e o hidróxido de cálcio, substituído a cada 3 meses, se ausente do sistema de canais radiculares. O tratamento endodôntico convencional pode ser realizado quando radiografias sucessivas indicarem que não há mais reabsorção radicular. Esse esquema deve ser preferido ao preenchimento do canal com material permanente, logo após a preparação biomecânica, porque parece minimizar a reabsorção inflamatória da raiz.

Em dentes com forame apical aberto, o tratamento endodôntico pode ser adiado por várias semanas, até que os exames de controle, incluindo o teste de vitalidade pulpar, determinem sua necessidade. Quando os ápices estão abertos, é esperado que a revascularização do sistema de canais radiculares ocorra. Se a terapia do canal radicular for necessária, os procedimentos de apicificação com o uso de hidróxido de cálcio podem ser utilizados antes do preenchimento do sistema de canais com um material permanente. A técnica da apicificação é ilustrada na Figura 24.21.

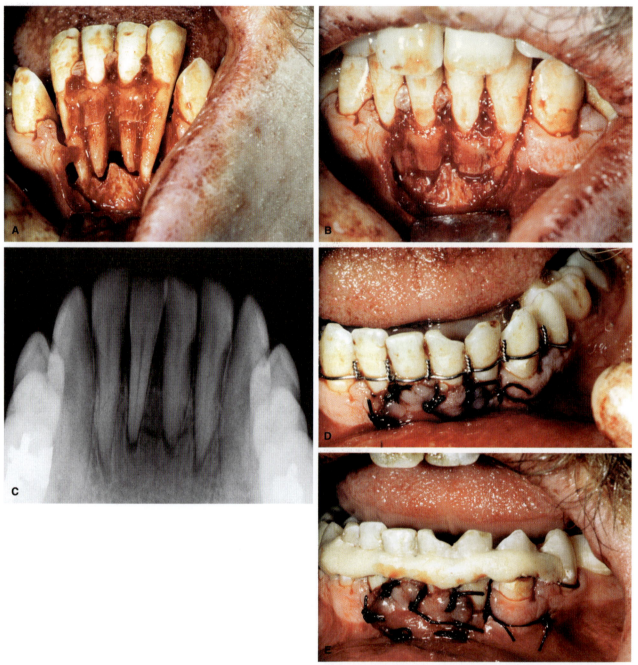

• **Figura 24.19** Tratamento da fratura dentoalveolar. **A.** Aparência clínica da fratura envolvendo quatro incisivos inferiores. Esses dentes estão tipicamente maduros e têm pouco osso ao redor das áreas laterais e apicais. **B.** Aparência clínica após a redução digital da fratura. A relação oclusal é verificada antes da estabilização desses dentes. **C.** Aparência radiográfica dos dentes após redução digital. **D.** Aparência após aplicação da odontossíntese de Essig e da sutura da mucosa. **E.** Resina acrílica autopolimerizável adicionada para aumentar a rigidez. (*Nota*: A colocação de um arco de fio de aço aderido aos dentes pela técnica de resina composta condicionada com ataque ácido demonstrada na Figura 24.18 seria preferível.) Devido à maturidade dos ápices, o tratamento dos canais radiculares deve ser executado nesses dentes em 1 a 2 semanas após o traumatismo. (*B*, cortesia de Dr. Stephen Feinberg, University of Michigan, Ann Arbor, Ml.)

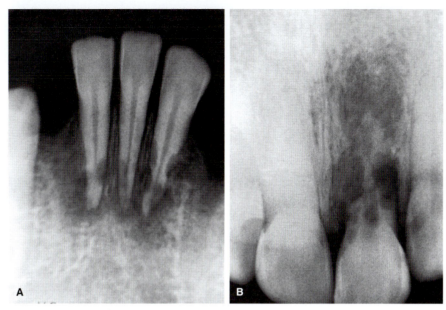

- **Figura 24.20** A e B. Dois casos de reabsorção radicular inflamatória ocorridos vários meses após o traumatismo dentoalveolar sem tratamento do canal radicular.

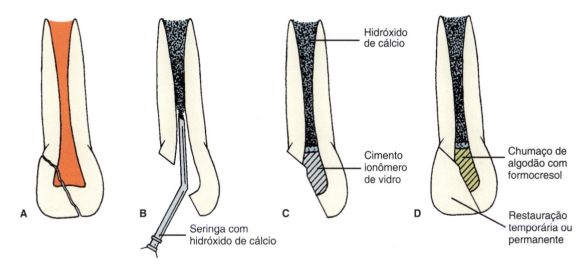

- **Figura 24.21** Procedimento de apicificação. **A.** Fratura coronária envolvendo a polpa de um dente apicalmente imaturo. **B.** Remoção de toda a polpa seguida do preenchimento com solução de hidróxido de cálcio. Este pode ser inserido tanto com uma seringa quanto com uma broca espiral Lentulo. **C.** Chumaço de algodão (com ou sem formocresol) é então colocado, seguido do preenchimento da câmara pulpar coronária com cimento de ionômero de vidro. **D.** Restauração temporária ou definitiva com compósito é, então, realizada. A solução de hidróxido de cálcio pode requerer substituição a cada 3 meses até o ápice estar fechado.

Referências bibliográficas

1. Andreasen JO. The effect of splinting upon periodontal healing after replantation of permanent incisors in monkeys. *Acta Odontol Scand.* 1975;33:313.
2. Andreasen JO, Andreasen FM. *Textbook and color atlas of traumatic injuries to the teeth.* ed 3. Copenhagen: Denmark: Munksgaard; 1994.
3. Andreasen JO, Hjorting-Hansen E. Replantation of teeth. I. Radiographic and clinical study of 110 human teeth replanted after accidental loss. *Acta Odontol Scand.* 1966;24:263.
4. Sanders B, Brady FA, Johnson R. Injuries. In: Sanders B, ed. *Pediatric oral and maxillofacial surgery.* St Louis, MO: Mosby; 1979.
5. Donley KJ. Management of sports-related crown fractures. *Dent Clin North Am.* 2000;44:85.
6. Rauschenberger CR, Hovland EJ. Clinical management of crown fractures. *Dent Clin North Am.* 1995;39:25.
7. Pagliarini A, Rubini R, Rea M, et al. Crown fractures: effectiveness of current enamel-dentin adhesives in reattachment of fractured fragments. *Quintessence Int.* 2000;31:133.
8. Turley PK, Joiner MW, Hellstrom S. The effect of orthodontic extrusion on traumatically intruded teeth. *Am J Orthod.* 1984;85:47.
9. Trope M. Clinical management of the avulsed tooth. *Dent Clin North Am.* 1995;39:93.
10. Andreasen JO. Etiology and pathogenesis of traumatic dental injuries. *Scand J Dent Res.* 1970;78:339.

25
Tratamento das Fraturas Faciais

MARK W. OCHS, MYRON R. TUCKER E RICHARD E. BAUER

VISÃO GERAL DO CAPÍTULO

Avaliação dos pacientes com traumatismo facial, 506
Avaliação imediata, 506
História e exame físico, 507
Avaliação radiográfica, 509

Etiologia e classificação das fraturas faciais, 512
Etiologia das fraturas faciais, 512
Fraturas mandibulares, 512
Fraturas do terço médio da face, 513

Tratamento das fraturas faciais, 515
Fraturas mandibulares, 515
Fraturas do terço médio da face, 519
Lacerações, 527

O traumatismo na região facial frequentemente resulta em ferimentos nos tecidos moles, nos dentes e nos principais componentes do esqueleto da face, incluindo mandíbula, maxila, zigoma, complexo naso-órbito-etmoidal (NOE) e estruturas supraorbitárias. Além disso, essas lesões podem estar associadas aos traumatismos em outras partes do corpo.[1] A participação no tratamento e reabilitação do paciente com traumatismo facial envolve um completo entendimento dos tipos, dos princípios, da avaliação e do tratamento cirúrgico dos traumatismos faciais. Este capítulo descreve os princípios fundamentais do tratamento do paciente com traumatismo facial.

Avaliação dos pacientes com traumatismo facial

Avaliação imediata

Antes de completar uma história detalhada e a avaliação física da área facial, deve-se cuidar das lesões graves que coloquem a vida em risco. O primeiro passo na avaliação do paciente que sofreu um traumatismo é o exame da estabilidade cardiopulmonar, garantindo que ele esteja com as vias respiratórias desobstruídas e que os pulmões estejam adequadamente ventilados. Os sinais vitais, incluindo frequência respiratória, pulsação e pressão arterial, devem ser aferidos e registrados. Durante a fase inicial da avaliação (avaliação primária), outros problemas que possam incorrer em risco à vida do paciente, como hemorragia profusa, devem ser abordados. Medidas imediatas, como aplicação de curativos compressivos, ataduras e pinçamento de vasos com sangramentos abundantes, devem ser realizadas o mais rápido possível. Em seguida, a avaliação do estado neurológico do paciente e um exame da coluna cervical devem ser realizados. Impactos graves o bastante para causar fraturas ao esqueleto facial são frequentemente transmitidos à coluna cervical. O pescoço deve ser imobilizado temporariamente até que as lesões nessa região tenham sido solucionadas. Procede-se à palpação cuidadosa do pescoço para detectar possíveis áreas dolorosas e uma série de radiografias da coluna cervical deve ser realizada assim que possível.

Adia-se o tratamento das lesões de cabeça e pescoço até que uma completa avaliação, exame e estabilização do paciente tenham sido realizados. Contudo, muitas vezes algum tratamento pode ser necessário para estabilizá-lo. A manutenção das vias respiratórias do paciente é de vital importância. Com frequência, as fraturas do osso da face comprometem gravemente a ventilação do paciente, em especial quando ele está inconsciente ou em posição supina. Fraturas mandibulares graves, particularmente as bilaterais ou cominutivas, podem provocar deslocamentos consideráveis da mandíbula e da língua em direção posterior, resultando em obstrução das vias respiratórias superiores (Figura 25.1).

O simples manuseio, reposicionamento e estabilização da mandíbula em uma posição mais anterior podem aliviar esta obstrução. A colocação de uma sonda nasofaríngea ou orofaríngea pode ser suficiente para adequar temporariamente as vias respiratórias. Em alguns casos, a intubação endotraqueal pode ser indicada. Quaisquer aparelhos protéticos, dentes arrancados, pedaços de osso completamente avulsionados ou outros detritos também podem contribuir para a obstrução das vias respiratórias e devem ser imediatamente removidos. Quaisquer áreas de sangramento devem ser prontamente examinadas e tratadas com tamponamento,

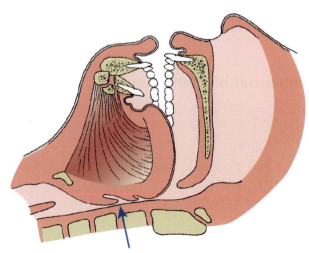

● **Figura 25.1** Deslocamento posterior da língua e obstrução das vias respiratórias superiores resultante de fraturas mandibulares bilaterais.

curativos compressivos ou pinçamento dos vasos. Todo o excesso de sangue e saliva deve ser aspirado da faringe, prevenindo a aspiração e o laringospasmo.

As lesões da região facial podem envolver não somente os ossos da face, mas também os tecidos moles, como língua e áreas cervicais superiores, ou podem estar associadas a lesões, como uma fratura de laringe.[2] Em alguns casos, uma traqueostomia de emergência pode ser necessária para adequar o funcionamento das vias respiratórias. Em pacientes traumatizados, com completa obstrução dessas vias, uma cricotireotomia é o meio mais rápido de acesso à traqueia (Figura 25.2).

História e exame físico

Após a estabilização do paciente, deve-se obter uma história o mais completa possível, a partir do próprio; contudo, em razão da perda de consciência ou alteração do estado neurológico, a informação tem, muitas vezes, que ser apurada com uma testemunha ou um membro da família que o esteja acompanhando. Cinco importantes perguntas devem ser realizadas:

1. Como aconteceu o acidente?
2. Quando aconteceu o acidente?
3. Quais as características específicas da lesão, incluindo o tipo de objeto causador, a direção de onde veio o impacto e considerações logísticas similares?
4. Houve perda de consciência?
5. Que sintomas o paciente apresenta no momento, incluindo dor, alterações de sentidos e visuais e maloclusão?

Deve-se realizar revisão completa dos sistemas, incluindo informações sobre alergias, medicamentos em uso e imunização antitetânica prévia, bem como condições clínicas e cirurgias prévias.

A avaliação física das estruturas faciais deve ser finalizada somente após um exame físico geral que verifique as condições cardiopulmonares e funções neurológicas, bem como de outras áreas de traumatismo potencial, incluindo tórax, abdome e áreas pélvicas. Como os pacientes com múltiplas lesões graves frequentemente requerem avaliação e tratamento por diversos especialistas, as equipes de traumatismo se tornaram um padrão nas salas de emergência dos principais hospitais. Em geral, essas equipes abrangem cirurgiões gerais e especialistas em cirurgia cardiotorácica, vascular e ortopédica, neurocirurgia e anestesiologia; esses especialistas ficam de prontidão para dar atenção imediata a pacientes em salas de emergência. Também participam dessa equipe especialistas em cirurgia bucomaxilofacial, oftalmologistas, otorrinolaringologistas, cirurgiões plásticos e urologistas. O esforço combinado desses profissionais é solicitado para se realizar atendimento e tratamento adequados das lesões apresentadas pelo paciente.

A avaliação da região facial deve ser feita de maneira organizada e sequencial. Crânio e face devem ser cuidadosamente inspecionados em busca de traumatismos evidentes, incluindo lacerações, abrasões, contusões, áreas de edema ou formação de hematoma, e possíveis alterações de contorno. As áreas de equimose devem ser avaliadas cuidadosamente.

Equimose periorbitária, especialmente associada à hemorragia subconjuntival, costuma ser indicativa de fratura orbitária ou do complexo zigomático (Figura 25.3). Equimoses localizadas atrás da orelha, ou sinal de Battle, sugerem fratura da base do crânio. Equimoses no assoalho da boca geralmente indicam fratura na região anterior da mandíbula.

O exame neurológico da face deve incluir avaliação criteriosa de todos os nervos cranianos. A visão, os movimentos extraoculares e a reação da pupila à luz devem ser atentamente avaliados. Alterações pupilares ou de acuidade visual podem sugerir traumatismo intracraniano (disfunção do nervo craniano [NC] II ou III) ou traumatismo direto à órbita. Pupilas desiguais (anisocoria) em um paciente letárgico indicam lesão ou hemorragia intracraniana (hematoma subdural ou epidural ou hemorragia intraparenquimatosa). Pupila assimétrica ou irregular (não redonda) é mais comumente causada por perfuração do globo ocular. As anormalidades dos movimentos oculares também podem apontar problemas neurológicos centrais (NC III, IV e VI) ou restrição mecânica dos movimentos dos músculos do olho, resultante de fraturas do complexo orbitário (Figura 25.4). A função motora dos músculos faciais (NC VII) e dos músculos da mastigação (NC V), assim como a sensibilidade da área facial (NC V) devem ser avaliadas. Todas as lacerações devem ser cuidadosamente limpas e avaliadas à procura de possíveis secções de nervos e ductos importantes, como o nervo facial e o ducto de Stensen.

A mandíbula deve ser avaliada com critério por meio da palpação externa de todas as áreas das bordas inferior e lateral e da articulação temporomandibular, com atenção especial às áreas de sensibilidade. A oclusão deve ser examinada à procura de desnivelamento ao longo do plano oclusal e de lacerações das áreas gengivais (Figura 25.5). A palpação bimanual das áreas suspeitas de fratura deve ser feita por meio de pressão firme sobre a mandíbula, anterior e posterior à área fraturada, na tentativa de diagnosticar se há mobilidade nesta região. A oclusão deve ser reexaminada após essa manobra. A mobilidade dentária na área de uma possível fratura também deve ser observada.

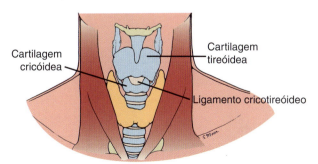

• **Figura 25.2** Localização da traqueostomia e cricotireotomia com pontos de referência para acesso cirúrgico de emergência às vias respiratórias.

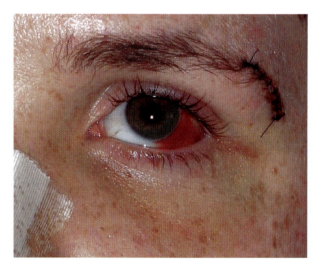

• **Figura 25.3** Equimose periorbitária e hemorragia subconjuntival lateral associadas à fratura do complexo zigomático.

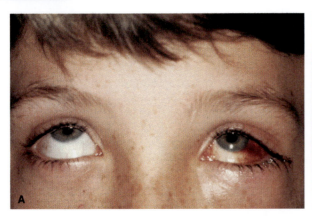
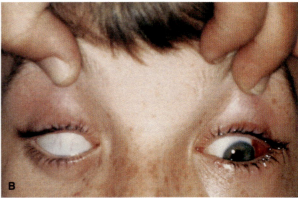

• **Figura 25.4 A.** Paciente de 14 anos de idade com fratura do assoalho orbitário esquerdo olhando para cima. **B.** Encarceramento do músculo reto inferior na área de fratura linear do assoalho orbitário. Ao olhar para baixo, o paciente é incapaz de rotacionar o olho esquerdo inferiormente, ao passo que o olho direito está completamente rotacionado inferiormente.

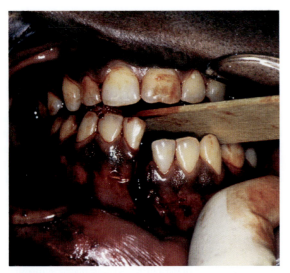

• **Figura 25.5** Irregularidade do plano oclusal e laceração na gengiva e na mucosa entre os incisivos centrais inferiores, indicando provável fratura mandibular nesta área.

Inicia-se a avaliação do terço médio da face verificando-se a mobilidade da maxila isoladamente ou em combinação com os ossos zigomáticos ou nasais. Para acessar tal mobilidade, a cabeça do paciente deve ser estabilizada pela fronte com uma das mãos. Com os dedos polegar e indicador da outra mão, segura-se a maxila; utiliza-se pressão firme para constatar se a mobilidade está adequada (Figura 25.6).

As regiões dos terços médio e superior da face devem ser palpadas, investigando-se desnivelamento ósseo na região frontal, no rebordo periorbitário ou na região nasal ou zigomática. A pressão digital firme sobre essas áreas é utilizada para avaliar criteriosamente o contorno ósseo, o que pode ser difícil quando a região se encontra muito edemaciada. No exame do complexo zigomático ou em uma fratura de arco, o dedo indicador pode ser inserido no vestíbulo maxilar adjacente aos molares ao mesmo tempo em que realiza a palpação e a aplicação de pressão em uma direção superolateral. A crepitação óssea (capacidade de sentir a vibração conforme as margens ósseas são esfregadas umas contra as outras) ou extrema sensibilidade nesta região indica fratura. A avaliação das estruturas nasais e paranasais inclui a medição da distância intercantal entre a parte mais interna dos cantos

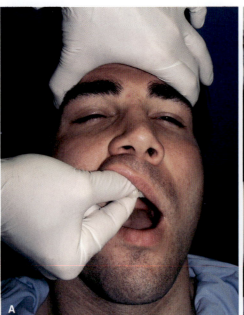
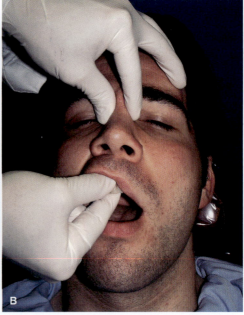

• **Figura 25.6** Exame da mobilidade da maxila. **A.** A pressão firme na fronte é usada para estabilizar a cabeça do paciente. Pressão é colocada na maxila em uma tentativa de verificar se há mobilidade. **B.** A mão estabilizadora também pode avaliar mobilidade na área dos ossos nasais.

mediais direito e esquerdo. Frequentemente, as lesões naso-órbito-etmoidais causam fragmentação dos ossos nasais e deslocamento dos ligamentos cantais mediais, resultando em telecanto traumático (aumento da distância intercantal) (Figura 25.7). Normalmente, a distância intercantal deve ser igual à largura da base nasal. A simetria do nariz também deve ser avaliada. A anatomia dos ossos nasais deve ser verificada por meio da palpação. Um espéculo nasal é usado para visualizar a área interna do nariz, a fim de localizar uma hemorragia excessiva ou a formação de um hematoma, especialmente na área do septo nasal.

A inspeção intrabucal deve incluir uma avaliação das áreas de laceração da mucosa e de equimoses no vestíbulo bucal ou ao longo do palato e um exame da oclusão e das áreas de dentes com mobilidade ou ausentes. Essas áreas devem ser verificadas antes, durante e após uma manipulação da mandíbula e do terço médio da face. Contato oclusal prematuro unilateral com mordida aberta contralateral pode ser importante indicador de um tipo de fratura dos maxilares.

Avaliação radiográfica

Após cuidadosa avaliação da região facial, radiografias devem ser feitas para fornecer informação adicional sobre as lesões.[3] Nos casos de traumatismo facial grave, as lesões na coluna cervical devem ser excluídas com um exame completo antes de qualquer manipulação no pescoço. O exame radiográfico da face deve depender, até certo ponto, dos achados clínicos e da lesão suspeitada. Em geral, não se justificam exames radiográficos aleatórios ou excessivos. No paciente com traumatismo de face, o objetivo das radiografias é confirmar a suspeita do diagnóstico clínico, obtendo-se informações que podem não estar claras no exame clínico, e determinar com maior precisão a extensão da lesão. O exame radiográfico deve também documentar as fraturas por ângulos ou perspectivas diferentes.

A avaliação radiográfica da mandíbula geralmente requer duas ou mais das seguintes tomadas radiográficas: (1) radiografia panorâmica; (2) incidência de Towne de boca aberta;; (3) incidência posteroanterior e (4) incidências laterais oblíquas (Figura 25.8). Ocasionalmente,

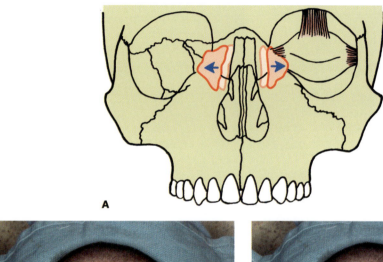

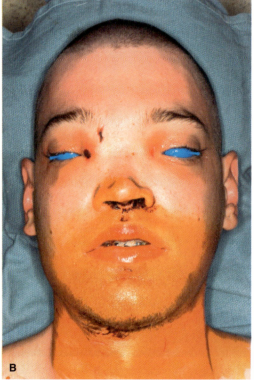

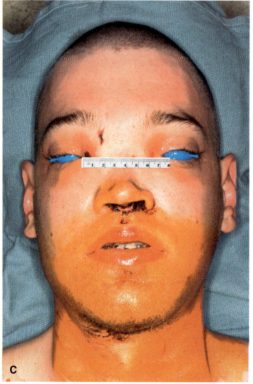

• **Figura 25.7** Traumatismo ao complexo naso-órbito-etmoidal, que resultou em deslocamento dos ligamentos cantais mediais e no aumento da distância intercantal (ou seja, telecanto traumático). **A.** Diagrama das fraturas ósseas e do deslocamento do ligamento cantal medial. **B.** Imagem clínica do telecanto traumático. **C.** Imagem clínica de telecanto traumático com régua para demonstrar alargamento em milímetros.

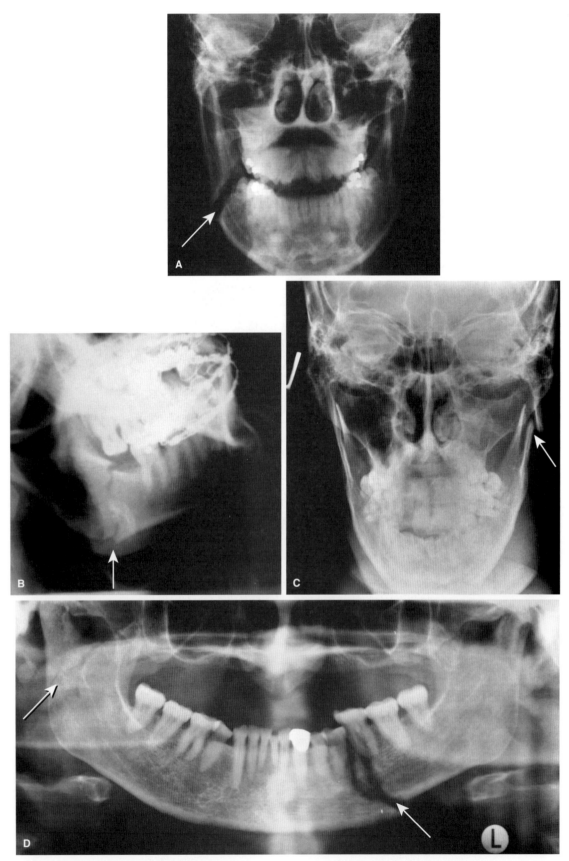

• **Figura 25.8** **A.** A incidência posteroanterior demonstra uma fratura na área do ângulo mandibular (*seta*). **B.** A incidência lateral oblíqua mostra uma fratura na área do ângulo (*seta*). **C.** A incidência de Towne demonstra o deslocamento da fratura condilar (*seta*). **D.** A incidência panorâmica mostra uma fratura deslocada do corpo mandibular esquerdo e uma fratura subcondilar direita (*setas*).

até mesmo essas radiografias não fornecem a informação adequada; portanto, radiografias suplementares, incluindo as periapicais e oclusais, podem ser úteis.[3] A tomografia computadorizada (TC), na incidência axial com contraste intravenoso, pode fornecer informações não obtidas nas radiografias planas ou quando precauções com a coluna cervical ou outras lesões não possibilitam o posicionamento adequado dos filmes. A TC é usada para excluir lesão neurológica em muitos pacientes com traumatismo facial, e este exame também pode ser útil para suplementar a avaliação radiográfica. Mais comumente, essas imagens de TC estão sendo obtidas como a principal análise radiográfica para pacientes com fraturas faciais, eliminando, assim, a análise de filmes simples.

Além disso, a ampla disponibilidade da TC de feixe cônico no cenário ambulatorial possibilitou a análise tridimensional com doses de radiação relativamente baixas, substituindo, portanto, a análise múltipla de filmes simples.

Historicamente, a avaliação das fraturas do terço médio da face foi complementada com outras incidências radiográficas, incluindo a de Waters, lateral e posteroanterior de crânio e a submento-vértex (Figura 25.9). Todavia, em virtude da dificuldade de interpretação das radiografias planas do terço médio da face, outras técnicas radiográficas mais sofisticadas são atualmente utilizadas. A TC é a técnica radiográfica mais comumente usada para avaliar o traumatismo de terço médio da face. A capacidade de avaliar as

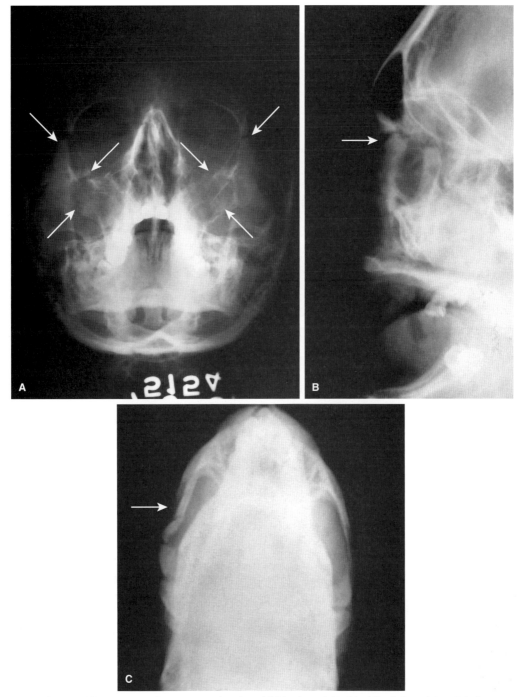

• **Figura 25.9** **A.** A incidência de Waters mostra fraturas nos rebordos orbitários (setas). **B.** A incidência lateral do crânio ilustra uma fratura Le Fort III ou separação craniofacial. A linha de fratura (seta) separa o terço médio da face do crânio. **C.** A submento-vértex demonstra uma fratura do arco zigomático (seta).

fraturas em diversos planos de espaço e visualizar todo o crânio, terço médio da face e mandíbula com a reconstrução tridimensional fornece informação valiosa para o diagnóstico e tratamento do traumatismo facial grave (Figura 25.10).[4]

Etiologia e classificação das fraturas faciais

Etiologia das fraturas faciais

As principais causas de fraturas faciais abrangem os acidentes automobilísticos e as agressões. Outras causas de lesões incluem as quedas, os acidentes esportivos e os de trabalho.[5,6] As fraturas faciais resultantes de acidentes automobilísticos são muito mais frequentes em pessoas que não usavam cinto de segurança no momento do acidente.

Fraturas mandibulares

Dependendo do tipo de lesão e da direção e força do impacto, as fraturas de mandíbula podem ocorrer em diversas localizações. Uma das classificações descreve as fraturas mandibulares de acordo com sua localização anatômica. São designadas como condilares, do ramo, de ângulo, de corpo, sinfisárias, alveolares e, raramente, do processo coronoide. A Figura 25.11 ilustra a localização e a frequência dos diferentes tipos de fraturas mandibulares.[7]

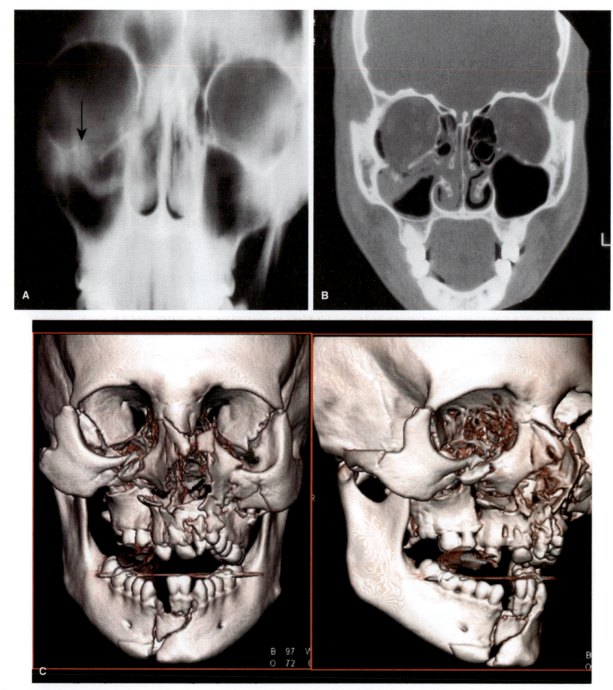

• **Figura 25.10 A.** A incidência tomográfica demonstra uma ruptura do assoalho orbitário (*seta*). **B.** Exame de tomografia computadorizada apresenta rupturas da parede medial e do assoalho direito da órbita. **C.** Reconstrução tridimensional do paciente com múltiplas fraturas faciais. (*C*, cortesia de Dr. R. Bryan Bell.)

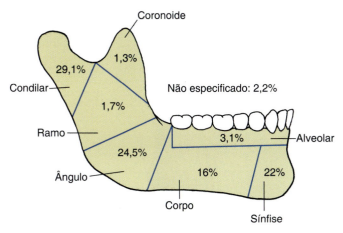

• **Figura 25.11** Distribuição anatômica das fraturas mandibulares. (Dados extraídos de Olson RA, Fonseca RJ, Zeitler DL, Osbon DB. Fractures of the mandible: a review of 580 cases. *J Oral Maxillofac Surg.* 1982; 40:23.)

Outro sistema de classificação das fraturas mandibulares as distingue em fraturas do tipo galho verde, simples, cominutivas e compostas (Figura 25.12). Esse sistema descreve a condição dos fragmentos ósseos na região fraturada e a possível comunicação com o meio externo. As *fraturas em galho verde* são aquelas que envolvem as fraturas incompletas com flexibilidade do osso. Essas fraturas geralmente exibem mobilidade mínima quando palpadas. Uma *fratura simples* é uma completa transecção do osso com mínima fragmentação na região fraturada. Na *fratura cominutiva*, o osso é fraturado em múltiplos segmentos. Ferimentos com arma de fogo, objetos penetrantes ou outros traumatismos de alto impacto na mandíbula resultam comumente em fraturas cominutivas. Uma *fratura composta* provém da comunicação da margem do osso fraturado com o meio externo. Nas fraturas maxilofaciais, a comunicação com o meio bucal ou externo pode decorrer de lacerações da mucosa, perfuração através do sulco gengival e do ligamento periodontal, comunicação com o revestimento do seio e lacerações da pele subjacente. Por definição, qualquer fratura dos maxilares envolvendo um segmento dentário é uma fratura exposta ou composta.

As fraturas de mandíbula podem ser *favoráveis* ou *desfavoráveis*, dependendo da angulação da fratura e da força de tração muscular proximal e distal à fratura. Em uma fratura favorável, a linha de fratura e a força de tração muscular resistem ao deslocamento da fratura (Figura 25.13). Em uma fratura desfavorável, a tração muscular resultará em deslocamento dos segmentos fraturados.

Fraturas do terço médio da face

As fraturas do terço médio da face incluem aquelas que afetam a maxila, o zigoma e o complexo naso-órbito-etmoidal. Podem ser classificadas em: fraturas Le Fort I, II ou III, fraturas do complexo zigomaticomaxilar, fraturas de arco zigomático ou fraturas NOE. Tais fraturas podem ocorrer isoladamente ou combinadas.[8]

A fratura Le Fort I resulta frequentemente da aplicação de força horizontal na maxila, fraturando-a através do seio maxilar e ao longo do assoalho da fossa nasal. Ela separa a maxila das lâminas pterigoides e das estruturas nasal e zigomática (Figura 25.14A). Esse tipo de fratura pode separar a maxila, em um único pedaço, das outras estruturas, dividir o palato ou fragmentar a maxila. Forças aplicadas em uma direção mais superior causam, com frequência, fraturas Le Fort II, que consistem na separação da maxila e complexo nasal aderido, das estruturas zigomáticas e nasais (ver Figura 25.14B). A fratura Le Fort III provém da aplicação de forças horizontais em um nível suficientemente alto para separar o complexo NOE, os zigomas e a maxila da base do crânio, o que decorre da chamada *disjunção craniofacial* (ver Figura 25.14C). Invariavelmente, as fraturas do terço médio da face são híbridas ou combinações de lesões previamente mencionadas.

O tipo mais comum das fraturas do terço médio da face é a fratura do complexo zigomático (Figura 25.15A). Esse tipo de fratura resulta do impacto de objetos, como uma bola de beisebol ou o punho, sobre a parte lateral da bochecha. Traumatismos semelhantes também podem ocasionar fraturas isoladas dos ossos nasais, do rebordo orbitário ou áreas do assoalho da órbita. traumatismo contuso ao olho pode resultar em compressão do globo e subsequente fratura *blow-out* do assoalho da órbita (Figura 25.16). O arco zigomático também pode ser afetado, isolado ou em combinação com outros tipos de fraturas (ver Figura 25.15B e C).

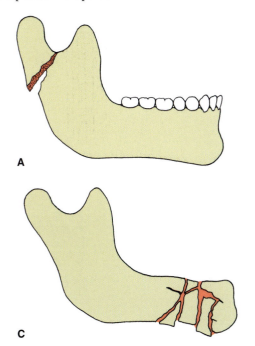
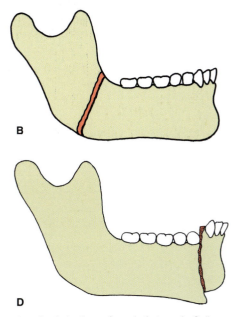

• **Figura 25.12** Tipos de fraturas mandibulares classificadas de acordo com a extensão da lesão na área da fratura. **A.** Galho verde. **B.** Simples. **C.** Cominutiva. **D.** Composta. O osso seria exposto através da mucosa, próximo aos dentes.

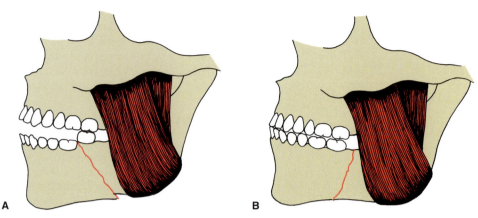

- **Figura 25.13** Fraturas favorável e desfavorável da mandíbula. **A.** Fraturas desfavoráveis resultando em deslocamento do local da fratura causado pela tensão do músculo masseter. **B.** Fraturas favoráveis nas quais a direção e angulação do músculo fazem resistência ao deslocamento.

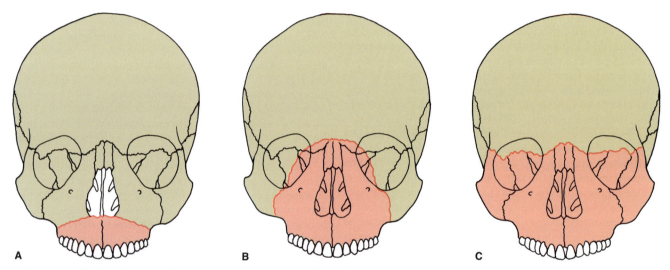

- **Figura 25.14** Fraturas do terço médio da face do tipo Le Fort. **A.** Fratura Le Fort I separando a porção inferior da maxila de maneira horizontal, estendendo-se desde a abertura piriforme do nariz até a área da sutura pterigomaxilar. **B.** Fratura Le Fort II envolvendo a separação da maxila e do complexo nasal da base do crânio, da área do rebordo zigomático-orbital e da área da sutura pterigomaxilar. **C.** Fratura Le Fort III (ou seja, disjunção craniofacial), que é uma separação completa do terço médio da face no nível do complexo naso-órbito-etmoidal e da área da sutura pterigomaxilar. A fratura também se estende através das órbitas bilateralmente.

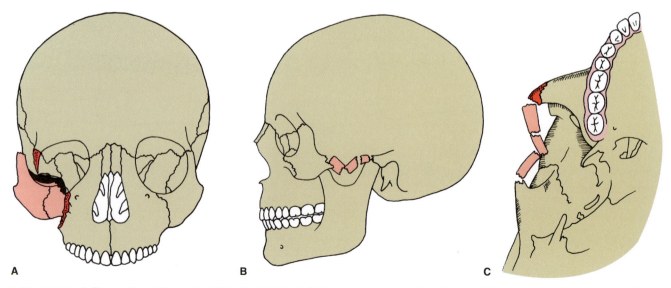

- **Figura 25.15 A.** Fratura do complexo zigomático. **B.** Vista lateral. Fratura isolada do arco zigomático. **C.** Vista submento-vértex mostrando fratura do arco zigomático em uma vista diferente. (*A* e *C*, modificadas de Kruger E, Schilli W. Oral and Maxillofacial Traumatology, Vol 2. Chicago: Quintessence; 1986.)

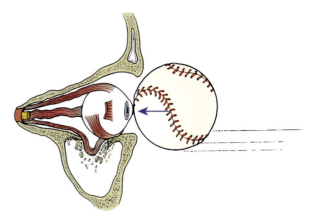

• **Figura 25.16** Traumatismo contuso por bola de beisebol causando uma fratura *blow-out* do assoalho de órbita, com os fragmentos ósseos e os conteúdos orbitários deslocados para o interior do seio maxilar.

Tratamento das fraturas faciais

Sempre que as estruturas faciais sofrem traumatismos, o objetivo do tratamento é a reabilitação máxima do paciente. Nas fraturas faciais, os objetivos do tratamento incluem a rápida cicatrização óssea, o restabelecimento das funções ocular, mastigatória e nasal, a recuperação da fala e um resultado estético facial e dentário aceitável. Durante a fase de tratamento e cicatrização, também é importante minimizar os efeitos adversos do estado nutricional do paciente e alcançar os objetivos do tratamento com o mínimo possível de desconforto e inconveniências.

Para chegar a esses objetivos, os seguintes princípios cirúrgicos básicos devem servir de guia para o tratamento das fraturas faciais: redução da fratura (ou seja, reposição dos segmentos ósseos em suas corretas posições anatômicas) e fixação dos segmentos ósseos para imobilizá-los no local da fratura. Além disso, a oclusão original deve ser restaurada e qualquer infecção na área da fratura, erradicada ou prevenida.

O momento do tratamento das fraturas faciais depende de diversos fatores. É preferível sempre tratar as lesões o mais cedo possível. Evidências mostram que, quanto mais tempo uma fratura aberta ou composta permanecer sem tratamento, maior é a incidência de infecções e má união. Além disso, adiar por dias ou semanas torna difícil ou impossível a redução anatômica ideal da fratura. Ademais, o edema aumenta progressivamente nos 2 ou 3 dias após o traumatismo e, com frequência, dificulta o tratamento de uma fratura.

No entanto, o cuidado de fraturas faciais é frequentemente adiado por diversas razões. Em muitos casos, os pacientes têm outras lesões que demandam atenção imediata. Lesões tais como os traumatismos neurológicos graves, que impossibilitam a estabilização do paciente e aumentam os riscos cirúrgicos e anestésicos, devem obviamente ser tratadas antes das fraturas faciais. Há casos em que o atraso de 1 ou 2 dias resulta na formação de um edema tecidual que obrigará a uma espera de mais 3 ou 4 dias para eliminar o edema e facilitar a intervenção. Embora os tratamentos das fraturas maxilares e mandibulares comumente tenham muitos aspectos em comum, estes tipos serão abordados separadamente neste capítulo. Tradicionalmente, o plano de cuidado da maioria das fraturas faciais tinha início com a redução das fraturas mandibulares, seguindo sequencialmente pelo terço médio da face. Os motivos para isso eram que a mandíbula podia ser mais facilmente estabilizada e que a oclusão e o restante do esqueleto facial serem reduzidos de acordo com a mandíbula. Entretanto, com o advento e desenvolvimento das técnicas de fixação rígida (placa e parafuso), é possível iniciar o tratamento das fraturas pelas áreas de mais fácil estabilização, progredindo para as áreas mais instáveis.

Na abordagem das fraturas faciais, o cirurgião-dentista tenta reconstruir a face fundamentando-se no conceito de que certas estruturas ósseas do esqueleto facial fornecem o suporte primário nos sentidos vertical e anteroposterior. Três pilares existem bilateralmente, formando o suporte primário vertical da face: (1) o nasomaxilar [canino], (2) o zigomático e (3) o pterigomaxilar (Figura 25.17).[9]

As estruturas que suportam a projeção facial no sentido anteroposterior incluem a barra frontal, o arco e o complexo zigomático, os alvéolos maxilares e o palato e o segmento basal da mandíbula.[10] Independentemente do tipo de fratura ou da abordagem cirúrgica usada, o procedimento inicial deve ser o posicionamento dos dentes em sua oclusão correta e, a seguir, a redução apropriada das fraturas ósseas. O reparo ósseo deve sempre preceder o reparo do tecido mole.

Fraturas mandibulares

O primeiro e mais importante aspecto da correção cirúrgica é reduzir apropriadamente a fratura ou colocar os segmentos individuais da fratura na relação adequada uns com os outros. Na redução adequada de fraturas ósseas em que há de dentes, é mais importante colocá-los na relação oclusal que tinham anteriormente ao traumatismo. O simples realinhamento e a interdigitação dos segmentos ósseos no local da fratura sem que antes tenha sido restabelecida a oclusão normal do paciente raramente resultarão em oclusão funcional satisfatória pós-operatória.

O estabelecimento de uma relação oclusal adequada por meio da fixação dos dentes com fio de aço denomina-se *fixação maxilomandibular* (FMM) ou *fixação intermaxilar* (FIM). Diversas técnicas têm sido preconizadas para a FMM (Figura 25.18). A mais comum é a que utiliza um arco pré-fabricado adaptado e fixado aos dentes em cada arcada com fios de aço; o arco maxilar é, então, fixado ao arco mandibular, posicionando os dentes em suas relações adequadas. Isso pode ser feito com barras de arco do tipo Erich tradicionais ou barras de arco com ancoragem óssea (p. ex., Stryker Hybrid MMF) (ver Figura 25.18A). Outras técnicas, como a de Ivy, e a fixação em laço contínuo têm sido usadas com esse mesmo propósito. Quando as fraturas não são tratadas em alguns dias ou estão gravemente deslocadas, pode ser difícil realocar os segmentos fraturados imediatamente em sua posição anatômica e realizar uma adequada FMM. Elásticos potentes de tração podem ser utilizados para puxar os segmentos ósseos até suas posições corretas, gradualmente, por algumas horas ou alguns dias (Figura 25.19). O tratamento das fraturas usando somente a FMM é chamado de *redução fechada*, porque não envolve a abertura direta, a exposição e a manipulação da área fraturada.

No caso de fratura em um paciente edêntulo, as próteses inferiores podem ser fixadas com fio de aço à mandíbula com uma fixação circum-mandibular, e as próteses superiores podem ser fixadas à maxila usando-se outras técnicas de fixação com fio de aço ou com parafusos para manter a dentadura em sua posição. As próteses superiores e inferiores podem, então, ser fixadas com fio de aço, o que produzirá uma espécie de FMM. Em muitos casos, a fratura em um paciente totalmente edêntulo necessita da redução aberta e fixação interna com alinhamento anatômico (Figura 25.20). Após um período apropriado de cicatrização (mínimo de 4 a 6 semanas), novas dentaduras podem ser confeccionadas.

Uma técnica de esplintagem que pode ser utilizada em pacientes dentados envolve o uso de uma placa lingual ou oclusal (Figura 25.21). Essa técnica é particularmente útil no tratamento das fraturas

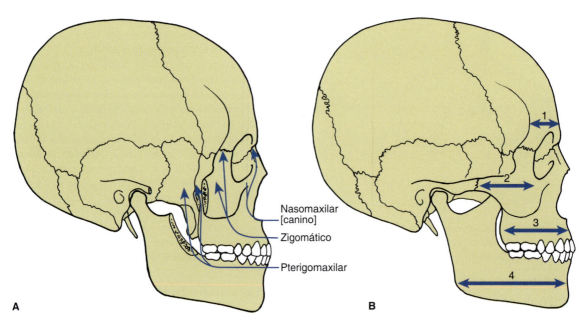

- **Figura 25.17** **A.** Pilares faciais responsáveis pelo suporte vertical: nasomaxilar, zigomático e pterigomaxilar. **B.** Pilares anteroposteriores: frontal (1), zigomático (2), maxilar (3) e mandibular (4).

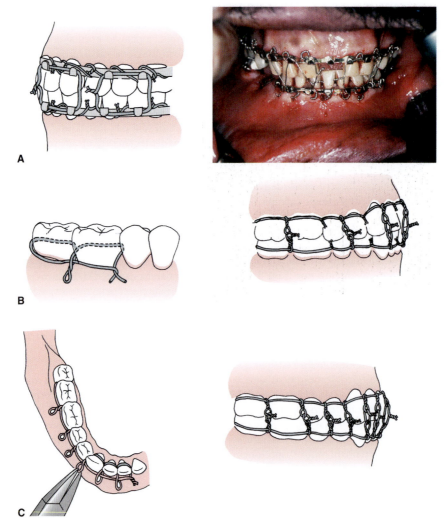

- **Figura 25.18** Técnicas de fixação intermaxilar com fio de aço. **A.** Fixação maxilomandibular com arcos metálico e ósseo. **B.** Técnica de odontossíntese do tipo Ivy. **C.** Técnicas de odontossíntese com fios de aço com laçada contínua. (Modificada de Kruger E, Schilli W. Oral and Maxillofacial Traumatology. Vol 1. Chicago: Quintessence; 1982.)

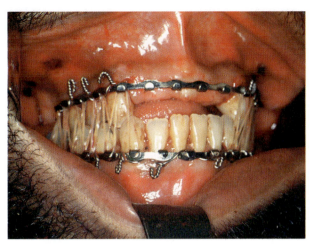

• **Figura 25.19** Arcos metálicos usados em combinação com tração com elásticos pesados para puxar os ossos gradualmente para o alinhamento apropriado e estabelecer a oclusão pré-traumatismo. Uma vez obtida a redução fechada, os fios de aço maxilomandibulares substituem os elásticos e são mantidos por 6 semanas.

mandibulares em crianças, nas quais a colocação de arcos de fio de aço e placas ósseas é difícil devido à configuração dos dentes decíduos e à presença dos germes dos dentes permanentes. Há também dificuldade em se obter colaboração e compreensão do paciente. Depois de realizar um completo exame clínico e radiográfico, todas as fraturas e lesões de tecidos moles devem ser identificadas e categorizadas. Então, com a entrada do paciente e da sua família, um plano de tratamento deve ser desenvolvido quanto ao método e à sequência da cirurgia. A discussão a respeito da redução aberta *versus* fechada, do período de FIM e da morbidade associada deve levar a uma decisão, obtendo-se o consenso cirúrgico.

Depois de finalizadas a redução fechada da mandíbula e a colocação dos componentes dentários ou do processo alveolar com a relação adequada com a maxila, a necessidade de uma redução aberta (exposição direta e redução da fratura por meio de uma incisão cirúrgica) deve ser determinada. Se ocorrer uma correta redução óssea, a FMM pode fornecer uma estabilização adequada durante a fase inicial de cicatrização óssea, de aproximadamente 6 semanas. Indicações para a redução aberta incluem deslocamento contínuo dos segmentos ósseos ou fraturas desfavoráveis, como as fraturas de ângulo (ver Figura 25.13), em que a força de tração dos músculos masseter e pterigóideo medial podem causar o deslocamento do segmento proximal da mandíbula. Com as técnicas de fixação rígida, é permitida a cicatrização sem que o paciente tenha que suportar a FMM ou, no mínimo, tenha o tempo de FMM reduzido. Esse é um fator importante na decisão de se realizar a redução aberta. Em muitos casos, os pacientes optam por esse procedimento somado à fixação interna rígida, o que possibilita um retorno mais rápido à função normal sem a necessidade da FMM.

Em alguns casos, não é necessário obter uma redução anatômica ideal da área fraturada. Isso é especialmente verdadeiro para as fraturas condilares. Nesse tipo de fratura, o deslocamento mínimo ou moderado do segmento condilar geralmente resulta em adequada função e oclusão pós-operatória (mas somente se uma adequada relação oclusal foi estabelecida durante o período de cicatrização da fratura). Nesses casos, a FMM é usada pelo tempo máximo de 2 a 3 semanas para adultos e de 10 a 14 dias para crianças, seguida de um período de reabilitação funcional intensivo. Longos períodos de FMM podem acarretar anquilose óssea ou fibrosa e grave limitação de abertura da boca. Em caso de deslocamento anatômico

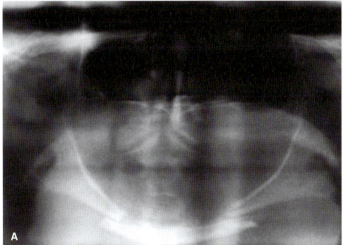
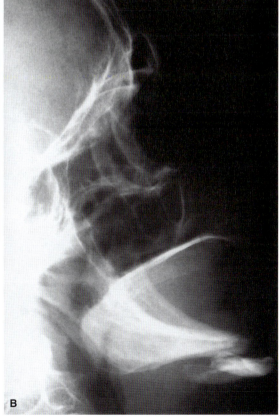

• **Figura 25.20** **A.** Radiografia panorâmica demonstra fraturas bilaterais do corpo em mandíbula edêntula atrófica. **B.** Radiografia cefalométrica lateral mostra deslocamento inferior do segmento anterior da mandíbula como resultado da tração do músculo supra-hióideo. (*continua*)

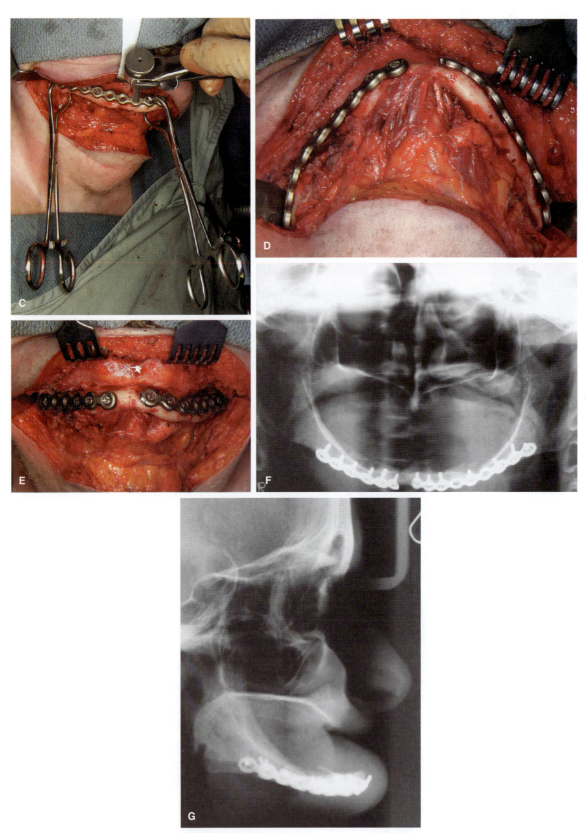

• **Figura 25.20** (*continuação*) **C.** Aspecto transoperatório da fratura reduzida do corpo direito abordada por meio de uma incisão cutânea submandibular. Pinças de redução óssea são utilizadas para manter a placa rígida na fratura enquanto um guia de perfuração é usado para assegurar a perfuração adequadamente centralizada nos orifícios da placa. **D.** Incidência transoperatória submentoniana da fixação rígida com placas separadas das fraturas bilaterais do corpo. **E.** Vista frontal. **F.** Radiografia panorâmica pós-operatória. **G.** Radiografia cefalométrica lateral com alinhamento anatômico restaurado.

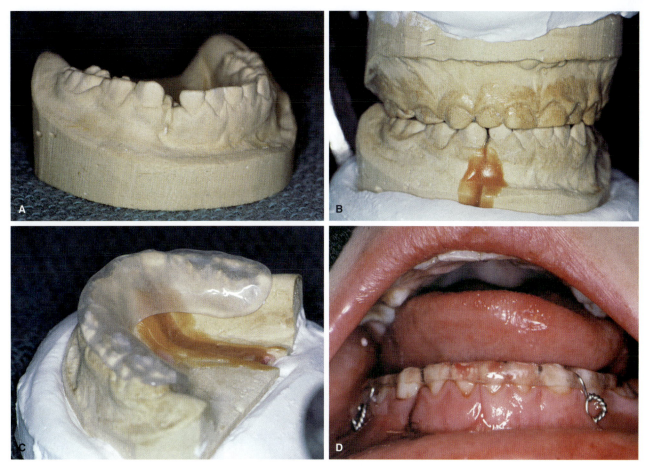

• **Figura 25.21** Criança de 5 anos de idade com fraturas na sínfise direita e intracapsulares do côndilo bilaterais. **A.** Modelo de gesso mandibular mostra o grau de deslocamento da fratura da sínfise direita. **B.** O modelo inferior é cortado no local da fratura e reorientado no alinhamento apropriado através da oclusão com o modelo superior. **C.** Uma goteira de acrílico oclusolingual é fabricada no modelo mandibular. **D.** A goteira oclusal é presa com fios de aço circum-mandibulares, reduzindo e estabilizando a mandíbula fraturada. Fios de suspensão esquelética intermediários foram usados para promover o tratamento fechado (duas semanas) das fraturas condilares.

significativo do segmento condilar, o prognóstico do tratamento pode ser melhorado com a redução aberta e fixação rígida.[11]

Quando a redução aberta é realizada, deve ser obtido um acesso cirúrgico direto à área fraturada. Esse acesso pode ser conseguido por meio de diversas abordagens cirúrgicas, dependendo da área da mandíbula fraturada. Abordagens intra e extrabucais são possíveis. Em geral, a sínfise e a região anterior da mandíbula podem ser facilmente acessadas, com a utilização de uma incisão intrabucal (Figura 25.22), enquanto as fraturas de ângulo, ramo e côndilo são mais facilmente visualizadas e tratadas por meio de um acesso extrabucal (Figura 25.23). Em alguns casos, as fraturas de ângulo ou as posteriores do corpo da mandíbula podem ser tratadas com uma abordagem combinada, utilizando-se uma incisão intrabucal combinada à inserção de um pequeno trocarte e de uma cânula através da pele para facilitar a redução e a fixação da fratura (Figura 25.24). Nos dois casos, o acesso cirúrgico deve evitar estruturas nobres, como nervos, ductos e vasos sanguíneos, bem como resultar na menor cicatriz possível.

O método tradicional e ainda aceitável de fixação óssea após a redução aberta tem sido a osteossíntese a fio de aço combinada a um período de FMM que dura de 3 a 8 semanas. Esse método de estabilização pode ser realizado por meio de variadas técnicas de fixação a fio de aço (osteossíntese a fio de aço) e, em geral, é suficiente para manter os segmentos ósseos em suas posições corretas durante o tempo de consolidação da fratura (Figura 25.25). Se for usada a osteossíntese a fio de aço para fixação e estabilização da área fraturada, será necessária a imobilização continuada com FMM (em torno de 4 a 6 semanas) até que uma consolidação adequada da fratura tenha ocorrido.

Atualmente, as técnicas de fixação interna rígida têm sido amplamente utilizadas para o tratamento de fraturas.[12] Esses métodos usam placas, parafusos ósseos ou ambos para fixar a fratura mais rigidamente e estabilizar os segmentos ósseos durante a cicatrização (Figuras 25.26 e 25.27). Até mesmo com a fixação rígida, uma adequada relação oclusal deve ser estabelecida antes da redução e fixação dos segmentos ósseos. As vantagens da técnica de fixação rígida no tratamento das fraturas mandibulares abrangem diminuição do desconforto e dos inconvenientes causados ao paciente pela eliminação ou redução da FMM, melhora das condições de higiene e nutrição, maior segurança para os pacientes portadores de crises convulsivas e, frequentemente, melhores condições para o tratamento de pacientes com múltiplas fraturas.

Fraturas do terço médio da face

O tratamento das fraturas do terço médio da face pode ser dividido do seguinte modo: no das que afetam a relação oclusal – como as fraturas Le Fort I, II ou III – e no das que não necessariamente afetam a oclusão, como as fraturas isoladas de zigoma, arco zigomático ou do complexo NOE.

Nas fraturas do zigoma, isoladas do arco zigomático e do complexo NOE, o tratamento visa basicamente à restauração

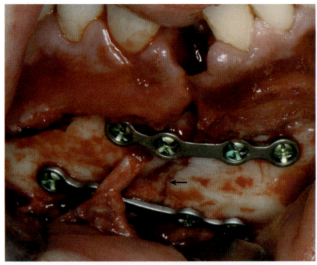

• **Figura 25.22** Exposição intrabucal da fratura reduzida e fixada no corpo anterior direito da mandíbula (*seta mostra a linha de fratura*). Preservação do nervo mentoniano é demonstrada.

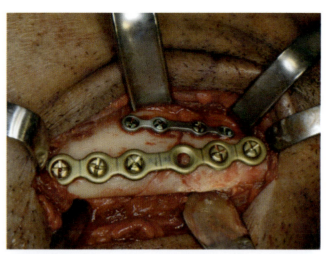

• **Figura 25.23** Exposição extrabucal e fixação rígida com placa da fratura do corpo posterior direito da mandíbula.

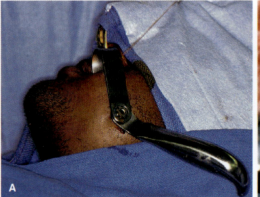

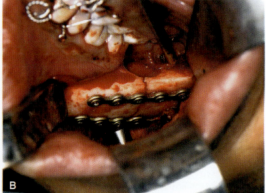

• **Figura 25.24** Uso da incisão intrabucal combinada com colocação de cânula percutânea para acesso da região do ângulo mandibular. **A.** Vista da bochecha esquerda com o trocarte em posição. **B.** Vista intrabucal das placas na fratura do ângulo esquerdo sendo fixadas percutaneamente com parafusos que estão perpendiculares à superfície lateral do osso. Note que o terceiro molar impactado, que estava na linha de fratura, foi removido.

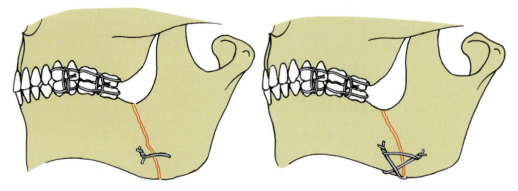

• **Figura 25.25** Osteossíntese com fio de aço dos locais da fratura para redução e estabilização das fraturas mandibulares (com osteossíntese por fio de aço das áreas fraturadas, os pacientes devem ser mantidos na fixação intermaxilar durante o período de cicatrização).

das funções ocular, nasal e mastigatória e à estética facial. Em uma fratura isolada de zigoma (a mais comum do terço médio da face), a redução aberta geralmente é realizada por meio de uma combinação de acessos intrabucal, na região lateral da sobrancelha, e infraorbitário. Um instrumental é usado para elevar e posicionar corretamente o zigoma. Caso uma adequada estabilização não seja possível pela simples redução manual, pode ser necessário o uso de placas no pilar zigomaticomaxilar, na área zigomaticofrontal e no rebordo infraorbitário (Figura 25.28).

Na fratura de arco zigomático, tanto a abordagem intrabucal quanto a extrabucal podem ser usadas para elevar e trazer o arco zigomático de volta à sua configuração normal. Além de restaurar

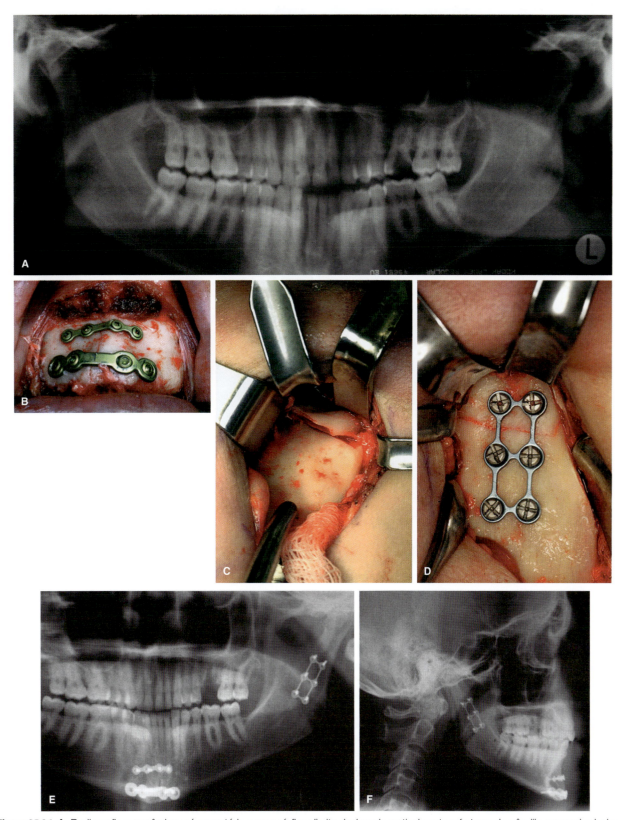

• **Figura 25.26** **A.** Radiografia panorâmica pré-operatória com a sínfise direita deslocada verticalmente e fraturas do côndilo esquerdo deslocadas e sobrepostas. **B.** Fotografia clínica da placa monocortical na banda de tensão superior e da fixação inferior com placa bicortical da fratura da sínfise direita. **C.** A fratura do côndilo esquerdo foi abordada extrabucalmente e os segmentos ósseos deslocados, identificados. **D.** A fratura condilar foi reduzida e fixada com uma placa monocortical. **E.** Radiografia pós-operatória demonstra as fraturas fixadas e a remoção do primeiro molar superior esquerdo cariado e sem tratamento. **F.** Radiografia cefalométrica lateral pós-operatória mostra o restabelecimento das dimensões verticais apropriadas e da oclusão.

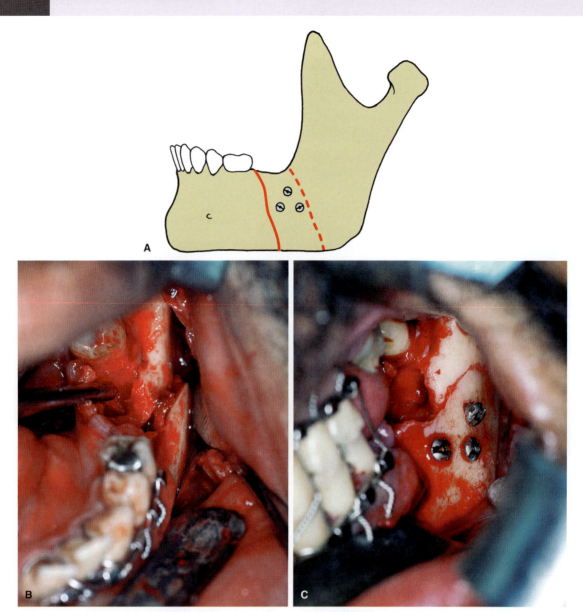

• **Figura 25.27 A.** Fratura oblíqua da mandíbula estabilizada com três parafusos *lag screws*. **B.** Imagem clínica da fratura oblíqua. **C.** Imagem clínica da fixação. (*continua*)

o contorno facial, isso elimina a obstrução mecânica sobre o processo coronoide da mandíbula e a subsequente limitação de abertura de boca. A elevação e a redução do arco zigomático devem ser realizadas dentro de poucos dias após o traumatismo. Longas esperas podem manter o arco em uma configuração suportada estável difícil, e ele tende a colapsar ou retornar para sua posição traumatizada.

O objetivo do tratamento das fraturas NOE é reproduzir as funções nasolacrimal e ocular normais, enquanto os ossos nasais e os ligamentos cantais mediais são apropriadamente posicionados para assegurar a estética pós-operatória normal. Nessas situações, a redução aberta da região NOE é geralmente necessária. É possível conseguir uma exposição ampla às regiões do rebordo supraorbitário, nasal, cantal medial e do rebordo infraorbitário com uma variedade de acessos cirúrgicos. O mais popular, atualmente em uso, é o retalho bicoronal, que promove a exposição de todo o complexo nasoetmoidal e o terço superior da face por meio de uma única incisão, que pode ser facilmente escondida pelo cabelo do paciente (Figura 25.29).[13] Microplacas e parafusos e a ligadura transnasal direta com fio de aço parecem ser mais eficientes para estabilização e manutenção dos segmentos ósseos nesses tipos de traumatismo.

Nas fraturas do terço médio da face envolvendo um componente da oclusão, assim como nas fraturas mandibulares, é importante restabelecer a relação oclusal apropriada reposicionando a maxila corretamente em à mandíbula. Esse passo é realizado com a utilização de métodos idênticos aos vários tipos de fixação intermaxilar usados nas fraturas mandibulares. Todavia, assim como nas fraturas mandibulares, o restabelecimento da relação oclusal pode não promover a redução adequada das fraturas em todas as áreas. Além da necessidade da redução anatômica, a estabilização adicional das regiões fraturadas também se faz necessária.

Quando uma redução óssea adequada é obtida após a FMM, mas a fratura permanece instável, osteossíntese direta ou técnicas de suspensão a fio de aço ou placas ósseas podem ser utilizadas para estabilizar a fratura. Exemplos desses casos são as fraturas Le Fort I, II e III quando a mandíbula se mantém intacta. Colocando o paciente em FMM, qualquer movimento da mandíbula tenderá a deslocar os ossos do terço médio da face. As técnicas de osteossíntese direta com fio de aço ou miniplacas (fixação rígida) estabilizam diretamente as fraturas individuais.

A suspensão esquelética com fio de aço é, algumas vezes, usada em conjunto com a osteossíntese por fio de aço ou miniplacas. O objetivo

CAPÍTULO 25   Tratamento das Fraturas Faciais   523

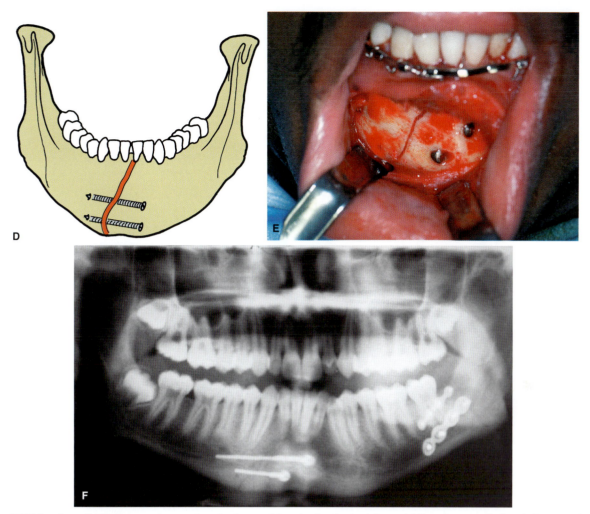

• **Figura 25.27** (*continuação*) **D.** Dois parafusos colocados tangencialmente através da sínfise, estabilizando a mandíbula anterior por meio de perfuração da cortical vestibular em ambos os lados da fratura e aplicando compressão através da área fraturada com *lag screws*. **E.** Imagem clínica da fixação com parafuso. **F.** Radiografia.

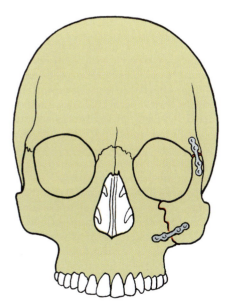

• **Figura 25.28** Estabilização com placa da fratura do complexo zigomático. Placas estabilizam as fraturas do pilar zigomático e da área da sutura zigomaticofrontal.

da suspensão é promover a estabilização das fraturas suspendendo-as em uma estrutura óssea mais estável localizada superiormente.[14] As técnicas de suspensão esquelética incluem aquelas que utilizam fios de aço na abertura piriforme, no rebordo infraorbitário, no arco zigomático ou no osso frontal (Figura 25.30). Os fios da suspensão são conectados diretamente no arco maxilar ou podem ser conectados por um fio intermediário no esplinte interoclusal ou na mandíbula. Esses fios de suspensão previnem o movimento da maxila causado pela tração inferior da mandíbula durante a tentativa de abertura. O uso de fixação direta e suspensão a fio de aço apresenta limitações significativas em muitos casos. A rigidez limitada dos fios de aço pode tornar difícil a reconstrução e a manutenção dos contornos anatômicos apropriados, particularmente nas áreas côncavas e convexas, tais como as margens orbitárias e a proeminência do zigoma. O fio de aço pode não fornecer resistência adequada às forças musculares durante o período de cicatrização, resultando, eventualmente, em algum deslocamento da fratura. A fixação rígida usando sistemas de placas eliminou a necessidade dos fios de suspensão.

O desenvolvimento e a melhoria do sistema de mini e microplacas têm proporcionado grandes avanços no tratamento das fraturas do terço médio da face. O titânio possibilita que as placas variem em espessura de 0,6 a 1,5 mm, sendo fixadas com parafusos com 0,7 a 2,0 mm de diâmetro externo da espira (Figura 25.31). As vantagens listadas para a fixação rígida nas fraturas mandibulares

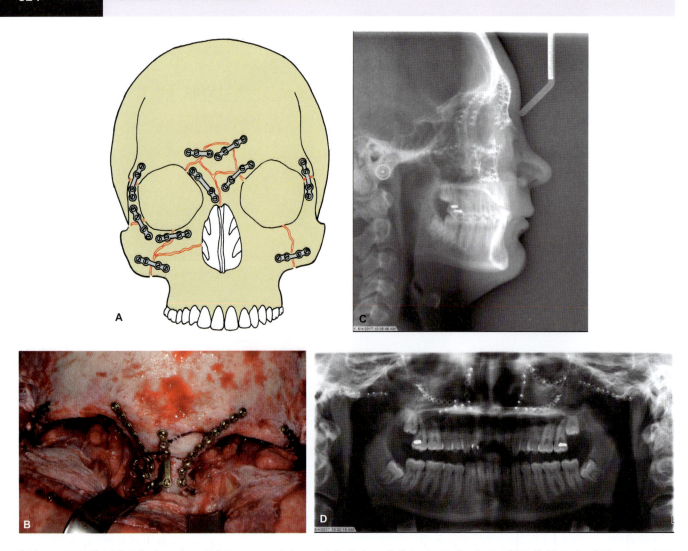

• **Figura 25.29** Estabilização com placa de fratura grave do terço médio da face. **A.** Representação diagramática. **B.** Vista das áreas supraorbital e NOE após estabilização dos fragmentos com pequenas placas ósseas. **C.** Radiografia cefalométrica lateral pós-operatória. **D.** Radiografia panorâmica pós-operatória.

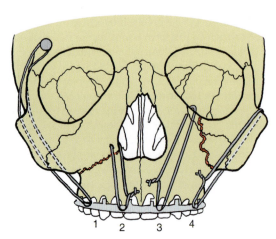

• **Figura 25.30** Técnicas de suspensão com fio de aço: *1*, Suspensão no osso frontal. *2*, Suspensão na abertura piriforme. *3*, Suspensão orbitária. *4*, Suspensão circunzigomática.

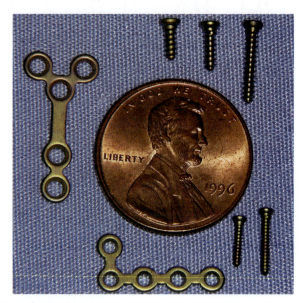

• **Figura 25.31** Microplacas e microparafusos adjacentes a uma moeda de um centavo de dólar para comparar o tamanho.

aplicam-se às do terço médio da face. Além dessas, as microplacas possibilitaram notável melhora na obtenção do contorno ósseo apropriado no momento da cirurgia. Quando se utiliza somente a osteossíntese a fio de aço ou as técnicas de suspensão esquelética, o restabelecimento da configuração das curvas da anatomia óssea é quase impossível, particularmente nas fraturas cominutivas graves com fragmentos ósseos muito pequenos. As fraturas cominutivas graves e instáveis do terço médio da face podem ser tratadas rotineiramente por exposição ampla de todos os segmentos fraturados, combinada ao uso de placas para restabelecer os pilares faciais, desenvolver contornos adequados e estabilizar o máximo possível de fragmentos ósseos (Figura 25.32). Essas placas e parafusos ósseos de titânio são biocompatíveis e não necessitam ser removidos em um segundo tempo cirúrgico, a não ser que estejam palpáveis, infectados ou interfiram em uma cirurgia reconstrutora secundária (p. ex., enxertos ósseos ou implantes).

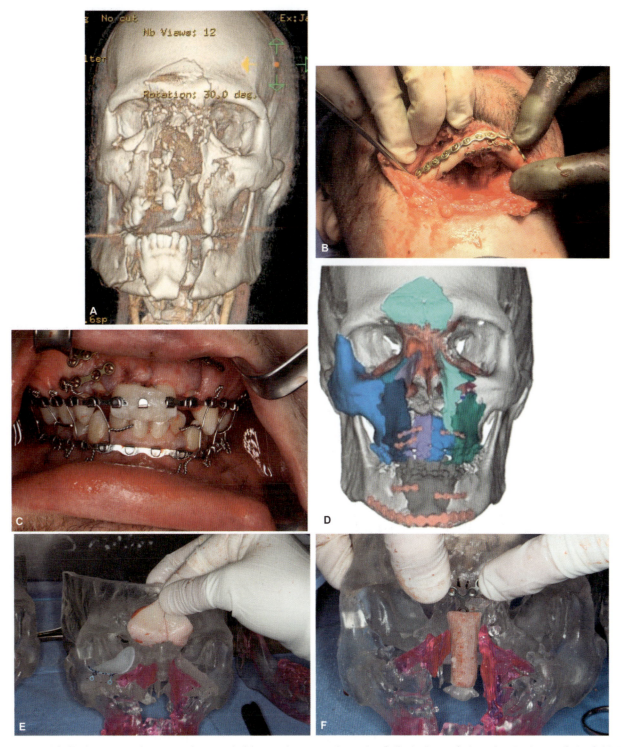

• **Figura 25.32 A.** Paciente que sofreu traumatismo panfacial grave decorrente de um tiro. **B.** Redução anatômica e fixação da mandíbula. **C.** Visão clínica pós-operatória da fase 1 da fixação mandibular anatômica, fixação maxilomandibular e fixação externa da pré-maxila. Devido à grave avulsão palatina e ao comprometimento do suprimento sanguíneo, essas miniplacas foram utilizadas sem a retirada do periósteo. **D.** Planejamento virtual da fase cirúrgica 2. Reposicionamento virtual dos segmentos fraturados. **E.** Utilização de modelo estereolitográfico para redução de segmentos e dimensionamento de implante orbital anatômico. **F.** Utilização do modelo estereolitográfico para pré-curvar uma chapa para apoiar um enxerto de suporte calvarial. (*continua*)

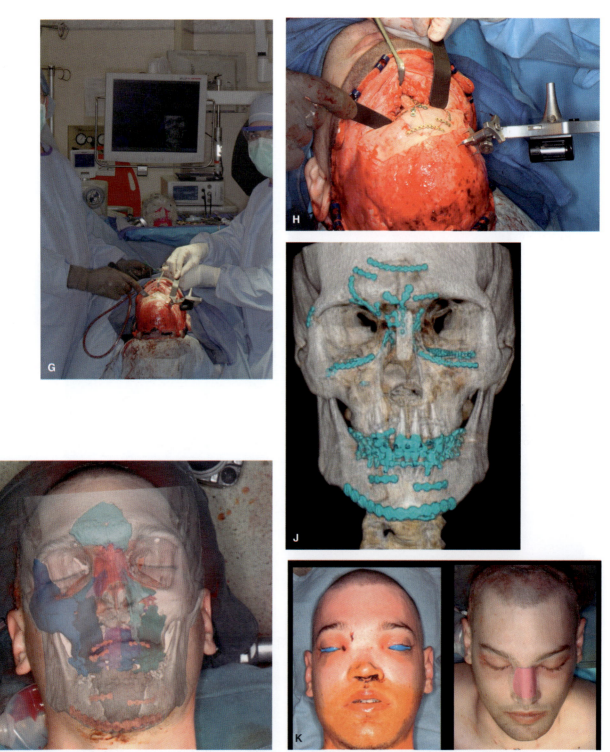

• **Figura 25.32** (*continuação*) **G.** Sistema de navegação intraoperatória em uso. **H.** Navegação intraoperatória para verificação de segmentos reposicionados e implantes orbitários. **I.** Sobreposição de plano cirúrgico virtual e aparência clínica pós-operatória. **J.** Renderização 3D de tomografia computadorizada pós-operatória. **K.** Aparência clínica pré e pós-operatória.

Vários polímeros de ácido poliglicólico e ácido polilático têm sido desenvolvidos para sistemas de placas e parafusos reabsorvíveis (Figura 25.33).[15,16] Sistemas de placas reabsorvíveis podem ser particularmente úteis nos traumatismos cranianos e pediátricos, em que o crescimento e a realização de novo exame de TC são considerados. Contudo, em razão dos desenhos atuais, das limitações mecânicas e do custo elevado, esses sistemas não são rotineiramente utilizados. Placas e parafusos ósseos também têm facilitado o emprego de enxertos ósseos imediatos para substituir segmentos ósseos perdidos ou cominuídos, no momento da cirurgia, e para melhorar a estabilização de segmentos cominuídos.

O desenvolvimento recente no tratamento do traumatismo facial complexo envolve o uso de tecnologias avançadas, incluindo a reconstrução virtual, modelos de estereolitografia e navegação transoperatória para reposicionar mais precisamente e estabilizar fraturas complexas.[17,18] Um método para o tratamento das fraturas complexas utiliza os dados de TC para criar um modelo de estereolitografia que duplica exatamente as fraturas. Os modelos estereolitográficos podem ser gerados a partir de segmentos fraturados virtualmente manipulados em um modelo "aperfeiçoado" para auxiliar na fixação de placas e na seleção de tamanhos de implantes orbitais. No traumatismo orbitário unilateral ou zigomático, o lado contralateral é usado como guia para desenvolver os guias cirúrgicos para reconstruir a área lesionada com enxertos ósseos ou implantes aloplásticos e implantes anatômicos reforçados com titânio. Os dados de TC também podem ser empregados na criação de uma reconstrução estereolitográfica virtual, em vez de real, espelhando-se no lado não afetado para criar uma imagem reversa ou espelhada para correção do local fraturado. Transoperatoriamente, o sistema de navegação é usado para reproduzir a posição desejada do lado fraturado. Mediante tecnologia similar ao dispositivo do sistema de posicionamento global, um localizador, uma sonda e um registro facial, pontos no esqueleto facial podem ser localizados, reposicionados, estabilizados e verificados por meio do modelo virtual criado com os segmentos fraturados reposicionados (Figura 25.34; ver também Figura 25.32).

Lacerações

Os princípios gerais para o tratamento das lacerações faciais foram descritos no Capítulo 24. Com frequência, as fraturas dos ossos faciais estão associadas a lacerações faciais graves. Os princípios de reparação das lacerações são os mesmos, não importando as dimensões da lesão.

A limpeza da ferida e um exame da região para verificar se houve rompimento de alguma estrutura vital são extremamente importantes. Possíveis lesões incluem as lacerações do ducto de Stensen, do nervo facial ou de vasos importantes. Nesses casos, os esforços devem ser dirigidos no sentido de reanastomosar o ducto, identificar e realizar um reparo inicial do nervo seccionado e interromper todo sangramento associado (Figura 25.35). É importante examinar essas lesões antes da aplicação de anestesia local ou indução de anestesia geral, pois a integridade estrutural e a função (ou seja, secreção salivar e motricidade facial) podem não ser acessadas após a anestesia.

As lacerações devem ser suturadas de dentro para fora, ou seja, da mucosa bucal ao músculo e do tecido subcutâneo à pele. Todas as suturas devem ser realizadas em camadas para orientar os tecidos adequadamente e eliminar a formação do espaço morto dentro da ferida, prevenindo, assim, a formação de hematoma. Pontos de referência facilmente identificáveis, como a borda do vermelhão do lábio, a asa do nariz ou as áreas da laceração que podem ser fácil e corretamente posicionadas, devem ser suturadas devem ser periodicamente lavados com peróxido de hidrogênio. Alguns cirurgiões defendem a utilização de pomada antibiótica, contudo, o uso de curativos oclusivos, como fitas adesivas estéreis, é igualmente efetivo. As suturas em ferimentos faciais são geralmente removidas entre cinco e 7 dias, dependendo da sua localização e da quantidade de tensão necessária para promover um fechamento adequado da ferida.

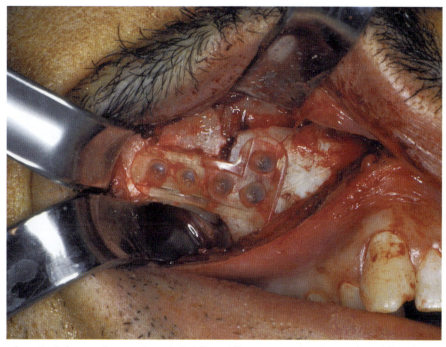

• **Figura 25.33** Placa em formato de L e parafusos reabsorvíveis (não metálicos e quase translucentes) estabilizando uma fratura zigomaticomaxilar direita.

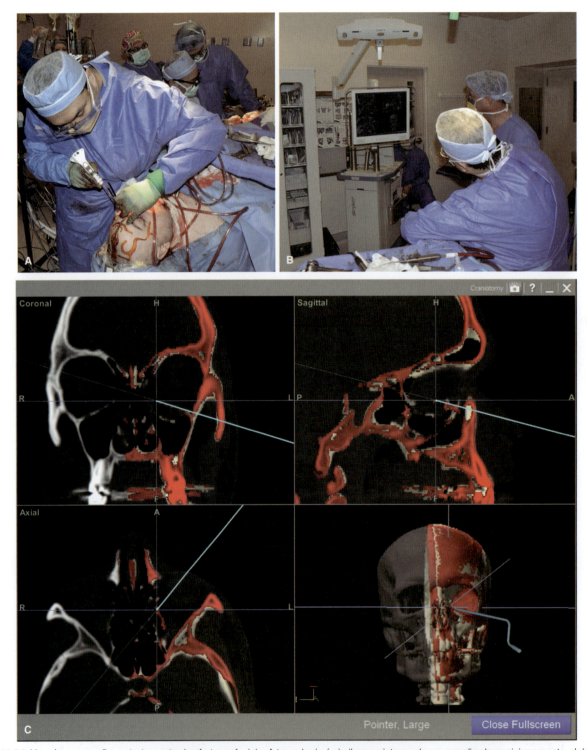

• **Figura 25.34** Uso da navegação no tratamento das fraturas faciais. A tecnologia é similar ao sistema de navegação de posicionamento global em um carro. **A.** Máscara adesiva ou estrutura de referência digital contendo diodos emissores de luz e sonda cirúrgica em posição. **B.** O localizador (análogo ao satélite) combinado com uma sonda cirúrgica e dados de exame de tomografia computadorizada (o mapa da rodovia) são usados para determinar a posição corrigida apropriada do osso deslocado, que pode ser visualizada na tela conforme a sonda é movimentada. **C.** Imagem da navegação com a posição corrigida do osso (*vermelha*) sobrejacente à posição ótima do osso (*branca*). (Cortesia do Dr. R. Bryan Bell.).

CAPÍTULO 25 Tratamento das Fraturas Faciais 529

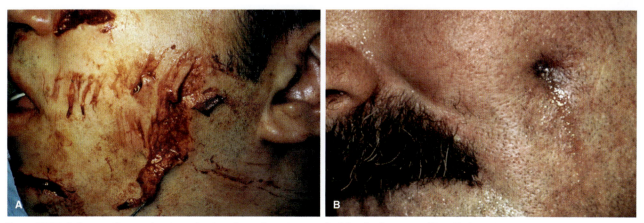

• **Figura 25.35** **A.** Laceração penetrante profunda sobre a área do nervo facial e do ducto parotídeo. Exploração pode ser necessária para localizar e reparar essas estruturas. **B.** Paciente no período pós-operatório teve uma deiscência da margem da ferida com uma fístula salivar persistente causada por uma lesão não identificada do ducto parotídeo.

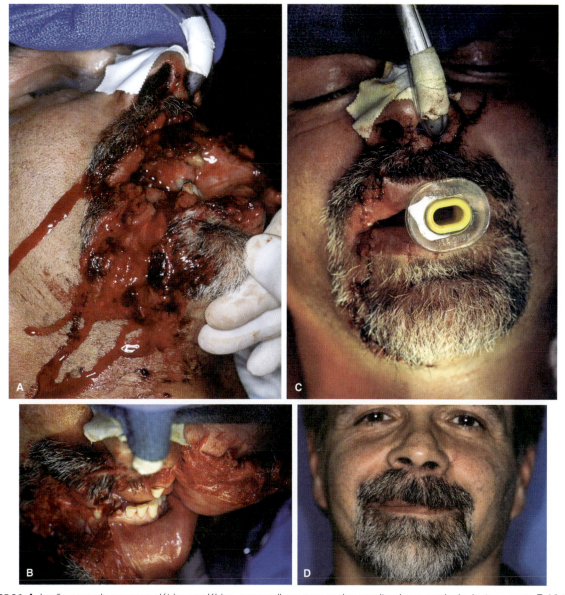

• **Figura 25.36** **A.** Lesão causada por serra elétrica aos lábios, aos maxilares e ao queixo, resultando em perda de dentes e osso. **B.** Vista superior depois de ser obtida a hemostasia e a ferida debridada e ordenada. Note o pedículo quase avulsionado do lábio superior no lado esquerdo. **C.** Vista das lacerações reparadas, com o paciente intubado por via nasal e com a cânula de Guedel posicionada na cavidade bucal. **D.** Aparência facial 3 meses após a cirurgia.

Referências bibliográficas

1. Batters. Alvi A, Doherty T, Lewen G. Facial fractures and concomitant injuries in trauma patients. *Laryngoscope*. 2003;113:102.
2. Verschueren DS, Bell RB, Gagheri SC, et al. Management of laryngotracheal injuries associated with craniomaxillofacial trauma. *J Oral Maxillofac Surg*. 2006;64:203.
3. Gerlock AJ, Sinn DP, McBride KL. *Clinical and radiographic interpretation of facial fractures*. Boston, MA: Little, Brown; 1981.
4. Saigal K, Winokur RS, Finden S, et al. Use of three-dimensional computerized tomography reconstruction in complex facial trauma. *Facial Plast Surg*. 2005;21:214.
5. Afzelius L, Rosen C. Facial fractures: A review of 368 cases. *Int J Oral Surg*. 1980;9:25.
6. Ellis E, El-Attar A, Moos K. An analysis of 2067 cases of zygomatical orbital fractures. *J Oral Maxillofac Surg*. 1985;43:417.
7. Olson RA, Fonseca RJ, Zeitler DL, et al. Fractures of the mandible: A review of 580 cases. *J Oral Maxillofac Surg*. 1982;40:23.
8. Bagheri SC, Holmgren E, Kademani D, et al. Comparison of the severity of bilateral LeFort injuries in isolated midface trauma. *J Oral Maxillofac Surg*. 2005;63:1123.
9. Manson PM, Hoopes JE, Su CT. Structural pillars of the facial skeleton: An approach to the management of Le Fort fractures. *Plast Reconstr Surg*. 1980;60:54.
10. Markowitz BL, Manson PM. Panfacial fracture: Organization of treatment. *Clin Plast Surg*. 1989;16:105.
11. Villarreal PM, Monie R, Junquera LM, et al. Mandibular condyle fractures: Determinants of treatment and outcome. *J Oral Maxillofac Surg*. 2004;62:155.
12. Ochs MW, Tucker MR. Current concepts in management of facial trauma. *J Oral Maxillofac Surg*. 1993;51:42.
13. Van. Sickels JE, White RP Jr, et al. Rigid fixation for maxillofacial surgery. In: Tucker MR, White RP Jr, Terry BC, eds. *Rigid fixation for maxillofacial surgery*. Philadelphia, PA: JB Lippincott; 1991.
14. Bowerman JE. Fractures of the middle third of the facial skeleton. In: Rowe NL, Williams JI, eds. *Maxillofacial injuries*. Vol. 1. New York: Churchill Livingstone; 1984.
15. Eppley BL, Prevel CD. Nonmetallic fixation in traumatic midfacial fractures. *J Craniofac Surg*. 1997;8:103.
16. Bell RB, Kindsfater CS. The use of biodegradable plates and screws to stabilize facial fractures. *J Oral Maxillofac Surg*. 1576;63:2005.
17. Bell RB, Markiewicz MR. Computer assisted planning, stereolithographic modeling, and intraoperative navigation for complex orbital reconstruction: A pilot study. *J Oral Maxillofac Surg*. 2009;67:2559–2570.
18. Markiewicz MR, Dierks EJ, Potter BE, et al. Reliability of intraoperative navigation in restoring normal orbital dimensions. *J Oral Maxillofac Surg*. 2011;69:2833–2840.

PARTE 7

Deformidades Dentofaciais

Pacientes com anomalias congênitas ou adquiridas de ossos faciais e tecidos moles geralmente requerem a assistência de muitos especialistas médicos e dentistas para alcançar a reabilitação máxima. Pacientes com más oclusões e anormalidades faciais decorrentes de um crescimento anormal dos ossos da face geralmente necessitam dos serviços de cirurgiões-dentistas clínicos gerais, protesistas, periodontistas, ortodontistas e cirurgiões bucomaxilofaciais. O Capítulo 26 enfoca a avaliação de pacientes com deformidades dentofaciais e a aplicação de vários tipos de cirurgia ortognática para criar harmonia oclusal e facial.

A popularidade de procedimentos cirúrgicos projetados para melhorar a estética facial e total do corpo está aumentando. Pacientes de todas as idades estão interessados em procedimentos para melhorar características faciais anormais ou anestéticas, como narizes mal proporcionados, queixos fracos e orelhas protuberantes. Pacientes idosos estão interessados em procedimentos que restaurem uma aparência mais jovem no rosto. Os cirurgiões bucomaxilofaciais realizam procedimentos cosméticos faciais e ajudam a coordenar outros aspectos do tratamento dentário estético para proporcionar o melhor aperfeiçoamento estético possível. O Capítulo 27 discute esses tópicos.

O cuidado do paciente com fissura labiopalatina envolve a maioria dos especialistas em Odontologia, além de pediatras, cirurgiões plásticos, otorrinolaringologistas, fonoaudiólogos e psicólogos. O Capítulo 28 descreve os tratamentos disponíveis para esses pacientes, a sequência do tratamento e a necessidade de participação de dentistas generalistas e especialistas.

Traumatismo facial e condições patológicas, como câncer de cabeça e pescoço, muitas vezes resultam na perda de grandes porções maxilomandibulares e estruturas associadas. A reconstrução de porções maxilomandibulares ausentes, ossos faciais e tecidos moles associados geralmente requer tratamentos cirúrgicos abrangentes e, muitas vezes, múltiplos para reabilitar o paciente adequadamente. O Capítulo 29 discute os princípios da reconstrução maxilofacial, incluindo o uso de enxertos e retalhos de tecidos.

26
Correção de Deformidades Dentofaciais

MYRON R. TUCKER, BRIAN B. FARRELL E RICHARD E. BAUER

VISÃO GERAL DO CAPÍTULO

Prevalência das deformidades dentofaciais, 532
Causas das deformidades dentofaciais, 532
Princípios gerais do crescimento facial, 533
Influência genética e ambiental, 533
Avaliação dos pacientes com deformidade dentofacial, 534
Fase de tratamento pré-cirúrgico, 536
    Considerações periodontais, 536
    Considerações restauradoras, 537
    Considerações ortodônticas pré-cirúrgicas, 537
        Época do tratamento, 538
        Objetivos do tratamento ortodôntico, 538
    Planejamento final do tratamento, 538
        Planejamento do tratamento e predição por imagem, 538
        Planejamento cirúrgico computadorizado tridimensional, 538
Fase de tratamento cirúrgico, 541
    Excesso mandibular, 541
    Deficiência mandibular, 545
    Excesso maxilar, 545
    Deficiência maxilar e do terço médio da face, 548
    Deformidades combinadas e assimetrias, 548
    Cirurgia ortognática para apneia obstrutiva do sono, 548
Distração osteogênica, 568
Cuidados peroperatórios no paciente de cirurgia ortognática, 572
Fase de tratamento pós-cirúrgico, 574
    Finalização da ortodontia, 574
    Considerações pós-cirúrgicas restauradoras e protéticas, 574
    Considerações pós-cirúrgicas dentárias e periodontais, 574
Resumo, 574

Prevalência das deformidades dentofaciais

Levantamentos epidemiológicos mostram que uma grande porcentagem da população dos EUA tem má oclusão significativa.[1-3] Poucos dados descrevem a exata prevalência da deformidade esquelética significante. Esta informação pode ser extraída de estudos que avaliaram a prevalência de má oclusão grave. O Levantamento do Exame Nacional de Saúde e Nutrição (NHANES III), conduzido de 1989 a 1994, obteve uma amostra de 14.000 indivíduos com idades entre 8 e 50 anos, o que grosseiramente se aproxima da população geral dos EUA. Nesse estudo foi coletada informação que descrevia trespasse horizontal e trespasse horizontal negativo, trespasse vertical (mordida aberta e mordida profunda) e mordidas cruzadas posteriores.[1] Pode-se assumir que pacientes com valores extremos em cada uma dessas categorias tenham deformidades faciais subjacentes (Tabela 26.1). Como muitos pacientes têm compensações dentárias para as anormalidades de crescimento esqueléticas (descritas posteriormente neste capítulo), esse estudo subestima ligeiramente a gravidade das anomalias esqueléticas. Esse tipo de dado combinado com outro critério que defina claramente as características mais graves da má oclusão, como trespasse horizontal contra apinhamento, pode ajudar a estimar com mais clareza a prevalência de anomalia esquelética que pode necessitar de correção cirúrgica como parte do tratamento da má oclusão.[2]

Parece que aproximadamente 2% da população dos EUA têm deficiência mandibular, excesso vertical de maxila que é grave o suficiente para ser considerado uma deformidade, ou ambos.[3] Outras anomalias e o porcentual da sua prevalência na população incluem excesso mandibular, deficiência maxilar ou ambos, 0,3%; mordida aberta, 0,3% e assimetria, 0,1%. Consequentemente, parece que cerca de 2,7% da população dos EUA podem ter deformidade facial contribuindo para a má oclusão, o que necessita de tratamento cirúrgico para sua correção.

Historicamente, o tratamento das más oclusões, mesmo aquelas associadas a deformidades dentofaciais, tem objetivado a correção das anormalidades dentárias, com pouca atenção para a deformidade do esqueleto facial que a acompanha. Nos últimos 60 anos, técnicas cirúrgicas têm sido desenvolvidas para possibilitar o posicionamento de todo o complexo do terço médio da face, mandíbula ou segmentos dentoalveolares em qualquer posição desejada. A combinação de procedimentos cirúrgicos e ortodônticos para deformidades dentofaciais transformou-se em uma parte integral da correção das más oclusões e anomalias faciais.

Causas das deformidades dentofaciais

A má oclusão e as anormalidades associadas dos componentes esqueléticos da face podem ocorrer como resultado de uma variedade de fatores, incluindo tendências hereditárias, problemas pré-natais, condições sistêmicas que ocorram durante o crescimento, traumatismos e influências ambientais. Embora não seja o objetivo deste livro apresentar uma discussão detalhada do crescimento facial, é essencial o entendimento dos seus princípios básicos e como eles se relacionam com o desenvolvimento das deformidades dentofaciais. O livro de Enlow e Hans, *Essentials of Facial Growth,*[4] deveria ser consultado para uma discussão mais completa sobre os princípios do crescimento facial.

CAPÍTULO 26 Correção de Deformidades Dentofaciais

Tabela 26.1 Porcentagem da população dos EUA com má oclusão grave/extrema.

Má oclusão	Todas as idades (grupos etários combinados)			Todas as raças/grupos étnicos (grupos raciais/étnicos combinados)		
	8 a 11	12 a 11	18 a 50	Brancos	Negros	Mexicanos-americanos
Classe II: trespasse horizontal						
> 10 mm (extrema)	0,2	0,2	0,4	0,3	0,4	0,4
7 a 10 mm (grave)	3,4	3,5	3,9	3,8	4,3	2,2
Classe III: trespasse horizontal negativo						
> −4 mm (extrema)	0,0	0,0	0,1	0,1	0,1	0,3
−3 a −4 mm (grave)	0,0	0,6	0,2	0,2	0,4	0,4
Mordida aberta						
> −4 mm (extrema)	0,3	0,2	0,1	0,1	0,7	0,0
−3 a −4 mm (grave)	0,6	0,5	0,5	0,4	1,3	0,0

Dados de Proffit WR.: Malocclusion and dentofacial deformity in contemporary society. In: Proffit WR, Fields HW Jr, Sarver DM, eds. Contemporary Orthodontics. 4th ed. St Louis: Mosby; 2007.

Princípios gerais do crescimento facial

O desenvolvimento da forma e função craniofaciais apropriadas é um processo complexo afetado por muitos fatores. Na área do complexo craniofacial existem partes que parecem ter próprio potencial de crescimento intrínseco, incluindo-se as sincondroses esfenoccipital e esfenoetmoidal, e o septo nasal. Adicionalmente, a maior parte do crescimento dos ossos da face ocorre em resposta ao tecido mole adjacente e à demanda funcional aplicada no osso subjacente. Essas influências do tecido mole incluem as vias respiratórias nasais, orais e hipofaríngeas; músculos faciais; e músculos mastigatórios.[5]

A direção geral do crescimento normal da face é para baixo e para a frente, com expansão lateral. A maxila e a mandíbula parecem crescer por remodelamento ou por aposição e reabsorção diferenciais do osso produzindo alterações nas três dimensões. Enlow e Hans descrevem este fenômeno como *relocação de área,* com o complexo maxilomandibular aumentando na direção para baixo e para a frente como uma "pirâmide em expansão" (Figura 26.1).[4] A direção e a quantidade do crescimento caracterizam o padrão de crescimento individual.[6] Alterações no padrão de crescimento ou na taxa em que o crescimento ocorre podem resultar em morfologia anormal do esqueleto da face acompanhada de má oclusão.

Influência genética e ambiental

A influência genética certamente desempenha um papel nas deformidades dentofaciais. Padrões de herança, como uma tendência familiar a mandíbula deficiente ou prognata, são frequentemente vistos em um paciente com deformidade dentofacial. Entretanto, a natureza multifatorial do desenvolvimento facial dificulta a predição de um padrão herdado de uma determinada anomalia facial.

O crescimento facial anormal e as más oclusões associadas são algumas vezes associados a anormalidades congênitas e síndromes. Algumas dessas síndromes, como microssomia hemifacial e disostose mandibulofacial (síndrome de Treacher Collins), são relacionadas com anomalias embrionárias de células da crista neural. Outras anomalias congênitas que afetam o crescimento de maxila e mandíbula incluem fissura labial e palatina, e craniossinostose (fusão prematura das suturas craniofaciais). Anomalias do crescimento facial podem ser causadas por influências sistêmicas maternas, como por exemplo, síndrome alcoólica fetal, que podem resultar em hipoplasia das estruturas do terço médio da face.

Influências ambientais também interferem no desenvolvimento das deformidades dentofaciais. Quanto mais precoce for o estágio pré-natal, a modelagem intrauterina da cabeça fetal em desenvolvimento pode resultar em uma deficiência mandibular grave. A função anormal após o nascimento também pode resultar em crescimento facial

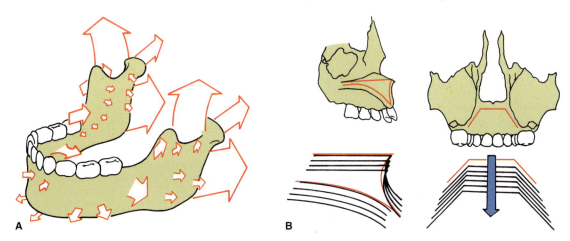

• **Figura 26.1 A.** Crescimento mandibular resultante de aposição e reabsorção de osso. As áreas primárias de aposição óssea incluem a superfície superior do processo alveolar e as superfícies posterior e superior do ramo mandibular. **B.** Crescimento para frente e para baixo do complexo nasal e da maxila como um "V em expansão". Reabsorção de osso na superfície superior do palato ocorre simultaneamente com aposição na superfície inferior do palato e do processo alveolar. Além disso, o crescimento na área posterior da maxila resulta em expansão da maxila para baixo e para frente. (*A,* de Enlow OH, Harris DB. A study of the postnatal growth of the human mandible. *Am J Orthod.* 1964;50(1):25-50. *B,* adaptada de Enlow DH. The Human Face. New York: Harper & Row; 1968.)

alterado, pois a função muscular e o tecido mole frequentemente influenciam na posição dos dentes e no crescimento de maxila e mandíbula. A posição ou o tamanho anormal da língua podem afetar a posição e o crescimento da maxila e mandíbula (Figura 26.2). Dificuldade respiratória, respiração bucal e postura anormal da língua e dos lábios podem interferir negativamente no crescimento facial.[7] Traumatismo nos ossos da face pode resultar em anomalias graves do esqueleto facial e da oclusão. Além das anomalias que ocorrem como resultado imediato do traumatismo, podem ocorrer efeitos adicionais no desenvolvimento dos ossos da face. No caso de traumatismo da articulação temporomandibular (ATM) em uma criança em crescimento, pode ocorrer restrição significativa da função mandibular como resultado de cicatriz ou anquilose óssea ou fibrosa. Alterações subsequentes do crescimento podem resultar em crescimento mandibular assimétrico ou deficiente (Figura 26.3).

Avaliação dos pacientes com deformidade dentofacial

No passado, os pacientes com deformidades dentofaciais eram tratados por profissionais individualmente. Alguns pacientes foram tratados apenas com ortodontia apresentando como resultado uma oclusão aceitável, mas com comprometimento da estética facial. Outros pacientes foram submetidos à cirurgia sem ortodontia na tentativa de corrigir uma deformidade esquelética, o que resultou em melhora da estética facial, mas com uma oclusão aquém do ideal. Além das necessidades ortodônticas e cirúrgicas, estes pacientes frequentemente têm muitos outros problemas que requerem considerações periodontais, endodônticas, restauradoras complexas e protéticas.

Muitas áreas da prática odontológica, além da ortodontia e da cirurgia, devem ser integradas para solucionar os problemas complexos dos pacientes com deformidades dentárias. Essa abordagem integrada aplicada durante a avaliação, fase pré-cirúrgica e pós-cirúrgica do tratamento oferece os melhores resultados possíveis para esses pacientes.[8]

A fase mais importante no tratamento do paciente centraliza-se na avaliação dos problemas existentes e na definição dos objetivos do tratamento. Na consulta inicial deve ser conduzida uma entrevista cuidadosa com o paciente para discutir sua percepção dos problemas e objetivos de qualquer tratamento possível. O estado de saúde corrente do paciente e quaisquer problemas clínicos ou psicológicos que possam afetar o tratamento também são discutidos neste momento.

O ortodontista envolvido e o cirurgião bucomaxilofacial devem conduzir um exame cuidadoso da estrutura facial considerando a estética frontal e do perfil.

A avaliação da estética facial na vista frontal deve buscar assimetrias e o equilíbrio facial total. A avaliação deve incluir a observação da posição da testa, dos olhos, das margens infraorbitárias, das proeminências zigomáticas; configuração do nariz, incluindo a largura da base alar; áreas paranasais; morfologia do lábio; relação dos lábios com os incisivos e as relações totais das proporções das dimensões transversais e verticais da face. A Figura 26.4 demonstra as proporções faciais normais. A avaliação do perfil promove a determinação das relações anteroposteriores e verticais de todos os componentes da face. A configuração do tecido mole da região da garganta também deve ser avaliada. A documentação fotográfica da condição pré-tratamento deve ser uma parte padrão da avaliação. Vídeos e imagens digitais computadorizadas foram introduzidos ao longo da última década como um aditivo na avaliação da morfologia facial.

O exame odontológico completo deve incluir determinação do formato do arco dentário, simetria, alinhamento dentário e anomalias oclusais nas dimensões transversal, anteroposterior e vertical. Os músculos da mastigação e a função da ATM também devem ser avaliados. O exame periodontal detalhado, incluindo sondagem, deve avaliar a higiene do paciente e o estado de saúde periodontal atual. Nesse momento também devem ser obtidas moldagens e registro da mordida para a confecção e avaliação de modelos de estudo.

Radiografias panorâmicas e cefalométricas laterais são rotineiramente usadas na avaliação do paciente e são parte importante da análise inicial. Inicialmente, foram criadas com tecnologia radiográfica convencional. Atualmente, a tomografia computadorizada de feixe cônico (TCFC) tornou-se o estado da arte para a maioria dos exames radiográficos de ossos da face com o objetivo de planejar a cirurgia ortognática. As vistas cefalométricas e panorâmicas são reconstruídas a partir da TCFC. Além desses pontos de visualização, outras imagens, incluindo vistas posteriores anteriores, imagens da ATM e vistas tridimensionais (3D) detalhadas de qualquer uma ou de todas as estruturas ósseas do esqueleto facial, podem ser facilmente avaliadas. A radiografia cefalométrica pode ser avaliada por diversas técnicas que ajudam a determinar a natureza da anomalia esquelética (Figura 26.5; Tabela 26.2).[9,10] Uma nota importante, porém, é que as radiografias cefalométricas são apenas uma parte do processo de avaliação. Elas são usadas como ferramentas auxiliares de diagnóstico na avaliação clínica da estrutura facial e

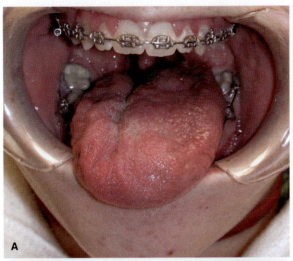
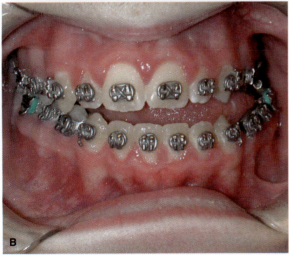

• **Figura 26.2** **A.** Assimetria de língua com hipertrofia unilateral. **B.** Mordida aberta unilateral resultante.

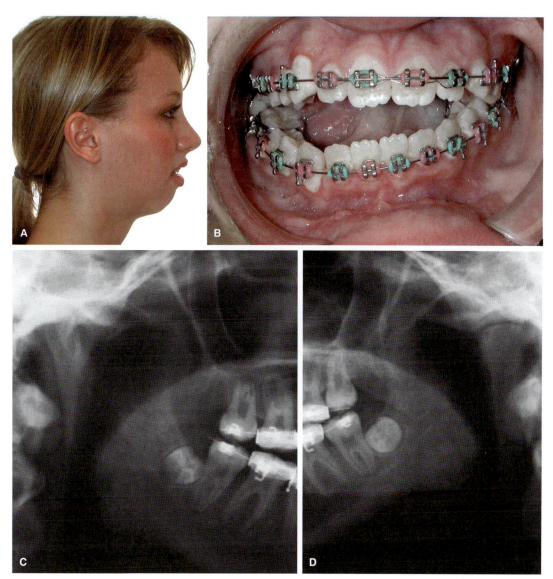

• **Figura 26.3** Traumatismo condilar em idade precoce, resultando em função mandibular restrita e consequente crescimento mandibular deficiente e assimétrico. **A.** Vista de perfil. **B.** Oclusão com mordida aberta anterior do lado direito devido à diminuição do crescimento na área do ramo mandibular esquerdo. **C.** Radiografia do côndilo e do ramo direitos (normal). **D.** Lado esquerdo com crescimento diminuído.

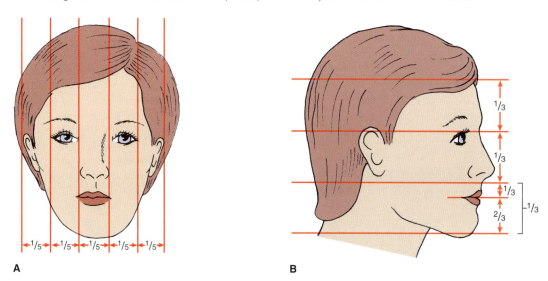

• **Figura 26.4** Proporções faciais normais. **A.** Representação das relações faciais proporcionais de uma vista completa da face. As relações da distância intercantal mediana, largura da base alar e proporções labiais com o restante das estruturas faciais são demonstradas. **B.** As proporções normais do perfil demonstram as relações dos terços superior, médio e inferior da face e as relações proporcionais do lábio e da morfologia do mento no terço inferior da face.

Tabela 26.2	Análise cefalométrica para cirurgia ortognática.	
	Padrão (masculino)	Padrão (feminino)
Horizontal (esquelético)		
N-A-Pg (ângulo)	3,9 graus	2,6 graus
N-A (II PH)	0 grau	2 graus
N-B (II PH)	–5,3 graus	–6,9 graus
N-Pg (II PH)	–4,3 graus	–6,5 graus
Vertical (esquelético, dentário)		
N-ENA (PH)	54,7 mm	50 mm
ENA-Gn (PH)	68,6 mm	61,3 mm
ENP-N (PH)	53,9 mm	50,6 mm
PM-PH (ângulo)	23 graus	24,2 graus
1-AN (AN)	30,5 mm	27,5 mm
1-PM (PM)	45 mm	40,8 mm
6-AN (AN)	26,2 mm	23 mm
6-PM (PM)	35,8 mm	32,1 mm
Maxila, mandíbula		
ENP-ENA (II PH)	57,7	52,6 mm
Ar-GO (linear)	52,0	46,8 mm
GO-Pg (linear)	83,7	74,3 mm
Ar-GO-Gn (ângulo)	119,1 graus	122 graus
Dentário		
PO superior-PH (ângulo)	6,2 graus	7,1 graus
PO inferior-PH (ângulo)	–	–
A-B (II PO)	–1,1 mm	–0,4 mm
1-AN (ângulo)	111 graus	112,5 graus
1-PM (ângulo)	95,9 graus	95,9 graus

A, ponto A anterior da maxila; ENA, espinha nasal anterior; Ar, articular; B, ponto B anterior da mandíbula; Gn, gnátio; GO, gônio; PH, plano horizontal; PM, plano mandibular; N, násio; AN, assoalho nasal; PO, plano oclusal; Pg, pogônio; EPN, espinha nasal posterior.
Adaptada de Burstone CJ, James RB, Legan H, Murphy GA, Norton LA. Cephalometrics for orthognathic surgery. *J Oral Surg*. 1978;36:269.

da oclusão do paciente. Em casos mais complexos, pode ser útil visualizar imagens 3D detalhadas do esqueleto facial (Figura 26.6A). Uma estereolitografia construída a partir dos dados da tomografia computadorizada (TC) também pode fornecer informações úteis para o planejamento cirúrgico (ver Figura 26.6B). A tecnologia digital computadorizada ajuda a integrar os dados cefalométricos com a imagem digital da face para melhorar a avaliação das relações entre o esqueleto facial e o tecido mole sobreposto. Depois da avaliação clínica cuidadosa e da análise dos registros diagnósticos, deve-se elaborar uma lista de problemas e um plano de tratamento que combine as opiniões de todos os profissionais participantes do tratamento do paciente, incluindo o ortodontista, o cirurgião bucomaxilofacial, o periodontista e o especialista em dentística.

Fase de tratamento pré-cirúrgico

Considerações periodontais

Como primeiro passo no tratamento, a inflamação gengival deve ser controlada e a cooperação do paciente, melhorada. Nos pacientes que pouco colaboram ou que são incapazes de limpar adequadamente seus dentes antes da colocação de dispositivos ortodônticos, os procedimentos de higiene bucal serão menos efetivos ainda e mais complicados após a colocação das bandas ortodônticas.

O tratamento periodontal inclui instrução de higiene bucal, raspagem e alisamento radicular. Em alguns casos, para proporcionar saúde tecidual adequada, pode ser necessário cirurgia a retalho para obter acesso ao alisamento radicular. É desejável adiar o tratamento completo até que seja possível controlar a inflamação e contar com a boa colaboração do paciente.

Como resultado dos achados do exame periodontal, da proposta ortodôntica e do planejamento cirúrgico, a cirurgia mucogengival é frequentemente realizada durante esta fase inicial da terapia para fornecer uma zona de tecido queratinizado inserido, que é mais resistente ao traumatismo ortodôntico e cirúrgico em potencial. O enxerto de tecido mole está indicado em áreas que não tenham gengiva queratinizada ou em que haja uma estreita banda de tecido

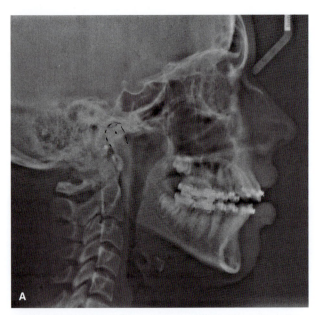
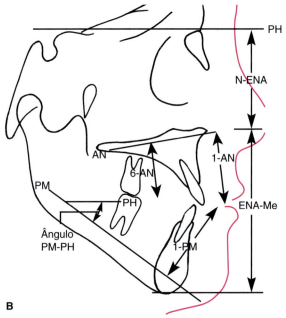

• **Figura 26.5 A.** Radiografia cefalométrica lateral. **B.** Traçado de uma radiografia cefalométrica lateral com os pontos cefalométricos identificados para avaliação das anomalias dentárias, faciais e esqueléticas usando um sistema de cefalometria para cirurgia ortognática (ver Tabela 26.2). Incisivo superior; 6, primeiro molar superior; ENA, espinha nasal anterior; PH, plano horizontal; Me, mento; PM, plano mandibular; N, násio; AN, assoalho nasal. (*B*, modificada de Burstone CJ, James RB, Legan H, et al. Cephalometrics for orthognatic surgery. *J Oral Surg*. 1978;36:269.)

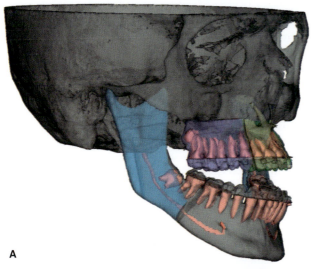

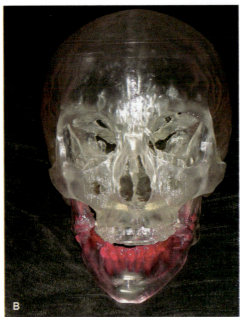

• **Figura 26.6 A.** Varredura de tomografia computadorizada de feixe cônico demonstrando claramente a deformidade óssea em três dimensões com visão detalhada dos componentes esqueléticos, posicionamento da raiz do dente e localização do nervo alveolar inferior. **B.** Modelo de estereolitografia.

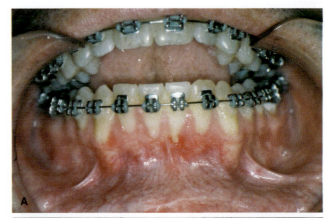

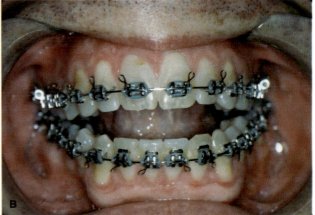

• **Figura 26.7 A.** Aparência pré-cirúrgica do tecido gengival vestibular dos dentes anteriores inferiores. É vista uma área adequada de queratinização. **B.** Melhora significativa na inserção e queratinização do tecido gengival vestibular após enxerto gengival.

queratinizado com pouca ou nenhuma inserção e é provável o aumento do traumatismo tecidual (Figura 26.7). O traumatismo a estas áreas inclui movimento ortodôntico dos dentes para vestibular ou procedimento cirúrgico como uma osteotomia de borda inferior da mandíbula ou osteotomias segmentadas em áreas interdentais.

Considerações restauradoras

Durante a fase restauradora pré-cirúrgica, o paciente é avaliado em busca de lesões cariosas e restaurações insatisfatórias. Os dentes devem ser avaliados endodonticamente e periodontalmente quanto à possibilidade de serem restaurados e qualquer dente não restaurável deve ser extraído antes da intervenção cirúrgica. Todas as lesões cariosas devem ser restauradas precocemente na fase de tratamento pré-cirúrgica. Restaurações existentes devem funcionar por 18 a 24 meses durante as fases de tratamento ortodôntica e cirúrgica requerendo que materiais restauradores mais duráveis (p. ex., amálgama e resina composta) sejam utilizados mesmo que essas restaurações sejam substituídas durante a fase de tratamento pós-cirúrgica. É aconselhável adiar o tratamento restaurador final definitivo até que as relações esqueléticas adequadas sejam alcançadas e a finalização da ortodontia esteja completa.

No paciente total ou parcialmente edêntulo é dada atenção especial ao formato e ao contorno do rebordo residual nas áreas de suporte da prótese. A distância entre a tuberosidade maxilar, área posterior da mandíbula e do ramo deve ser avaliada para assegurar que existe espaço adequado para próteses parciais ou totais. Os dentes que servem de suporte para próteses parciais removíveis devem ser avaliados em busca de áreas retentivas. Se um pequeno movimento ortodôntico puder aumentar a retenção, esta informação deve ser fornecida ao ortodontista.

Considerações ortodônticas pré-cirúrgicas

Obviamente, nem todas as más oclusões requerem correção com cirurgia. Quando a discrepância esquelética é mínima e a compensação ortodôntica não traz efeitos adversos à estética facial, dentária, ou à estabilidade pós-tratamento, o tratamento de escolha pode ser apenas o ortodôntico. Entretanto, em alguns casos, uma relação oclusal adequada não ocorre devido à discrepância esquelética; alguns pacientes podem ser tratados com compensação ortodôntica para uma anomalia esquelética resultando em uma oclusão adequada, mas em uma estética facial ou dentária ruim ou em um prognóstico a longo prazo ruim para a contenção pós-tratamento. Estes pacientes devem ser considerados para tratamento cirúrgico em conjunto com tratamento ortodôntico.

Época do tratamento

O tratamento de uma deformidade estável em um adulto pode começar sem atraso, mas frequentemente surgem dúvidas sobre como cuidar de uma criança em crescimento que tenha sido identificada como tendo uma deformidade dentofacial em desenvolvimento. Se o padrão facial for favorável e houver potencial de crescimento remanescente significativo, a modificação do crescimento com técnicas, tais como terapia com aparelhos funcionais ou aparelho extrabucal, deve ser a abordagem preferida. Para os pacientes com padrões de crescimento desfavoráveis, anomalias esqueléticas graves ou que não desejem se submeter às tentativas de modificação do crescimento, a cirurgia é geralmente o tratamento preferido. Como guia geral, a cirurgia ortognática deve ser adiada até que o crescimento esteja completo nos pacientes com excessivo desenvolvimento, embora a cirurgia possa ser considerada mais precocemente em pacientes com deficiência neste aspecto.

Objetivos do tratamento ortodôntico

A angulação indesejada dos dentes anteriores ocorre como uma resposta compensatória à deformidade dentofacial em desenvolvimento. Por exemplo, um paciente com deficiência maxilar, excesso mandibular, ou ambos, frequentemente tem compensações dentárias para a anomalia esquelética com incisivos superiores inclinados e incisivos inferiores retraídos ou retroinclinados (Figura 26.8A a C). As compensações dentárias para a deformidade esquelética são corrigidas antes da cirurgia pelo reposicionamento ortodôntico apropriado dos dentes sobre suas bases esqueléticas, sem considerações para com a relação de mordida com o arco antagonista. Esta movimentação ortodôntica pré-cirúrgica acentua a deformidade do paciente, mas é necessária, caso as relações oclusais normais devam ser alcançadas quando os componentes esqueléticos forem apropriadamente posicionados na cirurgia (ver Figura 26.8D a F). O tratamento cirúrgico então resulta em uma posição ideal dos componentes dentários e esqueléticos (ver Figura 26.8 G a I). Compensações dentárias opostas podem ocorrer na protrusão maxilar ou na deficiência mandibular (Figura 26.9). Novamente, a descompensação objetiva melhorar a angulação dos dentes sobre o osso basal, após o qual os problemas esqueléticos são corrigidos.

Os passos essenciais na preparação ortodôntica são alinhar os arcos individualmente, conseguir a compatibilidade dos arcos ou dos segmentos dos arcos e estabelecer posições anteroposteriores e verticais apropriadas dos incisivos. A magnitude da ortodontia pré-cirúrgica pode variar, desde a colocação de aparelho com mínimo movimento dentário, até aproximadamente 12 a 18 meses de uso do aparelho nos casos com má posição e apinhamento grave dos incisivos.

À medida que o paciente se aproxima do final da preparação ortodôntica para a cirurgia, são úteis à realização de moldagens e à avaliação da compatibilidade oclusal dos modelos intermediários. Pequenas interferências que existam podem ser corrigidas facilmente com dobras no fio, melhorando de maneira significativa o resultado oclusal pós-cirúrgico. Depois que os ajustes ortodônticos finais forem feitos, arcos de estabilização espessos são inseridos nos bráquetes para fornecer a resistência necessária a fim de contrapor às forças resultantes do bloqueio maxilomandibular (BMM) e manipulação cirúrgica.

Planejamento final do tratamento

Depois do término da periodontia, dentística restauradora e ortodontia pré-cirúrgicas, o paciente retorna ao cirurgião bucomaxilofacial para o planejamento pré-cirúrgico final. A avaliação feita na consulta inicial do paciente é repetida. A estrutura facial e a má oclusão do paciente são reexaminadas. São obtidas fotografias digitais pré-cirúrgicas e radiografias convencionais ou TC e exames digitais ou impressos da dentição do paciente em preparação para o desenvolvimento do planejamento cirúrgico final.

Planejamento do tratamento e predição por imagem

Quando uma técnica de planejamento cirúrgico tradicional é utilizada, são feitos modelos pré-cirúrgicos, registro de mordida com relação cêntrica e registro com arco facial para montagem dos modelos em articulador. A cirurgia de modelos em um conjunto duplicado de modelos pré-cirúrgicos determina os movimentos exatos que são necessários para se alcançar a oclusão pós-operatória desejada (Figura 26.10).

A mudança na aparência facial pode ser demonstrada com o uso de tecnologia computadorizada pela sobreposição de imagens digitais do perfil do paciente sobre referências ósseas obtidas da radiografia cefalométrica. As estruturas ósseas são então manipuladas para duplicar os movimentos ósseos desejados no momento da cirurgia.

O computador pode produzir uma imagem digital que represente o resultado da estética facial produzida pela alteração esquelética associada (Figura 26.11). A vantagem de usar esse tipo de tecnologia é a habilidade de predizer mais acuradamente o resultado das mudanças faciais de uma correção cirúrgica em particular. As imagens faciais são mais facilmente avaliadas pelos pacientes, possibilitando que eles observem os resultados previstos e participem do plano de tratamento cirúrgico. Uma desvantagem é que essa tecnologia se limita a predições bidimensionais, apresentando apenas um perfil lateral. Outra desvantagem dessa tecnologia está relacionada com a incapacidade de o computador predizer acuradamente cada tipo de mudança cirúrgica em cada paciente.[11] Diferenças na tonicidade muscular e na espessura da pele, bem como respostas variáveis do tecido mole à mudança óssea, por exemplo, tornam impossível para o computador predizer com precisão cada variação individual.

Planejamento cirúrgico computadorizado tridimensional

Avanços recentes na tecnologia por imagens e no planejamento computadorizado tridimensional têm melhorado a precisão da correção cirúrgica das deformidades do complexo dentofacial.[12,13] Dados de TC convencional ou de tomografia computadorizada de feixe cônico (TCFC) são combinados com dados de varredura a *laser*, ótica ou TC da dentição para produzir um modelo computadorizado das anomalias esqueléticas e dentárias. As osteotomias planejadas podem então ser desenhadas e os movimentos cirúrgicos criados para reposicionar os componentes esqueléticos e oclusais nas posições corretas (Figura 26.12). Esse tipo de planejamento cirúrgico fornece um melhor entendimento dos movimentos ósseos necessários na cirurgia. A potencial dificuldade com interferência óssea, a necessidade de possível enxerto ósseo e o recontorno necessário para atingir simetria podem ser visualizados claramente. A goteira também pode ser desenhada usando tecnologia computadorizada tridimensional com a construção da goteira completada usando prototipagem rápida com desenho auxiliado por computador e manufatura auxiliada por computador (CAD-CAM).

A capacidade de usar tecnologia tridimensional para predizer as mudanças na estética facial também está se desenvolvendo. Fotografias tridimensionais são sobrepostas em dados de TC tridimensional e um modelo virtual da face é construído. Movimentos dos componentes esqueléticos produzem alterações nos tecidos moles que podem então ser visualizadas em três dimensões. Embora a precisão das predições não tenha sido estudada extensamente, essa tecnologia seguirá em franco desenvolvimento, fornecendo informação útil aos profissionais e aos pacientes.

CAPÍTULO 26 Correção de Deformidades Dentofaciais 539

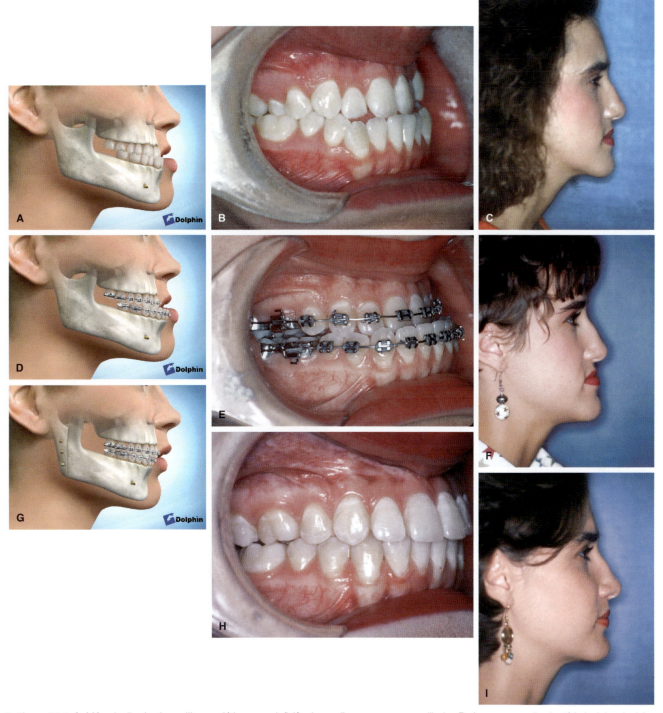

• **Figura 26.8** **A.** Má oclusão de classe III esquelética com deficiência maxilar e excesso mandibular. **B.** A compensação dentária inclui os incisivos inferiores retroinclinados e incisivos superiores inclinados para vestibular. **C.** Perfil facial. **D.** Após o tratamento ortodôntico inicial antes da cirurgia. **E.** Compensações dentárias são removidas com inclinação dos incisivos inferiores para vestibular e retroinclinação dos incisivos superiores, o que obviamente aumenta a gravidade da má oclusão e a discrepância facial. **F.** Perfil facial nesse estágio. **G.** Correção cirúrgica com posicionamento posterior da mandíbula e avanço da maxila. **H.** Oclusão ideal. **I.** Perfil facial após o tratamento estar completo.

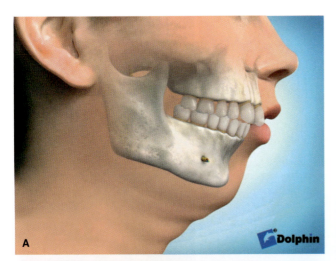
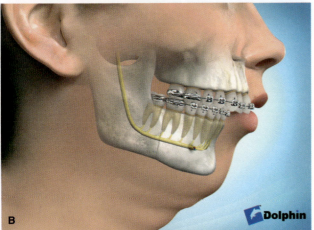
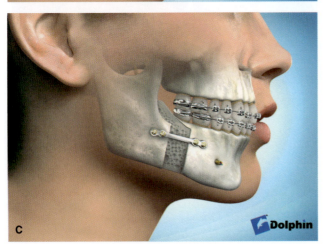

• **Figura 26.9** **A.** Oclusão de classe II com compensação demonstra a inclinação vestibular dos incisivos inferiores e a verticalização dos incisivos superiores. **B.** Após a descompensação ortodôntica. **C.** Após a correção cirúrgica com avanço mandibular.

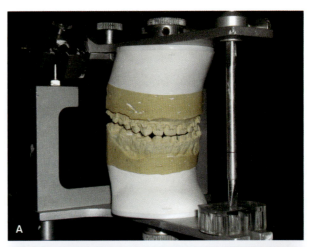
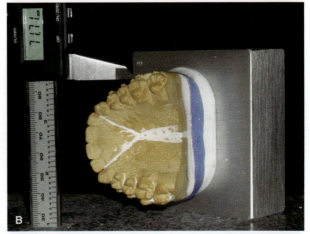
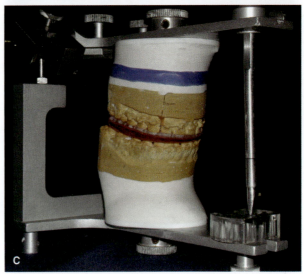

• **Figura 26.10** Modelo cirúrgico usado para determinar a direção e a distância do movimento cirúrgico necessário para alcançar a oclusão pós-operatória e a estética facial desejadas. **A.** Modelos montados em um articulador semiajustável. **B.** Reposicionamento do modelo maxilar usando instrumental de medida de precisão. As distâncias dos movimentos do modelo cirúrgico são coordenadas entre a estética facial desejada e os movimentos necessários para criar uma oclusão pós-operatória ideal. **C.** Modelo maxilar remontado em um articulador semiajustável depois que os movimentos precisos tenham sido completados e verificados. Discos interoclusais são construídos nessa oclusão final para serem usados no momento da cirurgia para alinhar as osteotomias e os segmentos dentários na posição pós-cirúrgica desejada.

CAPÍTULO 26 Correção de Deformidades Dentofaciais 541

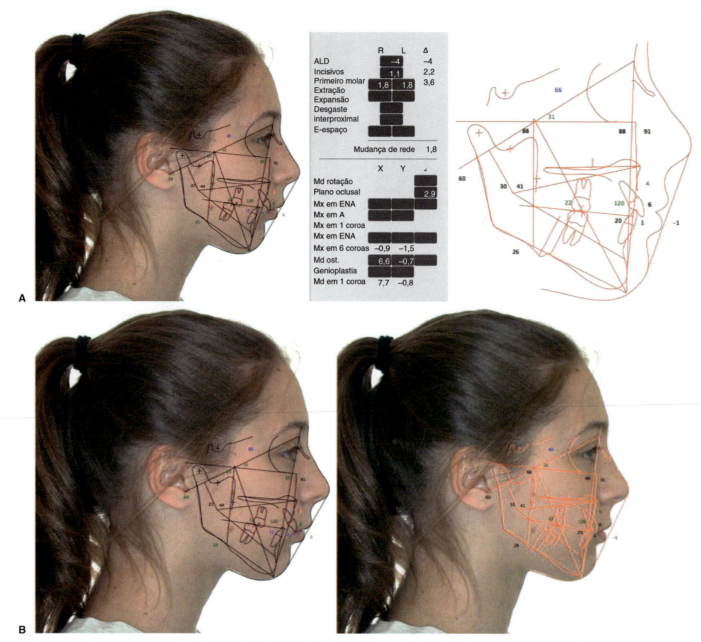

• **Figura 26.11** Imagem computadorizada para planejamento do tratamento cirúrgico dentofacial. Uma imagem digital é obtida e colocada na memória do computador. Pontos do traçado cefalométrico são sobrepostos sobre a imagem digital da face. **A.** Porções do traçado cefalométrico podem ser movimentadas para duplicar os movimentos cirúrgicos antecipadamente. O computador então manipula a imagem para prever mudanças no tecido mole. As imagens digitais mostradas no monitor do computador indicam as mudanças faciais previstas. **B.** Imagens pré-cirúrgicas e estimativa final que resultariam de um procedimento cirúrgico antecipado (neste caso, reposicionamento superior da maxila e avanço de mento). (Cortesia de Quick Ceph System, Inc., San Diego, CA.)

Após a finalização da cirurgia de modelos virtual ou convencional e das predições das imagens faciais, o ortodontista e o clínico geral são frequentemente consultados para assegurar que o resultado oclusal predito é aceitável para todos os profissionais envolvidos no tratamento do paciente. Quaisquer mudanças ortodônticas ou restauradoras necessárias para melhorar o posicionamento pós-cirúrgico deve ser planejado nesse momento.

Fase de tratamento cirúrgico

As anormalidades faciais podem ser tratadas, com frequência, por procedimentos isolados na mandíbula ou na maxila e no terço médio da face. Como as anormalidades podem obviamente ocorrer na maxila e na mandíbula, a correção cirúrgica necessita de uma combinação de procedimentos cirúrgicos. As seções a seguir descrevem uma variedade de procedimentos cirúrgicos que são completados como osteotomias isoladas ou como técnicas combinadas.

Excesso mandibular

Crescimento excessivo da mandíbula, em geral, resulta em uma oclusão anormal com relações das cúspides do molar de classe III e um trespasse horizontal negativo na área anterior. Uma deformidade facial óbvia também pode ser evidente. Características faciais associadas ao excesso mandibular incluem uma proeminência do

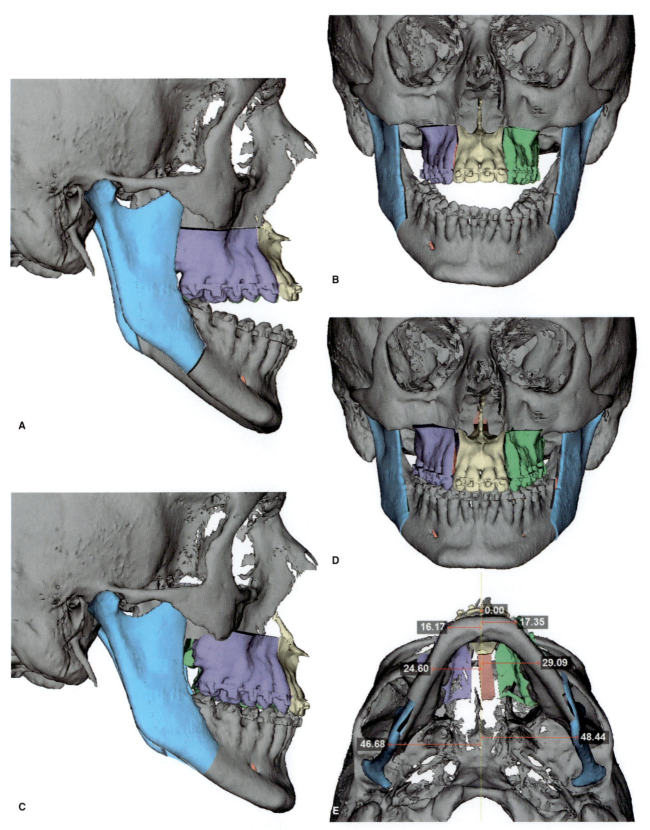

• **Figura 26.12** A e B. Vistas lateral e posteroanterior de componentes esqueléticos e dentários de uma deformidade dentofacial, incluindo excesso maxilar vertical e excesso mandibular com oclusão de mordida aberta classe III. C e D. Vistas de mudanças esqueléticas planejadas para corrigir a deformidade. E. Vista da porção inferior da mandíbula mostra a sua deformidade (torção da mandíbula posterior para o lado direito). (*continua*)

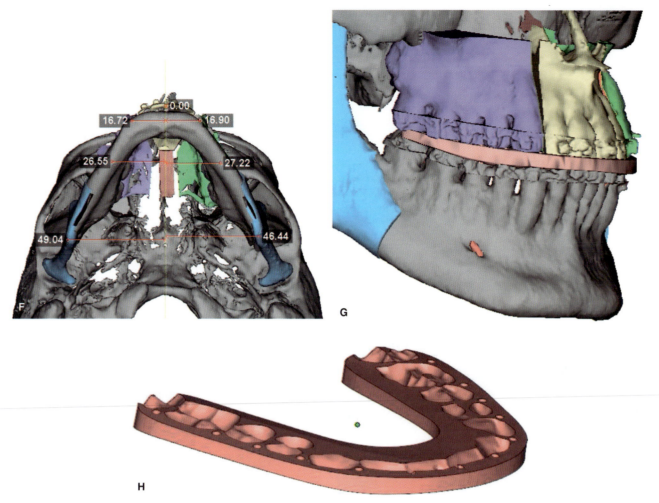

• **Figura 26.12** (*continuação*) **F. C**orreção da assimetria. **G.** Goteira desenhada para guiar o posicionamento dos segmentos durante a cirurgia e a medição numérica das mudanças que ocorrerão durante a cirurgia. **H.** Imagem computadorizada da goteira.

terço inferior da face nas dimensões anteroposterior e vertical, particularmente na área do lábio inferior e mento. Em casos graves, um grande trespasse horizontal negativo pode dificultar a capacidade do paciente em obter selamento adequado dos lábios sem contração anormal do músculo orbicular da boca.

O excesso mandibular foi uma das primeiras deformidades dentofaciais reconhecidas como sendo mais bem tratada por uma combinação de ortodontia e cirurgia. Embora as técnicas cirúrgicas para correção do excesso mandibular tenham sido relatadas já nos anos 1800, o uso disseminado das técnicas aceitas atualmente iniciou apenas em meados do século XX. Técnicas mais recentes para tratamento do prognatismo mandibular lidam com a deformidade pela remoção de seções de osso no corpo da mandíbula, o que faz com que o segmento anterior seja movimentado posteriormente (Figura 26.13). Quando a relação de trespasse horizontal negativo estiver restrita à área dentoalveolar anterior da mandíbula, uma técnica de osteotomia subapical pode ser usada para correção do prognatismo dentário mandibular.[14] Nessa técnica, osso é removido na área do sítio de extração de um pré-molar ou de um molar, o segmento dentoalveolar anterior da mandíbula é movimentado para uma posição mais posterior (Figura 26.14). Embora esses procedimentos sejam usados raramente, eles são realizados ocasionalmente em casos que combinam formas de arco não usuais com espaços edêntulos.

No início da década de 1950, Caldwell e Letterman popularizaram uma osteotomia realizada no ramo da mandíbula para correção do excesso mandibular.[15] Nessa técnica, a face lateral do ramo é exposta através de uma incisão submandibular, o ramo é seccionado de modo vertical e todo o corpo e a seção anterior do ramo da mandíbula são movidos posteriormente, o que posiciona os dentes na oclusão adequada (Figura 26.15).

O segmento proximal do ramo (p. ex., a porção presa ao côndilo) sobrepõe o segmento anterior e a mandíbula é estabilizada durante a fase de cicatrização, amarrando-se os segmentos ósseos, combinados com imobilização usando BMM. A abordagem extrabucal raramente é usada. Uma técnica similar é realizada com uma incisão intrabucal e uma serra oscilatória angulada (Figura 26.16).[16] O desenho da osteotomia é idêntico ao realizado por uma incisão extrabucal. Os segmentos ósseos podem ser estabilizados usando BMM com ou sem amarração direta dos fragmentos ou usando fixação interna rígida com placas ou parafusos, eliminando a necessidade de BMM. As necessidades da técnica intrabucal incluem a eliminação da necessidade de incisão na pele e risco reduzido de dano ao ramo mandibular do trigêmeo ou do nervo facial. A Figura 26.17 demonstra o resultado clínico de um paciente tratado com uma osteotomia vertical de ramo intrabucal para corrigir o excesso mandibular.

Outra técnica popular para correção do prognatismo mandibular é a osteotomia com separação sagital bilateral (OSSB) primeiramente descrita por Trauner e Obwegeser e depois modificada por Dalpont, Hunsick e Epker.[17-20] A OSSB é realizada por meio de uma incisão transbucal similar àquela da osteotomia vertical

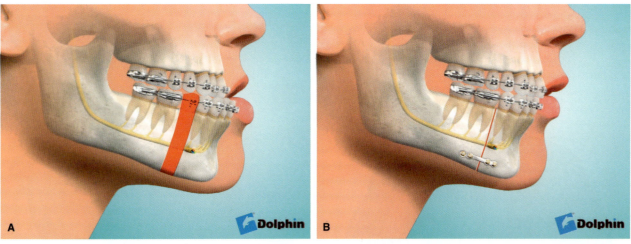

- **Figura 26.13** Osteotomia de corpo com ressecção de uma porção do corpo da mandíbula seguida de reposicionamento posterior do segmento anterior. **A.** Vista pré-operatória. **B.** Vista pós-operatória.

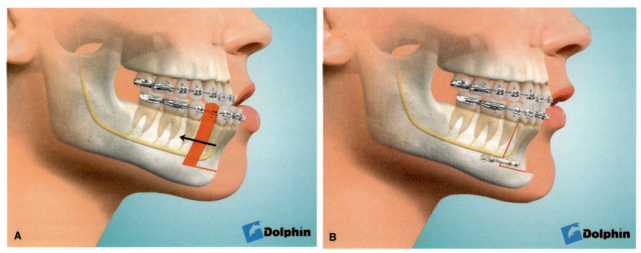

- **Figura 26.14** Osteotomia mandibular subapical anterior. **A.** Remoção do pré-molar e osso na área dos locais de extração. **B.** Depois da separação, o segmento dentoalveolar anterior é reposicionado posteriormente, os sítios de extração são fechados e a relação de trespasse horizontal anterior negativo é corrigida.

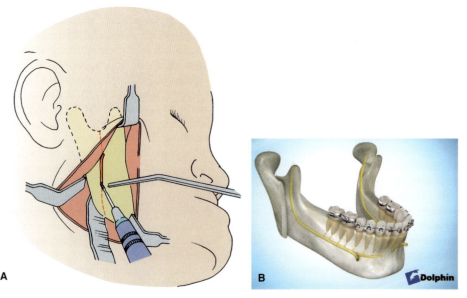

- **Figura 26.15** Abordagem extrabucal para osteotomia vertical do ramo. **A.** Abordagem submandibular para a face lateral do ramo mostra osteotomia da incisura da mandíbula ao ângulo mandibular. **B.** Sobreposição dos segmentos após o reposicionamento posterior da porção anterior da mandíbula. O segmento proximal, contendo o côndilo, é sobreposto à face lateral da porção anterior do ramo.

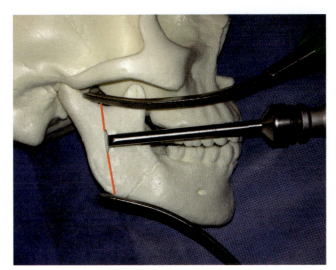

• **Figura 26.16** Técnica intrabucal para osteotomia vertical do ramo com uma serra oscilatória angulada.

do ramo. A osteotomia separa o ramo e o corpo posterior da mandíbula em um plano sagital, o que possibilita o recuo ou o avanço da mandíbula (Figura 26.18). O efeito telescópico na área da osteotomia produz grandes áreas de sobreposição óssea que têm a flexibilidade necessária para mover a mandíbula em várias direções. A técnica de OSSB tornou-se um dos métodos mais populares para o tratamento da deficiência e do excesso mandibular. As desvantagens incluem traumatismo potencial do nervo alveolar inferior com subsequente diminuição de sensibilidade, que pode ser permanente, na área do lábio inferior e mento, durante o período pós-operatório imediato.

Deficiência mandibular

A característica mais óbvia da deficiência mandibular é a posição retraída do mento visualizada em uma vista de perfil. Outras características faciais frequentemente associadas à deficiência mandibular podem incluir dobra labiomentual excessiva, com aparência de projeção do lábio inferior, postura anormal do lábio superior e forma deficiente da região da garganta. Intrabucalmente, a deficiência mandibular está associada à relação de molar e canino de Classe II e trespasse horizontal aumentado na região anterior.

A correção cirúrgica da deficiência mandibular foi descrita desde 1909. Entretanto, os primeiros resultados com o avanço cirúrgico da mandíbula antes de 1950 foram decepcionantes. Em 1957, Robinson descreveu a correção cirúrgica da deficiência mandibular usando uma abordagem cirúrgica extrabucal, uma osteotomia vertical e enxertos de osso da crista ilíaca na área do defeito da osteotomia.[21] Várias modificações dessa técnica foram descritas ao longo dos anos subsequentes. Esse tipo de abordagem extrabucal pode ser útil em raras circunstâncias, incluindo anatomia óssea gravemente anormal ou em uma cirurgia de revisão (ver Figura 26.30). Entretanto, as incisões extrabucais têm a desvantagem de cicatrizes faciais e lesões potenciais aos ramos do nervo facial.

Atualmente, a OSSB, descrita previamente neste capítulo para recuo mandibular, é a técnica mais popular para avanço mandibular (Figura 26.19). Esse procedimento é prontamente realizado por uma incisão intrabucal. A significativa sobreposição óssea produzida com a OSSB promove a cicatrização adequada do osso e melhor estabilidade pós-operatória. A osteotomia é frequentemente estabilizada com placas ou parafusos de fixação rígida, eliminando a necessidade de BMM.

Se a posição anteroposterior do mento estiver adequada, mas existir má oclusão de classe II, uma osteotomia subapical total pode ser a técnica de escolha para o avanço mandibular (Figura 26.20). Combinando a osteotomia com enxertos ósseos interpostos, essa técnica pode ser usada para aumentar a altura facial inferior.

Quando existe uma relação oclusal adequada ou quando o posicionamento anterior da mandíbula não for suficiente para produzir projeção adequada do mento, também pode ser realizada uma osteotomia com avanço da borda inferior (p. ex., mentoplastia). Esta técnica geralmente é realizada por meio de uma incisão intrabucal. A porção inferior da mandíbula é osteotomizada, movimentada para a frente e estabilizada (Figura 26.21A, C a F). Em adição ao reposicionamento posterior ou anterior do mento, também podem ser realizados redução ou aumento vertical e correção de assimetrias com a osteotomia da borda inferior. Materiais aloplásticos podem ocasionalmente ser usados para aumentar a projeção do mento. O material é superposto em áreas de deficiências ósseas (ver Figura 26.21B).

Excesso maxilar

Crescimento excessivo da maxila pode acontecer nas dimensões transversal, vertical e anteroposterior. A correção das deformidades dentofaciais com a cirurgia total de maxila (p. ex., Le Fort I) tornou-se popular apenas a partir da década de 1970. Antes disso, a cirurgia maxilar era realizada de modo limitado, e muitas técnicas reposicionavam apenas porções da maxila com cirurgia segmentada. Durante os primeiros anos das cirurgias de maxila muitas técnicas eram realizadas em dois estágios: cortes vestibulares ou palatinos eram feitos durante um procedimento e então o seccionamento do osso palatino era realizado 3 a 4 semanas depois. Essa divisão em estágios era feita na presunção de que seria necessário manter suprimento vascular adequado aos segmentos osteotomizados. Na medida em que a experiência e o entendimento com essas técnicas aumentaram, vários procedimentos para cirurgia segmentada anterior e posterior usando técnicas em apenas um estágio evoluíram.[22–24] No início dos anos 1970, pesquisa realizada por Bell et al. demonstrou que a cirurgia maxilar total poderia se realizada sem comprometer o suprimento vascular da maxila.[25] Esse trabalho mostrou que o fluxo sanguíneo normal de grandes vasos nutritivos nos segmentos ósseos poderia ser revertido sob determinadas condições cirúrgicas. Se for mantido um pedículo de tecido mole no palato e na área gengival da maxila, a circulação transóssea e do tecido mole colateral, a anastomose dos plexos vasculares da gengiva, palato e seios podem fornecer um suprimento vascular adequado, o que promove a mobilização de toda a maxila. As osteotomias maxilares totais são atualmente os procedimentos mais comuns realizados para correção das anormalidades transversal, vertical e anteroposterior da maxila.[26]

O excesso vertical de maxila pode resultar em características faciais associadas, incluindo alongamento do terço inferior da face, nariz estreito, particularmente na área da base alar, excessiva exposição gengival e de incisivos e incompetência labial (Figura 26.22).

Estes pacientes podem apresentar más oclusões dentárias de classes I, II ou III. Uma deficiência transversal da maxila, com mordida cruzada posterior, palato estreito e forma de arco atrésica é frequentemente vista nessa deformidade.

O excesso vertical de maxila é frequentemente associado a uma relação de mordida aberta anterior (p. ex., apertognatia). Isto resulta de excessivo crescimento para baixo da maxila, causando um giro para baixo da mandíbula com resultado de contato prematuro dos dentes posteriores. Para corrigir esse problema,

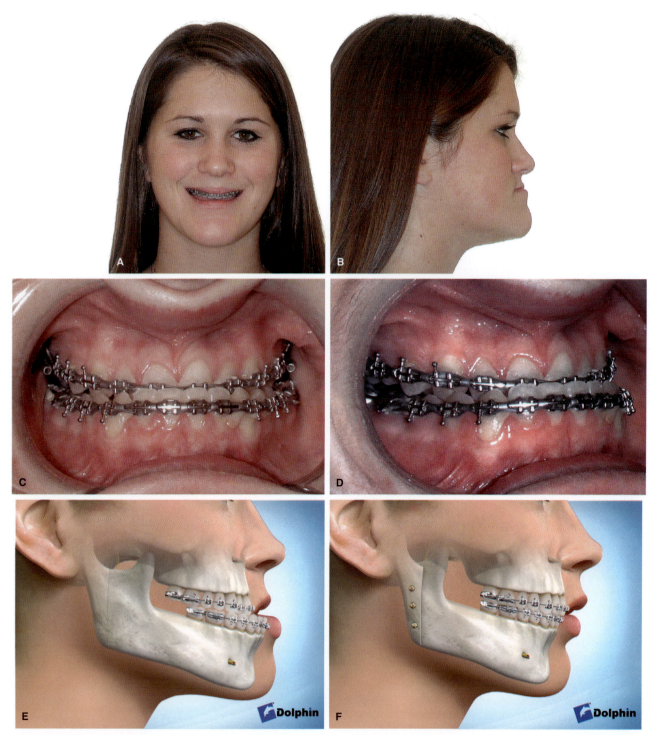

• **Figura 26.17** Excesso mandibular. **A** e **B**. A estética facial pré-operatória exibe as características típicas da má oclusão de classe III resultante do excesso mandibular. **C** e **D**. Imagens oclusais pré-cirúrgicas. **E** e **F**. Diagrama da osteotomia vertical de ramo intrabucal com posicionamento posterior da mandíbula e fixação rígida. Vistas pós-operatórias frontal e de perfil são visualizadas em *A* e *B*. (*continua*)

CAPÍTULO 26   Correção de Deformidades Dentofaciais   547

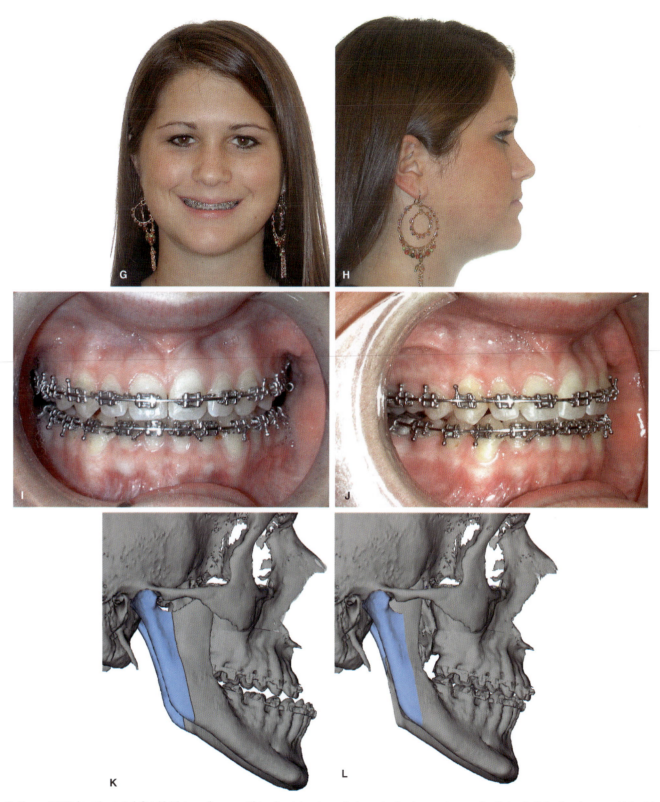

• **Figura 26.17** (*continuação*) **G** e **H**. Vistas pós-operatórias frontal e de perfil da paciente observadas em *A* e *B*. **I** e **J**. Oclusão pós-operatória vista em *C* e *D*. **K** e **L**. Radiografias pré e pós-operatórias.

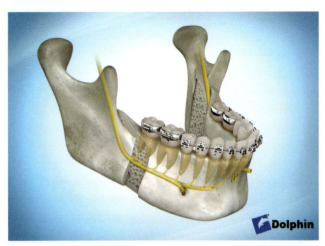

• **Figura 26.18** Osteotomia sagital. O ramo da mandíbula é dividido pela criação de uma osteotomia horizontal no aspecto medial da mandíbula e osteotomia vertical na face lateral da mandíbula. Estas são conectadas pela osteotomia anterior no ramo. A cortical lateral da mandíbula é então separada da face medial e a mandíbula pode ser avançada ou recuada para correção da deficiência ou do excesso, respectivamente.

a maxila é reposicionada superiormente (impactada), particularmente na área posterior. Isso possibilita à mandíbula rodar para cima e para a frente, estabelecendo contato em todas as áreas da dentição. Em alguns casos, o plano oclusal da maxila é nivelado após o preparo ortodôntico e a mordida aberta pode ser corrigida pelo reposicionamento da maxila em parte (Figura 26.23A a D). Em outros casos, um degrau no plano oclusal deve ser nivelado para alcançar a oclusão desejada. Isto requer o reposicionamento da maxila em segmentos (ver Figura 26.23E a H).

Excesso maxilar anteroposterior resulta em um perfil facial convexo geralmente associado à protrusão de incisivos e à relação oclusal de classe II. A cirurgia total da maxila pode ser completada para corrigir esse problema.[27] Em alguns casos, toda a maxila pode ser movida em parte em uma direção posterior. Além dos procedimentos em que a maxila pode ser movimentada em um segmento único, o osso pode ser seccionado em segmentos dentoalveolares para possibilitar o reposicionamento nas direções anteroposterior, superior ou inferior ou para promover a expansão em direção transversal. A Figura 26.24 apresenta uma osteotomia maxilar em três segmentos realizada para corrigir o excesso maxilar anteroposterior combinado com deficiência vertical.

Deficiência maxilar e do terço médio da face

Pacientes com deficiência maxilar comumente parecem ter lábio superior retraído, deficiência dos seios paranasais e da área do rebordo infraorbitário, exposição inadequada dos dentes durante o sorriso e uma proeminência do mento com relação ao terço médio da face. A deficiência maxilar pode ocorrer nos planos anteroposterior, vertical e transversal. A aparência clínica do paciente depende da localização e da gravidade da deformidade. Além das características faciais anormais, frequentemente é vista uma má oclusão de classe III com trespasse horizontal anterior negativo.

A principal técnica para correção da deficiência maxilar é a osteotomia de Le Fort I. Essa técnica pode ser usada para avanço da maxila com o intuito de corrigir uma má oclusão de classe III e anomalias faciais associadas (Figura 26.25). Dependendo da magnitude do avanço, pode ser necessário enxerto ósseo para melhorar a cicatrização óssea e a estabilidade pós-operatória. No caso de deficiência maxilar vertical, o alongamento do terço médio da face pode ser conseguido pelo enxerto de osso na maxila deslocando-a para uma posição mais inferior pela técnica de osteotomia de Le Fort I (Figura 26.26). Essa técnica melhora a proporção total e normaliza a posição dos incisivos durante o sorriso. Também em um grande número de pacientes com oclusão de classe III, o osso culpado pela maioria dos pacientes e algumas vezes pelos cirurgiões-dentistas é a mandíbula, quando o problema é, na realidade, uma deficiência maxilar. Cirurgia no osso errado, nesses casos, pode criar problemas na estética facial, especialmente em pacientes do gênero masculino.

Em deformidades graves do terço médio com deficiência do rebordo infraorbital e da eminência zigomática, é necessária osteotomia do tipo Le Fort III ou Le Fort III modificada. Esses procedimentos avançam a maxila e os ossos zigomáticos e, em alguns casos, a porção anterior dos ossos nasais. Esse tipo de tratamento é comumente necessário em pacientes com deformidades dentofaciais, tais como síndrome de Apert ou Crouzon (Figura 26.27).

Deformidades combinadas e assimetrias

Em muitos casos, a deformidade facial envolve uma combinação de anomalias na maxila e na mandíbula.[28] Nessas situações, o tratamento pode necessitar de uma combinação de osteotomias maxilares e mandibulares para alcançar o melhor resultado estético, oclusal e funcional possível (Figuras 26.28 e 26.29). Em alguns casos, o tratamento cirúrgico pode envolver uma combinação de procedimentos cirúrgicos padrões, anteriormente descritos, em conjunto com osteotomias mais complicadas realizadas por meio de abordagem extrabucal, usando enxertos ósseos removidos da crista ilíaca (Figura 26.30). O tratamento da assimetria em mais de dois planos do espaço, frequentemente requer cirurgia maxilar, cirurgia mandibular e osteotomias inferiores na borda, bem como o recontorno ou aumento de outras áreas da maxila e mandíbula (Figura 26.31).

Cirurgia ortognática para apneia obstrutiva do sono

A apneia obstrutiva do sono é a ocorrência de eventos de apneia (paradas respiratórias) de tal modo que o paciente tem interrupção do fluxo de ar por mais de 10 segundos. Isto pode ser uma condição séria, com as manifestações variando desde distúrbio ou privação do sono e sonolência diurna até hipoxia grave durante o sono e, potencialmente, anomalias respiratórias e cardíacas associadas, e até mesmo morte.[29]

O problema primário é o colapso das vias respiratórias durante o sono. Isto pode ser resultado da diminuição do tônus muscular do palato, língua ou musculatura da faringe. Essa condição pode estar associada à deficiência mandibular e consequente falta de suspensão anterior da língua e musculatura hipofaríngea (Figura 26.32A). Isto geralmente é acentuado na posição supina. Outros fatores tais como obesidade, uso de álcool ou substâncias sedativas antes de dormir podem agravar o problema.

O diagnóstico completo e o tratamento de um paciente com apneia obstrutiva estão além do escopo deste capítulo, mas geralmente inclui uma avaliação física completa, nasofaringoscopia, avaliação dentofacial e estudo do sono com polissonografia. O tratamento pode incluir medidas não cirúrgicas, tais como perda de peso, mudanças posturais durante o sono, dispositivos de posicionamento mandibular ou pressão positiva contínua nas vias respiratórias, usando uma máscara facial ou nasal durante o sono.[30,31]

A correção cirúrgica pode incluir uma uvuloplastia limitada ou uma uvulofaringopalatoplastia, na qual porções variadas do palato

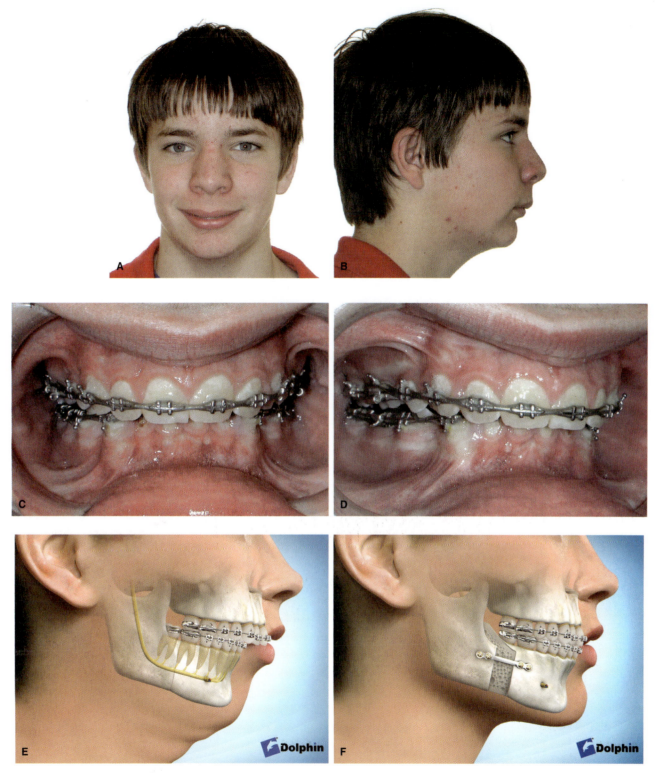

• **Figura 26.19** Avanço mandibular. **A** e **B.** Estética facial pré-operatória demonstra as características clínicas da deficiência mandibular. **C** e **D.** Oclusão pré-operatória exibe a relação de classe II e trespasse horizontal. **E** e **F.** Representação diagramática da osteotomia sagital bilateral com avanço da mandíbula. (*continua*)

mole, úvula, tonsilas e paredes faríngeas são ressecadas para abrir as vias respiratórias. Avanço maxilar e mandibular com cirurgia ortognática, também tem se mostrado um procedimento efetivo na melhora das vias respiratórias de muitos pacientes.[32] Isto é resultado da expansão das vias respiratórias no nível do palato mole, base da língua e vias respiratórias hipofaríngeas. Isto pode ser visto pela comparação das radiografias pré e pós-operatórias (Figura 26.32). A expansão das vias respiratórias resultante da cirurgia realmente inclui todas as dimensões, mesmo expansão lateral.[33]

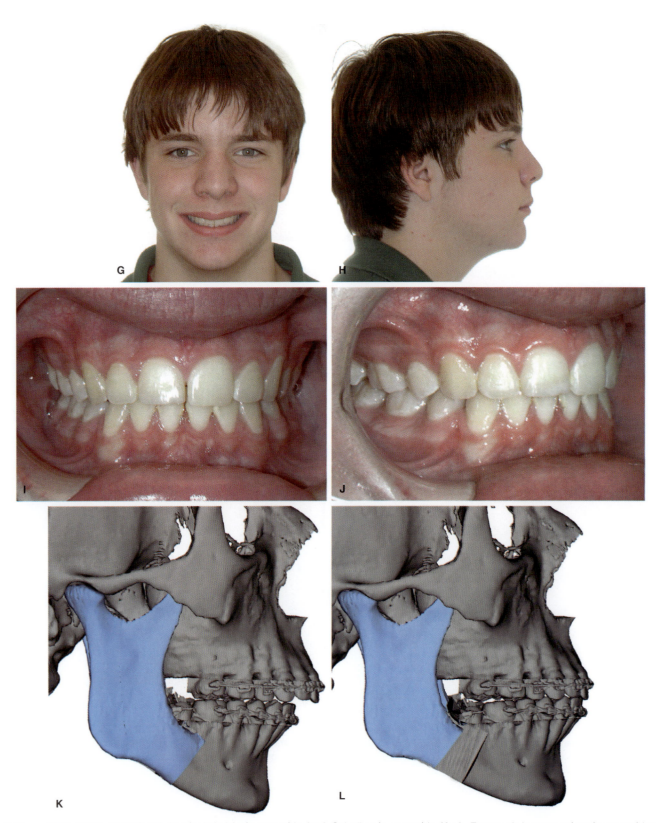

• **Figura 26.19** (*continuação*) G e H. Aparência facial pós-operatória. I e J. Oclusão pós-operatória. K e L. Exames de imagem pré e pós-operatórios.

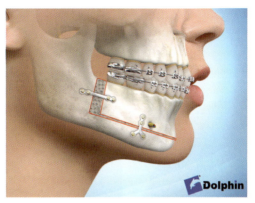

- **Figura 26.20** Osteotomia subapical total. O segmento dentoalveolar da mandíbula é movimentado anteriormente, possibilitando a correção da má oclusão de classe II sem aumento da proeminência do mento.

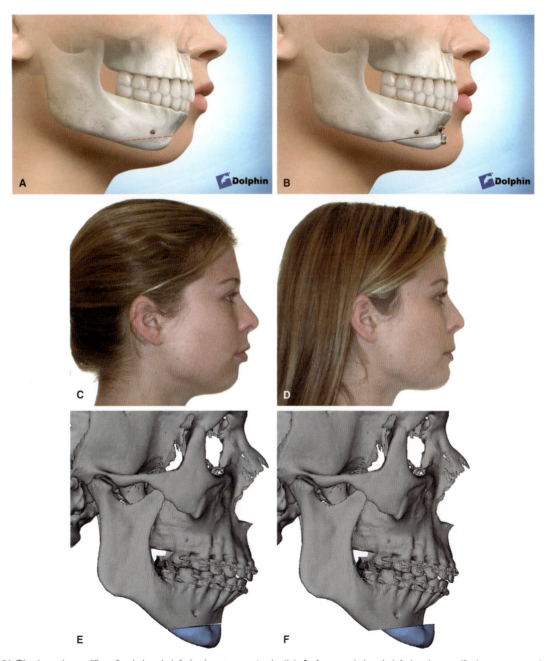

- **Figura 26.21** Técnicas de modificação da borda inferior (p. ex., mentoplastia). **A.** Avanço da borda inferior da mandíbula para aumentar a projeção do mento. **B.** Implante usado para aumentar a porção anterior do mento, eliminando a necessidade de osteotomia nessa área. **C.** Fotografia clínica demonstra deficiência de mento. **D.** Imagem pós-operatória depois do avanço da porção inferior da região anterior da mandíbula. **E.** Exame de imagem pré-operatório. **F.** Exame de imagem pós-operatório.

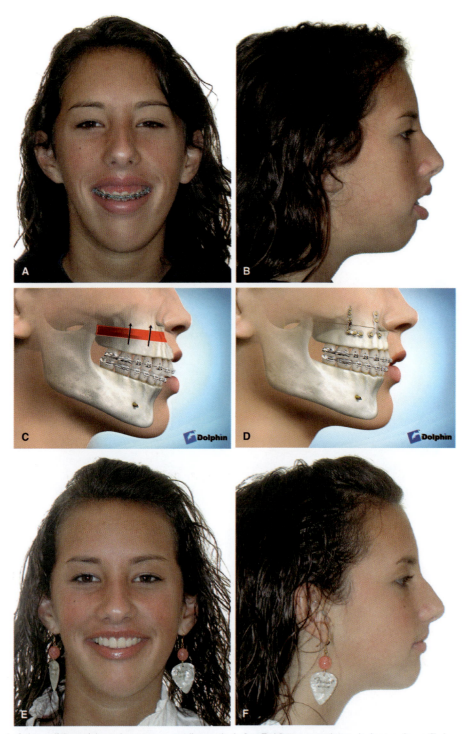

• **Figura 26.22** Características clínicas típicas do excesso maxilar vertical. **A** e **B**. Vistas completas da face e de perfil demonstram o aumento do terço inferior da face, incompetência labial e excesso de exposição gengival. **C** e **D**. Osteotomia maxilar total com reposicionamento superior combinada com mentoplastia de avanço. **E** e **F**. Vistas pós-operatórias de face completa e perfil após osteotomia maxilar total com reposicionamento superior e avanço de mento.

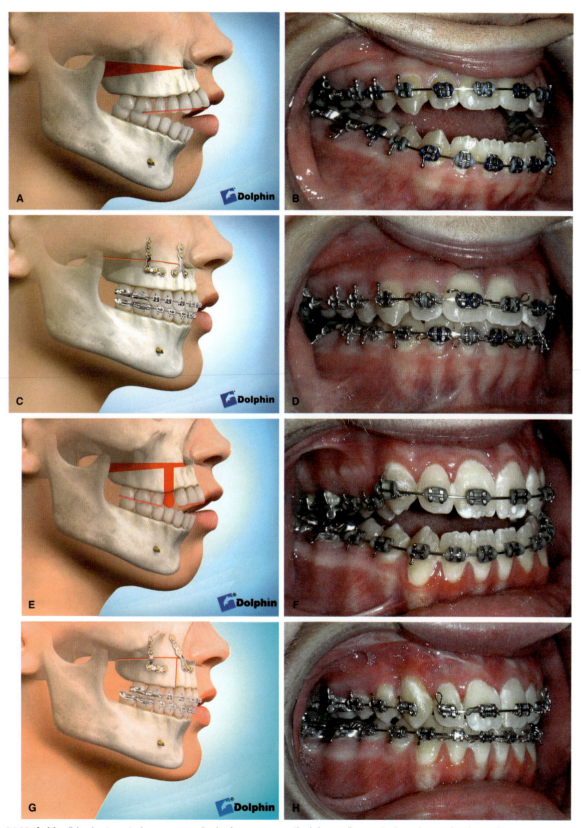

• **Figura 26.23 A.** Mordida aberta anterior como resultado de excesso vertical de maxila com todo o plano oclusal superior em apenas um nível. **B.** Oclusão pré-operatória. **C.** Correção cirúrgica com reposicionamento superior da maxila em um segmento. **D.** Oclusão pós-operatória. **E.** Mordida aberta com o plano oclusal superior em dois níveis. **F.** Oclusão pré-operatória. **G.** Reposicionamento segmentado da maxila para fechar a mordida aberta e colocar os segmentos no mesmo plano de oclusão. **H.** Oclusão pós-operatória.

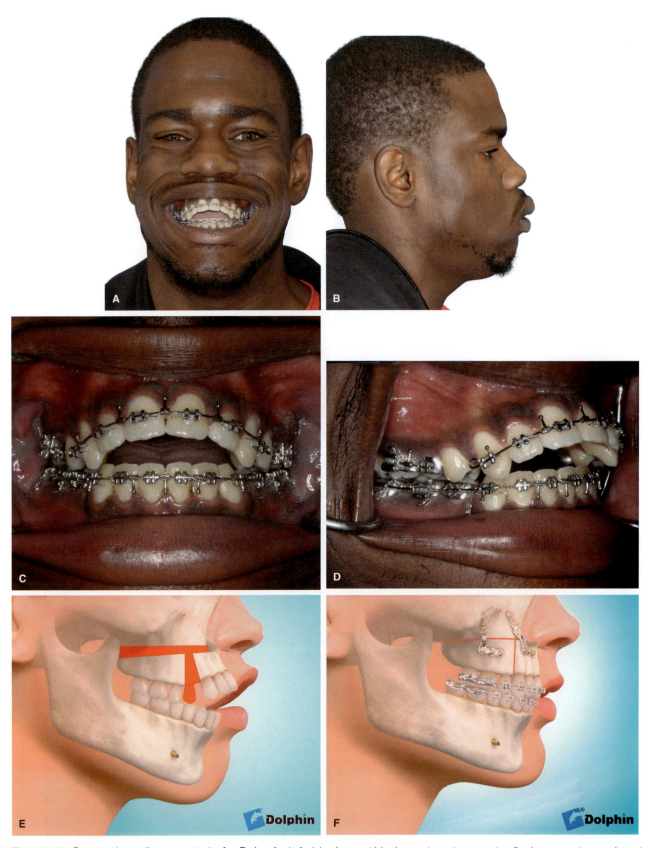

• **Figura 26.24** Osteotomia maxilar segmentada. **A** e **B**. Aparência facial pré-operatória demonstra extrema protrusão do segmento superior anterior e do lábio superior, ângulo nasolabial diminuído e redução da altura facial inferior como resultado da deficiência vertical da maxila. **C** e **D**. A oclusão pré-operatória demonstra os incisivos superiores protrusivos e o espaço de extração remanescente após a remoção bilateral dos pré-molares superiores. **E** e **F**. Osteotomia segmentada da maxila com fechamento do espaço de extração do pré-molar, retração do segmento anterior da maxila e colocação de enxerto ósseo na área posterior da maxila. (Cortesia do Dr. Mark Ochs.) (*continua*)

CAPÍTULO 26　Correção de Deformidades Dentofaciais　555

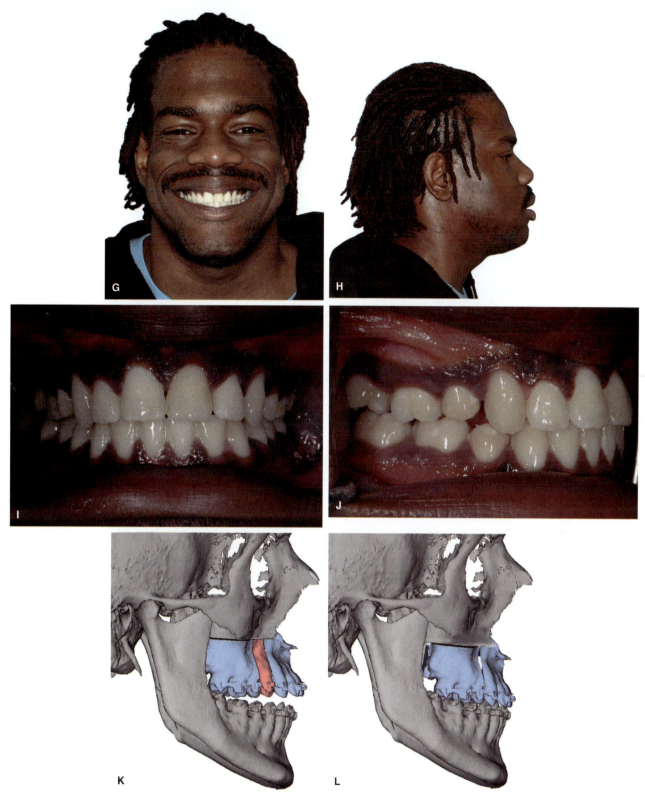

• **Figura 26.24** (*continuação*) **G** e **H**. Aparência facial pós-operatória. **I** e **J**. Oclusão pós-operatória. **K** e **L**. Exames de imagem pré-operatório e pós-operatório. (Cortesia do Dr. Mark Ochs.)

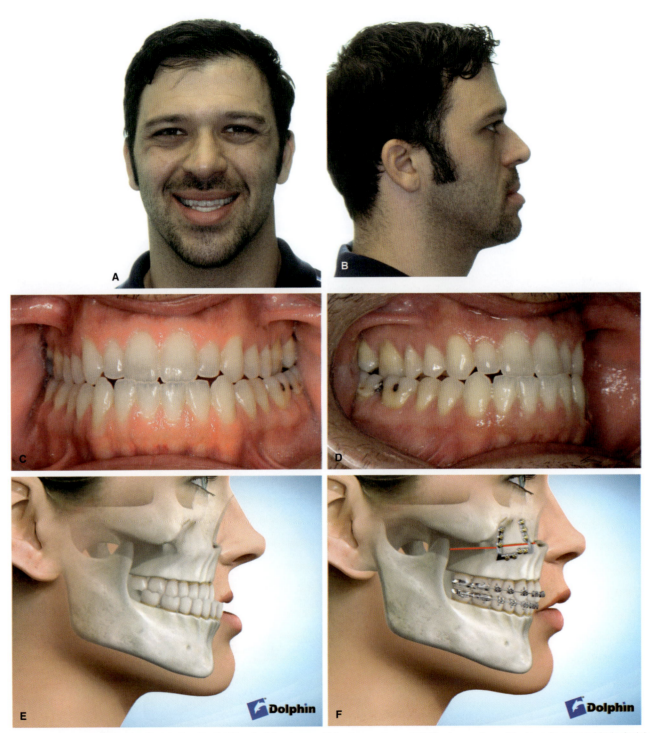

• **Figura 26.25** Avanço tipo Le Fort I. **A** e **B.** Estética facial pré-operatória demonstra a deficiência maxilar evidente pela concavidade facial e deficiência paranasal. **C** e **D.** Oclusão pré-operatória apresenta a relação de classe III. **E** e **F.** Osteotomia de Le Fort I para avanço maxilar. (*continua*)

CAPÍTULO 26   Correção de Deformidades Dentofaciais   557

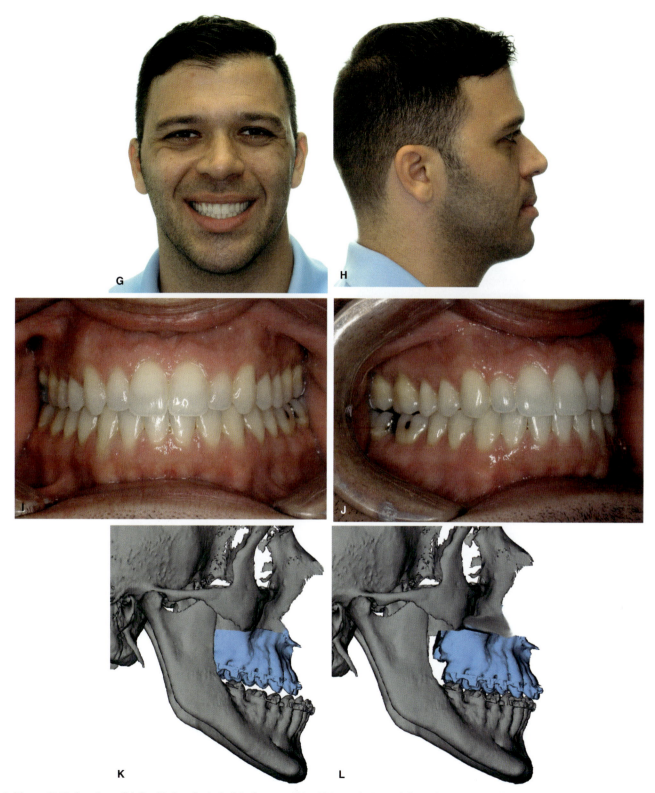

• **Figura 26.25** (*continuação*) **G** e **H.** Aparência facial pós-operatória. (Este paciente também sofreu um procedimento simultâneo de rinoplastia.) **I** e **J.** Oclusão pós-operatória. **K** e **L.** Exames de imagem pré e pós-operatórios.

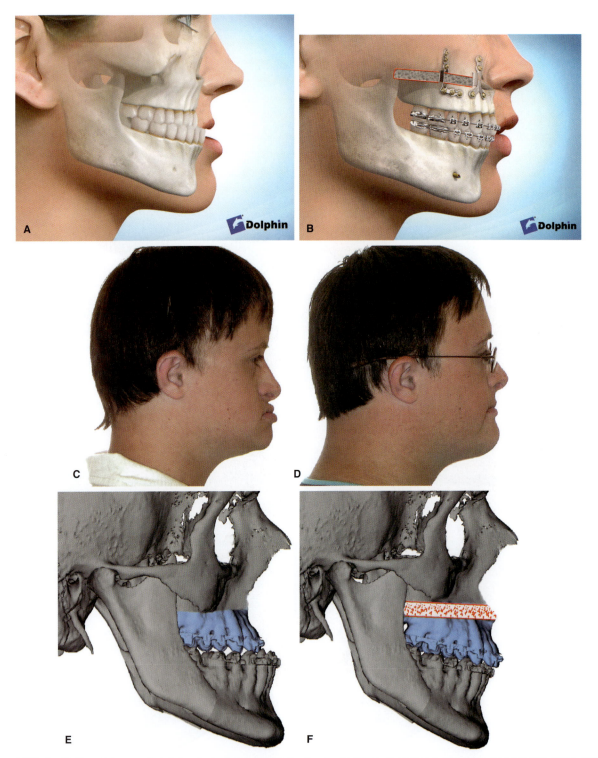

• **Figura 26.26 A** e **B.** Reposicionamento inferior da maxila e interposição de enxerto ósseo. **C.** Vista pré-operatória do perfil demonstra deficiência vertical do terço inferior da face e a aparência resultante de excesso mandibular relativo. **D.** Vista pós-operatória depois de reposicionamento inferior da maxila. Observe as relações faciais anteroposteriores e verticais normais. **E.** Exame de imagem pré-operatório. **F.** Exame de imagem pós-operatório. Placas ósseas e cerclagens verticais auxiliares são observadas nesta vista.

CAPÍTULO 26 Correção de Deformidades Dentofaciais 559

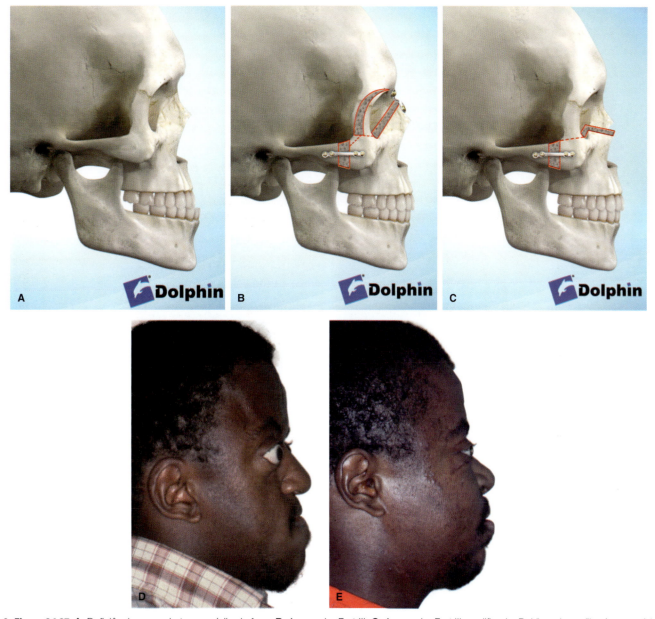

• **Figura 26.27** **A.** Deficiência grave do terço médio da face. **B.** Avanço Le Fort III. **C.** Avanço Le Fort III modificado. **D.** Vista do perfil pré-operatório de um paciente com síndrome de Apert. **E.** Vista do perfil pós-operatório.

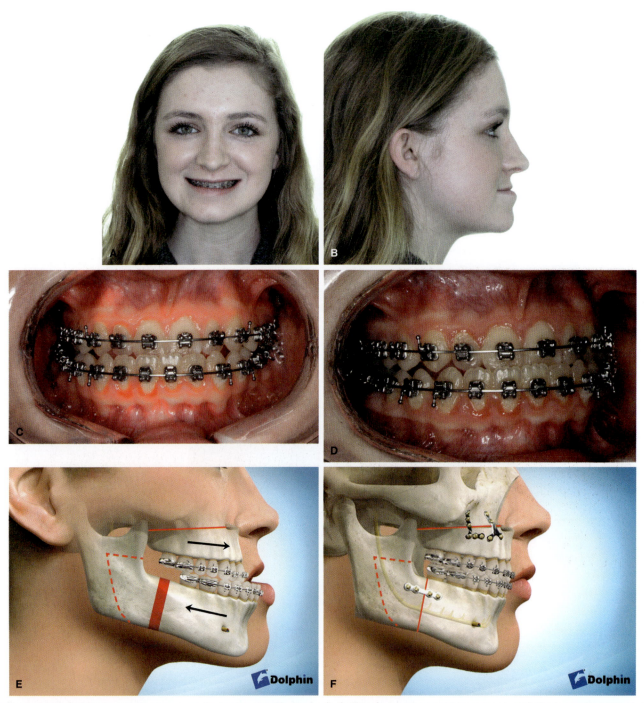

• **Figura 26.28** Relato de caso de avanço maxilar e recuo mandibular. **A** e **B.** Estética facial pré-operatória apresenta deficiência maxilar grave combinada com excesso mandibular. **C** e **D.** Oclusão pré-operatória demonstra a relação de classe III. **E** e **F.** Osteotomia de Le Fort I para avanço maxilar e osteotomias sagitais bilaterais para recuo de mandíbula. (*continua*)

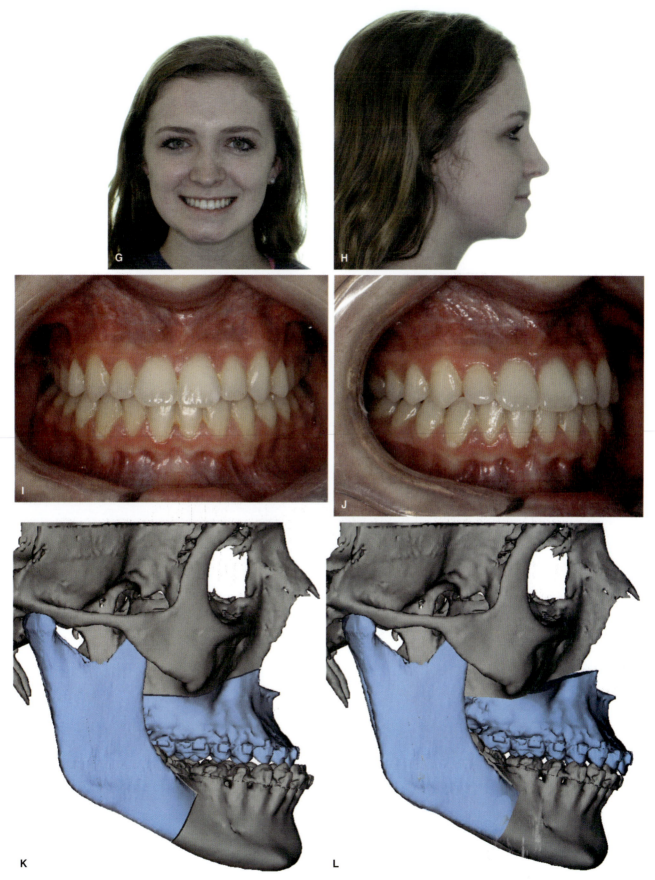

• **Figura 26.28** (*continuação*) **G** e **H.** Aparência facial pós-operatória. **I** e **J.** Oclusão pós-operatória. **K** e **L.** Exames de imagens pré e pós-operatórios.

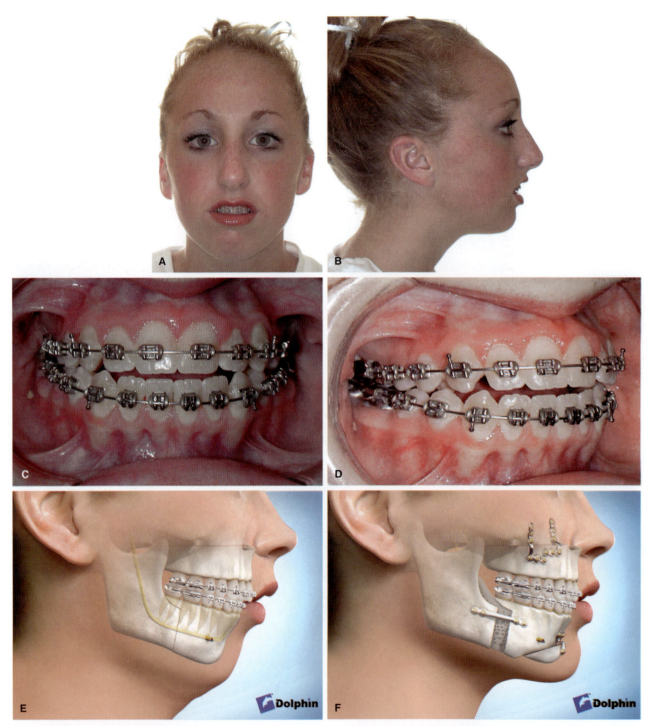

• **Figura 26.29** Reposicionamento superior e avanço da maxila, avanço mandibular e mentoplastia. **A** e **B.** Estética facial pré-operatória demonstra aparência típica do excesso maxilar vertical e deficiência mandibular, incluindo exposição excessiva do incisivo, incompetência labial e falta de projeção do mento. **C** e **D.** Oclusão pré-operatória exibe má oclusão de classe II. **E** e **F.** Diagrama da osteotomia de Le Fort I com reposicionamento superior da maxila, osteotomias sagitais para mentoplastia de avanço. (*continua*)

CAPÍTULO 26   Correção de Deformidades Dentofaciais   563

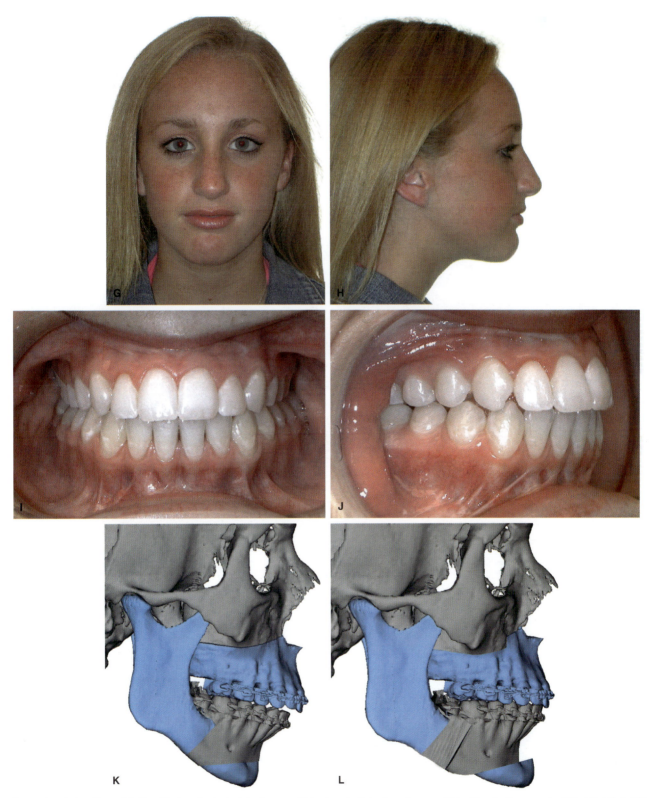

• **Figura 26.29** (*continuação*) **G** e **H.** Aparência facial pós-operatória. **I** e **J.** Oclusão pós-operatória. **K** e **L.** Exames de imagem pré e pós-operatórios.

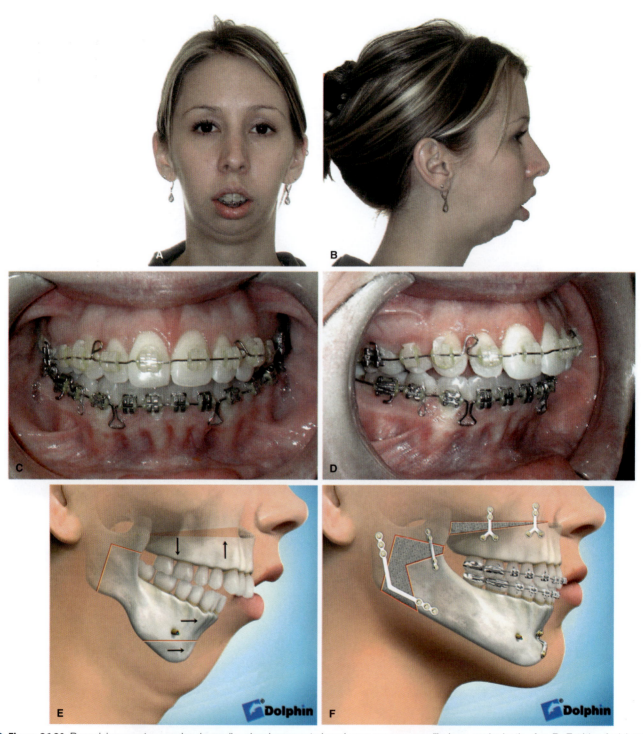

• **Figura 26.30** Reposicionamento superior da maxila, abordagem extrabucal para avanço mandibular e genioplastia. **A** e **B.** Estética facial pré-operatória demonstra aparência típica de excesso maxilar vertical e deficiência mandibular, incluindo exposição excessiva dos incisivos, incompetência labial e ausência de projeção do mento. **C** e **D.** Oclusão pré-operatória exibe má oclusão de classe II. **E** e **F.** Diagrama da osteotomia de Le Fort I com reposicionamento superior da maxila, osteotomias extrabucais da mandíbula com enxertos ósseos e genioplastia de avanço. (*continua*)

CAPÍTULO 26 Correção de Deformidades Dentofaciais 565

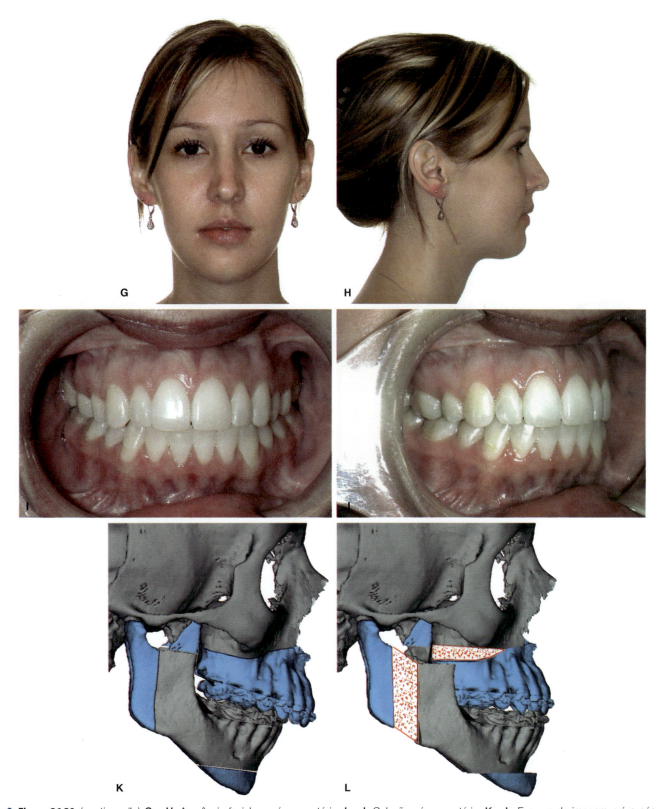

• **Figura 26.30** (*continuação*) **G** e **H**. Aparência facial no pós-operatório. **I** e **J**. Oclusão pós-operatória. **K** e **L**. Exames de imagem pré e pós-operatórios.

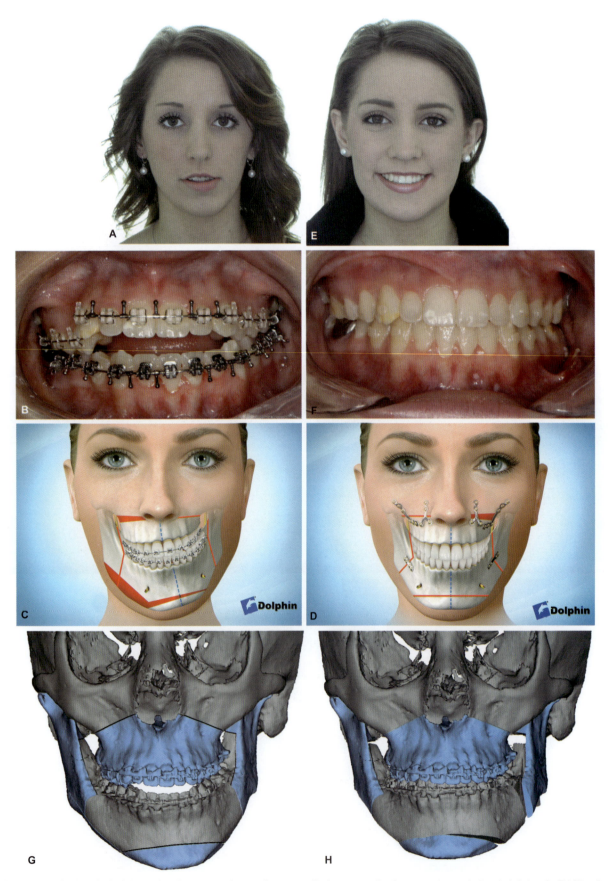

● **Figura 26.31** Assimetria facial requerendo osteotomias maxilar e mandibular, mentoplastia e recontorno da borda inferior. **A.** Estética facial pré-operatória. **B.** Oclusão pré-operatória. **C** e **D.** Diagramas de osteotomia Le Fort I com reposicionamento inferior no lado esquerdo e reposicionamento superior no lado direito, osteotomias sagitais da mandíbula com avanço no lado esquerdo e reposicionamento superior no direito, mentoplastia assimétrica e recontorno da borda inferior direita. **E.** Aparência facial pós-operatória. **F.** Oclusão pós-operatória. **G.** Exame de imagem pré-operatório. **H.** Exame de imagem pós-operatório.

CAPÍTULO 26   Correção de Deformidades Dentofaciais   567

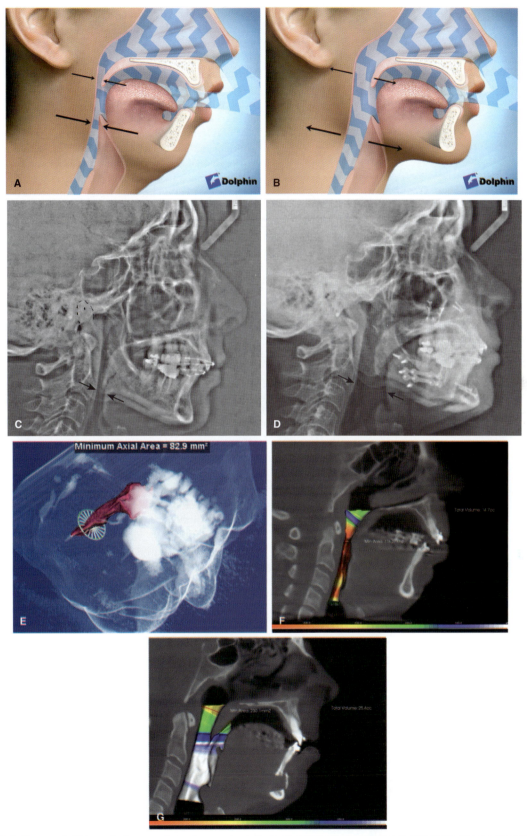

• **Figura 26.32** **A.** Vias respiratórias estreitas ou colapsadas como resultado de deficiência mandibular. **B.** Simulação de uma via respiratória expandida como resultado do avanço maxilar e mandibular. **C.** Radiografia cefalométrica pré-operatória, mostrando vias respiratórias hipofaríngeas estreitas. **D.** Cefalograma pós-operatório, mostrando expansão significativa das vias respiratórias. **E.** Vista tridimensional das vias respiratórias pode ser obtida dos dados de tomografia computadorizada. Os componentes esqueléticos são subtraídos e a via respiratória realçada (*em vermelho*) usando tecnologia computadorizada. **F.** Vista realçada da via respiratória, mostrando pequeno volume da via e área de constrição máxima. **G.** Vista pós-operatória exibe um aumento da via respiratória após o avanço de maxila e mandíbula.

Distração osteogênica

Uma nova abordagem para a correção das deformidades dentofaciais envolve o uso da distração osteogênica (DO). Na correção de deformidades associadas a essas deficiências, as técnicas convencionais de osteotomias têm várias limitações potenciais (descritas anteriormente neste capítulo). Quando grandes movimentos esqueléticos são necessários, os tecidos moles associados não podem se adaptar às mudanças agudas e ao estiramento, resultantes do reposicionamento cirúrgico dos segmentos ósseos. Essa falha na adaptação dos tecidos moles resulta em vários problemas, incluindo recidiva cirúrgica, potencial de sobrecarga excessiva das estruturas da ATM e aumento na gravidade da perda sensorial como resultado do estiramento dos nervos. Em alguns casos, a quantidade de movimento é tamanha que os defeitos criados requerem enxertos ósseos removidos de locais doadores secundários, tais com a crista ilíaca.

A DO envolve realizar uma osteotomia para separar os segmentos de osso e a aplicação de um dispositivo que irá facilitar a separação gradual e incremental dos segmentos ósseos (Figura 26.33). A tensão gradual aplicada na interface do osso em distração produz formação óssea contínua. Além disso, os tecidos circundantes parecem adaptar-se a essa tensão gradual, produzindo alterações adaptativas em todos os tecidos circundantes, incluindo músculos e tendões, nervos, cartilagens, vasos sanguíneos e pele. Como a adaptação envolve uma variedade de tecidos além do osso, este conceito também deve incluir o termo *distração histogênica*.

O conceito da distração não é novo. O uso de técnicas de tração para ajudar o osso a cicatrizar no comprimento correto pode ser rastreado até o tempo de Hipócrates, quando um dispositivo externo era usado para aplicar tração em uma perna fraturada e encurtada.[34] Um cirurgião-dentista russo, Gavril Ilizarov, desenvolveu o conceito atual de correção de deficiências ósseas nos anos 1950. O resultado do seu trabalho não havia sido largamente disseminado ao resto do mundo até o fim da década de 1970 e início da década de 1980.[35,36] Desde aquela época, a aplicação desses princípios tem se estendido para todos os tipos de correção ortopédica, incluindo cirurgia craniofacial.[37,38]

A DO envolve várias fases, incluindo a osteotomia ou fase cirúrgica, período de latência, fase de distração, fase de consolidação, remoção do dispositivo e remodelação. Durante a fase cirúrgica é realizada uma osteotomia, e o aparelho distrator é fixado. A fase de latência é o período no qual estágios iniciais de cicatrização óssea começam a ocorrer na interface óssea da osteotomia. A fase de latência dura em média 7 dias, tempo durante o qual o dispositivo não é ativado. Depois do período de latência, a fase de distração começa a uma taxa de 1 mm por dia. Essa taxa de distração é geralmente aplicada pela ativação ou abertura do dispositivo 0,5 mm, 2 vezes/dia. A quantidade de ativação por dia é denominada *taxa de distração*. O momento em que o dispositivo é ativado em cada dia é denominado *ritmo*. Durante a fase de distração, o novo osso imaturo que se forma é chamado *osso regenerado*. Uma vez que se tenha alcançado a quantidade apropriada de distração, o dispositivo permanece em posição durante a fase de consolidação, possibilitando a mineralização do osso regenerado. O dispositivo é, então, removido e o período da aplicação de cargas funcionais normais até a maturação completa do osso é denominado *período de remodelamento*.

Como o uso dessas técnicas na cirurgia ortognática é relativamente novo, estão disponíveis poucos estudos a longo prazo que documentem os potenciais benefícios da DO. Possíveis vantagens incluem a capacidade de produzir grandes movimentos esqueléticos; eliminação da necessidade de enxertos ósseos e de um segundo sítio cirúrgico associado; melhor estabilidade a longo prazo; menos traumatismo às ATM e diminuição da perda neurossensorial. A DO também tem algumas desvantagens: a colocação e o posicionamento do dispositivo para produzir o vetor desejado de movimento ósseo é uma técnica sensível e, algumas vezes, resulta em posicionamento oclusal aquém do ideal, gerando discrepâncias, como pequenas mordidas abertas ou assimetrias. Outras desvantagens incluem a necessidade de dois procedimentos: (1) colocação e (2) remoção dos distratores. Também envolve custo aumentado e maior tempo de tratamento com consultas mais frequentes com o cirurgião-dentista e o ortodontista.

Um dos primeiros usos do conceito de DO em cirurgia ortognática envolveu o alargamento da maxila com uma técnica denominada *expansão rápida do palato assistida cirurgicamente*.[39] Uma maxila adulta com deficiência transversa significativa é quase impossível de ser corrigida com o tratamento ortodôntico convencional. Mesmo a correção com cirurgia maxilar segmentada para produzir expansão tem apresentado resultados desapontantes.[40] O uso da expansão palatina assistida cirurgicamente, incorporando os conceitos de DO, parece produzir melhores resultados a longo prazo nesses casos.[41] Nesse caso, o dispositivo expansor é instalado em posição pelo ortodontista. Um procedimento cirúrgico é, então, executado pela realização de cortes ósseos como descritos para a osteotomia de Le Fort I, com a diferença que a fixação mais posterior da parede nasal lateral e o processo perpendicular do osso palatino não são divididos. Um corte na linha média também é executado para criar separação entre os incisivos centrais se estendendo ao longo da sutura palatina mediana. Após um período de latência, o dispositivo de expansão é ativado 1 mm por dia até que a expansão desejada aconteça (Figura 26.34). Durante esse tempo, forma-se um espaço

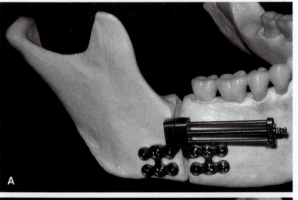
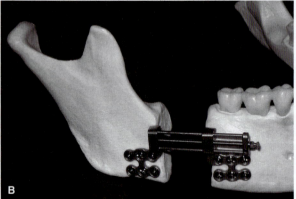

• **Figura 26.33** Aparelho distrator usado para avanço mandibular. **A.** Osteotomia do corpo mandibular posterior e área do ramo com o distrator em posição. **B.** Vista mostrando o aparelho distrator totalmente expandido. O osso regenerado preenche o defeito intraósseo durante ativação incremental lenta do distrator, que lentamente separa os segmentos.

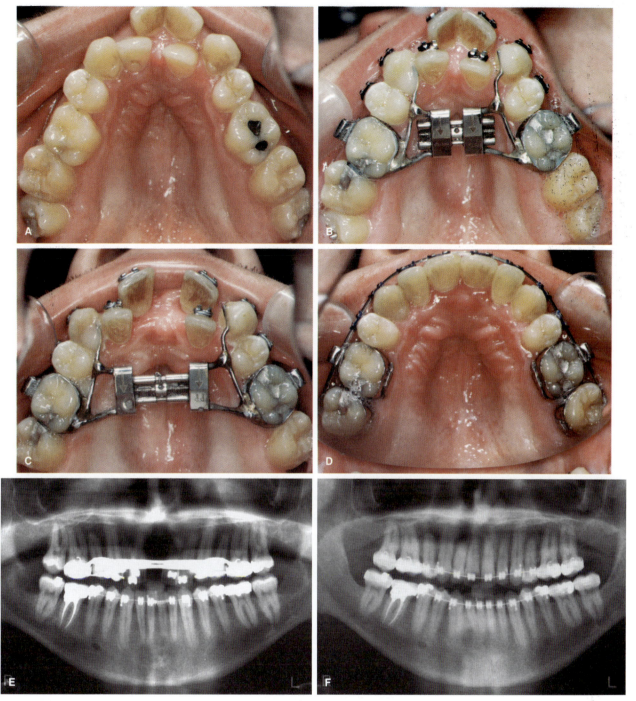

• **Figura 26.34** Distração osteogênica com expansão palatina rápida assistida cirurgicamente para correção da deficiência maxilar transversa. **A.** Constrição grave da maxila com comprimento inadequado do arco. (Observe que existe apinhamento grave, mesmo com os pré-molares tendo sido extraídos). **B.** Dispositivo expansor em posição. **C.** Maxila expandida (observe o espaço entre os incisivos centrais). Está ocorrendo osteogênese, com formação de osso, e histogênese, com formação de tecido gengival. **D.** Espaço fechado com os dentes anteriores alinhados ortodonticamente usando osso regenerado neoformado. **E.** Radiografia mostra expansão com osso regenerado imaturo no espaço anterior. **F.** Radiografia após alinhamento ortodôntico.

entre os incisivos centrais ao longo da sutura palatina mediana e na área da osteotomia, ao longo da parede lateral da maxila.

O osso, que se regenera gradualmente, preenche e amadurece nessas áreas. O dispositivo é então removido e o tratamento ortodôntico ativo é iniciado para fechar o espaço entre os dentes, alinhar adequadamente os arcos e manter a expansão.

No caso de deficiência mandibular, o procedimento cirúrgico inicial envolve a realização de uma osteotomia e a instalação do dispositivo de distração. Depois de um período de latência de 7 dias, a distração ocorre a uma taxa e ritmo de 1 mm por dia (executado pela ativação do dispositivo de 0,5 mm 2 vezes/dia). Uma vez que essa distração esteja completada, o dispositivo é deixado em posição para a fase de consolidação, que é geralmente duas a três vezes a quantidade de tempo necessária para a fase de distração. O dispositivo é então removido e o tratamento ortodôntico ativo continua. A Figura 26.35 demonstra um caso de DO na mandíbula.

Os dispositivos distratores também estão disponíveis para o avanço da maxila e terço médio da face. Em alguns casos de

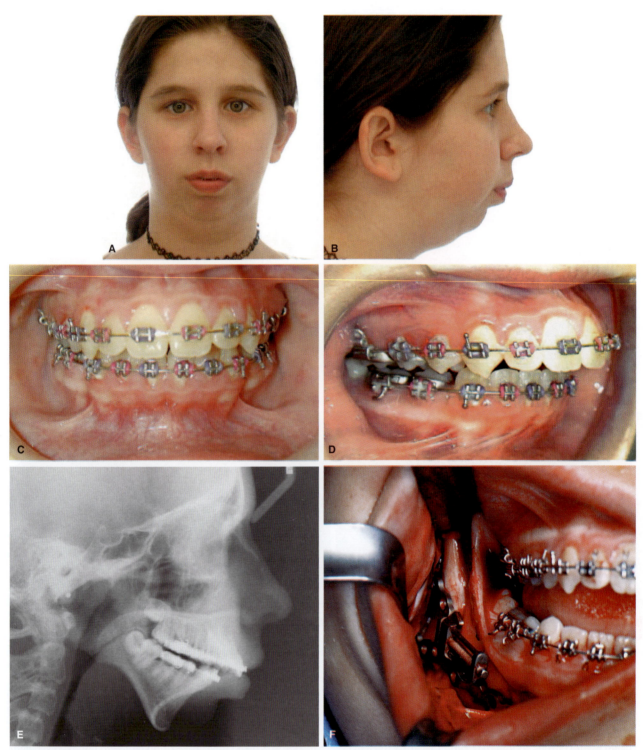

• **Figura 26.35** Relato de caso de distração osteogênica para corrigir deficiência mandibular grave. **A** e **B**. Estética facial pré-operatória demonstra deficiência mandibular grave. **C** e **D**. Oclusão pré-operatória exibe relação de classe II. **E**. Radiografia cefalométrica pré-operatória. **F**. Procedimento cirúrgico para executar a osteotomia e colocar o dispositivo distrator. (*continua*)

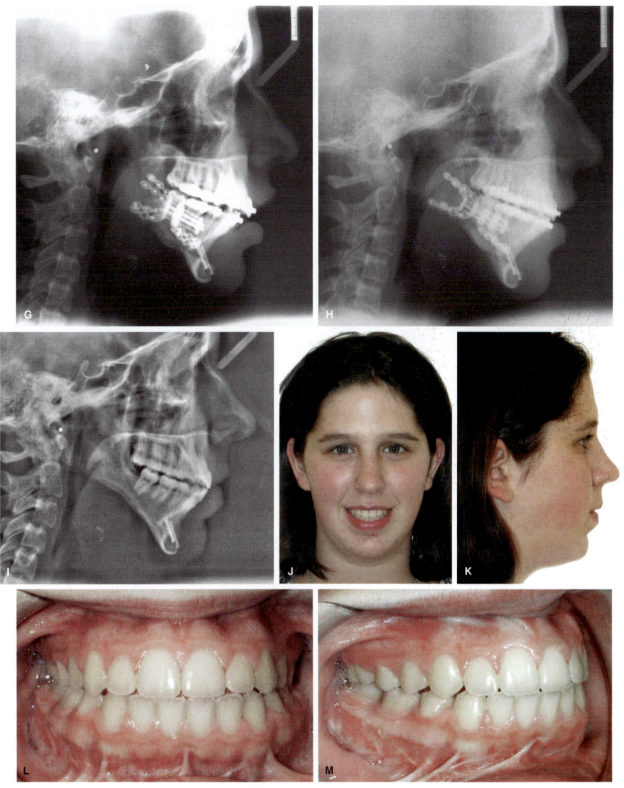

• **Figura 26.35** (*continuação*) **G.** Radiografia pós-operatória após a fase de latência completa e início da distração (o avanço do mento foi realizado no mesmo momento em que o distrator foi colocado). **H.** Radiografia após 16 dias de distração a 1 mm por dia. **I.** Radiografia após remoção do aparelho distrator, término do tratamento ortodôntico e desmontagem do aparelho. **J** e **K.** Aparência facial pós-operatória. **L** e **M.** Vistas da oclusão pós-operatória.

reposicionamento maxilar tradicional, pode ser necessário osso autógeno para ser enxertado no defeito ósseo. A necessidade de enxerto obviamente requer a cirurgia em um sítio doador com as morbidades associadas. A DO elimina a necessidade de remoção de enxerto em muitos desses pacientes. Em pacientes com fissura de lábio e palato, frequentemente ocorre cicatriz significativa por múltiplos procedimentos cirúrgicos prévios. Estas cicatrizes combinadas com anomalias de crescimento significativas criam limitações no tecido mole, os quais podem impedir a correção em um único estágio com as técnicas de cirurgia ortognática convencionais. A DO pode ser efetiva no tratamento desses pacientes pela distensão gradual do envelope de tecido mole, gerando novo tecido mole e duro, eliminando a necessidade de remoção de enxerto e fornecendo estabilidade a longo prazo satisfatória.[42] A Figura 26.36 demonstra o uso efetivo da DO para avanço maxilar em tais pacientes. O reposicionamento maxilar com DO pode promover avanços maiores com estabilidade melhorada a longo prazo.[43,44]

Cuidados peroperatórios no paciente de cirurgia ortognática

Pacientes que serão submetidos à cirurgia ortognática geralmente são admitidos no hospital no dia da cirurgia. Antes da intervenção, a história clínica é coletada e o exame físico completo, testes laboratoriais pré-operatórios, exames radiográficos e a consulta com o anestesiologista são realizados. A cirurgia ortognática é realizada no centro cirúrgico com o paciente sob anestesia geral. Após o procedimento, o paciente é levado para a unidade de cuidado pós-anestésico (sala de recuperação) por um período apropriado, geralmente até que esteja alerta, orientado, confortável e apresentando sinais vitais estáveis. Então, o paciente é levado para o quarto do hospital. Os profissionais de enfermagem, treinados e experientes no cuidado pós-operatório dos pacientes cirúrgicos, monitoram continuamente o progresso pós-operatório. O paciente

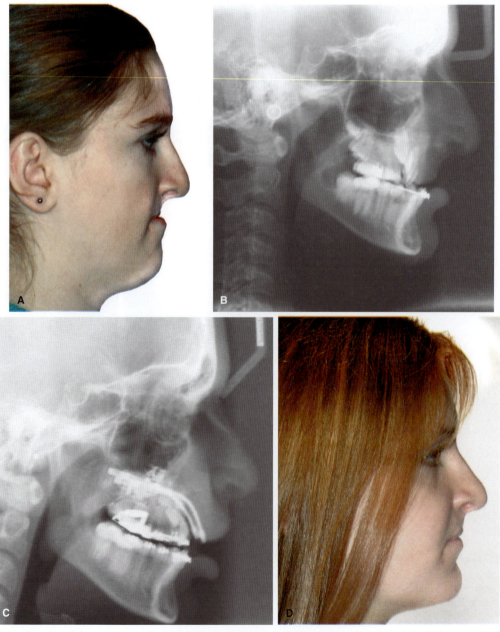

• **Figura 26.36** Distração osteogênica para correção de deficiência maxilar. **A.** Deficiência grave do terço médio da face resultante de fenda labiopalatina e múltiplas intervenções cirúrgicas. **B.** Radiografia demonstra hipoplasia maxilar e má oclusão de classe III. **C.** Radiografia mostra avanço da maxila usando distratores. **D.** Perfil final exibe melhora do equilíbrio facial e da oclusão. (Cortesia de Dr. Dan Spagnoli.)

recebe alta quando está se sentindo confortável, urinando sem ajuda, ingerindo alimentos sólidos e líquidos sem dificuldade e deambulando bem. A estada pós-cirúrgica no hospital geralmente varia de 1 a 4 dias. Os pacientes requerem apenas medicação de leve a moderada para controle da dor durante este período e, em geral, não necessitam de analgésicos após a alta. Tão cedo quanto possível, as radiografias pós-operatórias são obtidas para assegurar que as mudanças ósseas preditas tenham ocorrido e que os dispositivos de estabilização estejam na posição apropriada.

A importância da nutrição pós-operatória deve ser discutida com os pacientes e suas famílias antes da admissão no hospital para a cirurgia. Durante a estada pós-operatória, um membro do serviço de nutrição pode instruir o paciente sobre os métodos de obter nutrição adequada durante o período de BMM ou função mastigatória limitada. Livros de receita especiais feitos para o paciente que se submete a cirurgia de maxila ou mandíbula contêm instruções para o preparo de dietas em liquidificador.

No passado, uma das considerações principais no período de pós-operatório imediato era a dificuldade resultante do BMM. Quando maxila e mandíbula são amarradas, o paciente tem dificuldades iniciais para obter nutrição adequada, realizar a higiene bucal necessária e comunicar-se verbalmente. O período médio de BMM varia de 6 a 8 semanas.

Durante os últimos anos, vários sistemas usando pequenos parafusos e placas ósseas têm sido desenvolvidos para fornecer estabilização óssea direta na área das osteotomias (Figura 26.37).[45-48] O desenvolvimento mais recente na fixação interna rígida é o uso de parafusos e placas feitos de material reabsorvível. Os materiais são capazes de manter resistência adequada para estabilizar o osso durante o período de cicatrização, sendo reabsorvidos por hidrólise. O uso desses sistemas de fixação rígida possibilita a remoção precoce ou eliminação completa do BMM, o que resulta em melhor conforto para o paciente, conveniência de fala, melhor higiene oral, bem como função e estabilidade pós-cirúrgica melhores.

No momento da cirurgia, um pequeno disco de acrílico oclusal é usado para ajudar a posicionar e estabilizar a oclusão. Quando o BMM é liberado (geralmente na sala de cirurgia), se a goteira estiver em posição, ela é amarrada na maxila ou na mandíbula. Elásticos leves são colocados nos fios cirúrgicos e a combinação de goteira e elásticos serve para guiar a mandíbula para a nova oclusão pós-cirúrgica (Figura 26.38). Quando é alcançada uma oclusão ideal no momento da cirurgia, o uso da goteira pode ser eliminado. Depois de um período de acomodação adequada, a goteira oclusal é removida e o paciente retorna aos cuidados do ortodontista.

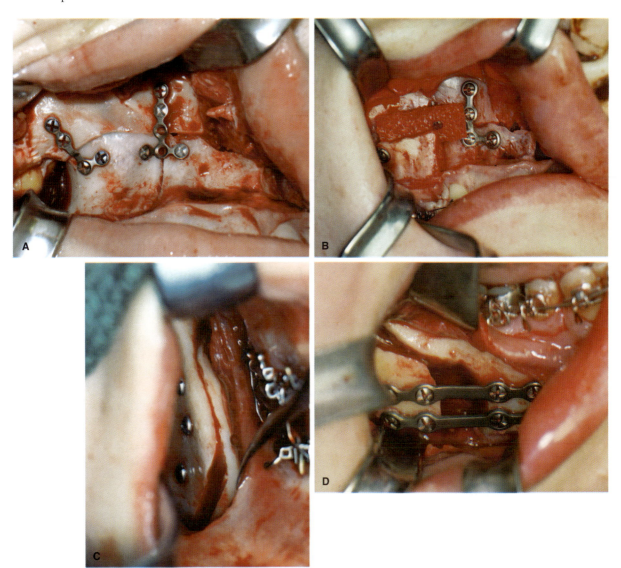

• **Figura 26.37 A.** Uso de pequenas placas para estabilização da osteotomia maxilar. **B.** Avanço maxilar e rebaixamento com enxerto de osso da crista ilíaca estabilizado com placas ósseas. **C.** Parafusos com espaçamento usados para prender a osteotomia sagital mandibular. **D.** Placas usadas para estabilizar a osteotomia sagital.

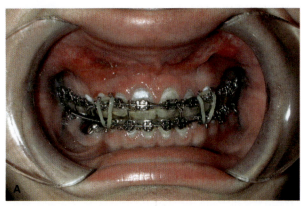
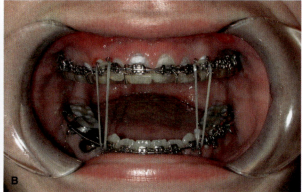

- **Figura 26.38 A.** Goteira interoclusal amarrada à maxila. Elásticos leves são usados para ajudar a guiar o paciente na nova oclusão pós-operatória. **B.** Paciente 7 dias após a osteotomia de maxila.

Fase de tratamento pós-cirúrgico

Finalização da ortodontia

Quando se chega à amplitude satisfatória de movimento mandibular e à estabilidade dos locais de osteotomia, o tratamento ortodôntico pode ser finalizado. Os pesados arcos cirúrgicos são removidos e substituídos por fios ortodônticos leves. O alinhamento e o posicionamento final dos dentes são realizados, bem como o fechamento de qualquer espaço de extração residual. Elásticos verticais leves são deixados em posição nesse momento para sobrepujar os impulsos proprioceptivos dos dentes que, de outro modo, poderiam fazer com que o paciente buscasse uma nova posição de máxima intercuspidação. O processo de ajuste ocorre rapidamente e raramente leva mais de 6 a 10 meses.

A contenção após a ortodontia cirúrgica não é diferente daquela para outros pacientes adultos e o tratamento periodontal e protético definitivos podem ser iniciados imediatamente depois que as relações oclusais finais tenham sido estabelecidas.

Considerações pós-cirúrgicas restauradoras e protéticas

Quando os pacientes requerem tratamento restaurador final complexo, é importante estabelecer contato estável de todo o arco, tão logo quanto possível, após a remoção das bandas ortodônticas. Contatos verticais posteriores são importantes nos pacientes que tenham apenas componentes anteriores da oclusão remanescentes. Próteses parciais removíveis temporárias bem adaptadas podem ser suficientes e estes dispositivos devem ser reembasados com materiais condicionantes de tecido, quando for necessário, para manter o suporte posterior durante a cicatrização. Quando a ortodontia pós-cirúrgica está completa, o restante do tratamento restaurador pode ser realizado da mesma maneira que para qualquer paciente não cirúrgico.

Considerações pós-cirúrgicas dentárias e periodontais

O paciente deve ser visto para uma avaliação dentária e periodontal aproximadamente 10 a 14 semanas após a cirurgia. O estado mucogengival é reavaliado, a placa é removida e as áreas de inflamação ou de bolsa raspadas levemente. A manutenção com retorno frequente deve continuar durante o restante do tratamento ortodôntico, quando necessário. Depois que os dispositivos ortodônticos são removidos, é recomendável uma profilaxia cuidadosa com revisão das técnicas de higiene bucal. Uma reavaliação periodontal cuidadosa de 3 a 6 meses após finalizada a ortodontia pós-cirúrgica irá determinar as futuras necessidades de tratamento. Cirurgia periodontal, incluindo aumento de coroa ou procedimentos regenerativos, deve ser iniciada depois que a inflamação associada aos dispositivos ortodônticos tiver sido resolvida. Áreas de tecido hiperplásico devem ser acompanhadas por 3 a 6 meses depois da terapia ortodôntica, a menos que considerações estéticas ou restauradoras indiquem a remoção de tecido mais precocemente. Depois que o tratamento periodontal estiver completo, os intervalos de retorno devem ser ajustados de acordo com as necessidades individuais do paciente.

Resumo

O tratamento dos pacientes com deformidade dentofacial envolve a avaliação e o tratamento de muitos tipos de problemas dentários e esqueléticos, os quais requerem que todos os profissionais envolvidos no tratamento do paciente interajam em uma abordagem multidisciplinar do tratamento. Essa abordagem sequencial em equipe fornece os resultados mais satisfatórios.

Referências bibliográficas

1. Brunelle JA, Bhat M, Lipton JA. Prevalence and distributions of selected occlusal characteristics in the U.S. population, 1988-1991. *J Dent Res.* 1996;75:706–713.
2. Proffit WR, Fields HW, Moray LJ. Prevalence of malocclusion and orthodontic treatment need in the United States: estimates from the N-HANES III survey. *Int J Adult Orthodon Orthognath Surg.* 1998;13:97–106.
3. Proffit WR, White RP Jr. Dentofacial problems: prevalence and treatment need. In: Proffit WR, White RP Jr, Sarver DM, eds. *Contemporary Treatment of Dentofacial Deformity.* St Louis, MO: Mosby; 2003.
4. Enlow DH, Hans M. *Essentials of Facial Growth.* Philadelphia, PA: WB Saunders; 1996.
5. Enlow DH. Wolff's law and factor of architectonic circumstance. *Am J Orthod.* 1968;54:803.
6. Enlow DH. Craniofacial growth and development. In: Posnick JC, ed. *Craniofacial and Maxillofacial Surgery in Children and Young Adults.* Philadelphia, PA: WB Saunders; 2000.
7. Fields HW, Warren DW, Black K, et al. Relationship between vertical dentofacial morphology and respiration in adolescents. *Am J Orthod Dentofacial Orthop.* 1991;99:147–154.
8. Tucker MR, Moriarty JM, Koth DL, et al. Evaluation of treatment of patients with dentofacial deformities: a multidisciplinary approach. *North Carolina Dent Rev.* 1985;3:13.

9. Burstone CJ, James RB, Legan H, et al. Cephalometrics for orthognathic surgery. *J Oral Surg.* 1978;36:269.
10. Steiner CC. Cephalometrics in clinical practice angle. *Orthodontics.* 1959;28(8).
11. Smith JD, Thomas PM, Proffit R. A comparison of current prediction imaging programs. *Am J Orthod Dentofacial Orthop.* 2004;125:527.
12. Bell RB. Computer planning and intraoperative navigation in orthognathic surgery. *J Oral Maxillofac Surg.* 2011;69:592–605.
13. Bobek S, Farrell B, Choi C, et al. Virtual surgical planning for orthognathic surgery using digital data transfer and an intraoral fiducial marker: the charlotte method. *J Oral Maxillofac Surg.* 2015;73(6):1143–1158.
14. Bell WH, Dann JJ. Correction of dentofacial deformities by surgery in the anterior part of the jaws. *Am J Orthod.* 1973;64:162.
15. Caldwell JB, Letterman GS. Vertical osteotomy in the mandibular rami for correction of prognathism. *J Oral Surg.* 1954;12:185.
16. Hall HD, Chase DC, Payor LG. Evaluation and realignment of the intraoral vertical subcondylar osteotomy. *J Oral Surg.* 1975;33:333.
17. Trauner R, Obwegeser H. The surgical correction of mandibular prognathism and retrognathia with consideration of genioplasty. I. Surgical procedures to correct mandibular prognathism and reshaping of the chin. *Oral Surg Oral Med Oral Pathol.* 1957;10:677.
18. Dalpont G. Retromolar osteotomy for the correction of prognathism. *J Oral Surg.* 1961;19:42.
19. Hunsuck EE. A modified intraoral sagittal splitting technique for mandibular prognathism. *J Oral Surg.* 1968;26:249.
20. Epker BN. Modifications in the sagittal osteotomy of the mandible. *J Oral Surg.* 1977;35:157.
21. Robinson M. Micrognathism corrected by vertical osteotomy of ascending ramus and iliac bone graft: new technique. *Oral Surg Oral Med Oral Pathol.* 1957;10:125.
22. Kufner J. Experience with a modified procedure for correction of open bite. In: Walker RV, ed. *Transactions of the Third International Congress of Oral Surgery.* London, U.K.: E&S Livingstone; 1970.
23. Schuchardt K. Experiences with the surgical treatment of deformities of the jaws: prognathia, micrognathia, and open bite. In: Wallace AG, ed. *Second Congress of International Society of Plastic Surgeons.* London, U.K.: E&S Livingstone; 1959.
24. Wunderer S. Erfahrungen mitder operativen Behandlung hochgradiger Prognathien. *Dtsch Zahn Mund Kieferheilkd.* 1963;39:451.
25. Bell WH, Fonseca RJ, Kenneky JW, Levy BM. Bone healing and revascularization after total maxillary osteotomy. *J Oral Surg.* 1975;33:253.
26. Tucker MR, White RP Jr. Maxillary orthognathic surgery. In: Tucker MR, White RA Jr, Terry BC, et al, eds. *Rigid Fixation for Maxillofacial Surgery.* Philadelphia, PA: JB Lippincott; 1991.
27. Jacobson R, Sarver DM. The predictability of maxillary repositioning in LeFort I orthognathic surgery. *Am J Orthod Dentofacial Orthop.* 2002;122:142.
28. Busby BR, Bailey LJ, Proffit WR, et al. Long-term stability of surgical Class III treatment: a study of 5-year postsurgical results. *Int J Adult Orthodon Orthognath Surg.* 2002;17:159.
29. Guilleminault C. Obstructive sleep apnea: the clinical syndrome and historical perspective. *Med Clin North Am.* 1985;69:1187.
30. Veasey SC, Guilleminault C, Strohl KP, et al. Medical therapy for obstructive sleep apnea: a review by the Medical Therapy for Obstructive Sleep Apnea Task Force of the Standards of Practice Committee of the American Academy of Sleep Medicine. *Sleep.* 2006;29:1036–1044.
31. Senn O, Bloch KE, Iseli A, et al. Oral appliances for the treatment of snoring and obstructive sleep apnea. *Oto-Rhino-Laryngologia Nova.* 2001;11:168.
32. Waite PD, Vilos GA. Surgical changes of posterior airway space in obstructive sleep apnea. *Oral Maxillofac Surg Clin North Am.* 2002;14:385.
33. Fairburn SC, Waite PD, Vilos G, et al. Three-dimensional changes in upper airways of patients with obstructive sleep apnea following maxillomandibular advancement. *J Oral Maxillofac Surg.* 2007;65:6.
34. Peltier LF. External skeletal fixation for the treatment of fractures. In: *Fractures: A History and Iconography of Their Treatment.* San Francisco, CA: Norman Publishing; 1990.
35. Ilizarov GA. The principles of the Ilizarov method. *Bull Hosp Jt Dis.* 1997;56:49–53.
36. Ilizarov G, Devyatov A, Kameran V. Plastic reconstruction of longitudinal bone defects by means of compression and subsequent distraction. *Acta Chir Plast.* 1980;22:32.
37. Altuna G, Walker DA, Freeman E. Rapid orthopedic lengthening of the mandible in primates by sagittal split osteotomy and distraction osteogenesis: a pilot study. *Int J Adult Orthodon Orthognath Surg.* 1995;10:59.
38. Guerrero CA, Bell WH. Intraoral distraction. In: *Distraction of the Craniofacial Skeletal.* New York: Springer-Verlag; 1999.
39. Lines PA. Adult rapid maxillary expansion with corticotomy. *Am J Orthod.* 1975;67:44.
40. Proffit WR, Turvey TA, Phillips C. Orthognathic surgery: a hierarchy of stability. *Int J Adult Orthodon Orthognath Surg.* 1996;11: 191.
41. Betts NJ, Vanarsdall RL, Barber HD, et al. Diagnosis and treatment of transverse maxillary deficiency. *Int J Adult Orthodon Orthognath Surg.* 1995;10:75.
42. Figueroa AA, Polley JW. Management of severe cleft maxillary deficiency with distraction osteogenesis: procedure and results. *Am J Orthod Dentofacial Orthop.* 1999;115:1–12.
43. Rachmiel A. Treatment of maxillary cleft palate: distraction osteogenesis verses orthognathic surgery. Part one: maxillary distraction. *J Oral Maxillofac Surg.* 2007;65:753–757.
44. Precious DS. Treatment of retruded maxilla in cleft lip and palate: orthognathic surgery verses distraction osteogenesis—the case for orthognathic surgery. *J Oral Maxillofac Surg.* 2007;65:758–761.
45. Spiessl B. *New Concepts of Maxillofacial Bone Surgery.* Berlin, Germany: Springer-Verlag; 1975.
46. Borstlap WA, Stoelinga PJW, Hoppenreijs TJM, van't Hof MA. Stabilisation of sagittal split advancement osteotomies with miniplates: a prospective, multicentre study with two-year follow-up. I. Clinical parameters. *Int J Oral Maxillofac Surg.* 2004;33:433.
47. Sittitavornwong S, Waite PD, Dann JJ, Kohn MW. The stability of maxillary osteotomies fixated with biodegradable mesh in orthognathic surgery. *J Oral Maxillofac Surg.* 1631;64:2006.
48. Tucker MR, Frost DE, Terry BC. Mandibular surgery. In: Tucker MR, White RA Jr, Terry BC, et al, eds. *Rigid Fixation for Maxillofacial Surgery.* Philadelphia, PA: JB Lippincott; 1991.

27

Cirurgia Facial Cosmética

TIRBOD FATTAHI E SALAM SALMAN

VISÃO GERAL DO CAPÍTULO

Introdução e perspectiva histórica, 576
Fisiologia do envelhecimento, 576
Opções cirúrgicas *versus* não cirúrgicas, 578
Procedimentos cirúrgicos, 578
   Terço inferior da face e pescoço, 578
   Rosto e terço médio da face, 578
   Fronte e sobrancelhas, 580
   Pálpebras, 581
   Rinoplastia, 581
   Procedimentos não cirúrgicos, 583
   Cuidados tópicos com a pele, 583
   Peelings químicos, 585
   Resurfacing a *laser*, 587
   Preenchedores dérmicos, 587
   Neurotoxinas, 587
Conclusão, 589

Introdução e perspectiva histórica

A cirurgia cosmética nos EUA, em uma perspectiva histórica, tem sido realizada principalmente por cirurgiões plásticos, incluindo cirurgia facial cosmética e corporal. Com o passar do tempo e o surgimento de especialidades concorrentes, como a otorrinolaringologia, ocorreu uma mudança nesta prática. Os otorrinolaringologistas, com os seus conhecimentos em cirurgia nasal, começaram a expandir a área e, lentamente, entraram no mercado da cirurgia facial cosmética. Ao longo dos últimos 25 anos, outras especialidades, como dermatologia, cirurgia bucomaxilofacial (CBMF), oftalmologia e outras, começaram a executar procedimentos cosméticos rotineiramente. Assim como a prática de cirurgia cosmética se expandiu, o mesmo ocorreu com o número de especialistas que são treinados e qualificados para executar tais procedimentos. Hoje, espera-se que todos os residentes de CBMF em formação conheçam e sejam aptos a realizar, em graus diferentes, procedimentos faciais cosméticos. Bolsas de formação pós-residência em cirurgia cosmética, tanto facial quanto corporal, estão agora disponíveis para os cirurgiões bucomaxilofaciais com interesse em cirurgia cosmética. Além disso, existem hoje órgãos sociais reconhecidos, como o American Board of Cosmetic Surgery, que podem conceder a certificação do conselho a qualquer indivíduo, independentemente da sua especialidade inicial, que satisfaça os requisitos necessários.

Há uma imensa quantidade de dinheiro gasto com a cirurgia cosmética nos EUA anualmente. Segundo os dados mais recentes, em 2016, US$ 10,5 bilhões foram gastos em procedimentos cirúrgicos e não cirúrgicos no país. Antes da recessão de 2008, este número estava próximo de US$ 14 bilhões e, a cada ano, desde então, houve um aumento constante no número de pacientes e no número de procedimentos. Outra mudança importante, comparando-se com 25 anos atrás, é a distribuição etária dos pacientes que procuram procedimentos estéticos. Tradicionalmente, os pacientes optavam por esperar até que estivessem na quinta década de vida ou mais antes de procurar esse tipo de procedimento; dados recentes mostram claramente como esta tendência mudou (Figura 27.1). Quase dois terços de todos os pacientes que procuram a cirurgia cosmética nos EUA estão entre 19 e 50 anos de idade. Hoje em dia, os pacientes estão mais informados e motivados para buscar procedimentos cosméticos mais cedo, quase de modo preventivo, para retardar os efeitos do processo de envelhecimento. Essa tendência também foi vista em outras partes do mundo.

Fisiologia do envelhecimento

Antes de entrar em qualquer discussão sobre o tratamento cirúrgico e não cirúrgico de uma determinada condição, é fundamental ter uma compreensão clara do processo da doença. Isto não é diferente ao se discutir a cirurgia facial cosmética; os clínicos devem ter um conhecimento sólido do processo de envelhecimento, tanto nos tecidos superficiais quanto nos profundos. O processo de envelhecimento inclui duas categorias diferentes: envelhecimento extrínseco e intrínseco. O primeiro, também conhecido como o fotoenvelhecimento, são os efeitos cumulativos de fatores ambientais, sob o controle do paciente. Esses incluem hábitos como tabagismo, estilo de vida (pessoas que trabalham ao ar livre durante todo o dia em comparação àqueles que trabalham em ambientes fechados), localização geográfica (indivíduos que vivem perto de uma usina de energia ou áreas com alta poluição) e longa exposição ao sol. O segundo, o intrínseco, é o efeito cumulativo do envelhecimento fisiológico e cronológico; é a ação genética e biológica

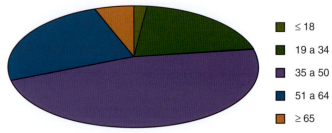

• **Figura 27.1** Distribuição etária dos pacientes que procuram a cirurgia cosmética.

do envelhecimento celular. Inclui perda de colágeno e fibras de elastina, produção de citosinas ao nível celular, como colagenase e elastase, comprometimento da transdução de sinal do DNA, perda de hidratação e volume tecidual, reabsorção seletiva do osso, bem como caimento e flacidez dos músculos e fáscia circundante. Este processo, juntamente com o envelhecimento extrínseco, é responsável pela representação visual de que a maioria dos indivíduos associa com uma pessoa de idade (Figura 27.2). Outras considerações pertinentes incluem etnia, diferenças hormonais entre homens e mulheres, e variações anatômicas (espessura da pele das pálpebras, comparada à pele da palma das mãos). Embora o envelhecimento intrínseco seja difícil de manipular, o foco dos cuidados com a pele e medicamentos de aplicação tópica utilizados na cirurgia cosmética é o envelhecimento extrínseco (fotoenvelhecimento).

Além de compreender o processo de envelhecimento, cada paciente também deve ser avaliado de maneira sistemática. Embora haja diferenças individuais, étnicas e relacionadas à idade entre cada um, existem parâmetros bem definidos ao avaliar o rosto. Este processo tenta responder à velha questão do que é "beleza". Claramente, as normas culturais de beleza mudaram a partir da década de 1930. Uma rápida pesquisa na internet por "símbolos de beleza" do início do século XX revela como esse parâmetro era diferente. O que parece ser um padrão é que quanto mais simétrico for o rosto, mais atraente é a aparência pessoa. Há componentes do rosto que claramente realçam ou prejudicam uma imagem geral de beleza, como os olhos, o sorriso, o queixo, o tom da pele e a textura. Quando essas características parecem joviais, combinadas com a simetria, temos a tendência de reconhecer esse indivíduo como atraente. Outros parâmetros da avaliação facial lidam com zonas e subunidades do rosto e a tentativa de correlacionar um grau de simetria e/ou paridade entre cada área.[1] O rosto pode ser dividido em terços horizontais iguais e quintos verticais iguais (Figura 27.3). O terço superior da face situa-se entre a linha capilar ideal e o násio; o terço médio, entre o násio e estômio; e o terço inferior entre o estômio e o pogônio do tecido mole. O ideal é que haja um equilíbrio entre todas as três divisões horizontais. Os terços médio e inferior do rosto são o alvo principal de cirurgia corretiva do maxilar (cirurgia ortognática), que é discutida em outra parte deste livro. Os quintos verticais do rosto começam com os aspectos externos das orelhas normalmente posicionadas e orientadas, e dividem o rosto em cinco partes iguais. Novamente, uma grande

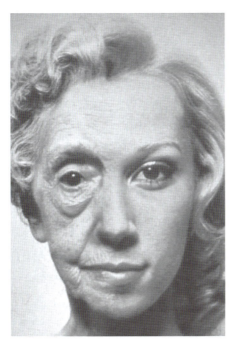

• **Figura 27.2** Comparação do processo de envelhecimento facial entre as versões jovem e idosa.

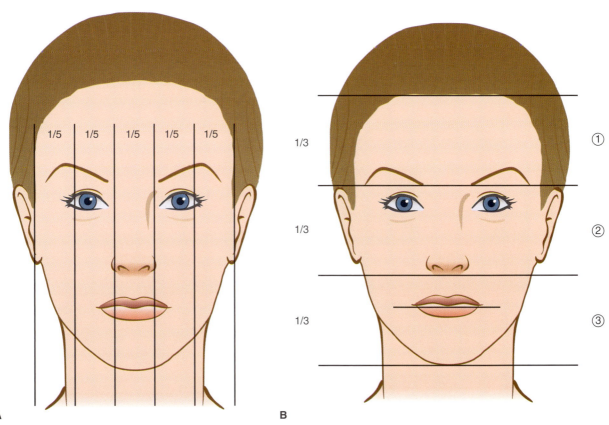

• **Figura 27.3** Divisões horizontais (**A**) e verticais (**B**) ideais da face.

disparidade entre essas dimensões verticais pode prejudicar a simetria do rosto. Além das divisões horizontais e verticais, existem ângulos e medidas faciais bem conhecidos e reconhecidos que podem auxiliar na avaliação do rosto ideal (Figura 27.4). É importante reconhecer que as variações e normas culturais e étnicas têm um papel importante nesta área.

A avaliação da pele e do processo de envelhecimento também pode ser aprimorada pelo uso de sistemas de classificação há muito reconhecidos, como a classificação Glogau (destinada a determinar a quantidade de fotoenvelhecimento e enrugamento), assim como a classificação de Fitzpatrick (destinada a determinar a forma como a pele de um indivíduo reage à luz do sol) (Figura 27.5 e Tabela 27.1).

Todas as ferramentas de avaliação mencionadas devem ser levadas em consideração ao avaliar um paciente para qualquer tipo de procedimento estético.

Opções cirúrgicas *versus* não cirúrgicas

Os procedimentos faciais cosméticos podem geralmente cair em duas grandes categorias: cirúrgicos e não cirúrgicos. Alguns clínicos incluem o termo "minimamente invasivo" na categoria de não cirúrgico, embora essa inclusão nem sempre seja precisa (*i. e.*, um *lifting* de fronte com endoscópico minimamente invasivo é um procedimento cirúrgico, embora com pequenas incisões). As opções cirúrgicas incluem qualquer procedimento no qual uma incisão real é feita na região facial, ou em torno dela (incluindo o interior da cavidade bucal). As opções não cirúrgicas incluem qualquer procedimento no qual incisões não são feitas, e outras modalidades, como a injeção de um medicamento ou uma fonte de energia (luzes, *lasers* etc.) são usadas para modificar a aparência das estruturas faciais.

Procedimentos cirúrgicos

Terço inferior da face e pescoço

As opções cirúrgicas no rejuvenescimento do terço inferior da face incluem lipoaspiração submentoniana, *lifting* de pescoço (cervicoplastia) e aumento do mento.

Antes de determinar a opção cirúrgica adequada para um paciente, uma avaliação completa da região facial deve ser realizada de acordo com a seção anterior. Deformidades específicas, como perda de definição da mandíbula, excessos submentonianos, flacidez da pele, falta de projeção adequada do mento, avaliação da oclusão e o estado do músculo platisma devem ser levados em consideração antes de finalizar as opções cirúrgicas.

Um paciente mais jovem com excesso submentoniano leve a moderado pode responder muito bem à lipoaspiração submentoniana. Esse procedimento remove o compartimento adiposo superficial acima do músculo platisma (Figura 27.6). Não inclui a remoção de qualquer excesso de pele e é totalmente fundamentado na contração da pele após a remoção do excesso de gordura (Figura 27.7). Como a quantidade real de gordura entre todos os indivíduos é idêntica (apenas o tamanho das células adiposas difere entre um paciente magro e um obeso), a remoção do depósito de gordura deve criar um resultado de longa duração.[2]

Um paciente mais velho que apresenta evidências de flacidez da pele e excesso submentoniano pode se beneficiar de procedimentos mais invasivos, como um *lifting* formal de pescoço. Esses pacientes quase sempre têm flacidez dos músculos platisma direito e esquerdo, muitas vezes manifestada como redundância platismal ou bandas (Figura 27.8). Um *lifting* de pescoço, também chamado de cervicoplastia ou submentoplastia, pode ser combinado com um *lifting* facial formal e abordar de maneira abrangente todos os componentes de envelhecimento do terço inferior da face inferior e do pescoço, incluindo a remoção de gordura submentoniana, de platisma redundante e possível remoção de excesso de pele. Esse procedimento utiliza uma incisão na área submentoniana e incisões em torno das orelhas para tratar a deformidade cosmética (Figura 27.9).[3,4]

A avaliação do mento também é um componente crítico do rejuvenescimento do terço inferior da face e do pescoço. Obviamente, a oclusão desempenha um papel importante na aparência do mento. No entanto, as deficiências do mento, em um vetor anterior/posterior, assim como lateralmente, certamente podem existir sem má oclusão óbvia. A reabsorção óssea e a descida dos tecidos moles podem certamente levar à aparência de um mento "fraco". O aumento do mento pode ocorrer por meio de uma mentoplastia, na qual a parte inferior do mento é cortada a partir dos aspectos remanescentes da mandíbula e simplesmente reposicionado em local mais favorável (descrita no Capítulo 26). O aumento do mento com a utilização de um implante pode ser realizado por dentro da cavidade bucal ou por um acesso percutâneo da região submentoniana (Figuras 27.10 e 27.11).[5,6]

Rosto e terço médio da face

Essa região, delimitada pela borda inferior da mandíbula até os ossos da face e os arcos zigomáticos, é uma das maiores áreas que

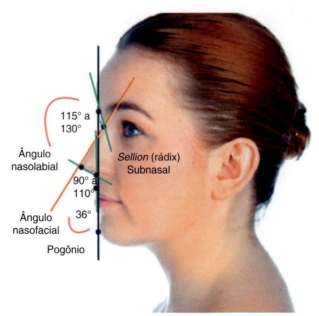

• **Figura 27.4** Ângulos e planos comuns do rosto.

Tabela 27.1	Classificação de Glogau (fotoenvelhecimento).			
Grupo	Classificação	Idade (anos)	Descrição	Características
I	Leve	28 a 35	Sem rugas	Fotoenvelhecimento precoce; sem queratose
II	Moderado	35 a 50	Rugas em movimento	Fotoenvelhecimento precoce a moderado
III	Avançado	50 a 65	Rugas em repouso	Fotoenvelhecimento avançado
IV	Grave	60 a 75	Apenas rugas	Fotoenvelhecimento grave; não pode usar maquiagem

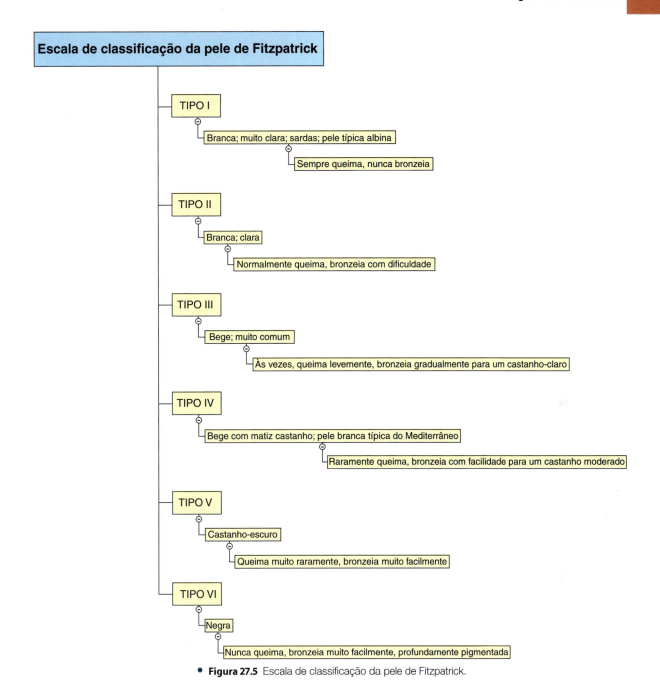

• **Figura 27.5** Escala de classificação da pele de Fitzpatrick.

podem apresentar manifestações do processo de envelhecimento. As opções cirúrgicas para rejuvenescer a área incluem *lifting* facial, *lifting* do terço médio da face e aumento da bochecha.

O processo de envelhecimento no aspecto médio da face inclui frouxidão e ptose do envelope de tecido mole facial (pele, gordura, fáscia e músculo), a formação de sulcos proeminentes (sulcos nasolabiais, sulcos melolabiais), perda de definição da borda maxilar e desenvolvimento de papada (acúmulo de fáscia facial ptótica e gordura ao longo dos aspectos anteriores da mandíbula).

Um dos procedimentos cirúrgicos mais notáveis é um *lifting* facial. Muitas vezes combinado com um *lifting* de pescoço, essa cirurgia rejuvenesce o rosto ao reposicionar o envelope de tecido mole ptótico de modo mais posterior e na direção superior, eliminando assim dobras faciais proeminentes, papadas e removendo o excesso de pele. Esse procedimento consiste em fazer uma incisão em torno das orelhas, que se estende nas costeletas frontais e linha capilar posterior (Figura 27.12). Após a elevação de uma aba da pele, a fáscia superficial da face (sistema musculoaponeurótico superficial) é reposicionada de maneira adequada para recobrir o envelope de tecido mole. Quando combinado com um *lifting* de pescoço, todas as subunidades faciais e do pescoço são eficazmente rejuvenescidas (Figura 27.13).

Se o processo de envelhecimento for limitado apenas à região da bochecha da face, então um *lifting* do terço médio da face ou aumento bochecha pode ser cogitado. Um *lifting* do terço médio da face é realizado com duas incisões no interior da boca (incisões vestibulares superiores direita e esquerda), em que a musculatura do terço médio da face é completamente separada do osso subjacente. A seguir, uma incisão separada na área da têmpora é realizada e um túnel é criado entre as têmporas e a cavidade bucal por meio da divisão do periósteo de ligação e da fáscia. O tecido do terço médio da face é suspenso em uma direção posterior e reposicionado na têmpora com suturas ou dispositivos de ancoragem reabsorvíveis (Figuras 27.14 e 27.15). Em contrapartida, o terço médio da face

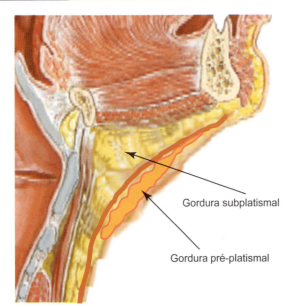

• **Figura 27.6** Compartimento de gordura removido durante a lipoaspiração submentoniana.

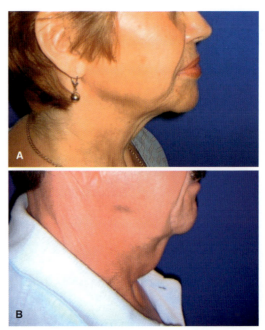

• **Figura 27.8** Bandas platismais (**A**) *versus* redundância platismal (**B**).

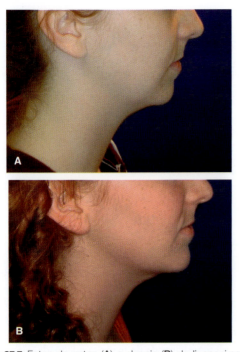

• **Figura 27.7** Fotos de antes (**A**) e depois (**B**) da lipoaspiração submentoniana.

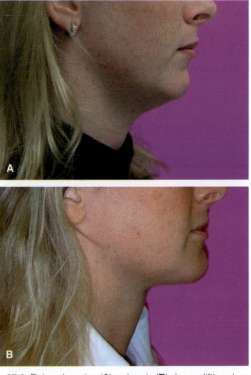

• **Figura 27.9** Fotos de antes (**A**) e depois (**B**) de um *lifting* de pescoço.

pode simplesmente ser rejuvenescido com a colocação de implantes aloplásicos de bochecha, frequentemente através de uma abordagem intrabucal. Esses implantes apresentam-se em uma variedade de materiais, incluindo silicone e polietileno (Figura 27.16).[7]

Fronte e sobrancelhas

Outro procedimento rejuvenescedor poderoso é a elevação da fronte e sobrancelhas envelhecidas e ptóticas. Este procedimento "abre" os olhos ao reposicionar as sobrancelhas e corpos adiposos circundantes em uma posição mais superior e jovial. A evidência de ptose da fronte inclui descida das sobrancelhas quando examinada com um olhar neutro. Nas mulheres, uma fronte ideal situa-se acima das margens supraorbitais, alcança um pico e desce suavemente (Figura 27.17). Nos homens, uma fronte ideal situa-se bem plana entre 1 e 2 mm das margens supraorbitais. Além disso, a ocorrência de rugas em toda a testa e/ou de um modo vertical nas áreas glabelares também sinaliza envelhecimento da fronte. Existem vários métodos diferentes de *lifting* de fronte. Os dois mais comuns incluem as abordagens endoscópica e pré-triquial. A abordagem endoscópica utiliza uma câmara endoscópica e outros instrumentais especificamente modificados para elevar

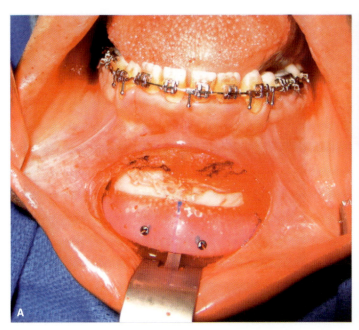
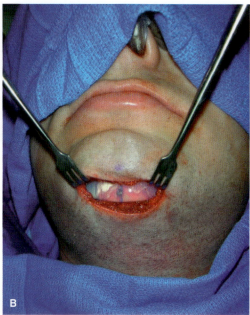

• **Figura 27.10** Acesso intrabucal (**A**) *versus* acessos transcervicais (**B**) para a colocação de implantes no mento.

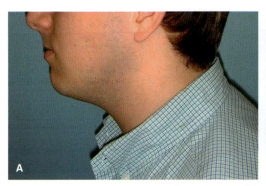
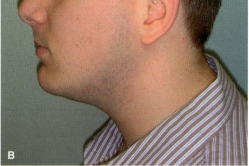

• **Figura 27.11** Fotos de antes (**A**) e depois (**B**) de aumento do mento.

as sobrancelhas em uma direção mais jovial (Figura 27.18). A pré-triquial inclui uma incisão imediatamente dentro da linha capilar (Figura 27.19). Após a elevação de um retalho apropriado da fronte, o excesso de músculo, fáscia e pele são removidos e as sobrancelhas e testa elevadas (Figura 27.20).[8-10]

Pálpebras

Em um paciente mais jovem, ou em alguém que não tem ptose de testa e de sobrancelha, o rejuvenescimento da região da pálpebra pode incluir blefaroplastia superior e inferior. A blefaroplastia inclui a remoção do excesso de pele e músculo das pálpebras, assim como o reposicionamento ou a remoção de corpos adiposos das pálpebras. Há dois corpos adiposos distintos na pálpebra superior e três na pálpebra inferior. Se o clínico determina que os corpos adiposos são pronunciados e contribuem na formação de uma "bolsa" na pálpebra inferior ou superior, uma remoção conservadora e o reposicionamento dos corpos adiposos podem ser indicados. O excesso das pálpebras superiores e inferiores também pode derivar da pele ptótica e do músculo orbicular dos olhos. Esse excesso da pálpebra superior é chamado de *hooding* e, se for grave, pode efetivamente interferir na visão periférica (Figura 27.21). Deve-se dar especial atenção ao realizar uma blefaroplastia da pálpebra inferior para evitar a complicação de arredondamento ou mal posicionamento da pálpebra. A blefaroplastia da pálpebra superior inclui a remoção da pele, músculo e corpos adiposos indicados por uma incisão na pele externa (Figura 27.22). Realiza-se a blefaroplastia da pálpebra inferior por meio de abordagem externa (pele) ou interna (transconjuntival), com as quais pode-se remover a pele, o músculo e os corpos adiposos (Figura 27.23). O fechamento da pálpebra inferior deve ser realizado durante o procedimento de uma abordagem transcutânea da pálpebra inferior (Figura 27.24).[11]

Rinoplastia

Considerado o procedimento cirúrgico estético mais difícil, a rinoplastia também é um dos procedimentos cosméticos faciais mais realizados. Antes de uma rinoplastia, é necessário total compreensão de todo o complexo nasal. As deformidades do nariz incluem problemas cartilaginosos e ósseos, assim como o envelope de tecido mole sobrejacente ao nariz. Um nariz pode ser muito grande, muito pequeno, torcido, desviado ou largo, e exibir uma infinidade de outras deformidades, incluindo problemas funcionais (respiração). Após um claro entendimento das deformidades cosméticas e funcionais de base, um plano de tratamento abrangente é criado para resolver cada problema. A cavidade nasal pode ser tratada por meio de um acesso interno (endonasal) ou externo (transcutânea) (Figura 27.25). Assim

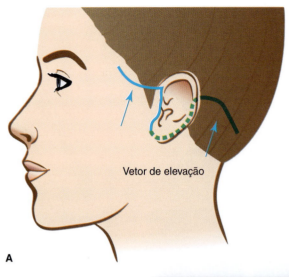
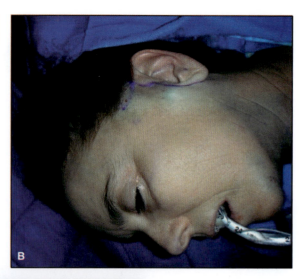
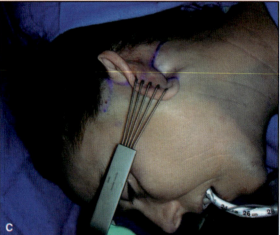

• **Figura 27.12** **A** e **B.** Esboço das incisões para um *lifting* facial. **C.** Vetor de elevação.

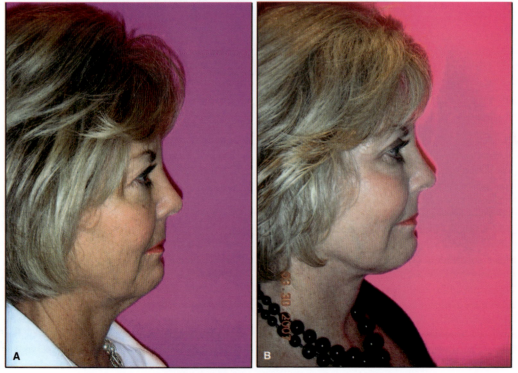

• **Figura 27.13** Fotos de antes (**A**) e depois (**B**) de um *lifting* facial e de pescoço.

que as estruturas subjacentes estiverem expostas, um acesso metódico é realizado para tratar o nariz de maneira sistemática (tipicamente de cima para baixo) (Figura 27.26). A septoplastia, normalmente realizada durante uma rinoplastia, pode tratar de um septo torcido ou desviado (causa comum de um nariz torcido) e pode fazer com que a cartilagem coletada seja usada para "reconstruir" ou "reestruturar" aspectos específicos do nariz (Figuras 27.27 a 27.29). Isso é especialmente útil ao tratar de problemas funcionais, como o colapso das válvulas nasais envolvidas na respiração ou turbinas [conchas ou cornetos nasais] inferiores hipertróficas que também podem obstruir o fluxo superior nasal. A rinoplastia permite que o cirurgião reduza uma protuberância nasal proeminente por meio da redução dos componentes ósseos, cartilaginosos ou de ambos. O procedimento muitas vezes é combinado com osteotomias ósseas para refinar a ponta nasal ao aparar suas cartilagens com técnicas de sutura ou ambos; alterar a rotação e projeção da ponta; e até mesmo alterar o formato da narina. Quando preocupações funcionais e estéticas com o nariz são abordadas da maneira adequada, os resultados podem ser bastante gratificantes (Figura 27.30).[12-16]

Procedimentos não cirúrgicos

Entre as modalidades cosméticas, nota-se considerável aumento dos procedimentos não cirúrgicos, por vezes chamados de procedimentos "minimamente invasivos". Esses tratamentos costumam ser mais econômicos, menos demorados e exigem pouco ou nenhum tempo de recuperação para o paciente. Essas características atraentes fazem com que o profissional incorpore procedimentos não cirúrgicos dentro de uma clínica cosmética em todo seu potencial. O principal foco são as camadas superiores da pele (epiderme e derme).

Cuidados tópicos com a pele

Os cuidados tópicos com a pele incluem produtos formulados para serem utilizados em superfícies cutâneas para efeitos de rejuvenescimento. Esses incluem pomadas, loções, cremes e medicamentos com e sem prescrição. Exemplos desse tipo de terapia incluem derivados de vitamina A, como ácido retinoico, pomadas tópicas de vitamina C, produtos vegetais e antioxidantes. Derivados do fator de crescimento, cremes de colágeno, hidratantes, produtos de limpeza e cremes clareadores são outros exemplos de modalidades tópicas. A maioria dos pacientes pode se beneficiar dos cuidados tópicos com a pele, mesmo se estiverem interessados em opções cirúrgicas mais invasivas. Na verdade, a terapia tópica, muitas vezes, é iniciada antes da intervenção cirúrgica formal.

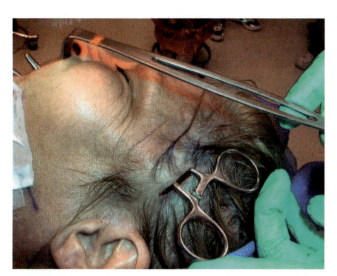

• **Figura 27.14** Combinação de uma incisão intrabucal e uma incisão na têmpora para alcançar um *lifting* do terço médio da face.

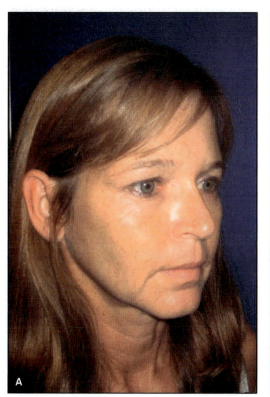
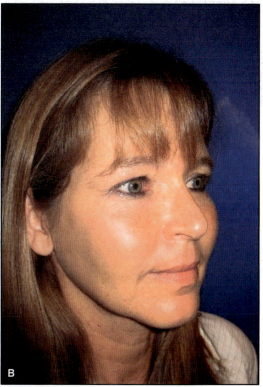

• **Figura 27.15** Fotos de antes (**A**) e depois (**B**) de um *lifting* do terço médio da face.

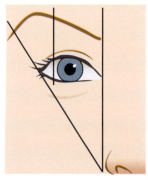

• **Figura 27.17** A sobrancelha "ideal" das mulheres. O aspecto medial da sobrancelha começa tangente a uma linha traçada a partir da base alar verticalmente através do canto medial. O aspecto caudal da sobrancelha termina tangente a uma linha oblíqua traçada a partir da base alar pelo canto lateral. O ápice da sobrancelha cai em algum lugar entre o limbo lateral e o canto lateral. A sobrancelha afunila suavemente, à medida que arqueia lateral e superiormente.

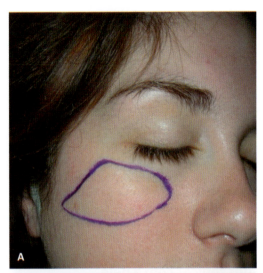

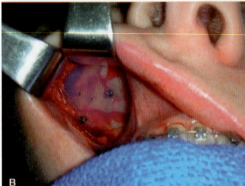

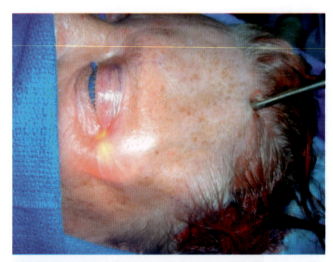

• **Figura 27.18** Instrumentais endoscópicos no lugar durante um *lifting* endoscópico de testa.

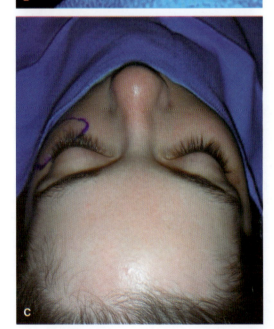

• **Figura 27.16** **A.** Esboço do implante de silicone da bochecha proposto. **B.** Colocação de um implante de silicone da bochecha através de uma incisão transbucal. **C.** Observe a diferença entre a projeção da bochecha do lado direito (implante no lugar) em comparação ao lado esquerdo.

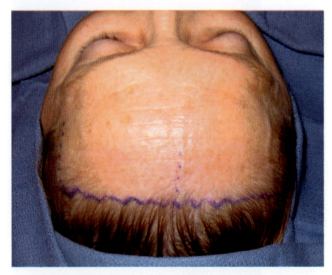

• **Figura 27.19** Esboço de um *lifting* pré-triquial de testa.

CAPÍTULO 27 Cirurgia Facial Cosmética 585

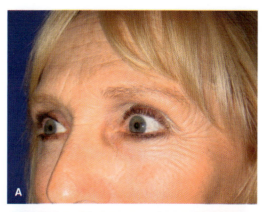

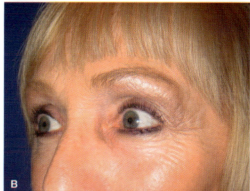

• **Figura 27.20** Fotos de antes (**A**) e depois (**B**) de um *lifting* pré-triquial de testa.

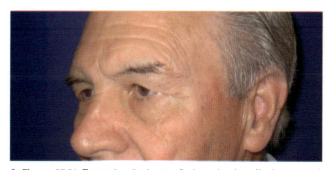

• **Figura 27.21** Excessiva "cobertura" de pele da pálpebra superior, interferindo na visão.

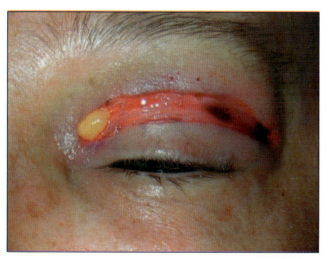

• **Figura 27.22** Blefaroplastia da pálpebra superior direita.

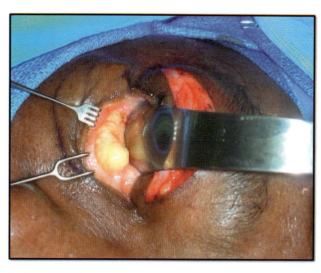

• **Figura 27.23** Blefaroplastia transconjuntival da pálpebra inferior direita.

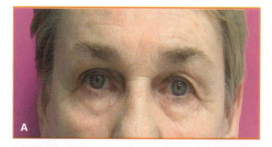

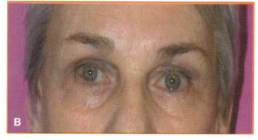

• **Figura 27.24** Fotos de antes (**A**) e depois (**B**) de um paciente de blefaroplastia.

Peelings químicos

Uma das modalidades mais eficazes da terapia cutânea é o *peeling* químico. Esse procedimento remonta há milhares de anos, quando os antigos egípcios usavam leite azedo e pedra-pomes para "clarear" a pele e melhorar sua textura. Hoje, os *peelings* químicos são bastante populares na maioria das práticas estéticas. Há diferentes tipos, com base na intensidade ou concentração do agente de descamação, assim como o seu modo de ação. Os *peelings* químicos são derivados de alfa-hidroxiácidos ou de ácidos tricloroacéticos; aumentam a renovação das células da pele (encurtam o ciclo de vida) e a formação de colágeno, diminuem o surgimento de acnes, iluminam e melhoram a textura e o tom da pele. Exemplos comuns de *peelings* químicos são ácido glicólico, solução de Jessner e fenóis. Os *peelings* são frequentemente realizados no consultório como parte de um regime abrangente de cuidados da pele. Os pacientes toleram esses procedimentos muito facilmente e a maioria irá experimentar alguma descamação da pele ao longo de alguns dias após a aplicação. Os resultados podem ser bastante agradáveis e eficazes se várias sessões forem realizadas (Figura 27.31).

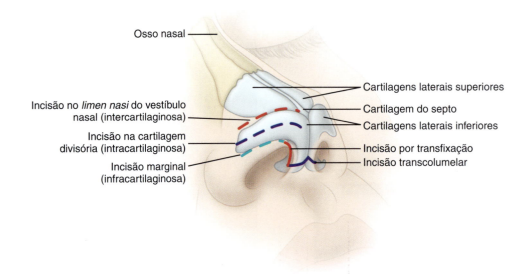

• **Figura 27.25** Linhas de incisão típicas para rinoplastia aberta e fechada.

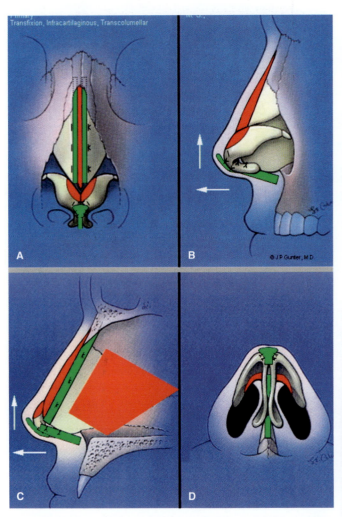

• **Figura 27.26** Planilha da rinoplastia demonstra a coleta do septo (*em vermelho*) e a colocação de enxertos adicionais (*em verde*). (De Rohrich RJ, Adams WP, Ahmad J, Gunter JP. Dallas Rhinoplasty: *Nasal Surgery by the Masters*. 3. ed. Boca Raton, FL: CRC Press; 2014.)

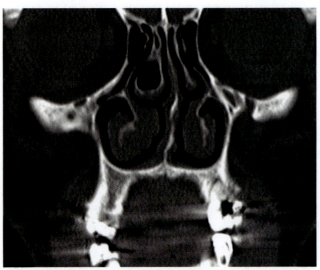

• **Figura 27.27** Tomografia computadorizada demonstra um desvio de septo e concha inferior direita aumentada.

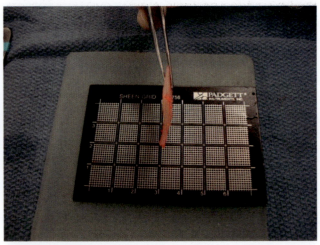

• **Figura 27.28** Amostra de cadáver apresenta a anatomia interna do nariz (pele sobrejacente removida).

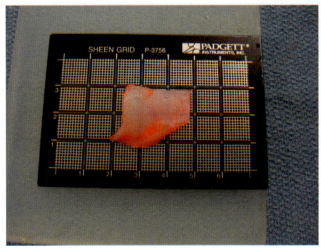

• **Figura 27.29** Septo coletado após uma septoplastia.

Resurfacing a laser

O uso de *lasers* na medicina remonta há muitas décadas. Os *lasers* utilizam uma fonte de energia (CO_2, xenônio etc.), uma bomba e uma cavidade óptica para criar uma luz visível ou não visível com energia imensamente alta e foco. Dependendo do resultado ou objetivo desejado, um tipo específico de *laser* é usado. Por exemplo, para realizar um rejuvenescimento facial será necessário um *laser* cujo alvo é a água (60% das células cutâneas são compostas de água), ao passo que, para remover uma tatuagem, será necessário um *laser* cujo alvo sejam pigmentos e colorações. Os dois *lasers* mais comumente utilizados no *resurfacing* facial são CO_2 e érbio YAG (granada de ítrio e alumínio), os quais são direcionados à água no interior das células cutâneas, levando à remoção de todos os componentes da epiderme e a maioria dos componentes da derme. Ao fazê-lo, o corpo reconhece que uma "lesão" ocorreu e tenta curar-se por meio da criação de novas fibras de colágeno e elastina, levando, desse modo, ao rejuvenescimento. O corpo não só cria uma nova epiderme e derme, como também elimina cicatrizes de má aparência de cirurgias anteriores, manchas de envelhecimento e pele fotoenvelhecida por meio do procedimento de *resurfacing*. Diferente dos *peelings* químicos, os tratamentos a *laser* requerem um tempo de recuperação mais longo; no entanto, os resultados são muito mais atraentes e têm uma duração maior (Figura 27.32).

Preenchedores dérmicos

Os preenchedores dérmicos existem aproximadamente desde o final dos anos 1970. Independentemente da composição, os preenchedores são destinados a restaurar o volume para uma área da pele por "preencher" um vazio ou uma ruga. As versões mais antigas de preenchedores dérmicos eram derivados de colágeno bovino e testes na pele eram necessários para descartar reações alérgicas. As versões mais recentes incluem preenchedores de ácido hialurônico (AH), silicone injetável, polimetacrilato de metila e outros materiais. Os preenchedores de AH certamente são os mais populares. Trata-se de um componente da pele e dos tecidos subcutâneos, encontrado em abundância nos espaços articulares e nos olhos. É um material hidrofílico que, por natureza, pode manter a hidratação no interior do tecido específico. Era usado com frequência na cirurgia ortopédica e oftalmologia antes de serem formulados em uma consistência semelhante a um gel suave, o que o torna um injetável ideal para a pele. Os preenchedores são os mais indicados no rejuvenescimento facial não cirúrgico,

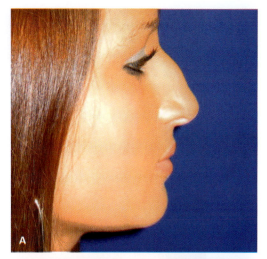

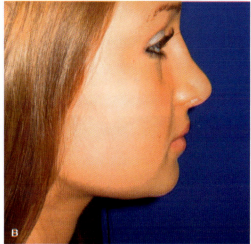

• **Figura 27.30** Fotos de antes (**A**) e depois (**B**) de uma rinoplastia.

aumentando as dobras nasolabiais, lábios, áreas da pálpebra inferior, cicatrizes de acne, bochechas e qualquer outra região desprovida do volume adequado. Os preenchedores são facilmente aplicados em consultório. Após a administração de um bloqueio de anestésico local ou anestésico tópico, por meio de uma série de injeções transcutâneas, os preenchedores são colocados no interior da camada dérmica da pele, causando um aumento imediato. É um método rápido e relativamente econômico, com quase nenhum tempo de recuperação para os pacientes, daí sua popularidade (Figura 27.33). Como as moléculas de AH são sinteticamente formuladas, as partículas injetadas dissolvem-se lentamente, dentro de 6 a 9 meses, dependendo da viscosidade do material. Outra vantagem dos preenchedores de AH é a disponibilidade de um antídoto para resolver quaisquer complicações. Hialuronidase é uma enzima injetável que começa imediatamente a quebrar as partículas de AH inseridas na pele. Isso tem uma importância clínica significativa porque as reações indesejáveis, como formação de granulomas cutâneos, reações alérgicas e infecções tópicas, podem ser facilmente tratadas por meio da aplicação do antídoto. Atualmente, os preenchedores de AH são os únicos que contam com um agente de reversão.

Neurotoxinas

Os itens cosméticos não cirúrgicos mais populares são as neurotoxinas. Como o enrugamento pode ser atribuído à contração muscular constante, a administração de um fármaco (como uma

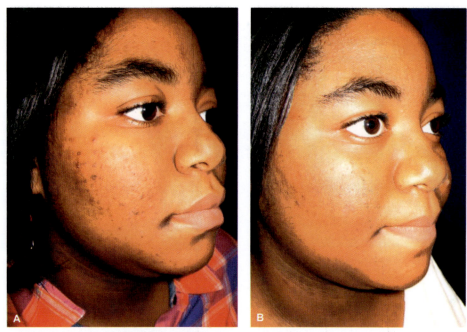

• **Figura 27.31** Resultados de antes (**A**) e depois (**B**) de três *peelings* químicos.

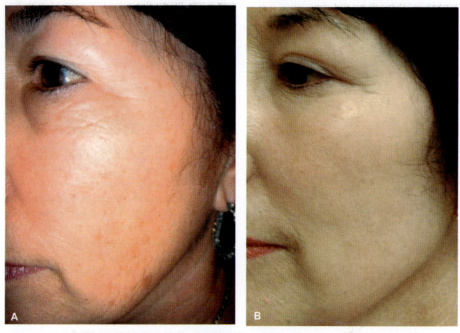

• **Figura 27.32** Resultados de antes (**A**) e depois (**B**) de um *resurfacing* facial.

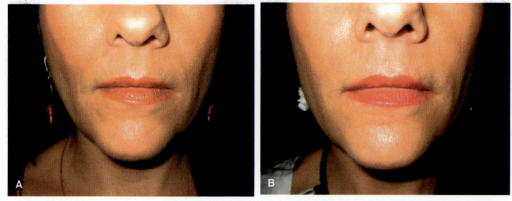

• **Figura 27.33** Fotos de antes (**A**) e depois (**B**) da injeção de preenchedores dérmicos nos sulcos nasolabiais.

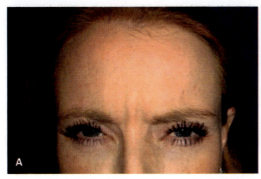 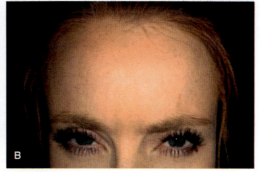

• **Figura 27.34** Fotos de antes (**A**) e depois (**B**) da injeção de toxina botulínica na testa.

neurotoxina) pode impedir que o músculo se contraia e, assim, melhorar ou eliminar o aparecimento de rugas. Derivadas das bactérias *Clostridium botulinum*, as neurotoxinas estéticas são exotoxinas purificadas vendidas sob diversos nomes comerciais. Todas as neurotoxinas funcionam de modo semelhante; como a acetilcolina (ACH) é necessária para um potencial de ação das fibras musculares, as neurotoxinas bloqueiam a liberação de ACH na fenda pós-sináptica, impedindo assim a contração muscular. Após alguns meses, o corpo cria novas moléculas e receptores de ACH, e o efeito da neurotoxina desaparece. Uma das áreas mais usadas para aplicação estética de neurotoxinas é a testa. A injeção adequada de músculos seletivos na testa pode relaxar as rugas da região, produzir uma aparência lisa e até mesmo elevar as sobrancelhas, o que é especialmente agradável nas mulheres. Há inúmeras aplicações não estéticas de neurotoxinas no tratamento de dores de cabeça, distúrbios de movimento do corpo (distonia ou torcicolo), produção de suor excessivo e dor miofascial, como a dor temporomandibular. As neurotoxinas são facilmente injetadas em consultório sem qualquer anestésico local. Os resultados ficam evidentes por até 3 meses (Figura 27.34).

Conclusão

A cirurgia cosmética é uma área em expansão da Medicina. É popular com pacientes de todas as idades, jovens e idosos. A tendência de utilização continua a crescer. Os cirurgiões bucomaxilofaciais desempenham papel significativo na realização segura e eficaz de opções estéticas cirúrgicas e não cirúrgicas para a região facial. Nível de treinamento apropriado, diagnóstico e avaliação adequados, e compreensão do processo de envelhecimento são fundamentais.

Referências bibliográficas

1. Fattahi T. An overview of facial aesthetic units. *J Oral Maxillofac Surg*. 2003;61:1207.
2. Fattahi T. Submental liposuction versus formal cervicoplasty: which one to choose? *J Oral Maxillofac Surg*. 2012;70:2854.
3. Fattahi T. Aesthetic surgery to augment orthognathic surgery. *Oral Maxillofac Surg Clin North Am*. 2007;19:435.
4. Fattahi T. Management of isolated neck deformity. *Atlas Oral Maxillofac Surg Clin North Am*. 2004;12:261.
5. Fattahi T. The prejowl sulcus: an important consideration in lower face rejuvenation. *J Oral Maxillofac Surg*. 2008;66:355.
6. Fattahi T, Amoli A. Placement of chin implants: does the approach make a difference? *Am J Cosmetic Surg*. 2015;32:54–58.
7. Fattahi T. *Operative Maxillofacial Surgery*. 2nd ed. Endoscopic Surgery including Brow and Face Lift. London, England: Hodder Arnold; 2011.
8. Fattahi T. *Atlas of Oral & Maxillofacial Surgery*. Open Brow Lift. St. Louis, MO.: Elsevier; 2017.
9. Fattahi T. Trichophytic brow lift: a modification. *Int J Oral Maxillofac Surg*. 2015;44:371–3732.
10. Fattahi T. *Atlas of Oral & Maxillofacial Surgery*. Open Brow Lift Surgery for Facial Rejuvenation. St. Louis, MO: Elsevier; 2016.
11. Fattahi T. *Peterson's Principles of Oral and Maxillofacial Surgery*. 3rd ed. Blepharoplasty. Shelton, Connecticut: PMPH; 2012.
12. Fattahi T. *Atlas of Oral & Maxillofacial Surgery*. Septorhinoplasty. St. Louis, MO: Elsevier; 2016.
13. Fattahi T, Quereshy F. Septoplasty: thoughts and considerations. *J Oral Maxillofac Surg*. 2011;69:e528.
14. Fattahi T. Considerations in revision rhinoplasty: lessons learned. *Oral Maxillofac Surg Clin North Am*. 2011;23:101.
15. Low B, Massoomi N, Fattahi T. Three important considerations in post traumatic rhinoplasty. *Am J Cosmetic Surg*. 2009;26:21.
16. Fattahi T. Internal nasal valve: significance in nasal airflow. *J Oral Maxillofac Surg*. 2008;66:1921.

28
Tratamento de Pacientes com Fissuras Orofaciais

EDWARD ELLIS III

VISÃO GERAL DO CAPÍTULO

Embriologia, 591

Fatores causais, 592

Problemas dos pacientes com fissuras, 593
Problemas dentários, 593
Má oclusão, 595
Deformidade nasal, 595
Alimentação, 596
Problemas de ouvido, 596
Problemas de fala, 597
Anomalias associadas, 598

Tratamento das fissuras labiopalatinas, 598
Época da cirurgia reparadora, 598
Queiloplastia, 598
Objetivos, 599
Técnicas cirúrgicas, 599
Palatoplastia, 599
Objetivos, 599
Técnicas cirúrgicas, 600
Fechamento do palato duro, 600
Fechamento do palato mole, 602
Enxertos alveolares, 602
Época do procedimento de enxerto, 602
Procedimento cirúrgico, 603
Correção das discrepâncias maxilomandibulares, 604
Procedimentos cirúrgicos secundários, 605

Necessidades de tratamento odontológico dos indivíduos com fissuras, 606
Aparelhos protéticos de auxílio à fala, 608

A fissura é uma fenda congênita ou solução de continuidade que envolve lábio superior, alvéolo ou palato. O termo coloquial para esta condição é *lábio leporino*. O uso desse termo deve ser desestimulado, porque carrega conotações pejorativas. Os termos mais apropriados são *fissura labial, fissura palatina,* ou *fissura labiopalatina*.

As fissuras labiopalatinas são as anomalias congênitas mais prevalentes que afetam a região orofacial. A aparência inicial das fissuras pode ser incômoda. Por serem deformidades facilmente vistas, sentidas e ouvidas, constituem motivo de angústia para os que são acometidos. Em razão de sua localização, as fissuras são deformidades que envolvem as especialidades odontológicas ao longo de todo o período de tratamento. O clínico geral está envolvido no tratamento das necessidades dentárias especiais desses pacientes, pois eles podem apresentar anodontia parcial e dentes supranumerários. Geralmente há má oclusão, e a terapia ortodôntica com ou sem tratamento cirúrgico corretivo das bases ósseas é frequentemente indicado.

A ocorrência de uma fissura traz grande impacto aos pais de um bebê afetado, e a abordagem mais adequada é lhes fornecer explicações e informações seguras. Os pais devem ser esclarecidos de que a malformação é passível de reabilitação e não afetará negativamente o futuro da criança. Entretanto, eles devem estar preparados para um longo tratamento a fim de corrigir as deformidades causadas pela fissura, que permitirá a funcionalidade do indivíduo.

Os problemas encontrados na reabilitação de pacientes com fissura labiopalatina são singulares. O tratamento deve abordar a aparência, a fala, a audição, a mastigação e a deglutição. A maioria das crianças afetada pelas fissuras orofaciais é tratada por uma equipe de profissionais. Equipes especializadas no tratamento das fissuras são encontradas na maioria das cidades de médio porte e geralmente incluem cirurgião-dentista clínico geral ou odontopediatra, ortodontista, protesista, cirurgião bucomaxilofacial e cirurgião plástico, fonoaudiólogo especialista em audição, otorrinolaringologista, pediatra, fonoaudiólogo especialista em fala, psicólogo ou psiquiatra e assistente social. O número de especialistas necessários reflete a complexidade dos problemas enfrentados por indivíduos com fissuras orofaciais.

A ocorrência de fissuras orofaciais nos EUA foi estimada em 1 para cada 700 nascimentos.[1] As fissuras exibem interessantes predileções raciais, ocorrendo com menor frequência em negros, e maior frequência em asiáticos. Meninos são mais afetados (na proporção de 3:2) do que as meninas. A fissura labiopalatina (completa) é duas vezes mais frequente em meninos do que em meninas, enquanto fissuras isoladas de palato (sem fissura labial) ocorrem um pouco mais frequentemente em meninas.

Fissuras orofaciais comumente afetam o lábio, o rebordo alveolar, e os palatos duro e mole. Três quartos das fissuras são deformidades unilaterais; um quarto é bilateral. O lado esquerdo está envolvido com mais frequência em comparação com o direito, quando o defeito é unilateral. A fissura pode ser incompleta; isto é, não envolve toda a extensão compreendida entre o lábio e o palato mole. A fissura labial pode ocorrer sem fissura do palato, e fissura palatina isolada, sem fissuras de lábio (Figura 28.1). Uma classificação anatômica didática divide o palato em primário e secundário. O palato primário compreende as estruturas anteriores ao forame

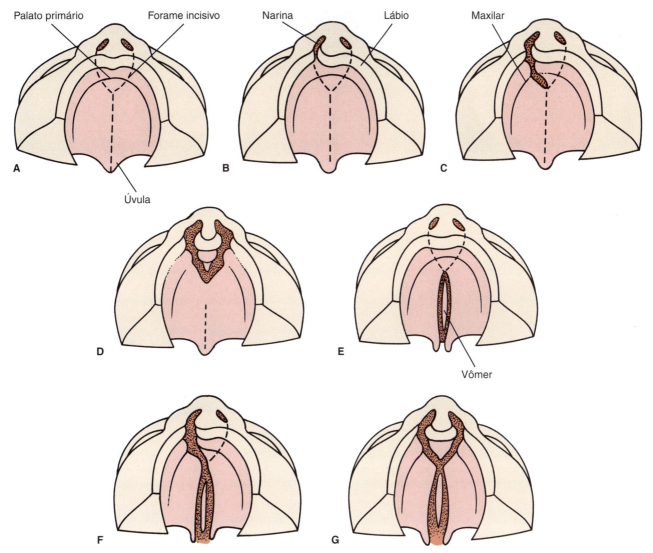

• **Figura 28.1** Vista oclusal da boca, lábio e nariz, mostrando a variabilidade das fissuras de lábio e palato. **A.** Normal. **B.** Fissura labial unilateral, envolvendo o nariz. **C.** Fissura unilateral, envolvendo o lábio, o alvéolo, estendendo-se ao forame incisivo. **D.** Fissura bilateral, envolvendo o lábio e o alvéolo. **E.** Fissura de palato isolada. **F.** Fissura palatina combinada com fissura unilateral de lábio e alvéolo. **G.** Fissura bilateral completa de lábio e palato. (Adaptada de Langman J. Medical Embryology. 3. ed. Baltimore: Williams & Wilkins; 1975.)

incisivo (lábio e alvéolo), o palato secundário é composto por aquelas estruturas posteriores ao forame incisivo (palato duro e mole).[2] Assim, um indivíduo pode ter fissuras de palato primário, secundário ou de ambos (Figura 28.2).

As fissuras labiais podem variar desde um diminuto entalhe no vermelhão do lábio a uma ampla fissura que se estende para o interior da cavidade nasal, rompendo, assim, o assoalho nasal. Fissuras do palato mole também podem exibir grandes variações, desde uma úvula bífida (ver Figura 28.2D) a uma fissura ampla e inoperável. A úvula bífida é a menor forma de fissura palatina, na qual apenas a úvula apresenta-se partida. Fissuras palatinas submucosas são vistas ocasionalmente e são conhecidas como *fissuras ocultas*, pois não são facilmente vistas em exames de rotina. O defeito dessa fissura é a falta de continuidade na musculatura do palato mole. No entanto, a mucosa oronasal é contínua e cobre o defeito muscular. Para diagnosticar esse defeito, o cirurgião-dentista inspeciona o palato mole, enquanto o paciente diz: "ah". Essa ação levanta o palato mole e, em indivíduos com fissuras palatinas submucosas, é visto um sulco na linha média no qual há descontinuidade muscular. O cirurgião-dentista também pode apalpar a região posterior do palato duro e detectar a ausência da espinha nasal posterior, caracterizada pelas fissuras submucosas. Se um paciente apresenta fala hipernasal sem fissura palatina aparente, o cirurgião-dentista deve suspeitar de uma fissura submucosa.

Embriologia

Para entender as causas das fissuras orofaciais, uma revisão da embriologia do nariz, do lábio e do palato é necessária. Todo processo ocorre entre a quinta e décima semana de vida fetal.[3]

Durante a quinta semana, dois processos de rápido crescimento, os laterais e nasais mediais, circundam a cavidade nasal (Figura 28.3). Os processos laterais formam a asa do nariz e os mediais darão origem a quatro regiões: (1) a porção média do nariz; (2) a porção média do lábio superior; (3) a porção média da maxila; e (4) o palato primário completo. Simultaneamente, os processos maxilares se aproximam dos nasais mediais e laterais, mas permanecem separados por sulcos bem marcados.

Durante as 2 semanas seguintes, a aparência da face muda consideravelmente. Os processos maxilares continuam a crescer em direção medial e comprimem o processo nasal medial em direção

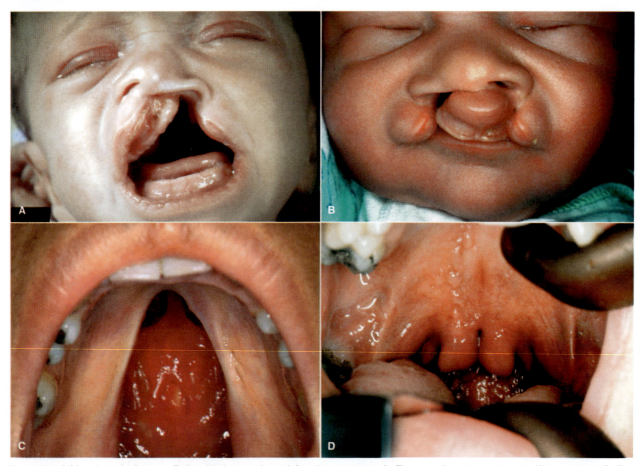

• **Figura 28.2** Vários tipos de fissuras. Deformidades nasais também são aparentes. **A.** Fissura unilateral completa de lábio e palato. **B.** Fissura labiopalatina bilateral, completa no lado direito, incompleta no lado esquerdo. **C.** Vista oclusal de fissura palatina isolada. **D.** Úvula bífida.

à linha média. Subsequentemente, esses processos fundem-se simultaneamente, uns com os outros, e com os processos maxilares lateralmente. Assim, o lábio superior é formado pelos dois processos nasais mediais e pelos processos maxilares.

Os dois processos mediais fusionam-se não apenas na superfície, mas também em nível mais profundo. As estruturas formadas pelos dois processos, agora unidos, são conhecidos como *segmento intermaxilar* (Figura 28.4), que é formado por três componentes: (1) o labial, que forma o filtro do lábio superior; (2) o maxilar, que contém os quatro incisivos; e (3) o palatino, que origina o palato primário, em formato triangular. Acima, o segmento intermaxilar apresenta continuidade com o septo nasal, que é formado pela proeminência frontal.

Dois processos placoides vinculados aos processos maxilares formam o palato secundário. Essas placas palatinas aparecem na sexta semana de desenvolvimento e direcionam-se obliquamente para baixo, em ambos os lados da língua. Na sétima semana, no entanto, os processos palatinos ascendem e adquirem uma posição horizontal, acima da língua, fusionando-se e formando o palato secundário. Anteriormente, as placas palatinas unem-se ao palato primário triangular e se forma, nessa junção, o forame incisivo. Ao mesmo tempo, o septo nasal cresce para baixo e se une à superfície superior do palato recém-formado. Os processos palatinos fusionam-se entre si e com o palato primário entre a sétima e a décima semana de desenvolvimento.

As fissuras de palato primário são resultado de uma falha da mesoderme em penetrar nos sulcos existentes entre os processos nasais mediais e os processos maxilares, o que impede a sua fusão. As fissuras de palato secundário são geradas por uma falha na fusão dos processos palatinos entre si. As causas para isso são especulativas e incluem falha da língua em descer para o interior da cavidade oral.

Fatores causais

As causas das fissuras faciais têm sido extensivamente investigadas. A causa exata é desconhecida em sua maioria. Para muitos casos de fissura, nenhum fator isolado pode ser identificado como a causa. No entanto, é importante fazer a distinção entre as fissuras isoladas (em que o paciente não tem outro problema de saúde relacionado) e fissuras associadas a outros distúrbios congênitos ou síndromes. *Síndrome* refere-se a um conjunto de condições físicas, de desenvolvimento, e, por vezes, comportamentais que ocorrem concomitantemente. A ocorrência de fissuras foi identificada como uma das características que compõem mais de 300 síndromes, raras em sua maioria.[1] Síndromes estão associadas a aproximadamente 15% do número total de ocorrências de fissura de lábio e fissura palatina, mas quase 50% dos casos de fissura de palato isolada. Médicos geneticistas geralmente realizam consultas com a família das crianças que nascem com síndromes para diagnosticar qual síndrome específica existe, além de fornecer informações aos pais sobre a possibilidade futura de outra criança ser afetada.

Para fissuras não sindrômicas, especulava-se que a hereditariedade desempenhava um papel significativo na causa. No entanto, estudos têm sido capazes de identificar causas genéticas em apenas 20 a 30% dos pacientes com fissura de lábio ou palato. Mesmo naqueles indivíduos em que é possível se verificar uma tendência familiar para a ocorrência das fissuras orofaciais, o padrão de herança não

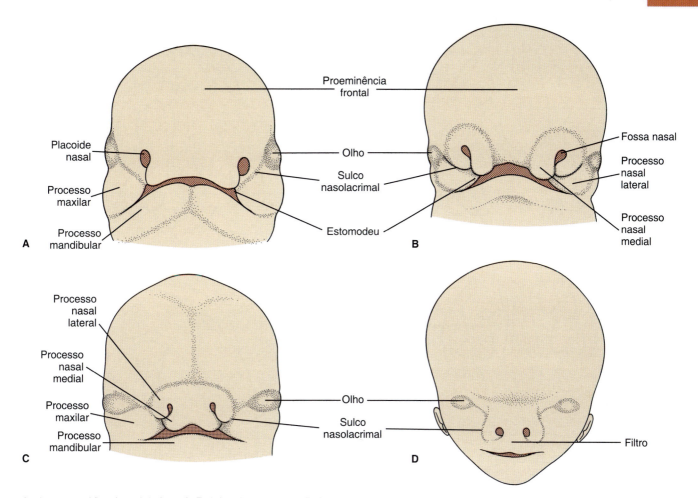

● **Figura 28.3** Vista frontal da face. **A.** Embrião de 5 semanas. **B.** Embrião de 6 semanas. Processos nasais são gradualmente separados dos processos maxilares por sulcos profundos. Em nenhum momento durante o desenvolvimento normal esse tecido se desfaz. **C.** Sete semanas de vida embrionária. **D.** Dez semanas de vida embrionária. Os processos maxilares fundem-se gradualmente com as proeminências nasais e sulcos são preenchidos com mesênquima. (Adaptada de Langman J. Medical Embryology. 3. ed. Baltimore: Williams & Wilkins; 1975.)

é completamente compreendido. A causa não é um simples caso de herança mendeliana dominante ou recessiva, mas multifatorial. A maioria das fissuras não sindrômicas parece ser causada por uma interação entre os genes do indivíduo (*i. e.*, a predisposição genética) e certos fatores ambientais que poderão ser ou não identificados.

Os fatores ambientais parecem desempenhar um papel crítico no período de desenvolvimento embrionário, quando as metades do lábio e do palato estão em processo de fusão. Uma série de fatores ambientais tem sido associada à ocorrência das fissuras em animais experimentais. Deficiências nutricionais, radiação, vários medicamentos, hipoxia, vírus e excessos ou deficiências vitamínicas podem levar à ocorrência de fissuras em determinadas situações.

O risco de ter uma outra criança com uma fissura se baseia no número de fatores que, muitas vezes, são únicos em determinada família. Dentre os quais, constam o número de membros da família com fissuras, o grau de parentesco, a raça e o sexo dos indivíduos afetados e o tipo de fissura que cada pessoa tem. Depois de uma síndrome ou transtorno complexo serem excluídos, pode-se aconselhar as famílias quanto ao risco de recorrência de fissuras. Não há teste genético capaz de determinar a chance de uma pessoa ter um filho com fissura.

Um casal tem aproximadamente uma chance em 700 de ter um filho com fissura. Uma vez que os pais têm um filho acometido, o risco de que o próximo seja afetado é de 2 a 5% (*i. e.*, de 2 a 5 possibilidades em 100).[1] Se mais de uma pessoa na mesma família tem uma fissura, o risco aumenta para 10 a 12% (ou seja, cerca de 1 chance em 10). Um pai que tem uma fissura tem de 2 a 5% de chance de seu filho também ser acometido. Se o progenitor com uma fissura também tem um parente com fissura, o risco aumenta para 10 a 12% de suas crianças nascerem com a anormalidade. Os irmãos não afetados de uma criança com uma fissura têm um risco aumentado de ter um filho acometido (1% ou 1 em 100, em comparação com 1 em 700, quando não há história familiar de fissura). Se uma síndrome estiver envolvida, o risco de recorrência dentro de uma família poderá ser tão alta quanto 50%.[1] Profissionais da saúde que trabalham com aconselhamento genético devem ser consultados pelos pais de crianças com fissuras ou por pessoas com fissuras que gostariam de obter mais informações sobre os riscos relativos para sua prole.

Problemas dos pacientes com fissuras

Problemas dentários

Uma fissura no processo alveolar pode frequentemente afetar o desenvolvimento dos dentes decíduos e permanentes, além da própria maxila.[4] As questões mais comuns podem estar relacionadas com a ausência congênita de dentes e, ironicamente, dentes supranumerários (Figura 28.5). A fissura geralmente abrange a região entre o incisivo lateral e o canino. Esses dentes podem estar ausentes em decorrência

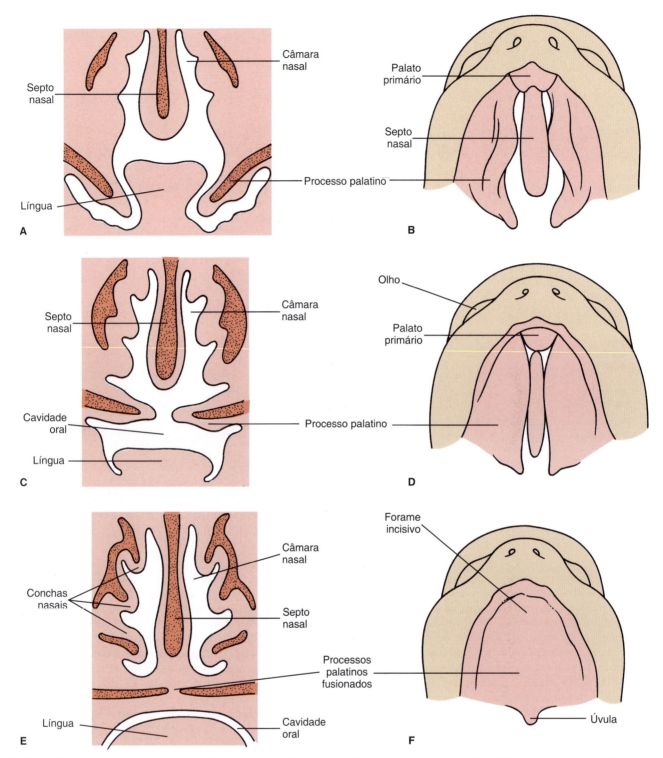

● **Figura 28.4** A. Secção frontal da cabeça de um embrião de 6,5 semanas. Os processos palatinos estão localizados em posição vertical de cada lado da língua. B. Vista ventral. Observe as fissuras entre o palato primário triangular e os processos palatinos, que ainda se encontram na posição vertical. C. Secção frontal da cabeça de um embrião de 7,5 semanas. A língua se moveu para baixo, e os processos palatinos alcançam a posição horizontal. D. Vista ventral. Os processos estão na posição horizontal. E. Secção frontal na cabeça de um embrião de 10 semanas. Os dois processos palatinos se fundiram entre si e com o septo nasal. F. Vista ventral do mesmo. (Adaptada de Langman J. Medical Embryology. 3. ed. Baltimore, MD: Williams & Wilkins; 1975.)

da sua proximidade com a fissura; quando presentes, podem estar gravemente deslocados, de modo que sua irrupção na margem da fissura é comum. Esses dentes também podem ser morfologicamente deformados ou hipomineralizados. Dentes supranumerários frequentemente ocorrem nas margens da fissura. Normalmente, esses dentes devem ser extraídos, em algum momento, durante o desenvolvimento da criança. Contudo, podem ser mantidos se forem úteis na reabilitação dentária geral do paciente. Frequentemente, os dentes supranumerários permanentes são deixados até 2 a 3 meses antes do enxerto ósseo alveolar porque, embora não funcionais, mantêm o osso alveolar adjacente. Se extraído precocemente, este osso pode reabsorver, tornando ampliando a fissura alveolar.

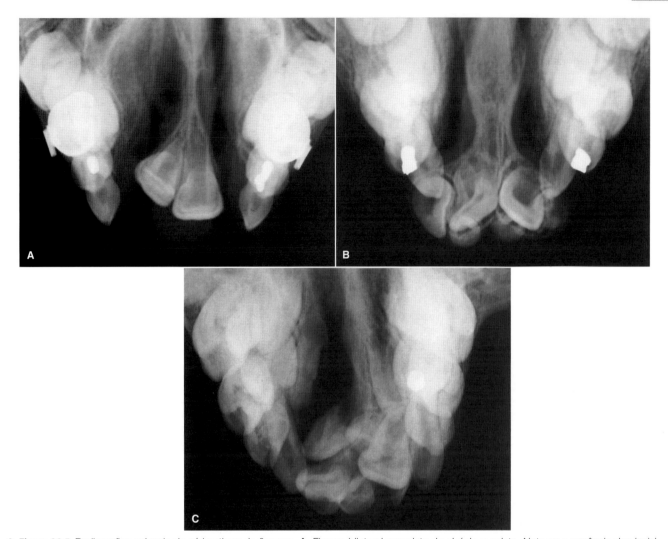

• **Figura 28.5** Radiografias oclusais de vários tipos de fissuras. **A.** Fissura bilateral completa do alvéolo e palato. Note-se a ausência dos incisivos laterais permanentes. **B.** Fissura bilateral completa do alvéolo e palato. Observe a ausência do incisivo lateral permanente no lado esquerdo. **C.** Fissura unilateral completa de alvéolo e palato. Observe os dentes supranumerários na região da fissura.

Má oclusão

Os indivíduos afetados com fissuras, especialmente as palatinas, apresentam discrepâncias esqueléticas relativas ao tamanho, ao formato e à relação maxilomandibular. A má oclusão de classe III, encontrada na maioria dos casos, resulta de muitos fatores. É comum o prognatismo mandibular, que é frequentemente relativo e causado mais pela retrusão da maxila do que pela protrusão da mandíbula (i. e., pseudoprognatismo; Figura 28.6). A ausência de dentes ou a existência de dentes supranumerários podem contribuir parcialmente para a má oclusão. No entanto, a deficiência no crescimento maxilar é o principal fator responsável pela má oclusão. Em geral, o traumatismo cirúrgico decorrente das cirurgias reparadoras do lábio e do palato, e a consequente fibrose (ou seja, contratura cicatricial), limitam de maneira expressiva o crescimento e o desenvolvimento maxilar. A maxila pode estar deficiente nos três planos do espaço, com retrusão, atresia, e subdesenvolvimento vertical. Fissuras palatinas unilaterais apresentam colapso da maxila do lado fissurado (i. e., o segmento menor) em direção à rafe palatina, o que produz um arco dental estreito. Fissuras palatinas bilaterais mostram colapso de todos os três segmentos ou podem apresentar constrição dos segmentos posteriores, com protrusão do segmento anterior.

O tratamento ortodôntico pode ser necessário durante toda a infância e adolescência do indivíduo. Durante a infância, institui-se o controle e a manutenção do espaço. Aparelhos para manter ou aumentar dimensões transversais dentárias da maxila são frequentemente utilizados. Esse tratamento geralmente é iniciado com a erupção dos primeiros molares permanentes.

O tratamento ortodôntico corretivo é realizado quando a maioria dos dentes permanentes esteja irrompido. Nesse momento, faz-se necessário considerar a cirurgia ortognática para correção das discrepâncias esqueléticas e desarmonias oclusais.

Deformidade nasal

Deformidades no formato nasal são comumente observadas em indivíduos com fissuras de lábio (ver Figura 28.2). Se a fissura se estender para o assoalho nasal, a cartilagem alar do lado afetado estará achatada e a columela estará desviada para o lado sem fissura. A falta de suporte ósseo subjacente à base do nariz no lado afetado justifica a condição.

A correção cirúrgica da deformidade nasal geralmente deve ser adiada até que as fissuras labial, alveolar e palatina, bem como problemas associados, sejam corrigidos. Isso porque a correção da fissura alveolar e da retrusão esquelética maxilar alteram a base óssea

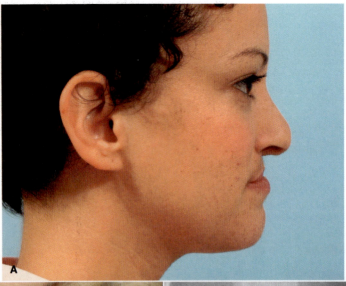
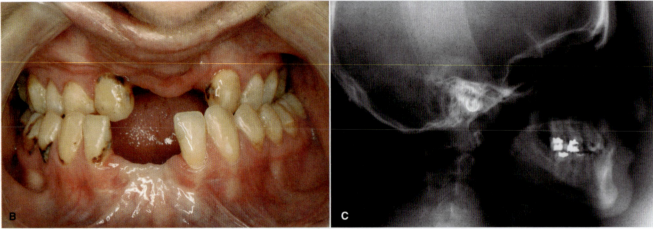

• **Figura 28.6 A.** Perfil facial típico de paciente com fissura labiopalatina. Observe a aparência pseudoprognata da mandíbula. **B.** Foto intrabucal mostra relação de classe III de Angle com mordida cruzada anterior. **C.** Telerradiografia em norma lateral exibe deficiência sagital esquelética maxilar, contribuindo para a classe III.

nasal. As mudanças para restaurar a forma nasal, por conseguinte, resultam a partir destes procedimentos ósseos. Assim, a plástica nasal pode ser o último procedimento cirúrgico corretivo a ser realizado em um indivíduo afetado por uma fissura.

Alimentação

Uma criança com fissura palatina pode engolir normalmente, uma vez que o alimento oferecido alcance a hipofaringe, no entanto, terá extrema dificuldade em produzir a pressão oral negativa necessária para permitir a sucção do leite materno ou da mamadeira. Quando um bico é colocado na boca do lactente, ele começa a sugar como qualquer outro recém-nascido, pois os reflexos da sucção e deglutição são normais. No entanto, a musculatura é pouco desenvolvida ou não devidamente posicionada para permitir que a sucção seja efetiva. Esse problema é facilmente superado ao se utilizarem bicos especialmente projetados, que são alongados e estendem-se ainda mais para dentro da boca do lactente. O furo deve ser ampliado, pois a sucção não é tão efetiva quanto à de uma criança sem fissura. Outro método satisfatório é o uso de conta-gotas ou de grandes seringas com tubos de extensão de borracha ligados a eles. O tubo é colocado na boca do recém-nascido e uma pequena quantidade de solução é injetada. Esses métodos de alimentação, embora adequados do ponto de vista nutricional, exigem mais tempo e cuidado. Em consequência de a criança engolir uma considerável quantidade de ar quando estes métodos de alimentação são usados, geralmente não se deve alimentá-la na posição reclinada e eructações mais frequentes são necessárias.

Problemas de ouvido

Crianças com fissuras de palato mole estão predispostas à infecção de orelha média. A razão para isso fica clara ao revisar a anatomia da musculatura que compõe o palato mole. Os músculos elevador e tensor do véu palatino, que têm normalmente o mesmo local de inserção, do lado oposto, encontram-se não aderidos quando há fissura palatina. Esses músculos têm origem direta na tuba auditiva ou próxima a ela e permitem a abertura do óstio da tuba na nasofaringe. Essa ação é demonstrada quando a pressão da orelha média é equalizada ao se engolir durante as variações da pressão atmosférica, por exemplo, como acontece quando um avião muda de altitude.

Quando esta função é interrompida, a orelha média torna-se um espaço fechado, sem um mecanismo de drenagem. Pode ocorrer acúmulo de fluido seroso, resultando em um quadro de otite média serosa. Se as bactérias se dirigirem da nasofaringe para a orelha média, pode-se desenvolver uma infecção (ou seja, a otite média supurativa). O que agrava a situação é o fato de a tuba auditiva em crianças apresentar-se com uma angulação que não favorece a drenagem espontânea. Com a idade, esta angulação muda e permite uma maior drenagem espontânea da orelha média.

Crianças com fissura palatina frequentemente precisam ter sua orelha média "aerada". O otorrinolaringologista cria um orifício na porção inferior da membrana timpânica e insere um pequeno tubo plástico que proporcionará a drenagem do conteúdo da orelha via tuba auditiva em vez de drená-lo para a nasofaringe (miringotomia).

A otite média serosa crônica é comum entre crianças com fissura de palato, e múltiplas miringotomias são necessárias. A otite média serosa crônica representa séria ameaça à audição.

Em decorrência da inflamação crônica na orelha média, deficiências auditivas são comuns em pacientes com fissura labiopalatina. A qualidade da perda auditiva associada ao paciente com fissura labiopalatina é a do tipo condutiva, isto é, a via neural para o cérebro continua a funcionar normalmente. O problema nesses casos reside no fato de que o som não alcança o órgão sensorial auditivo de modo eficiente devido às alterações impostas pelo quadro inflamatório crônico presente na orelha média. No entanto, se o problema não for corrigido, poderá resultar em dano permanente ao nervo sensorial auditivo (i. e., perda neuronal sensorial). Esse tipo de dano é irreparável. A gama de deficiências auditivas encontrada em indivíduos com fissura labiopalatina é muito grande. A perda pode ser suficientemente ampla a ponto de o som da fala normal ser ouvido em menos da metade do volume esperado. Além disso, certos sons da fala (chamados *fonemas*), tais como os sons de "s", "ch" e "t" podem ser fracamente ouvidos. Audiogramas são exames úteis e devem ser realizados repetidas vezes em pacientes com fissuras labiopalatinas para monitorar o desempenho da capacidade auditiva.

Problemas de fala

Quatro problemas de fala são normalmente ocasionados pela fissura labiopalatina. Retardo no surgimento de sons consonantais ("p", "b", "t", "d", "k" e "g") é o mais comum achado. Devido ao fato de que estes sons são necessários para o desenvolvimento do vocabulário inicial, a atividade de linguagem pode ser comprometida. Como resultado, falta à criança, no momento da cirurgia de fechamento do palato, a capacidade de desempenhar determinados sons. A hipernasalidade é condição frequente no paciente com fissura palatina e pode permanecer após a cirurgia corretiva. Malformações dentárias, má oclusão e posicionamento atípico da língua podem se desenvolver antes do fechamento da fissura palatina e, portanto, gerar problemas articulatórios de fala. Problemas de audição contribuem significativamente para muitos distúrbios da fala comuns em pacientes com fissuras labiopalatina.

Em indivíduos normais, a fala é gerada da seguinte maneira: o ar, ao sair dos pulmões, passa pelas cordas vocais até chegar à cavidade oral. A posição da língua, lábios, mandíbula e palato mole, trabalhando juntos de modo altamente coordenado, resulta na emissão dos sons da fala. Se as cordas vocais são colocadas em vibração enquanto a corrente de ar passa entre elas, a voz se sobrepõe como resultado da relação entre as estruturas orais. O palato mole é elevado durante a produção da fala, impedindo o escape de ar nasal.

Para uma fala clara, é necessário que o indivíduo tenha completo controle da passagem do ar da orofaringe para a nasofaringe. O palato duro é responsável pela separação entre as cavidades nasal e oral. O palato mole funciona como uma válvula que controla a distribuição do fluxo de ar entre a orofaringe e a nasofaringe. (Figura 28.7). Este é o chamado *mecanismo velofaríngeo* ("velo" significa palato mole). Como o nome indica, os dois principais componentes são (1) o palato mole; e (2) as paredes da faringe. Quando passivo, o palato mole repousa em direção à língua, mas durante a fala ocorre a elevação dos músculos do palato mole em direção à parede posterior da faringe. Isso é o que acontece com o palato mole em indivíduos sem fissura, quando é convidado a dizer "ah". Em condições normais da fala, essa ação ocorre rapidamente e com uma inacreditável complexidade, de modo que o mecanismo de válvula permite que grandes quantidades de ar se direcionem para a nasofaringe ou ainda controlar a saída de ar pelo nariz.

Em indivíduos com fissura labiopalatina, o mecanismo velofaríngeo pode não funcionar adequadamente devido à descontinuidade da musculatura de um lado para o outro. Assim, o palato mole não consegue se elevar para estabelecer contato com as paredes faríngeas. O resultado do constante escape de ar para a cavidade nasal é a fala hipernasal.

Indivíduos com fissura labiopalatina desempenham mecanismos compensatórios na região velofaríngea, na língua e na cavidade nasal na tentativa de produzir uma fala inteligível. As paredes posterior e laterais da faringe adquirem grande mobilidade na tentativa de estreitar a via respiratória entre a orofaringe e a nasofaringe durante a fala. Uma protuberância muscular na parede posterior da faringe pode se formar durante as tentativas de estreitamento da via respiratória durante a fala em alguns indivíduos com fissura palatina, conhecido como *prega de Passavant*. Indivíduos com fissura labiopalatina desenvolvem posições compensatórias da língua durante a fala para ajudar a modular o fluxo de ar proveniente da laringe para a faringe. Da mesma maneira, os músculos que compõem a asa nasal são recrutados para ajudar a limitar o escape de ar nasal. Nesse exemplo, a válvula está constituída na outra extremidade da cavidade nasal, no extremo oposto ao mecanismo velofaríngeo. Entretanto, em indivíduos com fissura labiopalatina não reparada, é literalmente impossível mecanismos compensatórios que substituam o mecanismo velofaríngeo satisfatoriamente. Infelizmente, nem sempre o palato mole, mesmo reparado cirurgicamente, é capaz de apresentar competência velofaríngea em uma única intervenção, e procedimentos secundários são frequentemente necessários.

Fonoaudiólogos são exímios no treinamento de crianças com fissura labiopalatina para o desenvolvimento de habilidades articulatórias

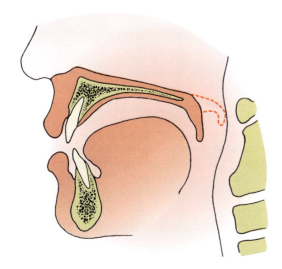

• **Figura 28.7** Movimento para cima e para trás do palato mole durante a fala normal. Apresenta-se o contato do palato mole com a parede posterior da faringe.

de fala. Quanto mais precoce o tratamento da fala é iniciado em pacientes com fissura, melhor é o resultado final. O indivíduo pode necessitar de acompanhamento fonoaudiológico durante vários anos para produzir uma fala aceitável.

Quando também há questões auditivas, os problemas de fala são agravados. A perda de audição em uma idade precoce é especialmente prejudicial para o desenvolvimento das habilidades de fala. A criança que é incapaz ouvir, também será incapaz de reproduzir a fala normal. Assim, os pais devem colaborar com o desenvolvimento da sua criança, garantindo a realização de consultas regulares ao pediatra.

Anomalias associadas

Embora a criança com fissura labiopalatina seja 20 vezes mais propensa a ter outra anomalia congênita do que uma criança sem fissura, nenhuma correlação é evidente com regiões anatômicas adicionais envolvidas.[2] Dentre as crianças com anomalias associadas, 38% têm fissura de palato isolada e 21% têm fissuras labiais, com ou sem o envolvimento do palato. Na população com fissuras em geral, cerca de 30% têm outras anomalias associadas às fissuras labiopalatinas, que vão desde pés tortos a distúrbios neurológicos. Do total da população acometida, 10% têm doença cardíaca congênita e 10% têm algum grau de retardo mental. Assim, a criança com uma fissura orofacial pode requerer cuidados adicionais que estão além do escopo da equipe reabilitadora da fissura.

Tratamento das fissuras labiopalatinas

O objetivo do tratamento da fissura labiopalatina é corrigir cirurgicamente a fissura e problemas associados, ocultando assim a anomalia de modo que os pacientes possam levar uma vida normal. A correção cirúrgica visa proporcionar uma face que não atraia atenção, um aparelho vocal que permita uma fala inteligível e uma dentição que permita função e estética adequadas. Cirurgias se iniciam em fase precoce da vida da criança e podem ser necessárias durante vários anos. Tendo em vista a grande distorção dos tecidos circundantes à fissura, é surpreendente que o sucesso seja alcançado. No entanto, com técnicas anestésicas modernas, excelentes centros de tratamento pediátricos e cirurgiões que adquiriram vasta experiência em função da recorrência desta deformidade, resultados aceitáveis estão se tornando cada vez mais comuns.

Época da cirurgia reparadora

O momento de realização das cirurgias reparadoras constitui o assunto mais debatido entre os cirurgiões, fonoaudiólogos, otorrinolaringologistas e ortodontistas. É tentadora a possibilidade de submeter o recém-nascido a cirurgias reparadoras tão logo ele seja capaz de suportar o procedimento. Os pais cujos filhos nascem com uma fissura orofacial certamente desejam a correção de todas as questões relativas à criança o mais cedo possível. De fato, a fissura de lábio geralmente é corrigida o quanto antes. A maioria dos cirurgiões adere à "regra dos 10", que determina quando um bebê saudável está apto ao procedimento cirúrgico (ou seja, 10 semanas de idade, 10 libras de peso [4,5 kg], e, pelo menos, 10 g/dℓ de hemoglobina). No entanto, em razão de a cirurgia de fechamento da fissura ser um procedimento eletivo, se qualquer outra condição clínica comprometer a saúde do bebê, a cirurgia é adiada até que os riscos sejam mínimos.

Infelizmente, cada possível vantagem do fechamento da fissura no início da vida tem várias possíveis desvantagens mais tarde para o indivíduo. As seis vantagens para o fechamento precoce da fissura palatina são (1) melhor desenvolvimento dos músculos que compõem o palato e a faringe, uma vez reparado; (2) facilidade de alimentação; (3) melhor desenvolvimento das habilidades de fala; (4) melhor função da tuba auditiva; (5) melhor higiene quando as cavidades bucal e nasal são isoladas; e (6) melhor condição psicológica para os pais e a criança. O fechamento da fissura palatina no início da vida também tem várias desvantagens, sendo que as duas mais importantes são (1) maior dificuldade técnica da correção cirúrgica em crianças mais jovens, com estruturas pequenas; e (2) a formação de cicatriz, resultante da cirurgia, o que faz com que haja restrição do crescimento maxilar.

Embora existam diferentes protocolos entre as equipes com relação ao tempo cirúrgico para realização do fechamento da fissura, um princípio é amplamente aceito: a correção do lábio deve ser prontamente realizada, assim que for possível clinicamente. A fissura do palato mole é fechada entre 8 e 18 meses de idade, dependendo de uma série de fatores. O fechamento prévio do lábio é vantajoso por promover uma ação "moldadora" nos processos alveolares mal posicionados. O fechamento cirúrgico do lábio também auxilia a criança na alimentação, além do benefício psicológico associado. O fechamento do palato é realizado na sequência para permitir a criação de um mecanismo velofaríngeo funcional antes ou enquanto habilidades de fala estão sendo adquiridas. A fissura do palato duro, ocasionalmente, não é reparada no momento da cirurgia de fechamento do palato mole, especialmente se a fissura for ampla. Em tais casos, a fissura palatina é deixada aberta o maior tempo possível para que o crescimento maxilar proceda de modo mais desimpedido possível. O fechamento do palato duro pode ser adiado até que toda a dentição decídua erupcione. Esse adiamento facilita o uso de aparelhos ortodônticos e permite que o crescimento maxilar ocorra antes da interferência das cicatrizes da cirurgia. Em decorrência de uma parte significativa do crescimento maxilar já ter ocorrido entre os 4 a 5 anos, o fechamento do palato duro é normalmente realizado antes da criança ser matriculada na escola. Obturadores palatinos removíveis podem ser utilizados para promover a separação das cavidades oral e nasal enquanto não se realiza a cirurgia.

O maior problema na avaliação dos protocolos de tratamento é o fato de os resultados finais do reparo cirúrgico das fissuras só poderem ser concluídos quando o crescimento do indivíduo está completo. Protocolos cirúrgicos adotados hoje não podem ser avaliados efetivamente antes de 10 a 20 anos, o que, infelizmente, pode permitir que muitos indivíduos com fissura sejam tratados com procedimentos descartados mais tarde, quando exames de acompanhamento e estudos mostrarem resultados ruins e insatisfatórios.

Queiloplastia

Queiloplastia é a correção cirúrgica da deformidade do lábio. O termo *queilo* significa "lábio" e *plastia* significa "reparo cirúrgico". Queiloplastia é normalmente o mais tradicional procedimento cirúrgico utilizado para corrigir fissuras e é realizado assim que for clinicamente possível.

A fissura de lábio superior rompe a continuidade do músculo orbicular do lábio. A falta de continuidade desse músculo proporciona desenvolvimento e crescimento desordenados dos segmentos maxilares, de modo que a fissura no alvéolo se acentua. Ao nascer, o processo alveolar no lado não afetado parece se projetar para fora da boca. A ausência da cinta muscular promovida pelo orbicular do lábio em indivíduos com fissuras bilaterais favorece a formação de uma pré-maxila, que se projeta a partir da base do nariz para fora da cavidade oral produzindo uma aparência desagradável. Assim, a reparação cirúrgica muscular do lábio tem um efeito favorável sobre os segmentos alveolares em desenvolvimento.

Objetivos

São dois os objetivos da queiloplastia: (1) funcional; e (2) estético. A queiloplastia deve restaurar o arranjo das fibras musculares do músculo orbicular, restabelecendo a função normal do lábio superior. Se a continuidade muscular não for restaurada em toda a área da fissura, uma depressão de tecido será vista no lábio superior quando este entra em função. O segundo objetivo da queiloplastia é o de produzir um lábio que apresente estruturas anatômicas normais, como um proeminente vermelhão, arco de Cupido e filtro. O lábio deve ser simétrico, com contorno bem delimitado, com flexibilidade, e as cicatrizes devem ser discretas. Outra necessidade estética é a correção (pelo menos parcialmente) da deformidade nasal resultante da fissura.

Apesar das habilidades manuais do cirurgião, esses objetivos ideais são raramente conseguidos. A má qualidade dos tecidos da margem da fissura e distorção anatômicas das estruturas antes da intervenção cirúrgica constituem os principais obstáculos cirúrgicos. Várias técnicas cirúrgicas reproduzem a aparência normal imediatamente, mas não mantêm essa aparência com o crescimento. No entanto, com a seleção criteriosa da técnica cirúrgica, resultados satisfatórios podem ser obtidos.

Técnicas cirúrgicas

Cada fissura é única, e assim deve ser o procedimento cirúrgico. Várias técnicas podem ser usadas para queiloplastia, cada uma concebida com o objetivo de alongar as margens da fissura, facilitando o fechamento (Figuras 28.8 e 28.9). Nos casos unilaterais, o lado não afetado serve como guia para o comprimento e a simetria labial. Um ponto importante no planejamento cirúrgico é romper a linha da cicatriz, para minimizar fibroses e contraturas teciduais, minimizando, também, a deformidade do lábio. Em lábios fechados de maneira linear, a fibrose da cicatriz provoca uma retração característica do lábio superior. É de suma importância que a reorientação e união da musculatura do lábio seja feita para o restabelecimento da função normal.

Procedimentos de queiloplastia objetivam restaurar a simetria não só do lábio, mas também da ponta do nariz. Com a extensão da fissura para o assoalho nasal, a continuidade da cavidade nasal é interrompida. Sem a base óssea para a cartilagem alar, um colapso do aspecto lateral do nariz ocorre. Quando o lábio é reparado cirurgicamente, é necessário fazer um avanço, deslocando a asa nasal lateralmente em direção à linha média. Assim, a queiloplastia é o primeiro e mais importante passo na correção da deformidade nasal, tão comum em pacientes com fissuras.

Palatoplastia

A palatoplastia geralmente é realizada em um só tempo cirúrgico ou ocasionalmente em dois. Em duas cirurgias, o fechamento do palato mole (estafiloplastia) costuma ser realizado primeiro e o fechamento do palato duro (uranoplastia) posteriormente.

Objetivos

A principal finalidade da reparação da fissura palatina é criar um mecanismo eficiente de fala e deglutição, sem interferir significativamente com o subsequente crescimento maxilar. Assim, a criação de um mecanismo velofaríngeo competente e a divisão entre as cavidades nasal e oral são pré-requisitos da palatoplastia. O objetivo é a obtenção de um palato mole longo e móvel capaz de produção de fala normal. O descolamento excessivo dos tecidos

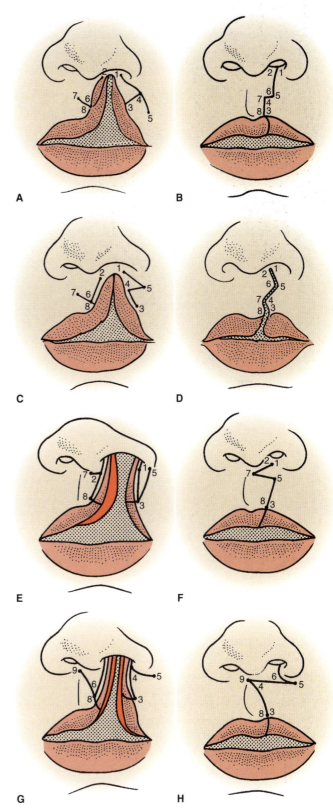

• **Figura 28.8** Várias técnicas de queiloplastia. **A** e **B**. Técnica de Le Mesurier para fissura unilateral incompleta. **C** e **D**. Técnica de Tennison. **E** e **F**. Técnica Wynn. **G** e **H**. Técnica Millard (*i. e.*, técnica de rotação e avanço).

moles promove maior quantidade de tecido cicatricial, afetando negativamente o crescimento maxilar. A gravidade do problema indica a complexidade dos procedimentos cirúrgicos requeridos e as faixas etárias em que devem ser realizados.

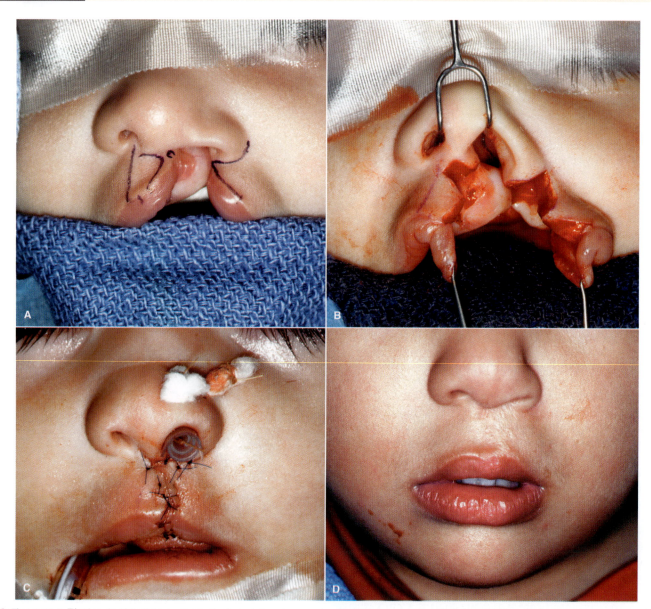

- **Figura 28.9** Técnica de Millard de queiloplastia. **A.** Incisões demarcadas. **B.** Retalhos rodados. **C.** Sutura. **D.** Resultado visto alguns anos mais tarde.

Técnicas cirúrgicas

Os procedimentos cirúrgicos para a palatoplastia são tão variados quanto as técnicas de reparação do lábio. Cada fissura palatina é única. As técnicas variam de acordo com a largura, a integralidade, a quantidade de tecido duro e mole disponível e com o comprimento do palato. Assim, as técnicas cirúrgicas usadas para fechamento da fissura palatina são extremamente variadas, não apenas de um cirurgião para outro, mas de um paciente para o outro.

Fechamento do palato duro

O palato duro é fechado apenas com tecidos moles. Normalmente, não é objetivo da palatoplastia criar tecido ósseo entre as cavidades nasal e oral. Os tecidos moles disponíveis em torno da margem da fissura variam em qualidade. Alguns tecidos são atróficos e, particularmente não adequados para reconstrução. Outros tecidos parecem saudáveis e prontamente se prestam ao descolamento e integridade de sutura. No sentido mais básico, os tecidos moles são incisados ao longo da margem da fissura e descolados dos processos palatinos até que o fechamento da fissura seja possível. Esse procedimento frequentemente requer o uso de incisões relaxantes laterais, próximas aos dentes (Figura 28.10). Assim, os tecidos moles são suturados de modo que a fissura seja recoberta e existam condições de cicatrização. Áreas de osso exposto por incisões relaxantes laterais são cicatrizadas por segunda intenção. O aspecto superior do retalho palatino também se reepiteliza com epitélio respiratório, porque agora esta superfície tornou-se o assoalho da cavidade nasal. Quando possível, é aconselhável realizar um fechamento da fissura palatina em duas camadas (Figura 28.11), o que exige que a mucosa nasal, a parede lateral e as áreas do septo nasal sejam manipuladas e suturadas juntas, antes do fechamento da mucosa oral.

Quando o vômer é longo e fixo à placa palatina oposta à fissura, um retalho mucoso pode ser obtido a partir dele e suturado à mucosa palatina do lado fissurado (Figura 28.12). Esse processo (*i. e.*, técnica de retalho de vômer) requer pouco descolamento de mucoperiósteo palatino, produzindo mínima contração cicatricial. As áreas divididas do vômer e os lados opostos do retalho, no qual não há nenhum epitélio, reepitelizarão. A técnica de retalho do vômer é útil em fissuras não amplas e onde o vômer estiver prontamente disponível para uso. A técnica é um fechamento de uma camada.

CAPÍTULO 28   Tratamento de Pacientes com Fissuras Orofaciais   601

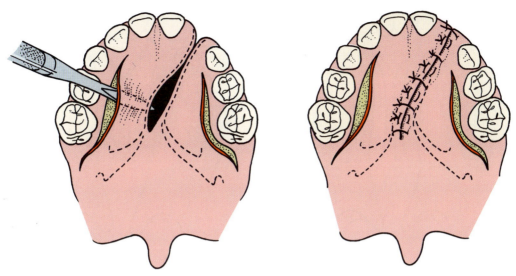

• **Figura 28.10** Técnica de von Langenbeck para fechamento do palato duro com incisões laterais relaxantes. Essa técnica é um fechamento em camada única. O aspecto nasal do retalho palatino irá epitelizar, assim como as áreas cruentas do osso palatino.

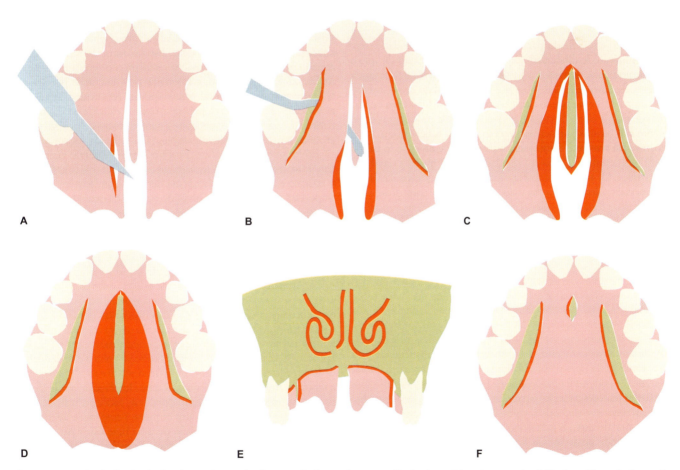

• **Figura 28.11** Variação da técnica de von Langenbeck para o fechamento concomitante dos palatos duro e mole. A técnica utiliza o fechamento do palato mole em três camadas (ou seja, mucosa nasal, músculo e mucosa oral) e o fechamento do palato duro em duas camadas (i. e., retalhos do vômer e do assoalho nasal para reconstrução do assoalho nasal e retalho do palato para fechamento oral). **A.** Mucosa sendo removida da margem da fissura. **B.** Retalhos mucoperiostais no palato duro; notam-se incisões laterais relaxantes. **C.** Suturas posicionadas na mucosa nasal após obtenção do retalho do vômer e assoalho nasal. As suturas são posicionadas de modo que os nós fiquem no lado nasal. **D.** Mucosa nasal suturada. **E.** Secção frontal mostra o reparo da mucosa nasal. **F.** Sutura de mucoperiósteo oral.

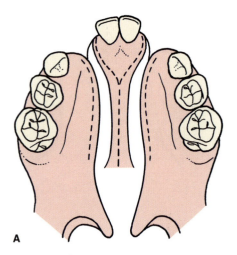 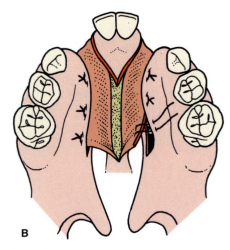

• **Figura 28.12** Técnica de retalho de vômer para o fechamento do palato duro (fissura bilateral, nesse caso). **A.** Incisões através da mucosa nasal, na parte mais inferior do septo nasal (ou seja, vômer) e mucosa das margens da fissura. **B.** A mucosa do septo nasal é dissecada do septo nasal e inserida sob a mucosa palatina nas margens da fissura. Esse é um fechamento em apenas uma camada. O tecido conjuntivo, abaixo da mucosa nasal, irá epitelizar. Essa técnica, por não requerer extensa elevação do mucoperiósteo do palato, produz menos cicatrizes e, portanto, menor restrição de crescimento.

Fechamento do palato mole

O fechamento do palato mole é tecnicamente a cirurgia de maior dificuldade ainda discutida. O acesso é o maior problema, pois o palato mole está voltado para a parte posterior da cavidade oral. A combinação de dificuldade de acesso com luz, o fato de que o clínico pode operar apenas a partir do lado por via bucal e ainda o dever de corrigir os lados bucal e nasal do palato mole causam dificuldades. Além disso, o cirurgião pode ter que lidar com bordas extremamente finas, de tecidos atróficos, e ainda produzir o fechamento dos tecidos que permanecerá unido em função enquanto a cicatrização acontece. Para ajudar a alcançar este objetivo, o palato mole será sempre fechado em três camadas: (1) mucosa nasal; (2) músculo; e (3) mucosa oral (Figura 28.13). As margens da fissura são incisadas desde a porção mais posterior do palato duro até a extremidade distal da úvula (alguns cirurgiões realizam a incisão e o fechamento abaixo da prega palatofaríngea para alongar o palato mole). A mucosa nasal é, então, dissecada livre da musculatura subjacente e suturada à mucosa nasal do lado oposto. A camada muscular requer cuidados especiais. A musculatura do palato mole fissurado não está inserida lateralmente do lado oposto, mas, em vez disso, é inserida posterior e lateralmente ao longo das margens do palato duro. Essas inserções musculares devem ser liberadas de suas inserções ósseas e reaproximadas das margens ósseas contralaterais. Só então o mecanismo velofaríngeo terá a chance de funcionar corretamente. Se a quantidade de tecido muscular for inadequada para aproximação da musculatura na linha média, o processo hamular pterigóideo pode ser intencionalmente fraturado, liberando, assim, os músculos tensores palatinos em direção à linha média. Essa manobra é frequentemente necessária, especialmente nas fissuras amplas.

Ocasionalmente, o palato mole pode ser curto e a articulação com a parede posterior da faringe é impossível. Essa situação é especialmente prevalente em fissuras palatinas incompletas – aquelas apenas de palato mole. Nesses casos, o palato pode ser fechado de modo que não só traga as duas metades laterais junto à linha média, mas que também ganhe comprimento palatino (Figura 28.14). O procedimento chamado *retalho W-Y push-back (Wardill)* e o procedimento em forma de *U (Dorrance e Brown)* são amplamente utilizados. O mucoperiósteo do palato duro é incisado e elevado permitindo que todos os elementos de tecido mole do palato duro e mole se estendam para posterior, ganhando, assim, comprimento palatino.

Enxertos alveolares

O defeito ósseo alveolar normalmente não é corrigido nas cirurgias primárias de correção da fissura labial palatina (Figura 28.15). Como consequência, o indivíduo pode ter fístulas oronasais residuais nesta região e os alvéolos maxilares não apresentam continuidade por causa da fissura. Em razão disso, geralmente, ocorrem cinco problemas: (1) passagem de fluido oral para o interior da cavidade nasal; (2) as secreções nasais drenam para dentro da cavidade oral; (3) dentes irrompem na fissura alveolar; (4) ocorre colapso dos segmentos alveolares; e (5) se a fissura for ampla, a fala é afetada negativamente.

Enxertos ósseos alveolares proporcionam inúmeras vantagens. Em primeiro lugar, unem os segmentos alveolares e ajudam a evitar o colapso e a constrição da arcada dentária, fato particularmente importante caso a maxila tenha sido expandida ortodonticamente. Em segundo lugar, os enxertos ósseos alveolares fornecem suporte ósseo para os dentes adjacentes à fissura e para aqueles que irão erupcionar na área da fissura. Frequentemente, o suporte ósseo na distal do incisivo central é fino e sua altura varia. Esses dentes podem apresentar ligeira mobilidade devido à falta de suporte ósseo. Aumentando a quantidade de osso alveolar para este dente, assegura-se sua manutenção periodontal, especialmente se o enxerto ósseo ocorrer antes da fase inicial de erupção do dente. O canino tende a irromper na região da fissura e, com o osso saudável enxertado na fissura, haverá um bom suporte periodontal durante e após a erupção. O terceiro benefício do enxerto alveolar é o fechamento de fístulas oronasais, dividindo as cavidades oral e nasal, impedindo a troca de fluidos. O aumento do rebordo alveolar na região da fissura representa a quarta vantagem, pois facilita a utilização de próteses dentárias, criando um suporte ósseo mais adequado. Um quinto benefício é a criação de uma base óssea para o lábio e de uma base alar do nariz. Tornou-se evidente que o próprio procedimento de enxerto ósseo na área da fissura cria mudança favorável na estrutura nasal, uma vez que os tecidos dessa região conseguem apoio após o enxerto alveolar, onde antes não existia suporte ósseo algum. Portanto, o enxerto ósseo alveolar deve ser realizado antes das cirurgias nasais secundárias.

Época do procedimento de enxerto

O enxerto ósseo alveolar é geralmente realizado quando o paciente está entre 6 e 10 anos. Nesta fase, a maior parte do crescimento maxilar ocorreu, e a cirurgia não prejudicará o

CAPÍTULO 28 Tratamento de Pacientes com Fissuras Orofaciais 603

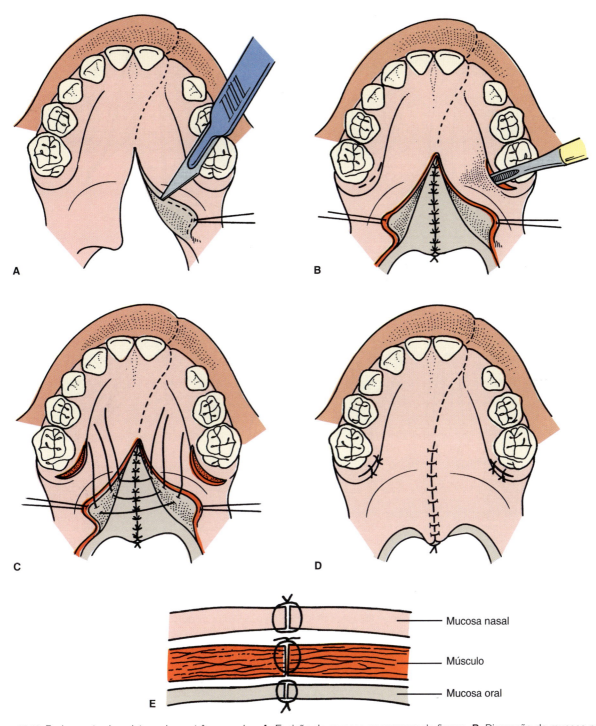

• **Figura 28.13** Fechamento do palato mole em três camadas. **A.** Excisão da mucosa na margem da fissura. **B.** Dissecção da mucosa nasal do palato mole para facilitar o fechamento. A mucosa nasal é suturada com pontos posicionados na superfície nasal. Observe a pequena incisão feita para inserir o instrumental a fim de fraturar o processo hamular. Essa manobra libera o músculo tensor do véu palatino e facilita a aproximação na linha média. **C.** Músculo é dissecado a partir da inserção no palato duro e as suturas são realizadas para aproximar o músculo na linha média. **D.** Realiza-se o fechamento da mucosa oral. **E.** Fechamento em camadas do palato mole. (Adaptada de Hayward JR. Oral Surgery. Springfield, IL: Charles C. Thomas; 1976.)

futuro crescimento da maxila. É importante realizar o enxerto, antes da erupção dos caninos permanentes, garantindo assim o seu suporte periodontal. Idealmente, a cirurgia de enxerto é realizada quando de metade a dois terços da raiz do canino não irrompido tiverem se formado. Alguns cirurgiões defendem que o enxerto ósseo alveolar deve ser realizado mais precocemente, na época em que os incisivos centrais superiores estiverem em erupção.

A expansão ortodôntica do arco antes ou após o procedimento é igualmente eficaz, no entanto, alguns cirurgiões-dentistas preferem expandir a maxila antes do enxerto ósseo com o objetivo de facilitar o acesso à área da fissura no momento da cirurgia.

Procedimento cirúrgico

Retalhos de tecido mucoperiósteo devem cobrir, em ambos os lados, o enxerto ósseo colocado na fissura alveolar. Isso significa que

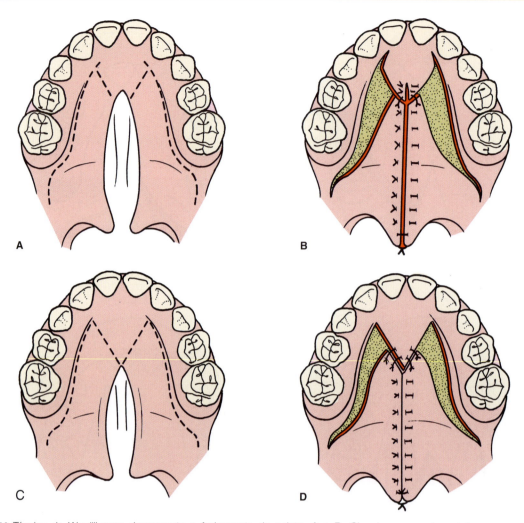

• **Figura 28.14** Técnica de Wardill para alongamento e fechamento do palato. **A** e **B.** Cirurgia com quatro retalhos para grandes fissuras. **C** e **D.** Cirurgia com três retalhos para fissuras menores. Observe a quantidade de osso palatino cruento deixado após essas cirurgias.

retalhos das mucosas nasal, palatina e labial devem ser realizados e suturados livres de tensão, mas fechados o suficiente de modo a impedir a passagem de fluidos, evitando-se, assim, contaminação do enxerto. As incisões de tecido mole para os enxertos alveolares variam, mas em cada procedimento, essas condições devem ser atendidas (Figura 28.16).

O enxerto ósseo alveolar colocado na fissura é normalmente obtido do osso ilíaco ou da calota craniana do paciente. No entanto, alguns cirurgiões-dentistas têm utilizado osso alógeno (i. e., osso homólogo de outro indivíduo) e, recentemente, também as proteínas ósseas morfogenéticas (BMPs) têm sido utilizadas para essa finalidade.[5-8] Os enxertos costumam ser particulados e compactados na área da fissura após o fechamento das mucosas nasal e palatina para, então, realizar-se o fechamento da mucosa labial, que recobrirá o enxerto. Com o tempo, o enxerto é substituído por osso novo, indistinguível do processo alveolar adjacente (ver Figura 28.15). A movimentação ortodôntica de dentes nessa região é possível, e a erupção de dentes prossegue desimpedida normalmente. Os implantes também podem ser colocados.

Correção das discrepâncias maxilomandibulares

O paciente com fissura labiopalatina geralmente apresenta retrusão e atresia maxilar, resultantes da contração cicatricial das cirurgias primárias. Em muitos casos, a correção da má oclusão está além do limite de um tratamento ortodôntico isolado. Nesses casos, a cirurgia ortognática, semelhante aos procedimentos descritos no Capítulo 26, é indicada para corrigir a referida desarmonia maxilomandibular.

No entanto, algumas diferenças existem nos aspectos técnicos da cirurgia maxilar em razão de outras deformidades e cicatrizes que apresentam a maxila de indivíduos com fissuras. Em geral, osteotomias maxilares totais são necessárias para avançar e, por vezes, expandir a maxila. O fechamento de espaço na região da fissura alveolar pode também ser realizado ao se avançar anteriormente os segmentos maxilares. Este último procedimento necessita da segmentação da maxila, o que geralmente já ocorre devido à natureza da fissura. As diferenças entre os pacientes com ou sem fissuras, no entanto, são as cicatrizes existentes no palato e a diminuição do suprimento de sangue para a maxila. Cicatrizes de cirurgias anteriores dificultam a expansão maxilar e, frequentemente, a excisão de algum tecido é necessária. O cirurgião-dentista deve ser habilidoso para manter ao máximo o mucoperiósteo da maxila em consequência do mau suprimento sanguíneo que tem a maxila com fissura. Cuidados também devem ser tomados para não causar outra fístula oronasal.

Se o alvéolo não tiver sido previamente enxertado, isto pode ser realizado na mesma cirurgia. Nas fissuras bilaterais, no entanto, o suprimento sanguíneo da pré-maxila é muito reduzido. Pode

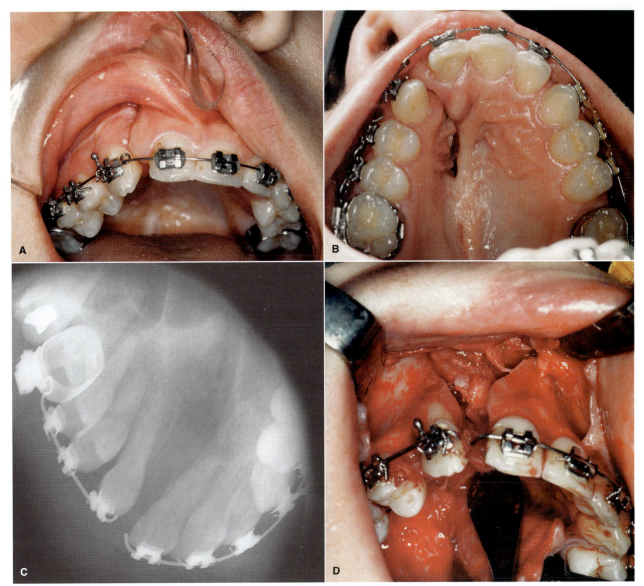

- **Figura 28.15** A a C. Vistas labial e palatina e aspecto radiográfico de uma fissura unilateral alveolar que se estende posteriormente ao longo do palato duro. **D.** Fechamento cirúrgico da mucosa nasal com inversão para a cavidade nasal. (*continua*)

ser mais prudente, nesses casos, realizar primeiro o enxerto ósseo alveolar e, em seguida, realizar uma osteotomia maxilar após tempo suficiente para a revascularização do segmento da pré-maxila.

Uma questão enfrentada pelo paciente com fissura labiopalatina ao realizar procedimento de avanço maxilar se refere ao efeito do avanço sobre o mecanismo velofaríngeo. Quando a maxila é posicionada anteriormente, o palato mole, também é levado para frente. Um paciente com competência velofaríngea marginal no pré-operatório pode se tornar incompetente no período pós-operatório. Determinar quais pacientes terão este problema é difícil. No entanto, frente à possibilidade de ocorrência da incompetência velofaríngea, procedimentos cirúrgicos secundários palatinos ou faríngeos podem ser realizados em momento posterior, se necessário.

Procedimentos cirúrgicos secundários

Procedimentos cirúrgicos secundários são realizados após os procedimentos primários de correção da fissura labiopalatina, com o objetivo de melhorar a fala ou corrigir defeitos residuais. A técnica mais utilizada para melhorar a competência velofaríngea, secundariamente, é o retalho faríngeo (Figura 28.17). Nesse procedimento, um pedículo da mucosa e da musculatura faríngea é descolado a partir da parede posterior da faringe e inserido na região superior do palato mole. Esses retalhos são, na maioria das vezes, posicionados superiormente. O defeito deixado na parede posterior da faringe pode ser fechado cirurgicamente ou se reparar por segunda intenção. Uma vez aderido, o retalho faríngeo integra-se ao palato mole, deixando-se duas passagens laterais como abertura entre orofaringe e nasofaringe, o que reduz o fluxo de ar entre as porções faríngeas. Assim, o mecanismo velofaríngeo consiste na elevação do palato mole e na contração medial das paredes laterais da faringe.

Outra técnica, que ressurgiu recentemente como interessante devido ao surgimento de um novo material biocompatível, é a colocação de um implante por trás da parede posterior da faringe para trazê-la anteriormente (Figura 28.18). Assim, haverá uma distância menor para o palato mole percorrer até estabelecer contato com a parede posterior da nasofaringe. Os principais problemas com essa técnica no passado foram migração do implante e infecção, que geralmente resulta na necessidade de remoção.

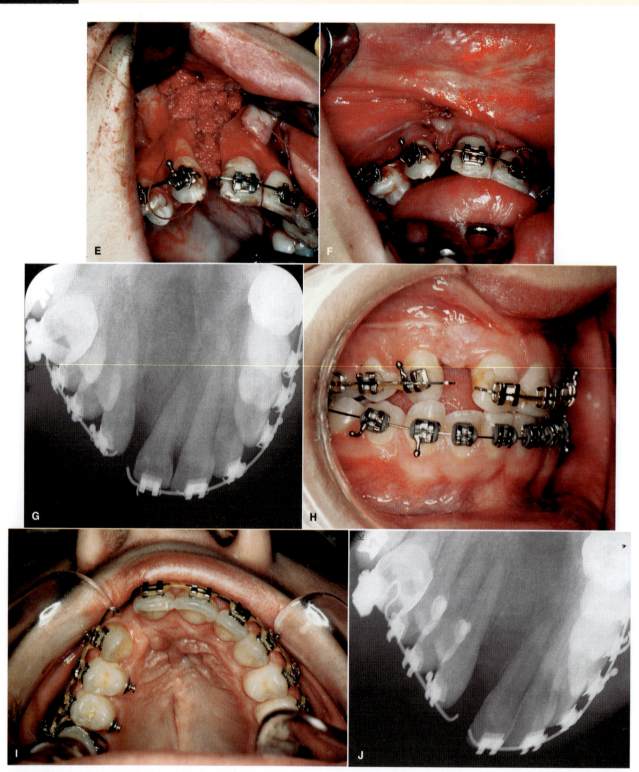

• **Figura 28.15** (*continuação*) **E.** Enxerto ósseo particulado colocado no defeito. **F.** Fechamento das mucosas labial e palatina sobre o enxerto ósseo. **G.** Resultado radiográfico demonstrado 3 dias após a cirurgia. **H** e **I.** Vistas labial e palatina 3 meses após a cirurgia, exibindo a cicatrização dos tecidos moles. **J.** Radiografia obtida 3 meses após a cirurgia apresenta consolidação do enxerto ósseo.

Necessidades de tratamento odontológico dos indivíduos com fissuras

Cirurgiões-dentistas receberão, em sua prática clínica diária, pacientes com fissuras por causa do número relativamente grande de pessoas afetadas. Esses pacientes não apresentam grandes necessidades de tratamento odontológico além daqueles requeridos por indivíduos não acometidos por fissuras labiopalatinas. No entanto, em razão da ocorrência da fissura, reparada ou não, esses pacientes têm algumas necessidades especiais de que o cirurgião-dentista deve estar ciente.

Devido à abordagem interdisciplinar que os pacientes com fissuras exigem, é importante que o profissional esteja familiarizado com o plano de tratamento formulado. O conhecimento desse plano impede a realização de qualquer procedimento irreversível ou caro nos dentes que possam ser extraídos futuramente. Por exemplo,

CAPÍTULO 28 Tratamento de Pacientes com Fissuras Orofaciais 607

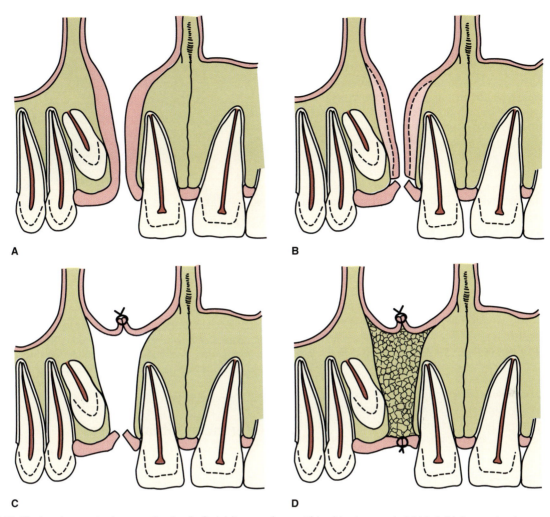

• **Figura 28.16** Técnica de enxerto do osso alveolar. **A.** O defeito no pré-operatório visto do aspecto labial. A fístula se estende para o interior da cavidade nasal. **B.** Incisão dividindo a fístula, o que viabiliza a criação do retalho nasal e oral. **C.** Retalhos obtidos a partir dos limites da fístula são reposicionados para dentro da cavidade nasal. **D.** Material de enxerto ósseo é posicionado na fissura e a mucosa bucal é fechada de maneira estanque. Observe o desenvolvimento parcial do canino e a ausência de um incisivo lateral.

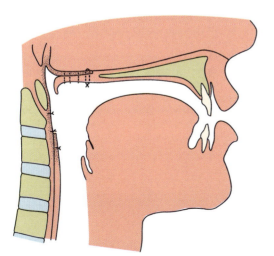

• **Figura 28.17** Retalho da parede superior da faringe. O retalho é suturado na parte posterior do palato mole, dividindo parcialmente as cavidades oral e nasal. As únicas vias respiratórias remanescentes após essa cirurgia são duas aberturas laterais de cada lado do retalho.

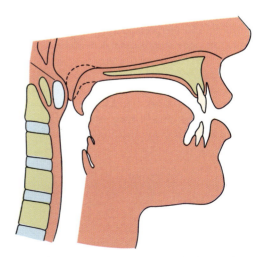

• **Figura 28.18** Implante na parede posterior da faringe. Isso faz com que a distância entre o palato mole e a parede da faringe fique menor, facilitando o fechamento velofaríngeo.

a colocação de uma prótese para substituir a ausência congênita do incisivo lateral, antes do enxerto ósseo alveolar do tratamento ortodôntico, é imprudente. Do mesmo modo, extrair dentes supranumerários que devem ser mantidos temporariamente para preservar o tecido ósseo alveolar também é desvantajoso. Todas as próteses fixas devem ser instaladas após os procedimentos de enxerto alveolar, tratamentos ortodônticos e cirurgia ortognática terem sido realizados. Só então o cirurgião-dentista poderá determinar, de maneira precisa, os pônticos requeridos para o espaço protético existente.

Além do mais, até que os hemiarcos maxilares sejam unidos pelo enxerto ósseo, eles podem apresentar mobilidade, e pontes adjacentes à fissura podem se soltar com o tempo. Portanto, o cirurgião-dentista deve se comunicar com os demais profissionais que estão tratando de outros problemas do paciente com fissura, pois a coordenação de tratamento é de suma importância.

Os dentes adjacentes à fissura não só podem ser deformados ou ausentes, como podem ter inadequado suporte periodontal em consequência da falta de osso e da sua posição próxima à fissura. Essa situação predispõe esses elementos dentários a periodontite e perda precoce, caso não sejam mantidos em ótimo estado de saúde. Em razão de os dentes serem frequentemente mal posicionados e girovertidos, medidas de higiene bucal podem ser mais difíceis de serem desempenhadas pelos pacientes, sendo necessários procedimentos de profilaxia mais frequente e de maiores orientações de higiene bucal. Caso contrário, a cárie rampante com perda prematura pode ocorrer. Esta é uma condição adversa comum em pacientes com fissura, porque podem ter menos dentes para realizar as funções requeridas (p. ex., retenção ortodôntica, ortopédica ou próteses de fala).

Aparelhos protéticos de auxílio à fala

O tratamento protético do paciente com fissura pode ser necessário por duas razões: primeiro, os dentes perdidos devem ser substituídos; em segundo lugar, para pacientes que não se submeteram ao tratamento cirúrgico para correção da incompetência velofaríngea, a confecção de uma prótese de fala feita pelo cirurgião-dentista pode diminuir a hipernasalidade do indivíduo. A prótese de fala é composta por um prolongamento de acrílico anexado a uma prótese dentária superior (Figura 28.19). O prolongamento se projeta sobre a superfície inferior do palato mole, levantando-o, e se ele não promover função adequada, outra projeção de acrílico (i. e., bulbo obturador) pode ser colocada além do limite posterior do palato mole. Isso diminui o istmo faríngeo e seu tamanho pode ser ajustado para a maior eficácia. Assim, a parede posterior da faringe será capaz de contatar esse bulbo durante a fala. Em muitos casos, o tamanho do bulbo pode ser reduzido conforme a musculatura da faringe se torna mais ativa. Esse tipo de aparelho é utilizado em dois momentos: (1) antes do procedimento de retalho faríngeo,

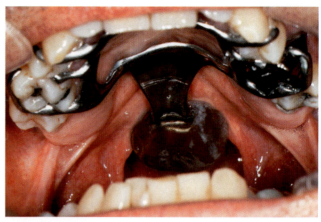

• **Figura 28.19** Prótese de fala. Essa prótese pode ser projetada para elevar o palato mole e obturar as cavidades oral e nasal, se necessário.

para desenvolver a ação muscular; ou (2) se os procedimentos cirúrgicos secundários não forem bem-sucedidos na aquisição de competência velofaríngea. A prótese de fala também pode ser útil para manter, concomitantemente, próteses dentárias, próteses de recobrimento e para apoio do lábio superior, estendendo-se para o sulco labial. Obviamente, a manutenção da dentição residual em um estado ideal é pré-requisito para a terapia bem-sucedida com a prótese de fala.

Referências bibliográficas

1. Jones C. *The Genetics of Cleft Lip and Palate: Information for Families*. Chapel Hill, NC: Cleft Palate Foundation; 2000.
2. Hayward JR. Cleft lip and palate. In: Hayward JR, ed. *Oral Surgery*. Springfield, IL: Charles C Thomas; 1976.
3. Langman J. *Medical Embryology*. 3rd ed. Baltimore, MD: Williams & Wilkins; 1975.
4. Ranta R. A review of tooth formation in children with cleft lip/palate. *Am J Orthod*. 1986;90:11.
5. Herford AS, Boyne PJ, Rawson R, Williams RP. Bone morphogenetic protein-induced repair of the premaxillary cleft. *J Oral Maxillofac Surg*. 2007;65:2136–2141.
6. Dickinson BP, Ashley RK, Wasson KL, et al. Reduced morbidity and improved healing with bone morphogenic protein-2 in older patients with alveolar cleft defects. *Plast Reconstr Surg*. 2008;121:209–217.
7. Alonso N, Tanikawa DY, Freitas RD, et al. Evaluation of maxillary alveolar reconstruction using a resorbable collagen sponge with recombinant human bone morphogenetic protein-2 in cleft lip and palate patients. *Tissue Eng Part C Methods*. 2010;16:1183–1189.
8. Fallucco MA, Carstens MH. Primary reconstruction of alveolar clefts using recombinant human bone morphogenic protein-2: Clinical and radiographic outcomes. *J Craniofac Surg*. 2009;20(suppl 2):1759–1764.

29
Reconstrução Cirúrgica dos Defeitos Mandibulares

EDWARD ELLIS III

VISÃO GERAL DO CAPÍTULO

Bases biológicas da reconstrução óssea, 609
  Teoria da osteogênese de duas fases, 609
  Resposta imune, 610

Tipos de enxertos, 610
  Enxertos autógenos, 610
    Vantagens, 611
    Desvantagens, 611
  Enxertos alogênicos, 612
    Vantagens, 612
    Desvantagens, 612
  Enxertos xenogênicos, 613
    Vantagens, 613
    Desvantagens, 613
  Proteínas morfogenéticas ósseas, 613
    Vantagens, 614
    Desvantagens, 614
  Combinações de enxertos, 614

Avaliação do paciente que necessita de reconstrução, 614
  Defeito do tecido duro, 614
  Defeito do tecido mole, 614
  Problemas associados, 617

Princípios e objetivos da reconstrução mandibular, 617
  Restauração da continuidade, 617
  Restauração da altura do osso alveolar, 617
  Restauração do volume ósseo, 617

Princípios cirúrgicos dos procedimentos de enxerto ósseo maxilofacial, 617

Reconstrução protética do terço médio da face, 621

Os defeitos dos ossos faciais, especialmente os da mandíbula, provêm de várias causas, como erradicação de condições patológicas, traumatismo, infecções e deformidades congênitas. O tamanho dos defeitos que são comumente reconstruídos da região bucomaxilofacial varia desde pequenas fissuras alveolares a defeitos resultantes de mandibulectomia. Cada irregularidade apresenta certos problemas particulares que a intervenção cirúrgica reconstrutora deve considerar. Em cada uma dessas circunstâncias, a restauração da estrutura normal geralmente é possível, resultando em melhora da função e da aparência.

Quando uma estrutura óssea apresenta imperfeição no tamanho, forma, posição ou volume, a cirurgia reconstrutora pode substituí-la. O osso é o tecido mais comumente usado para substituir o tecido ósseo perdido. Os enxertos ósseos têm sido usados há vários séculos com graus variados de sucesso. Os recentes avanços no conhecimento da fisiologia óssea, dos conceitos imunológicos, dos procedimentos de armazenamento de osso e dos princípios cirúrgicos tornaram possível a reconstrução bem-sucedida da maioria dos defeitos ósseos maxilofaciais. Desse modo, a biologia e os princípios do transplante ósseo são apresentados neste capítulo.

Bases biológicas da reconstrução óssea

Um tecido transplantado com o objetivo de se tornar parte do hospedeiro que o recebeu é conhecido como *enxerto*. Existem vários tipos de enxertos disponíveis para o cirurgião-dentista e que serão discutidos posteriormente. O conhecimento básico de como o osso regenera quando transplantado de uma região para outra no mesmo indivíduo (*i. e.*, autotransplante) é necessário para compreender os benefícios dos vários tipos de enxertos ósseos disponíveis.

O reparo do osso e dos enxertos ósseos é único entre os tecidos conjuntivos, visto que a nova formação óssea surge da regeneração tecidual e não de um simples reparo do tecido com formação cicatricial.[1] Esse processo requer, portanto, o elemento da proliferação celular (*i. e.*, osteoblastos) e os elementos da síntese do colágeno. Quando o osso é transplantado de uma área do corpo para outra, diversos processos tornam-se ativos durante a incorporação do enxerto.

Teoria da osteogênese de duas fases

Dois processos básicos ocorrem no transplante ósseo de uma área para outra no mesmo indivíduo.[1-5] O primeiro processo, que acarreta regeneração óssea, surge inicialmente das células transplantadas no enxerto que proliferam e formam novo osteoide. A quantidade de regeneração óssea durante essa fase depende do número de células ósseas transplantadas que resistam ao procedimento de enxerto. Obviamente, quando o enxerto é removido da área doadora, interrompe-se o suprimento sanguíneo. Portanto, as células do enxerto ósseo dependem da difusão de nutrientes das margens do leito receptor (*i. e.*, da área em que será posicionado o enxerto) para sua sobrevivência. Uma quantidade considerável de células morre durante o procedimento de enxerto, e essa primeira fase pode não levar a uma quantidade de regeneração óssea substancial, quando considerada isoladamente. Ainda assim, essa fase é responsável pela formação da maior parte do novo osso. A quantidade de osso que irá se formar depende da quantidade de células viáveis que possam ser transplantadas com sucesso com o enxerto.

O leito receptor também sofre modificações que resultam na segunda fase da regeneração óssea, a partir da segunda semana. Intensas angiogênese e proliferação fibroblástica do leito receptor iniciam-se no enxerto, e logo se inicia a osteogênese no tecido conjuntivo. Os fibroblastos e outras células mesenquimais se diferenciam em osteoblastos e começam a depositar novo osso. Evidências mostram que uma proteína (ou proteínas) encontrada no osso induz essa reação nos tecidos moles circunjacentes ao leito receptor.[6,7] Essa segunda fase também é responsável pela incorporação ordenada do enxerto no leito receptor com reabsorção, substituição e remodelação continuadas.

Resposta imune

Quando um tecido é transplantado de uma região para outra em um mesmo indivíduo, complicações imunológicas geralmente não ocorrem. O sistema imune não é ativado, pois o tecido é reconhecido como "próprio". Contudo, quando um tecido é transplantado de um indivíduo para outro ou de uma espécie para outra, o sistema imune pode representar grande obstáculo ao sucesso do procedimento de enxerto. Se o enxerto for reconhecido como corpo estranho pelo hospedeiro, haverá uma resposta intensa na tentativa de destruí-lo. O tipo de resposta produzida pelo sistema imune contra enxertos "estranhos" é uma resposta mediada principalmente por células, os linfócitos T. Contudo, essa reação pode não ocorrer imediatamente e, nos estágios iniciais, a incorporação do enxerto ósseo ao hospedeiro pode parecer estar se desenvolvendo normalmente. A duração desse período de latência depende da semelhança entre o hospedeiro e o doador. Quanto mais semelhantes eles forem (antigenicamente), mais tempo será necessário para o aparecimento da reação imune. Esse tipo de reação imunológica é a razão mais comum para a rejeição de transplantes de coração, rins e outros órgãos transplantados de outro indivíduo. Procedimentos de tipificação tecidual, nos quais o doador e o receptor são geneticamente comparados antes do transplante, são atualmente realizados rotineiramente para transplantes de órgãos, mas nunca para enxertos ósseos.

Em razão da rejeição imunológica de transplantes entre indivíduos ou entre espécies, alguns métodos têm sido utilizados para melhorar o índice de sucesso dos procedimentos de enxertos nesses casos. Duas abordagens básicas são usadas clinicamente. A primeira é a supressão da resposta imune do hospedeiro, a qual utiliza vários medicamentos e é mais comumente usada em pacientes de transplantes de órgãos. Essa abordagem não é rotineiramente usada em procedimentos cirúrgicos de enxertos ósseos bucomaxilofaciais em função do potencial de complicações da imunossupressão.

Outra abordagem que tem sido amplamente usada em cirurgia bucomaxilofacial é a alteração da antigenicidade do enxerto, de modo a não estimular a resposta imune do paciente. Vários métodos de tratamento dos enxertos têm sido usados, incluindo fervura, desproteinização, tratamento com tiomersal, congelamento, liofilização, irradiação e calor seco. Todos esses métodos, potencialmente úteis para enxertos ósseos, obviamente não o são para transplante de órgãos.

Tipos de enxertos

Diversos tipos de enxertos estão disponíveis para uso em cirurgia reconstrutora. Uma classificação útil divide-os de acordo com sua origem e, portanto, seu potencial de induzir uma resposta imune. Em razão de suas origens e preparo usado para evitar intensa resposta imunológica, os enxertos têm diferentes qualidades e indicações de uso.

Enxertos autógenos

Também conhecidos como *autoenxertos* ou *enxertos próprios*, os enxertos autógenos são compostos por tecidos do próprio indivíduo. Osso autógeno fresco é o material de enxertia óssea ideal. Ele é o único, entre os tipos de enxerto ósseo, a fornecer células ósseas vivas imunocompatíveis, essenciais à fase I da osteogênese. Quanto mais células vivas transplantadas, mais tecido ósseo será formado.

O osso autógeno é o tipo mais frequentemente usado em cirurgia bucomaxilofacial. O osso a ser transplantado pode ser obtido de diversas regiões do corpo e retirado de diversas maneiras. *Enxertos em blocos* são peças sólidas de osso cortical e osso esponjoso subjacente (Figura 29.1). A crista ilíaca é quase sempre usada como fonte para esse tipo de enxerto. Pode-se usar a espessura total do ilíaco ou dividi-lo de modo a ser obtido um bloco de enxerto mais delgado. As costelas também constituem uma forma de enxerto em bloco. *Enxertos ósseos esponjosos medulares particulados* podem ser obtidos pela curetagem de osso medular e da medula hematopoética e do endósteo associado. Esse tipo de enxerto produz maior concentração de células osteogênicas e, em decorrência da sua natureza particulada, mais células sobrevivem ao transplante em função do acesso que elas têm aos nutrientes do leito receptor. A área mais comum para se obter esse tipo de enxerto é a do ilíaco. Após o acesso à crista ilíaca, grandes volumes de partículas de osso esponjoso medular podem ser obtidos com o uso de curetas de grandes dimensões. O espaço diploico da calota craniana está sendo, atualmente, usado para se conseguir esse tipo de enxerto, quando pequenas quantidades de fragmentos ósseos são necessárias (p. ex., enxertos em fissuras alveolares).

O osso autógeno também pode ser transplantado com a preservação do suprimento sanguíneo ao enxerto. Existem dois métodos por meio dos quais isso pode ser realizado: o primeiro envolve a transferência do enxerto ósseo ligado a um pedículo muscular (ou de músculo e pele). O osso não é separado de seu pedículo de tecido mole, preservando algum suprimento sanguíneo ao enxerto ósseo. Portanto, a quantidade de células osteogênicas que sobrevivem é potencialmente grande. Um exemplo desse tipo de enxerto autógeno é um segmento de clavícula transferido para a mandíbula, pediculado ao músculo esternocleidomastóideo. O segundo método pelo qual o osso autógeno pode ser transplantado sem perda do suprimento sanguíneo é por meio de técnicas microcirúrgicas. Um bloco de ilíaco, tíbia, costela ou outro osso adequado é removido juntamente com os tecidos moles sobrejacentes após a dissecção de uma artéria e uma veia que suprem o tecido (Figura 29.2). Uma artéria e uma veia também são preparadas no leito receptor. Uma vez fixado o enxerto no local, as artérias e veias são ligadas usando-se anastomoses microvasculares. Desse modo, o suprimento sanguíneo ao enxerto ósseo é restaurado.

Esses dois tipos de enxertos autógenos são conhecidos como *enxertos compostos,* pois eles contêm tecido mole e elementos ósseos. O primeiro tipo descrito, no qual o osso mantém uma origem muscular, é o enxerto composto pediculado. O pedículo é o tecido mole que permanece aderido ao osso, garantindo o suprimento sanguíneo. O segundo tipo é um enxerto composto livre, o que significa que ele é totalmente removido do organismo

CAPÍTULO 29   Reconstrução Cirúrgica dos Defeitos Mandibulares   611

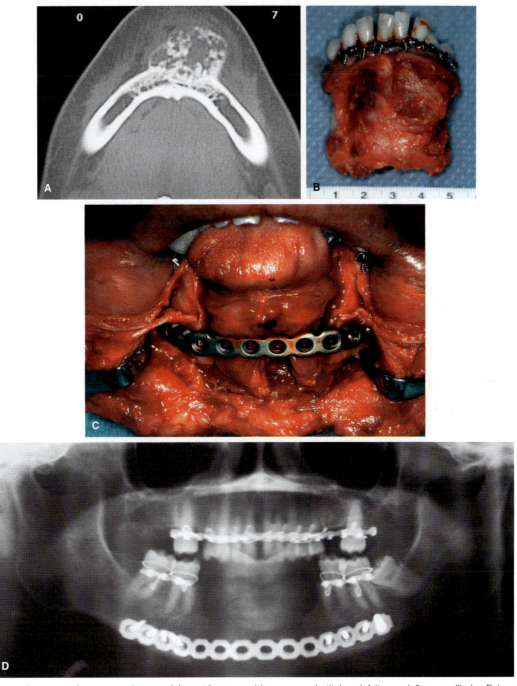

• **Figura 29.1** O uso do enxerto ósseo esponjoso medular autógeno em bloco para substituir o defeito na sínfise mandibular. Este paciente teve um ameloblastoma na região anterior da mandíbula. **A.** Exame de tomografia computadorizada mostrando expansão e irregularidade do osso. **B.** Peça que foi ressecada usando uma abordagem intrabucal. **C.** Placa óssea usada para manter o espaço que foi ressecado, controlando a posição das metades mandibulares direita e esquerda e possibilitando que o paciente retorne à função no pós-operatório sem a necessidade de fixação intermaxilar. **D.** Radiografia panorâmica feita imediatamente após a ressecção. Após 3 meses, os tecidos moles orais cicatrizaram e o paciente está preparado para a reconstrução com enxerto ósseo da sínfise. (*continua*)

e imediatamente reposicionado, com o suprimento sanguíneo restaurado por anastomoses de vasos sanguíneos.

Embora esses tipos de enxertos pareçam ideais, eles apresentam sérias deficiências quando usados para restaurar defeitos da mandíbula. Como é o tecido mole aderido ao enxerto ósseo que mantém o suprimento sanguíneo, seu mínimo esgarçamento deve ocorrer durante a obtenção e o posicionamento. Assim, o tamanho e o formato do enxerto não podem ser alterados significativamente. Com frequência, obtém-se um volume inadequado de osso quando esses enxertos são utilizados para restaurar defeitos de continuidade na mandíbula. Outro problema é a morbidade da área doadora. Em vez de remover somente tecido ósseo, os tecidos moles também são removidos em enxertos compostos, ocasionando mais defeitos estéticos e funcionais.

Vantagens

As vantagens do osso autógeno são o fornecimento de células osteogênicas para a fase I de formação óssea e o fato de não despertarem resposta imunológica.

Desvantagens

Este procedimento necessita de um segundo sítio cirúrgico para a obtenção do enxerto.

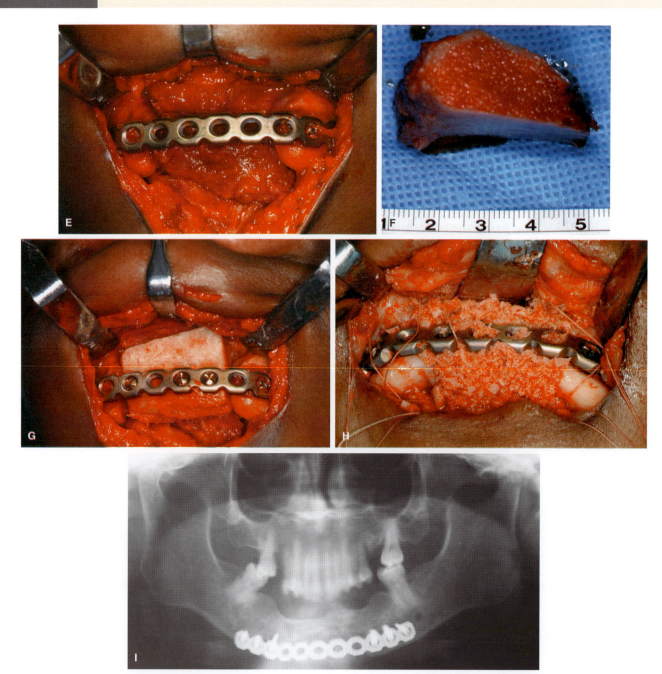

• **Figura 29.1** (*continuação*) **E.** Exposição cirúrgica usando um acesso extrabucal. **F.** Enxerto ósseo de espessura total retirado do ilíaco, juntamente com osso medular particulado e osso cortical para ser usado como "preenchimento" e para fornecer células osteocompetentes. **G.** Enxerto ósseo fixado à placa. **H.** O enxerto particulado é então colocado ao redor da área para promover a cicatrização óssea. **I.** Radiografia panorâmica feita 2 anos após, mostrando o preenchimento ósseo e a cicatrização do enxerto em ambas as metades mandibulares.

Enxertos alogênicos

Também conhecidos como *aloenxertos* ou *homoenxertos*, os enxertos alogênicos são aqueles obtidos de outro indivíduo da mesma espécie. Como os indivíduos são, em geral, geneticamente diferentes, os enxertos são rotineiramente tratados para reduzir a antigenicidade. Atualmente, o enxerto alogênico mais comumente utilizado é o liofilizado. Todos esses tratamentos destroem qualquer célula óssea osteogênica remanescente no enxerto e, portanto, os enxertos de osso alogênico não participam da fase I da osteogênese. A atuação desses enxertos na osteogênese é puramente passiva; eles oferecem matriz de tecido duro para indução da fase II.

Portanto, o hospedeiro tem de produzir todos os elementos essenciais no leito receptor para que o osso alogênico seja reabsorvido e substituído. Obviamente, a saúde do leito receptor é muito mais importante nesse conjunto de circunstâncias do que quando se utiliza osso autógeno.

Vantagens

As vantagens são que o enxerto alogênico não necessita de outro sítio cirúrgico no hospedeiro e possibilita o fornecimento de osso de mesmo tipo e formato daquele que vai substituir (p. ex., uma mandíbula alogênica pode ser usada para reconstrução de um defeito após mandibulectomia).

Desvantagens

Os enxertos alogênicos não fornecem células viáveis para a fase I da osteogênese.

CAPÍTULO 29 Reconstrução Cirúrgica dos Defeitos Mandibulares 613

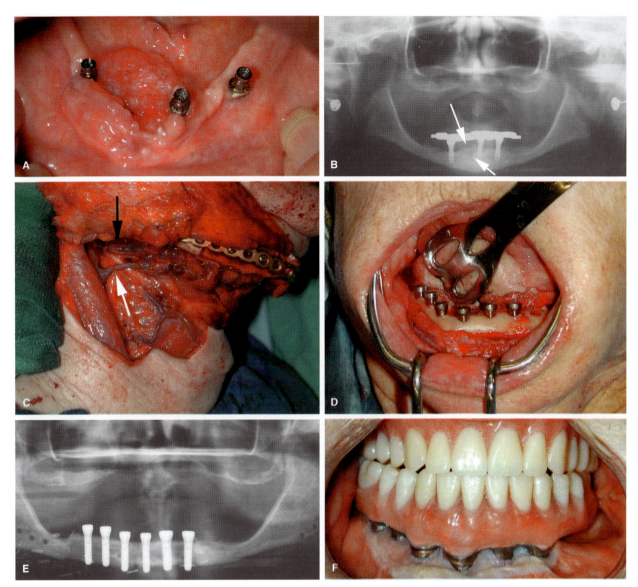

• **Figura 29.2** Exemplo de um caso reconstruído com retalho livre vascularizado. **A.** Carcinoma de células escamosas localizado no rebordo alveolar e no assoalho da boca. **B.** Radiografia panorâmica mostrando erosão da lesão dentro do osso (*setas*). **C.** Fotografia intraoperatória após a ressecção da mandíbula e dos tecidos moles circunjacentes, e um enxerto ósseo fibular livre e reconstrução com placa óssea foram usados para reconstruir a mandíbula. Observe a anastomose venosa (*seta branca*). O fornecimento arterial ao retalho também é mostrado (*seta preta*), porém a anastomose real está localizada mais proximalmente, sob o tecido, e não é visível. **D.** Após a cicatrização do enxerto ósseo, implantes dentários são inseridos. **E.** Radiografia panorâmica mostrando a mandíbula reconstruída após a colocação dos implantes dentários. **F.** Vista intrabucal da reconstrução protética com implantes dentários. O tecido branco circundando os implantes é pele que foi transferida com o enxerto ósseo. (Cortesia de Dr. Remy Blanchaert, Jr.)

Enxertos xenogênicos

Também conhecidos como *xenoenxertos* ou *heteroenxertos*, os enxertos xenogênicos são retirados de uma espécie e transplantados para outra. As diferenças antigênicas desses enxertos são mais pronunciadas do que no osso alogênico. A matriz orgânica do osso xenogênico é antigenicamente diferente daquela do osso humano, o que implica um tratamento mais vigoroso do enxerto para prevenir sua rápida rejeição. Enxertos ósseos dessa variedade são raramente utilizados nos procedimentos de cirurgia bucomaxilofacial.

Vantagens

Não requerem outro sítio cirúrgico no hospedeiro e uma grande quantidade de osso pode ser obtida.

Desvantagens

Não fornecem células viáveis para a fase I da osteogênese e devem ser tratados vigorosamente para a redução da antigenicidade.

Proteínas morfogenéticas ósseas

As proteínas morfogenéticas ósseas (BMP) são um grupo de aminoácidos e polipeptídios osteoindutores arranjados sequencialmente capazes de estimular as células mesenquimais do corpo a tornarem-se osteoblastos e formar osso. A BMP foi primeiramente descrita por Urist, que apresentou a formação óssea ectópica em coelhos e ratos a partir da extração de implantes ósseos heterogêneos tratados.[7] Subsequencialmente, muitas BMP foram caracterizadas e clonadas, fornecendo a disponibilidade de BMP recombinantes para uso definitivo em uma variedade de locais receptores, incluindo a reconstrução dos maxilares.

Vantagens

As BMP não necessitam de outro sítio operatório no hospedeiro. Elas são úteis quando uma área doadora do hospedeiro não é desejada e quando osso alogênico ou xenogênico não está disponível.

Desvantagens

As BMP não fornecem células viáveis para a fase I da osteogênese e devem ser usadas em um local em que existam células mesenquimais viáveis, ou em combinação com o transplante de células-tronco mesenquimais viáveis. Outra desvantagem é que como a BMP é um líquido, um veículo deve ser usado para mantê-la no local do implante. Atualmente, uma esponja de colágeno é usada para este propósito. Infelizmente, a esponja não apresenta as propriedades físicas que podem manter um grande espaço dentro do tecido no qual o novo osso pode se formar. Portanto, outros meios de fornecer e manter esse espaço são necessários. Atualmente, o uso da BMP para a reconstrução mandibular não é aprovado pela United States Food and Drug Administration e, portanto, está sendo usada como uma aplicação não aprovada.

Combinações de enxertos

O enxerto ideal deveria conter as características estruturais de um enxerto em bloco e o potencial osteogênico de um enxerto ósseo esponjoso medular particulado. No entanto, o enxerto em bloco extenso necessita de remoção de grande porção da anatomia do paciente e não fornece as altas concentrações de células osteogênicas encontradas em enxertos esponjosos medulares particulados.

Há duas combinações de enxertos que foram usadas com sucesso para reconstruir a mandíbula. Ambas utilizam o osso alogênico para fornecer a massa e, possivelmente, o formato desejado. Esse enxerto é utilizado pela sua resistência estrutural e por conter uma proteína que induz a fase II da formação óssea a partir dos tecidos circundantes. O enxerto alogênico é complementado por células osteocompetentes para fornecer o desenvolvimento do novo osso da fase I.

A Figura 29.3 mostra um enxerto alogênico que foi escavado até que apenas as paredes corticais permanecessem. O osso esponjoso medular particulado autógeno é, então, obtido e compactado nesse arcabouço para fornecer as células osteogênicas necessárias à fase I da formação óssea. Desse modo, os ingredientes necessários para ambas as fases da osteogênese são obtidos sem a necessidade de remover extensa porção da anatomia do indivíduo. A porção alogênica atua como uma estrutura de suporte biodegradável, que, com o tempo, é completamente substituída por osso do hospedeiro.

As vantagens são as mesmas das obtidas nos enxertos autógenos e alógenos. A desvantagem é que esse procedimento necessita de um segundo sítio cirúrgico no hospedeiro para obter o enxerto de osso esponjoso medular particulado.

A segunda combinação de enxertos que foi introduzida recentemente é a verdadeira engenharia tecidual e, como a mencionada anteriormente, utiliza o osso alogênico como um arcabouço ou para fornecer massa. Mas em vez de coletar a própria medula particulada do paciente para fornecer células ósseas osteocompetentes por um procedimento cirúrgico, a aspiração da medula óssea é usada para fornecer essas células. Isso é bem menos invasivo porque uma agulha é usada para aspirar as células ósseas da crista ilíaca – nenhum procedimento cirúrgico é necessário para obter as células ósseas osteocompetentes. O aspirado de medula óssea é concentrado em uma centrífuga, e o fluido que contém as células ósseas é misturado com o BMP para estimulá-los (Figura 29.4).

Avaliação do paciente que necessita de reconstrução

Os pacientes portadores de defeitos na mandíbula, em geral, podem ser tratados cirurgicamente para a reconstrução da porção perdida. Cada paciente, contudo, deve ser amplamente avaliado, visto que dois pacientes nunca têm problemas exatamente iguais. A análise do problema do paciente precisa considerar os defeitos dos tecidos duro e mole, bem como qualquer problema associado que venha a afetar o tratamento.

Defeito do tecido duro

Diversos fatores relacionados ao defeito ósseo propriamente dito devem ser minuciosamente estudados para formular um plano de tratamento viável. Radiografias adequadas são necessárias para avaliar a extensão completa do defeito ósseo. Sua localização pode ser tão importante quanto o seu tamanho quando se lida com problemas ósseos mandibulares. Por exemplo, se o côndilo mandibular estiver ausente, o tratamento será relativamente mais difícil. Uma porção residual aproveitável do ramo com o côndilo torna a reconstrução óssea mais fácil, visto que a articulação temporomandibular é mais difícil de ser restaurada.

A mandíbula apresenta músculos potentes nela inseridos, que orientam os movimentos funcionais. Quando a continuidade da mandíbula é rompida, esses músculos deixam de funcionar em harmonia e podem deslocar de modo intenso os fragmentos mandibulares para posições anormais. Assim, a posição dos fragmentos mandibulares deve ser corretamente avaliada. Por exemplo, se houver perda da porção mandibular na área de molares, os músculos da mastigação ainda aderidos ao ramo podem fazer movimentos de rotação no sentido superior e medial, proporcionando sua penetração na cavidade bucal, acarretando maior dificuldade para o tratamento planejado.

Defeito do tecido mole

A preparação adequada do tecido mole que receberá um enxerto ósseo é tão importante para o sucesso da cirurgia quanto o material de enxerto propriamente dito. As células ósseas transplantadas sobreviverão inicialmente pela difusão de nutrientes vindos do tecido mole circunjacente. Em seguida, deverá ocorrer a revascularização do enxerto ósseo por meio do desenvolvimento de novos vasos sanguíneos advindos do tecido mole. Portanto, um fator essencial para o sucesso de qualquer procedimento de enxerto ósseo dependerá da disponibilidade de uma vascularização adequada do leito de tecido mole. Felizmente, esse fator essencial é geralmente conseguido em decorrência da exuberância do tecido vascular disponível na região de cabeça e pescoço. Contudo, ocasionalmente, o leito de tecido mole pode não estar favorável para o enxerto, como em casos de radioterapia prévia ou fibrose excessiva causada por traumatismo ou infecção. Portanto, é necessária uma avaliação detalhada da quantidade e da qualidade do tecido mole circundante antes de se realizarem procedimentos de enxertos ósseos.

A razão que levou à perda óssea frequentemente fornece importantes informações sobre a quantidade e a qualidade dos tecidos moles remanescentes. Por exemplo, se o paciente tiver perdido uma extensa porção da mandíbula em uma ressecção de tumor maligno, as probabilidades serão de o paciente apresentar deficiências tanto na quantidade quanto na qualidade dos tecidos moles. Durante a cirurgia inicial, muitas estruturas vitais provavelmente foram removidas, e a remoção da inervação do platisma resultará em atrofia das fibras musculares. Um exame intraoral ajuda o profissional a

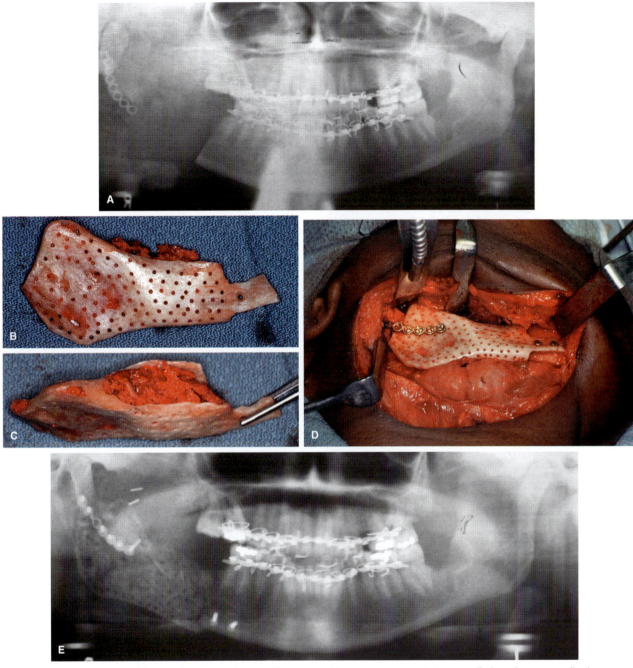

• **Figura 29.3** Uso de uma combinação de enxertos ósseos alógenos e autógenos para reconstruir a mandíbula após a ressecção de um ameloblastoma. **A.** Radiografia panorâmica mostrando o ramo mandibular direito ressecado. Uma pequena placa óssea foi mantida fixada ao processo condilar para auxiliar na reconstrução posterior. **B** e **C.** Mandíbula direita alógena foi escavada e preenchida com osso autógeno cortical particulado e medular e modelada para adaptar-se ao defeito. **D.** O enxerto foi fixado ao processo condilar e corpo mandibular. **E.** Radiografia panorâmica pós-operatória mostrando o enxerto em posição.

determinar a quantidade de mucosa bucal removida juntamente com o fragmento mandibular.

Frequentemente, a língua ou o assoalho bucal parecerá suturado à mucosa bucal, com a perda do rebordo alveolar ou sulco vestibular, em razão de a gengiva ter sido removida com o fragmento ósseo.

Se o paciente tiver recebido altas doses de radiação na área do defeito ósseo para tratamento de câncer, o profissional pode supor que os tecidos moles do paciente terão sofrido atrofia extrema, cicatrização viciosa, tornando-se frágeis e friáveis. Os tecidos moles, nesse caso, fornecerão um leito receptor desfavorável ao enxerto ósseo, já que o ambiente é hipovascular, hipóxico e hipocelular.[1] Similarmente, se o defeito ósseo do paciente tiver sido provocado por infecção grave, é provável que tenha ocorrido um excesso de formação de tecido cicatricial, o qual resultará em um tecido friável e pouco vascularizado.

Após uma avaliação completa, uma decisão deve ser tomada sobre a viabilidade dos tecidos moles. Se a quantidade de tecido for deficiente, retalhos de tecido mole do pescoço, contendo músculo e pele, podem ser utilizados para aumentar a quantidade de tecido disponível a fim de cobrir o enxerto ósseo. Se os tecidos moles forem deficientes em quantidade, existem dois métodos básicos que poderão ser empregados para reconstruir o defeito ósseo do paciente: o primeiro é o de fornecer um enxerto ósseo autógeno com o seu próprio suprimento sanguíneo na forma de um enxerto

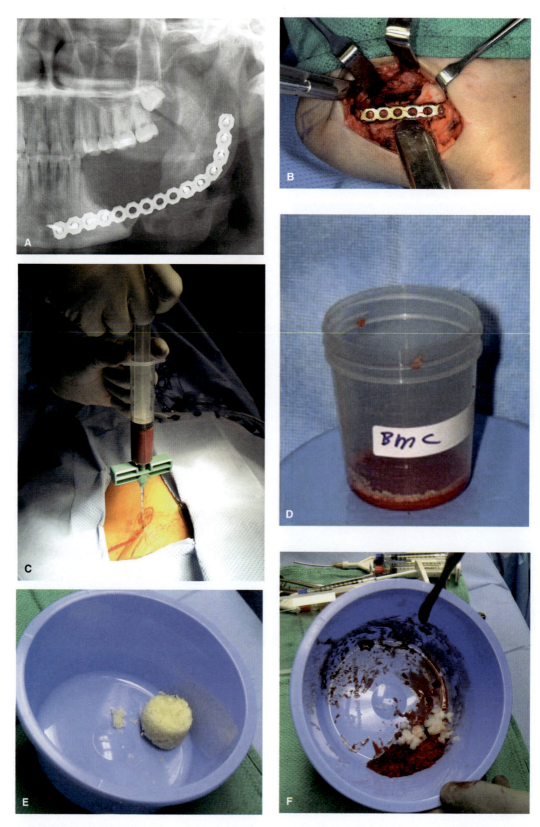

• **Figura 29.4 A.** Radiografia panorâmica mostrando um defeito ósseo na mandíbula esquerda criado com a remoção de um tumor benigno. **B.** Exposição do defeito por meio de uma incisão na área submandibular esquerda. **C.** Aspiração das células da medula óssea do ílio por meio de um trocarte. Esse procedimento demandou uma incisão de 5 mm na pele. **D.** Concentrado da aspiração da medula óssea após centrifugação para concentrar as células ósseas. **E.** Osso alogênico particulado. **F.** Acréscimo de pedaços da esponja de colágeno embebida na proteína morfogenética para o osso alogênico particulado e o concentrado da medula óssea (massa vermelha). (*continua*)

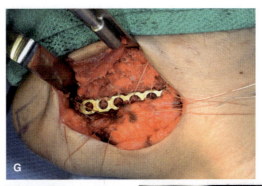

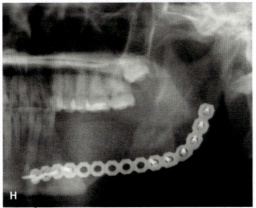 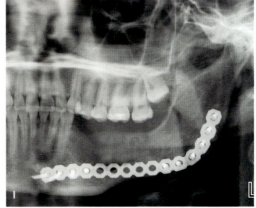

● **Figura 29.4** (*continuação*) **G.** O material combinado (lascas de osso alogênico, proteína morfogenética óssea, concentrado do aspirado da medula óssea) acondicionado no defeito. **H.** Radiografia panorâmica pós-operatória imediata. **I.** Radiografia panorâmica tirada 2 anos depois. Observe o preenchimento ósseo.

composto livre ou enxerto composto pediculado. O segundo é o de melhorar a qualidade do tecido mole presente pelo emprego de oxigênio hiperbárico (HBO). O método HBO melhora a oxigenação do tecido pela administração de oxigênio ao paciente sob pressão acima da pressão atmosférica normal. A oxigenação tecidual demonstrou melhora aceitável dos níveis de cicatrização após 20 sessões de tratamento com HBO.[8]

Após o tratamento com HBO, procedimentos de enxerto ósseo podem ser realizados com sucesso. Outra série de sessões é recomendada depois do procedimento de enxerto ósseo.[8]

Problemas associados

O clínico precisa ter em mente que a cura deve ser menos ofensiva ao paciente que o processo da doença. Em outras palavras, se o procedimento de reconstrução implicar um risco significativo à vida ou estiver associado a altas incidências de complicações que possam piorar a qualidade de vida do paciente, será melhor que o procedimento não seja realizado. Como em qualquer tipo de terapia, fatores significativos, como idade do paciente, estado psicológico e de saúde e, talvez o mais importante, as expectativas dele devem ser avaliadas. Uma compreensão total, pelo paciente, dos riscos e benefícios de qualquer tratamento é essencial para a tomada de decisão.

Princípios e objetivos da reconstrução mandibular

Marx e Sanders identificaram diversos objetivos primordiais para a reconstrução mandibular que devem ser almejados e obtidos antes de se considerar qualquer procedimento de enxerto um sucesso.[1]

Restauração da continuidade

Como a mandíbula é um osso com duas articulações em que atuam músculos com forças opostas, a restauração da continuidade é a mais alta prioridade na reconstrução de defeitos mandibulares. A obtenção desse objetivo dará ao paciente melhor movimentação funcional e estética facial mais favorável pelo realinhamento dos segmentos mandibulares desviados.

Restauração da altura do osso alveolar

A reabilitação funcional do paciente reside na habilidade de mastigar de maneira eficiente e confortável. As próteses dentárias são frequentemente necessárias em pacientes que perderam porções de suas mandíbulas. Um processo alveolar adequado deve ser obtido durante a cirurgia reconstrutora, a fim de facilitar o uso da prótese. A forma ideal de rebordo, descrita no Capítulo 13 para pacientes edêntulos, é igualmente aplicável aos pacientes que se submetem à cirurgia reconstrutora mandibular.

Restauração do volume ósseo

Todo o procedimento de enxerto ósseo deve fornecer tecido ósseo suficiente para suportar as funções normais. Se a estrutura óssea reconstruída for demasiadamente delgada, poderá ocorrer fratura da área enxertada.

Princípios cirúrgicos dos procedimentos de enxerto ósseo maxilofacial

Existem vários princípios importantes a serem respeitados durante qualquer procedimento de enxerto. Eles devem ser rigorosamente seguidos para que os resultados sejam bem-sucedidos. Os seguintes princípios são alguns dos mais importantes na reconstrução de defeitos mandibulares:

1. *Controle dos segmentos mandibulares residuais.* Quando houver um defeito de continuidade, os músculos da mastigação inseridos nos fragmentos mandibulares residuais vão deslocá-lo para diferentes direções, a menos que esforços sejam feitos para estabilizar a mandíbula remanescente em sua posição normal no momento da ressecção parcial. A manutenção da relação entre os fragmentos remanescentes da mandíbula após a ressecção é o princípio-chave da reconstrução mandibular. Isso é importante para a oclusão e para o posicionamento da articulação temporomandibular. Quando os fragmentos residuais forem deixados sem tratamento, podem ocorrer distorções faciais significativas pelo desvio dos segmentos (Figura 29.5). As placas ósseas metálicas, colocadas no momento da ressecção, são úteis para controlar a posição dos fragmentos

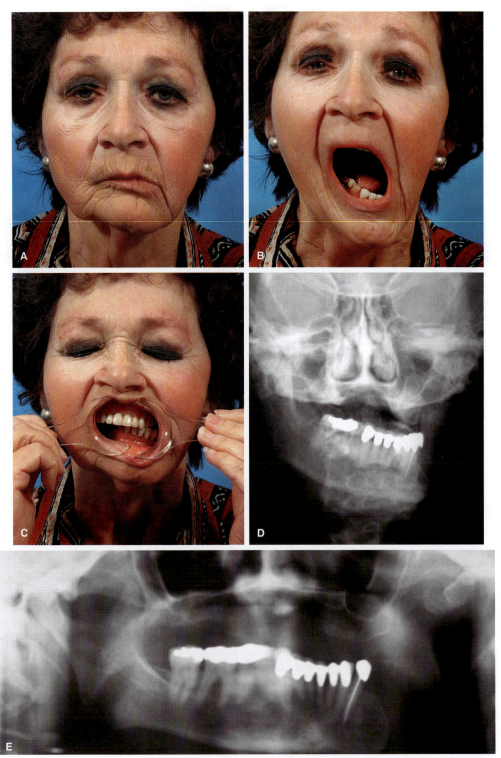

• **Figura 29.5 A.** Paciente cujo ramo mandibular esquerdo e a região posterior do corpo da mandíbula foram removidos há 10 anos por causa de doença maligna. O desvio do mento para o lado esquerdo é visualizado. **B.** Desvio para o lado esquerdo durante a abertura de boca. **C.** O desvio mandibular também causa maloclusão grave. **D.** Radiografia cefalométrica posteroanterior mostrando o desvio da mandíbula para o lado esquerdo. **E.** Radiografia panorâmica mostrando a mandíbula residual.

mandibulares (Figura 29.6; ver também Figura 29.1). As placas apresentam resistência suficiente, não necessitando de fixação intermaxilar, o que possibilita a atividade mandibular no período pós-operatório imediato. Em indivíduos idosos e naqueles com comprometimento clínico significativo, esta pode ser a maneira definitiva da reconstrução. O uso das placas ósseas fornece um suporte para os tecidos moles a fim de manter a simetria facial. Quando a sínfise mandibular é removida, a inserção da língua pode ser suturada na placa, mantendo sua posição avançada para prevenir a obstrução das vias respiratórias (ver Figura 29.1E). A placa óssea pode ser deixada no lugar quando a mandíbula for secundariamente reconstruída com enxertos ósseos, possibilitando mobilidade à mandíbula durante a fase de cicatrização do enxerto ósseo (ver Figuras 29.1 e 29.6).

Quando a posição dos fragmentos residuais mandibulares não for mantida durante a ressecção, o realinhamento será mais difícil durante a cirurgia reconstrutora. Com o passar do tempo, os músculos da mastigação ficam atróficos, fibrosados e rígidos,

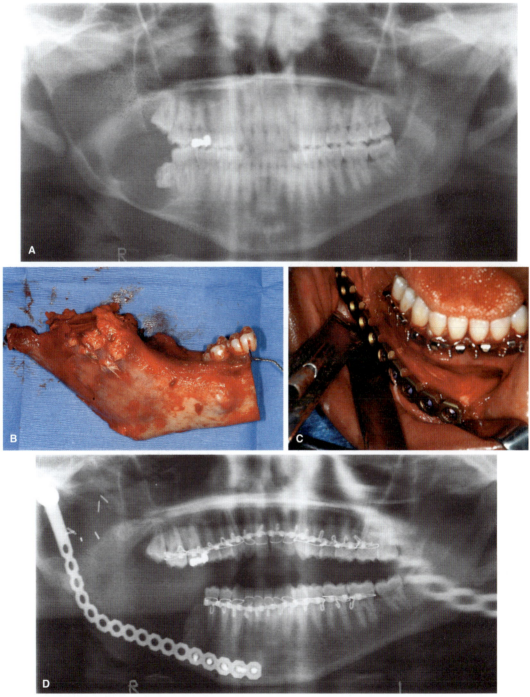

• **Figura 29.6** Uso de uma placa óssea de reconstrução para manter temporariamente a posição da mandíbula antes da reconstrução óssea. **A.** Radiografia panorâmica mostrando uma lesão radiolucente na mandíbula diagnosticada como ameloblastoma. **B.** Peça ressecada. **C.** Como o processo condilar teve que ser excisado, uma placa de reconstrução óssea com uma prótese condilar adaptada à extremidade foi fixada ao corpo e à sínfise mandibular. **D.** Radiografia panorâmica pós-operatória mostrando a placa óssea em posição. Após esperar de 6 a 8 semanas para a cicatrização dos tecidos moles orais, a reconstrução mandibular foi realizada. (*continua*)

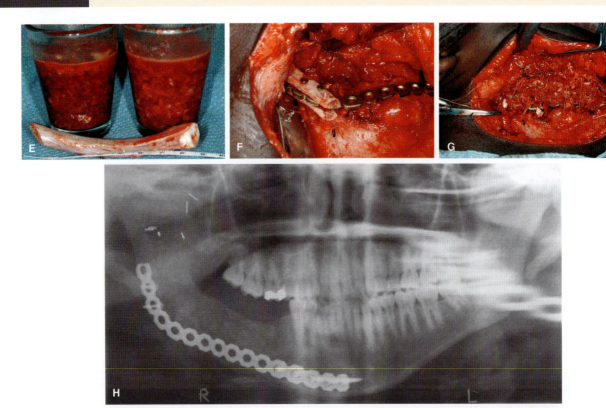

• **Figura 29.6** (*continuação*) **E.** Uma costela com uma parte de cartilagem costal aderida a uma extremidade e osso particulado do ilíaco foram obtidos. **F.** A prótese condilar foi removida da extremidade da placa óssea, e o corpo da costela foi esculpido e colocado na fossa glenoide, circundando a placa óssea. **G.** O ramo mandibular e a região posterior do corpo foram reconstruídos compactando-se osso particulado no defeito. **H.** Radiografia panorâmica feita 6 meses após mostra boa consolidação do enxerto.

o que torna o realinhamento dos fragmentos extremamente difícil. Durante a cirurgia reconstrutora, pode ser necessária a desinserção de diversos músculos dos fragmentos da mandíbula para liberar o osso da tração adversa. A coronoidectomia é geralmente realizada para remover a tração superior exercida pelo músculo temporal. Antes de inserir o enxerto ósseo, o clínico deve estar seguro de ter conseguido chegar à posição desejada dos fragmentos mandibulares remanescentes, pois o que se alcança durante a cirurgia é a condição com a qual o paciente terá que conviver no futuro.

Se o côndilo mandibular tiver sido ressecado ou estiver sem função, será necessária a reconstrução do côndilo por meio de uma junção costocondral de uma costela ou por um côndilo aloplástico para manter a posição avançada da mandíbula reconstruída (ver Figura 29.6).

2. *Obtenção de um bom leito de tecido mole para o enxerto ósseo.* Todos os enxertos ósseos devem ser cobertos por tecidos moles por todos os lados para evitar a contaminação do enxerto e fornecer os vasos necessários à revascularização dele. Áreas de cicatrização densa devem ser excisadas até que seja encontrado tecido sadio. As incisões devem ser planejadas de modo que a ferida, quando suturada, não fique sobre o enxerto, o que significa que a incisão inicial pode ser feita em uma porção bem inferior do pescoço. A sutura da ferida cirúrgica por planos é realizada para reduzir qualquer espaço que possa possibilitar coleção sanguínea ou serosa, bem como impedir a infiltração de líquidos.

3. *Imobilização do enxerto.* A imobilização do osso é necessária para a progressão da cicatrização óssea progredir, razão pela qual os cirurgiões ortopédicos utilizam moldes para estabilizar as extremidades fraturadas. No caso dos defeitos mandibulares, o enxerto deve ser fixado aos fragmentos mandibulares remanescentes, que devem ficar rigidamente imobilizados para assegurar a inexistência de movimentos entre eles. Essa imobilização é muito frequentemente alcançada com o emprego do bloqueio intermaxilar, no qual a mandíbula é presa à maxila. No entanto, vários outros métodos são possíveis, tais como o uso de uma placa metálica entre os fragmentos mandibulares. Imobilização por 8 a 12 semanas geralmente é necessária para uma adequada cicatrização entre o enxerto e os fragmentos mandibulares residuais.

4. *Ambiente asséptico.* Mesmo no transplante de tecido ósseo autógeno, o enxerto ósseo é basicamente avascular, o que significa que um enxerto não tem meios de combater qualquer infecção. Portanto, um determinado percentual de enxertos ósseos torna-se infectado e deve ser removido. Diversas medidas podem ser tomadas a fim de aumentar o índice de sucesso dos procedimentos de enxerto ósseo. A primeira é utilizar uma incisão extrabucal, sempre que possível. A pele é bem mais fácil de ser limpa e desinfetada do que a cavidade bucal. Enxertos ósseos introduzidos através da boca são expostos à flora bucal durante o procedimento.

Além disso, a incisão intrabucal pode sofrer deiscência e, novamente, expor o osso à flora bucal. Enxertos ósseos colocados através de incisões na pele são mais bem-sucedidos do que os inseridos transoralmente. Todavia, é importante que, durante o processo de dissecção extraoral, não se penetre inadvertidamente na cavidade bucal. É preferível a dissecção no nível da mucosa bucal sem perfuração.

5. *Antibioticoterapia sistêmica.* O uso profilático de antibióticos pode ser indicado nos transplantes do tecido ósseo. A profilaxia pode ser benéfica para reduzir a incidência de infecção (ver Capítulo 16).

A mandíbula é o osso facial mais difícil de ser reconstruído, devido aos muitos músculos que nela se inserem, dando-lhe mobilidade. Os outros ossos faciais são reconstruídos com base em princípios semelhantes.

Reconstrução protética do terço médio da face

Quando um paciente perde uma porção da maxila, os seios maxilares ou a cavidade podem ser contínuos com a cavidade bucal, que apresenta grandes dificuldades para o paciente na fala e na deglutição. Os defeitos da maxila podem ser tratados por cirurgia ou enxertos ósseos. Os defeitos que não forem excessivos podem ser fechados com os tecidos moles disponíveis da mucosa vestibular e do palato; os enxertos ósseos também podem ser utilizados para fornecer ao indivíduo um processo alveolar funcional. Defeitos muito grandes em pacientes com grandes riscos cirúrgicos podem precisar de obliteração protética, na qual uma prótese parcial ou completa estende-se para os seios maxilares ou cavidades nasais e, efetivamente, divide a boca a partir dessas estruturas (Figura 29.7).

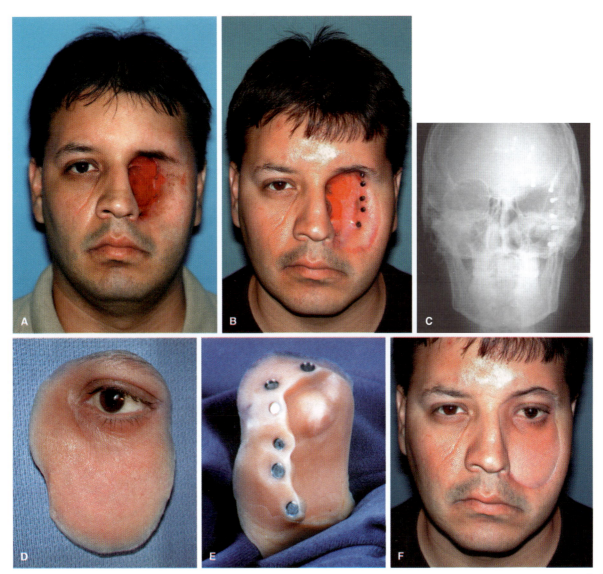

• **Figura 29.7** Reconstrução protética maxilofacial do paciente que teve o olho esquerdo e o palato removidos em função de um tumor. **A.** Defeito no palato e perda do olho. **B** e **C.** Prótese com obturador. **D.** Olho protético. **E.** Prótese. **F.** Paciente com olho protético e prótese.

Referências bibliográficas

1. Marx RE, Saunders TR. Reconstruction and rehabilitation of cancer patients. In: Fonseca RJ, Davis WH, eds. *Reconstructive Preprosthetic Oral and Maxillofacial Surgery*. Philadelphia, PA: WB Saunders; 1986.
2. Axhausen W. The osteogenetic phases of regeneration of bone: a historical and experimental study. *J Bone Joint Surg Am*. 1956;38:593.
3. Burwell RG. Studies in the transplantation of bone: the fresh composite homograft-autograft of cancellous bone. *J Bone Joint Surg Br*. 1964;46:110.
4. Elves MW. Newer knowledge of immunology of bone and cartilage. *Clin Orthop Relat Res*. 1976;120:232.
5. Gray JC, Elves M. Early osteogenesis in compact bone. *Calcif Tissue Int*. 1979;29:225.
6. Urist MR. Osteoinduction in undermineralized bone implants modified by chemical inhibitors of endogenous matrix enzymes. *Clin Orthop Relat Res*. 1972;78:132.
7. Urist MR. The substratum for bone morphogenesis. *Dev Biol*. 1970;4(suppl):125.
8. Marx RE, Ames JR. The use of hyperbaric oxygen therapy in bony reconstruction of the irradiated and tissue-deficient patient. *J Oral Maxillofac Surg*. 1982;40:412.

PARTE 8

Distúrbios da Articulação Temporomandibular e Outros Problemas Orofaciais

O cirurgião-dentista é comumente considerado o provedor de cuidados de saúde com mais experiência em neuropatias faciais e problemas musculoesqueléticos, incluindo dor orofacial ou função neural alterada, bem como distúrbio da articulação temporomandibular (ATM) e da musculatura envolvida. Cirurgiões-dentistas recebem extensa educação profissional em anatomia, fisiologia e patologia facial e em ATM. Distúrbios dolorosos da região maxilofacial, sejam neurológicos ou musculoesqueléticos, são razões comuns para a obtenção de um parecer odontológico. Portanto, é fundamental para os cirurgiões-dentistas terem conhecimento sobre as condições neuropatológicas e os distúrbios da ATM.

O Capítulo 30 apresenta uma visão geral das condições neuropatológicas faciais. A neurofisiologia da dor, o diagnóstico diferencial dos transtornos de dor facial e métodos de tratamento de vários problemas da dor neurogênica facial serão discutidos. Em seguida, a avaliação e o tratamento das alterações neurais das funções sensoriais serão, então, considerados.

A fisiologia e a patologia da ATM são temas amplos, e há uma literatura extensa e complexa sobre esse assunto. O Capítulo 31 apresenta uma discussão concisa e atualizada no campo dos distúrbios da ATM, que está em constante atualização do ponto de vista dos cirurgiões bucomaxilofaciais. O Capítulo 31 foi elaborado para fornecer ao leitor o conhecimento da avaliação e o tratamento de pacientes com distúrbios funcionais da ATM, incluindo lesões internas, anquilose e artrites.

30
Neuropatologia Facial

JAMES R. HUPP

VISÃO GERAL DO CAPÍTULO

Noções básicas da neurofisiologia da dor, 624

Classificação das dores orofaciais, 625

Dores neuropáticas faciais, 625
  Neuralgia do trigêmeo, 626
  Neuralgia pré-trigeminal, 626
  Odontalgia resultante de desaferentação (odontalgia atípica), 627
  Neuralgia pós-herpética, 627
  Neuroma, 628
  Síndrome da ardência bucal, 628
  Outras neuralgias cranianas, 628

Cefaleia crônica, 628
  Enxaqueca, 628
  Cefaleia do tipo tensional, 629
  Cefaleia em salvas, 630

Outras cefaleias crônicas de interesse odontológico, 630
  Arterite temporal (arterite de células gigantes), 630
  Cefaleias responsivas à indometacina, 630

Avaliação do paciente com dor orofacial, 630

O cirurgião-dentista é frequentemente solicitado para determinar a etiologia da dor na região bucomaxilofacial. Embora a dor bucal seja mais frequentemente de origem odontogênica, muitas dores faciais surgem de outras fontes. A diversidade de estruturas na região de cabeça e pescoço (p. ex., olhos, ouvidos, glândulas salivares, músculos, articulações, membrana sinusal, vasos sanguíneos intracranianos) pode tornar desafiadora a obtenção de diagnóstico preciso. Até mesmo os sintomas típicos de dor de dente podem ocorrer em um dente saudável por causa de dor referida ou de dano no sistema de transmissão da dor.

Noções básicas da neurofisiologia da dor

Dor é uma experiência psicofisiológica humana complexa. Essa desagradável experiência é influenciada por fatores como experiências de dores passadas, comportamentos culturais e estados emocionais e de saúde. Como o termo indica, a experiência da dor tem aspectos fisiológicos e psicológicos. Os aspectos fisiológicos envolvem vários processos: transdução, transmissão e modulação. A soma desses processos, quando integrados aos centros superiores do pensamento e das emoções, produz a experiência humana da dor. A *transdução* refere-se à ativação dos nervos especializados, conhecidos como fibras A-delta (Aδ) e fibras C, que transmitem informações para a medula espinal ou, no caso do nervo trigêmeo, para o núcleo trigeminal. A Tabela 30.1 descreve as fibras nervosas periféricas e suas características individuais.

Os estímulos químicos, térmicos ou mecânicos podem ativar as terminações nervosas livres dos nociceptores, os nervos periféricos indicados anteriormente para a transmissão da informação dolorosa. Uma vez no sistema nervoso central (SNC), as informações referentes à dor são transmitidas para o tálamo e daí para os centros corticais, os quais processam a informação sensorial – discriminativa e afetivo-emocional –, aspectos afetivos da experiência. Os sistemas de modulação são ativados para a transmissão da dor em graus variados. O sistema de modulação da dor limita o fluxo rostral de informações de dor da medula espinal e núcleo trigeminal aos centros corticais superiores. Uma representação esquemática dessas vias da dor é demonstrada na Figura 30.1. O meio químico receptor em que a transmissão e a atividade da modulação acontecem é complexo. Os neurotransmissores primários para vias de transmissão envolvem o glutamato e a substância P, embora dezenas de neurotransmissores estejam envolvidos na transmissão da dor. O tronco encefálico e a medula espinal são as estruturas predominantes envolvidas na modulação. Os neurotransmissores primários relacionados incluem os opioides endógenos, em conjunto com a serotonina e a norepinefrina. Alterações na função do receptor são atualmente consideradas essenciais para a geração de muitos estados dolorosos crônicos.

Embora o sistema sensorial da dor pareça conectado, as influências psicológicas na percepção da dor não devem ser subestimadas. Para o cirurgião-dentista, essa influência é parte da prática clínica diária. Todos os profissionais estão bem informados da extensa variabilidade da resposta da dor que diferentes indivíduos revelam em procedimentos similares. Por exemplo, para alguns pacientes, o som da broca dentária evoca a percepção da dor verdadeira, apesar do fato de a broca ainda não ter tocado o dente. Influências psicológicas são particularmente importantes na determinação da intensidade da dor percebida e na resposta do paciente à dor.

Tabela 30.1	Relação entre o tamanho das fibras nervosas sensoriais (diâmetro) e a velocidade de condução.	
Tipo de fibra	Diâmetro (µm)	Velocidade (m/s)
Aα	13 a 22	70 a 120
Aβ	8 a 13	40 a 70
Aγ	4 a 8	15 a 40
Aδ	1 a 4	5 a 15
B	1 a 3	3 a 14
C	0,5 a 1,0	0,5 a 2,0

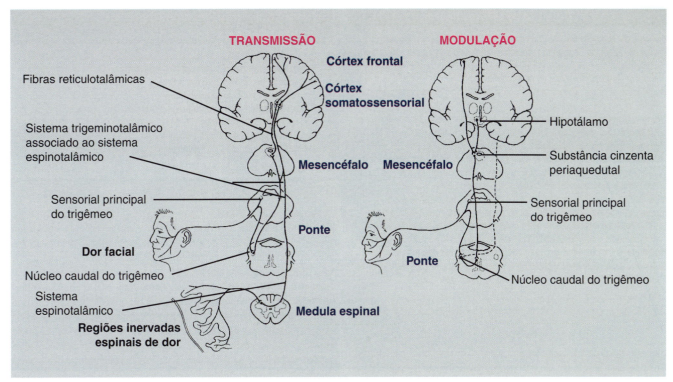

• **Figura 30.1** Vias de transmissão dolorosa trigeminal e da medula espinal (*esquerda*) e do sistema de modulação da dor trigeminal (*direita*). A *linha tracejada* indica diminuição da transmissão da dor.

Quando esta se torna crônica, geralmente definida com duração maior que 4 a 6 meses, a atenção às influências psicológicas pode se tornar particularmente importante quando se trata da experiência dolorosa.

Classificação das dores orofaciais

Existem inúmeros sistemas de classificação para as condições de dor orofacial. No nível mais básico, é conveniente classificar as dores orofaciais principalmente como somáticas, neuropáticas e psicológicas.

A dor somática decorre de estruturas musculoesqueléticas ou viscerais interpretadas por meio de um sistema de transmissão e modulação intacto. Exemplo comum de dor musculoesquelética orofacial é o distúrbio da ATM ou dor periodontal. Exemplos de dores orofaciais viscerais incluem a dor na glândula salivar e a dor causada por pulpite dentária, com a polpa do dente se comportando como uma estrutura visceral. A dor neuropática surge da alteração ou dano das vias da dor, mais comumente a lesão do nervo periférico em razão de cirurgia ou traumatismo. Outras causas podem envolver a lesão do SNC, como no acidente vascular cerebral na região do tálamo.

As dores orofaciais de origem psicológica verdadeira são tão raras que não devem ser incluídas no diagnóstico diferencial da dor orofacial para o clínico geral. Embora as influências psicológicas frequentemente modifiquem a percepção da intensidade de dor do paciente e a resposta dele à dor, um sintoma real de dor gerado por distúrbios psiquiátricos (p. ex., distúrbio de conversão ou delírio psicótico) é extremamente raro. *Simulação*, um termo usado para identificar o comportamento no qual um paciente conscientemente simula uma doença ou extensão de uma doença para obter ganho pessoal, pode realmente ocorrer, embora a literatura sugira que sua incidência seja baixa. No entanto, um paciente odontológico queixando-se de dor crônica deve ser considerado um problema de dor real, a menos que seja comprovado o contrário.

A expressão *dor facial atípica* ainda é vista na literatura e usada como diagnóstico, principalmente por médicos e alguns cirurgiões-dentistas; portanto, um código de diagnóstico clínico (*i. e.*, a Classificação Internacional das Doenças, décima revisão, código G50.1) é associado a ela. Durante revisão da literatura sobre a dor facial atípica, uma causa psicológica está frequentemente implícita. Uma vez que a dor psicogênica verdadeira é rara, essa expressão deveria ser abandonada. Para essas dores faciais não diagnosticadas, a expressão apropriada deveria ser *dor facial de causa desconhecida*, até que seja estabelecido um diagnóstico definitivo. Em termos práticos, esses pacientes, infelizmente, continuam a ser rotulados com o diagnóstico de dor facial atípica para fins de codificação, mas o cirurgião-dentista deve estar ciente de que se trata de um "diagnóstico" à espera de mais esclarecimentos.

Este capítulo aborda a dor facial neuropática e distúrbios mais comuns de cefaleia. Disfunções da ATM serão discutidas no Capítulo 31. Um glossário sobre a terminologia de dor é fornecido no Boxe 30.1.

Dores neuropáticas faciais

As dores neuropáticas surgem a partir de uma lesão no sistema de transmissão ou devido a um sistema de modulação danificado. Intervenção cirúrgica ou traumatismo é a causa mais frequente. Por exemplo, um traumatismo na região infraorbital pode levar a dormência ou dor na distribuição do nervo infraorbital. Em cirurgia odontológica, a extração de terceiros molares mandibulares inclusos acarreta risco mensurável de dano neural para os nervos lingual e mandibular. Na maioria desses casos, o dano ocasiona parestesia, uma sensação anormal no dermátomo do nervo afetado. Normalmente, essa sensação é uma leve dormência ou formigamento. A perda total da sensibilidade poderá ocorrer quando o nervo é rompido. Em um subgrupo de casos, pode resultar em disestesia (sensação anormal desagradável) e, muitas vezes, é descrita como

• **Boxe 30.1   Glossário de termos da dor.**

Alodinia: dor causada por estímulo que normalmente não provoca dor.
Analgesia: ausência de dor em resposta a estímulo que normalmente seria doloroso.
Anestesia: ausência de todas as sensações.
Desaferentação: dor provocada pela perda da informação sensorial para o SNC.
Disestesia: sensação anormal desagradável, seja espontânea ou provocada. (Observação: disestesia inclui parestesia, mas não vice-versa.)
Hiperalgesia: aumento da sensibilidade à estimulação nociceptiva.
Hiperestesia: sensibilidade aumentada para todos os estímulos, excluindo sentidos especiais. (Observação: quando a sensação é dolorosa, os termos *alodinia* e *hiperalgesia* podem ser apropriados.)
Hipoalgesia: sensibilidade diminuída à estimulação nociceptiva.
Hipoestesia: sensibilidade diminuída para todos os estímulos, excluindo os sentidos especiais. (*Observação:* quando a sensação é a dor, os termos *hipoalgesia* e *analgesia* podem ser apropriados.)
Neuralgia: dor na distribuição de um nervo ou vários nervos.
Neuropatia: alteração da função ou alteração patológica em um nervo.
Parestesia: sensação anormal espontânea ou provocada.

De International Headache Society, 2003.

• **Boxe 30.2   Neuralgia do trigêmeo: características clínicas.**

- Dor paroxística grave
- Localização unilateral (96%); direita > esquerda
- Estimulação superficial leve provoca dor
- Dermátomos V_2 e V_3 mais afetados
- Frequentemente não há dor entre os ataques
- Não há déficits neurológicos
- Nenhuma causa dentoalveolar encontrada
- Anestesia local da zona de gatilho suprime temporariamente a dor.

De International Headache Society, 2003.

---

uma sensação de queimação ou elétrica, como um choque. Quando um paciente se queixa de dor em queimação ou choque elétrico na face ou na boca, a dor de origem neuropática deve ser incluída no diagnóstico diferencial. Deve-se compreender que a cavidade oral é o local mais comum de amputação, quando se reconhecem as amputações de dentes e polpa dental (*i. e.*, endodontia). Como na dor do membro fantasma após amputação da extremidade, sensação "fantasma" também pode ocorrer, embora raramente, após traumatismo pulpar ou extração. Dor neuropática também pode dar origem a uma sensação de dor de dente, que é muitas vezes um dilema no diagnóstico para os cirurgiões-dentistas. Encaminhamento de pacientes para o tratamento desses transtornos para cirurgiões-dentistas especializados com foco no diagnóstico e tratamento da dor orofacial ou para o médico pessoal do paciente ou um neurologista é habitual.

Neuralgia do trigêmeo

O protótipo da dor facial neuropática é a neuralgia do trigêmeo (NT) (Boxe 30.2), literalmente dor no nervo decorrente do nervo trigêmeo. Embora esta pudesse se referir a qualquer dor neuropática de origem do nervo trigêmeo, a neuralgia do trigêmeo ou tique doloroso tem critérios de inclusão específicos. Ocorrendo mais frequentemente em pacientes com idade superior a 50 anos (incidência 8:100.000; relação entre mulher e homem de 1,6:1), a NT geralmente aparece como dor aguda, elétrica, do tipo choque na face ou na boca. A dor é intensa, com duração de breves períodos de segundos a um minuto, seguidos de um período refratário durante o qual a dor não pode ser reiniciada. Às vezes, há uma dor de fundo ou em queimação. Normalmente, existe uma zona de gatilho em que estímulos mecânicos, como toque suave, podem provocar um ataque. Uma pressão firme na região geralmente não é desencadeante. As zonas de gatilho cutâneas comuns incluem canto dos lábios, bochecha, asa do nariz ou região lateral da testa. Qualquer região intraoral também pode ser uma zona de gatilho para a NT, incluindo os dentes, a gengiva ou a língua. As zonas de gatilho nas distribuições V_2 e V_3 são as mais comuns, depois que ocorrem isoladamente (em ordem decrescente de incidência) nas distribuições V_3, V_2 e V_1. A dor da NT ilustra uma distinção importante de muitas dores neuropáticas em oposição a dores somáticas – a ausência de uma resposta graduada típica ao aumento da estimulação. Se a estimulação suave decorrente de um toque produz resposta de dor desproporcional ao estímulo, um processo neuropático deve ser considerado. Isso também vale para a dor que tem qualidade de queimação ou de choque elétrico. Às vezes, uma dor agonizante de fundo acompanha a NT, tornando difícil distinguir a dor de uma pulpite aguda ou, possivelmente, de uma periodontite periapical. É importante ressaltar que o bloqueio da zona de gatilho com anestésico local suprime a dor da NT pela duração da anestesia e, às vezes, por um período maior, o que pode levar o cirurgião-dentista a atribuir erroneamente uma causa "dentária" à queixa de dor.

A causa da NT não está inteiramente esclarecida, porém existe consenso de que a pressão sobre a zona de entrada da raiz do nervo trigêmeo por uma alça vascular pode acarretar desmielinização focal. Essa desmielinização, por sua vez, desencadeia uma descarga ectópica ou hiperativa do nervo. O local de desmielinização determina a divisão trigeminal envolvida e, consequentemente, a apresentação clínica. Outras doenças, como a esclerose múltipla, tumores e doença de Lyme podem produzir dor semelhante à causada por uma NT. O tratamento da NT é medicamentoso, geralmente com uso de anticonvulsivantes, ou cirúrgico.

O medicamento clássico para essa condição é a carbamazepina, mas novos anticonvulsivantes (p. ex., gabapentina e oxicarbazepina) e o antiespasmódico baclofeno são também comumente usados. A Tabela 30.2 descreve os medicamentos comumente usados na NT e na dor neuropática facial. Muitos desses medicamentos têm efeitos colaterais significativos, até mesmo com risco de morte. Portanto, apenas os cirurgiões-dentistas especializados no diagnóstico e tratamento da dor orofacial devem utilizá-los na prática odontológica. O tratamento cirúrgico inclui descompressão microvascular da alça vascular comprometida (também denominado *procedimento de Janetta*), radiocirurgia por GammaKnife®, rizotomia térmica percutânea com agulha ou compressão por balão da zona de entrada da raiz. Para o cirurgião-dentista, a questão fundamental é reconhecer a NT para que o tratamento odontológico ou extrações desnecessárias sejam evitadas. Infelizmente, quando a zona de gatilho está localizada em uma região intraoral, dental ou periodontal, o tratamento odontológico desnecessário é comum.

Neuralgia pré-trigeminal

Embora seja condição rara, a neuralgia pré-trigeminal (pré-NT) pode ocorrer. A condição é normalmente apresentada por dor dentária em uma região na qual os exames clínicos e radiográficos não revelam nenhuma anormalidade. O bloqueio anestésico local do dente (ou do local da extração, se aplicável) suprime a dor durante a ação do anestésico. Um número de pacientes com essa doença tem apresentado sintomas típicos da NT (*i. e.*, dores agudas de choque elétrico). A pré-NT responde a

Tabela 30.2 Medicamentos comuns para neuralgia do trigêmeo e dores faciais neuropáticas.

Medicamentos	Dosagem (mg/dia)
Anticonvulsivantes	
Carbamazepina (Tegretol®)	400 a 1.200
Clonazepam (Klonopin®)	2 a 8
Divalproato de sódio (Depakote®)	500 a 2.000
Fenitoína (Dilantin®)	300 a 600
Gabapentina (Neurontin®)	600 a 3.200
Lamotrigina (Lamictal®)	50 a 500
Oxcarbazepina (Trileptal®)	300 a 2.400
Topiramato (Topamax®)	50 a 400
Antidepressivos tricíclicos	
Amitriptilina	10 a 300
Doxepina	10 a 300
Imipramina	10 a 300
Nortriptilina	10 a 150
Antiespástico	
Baclofeno (Lioresal®)	15 a 80

• Boxe 30.3 Neuralgia pré-trigeminal: características clínicas.

- Dolorimento por dor ou queimação
- Contínua ou intermitente
- Localização unilateral
- Anestesia local da região dolorosa temporariamente suprime a dor
- Exame neurológico normal
- Sem causa dentoalveolar encontrada
- Frequentemente responsiva à terapia anticonvulsivante.

De International Headache Society 2003.

---

tratamentos semelhantes à NT, começando com terapia anticonvulsivante. Para evitar cuidados odontológicos desnecessários, o cirurgião-dentista deve ter alto nível de suspeita para diagnósticos secundários relativo àquelas dores que são inconsistentes com o exame físico ou que não respondem de maneira previsível após o tratamento. As características clínicas da pré-NT estão listadas no Boxe 30.3.

Odontalgia resultante de desaferentação (odontalgia atípica)

A dor resultante da desaferentação é a que ocorre quando houve lesão na porção aferente do sistema de transmissão da dor. Geralmente, essa condição é causada por traumatismo ou cirurgia, incluindo a extração e o tratamento endodôntico. Por definição, extração e endodontia são causas de dor por desaferentação, porque envolvem amputação do tecido que contém o suprimento neural de uma estrutura humana, o dente. A amputação de membros é outro exemplo de um procedimento de desaferentação. Do mesmo modo que a dor do membro fantasma, pode ocorrer um quadro semelhante de dor de desaferentação oral, mas apenas em um pequeno grupo de pacientes os sintomas são suficientemente graves para justificar o tratamento. Essas dores podem ser mantidas por vários mecanismos, alguns facilmente observáveis e outros ainda não entendidos completamente. A hiperatividade periférica no local da lesão do nervo é facilmente compreendida. No local da lesão do nervo alveolar inferior, ocorre hiperatividade neuronal, causando dor persistente. Assim, a dor é frequentemente controlada com bloqueio anestésico local. A hiperatividade do SNC, no entanto, também pode ser responsável pela dor persistente experimentada no local do dente. Nesse modelo, uma lesão neural periférica acarreta alterações na função do nervo (fibras neurais) de segunda ordem no núcleo trigeminal, que realiza sinapse com o nociceptor periférico primário. As mudanças ocorrem centralmente, em que a transmissão da dor continua aos centros corticais superiores, apesar do estímulo periférico mínimo ou ausente. O bloqueio de anestésico local não suprime a dor nessa circunstância.

Além disso, os pacientes podem apresentar, simultaneamente, ambas as formas de comprometimento (*i. e.*, a dor pode ser suprimida em parte pelo anestésico local). A atividade do sistema nervoso simpático tem demonstrado aumentar alguns desses processos neuropáticos complexos. As características clínicas das dores de desaferentação são listadas no Boxe 30.4. Curiosamente, para muitas dores de desaferentação, procedimentos cirúrgicos periféricos adicionais frequentemente intensificam os sintomas e levam a uma área maior da percepção da dor. Se houver suspeita de dor resultante de desaferentação, procedimentos cirúrgicos adicionais devem ser realizados com cautela ou não realizados.

A chave para reconhecer todas essas condições e evitar o tratamento odontológico desnecessário e potencialmente prejudicial frequentemente está na obtenção de uma excelente descrição da queixa principal, incluindo qualidade da dor, duração, fatores de alívio e agravantes. O histórico da queixa e como os sintomas mudam ao longo do tempo também podem ser valiosos. Uma discussão mais completa segue na seção "Avaliação do paciente com dor orofacial".

Neuralgia pós-herpética

Neuralgia pós-herpética (NPH), potencial sequela de *herpes-zóster* (*HZ*) (*cobreiro*), é a manifestação clínica da reativação de uma infecção latente ao longo da vida com o vírus varicela-zóster, geralmente contraído após um episódio de catapora na infância. O HZ ocorre mais comumente em fase mais tardia na vida e em pacientes imunocomprometidos. A cada ano, nos EUA, o herpes-zóster afeta pelo menos 1 milhão de pessoas. A maioria dos casos ocorre em pacientes com mais de 60 anos de idade. Por volta dos 85 anos de idade, 25% das pessoas terá pelo menos um episódio. Dos que apresentaram, 60 a 70% terão NPH. O vírus varicela-zóster tende a ser reativado somente uma vez na vida de uma pessoa, com a incidência de um segundo episódio menor que 5%. A NPH ocorre após a reativação do vírus, que pode estar latente nos gânglios de um nervo periférico. Mais comumente, um nervo torácico, mas em aproximadamente

• Boxe 30.4 Odontalgia resultante de desaferentação.

- Dor em queimação ou região dolorida continuamente ou quase continuamente
- Pode ocorrer paroxismo agudo
- Pode haver alodinia, hiperestesia ou hipoestesia
- Causa dentoalveolar não é encontrada
- Existência de histórico de traumatismo cirúrgico ou outro
- Ocorrência de sintomas com mais de 4 a 6 meses de existência
- Bloqueio com anestésico local é equivocado

De International Headache Society, 2003.

10 a 15%, o nervo trigêmeo está envolvido, com o dermátomo V₁ afetado em cerca de 80% dos casos. Quando reativado, o vírus percorre o nervo e é expresso no dermátomo cutâneo correspondente. Para um nervo torácico, por exemplo, o paciente apresenta erupção vesicular de trajeto unilateral delineando estritamente o dermátomo clássico para aquele nervo. Na divisão oftálmica do nervo trigêmeo, o dermátomo V₁ é delineado por um exantema. Na distribuição V₂ ou V₃, a expressão intraoral e cutânea é comumente observada. O HZ também pode afetar outros nervos cranianos (NC), incluindo NC II e VIII, causando HZ oftálmico e ótico, respectivamente. A dor relacionada ao HZ comumente aparece antes que qualquer erupção seja visível. A fase aguda é dolorosa, mas diminui, juntamente com a erupção, no prazo de 2 a 5 semanas. No entanto, um subconjunto de pacientes desenvolve uma dor de desaferentação que, conforme discutido anteriormente, pode ter características periféricas, centrais ou mistas. A dor é tipicamente em queimação, latejante ou em choque elétrico (consistente com a dor causada por uma condição neuropática). O tratamento é realizado com o uso de anticonvulsivantes, antidepressivos tricíclicos ou outros antidepressivos. Tramadol, um opioide suave com efeitos antidepressivos discretos, pode ser um complemento útil. Injeções nos locais dolorosos, bloqueio simpático ou ambos são valorosos. De maior importância, o tratamento preventivo da NPH com antivirais, analgésicos e, frequentemente, corticosteroides imediatamente após a apresentação do exantema pode reduzir significativamente a expressão da NPH.

Uma condição relacionada, a *síndrome de Ramsay Hunt*, é uma infecção por herpes-zóster dos ramos sensoriais e motores do nervo facial (VII) e, em alguns casos, do nervo vestibulococlear (VIII). Os sintomas incluem paralisia facial, vertigem, surdez e erupção herpética no meato acústico externo. A língua também pode estar envolvida por intermédio do ramo corda do tímpano.

Neuroma

Após a transecção do nervo periférico, a porção proximal do nervo geralmente forma brotos em um esforço para recuperar a comunicação com o componente distal. Quando o brotamento ocorre sem comunicação com o segmento distal, forma-se massa de tecido neuronal, células de Schwann e outros elementos neurais. Essa massa, ou neuroma, pode se tornar extremamente sensível aos estímulos mecânicos e químicos.

A dor ocorre comumente em queimação ou choque elétrico. Com frequência, há o sinal de Tinel. Nesse teste, dedilhar sobre a área suspeita de neuroma provoca dor aguda, em salvas, do tipo choque elétrico. Danos ao nervo lingual ou mandibular após a cirurgia do terceiro molar são causa para a formação de neuroma, que pode ser observado pelo cirurgião-dentista.

Alguns cirurgiões bucomaxilofaciais fornecem tratamento microneurocirúrgico dos neuromas, que pode ser benéfico para alguns pacientes. Quando um indivíduo desenvolve um neuroma doloroso do nervo alveolar inferior ou lingual ou um neuroma é descoberto durante o tratamento de um paciente com lesão neural, o cirurgião-dentista normalmente resseca o neuroma e, então, coapta a porção distal do nervo de volta à extremidade proximal. Embora seja difícil prever quais pacientes vão ser beneficiados com o reparo do nervo, evidências mostram que a intervenção neurocirúrgica deve ser realizada no prazo de 3 a 6 meses para melhorar a probabilidade de sucesso.

Síndrome da ardência bucal

Nessa condição, o paciente percebe uma sensação de queimação ou dor em toda ou em parte da cavidade oral. Frequentemente, a língua é a estrutura mais envolvida. Percepção de boca seca e sabor alterado são comuns. A causa é desconhecida, mas um defeito na modulação da dor pode ser a teoria mais promissora. A maioria dos pacientes são mulheres na pós-menopausa, embora a terapia de reposição hormonal consistentemente não melhore os sintomas. Cerca de 50% dos pacientes melhoram sem tratamento durante um período de 2 anos, indicando a importância de ensaios controlados por placebo ao se testar cientificamente qualquer modalidade de tratamento. A abordagem da terapia predominante é com anticonvulsivantes ou antidepressivos, embora nenhuma medicação, mesmo em combinação, demonstre resultados consistentes.

Outras neuralgias cranianas

Como a NT, qualquer dos nervos cranianos com um componente sensorial parece capaz de uma apresentação neuropática. O mais comum dos outros nervos cranianos a apresentar essa forma é o nervo glossofaríngeo (IX), produzindo a neuralgia do glossofaríngeo (NG). O sintoma de apresentação na NG é tipicamente dor aguda, tipo choque elétrico, com dor ao deglutir, com uma zona de gatilho na orofaringe ou na base da língua. Dor é geralmente experimentada na garganta ou língua, mas pode ser referida à mandíbula. O nervo facial (VII) tem um pequeno componente somático na parede anterior do meato acústico externo, no qual são sentidas dores como choque elétrico (às vezes associada a sintomas de zumbido, disgeusia e desequilíbrio). O nervo vago (X) também tem potencial para atividade neuropática, a qual se manifesta como dor na região da laringe, para o ramo mandibular ou mesmo para a região da ATM. Em sua maioria, o tratamento de neuralgias cranianas, como a NT, envolve o uso de anticonvulsivantes; no entanto, em alguns casos, a cirurgia intracraniana é necessária.

Cefaleia crônica

A cefaleia tem muitas causas e é uma das queixas mais comuns encontradas pelo médico da atenção primária. Quando ocorre regularmente, a maioria é diagnosticada como uma das cefaleias primárias: enxaqueca, cefaleia do tipo tensional ou cefaleia em salvas. Embora a maioria delas se concentre nas órbitas e têmporas, muitas podem se apresentar na metade inferior da face, dentes ou mandíbula.

Enxaqueca

A enxaqueca é uma cefaleia comum, que afeta cerca de 18% das mulheres e 8% dos homens. O primeiro episódio de enxaqueca normalmente ocorre na adolescência ou na idade adulta jovem, mas pode também começar em crianças muito jovens. Antes da puberdade, a enxaqueca ocorre igualmente em ambos os sexos. Após a puberdade, há uma mudança nessa proporção e as mulheres passam a ter pelo menos duas vezes mais chances de ter enxaquecas do que os homens. Enxaquecas são unilaterais em aproximadamente 40% dos casos. Uma aura pode ocorrer, de vários minutos a uma hora antes do início da cefaleia em aproximadamente 40% dos pacientes. A aura é um distúrbio neurológico, com frequência expresso como luzes piscantes ou cintilantes ou como perda parcial da visão.

As complicações das auras podem produzir hemiparesia transitória, afasia ou cegueira. Cerca de 80% das pessoas que sofrem de enxaqueca têm náuseas e fotofobia (intolerância à luz) durante os ataques. A enxaqueca, em geral, dura de 4 a 72 horas. Os critérios da International Headache Society para enxaqueca são listados nos Boxes 30.5 e 30.6. Os gatilhos para a cefaleia incluem

> **Boxe 30.5 Critérios da International Headache Society para a enxaqueca sem aura.**

A. Pelo menos cinco episódios contemplando os critérios B a D
B. Episódio de cefaleia com duração de 4 a 72 h (não tratada ou sem sucesso de tratamento)
C. Cefaleia com ≥ 2 das seguintes características:
   1. Localização unilateral
   2. Pulsátil
   3. Intensidade da dor moderada ou grave
   4. Agravamento em razão de atividade física de rotina (p. ex., caminhar, subir escadas)
D. Durante a cefaleia, ocorrência de ≥ 1 dos seguintes aspectos:
   1. Náuseas e/ou vômito
   2. Foto ou fonofobia
E. Não atribuída a outro transtorno

De International Headache Society, 2003.

menstruação, estresse, alguns alimentos ou substâncias vasoativas e determinados distúrbios musculoesqueléticos que produzem dor no sistema trigeminal (p. ex., distúrbios da ATM). O mecanismo para as enxaquecas, embora não completamente compreendido, parece envolver a inflamação neurogênica de vasos sanguíneos intracranianos, resultante do desequilíbrio de neurotransmissores em determinados centros do tronco encefálico. A enxaqueca é um processo de dor referida, e o vaso intracraniano envolvido determina o local da percepção da dor (p. ex., órbita, têmpora, mandíbula ou vértice da cabeça). O tratamento preventivo é direcionado para normalizar o desequilíbrio de neurotransmissores com antidepressivos, anticonvulsivantes, betabloqueadores, cipro-heptadina, toxina botulínica e outros fármacos. O *biofeedback* e outras terapias também são úteis. O tratamento dos ataques agudos é realizado com "triptanos" (p. ex., sumatriptana, zolmitriptana, rizatriptana, naratriptana, almotriptana, frovatriptana, eletriptana), ergotaminas, anti-inflamatórios não esteroides (AINEs), analgésicos opioides, antieméticos e outros agentes.

Para o cirurgião-dentista, o conhecimento sobre enxaquecas é importante, pois distúrbios da ATM podem desencadear um episódio de enxaqueca em pacientes predispostos. Da mesma maneira, distúrbios cervicais vertebrais e musculares podem precipitar a enxaqueca. Também é importante para o cirurgião-dentista reconhecer que a hiperatividade muscular mastigatória e cervical ocorre frequentemente durante um episódio de enxaqueca. A enxaqueca pode, portanto, ser um fator de perpetuação em alguns distúrbios da ATM ou uma razão para um diagnóstico equivocado. Embora as dores na mandíbula e nos dentes não sejam uma expressão comum da enxaqueca, alguns casos foram relatados na literatura e são vistos com certa frequência por especialistas em dor. Quando a enxaqueca é uma causa de dor na face ou na mandíbula, a chave para o diagnóstico é reconhecer que náuseas, fonofobia e fotofobia não acompanham distúrbios musculoesqueléticos mastigatórios, dor de dente ou na mandíbula quando a origem é dentária.

Cefaleia do tipo tensional

A maioria dos pacientes que se reportam ao médico com uma queixa principal de cefaleia é diagnosticada com cefaleia do tipo tensional. O nome pode induzir ao erro, pois não há "tensão muscular" ou "tensão por estresse", sozinha ou em combinação. A cefaleia do tipo tensional é comum na população em geral, e a maioria dos indivíduos já apresentou essa condição.

A cefaleia do tipo tensional crônica é mais comum em mulheres do que em homens, e é geralmente bilateral. A dor é frequentemente de distribuição bitemporal ou frontotemporal. Os pacientes costumam descrevê-la como se a cabeça estivesse envolvida ou comprimida por um elástico ou por um chapéu apertado. Essas cefaleias podem ocorrer com ou sem "sensibilidade muscular pericraniana" (*i. e.*, sensibilidade à palpação dos músculos mastigatórios e occipitais). Para definição de cefaleia do tipo tensional crônica, os sintomas devem permanecer por mais de 15 dias por mês. Os critérios da International Headache Society para cefaleia do tipo tensional são listados no Boxe 30.7. O tratamento de cefaleia do tipo tensional é realizado comumente com antidepressivos tricíclicos ou outros. Quando a cefaleia tensional ocorre naqueles que também sofrem de enxaqueca, tratamentos para este problema são geralmente benéficos.

Os fatores psicossociais são muitas vezes contribuintes, influenciando a cefaleia do tipo tensional. Nessa situação, terapias cognitivo-comportamentais e outras terapias psicológicas, como exercício aeróbico regular, são frequentemente benéficas.

Para o cirurgião-dentista, é importante distinguir a cefaleia do tipo tensional da dor miofascial mastigatória. Isso pode ser difícil, porque ambas as condições têm sintomas semelhantes. É significativo que na dor miofascial a pressão em vários músculos da cabeça ou pescoço refere a dor para um local da cabeça, enquanto na cefaleia do tipo tensional a pressão na cabeça identifica o local da dor. Para qualquer das condições, identificar o local da dor não implica identificar sua fonte. Além disso, na cefaleia do tipo tensional a dor não aumenta proporcionalmente com o aumento da pressão no local nem refere a dor para outras áreas.

> **Boxe 30.6 Critérios da International Headache Society para a enxaqueca com aura.**

A. Pelo menos dois episódios contemplando os critérios B a D
B. Aura consistindo em ≥ 1 dos seguintes aspectos, mas sem fraqueza motora:
   1. Sintomas visuais completamente reversíveis, incluindo características positivas e/ou negativas
   2. Sintomas sensoriais completamente reversíveis, incluindo características positivas e/ou negativas
   3. Distúrbio de fala disfásica totalmente reversível
C. Pelo menos dois dos seguintes:
   1. Sintomas visuais homônimos e/ou sintomas sensoriais unilaterais
   2. Sintoma de pelo menos uma aura desenvolve-se gradualmente ao longo de ≥ 5 min e/ou sintomas de aura diferente ocorrem durante ≥ 5 min
   3. Cada sintoma tem duração de ≥ 5 e ≤ 60 min
D. Critérios de cefaleia contemplando os itens B a D para 1.1 Enxaqueca sem aura têm início durante a aura ou se seguem à aura no período de 60 min
E. Não atribuída a outro transtorno

> **Boxe 30.7 Critérios da International Headache Society para a cefaleia episódica do tipo tensional.**

A. Pelo menos 10 episódios ocorrendo em < 1 dia/mês (< 12 dias/ano), contemplando os critérios B a D
B. Cefaleia com duração de 30 min a 7 dias
C. Cefaleia é acompanhada por ≥ 2 das seguintes características:
   1. Localização bilateral
   2. Pressão/aperto (não pulsátil)
   3. Intensidade leve ou moderada
   4. Não agravada por atividade física rotineira
D. Ambos os seguintes:
   1. Ausência de náuseas ou vômitos (anorexia pode ocorrer)
   2. Fotofobia e fonofobia, ou somente uma destas presente
E. Não atribuída a outro transtorno

Cefaleia em salvas

A cefaleia em salvas é uma dor de cabeça claramente unilateral, geralmente centrada em torno dos olhos e das regiões temporais. A dor é intensa, frequentemente descrita como uma sensação de esfaqueamento (i. e., como se um picador de gelo estivesse sendo conduzido para dentro do olho). Há algum componente de hiperatividade parassimpática (lacrimejamento, injeção conjuntival, ptose e rinorreia). As cefaleias tendem a ocorrer em padrões cíclicos ou em salvas, com duração de 15 a 180 minutos, e podem surgir uma ou várias vezes por dia, geralmente com regularidade precisa (p. ex., o paciente desperta no mesmo horário, noite após noite). As cefaleias podem ocorrer em salvas, de tal modo que podem permanecer por alguns meses e, em seguida, ser interrompidas por vários meses ou mesmo anos. A ingestão de álcool de modo consistente desencadeia a cefaleia, mas apenas durante os episódios de salvas. O tabagismo também está associado à cefaleia em salvas. Ao contrário da maioria das demais cefaleias crônicas, os homens são muito mais propensos a ter cefaleias em salvas em comparação com as mulheres, desenvolvendo o primeiro episódio na faixa dos 20 anos (Boxe 30.8). Os critérios da International Headache Society estão listados no Boxe 30.9. O tratamento, tal como na enxaqueca, é sintomático ou preventivo. O tratamento preventivo é realizado com verapamil, sais de lítio, anticonvulsivantes, corticosteroides e determinados compostos de ergotamina. O tratamento sintomático é feito com o uso de "triptanos", ergotaminas e analgésicos. Inalação de oxigênio em 7 a 10 litros por minuto (ℓ/min) pode ser uma terapia eficaz para abortar os episódios. Os anestésicos locais também podem ser usados em áreas localizadas de dor.

Cirurgiões-dentistas devem estar cientes de que a cefaleia em salvas frequentemente produz dor na maxila posterior, semelhante à dor dentoalveolar grave em dentes maxilares posteriores. A dor é em agulhada e intensa, embora dor de fundo possa ocorrer. A terapia odontológica desnecessária infelizmente é comum. As características comuns podem distinguir a dor de dente resultante de cefaleia em salvas da dor de dente produzida por problema dentário:

- Rápidos início e interrupção dos sintomas, ao contrário da dor de dente típica
- Dor de dente desencadeada pela ingestão de álcool
- Dor de dente acompanhada de rinorreia unilateral ou de outro sintoma parassimpático
- Dor de dente que ocorre com periodicidade.

Outras cefaleias crônicas de interesse odontológico

Arterite temporal (arterite de células gigantes)

A *arterite temporal*, mais corretamente denominada *arterite de células gigantes*, é uma inflamação (i. e., vasculite) da árvore arterial craniana que pode afetar algum ou todos os vasos do arco aórtico e seus ramos. A condição é mais prevalente após os 50 anos de idade.

• **Boxe 30.8 Características comuns da cefaleia em salvas.**

Sexo: principalmente masculino
Frequência: até oito por dia
Qualidade: latejante ou dor em pontadas
Intensidade: Grave

De International Headache Society, 2003.

• **Boxe 30.9 Critérios da International Headache Society para a cefaleia em salvas.**

A. Pelo menos cinco ataques contemplando os critérios B a D
B. Dor grave ou muito grave unilateral orbital, supraorbital e/ou temporal, com duração de 15 a 180 min se não for tratada
C. Cefaleia acompanhada por ≥ 1 dos seguintes aspectos:
  1. Hiperemia conjuntival ipsilateral e/ou lacrimejamento
  2. Congestão nasal ipsilateral e/ou rinorreia
  3. Edema palpebral ipsilateral
  4. Sudorese ipsilateral na face (região frontal)
  5. Miose ipsilateral e/ou ptose
  6. Sensação de inquietação ou agitação
D. Episódios com frequência de 1 a 2 vezes/dia, podendo chegar a 8 vezes/dia
E. Não atribuída a outro transtorno

A inflamação resulta de reação granulomatosa de células gigantes. Polimialgia reumática, a causa reumatológica não articular mais comum de inflamação muscular difusa, é frequentemente uma condição de comorbidade. Dor temporal ou de cabeça, vaga ou latejante, é uma queixa comum, afetando 70% dos pacientes, e é o sintoma de apresentação em um terço deles. A claudicação da mandíbula (i. e., fraqueza crescente e dor na mandíbula ou na língua com a mastigação contínua) pode levar o paciente a consultar o cirurgião-dentista para diagnóstico. Qualquer paciente idoso que apresente queixa de dor facial ou mandibular sem origem odontogênica evidente e cujos sintomas sugiram arterite temporal deve ser encaminhado para realização de exame da taxa de sedimentação de eritrócitos ou teste de proteína C reativa (PCR). Embora um teste negativo não exclua a arterite temporal, uma taxa de sedimentação de eritrócitos ou PCR significativamente elevada pode ajudar a confirmar o diagnóstico. Uma biopsia da artéria temporal pode também ser obtida, mas novamente um teste negativo não exclui definitivamente a condição. O tratamento é realizado com altas doses de corticosteroides, frequentemente por muitos meses, e o tratamento precoce é necessário para evitar cegueira causada pela extensão do processo de doença à artéria oftálmica.

Cefaleias responsivas à indometacina

Inúmeras cefaleias respondem principal ou exclusivamente ao AINE indometacina. Entre essas está a cefaleia hemicrania paroxística crônica, semelhante em apresentação à cefaleia em salvas, embora os episódios sejam breves (duram poucos minutos) e ocorram muitas vezes ao dia. Ao contrário da cefaleia em salvas, mulheres são mais frequentemente afetadas em comparação com os homens. Igualmente, a dor de dente pode ser a apresentação inicial. A cefaleia de esforço, como no levantamento de peso ou durante a relação sexual, também pode produzir cefaleia intensa de início abrupto, responsiva à indometacina. A cefaleia hípnica, vista em pacientes mais velhos, geralmente acorda o paciente duas a quatro horas após o adormecer e tem duração de 15 minutos a três horas. Costuma ser responsiva à indometacina, mas não é acompanhada de sintomas de hiperatividade parassimpática.

Avaliação do paciente com dor orofacial

A avaliação do paciente odontológico que apresenta dor na mandíbula ou face de origem não odontogênica é uma habilidade importante que deve ser dominada pelo cirurgião-dentista. A obtenção de um histórico preciso é o componente mais importante da coleta de informações. Para cefaleia crônica e muitos transtornos neuropáticos, como NT, pré-NT e outras neuralgias cranianas, bem como síndrome da ardência bucal, geralmente nenhuma anormalidade visível é encontrada no exame físico; portanto, o clínico deve contar com o relato verbal para chegar a um diagnóstico preciso. As cefaleias crônicas com base na descrição dos sintomas estão apresentadas na Tabela 30.3.

O histórico de dor deve incluir a queixa principal, compreendendo a descrição precisa da qualidade de dor (p. ex., em pressão, latejante, em queimação, em choque elétrico, paroxística ou alguma combinação), intensidade, quando ocorre, quanto tempo dura, se modifica as características ao longo do tempo, fatores desencadeantes e fatores de alívio. O histórico da doença atual deve incluir data de início, circunstâncias do início, como a dor evoluiu ao longo do tempo, testes diagnósticos realizados, diagnósticos recebidos, quais tratamentos foram instituídos no passado e a resposta a esses tratamentos. Por fim, deve ser obtida

Tabela 30.3 Diagnósticos diferenciais das cefaleias comuns.

	Arterite temporal	Enxaqueca	Cefaleia em salvas	Cefaleia do tipo tensional
Início	Aguda ou crônica	Aguda	Aguda	Crônica
Localização	Localizada	Unilateral (40%)	Unilateral	Global, unilateral
Sintomas associados	Perda de peso, polimialgia reumática, febre, diminuição da visão, claudicação mandibular	Náuseas, vômitos, fotofobia, fonofobia	Rinorreia, lacrimejamento ipsilateral	Queixas multissomáticas
Dor característica	Latejante grave na área afetada	Latejante	Em agulhada	Dolorosa
Duração	Prolongada	Prolongada	De 30 min a 2 h	Diária
Histórico anterior	(–)	(+)	(+)	(+)
Teste diagnóstico	Taxa de sedimentação de eritrócitos (+)	Nenhum histórico	Nenhum histórico	Nenhum histórico
Exame físico	Espasmo das artérias temporais, mialgias, febre	Náuseas, vômitos, fotofobia, fonofobia	Unilateral, rinorreia, lacrimejamento, síndrome de Horner parcial	–

Tabela 30.4 Exame rápido dos nervos cranianos para o cirurgião-dentista generalista.

O exame começa com o paciente sentado na cadeira odontológica. O clínico pergunta se há algum problema grave com a visão, audição ou vertigens, e o observa para detectar sinais de problemas visuais ou auditivos, incluindo a movimentação dos olhos consensualmente. O clínico também verifica a existência de ptose palpebral e simetria da boca quando o paciente sorri.

Em seguida, o paciente tenta manter as pálpebras bem fechadas, enquanto o clínico tenta abrir seus olhos com os dedos. Enquanto os olhos do paciente estão fechados, o clínico segura um café próximo ao nariz do paciente e solicita que identifique o odor. Ele, então, abre os olhos enquanto levanta as sobrancelhas. O clínico acende uma luz brilhante em cada olho e observa a reação de cada pupila. O paciente olha diretamente para a esquerda e para a direita e, em seguida, tenta olhar para cada ombro sem mover a cabeça.

Posteriormente, o clínico solicita ao paciente que mostre os dentes, enrugue e realize a eversão do lábio inferior. Em seguida, o paciente aperta a mandíbula fechada enquanto o clínico palpa cada músculo masseter. O paciente, então, abre a boca e coloca a língua para fora. Enquanto a língua está para fora, o profissional utiliza um cotonete para estimular brevemente cada lado da úvula. Com as mãos do clínico sobre as partes laterais do queixo do paciente, este então tenta empurrar lateralmente contra as mãos. O clínico, em seguida, esfrega os dedos na frente de cada um dos ouvidos do paciente e pede que ele ouça.

Por fim, as áreas de hipoestesia ou hiperestesia são identificadas e registradas. Os locais de queixa de dor recebem atenção especial se houver suspeita de lesão do nervo. As áreas de gatilho para a neuralgia do trigêmeo são investigadas se os sintomas forem relatados.

Nervo craniano (NC)	Resultados dos testes anormais
I – Olfatório	Falha em identificar o odor pode indicar obstrução nasal ou problema do NC I
II – Óptico	Falha na contração da pupila ou ocorrência do olhar não consensual pode indicar problema do NC II
III – Oculomotor	Falha na contração da pupila ou ocorrência de ptose pode indicar problema do NC III
IV – Troclear	Incapacidade do olho de se voltar para o ombro ipsilateral pode indicar problema do NC IV
V – Trigêmeo	Incapacidade de sentir o leve toque pode indicar problema sensorial do NC V. Fraqueza do masseter pode indicar problema motor do NC V. Áreas de hipoestesia ou hiperestesia devem ser identificadas e registradas. Locais de queixa de dor devem receber atenção especial se houver suspeita de lesão do nervo. Áreas de gatilho para neuralgia do trigêmeo também devem ser investigadas se sintomas forem relatados
VI – Abducente	Incapacidade do olho de se voltar para o lado ipsilateral pode indicar problema do NC VI
VII – Facial	Incapacidade de levantar as sobrancelhas, manter as pálpebras fechadas, sorrir simetricamente, franzir ou realizar a eversão do lábio inferior pode indicar problema do NC VII
VIII – Auditivo ou acústico	Sintomas de vertigem ou audição ruim podem indicar problema do NC VIII
IX – Glossofaríngeo	Falha da elevação da úvula durante contato pode indicar problema do NC IX
X – Vago	Falha da elevação da úvula durante contato pode indicar problema do NC X
XI – Acessório	Fraqueza em virar a cabeça contra resistência pode indicar problema do NC XI
XII – Hipoglosso	Desvio da língua para um lado pode indicar problema do NC XII desse lado

uma abrangente história clínica e odontológica. Em geral, uma pequena lista de diagnósticos diferenciais pode ser feita nesse momento. O exame físico deve restringir essa lista para que se obtenha um diagnóstico de trabalho.

A avaliação física deve incluir todos os aspectos da avaliação odontológica normal, incluindo a determinação de sinais vitais, exame intraoral com rastreio do câncer oral e exame da cabeça e pescoço para avaliação das artérias carótidas e temporais, linfonodos, pele, cabeça e pescoço, bem como exame miofascial e da ATM. Além disso, deve ser realizado um exame de investigação dos nervos cranianos. Entende-se que a maioria dos cirurgiões-dentistas não incluiria todos os aspectos do exame neurológico formal, como exame de fundo de olho e avaliação do olfato, nessa investigação. Consulte a Tabela 30.4 para a avaliação de investigação craniana. Este último exame é frequentemente uma tentativa para detectar áreas de hiperestesia ou hiperalgesia, alodinia, uma zona de gatilho para NT ou uma área de sensibilidade diminuída. Além disso, é importante definir se a dor segue os limites neuroanatômicos normais e, em caso afirmativo, definir essas áreas. O teste anestésico, geralmente com uma solução livre de vasoconstritor, é apropriado para ajudar a definir se uma condição de dor neuropática tem componente periférico significativo para sua perpetuação.

Quando um componente periférico ocorre, a anestesia local pode bloquear a dor por tempo determinado. Mais comumente, sua aplicação é cada vez mais em regiões neuroanatômicas maiores. Por exemplo, com dor na região dos caninos mandibulares, anestesia tópica é aplicada na gengiva mandibular anterior. Se a dor não for suprimida, a resposta à anestesia de infiltração é avaliada. Se nenhuma resposta for vista, um bloqueio mentoniano (poupando o nervo lingual) é testado, e finalmente anestesia de bloqueio do nervo lingual e alveolar inferior é realizada se a dor ainda não tiver sido abolida. Em cada teste, deve-se notar qualquer alteração na resposta à dor.

Os exames de imagem são apropriados em muitos distúrbios para descartar uma condição patológica óssea, odontogênica ou sinusal. A radiografia panorâmica é útil quando complementada por radiografias periapicais odontológicas, conforme necessário. Para a maioria dos distúrbios neuropáticos e de dores de cabeça, a imagem intracraniana é importante para descartar um processo desmielinizante do SNC (p. ex., esclerose múltipla em que a NT pode ser o sintoma de apresentação), malformação vascular, tumor ou outra anormalidade. Exceto para os cirurgiões-dentistas especialmente treinados, é apropriado que o médico da atenção primária ou um neurologista requisite esses exames. Outros exames especializados (p. ex., arteriografia por ressonância magnética, densitometria óssea e cintigrafia) podem ser indicados. Com as informações obtidas com base nesses exames, o cirurgião-dentista pode optar por tratar o paciente ou encaminhá-lo para um cirurgião-dentista bucomaxilofacial ou um cirurgião-dentista especializado, enfocando o diagnóstico e o tratamento de dor orofacial, ou um médico especializado. O papel do cirurgião-dentista de cuidados primários é, principalmente, estabelecer um diagnóstico apropriado e evitar o tratamento desnecessário, o que pode pôr em risco a saúde do paciente.

31
Tratamento das Disfunções Temporomandibulares

JOHN C. NALE E MYRON R. TUCKER

VISÃO GERAL DO CAPÍTULO

Avaliação, 633
  Anamnese, 633
  Exame físico, 634
  Exames de imagem, 635
    Radiografia panorâmica, 635
    Tomografia computadorizada, 635
    Tomografia computadorizada de feixe cônico (cone beam), 635
    Ressonância magnética, 637
    Imagem nuclear, 637
  Avaliação psicológica, 637

Classificação dos distúrbios temporomandibulares, 637
  Dor miofascial, 637
  Distúrbios por deslocamento de disco, 638
    Deslocamento anterior do disco com redução, 638
    Deslocamento anterior do disco sem redução, 639
  Doença articular degenerativa (artrose, osteoartrite), 639
  Condições artríticas sistêmicas, 640
  Deslocamento (luxação) recidivante crônico, 640
  Anquilose, 641
    Anquilose intracapsular, 641
    Anquilose extracapsular, 641

  Neoplasia, 642
  Infecções, 642

Tratamento reversível, 642
  Orientação ao paciente, 642
  Medicação, 643
  Fisioterapia, 643
  Terapia com órteses, 645
    Órteses de autorreposicionamento, 645
    Órteses de reposicionamento anterior, 645
    Reprogramadores musculares, 645

Modificação permanente da oclusão, 646

Cirurgia da articulação temporomandibular, 646
  Artrocentese, 647
  Artroscopia, 647
  Cirurgia de reposicionamento do disco, 648
  Reparo ou remoção do disco, 649
  Condilotomia modificada, 650
  Substituição total da articulação, 650
  Cirurgia ortognática combinada e reconstrução aloplástica da articulação temporomandibular, 651
  Reconstrução da articulação temporomandibular no paciente em crescimento, 657

Pacientes frequentemente consultam um cirurgião-dentista em decorrência da dor ou da disfunção na região temporomandibular. As causas mais comuns dos distúrbios temporomandibulares (DTM) são os distúrbios musculares, comumente referidos como *dor e disfunção miofascial*. Tais problemas musculares geralmente são tratados com uma variedade de métodos reversíveis não cirúrgicos.

Outras causas de dor ou disfunção se originam primariamente no interior da articulação temporomandibular (ATM). Dentre elas estão disfunção interna, osteoartrite, artrite reumatoide, luxação crônica recidivante, anquilose, neoplasia e infecção. Embora a maioria desses transtornos responda à terapia não cirúrgica, alguns pacientes podem, eventualmente, necessitar de tratamento cirúrgico. Para um resultado bem-sucedido, o cuidado oferecido a esses pacientes requer um plano coordenado que inclui o cirurgião-dentista generalista, o cirurgião bucomaxilofacial e outros profissionais da área de saúde.

Avaliação

A avaliação do paciente com dores na articulação temporomandibular, disfunção, ou ambos, é igual a qualquer outra com finalidade diagnóstica. Deve incluir um histórico completo, um exame físico do sistema mastigatório e exames de imagem adequados para o problema da ATM.

Anamnese

A história do paciente pode ser a parte mais importante da avaliação, uma vez que fornece pistas para o diagnóstico, e deve ter início com a queixa principal, que é uma declaração de motivos do paciente para a busca de consulta ou tratamento. A história da doença atual deve ser abrangente, incluindo uma descrição exata dos sintomas do paciente. As seguintes variáveis com relação aos sintomas devem ser abordadas durante a entrevista: localização, qualidade e gravidade, quantidade, cronologia, condições em que os sintomas ocorrem, fatores remissivos ou exacerbadores e manifestações associadas.[1]

Em geral, é útil ter o relato do paciente sobre o local exato em que ocorre o sintoma, especialmente se este sintoma for a dor. Determinar a origem da dor é mais confiável se o paciente descrever um local específico, por exemplo, a região articular, do que se o paciente circular todo o lado esquerdo do rosto com um dedo. Descritores qualitativos também podem fornecer uma pista sobre a origem do sintoma. Por exemplo, dor muscular normalmente é descrita como "vaga" e "persistente", enquanto a dor articular aguda pode ser "penetrante" ou "em disparos". O uso de uma escala visual analógica da dor, variando de 1 a 10, também pode ajudar a compreender a percepção que o paciente tem da gravidade da dor. O momento em que a dor é percebida pelo paciente também é útil na determinação de uma causa. Se ela ocorre principalmente de manhã, pode indicar uma artrite sistêmica, como a artrite reumatoide, ou dor miofascial resultante de bruxismo noturno. Se a dor ocorre apenas no fim do dia, a osteoartrite pode ser encarada como uma causa potencial. As condições em que um sintoma ocorre também devem ser notadas. Por exemplo, uma situação estressante pode levar um paciente a um hábito parafuncional, como roer as unhas. Retirá-lo da situação estressante pode ser o único tratamento indicado. Deve-se questionar o indivíduo sobre fatores remissivos ou exacerbadores, bem como sobre tratamentos anteriores e a resposta a eles. Por último, DTM são normalmente associados a outras manifestações que podem ser abordadas durante o tratamento. Alguns dos sintomas mais comuns associados incluem cefaleia, capacidade limitada para abrir a boca e má oclusão. Muitas vezes, é importante que o paciente preencha um questionário geral com perguntas voltadas para essas questões, garantindo, assim, que as informações apropriadas estejam reunidas.

Exame físico

O exame físico consiste em uma avaliação de todo o sistema mastigatório. A cabeça e o pescoço devem ser inspecionados para detectar assimetria de tecidos moles ou evidência de hipertrofia muscular. O paciente deve ser observado para sinais de apertamento da mandíbula ou outros hábitos. Os músculos mastigatórios devem ser examinados sistematicamente. Os músculos devem ser palpados para verificar sensibilidade, fasciculações, espasmos ou pontos de gatilho (Figura 31.1).

As ATM são examinadas para a sensibilidade e ruído (Figura 31.2). Deve-se notar a posição da articulação com sensibilidade (p. ex., lateral ou posterior), bem como ser relatado se a articulação é mais dolorosa em diferentes áreas do ciclo de abertura ou com diferentes tipos de funções. As apresentações mais comuns de ruídos articulares são estalo (um som distinto) e crepitação (p. ex., sons de raspagem ou ralar). Muitos sons articulares podem ser facilmente ouvidos, sem instrumentação especial, ou podem ser sentidos durante a palpação da articulação; no entanto, em alguns casos, a ausculta com um estetoscópio pode permitir que sons articulares menos óbvios, como crepitações suaves, sejam perceptíveis.

A amplitude de movimento mandibular deve ser determinada. A escala normal de amplitude da mandíbula no adulto é de cerca de 45 mm na vertical (p. ex., intrinsecamente) e 10 mm protrusivamente e lateralmente (Figura 31.3). O movimento normal é simétrico e em linha reta. Em alguns casos, dor nas áreas articulares ou musculares pode impedir a abertura. O clínico deve tentar verificar não só a abertura voluntária indolor, mas também a abertura máxima que pode ser conseguida com ligeira pressão digital. Em alguns casos, o paciente pode parecer ter uma obstrução mecânica na articulação causando abertura limitada, mas com uma pressão digital suave é possível conseguir uma abertura próxima do normal. Isto pode sugerir problemas musculares em vez de intracapsulares.

A avaliação odontológica também é importante. Fontes odontogênicas de dor devem ser eliminadas. Os dentes devem ser examinados por aspectos de desgaste, dor e mobilidade, que podem evidenciar bruxismo. Embora o significado de anormalidades oclusais seja controverso, a relação oclusal deve ser avaliada e documentada. Deve-se notar a

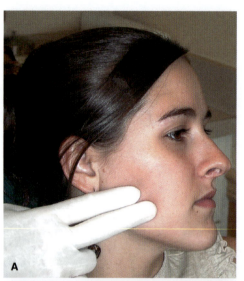

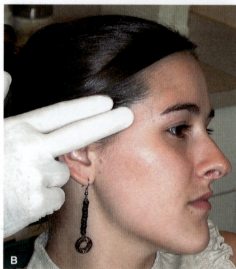

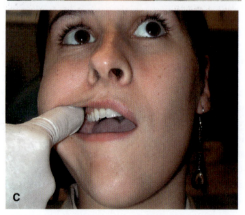

• **Figura 31.1** Avaliação sistemática dos músculos da mastigação. **A.** Palpação do músculo masseter. **B.** Palpação do músculo temporal. **C.** Palpação da inserção do tendão temporal no processo coronoide e ramo ascendente.

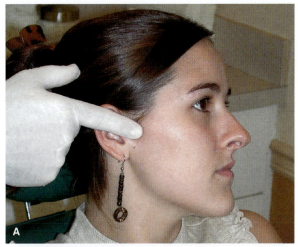

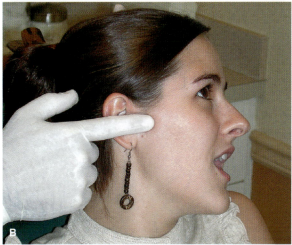

• **Figura 31.2** Avaliação da articulação temporomandibular quanto à sensibilidade e à crepitação. Articulação é palpada lateralmente. **A.** Na posição fechada. **B.** Na posição aberta.

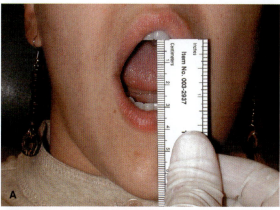

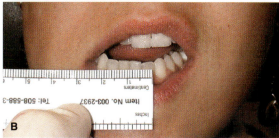

• **Figura 31.3** Mensuração da amplitude de movimento da mandíbula. **A.** Abertura vertical voluntária máxima. **B.** Avaliação do movimento de excursão lateral (deve ser de aproximadamente 10 mm). O movimento da protrusão deve ser semelhante à excursão.

falta de dentes, e as classificações dental e esquelética precisam ser determinadas. O cirurgião-dentista deve observar qualquer relação cêntrica (RC) e discrepância de oclusão cêntrica (OC) ou alteração postural significativa do paciente. Os achados do exame podem ser resumidos em um formulário de avaliação de DTM e incluídos no prontuário do paciente. Em muitos casos, o prontuário precisa ser mais detalhado para documentar adequadamente toda a história e os achados do exame físico coletados anteriormente.

Exames de imagem

Exames de imagem de ATM são úteis no diagnóstico de condições patológicas intra-articulares, ósseas e de tecidos moles. O uso desses exames na avaliação do paciente com DTM deve se basear nos sinais e nos sintomas em vez de uma rotina padronizada de imagens e incidências. Em muitos casos, a radiografia panorâmica fornece a informação adequada, como uma imagem de rastreio na avaliação de DTM. Uma variedade de outras técnicas de imagem disponíveis pode oferecer informações úteis em certos casos.

Radiografia panorâmica

Uma das melhores imagens para avaliação da ATM é a radiografia panorâmica. Essa técnica permite a visualização de ambas as ATM no mesmo filme. Como a técnica panorâmica fornece uma exibição do tipo tomográfico da ATM, ela pode, frequentemente, prover uma avaliação clara da anatomia óssea das superfícies articulares do côndilo mandibular e da fossa glenoide (Figura 31.4), e outras áreas, tais como o processo coronoide, que também podem ser visualizadas.[2] Muitas máquinas estão equipadas para fornecer imagens específicas da mandíbula, enfocando principalmente a área das ATM. Muitas vezes, essas radiografias podem ser realizadas nas posições de boca aberta e fechada.

Tomografia computadorizada

A tomografia computadorizada (TC) fornece uma combinação de pontos de vista tomográficos da articulação, combinada com o aprimoramento computadorizado das imagens dos tecidos duros e moles.[3] Essa técnica permite a avaliação de uma variedade de condições patológicas de ambos os tecidos da articulação. Imagens de TC apresentam a mais exata avaliação em imagem dos componentes ósseos da articulação (Figura 31.5). Os recursos de reconstrução da TC permitem que imagens obtidas em um plano de espaço sejam reconstruídas, para que possam ser avaliadas a partir de um plano diferente. Desse modo, a avaliação da articulação a partir de uma variedade de perspectivas pode ser feita por uma única exposição à radiação.

Tomografia computadorizada de feixe cônico (cone beam)

Recentemente, a tomografia computadorizada de feixe cônico (TCFC) se tornou uma ferramenta de diagnóstico popular entre os cirurgiões-dentistas e cirurgiões bucomaxilofaciais, sobretudo por sua conveniência, exatidão e custo reduzido. TCFC são fundamentadas em aparelhos capazes de proporcionar perspectivas tomográficas com reconstruções tridimensionais do côndilo mandibular e da eminência articular (Figura 31.6). Ao avaliar estruturas ósseas, tem a precisão diagnóstica dos aparelhos de TC convencionais, mas requer muito menos exposição de radiação aos pacientes.[4,5] A grande limitação para a TCFC é que ela não gera imagens diagnósticas das estruturas de tecidos moles.

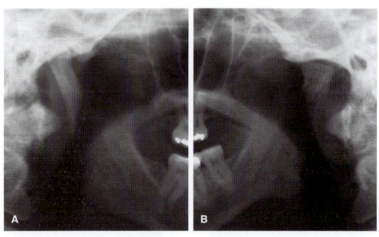

- **Figura 31.4** Imagem panorâmica. **A.** Anatomia normal do côndilo direito. **B.** Alterações degenerativas de côndilo esquerdo por remodelagem.

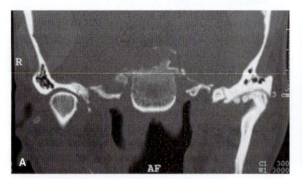 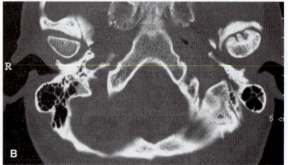

- **Figura 31.5** Tomografia computadorizada. **A.** Imagens coronais ilustram arquitetura normal do côndilo direito (R) com alteração do côndilo esquerdo resultante de uma história de traumatismo. **B.** Vista axial retrata a anatomia alterada do côndilo com relação à articulação contralateral.

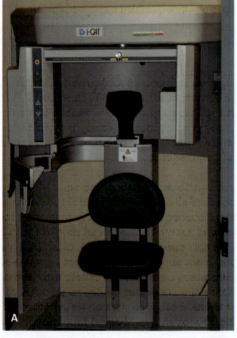 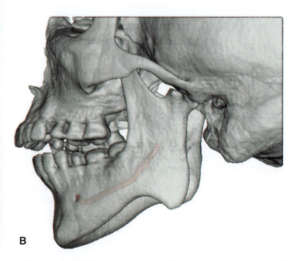

- **Figura 31.6** Tomografia computadorizada de feixe cônico (TCFC). **A.** Tomógrafo TCFC. **B.** Imagem tridimensional de um côndilo remodelado como resultado de uma fratura na infância.

Ressonância magnética

A técnica mais eficaz de diagnóstico por imagem para avaliar tecidos moles da ATM é a ressonância magnética (RM) (Figura 31.7).[6] Essa técnica permite excelentes imagens dos tecidos moles intra-articulares, tornando a RM uma valiosa técnica para avaliar a posição e a morfologia do disco. Imagens de RM podem ser obtidas apresentando a dinâmica da cinemática funcional da articulação, fornecendo informações valiosas sobre os componentes anatômicos dela durante o seu funcionamento. O fato de essa técnica não utilizar radiação ionizante é uma vantagem significativa.

Imagem nuclear

Estudos de medicina nuclear envolvem a injeção intravenosa de tecnécio-99, um isótopo gama emissor que se concentra em áreas de metabolismo ósseo ativo. Aproximadamente 3 horas após a injeção do isótopo, imagens são obtidas utilizando uma câmera gama. Imagens de TC de emissão de fóton único podem então ser usadas para determinar as áreas ativas do metabolismo ósseo (Figura 31.8).[7] Embora essa técnica seja extremamente sensível, as informações obtidas podem ser difíceis de interpretar. Uma vez que alterações ósseas, como degenerações, podem parecer idênticas ao reparo ou regeneração, essa técnica deve ser avaliada com cautela, combinada com os achados clínicos.

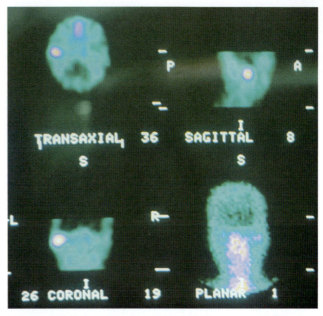

• **Figura 31.8** Tomografia computadorizada por emissão de fóton único (cintigrafia óssea). A área de maior atividade é visível na articulação temporomandibular direita.

Avaliação psicológica

Muitos pacientes com dor e disfunção temporomandibular de longa duração manifestam comportamento de síndrome da dor crônica. Esse complexo pode incluir exagero acentuado dos sintomas e depressão clínica.[8,9] A comorbidade de doença psiquiátrica e disfunção temporomandibular pode chegar a 10 a 20% dos pacientes que procuram tratamento.[10] Um terço desses pacientes está sofrendo de depressão no momento da apresentação inicial, ao passo que mais de dois terços tiveram um episódio depressivo grave em sua história.[11] Transtornos psiquiátricos podem provocar componentes somáticos por meio de hábitos parafuncionais, resultando em distonia e mialgia, e os indivíduos com dor crônica geralmente apresentam maior incidência de transtornos de ansiedade concomitantes.[12-14] As alterações comportamentais associadas à dor e disfunção podem ser obtidas no histórico por meio de perguntas sobre a limitação funcional que resulta dos sintomas do paciente.[15] Se a limitação funcional parecer excessiva em comparação com os sinais clínicos do paciente ou este parecer estar clinicamente deprimido, uma avaliação psicológica adicional pode ser justificada.[16]

Classificação dos distúrbios temporomandibulares

Dor miofascial

Dor e disfunção miofascial (DDM) é a causa mais comum de dor mastigatória e do funcionamento limitado pelos quais os pacientes procuram tratamento e consulta odontológica. A fonte da dor e disfunção é muscular, com músculos mastigatórios desenvolvendo sensibilidade e dor como resultado da função muscular anormal ou hiperatividade. A dor muscular é frequentemente, mas nem sempre, associada ao apertamento diurno ou ao bruxismo noturno. A causa da DDM é multifatorial. Uma das mais comumente aceitas é o bruxismo resultante de estresse e ansiedade, e a oclusão é um fator modificador ou agravante. DDM também pode ocorrer devido a problemas internos nas articulações, tais como distúrbios de deslocamento do disco ou doença articular degenerativa (DAD).

Em geral, pacientes com DDM se queixam de dor difusa, mal localizada e pré-auricular, que também pode envolver outros músculos da mastigação, como o temporal e o pterigóideo medial.

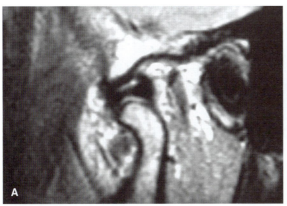
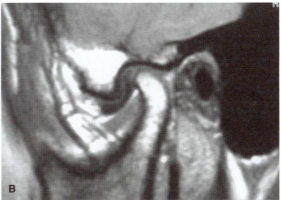

• **Figura 31.7** Imagem por ressonância magnética. **A.** Posicionamento normal do disco articular entre eminência articular e côndilo durante a translação. **B.** Deslocamento anterior do disco sem redução, limitando a amplitude de movimento.

Em pacientes com bruxismo noturno, a dor é frequentemente mais grave pela manhã. Pacientes descrevem diminuição da abertura da mandíbula com dor durante as funções, como a mastigação. Dores de cabeça, geralmente bitemporais no local, também podem estar associadas a esses sintomas. Por causa do papel do estresse, a dor é geralmente mais grave durante períodos de tensão e ansiedade.

O exame do paciente revela sensibilidade difusa da musculatura mastigatória. As ATM frequentemente não são sensíveis à palpação. Na DDM isolada, geralmente não há ruídos articulares. No entanto, como mencionado anteriormente, a DDM pode ser associada a uma variedade de outros problemas articulares comuns, os quais podem produzir outros sinais e sintomas na ATM. A amplitude dos movimentos mandibulares pode estar diminuída. Na verdade, a amplitude de movimento limitada costuma ser mais grave em comparação com um distúrbio interno. Observe também que os dentes frequentemente têm facetas de desgaste. No entanto, a ausência delas não elimina o bruxismo como causa do problema.

Em geral, radiografias das ATM são normais. Alguns pacientes apresentam evidências de alterações degenerativas, tais como contornos de superfície alterados, erosão ou osteófitos. Essas mudanças, no entanto, podem ou não ser associadas ao problema da DDM.

Distúrbios por deslocamento de disco

Em uma ATM atuando normalmente, o côndilo funciona de modo semelhante a uma dobradiça deslizante. Durante a abertura completa, ele não só gira sobre um eixo da dobradiça, mas também translada para a frente, para uma posição próxima da porção inferior da eminência articular (Figura 31.9). Durante o funcionamento, o disco bicôncavo permanece interposicionado entre o côndilo e a fossa articular, com o côndilo permanecendo contra a zona intermédia fina durante todas as fases de abertura e fechamento. Frequentemente os pacientes com dor e disfunção na ATM têm uma relação anormal entre o côndilo, disco e fossa articular. Esse relacionamento anormal é comumente referido como *disfunção interna*. As manifestações clínicas dessas disfunções são variáveis, mas as suas características dependem da gravidade da patologia envolvida. Como resultado, foram desenvolvidos critérios de estadiamento no que diz respeito aos achados clínicos, imaginológicos e cirúrgicos, como visto no Boxe 31.1.[17]

Deslocamento anterior do disco com redução

No deslocamento anterior do disco, este está posicionado anterior e medialmente com relação ao côndilo na posição fechada. Durante a abertura, o côndilo se move sobre a região posterior do disco e retorna eventualmente para a relação normal do côndilo e disco, descansando sobre a zona intermédia fina. Durante o fechamento, o côndilo desliza posteriormente e repousa sobre o tecido retrodiscal, com o disco retornando à posição anterior, deslocada medialmente (Figura 31.10).

Pacientes com estágio I de disfunção interna geralmente não têm sintomas, exceto um pequeno ruído articular. Ruído articular (clique) é comumente ouvido com a abertura, quando o côndilo

• **Boxe 31.1**   Classificação de estadiamento de Wilkes para disfunção interna da articulação temporomandibular.

1. Estágio inicial
 a. *Clínico*: sem sintomas mecânicos significativos, exceto suave clique recíproco; sem dor ou limitação de movimento
 b. *Radiológico*: discreto deslocamento para a frente; bom contorno anatômico do disco; TC normal
 c. *Cirúrgico*: forma anatômica normal; discreto deslocamento anterior; descoordenação passiva (clique)

2. Estágio inicial/intermediário
 a. *Clínico*: poucos episódios iniciais de dor; sensibilidade ocasional da articulação e dores de cabeça temporais; iniciam-se grandes problemas mecânicos; aumento na intensidade do clique
 b. *Radiológico*: discreto deslocamento para a frente; ligeiro espessamento da borda posterior ou início de uma deformidade anatômica do disco; TC normal
 c. *Cirúrgico*: deslocamento anterior; deformidade anatômica precoce (leve espessamento da borda posterior do disco) e área de articulação central bem-definida

3. Estágio intermediário
 a. *Clínico*: múltiplos episódios de dor, sensibilidade de articulações, cefaleia temporal, sintomas mecânicos maiores – captura ou bloqueio intermitente e travamento sustentado, restrição de movimento e função com dor
 b. *Radiológico*: deslocamento anterior com deformidade significativa do disco (de moderado a marcado espessamento da borda posterior) e TC normal
 c. *Cirúrgico*: deformidade acentuada do disco com deslocamento, aderências variáveis e sem alterações de tecido duro

4. Estágio intermediário/avançado
 a. *Clínico*: dor crônica, com dor aguda variável e episódica, cefaleias, restrição de movimento variável e curso ondulante
 b. *Radiológico*: aumento da gravidade com relação ao estágio intermediário, TC anormal e precoces a moderadas alterações degenerativas de tecido duro
 c. *Cirúrgico*: aumento da gravidade sobre estágio intermediário, alterações degenerativas de remodelação de tecido duro de ambas as superfícies de apoio, osteófitos, aderências múltiplas e nenhuma perfuração do disco ou anexos

5. Estágio avançado
 a. *Clínico*: caracterizado por crepitação, sintomas de trituração, dor variável e episódica, restrição crônica de movimento e função com dificuldade
 b. *Radiológico*: deslocamento anterior, perfuração com enchimento simultâneo de espaço articular superior e inferior, defeitos de enchimento, deformidade anatômica do disco e do tecido duro, TC anormal, como descrito, e alterações artríticas degenerativas
 c. *Cirúrgico*: alterações degenerativas grosseiras do disco e dos tecidos duros, perfuração de anexos posteriores, erosões de superfícies de apoio e múltiplas aderências.

TC, tomografia computadorizada.

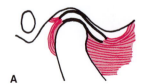 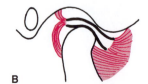 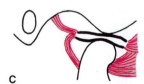

A   B   C

• **Figura 31.9**   Relação entre côndilo e disco normal. **A.** O disco bicôncavo é posicionado entre a fossa e o côndilo na posição fechada. **B.** Quando translada para frente, a estreita zona intermediária permanece com relação consistente com o côndilo. **C.** Posição máxima de abertura.

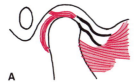 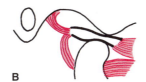 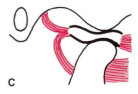

• **Figura 31.10** Deslocamento anterior do disco com redução. **A.** O disco bicôncavo está situado anterior à superfície de articulação do côndilo. Quando o côndilo translada para a frente, eventualmente passa sobre a banda posterior espessa do disco, criando um ruído de clique. **B.** Depois da ocorrência do clique, o disco permanece na relação adequada com o côndilo através do restante do ciclo de abertura. **C.** Posição máxima de abertura. Quando a mandíbula se fecha, a relação entre o côndilo e o disco retorna para a posição, como mostrado em *A*.

se move da zona posterior do disco para uma área côncava fina no meio do disco. Em alguns casos, o ruído de clique pode ser ouvido ou palpado durante o ciclo de fechamento. A abertura máxima pode ser normal ou ligeiramente limitada, com o clique ocorrendo durante o movimento de abertura. Anatomicamente, o clique de abertura corresponde ao disco em redução para uma posição próxima do normal. O de fechamento (clique recíproco) corresponde ao disco falhando em manter a sua posição normal entre a cabeça condilar e a eminência articular, deslizando para a frente para a posição anteriormente deslocada. Pode ocorrer crepitação, em geral, como resultado do movimento articular ao longo de superfícies irregulares. Exame do paciente com estágio II de disfunção interna irá demonstrar ruídos articulares semelhantes, mas também ocorrerá sensibilidade articular. Outros sintomas podem incluir sensibilidade muscular, dores de cabeça temporal ou bloqueio articular transitório.

As imagens obtidas na radiografia simples de ATM em pacientes com deslocamento anterior do disco com redução podem ser normais. Imagens de RM na posição de boca fechada geralmente demonstram o deslocamento anterior do disco, considerando que imagens na posição de boca aberta vão evidenciar a zona intermediária do disco reduzido entre o côndilo e a eminência articular.

Deslocamento anterior do disco sem redução

Neste tipo de disfunção interna, fase III, o deslocamento de disco não pode ser reduzido e, assim, o côndilo é incapaz de se transladar para sua extensão anterior completa, o que impede a abertura máxima e causa desvio da mandíbula para o lado afetado (Figura 31.11).

Nestes pacientes, nenhum clique ocorre porque eles são incapazes de transladar o côndilo sobre a região posterior do disco. Essa falta pode resultar na abertura restrita, desvio para o lado afetado e diminuição das excursões laterais para o lado contralateral. Algumas evidências sugerem que a limitação de movimento pode não ser diretamente relacionada ao deslocamento real do disco, mas, sim, em consequência da aderência do disco à fossa, causando uma restrição da função de deslizamento articular.[18]

A avaliação do deslocamento de disco sem redução utilizando a radiografia simples ou TC irá produzir resultados semelhantes, como no deslocamento anterior do disco com redução. RM geralmente demonstra o deslocamento de disco anteromedial na posição de boca fechada semelhantes aos estágios I e II de Wilkes de disfunções internas. No entanto, nesse distúrbio, imagens obtidas na posição máxima de boca aberta continuam a exibir deslocamento anterior do disco.

Doença articular degenerativa (artrose, osteoartrite)

DAD incluem uma variedade de achados anatômicos, incluindo discos irregulares, perfurados ou gravemente danificados em associação às anormalidades das superfícies articulares, como a formação de osteófitos, erosões ou achatamento de superfície articular (Figura 31.12). Os mecanismos de doenças degenerativas da ATM não são claramente compreendidos, mas são considerados multifatoriais. Conceitos atuais de DAD incorporam três possíveis mecanismos de lesão: (1) traumatismo mecânico direto; (2) lesão por hipoxia/reperfusão; e (3) inflamação neurogênica.[19]

Traumatismo mecânico pode resultar de significante e óbvio traumatismo da articulação ou microtraumatismo devido à excessiva carga mecânica. O alto nível de estresse produzido na articulação pode ocasionar ruptura molecular e geração de radicais livres, com estresse oxidativo resultante e danos intracelulares. Carga em excesso também pode afetar populações de células locais e reduzir a capacidade reparadora da articulação.

A teoria de hipoxia-reperfusão sugere que a excessiva pressão hidrostática intracapsular dentro da ATM pode exceder a pressão de perfusão dos vasos sanguíneos, resultando em hipoxia.

Esse tipo de aumento de pressão intracapsular foi claramente demonstrado em pacientes durante apertamento maxilar e bruxismo.[20] Quando a pressão na articulação é diminuída e a perfusão é restabelecida, os radicais livres são formados e podem interagir com outras substâncias na articulação (p. ex., hemoglobina) para produzir ainda mais danos.

A inflamação neurogênica resulta quando uma variedade de substâncias é liberada de neurônios periféricos. Supõe-se que, em casos de deslocamento do disco, a compressão ou o alongamento de nervos, ricos, no tecido retrodiscal, possa resultar na liberação de neuropeptídios pró-inflamatórios.[19,21] A liberação de citocinas resulta na liberação e ativação de uma variedade de substâncias, incluindo prostaglandinas, leucotrienos e enzimas degradantes da matriz. Esses compostos não têm apenas um papel no processo da

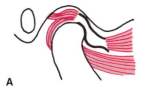 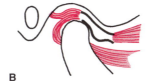 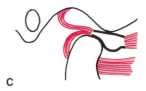

• **Figura 31.11** Deslocamento anterior do disco sem redução. **A.** O disco que tem sido cronicamente deslocado anteriormente é amorfo, em vez da estrutura bicôncava distinta. **B.** Quando o côndilo começa a transladar para frente, o disco permanece anterior ao côndilo. **C.** Na posição de abertura máxima, o tecido discal permanece anterior ao côndilo, com o tecido de fixação posterior interposto entre o côndilo e a fossa.

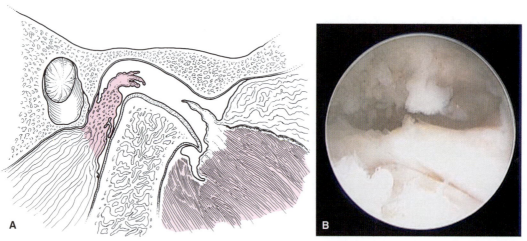

- **Figura 31.12 A.** Doença articular degenerativa demonstra grande perfuração do tecido discal, erosão e achatamento das superfícies articulares do côndilo e da fossa. **B.** Visualização artroscópica de perfuração do disco com a exposição do côndilo no espaço articular superior.

doença, mas também podem servir como marcadores biológicos que ajudam a diagnosticar e, eventualmente, tratar condições patológicas da articulação.[22,23] Deve-se salientar que é impossível predizer a progressão de condições patológicas da articulação.

O diagnóstico de DAD ou osteoartrite é um termo amplo que abrange tanto os estágios Wilkes IV e V das disfunções internas. Pacientes com DAD frequentemente experimentam dor associada a clique ou crepitação localizada diretamente sobre a ATM. Em geral, há uma limitação óbvia de abertura e os sintomas aumentam com a função. Os achados radiográficos são variáveis, mas costumam exibir diminuição do espaço articular, erosões superficiais, osteófitos e achatamento da cabeça condilar. Esses achados podem ser vistos em radiografias panorâmicas e TC. Também pode haver irregularidades na fossa e na eminência articular. A perfuração do disco ou de seus anexos posteriores vai delinear a diferença entre a disfunção interna nos estágios IV e V.

Condições artríticas sistêmicas

Uma variedade de condições artríticas sistêmicas é conhecida por afetar a ATM. A mais comum delas é a artrite reumatoide. Outros processos, como lúpus eritematoso sistêmico, também podem afetar a ATM. Nestes casos, os sintomas são raramente restritos às ATM, e vários outros sinais e sintomas da artrite estão normalmente em outras áreas do corpo.

No caso da artrite reumatoide, o processo inflamatório resulta na proliferação anormal do tecido sinovial, chamada de formação de *pannus* (Figura 31.13).

Sintomas da ATM que resultam da artrite reumatoide podem ocorrer em uma idade mais avançada do que aqueles associados à DAD. Ao contrário da DAD, que geralmente é unilateral, a artrite reumatoide (e outras condições sistêmicas), em geral, afeta as ATM bilateralmente.

Achados radiográficos da ATM inicialmente exibem alterações nos aspectos anteriores e posteriores da cabeça condilar. Tais alterações podem progredir para grandes áreas erodidas que deixam a aparência de um pequeno e pontiagudo côndilo em uma grande fossa articular. Eventualmente, o côndilo inteiro e o colo condilar podem ser destruídos. A destruição dos côndilos bilateralmente pode resultar em perda da altura côndilo-ramo, resultando em contato prematuro dos dentes posteriores e mordida aberta anterior (Figura 31.14). Testes laboratoriais, tais como taxa de sedimentação de eritrócitos e fator reumatoide podem ser úteis para confirmar o diagnóstico de artrite reumatoide.

Deslocamento (luxação) recidivante crônico

Deslocamento da ATM ocorre frequentemente e é causada por hipermobilidade mandibular. Subluxação é um deslocamento do côndilo, que é autorreduzível e geralmente não requer qualquer

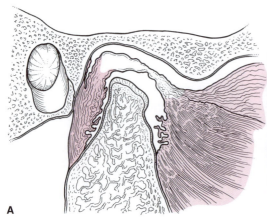
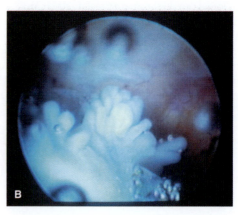

- **Figura 31.13 A.** Mudanças observadas na artrite reumatoide da articulação temporomandibular. Essas alterações incluem proliferação do tecido sinovial, criando áreas de reabsorção anterior e posterior do côndilo. Irregularidades no tecido discal e superfície articular do côndilo podem ocorrer eventualmente. **B.** Vista artroscópica da hiperplasia sinovial.

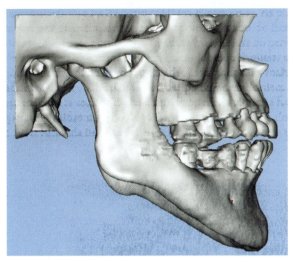

• **Figura 31.14** Reconstrução tridimensional de uma tomografia computadorizada de feixe cônico mostra mordida aberta anterior como resultado da perda de altura côndilo-ramo causada por doença articular degenerativa.

tratamento. Uma condição mais grave ocorre quando o côndilo mandibular translada anteriormente à frente da eminência articular e fica bloqueado nesta posição (Figura 31.15). A luxação pode ser unilateral ou bilateral e ocorrer espontaneamente, depois de abrir a boca amplamente, tais como durante um bocejo, ao comer, ou em um procedimento odontológico.

A luxação do côndilo mandibular que persiste por mais de alguns segundos, geralmente torna-se dolorosa e é frequentemente associada aos espasmos musculares graves. Caso haja luxação, ela deve ser reduzida assim que possível. Esta redução é realizada aplicando-se pressão para baixo em dentes posteriores e pressão ascendente sobre o queixo, acompanhada pelo deslocamento posterior da mandíbula. Geralmente, a redução não é difícil. No entanto, espasmos musculares podem impedir a redução simples, particularmente quando a luxação não pode ser reduzida imediatamente. Nestes casos, faz-se necessária a anestesia do nervo auriculotemporal e dos músculos da mastigação. Sedação para reduzir a ansiedade do paciente e oferecer relaxamento muscular também pode ser indicada. Após a redução, o paciente deve ser instruído a restringir a abertura mandibular por 2 a 4 semanas. Calor úmido e anti-inflamatórios não esteroides (AINEs) também são úteis no controle da dor e da inflamação.

Anquilose

Anquilose intracapsular

A anquilose intracapsular ou fusão da articulação causa redução da abertura mandibular, que varia de redução parcial no funcionamento à imobilidade completa da mandíbula. A anquilose intracapsular resulta de uma fusão entre o côndilo, disco e fossa articular e tem como resultado a formação de tecido fibroso, fusão óssea, ou uma combinação de ambos (Figura 31.16). A causa mais comum de anquilose envolve macrotraumatismo, mais frequentemente associado à fratura condilar. Outras causas de anquilose incluem tratamento cirúrgico anterior que resulta em cicatrizes e, em casos raros, infecções.

A avaliação do paciente revela grave restrição de abertura máxima, desvio para o lado afetado e diminuição das excursões laterais para o lado contralateral. Se a anquilose for principalmente resultado de fibrose tecidual, a mobilidade da mandíbula será maior do que se a anquilose resultar de fusão óssea.

A avaliação radiográfica revela superfícies articulares do côndilo e fossa irregulares, com graus variados de conexão calcificada entre estas superfícies articulares.

Anquilose extracapsular

Anquilose extracapsular geralmente envolve o processo coronoide e o músculo temporal. Causas frequentes de anquilose extracapsular são alargamento do processo coronoide, ou hiperplasia, e traumatismo na área do arco zigomático (Figura 31.17). Infecção em torno do músculo temporal também pode produzir anquilose extracapsular.

Os pacientes inicialmente têm limitação de abertura e desvio para o lado afetado. Nesses casos, a restrição completa da abertura é rara e movimentos laterais e de protrusão limitados podem geralmente ser executados, indicando a ausência de anquilose intracapsular. A radiografia panorâmica costuma apresentar o alongamento do processo coronoide. Uma radiografia do submento-vértix ou TCFC pode ser útil em demonstrar uma fratura no arco zigomático ou complexo zigomaticomaxilar.

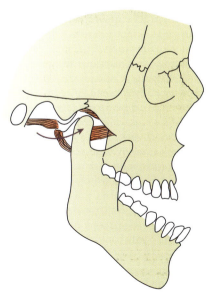

• **Figura 31.15** Hipermobilidade da articulação, permitindo o deslocamento do côndilo anteriormente à eminência articular.

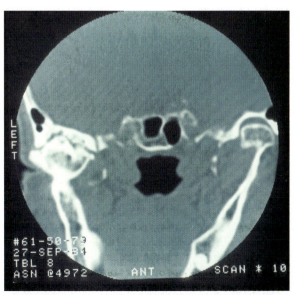

• **Figura 31.16** Anquilose óssea. Tomografia computadorizada ilustra a fusão óssea parcial do côndilo e fossa glenoide.

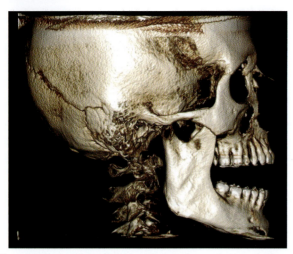

• **Figura 31.17** Anquilose extracapsular resultante da hiperplasia coronoide. Alongamento do processo coronoide resultante do impacto contra a face posterior da maxila, durante a abertura, limitando a amplitude de movimento mandibular.

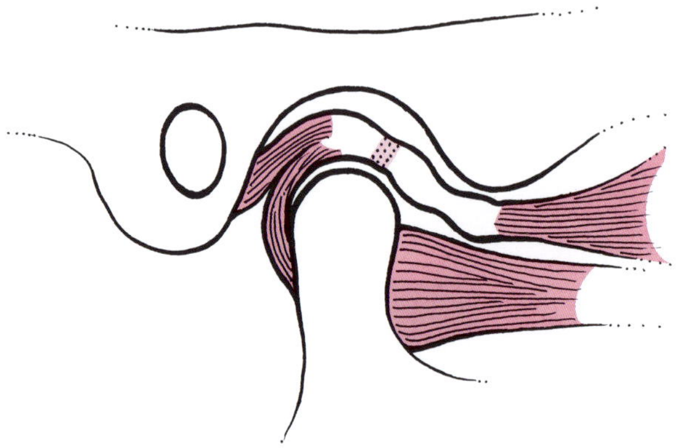

• **Figura 31.18** Um disco deslocado anteriormente resulta em estresse sobre o tecido retrodiscal. Fibrose subsequente proporciona adaptação, produzindo um interposicionamento funcional do disco, embora anatomicamente diferente.

Neoplasia

Neoplasias na ATM são raras e podem, ocasionalmente, resultar em restrição de abertura e dor nas articulações. Tumores na ATM têm como consequência um relacionamento anormal do côndilo e fossa ou uma anquilose intracapsular. Uma discussão completa dos processos neoplásicos conhecidos da área de ATM está além do escopo deste capítulo.

Infecções

Infecções na região da ATM são raras, mesmo em caso de traumatismo ou intervenção cirúrgica. Em diversos países em desenvolvimento, nos quais a terapia antibiótica de infecções da orelha média pode não estar disponível, a extensão de processos infecciosos pode, ocasionalmente, envolver a ATM e resultar em anquilose intracapsular.

Tratamento reversível

Embora a causa da dor e da disfunção da articulação temporomandibular possa ter várias fontes diferentes, o tratamento inicial visa frequentemente aos métodos não cirúrgicos de reduzir a dor e o desconforto, diminuindo a inflamação nos músculos e nas articulações e melhorando o funcionamento da mandíbula. Em alguns casos, como na anquilose ou na degeneração articular grave, o tratamento cirúrgico pode ser a terapia inicial preferida. No entanto, na maioria dos casos – incluindo DDM, transtorno de deslocamento de disco e doenças degenerativas e artríticas sistêmicas – uma fase de tratamento não cirúrgica reversível pode proporcionar redução significativa da dor e melhora da função. A maioria dos pacientes com DDM e disfunções internas melhora sem qualquer tipo de tratamento invasivo ou a longo prazo. No caso de deslocamento anterior do disco sem redução (ou seja, travamento), a maioria dos pacientes experimenta uma progressão gradual de aumento da abertura de boca e diminuição do desconforto sem um tratamento extenso. Isto é aparentemente o resultado da adaptação fisiológica e anatômica do tecido dentro da articulação. Parece que, em muitos indivíduos, o tecido de inserção posterior sofre adaptação fibrosa e adequadamente serve como tecido de interposicionamento entre o côndilo e a fossa articular.[24] Essa adaptação é frequentemente denominada *adaptação em pseudodisco* (Figura 31.18). A formação em pseudodisco, combinada com outras capacidades de cicatrização da articulação, é provavelmente responsável pela melhora clínica em muitos pacientes.

Orientação ao paciente

O primeiro passo ao envolver pacientes em seu próprio tratamento é torná-los cientes da condição patológica que está causando a sua dor e a disfunção, bem como descrever o prognóstico ou possível progressão da sua dor e disfunção. Muitos problemas de dor e disfunção da mastigação estabilizam ou melhoram com a terapia conservadora, apesar das preocupações dos pacientes de que podem estar continuamente em um curso de deterioração. No caso de um paciente com DDM, uma explicação precisa e confiante deve tentar assegurar-lhe que, em geral, a dor muscular melhora com tratamento mínimo. O profissional deve explicar também que, embora os sintomas possam ocorrer na ocasião, eles geralmente são controlados com o tratamento (descrito mais adiante neste capítulo).

Em alguns casos, como em DAD, o paciente deve estar ciente do longo prazo para resultados deste problema. Sinais de aviso de mais deterioração, incluindo aumento de dor, limitação de movimento e maior ruído articular devem ser enfatizados ao paciente.

Indivíduos que têm uma consciência sobre os fatores associados à sua dor e disfunção podem participar ativamente em sua própria recuperação. Muitas vezes a dor miofascial resulta de hábitos parafuncionais ou hiperatividade muscular decorrentes de estresse e ansiedade. Os pacientes que estão a par desses fatores são capazes de controlar sua atividade e, assim, reduzir o desconforto e melhorar a função. Dispositivos de *biofeedback* fornecem informações a fim de ajudá-los a controlar sua atividade muscular. Por exemplo, dados de eletrodos de superfície sobre o músculo masseter ou temporal podem ser usados para indicar o ato de apertar a mandíbula ou ranger durante a atividade diurna.[25] Registros eletromiográficos também podem ser úteis na avaliação de bruxismo noturno e dor associada, bem como usados para monitorar a eficácia da terapia com órtese e medicação para controlar a hiperatividade muscular. Outros métodos de controle de estresse, tais como exercício físico, redução da exposição a situações estressantes e aconselhamento psicológico também podem ser explorados. Quando o paciente se torna consciente da relação entre ações pessoais e os sintomas de dor e disfunção, o comportamento pode ser alterado.

Modificação da dieta combinada com rotinas de exercícios em casa também são uma parte importante do processo educativo do paciente. Aqueles que experimentam dor ou disfunção temporomandibular frequentemente acham que estas se tornam mais intensas ao mastigar alimentos duros. A alteração temporária da dieta para uma consistência mais macia pode resultar em uma redução significativa dos sintomas. Uma progressão gradual para a dieta normal durante um período de 6 semanas pode ser suficiente para reduzir os sintomas articulares ou musculares. Fatores agravantes, incluindo a mastigação de chiclete, unhas ou gelo devem ser revistos, e a interrupção ou limitação destas atividades deve ser incentivada.

Medicação

A terapia farmacológica é um aspecto importante do tratamento não cirúrgico de DTM. Medicamentos normalmente usados no tratamento de DTM incluem AINEs, ocasionalmente, analgésicos mais fortes, relaxantes musculares e antidepressivos.

Os AINEs não só reduzem a inflamação, mas também têm excelente ação analgésica. Categorias de AINEs incluem derivados do ácido propiônico (ibuprofeno, naproxeno), salicilatos (ácido acetilsalicílico, diflunisal) e compostos de ácido acético (indometacina, sulindaco). Esses medicamentos podem ser eficazes na redução da inflamação nos músculos e nas articulações e, na maioria dos casos, proporcionar alívio satisfatório da dor. Eles não estão associados aos problemas de dependência, e o seu uso como analgésicos é fortemente preferível a medicamentos entorpecentes. A dosagem dos AINEs é mais eficaz quando administrados regulados por horário, em vez de um esquema dor-dependente. Pacientes devem ser instruídos a tomar o medicamento regularmente, obtendo um nível sanguíneo adequado que, então, deve ser mantido por um período mínimo de 7 a 14 dias. Desse modo, é possível tentar descontinuar ou reduzir gradualmente o medicamento.

Os inibidores da ciclo-oxigenase-2 (COX-2), como o celecoxibe, ganharam popularidade no tratamento da inflamação e dor. Prostaglandinas produzidas pela atividade da COX-1 parecem ser necessárias para a função fisiológica normal, considerando que aquelas produzidas pela ativação da COX-2 medeiam a dor e a inflamação. Os inibidores de COX-2 têm como função reduzir a dor e a inflamação sem afetar as funções dependentes de prostaglandina. Alguns inibidores de COX-2 têm sido associados ao potencial para efeitos colaterais significativos, incluindo complicações cardíacas, e devem ser usados com o cuidado adequado; o paciente deve ser monitorado de perto. Consulta com o médico do paciente pode ser justificada.

Medicamentos analgésicos para pacientes com distúrbios da ATM podem variar de paracetamol a narcóticos potentes. Um importante princípio do tratamento para toda dor e disfunção é lembrar que o problema pode ser crônico e que a medicação tende a produzir dependência a longo prazo. Por causa dos efeitos depressivos e sedativos dos narcóticos e seu potencial para a dependência, estes medicamentos devem ser restritos para uso a curto prazo para os episódios de dor aguda, grave ou no pós-operatório. Em tais casos, medicamentos como paracetamol com codeína (ou tramadol) ou oxicodona devem ser suficientes. Se possível, esse medicamento não deve ser usado por mais de 10 dias a 2 semanas.

Relaxantes musculares podem fornecer melhora significativa na função da mandíbula e alívio da dor mastigatória, por meio do controle da distonia. No entanto, relaxantes musculares têm um significativo potencial para depressão e sedação e podem gerar dependência a longo prazo. Em muitos pacientes com dor aguda ou exacerbação de hiperatividade muscular, considera-se indicar relaxantes musculares por curtos períodos, tais como 10 dias a 2 semanas. Deve ser utilizada a menor dose eficaz. Diazepam, carisoprodol, ciclobenzaprina e tizanidina são exemplos de relaxantes musculares comumente utilizados. Terapia farmacológica, em geral, fornece alívio adequado dos sintomas musculares em pacientes com DTM.

Antidepressivos, mais comumente antidepressivos tricíclicos usados em doses baixas, parecem ser úteis no tratamento de indivíduos com dor crônica.[26,27] Antidepressivos tricíclicos impedem a recaptação de neurotransmissores amina, como serotonina e norepinefrina, causando uma inibição da transmissão da dor. Recentemente, evidências indicaram que esses antidepressivos podem ser eficazes em diminuir o bruxismo noturno.[28,29] Parece que este problema seja, em parte, resultado da ruptura dos padrões normais do sono. Amitriptilina usada em pequenas doses (10 a 25 mg ao deitar) pode melhorar os padrões do sono, diminuir o bruxismo e as dores muscular e articular.

Medicamentos que devem ser administrados através de injeção ocasionalmente podem ser úteis no controle da inflamação e dores musculares e articulares. Recentemente, o uso de toxina botulínica A se mostrou promissor na diminuição da hiperatividade muscular mastigatória.[30,31] Toxina botulínica é uma neurotoxina produzida pela bactéria *Clostridium botulinum*. Essa neurotoxina produz um efeito paralisante sobre os músculos, inibindo a liberação de acetilcolina na junção neuromuscular. Em doses muito baixas, a toxina botulínica pode ser administrada com segurança por injeção diretamente na área afetada do músculo, diminuindo a atividade de contração muscular e a dor associada (Figura 31.19). O efeito da toxina botulínica é temporário, muitas vezes durando vários meses. Em muitos casos, a injeção da toxina botulínica deve ser repetida para obter alívio da dor a longo prazo.

A injeção de anestésico local combinado com esteroides no tendão do músculo temporal e na articulação tem demonstrado ser uma maneira eficaz de diminuir a dor e a inflamação. Tendinite em áreas, como a inserção do tendão temporal ao longo do ramo ascendente e processo coronoide, frequentemente responde favoravelmente a essas injeções. O anestésico local fornece alívio temporário da dor, e os esteroides exercem seus efeitos por meio da inibição de citocinas inflamatórias.[32] No entanto, é preciso ter cuidado, pois injeções intramusculares repetidas podem resultar em fibrose. Algum debate está em curso sobre os efeitos a longo prazo de esteroides na articulação e a possibilidade de promover a degeneração pode estar associada à injeção destes.[33] Outras pesquisas nessa área são necessárias.

Fisioterapia

A fisioterapia pode ser útil no tratamento de pacientes com disfunção e dor na articulação temporomandibular. Uma variedade de técnicas tem sido usada com sucesso como terapia adjuvante para

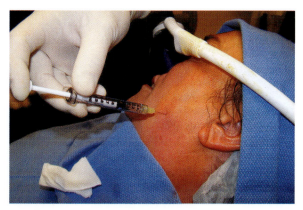

• **Figura 31.19** Infiltração de toxina botulínica nos músculos da mastigação.

o tratamento da disfunção temporomandibular. As modalidades mais comumente utilizadas incluem uma gama de exercícios de movimento, treinamento de relaxamento, ultrassom, pulverizador, alongamento e massagem de pressão.[34,35]

Embora o paciente seja geralmente encorajado a reduzir a carga funcional colocada sobre a articulação e os músculos, é importante lembrar que maximizar a amplitude do movimento também é um aspecto importante do tratamento de todos os DTM.[36] Limitar a gama de movimentos mandibulares pode ocasionar problemas na ATM e nos músculos da mastigação. A falta de mobilidade pode diminuir a lubrificação da articulação por intermédio de alterações na membrana sinovial e contribuir para as alterações degenerativas das superfícies articulares. Movimento muscular limitado pode resultar em um aumento na dor, restrição de movimento ainda maior e fibrose. Inicialmente, a fisioterapia é realizada por meio de um programa domiciliar, com exercícios que incluem alongamentos suaves realizados dentro da tolerância à dor por meio de abertura passiva ou rotinas de exercício ativo. Estabelecer um padrão de referência é um recurso valioso para avaliar o progresso e pode ser mensurado pelo número de dedos posicionados entre as bordas incisais ou por uma régua plástica descartável. Métodos simples para terapia passiva incluem alongamento exercendo um efeito de tesoura com o dedo polegar e o indicador ou aumento da distância entre os abaixadores de língua colocados entre as arcadas dentárias superior e inferior (Figura 31.20). A força é exercida até que seja percebida resistência ou dor e, então, é mantida por alguns segundos. Existem também aparelhos disponíveis que fornecem métodos simples e fáceis para melhorar a mobilidade da mandíbula por meio de exercício passivo. A consulta com um fisioterapeuta pode ser necessária para fornecer um esquema a fim de auxiliar na superação da imobilização persistente.[37,38]

O treinamento de relaxamento, embora não seja fisioterapia em sentido estrito, pode ser eficaz em reduzir os sintomas causados por hiperatividade e dor muscular. Durante a fase educativa, os pacientes devem estar cientes da contribuição do estresse e da hiperatividade muscular para a dor. As técnicas de relaxamento podem ser usadas a fim de reduzir esses efeitos. O monitoramento eletromiográfico da atividade muscular pode ser usado como uma ferramenta eficaz de ensino, fornecendo *feedback* instantâneo, demonstrando a terapia de relaxamento, a redução da hiperatividade muscular e a resultante melhora nos sintomas de dor.

A ultrassonografia é uma maneira eficaz de aquecimento dos tecidos através de ondas ultrassônicas, que alteram o fluxo sanguíneo e a atividade metabólica em um nível mais profundo do que o fornecido por simples aplicações de calor úmido em superfícies.[39] O efeito de aquecimento tecidual ultrassônico teoricamente está relacionado com o aumento da temperatura do tecido, aumento da circulação, aumento da absorção de subprodutos metabólicos dolorosos e a ruptura das ligações cruzadas do colágeno (*cross-linking*), que pode afetar a formação de aderência. Todos estes efeitos podem resultar em uma movimentação mais confortável dos músculos e uma maior amplitude dos movimentos. Além disso, a inflamação intra-articular também pode ser reduzida com aplicações ultrassônicas. Tratamentos ultrassônicos são geralmente realizados por um fisioterapeuta em combinação com outras modalidades de tratamento.

O método *spray* e alongamento é eficaz para melhorar a amplitude de movimento. A teoria por trás do *spray* e alongamento é o conceito de que estimulação cutânea superficial significativa pode produzir um efeito de sobreposição ou atraso da informação dolorosa que se origina nos músculos e nas articulações.[40] Pulverizando um material refrigerante como o fluorometano sobre a superfície lateral da face, os músculos da mastigação podem ser passiva ou ativamente esticados com um nível reduzido de dor.

Massagem com técnica de fricção consiste no uso de pressão cutânea firme, suficiente para produzir um determinado grau de isquemia transitória. Esta isquemia e a hiperemia resultantes têm sido descritas como um método para a inativação de pontos de gatilho, que são áreas responsáveis pela dor referida aos músculos da cabeça e do pescoço.[41] Frequentemente, esta técnica pode ser aplicada na ruptura de pequenas aderências do tecido conjuntivo fibroso que podem se desenvolver nos músculos durante a cicatrização após a cirurgia ou lesão, ou como resultado de encurtamento muscular prolongado devido à restrição do movimento.

Os fisioterapeutas e outros profissionais algumas vezes utilizam a estimulação nervosa elétrica transcutânea (TENS) para proporcionar alívio da dor crônica dos pacientes, quando outras técnicas têm sido incapazes de eliminar ou reduzir os sintomas dolorosos. O mecanismo exato de atuação da TENS não está claramente compreendido. Inicialmente, a técnica se baseava no conceito de que a estimulação de uma fibra nervosa superficial com TENS pode ser responsável pela inativação dos estímulos dolorosos em estruturas, como os músculos mastigatórios e as ATMs. Curiosamente, muitos pacientes que utilizam a TENS experimentam alívio da dor com duração maior do que o tempo em que o uso do dispositivo é realmente aplicado. Isso pode ser resultado da liberação de compostos endógenos de endorfina, que fornecem períodos prolongados de redução da dor.

Cada uma das modalidades da fisioterapia pode ser útil na redução da dor na ATM e no aumento da amplitude de movimento. O custo reduzido da fisioterapia em comparação a outros tratamentos médicos, a probabilidade de que ocorra algum benefício e o risco mínimo associado a essas técnicas são argumentos fortes para uso frequente de fisioterapia no tratamento de pacientes com DTM.

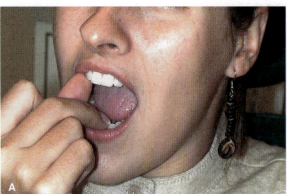 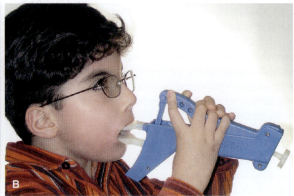

• **Figura 31.20** Exercício para a mandíbula. **A.** Alongamento passivo aplicado por meio do movimento de tesoura entre o dedo polegar e o indicador. **B.** Fisioterapia com aparelho Therabite® para aumentar a amplitude de movimento da mandíbula.

Terapia com órteses

Órteses de oclusão são geralmente consideradas parte da fase de tratamento conservador ou reversível no tratamento de pacientes com DTM. Os tipos de órtese variam; no entanto, a maioria das órteses pode ser classificada em três grupos distintos: (1) órteses de autorreposicionamento, (2) órteses de reposicionamento anterior e (3) reprogramadores musculares.

Órteses de autorreposicionamento

As órteses de autorreposicionamento também são chamadas de *órteses de orientação anterior*, *órteses de reposicionamento superior* ou *órteses musculares*. As órteses são mais frequentemente usadas para tratar problemas musculares ou eliminar a dor na ATM quando nenhuma disfunção interna específica ou outra condição patológica óbvia possa ser identificada. No entanto, essas órteses podem ser utilizadas em alguns casos, como no deslocamento anterior de disco ou DAD, em uma tentativa de aliviar ou reduzir a força aplicada diretamente sobre a área da ATM. Essas órteses são projetadas para fornecer uma superfície plana de contato em todas as áreas de oclusão. A órtese oferece contato da arcada completa sem interferência de trabalho ou balanceamento e sem rampas ou interdigitações que forçariam a mandíbula a funcionar em uma posição específica de oclusão (Figura 31.21). Essa órtese permite que o paciente encontre uma posição confortável para o músculo e a articulação sem influência excessiva da oclusão. Nitzan demonstrou que órteses corretamente projetadas podem ser eficazes na redução da pressão intra-articular.[20] Um exemplo deste tipo de órtese seria em um paciente com má oclusão de classe II e significativa retração que continuamente busca posturas anteriores para obter contato incisivo durante a mastigação.

Muitos desses pacientes se queixam de sintomas musculares e descrevem um sentimento que não tem uma relação consistente e repetida da mordida. Usar uma órtese de autorreposicionamento permite o contato da arcada completa com os côndilos na posição retraída mais posterior, que frequentemente resulta na redução dos sintomas musculares e articulares.

Órteses de reposicionamento anterior

Órteses de reposicionamento anterior são construídas para que um efeito de "rampa" anterior force a mandíbula a funcionar em posição de protrusão (Figura 31.22). Esse tipo de órtese é mais útil em fornecer alívio temporário e, em casos raros, cura a longo prazo para o deslocamento anterior do disco com redução. Em tais situações, a posição anterior é determinada pela protrusão da mandíbula necessária para produzir as relações adequadas entre o disco e o côndilo (após a ocorrência do clique de protrusão ou de abertura).

Em geral, a órtese é usada 24 horas por dia, durante vários meses. Teoricamente, depois que o disco é reposicionado durante um longo período, os ligamentos posteriores podem encurtar e manter o disco na relação apropriada com o côndilo. Apesar das expectativas teóricas, essas órteses são geralmente ineficazes em manter uma redução permanente do disco deslocado. No entanto, mesmo quando as órteses não são curativas, elas frequentemente fornecem alívio significativo do desconforto nas fases agudas da disfunção de ATM.

Reprogramadores musculares

Órteses que não incluam dentes posteriores são frequentemente referidas como reprogramadores musculares (Figura 31.23A). Elas demonstraram diminuir a atividade muscular, especialmente em pacientes com

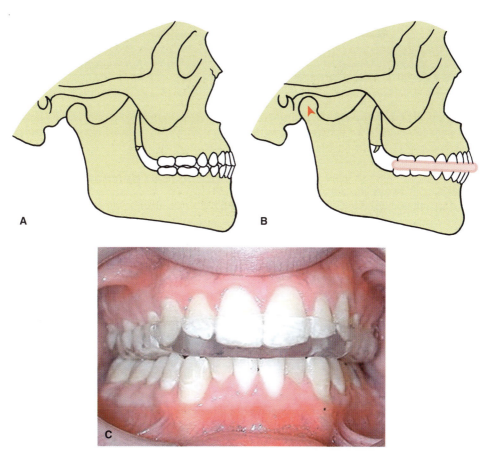

• **Figura 31.21** Órtese de autorreposicionamento. **A.** Interdigitação máxima obtida com côndilo ligeiramente para baixo e para frente. **B.** Reposicionamento da mandíbula por meio da eliminação da interdigitação forçada de dentes resulta em reposicionamento posterior e superior do côndilo. **C.** Imagem clínica da placa oclusal.

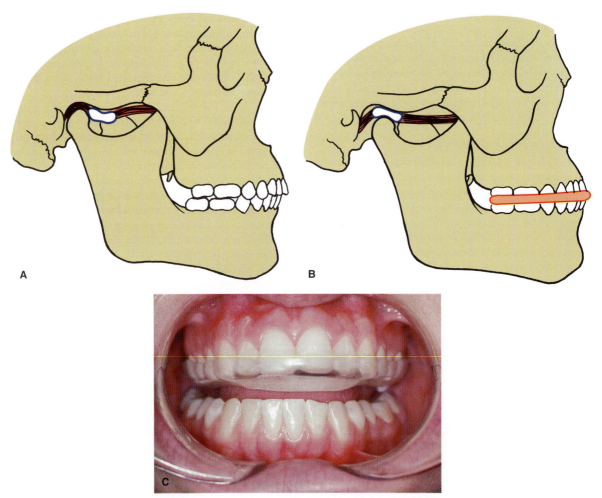

- **Figura 31.22** Órtese de reposicionamento anterior. **A.** Disco articular deslocado anteriormente. **B.** Interposição de disco entre o côndilo e a eminência articular, com órtese de reposicionamento anterior. A posição anterior da mandíbula permite a função com o côndilo em uma relação adequada com o disco. **C.** Imagem clínica da órtese de reposicionamento anterior.

suspeita de bruxismo noturno.[42,43] Em teoria, isso pode reduzir a dor miofascial e permitir melhores resultados com o alongamento passivo e outras modalidades de fisioterapia em pacientes com limitação da abertura da boca relacionada com os músculos da mastigação.

O cirurgião-dentista deve estar ciente de que a oclusão contra um reprogramador muscular resulta no carregamento do côndilo, portanto não deve ser usado em pacientes com dor intra-articular com carga oclusal. Além disso, o uso crônico pode resultar em supraerupção dos dentes posteriores devido à falta de contato oclusal, resultando em uma mordida aberta anterior. Como resultado, deve-se usar um reprogramador por apenas 6 a 8 horas por dia para minimizar o risco de alterações oclusais ou adicionar cobertura dos dentes posteriores que é deixada fora da oclusão (Figura 31.23B).

Curiosamente, há duas ocasiões adicionais em que um aparelho somente anterior pode resultar em uma mordida aberta anterior. A primeira é quando o paciente tem uma discrepância de OC/RC não diagnosticada. O uso do aparelho pode resultar no fechamento dos músculos pterigóideos laterais, o que poderia fazer com que os côndilos permanecessem em uma posição mais RC. A chave para administrar esta situação é informar ao paciente antes do tempo que isso pode ocorrer e que a discrepância de OC/RC provavelmente está contribuindo para sua dor muscular. Nessa situação, a mordida aberta recém-adquirida deve ser tratada com equilíbrio oclusal ou ortodontia combinada com cirurgia ortognática.

A última situação em que uma mordida aberta anterior pode ocorrer é quando o reprogramador é fabricado para incluir apenas os incisivos centrais. A força isolada pode causar intrusão dos dentes anteriores. Para evitar esse problema, a órtese deve incluir os caninos e incisivos.

Modificação permanente da oclusão

Após a conclusão do tratamento reversível, muitos pacientes podem ser candidatos à modificação permanente da oclusão. Essa modificação permanente parece ser mais apropriada quando pacientes tiveram melhora significativa na função mastigatória e redução da dor como resultado de alteração temporária da posição de oclusão com uso de órtese. Modificação permanente da oclusão pode incluir equilíbrio da oclusão, restauração com prótese, ortodontia e cirurgia ortognática. Embora a relação entre anormalidades de oclusão e DTM não seja clara, parece que a modificação permanente de oclusão em pacientes indicados pode oferecer melhora nos sintomas de dor e disfunção a longo prazo.

Cirurgia da articulação temporomandibular

Embora muitos pacientes com condições patológicas internas da articulação melhorem com o tratamento não cirúrgico reversível, alguns eventualmente necessitam de intervenção cirúrgica para melhorar a função mastigatória e diminuir a dor. Várias técnicas estão disponíveis atualmente para correção de uma variedade de distúrbios da ATM.

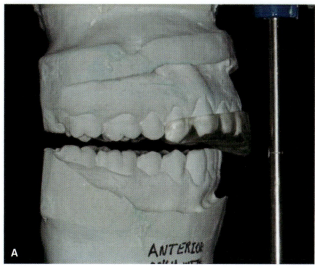 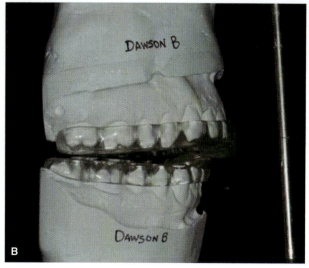

• **Figura 31.23** Reprogramador muscular. **A.** Aparelho anterior canino-canino. **B.** Reprogramador modificado com cobertura oclusal para evitar a supraerupção dos dentes posteriores.

Artrocentese

Artrocentese é uma técnica minimamente invasiva que envolve a colocação de peças (agulhas ou cânulas pequenas) no interior da ATM para lavagem da articulação e rompimento de pequenas aderências. A maioria dos pacientes submetidos à artrocentese o faz com sedação intravenosa e bloqueio do nervo auriculotemporal. Várias técnicas foram descritas para artrocentese de ATM.[17,41] O método mais comum consiste inicialmente em colocar uma agulha no espaço articular superior (Figura 31.24). Uma pequena quantidade de solução de lactato de Ringer é injetada para distender o espaço articular e liberar pequenas aderências que podem limitar a mobilidade do disco. Com a articulação distendida, uma segunda agulha é colocada no espaço articular superior, permitindo a lavagem completa com maiores quantidades de líquido (aproximadamente 200 mℓ).

Durante a artrocentese, a mandíbula pode ser manipulada suavemente. Na conclusão do procedimento, esteroides, anestesia local ou uma combinação de ambos podem ser injetados no espaço articular antes que as agulhas sejam retiradas. Desconforto após o procedimento é tratado com analgésicos leves ou AINEs. Algum tipo de regime de exercícios ou fisioterapia deve ser realizado durante o período de recuperação.

Muitos tipos de condições patológicas internas da articulação parecem responder bem à artrocentese. O uso mais comum parece ser em pacientes com deslocamento anterior do disco sem redução. Tratamento parece ser eficaz, com resultados semelhantes ou melhores do que outros tipos de procedimentos cirúrgicos por via artroscópica ou abertos. Nitzan demonstrou que a artrocentese produziu melhoria significativa na abertura incisal e redução da dor em pacientes com travamento persistente e grave.[41]

O sucesso visto com artrocentese tem várias explicações possíveis. Quando ocorre o deslocamento do disco, pode desenvolver-se pressão negativa dentro da articulação, causando um efeito de "ventosa" entre o disco e a fossa articular. Distender a articulação obviamente elimina a pressão negativa. Em alguns casos de deslocamento cronificado do disco, alguma adesão pode se desenvolver entre este e a fossa articular. Com artrocentese, a distensão sob pressão pode liberar estas aderências. Constrição capsular pode ocorrer como resultado de hipomobilidade conjunta e ser alongada com a pressão de distensão. Finalmente, é possível o acúmulo de alguns dos mediadores químicos descritos anteriormente. A simples ação de lavagem da articulação elimina ou diminui fatores bioquímicos, que contribuem para a inflamação e a dor.

Artroscopia

A cirurgia artroscópica tornou-se um dos mais populares e eficazes métodos de diagnóstico e tratamento dos distúrbios da ATM.[44] A técnica envolve a colocação de uma pequena cânula no espaço articular superior, seguido da inserção de um artroscópio para permitir a visualização direta de todos os aspectos da fossa glenoide, espaço articular superior e o aspecto superior do disco. Avaliação artroscópica permite ao cirurgião-dentista a visualização da articulação e, portanto, contribui para o diagnóstico da condição patológica interna dela. Lise de aderências e lavagem da articulação também são realizados.

Técnicas operatórias artroscópicas mais sofisticadas foram desenvolvidas, aumentando a capacidade do cirurgião-dentista para corrigir uma variedade de distúrbios intracapsulares. As técnicas cirúrgicas atuais normalmente envolvem a colocação de pelo menos duas cânulas no espaço articular superior. Uma cânula é usada

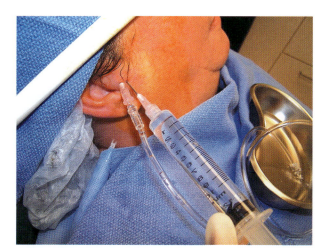

• **Figura 31.24** Artrocentese. Acesso ao espaço articular superior paralelamente ao meato acústico externo para permitir a lavagem e lise de pequenas aderências.

para a visualização do processo com o artroscópio, enquanto os instrumentais são colocados através da outra cânula para permitir a instrumentação na articulação (Figura 31.25). Instrumentação utilizada através da cânula de trabalho inclui pinça, tesoura, suturas, agulhas de medicação, sondas de cauterização e instrumentação motorizada, tais como brocas e raspadores. Fibras a *laser* também podem ser usadas para eliminar as aderências, tecido inflamado e incisar o tecido dentro da articulação. Manipulação de disco, liberação da inserção do disco, cauterização de banda posterior e técnicas de sutura foram desenvolvidas na tentativa de reposicionar ou estabilizar discos deslocados.[45] Embora pareça que as tentativas de reposicionar discos deslocados não resultem na sua restauração à posição anatômica normal, os pacientes submetidos a este tipo de tratamento parecem ter significativa melhora clínica após a cirurgia artroscópica.[46]

Defendeu-se a cirurgia artroscópica para tratamento de uma variedade de distúrbios da ATM, incluindo distúrbios internos, hipomobilidade como resultado de fibrose ou aderências, DAD e hipermobilidade. A remoção de discos com perfurações grosseiras pode ser realizada com o artroscópio, preservando o tecido sinovial envolvente para lubrificação.[47] A eficácia do tratamento artroscópico parece similar à dos procedimentos articulares abertos, com a vantagem de menor morbidade cirúrgica e menos complicações graves.[45-48]

Da mesma maneira que na maioria dos procedimentos cirúrgicos de ATM, os pacientes são colocados em algum tipo de regime de fisioterapia e frequentemente continuam com a terapia com órtese para ajudar na diminuição de carga sobre a articulação durante a cicatrização.[49]

Cirurgia de reposicionamento do disco

Procedimentos articulares abertos são comumente reservados para indivíduos que não responderam favoravelmente a outras

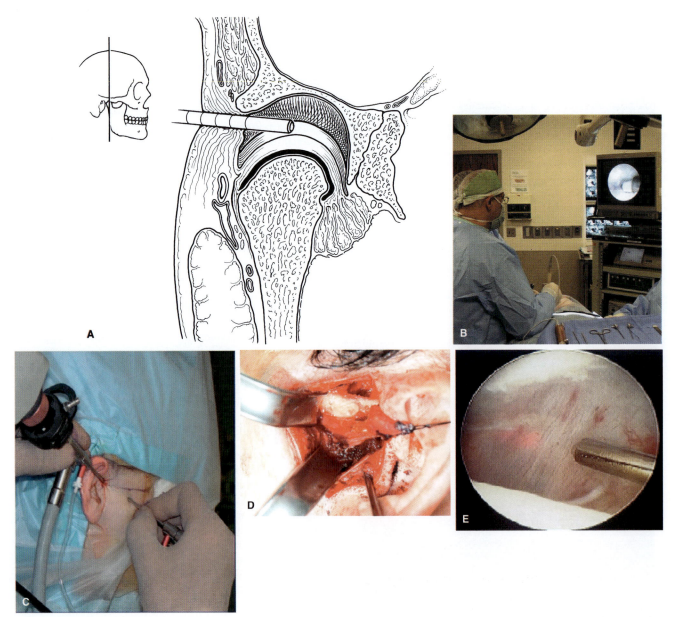

• **Figura 31.25** Artroscopia da articulação temporomandibular. **A.** Colocação do artroscópio no espaço articular superior. **B.** Orientação na sala de cirurgia para artroscopia. **C.** Orientação da artroscopia para visualização da articulação temporomandibular. **D.** Vista do espaço articular superior com disco em posição inferior e aderências fibrosas que limitam a mobilidade do disco. **E.** Instrumentação através de um segundo acesso (radiofrequência, *laser*, raspador motorizado) que permite a manipulação cirúrgica dentro do espaço articular.

medidas. Tradicionalmente, a exploração cirúrgica aberta da ATM prossegue após técnicas conservadoras terem sido maximizadas. A plicatura do disco e o reposicionamento mediante uma variedade de abordagens abertas têm sido procedimentos cirúrgicos comuns executados para corrigir o deslocamento anterior do disco que não responde ao tratamento não cirúrgico e que mais frequentemente resulta em estalos dolorosos persistentes ou travamento da articulação. Embora essas disfunções sejam muitas vezes tratadas cirurgicamente com artrocentese ou artroscopia, muitos cirurgiões-dentistas ainda preferem esse tipo de correção cirúrgica. Nesse procedimento, o disco deslocado é identificado e reposicionado em local mais próximo do normal, removendo-se parte do tecido da sua inserção posterior e suturando-o de volta à posição anatômica correta (Figura 31.26). Em alguns casos, este procedimento é combinado com a reconstrução do disco, eminência articular e côndilo mandibular. Após a cirurgia, os pacientes iniciam uma dieta sem mastigação por várias semanas, progredindo para uma relativamente normal em 3 a 6 meses. Um regime progressivo de exercícios para a mandíbula também é instituído, na tentativa de se obter o movimento da mandíbula normal dentro de 6 a 8 semanas após a cirurgia.

Em geral, os resultados da artroplastia aberta têm sido favoráveis, com a maioria dos pacientes experimentando menos dor e melhora da função da mandíbula.[50] Infelizmente, esta cirurgia não produz melhora em todos os indivíduos, com 10 a 15% destes descrevendo nenhuma melhora ou alguma piora em sua condição.

Reparo ou remoção do disco

Em alguns casos, o disco é danificado tão gravemente que os restos do tecido discal devem ser removidos. Discectomia sem substituição foi um dos primeiros procedimentos cirúrgicos descritos para o tratamento de graves transtornos internos da ATM.[51] Com a tecnologia atual, o procedimento pode ser realizado por meio de técnicas artroscópicas para minimizar a formação de tecido cicatricial e preservar a lubrificação fornecida pela sinóvia. Embora essa técnica tenha sido amplamente utilizada, há uma ampla variação em resultados clínicos, com algumas articulações apresentando alterações anatômicas mínimas e significativa melhora clínica e outras articulações demonstrando alterações degenerativas graves, com continuação dos sintomas de dor e disfunção.

Em condições patológicas internas avançadas da articulação, o disco pode estar seriamente danificado e perfurado, mas ter tecido remanescente adequado para que um procedimento de reparo possa ser realizado. Técnicas de enxerto autógeno incluem o uso da derme, cartilagem auricular ou fáscia temporal.[52,53] Derme retirada do abdome ou da porção superolateral da coxa inserida nas articulações funciona como um disco interposto (Figura 31.27). O enxerto dérmico com tecido adiposo associado oferece lubrificação e cobertura para as superfícies articulares.

Uma alternativa para o uso de um enxerto livre envolve a rotação de um retalho de músculo temporal na articulação para fornecer tecido interposto entre o côndilo e a fossa mandibular.[54] As fibras posteriores do músculo temporal são mobilizadas do

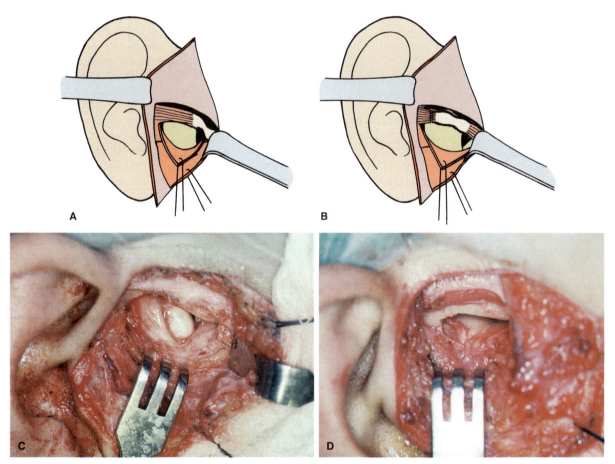

• **Figura 31.26** Cirurgia aberta da articulação temporomandibular. **A.** Incisão pré-auricular através da pele e do tecido subcutâneo e da cápsula da articulação temporomandibular, expondo o disco deslocado anteriormente. **B.** Uma fatia de tecido é removida da área de fixação posterior, e o disco é reposicionado e suturado na sua posição correta. **C.** Disco deslocado anteriormente ao côndilo mandibular. **D.** Reposicionamento do disco e plicatura via artrotomia aberta.

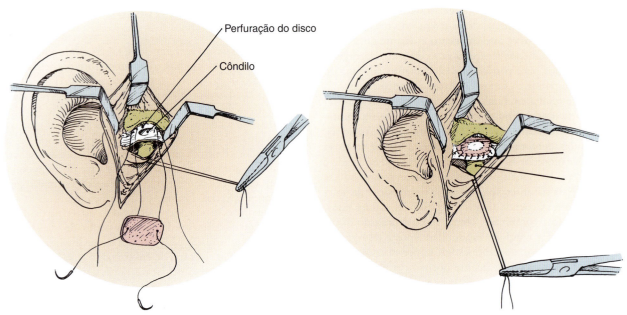

• **Figura 31.27** Enxerto cutâneo usado para corrigir pequena perfuração no disco.

osso temporal com um pedículo anterior originário do processo coronoide (Figura 31.28). A manutenção da porção anterior do músculo temporal fornece um suprimento de sangue ao retalho, facilitando sua viabilidade. A fáscia, músculo e o periósteo são ligados para evitar a separação e, então, girados sob o arco zigomático. O retalho é posicionado sobre o côndilo e suturado ao tecido retrodiscal. A preservação da fáscia sobrejacente pode ajudar na lubrificação contínua da articulação obliterada.

Condilotomia modificada

A condilotomia modificada é uma osteotomia realizada de modo idêntico à osteotomia do ramo vertical descrita no Capítulo 26 (Figura 31.29). Quando usada para tratamento de problemas de ATM, a osteotomia é concluída sem a colocação de fixação por fio ou parafuso, e o paciente é colocado em fixação intermaxilar por um período que varia de 2 a 6 semanas. A teoria por trás desta cirurgia é que músculos anexados ao segmento proximal (i. e., o segmento anexado ao côndilo) irão reposicionar o côndilo passivamente, resultando em uma relação mais favorável entre o côndilo, o disco e a fossa.[55,56]

Essa técnica tem sido defendida principalmente para tratamento de deslocamento de disco com ou sem redução. DAD e subluxação ou luxação também têm sido sugeridas como possíveis indicações para o uso desta técnica. Embora este método de tratamento cirúrgico seja controverso, parece proporcionar melhora clínica significativa em uma variedade de distúrbios da ATM. Esse procedimento é contraindicado a pacientes com diagnóstico de bruxismo, pois tendem a reativar o côndilo devido à hiperatividade muscular. Também é relativamente contraindicado àqueles que estão perdendo dentes posteriores devido à tendência a desenvolver mordidas abertas anteriores, uma vez que a fixação intermaxilar é liberada.

Substituição total da articulação

Em alguns casos, uma condição patológica da articulação resulta na destruição de estruturas articulares e na perda de dimensão vertical do côndilo e do ramo posterior, má oclusão, limitação da abertura e dor intensa. Nesses casos, pode-se indicar a reconstrução ou a substituição dos componentes condilar e da fossa da ATM. Técnicas cirúrgicas podem envolver substituição do côndilo ou da fossa, mas comumente incluem ambos os elementos.

Próteses aloplásticas articulares são, geralmente, a única opção cirúrgica viável para pacientes com destruição significativa de estruturas da ATM ou para aqueles que tiveram maus resultados em tratamentos cirúrgicos anteriores que resultaram em dor intensa, abertura limitada da boca ou anquilose e má oclusão. No passado, vários tipos de substituição articular protética estiveram disponíveis.[57] Infelizmente, os resultados a longo prazo das substituições de articulações protéticas colocadas antes da década de 1990 têm sido decepcionantes devido a uma variedade de problemas biológicos e de engenharia. No entanto, articulações protéticas atuais têm demonstrado ser modalidade de tratamento seguro, eficaz e confiável para aqueles com doença avançada.[58,59] Substituição total da articulação visa restaurar a função por intermédio de maior amplitude de movimento e redução da dor. Próteses articulares mais antigas apresentaram sucesso limitado devido ao excessivo tecido cicatricial associado a múltiplas cirurgias articulares abertas anteriores, falha mecânica e reação de corpo estranho em razão de material liberado pelo desgaste. Uma geração mais recente de próteses articulares melhorou sua engenharia, tem melhor biocompatibilidade e materiais com maior resistência ao desgaste. Essas recentes vantagens ofereceram melhora significante no resultado após a substituição total da articulação.[58,59]

Substituição total da articulação pode ser concluída com peças padrão pré-formadas da fossa e côndilo (Figura 31.30) ou com a fabricação personalizada de componentes articulares. Fossas pré-fabricadas são dimensionadas com base no osso disponível para fixação ao longo do arco zigomático, enquanto o componente condilar é dimensionado com base na altura da unidade côndilo-ramo nativo. Articulações personalizadas são geradas a partir de um molde de cera criado em um modelo estereolitográfico, fundamentado em imagens de tomografia computadorizada tridimensional da anatomia da fossa articular e mandibular (Figura 31.31).

Acesso à articulação e ao ramo é alcançado por meio de incisão pré-auricular e retromandibular, respectivamente. Um estimulador

CAPÍTULO 31 Tratamento das Disfunções Temporomandibulares

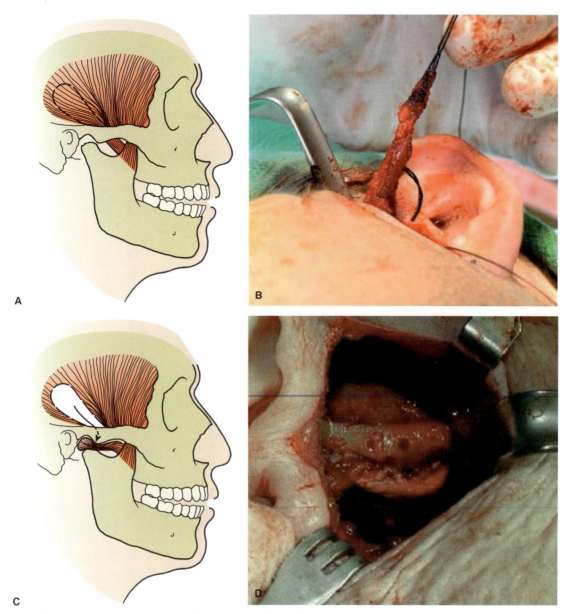

● **Figura 31.28** **A.** Retalho de músculo temporal. **B.** Elevação do retalho pediculado. **C.** Rotação de retalho do músculo temporal recriando a superfície articular para o côndilo. A preservação da fáscia sobreposta permite a lubrificação do espaço articular. **D.** Retalho do músculo temporal fixado ao tecido retrodiscal residual.

neural é usado durante a dissecção para garantir a preservação do nervo facial para os músculos da expressão facial. Dissecção de tecidos moles é realizada para expor a cápsula da ATM, côndilo, coronoide e ramo. A remoção do côndilo afetado é concluída, seguida de desbridamento da fossa articular. Nesse ponto, é colocada uma prótese pré-fabricada e a eminência articular deve ser aplainada para permitir a adaptação do componente da fossa (Figura 31.32). Em seguida, medidores são colocados ao longo da face lateral do ramo para determinar o tamanho correto do componente condilar. Uma vez determinado, a face lateral do ramo deve ser achatada para eliminar potenciais pontos elevados debaixo da prótese que pode resultar em micromovimentos. Independentemente da prótese escolhida, a fossa articular e a prótese condilar são colocadas após a oclusão ter sido estabelecida com fixação maxilomandibular e fixada com parafusos ósseos. A oclusão estabelecida é verificada, mantendo a esterilidade do campo cirúrgico. A manipulação da mandíbula realizada ainda no intraoperatório permite a avaliação da função da articulação na ausência de influências musculares.

Assim como outras cirurgias realizadas na ATM, fisioterapia pós-operatória ajuda a minimizar a cicatrização intracapsular e a alongar os músculos da mastigação. O resultado final seria a melhora da abertura de boca. Uma vez que os músculos pterigóideos laterais anexos ao colo do côndilo são removidos, o receptor da prótese articular não terá mais a capacidade de transladar o côndilo durante a abertura. Além disso, não será capaz de realizar movimentos excursivos e protrusivos da mandíbula.

Cirurgia ortognática combinada e reconstrução aloplástica da articulação temporomandibular

Ocasionalmente, um paciente pode apresentar uma deformidade esquelético-facial e uma condição patológica da ATM em estágio terminal (Figura 31.33). Neste cenário, a cirurgia ortognática combinada com a reconstrução aloplástica da ATM deve ser considerada.[60] Comumente, a deformidade dentofacial ocorre como resultado da doença da ATM – ou DAD ou crescimento condilar anormal.

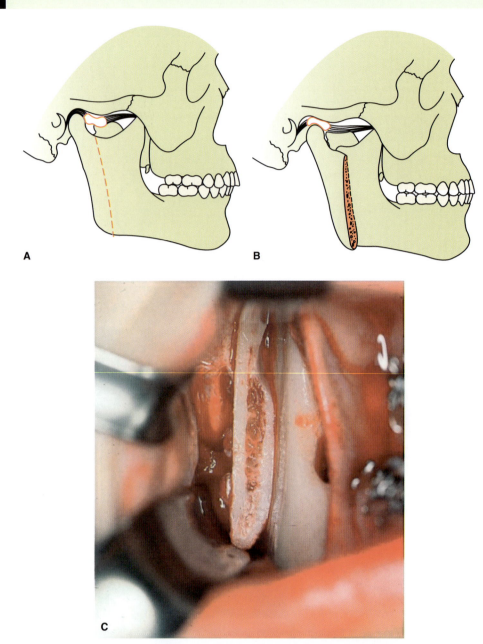

• **Figura 31.29 A.** A osteotomia da condilotomia modificada é idêntica à osteotomia do ramo vertical intraoral. **B.** O músculo pterigóideo medial é retirado do segmento proximal, resultando em afundamento condilar para correção do distúrbio interno. **C.** Imagem clínica mostrando a posição intraoperatória do segmento ósseo. Nenhuma fixação é usada após a osteotomia. O paciente é colocado na fixação maxilomandibular por 2 a 6 semanas, enquanto os segmentos cicatrizam.

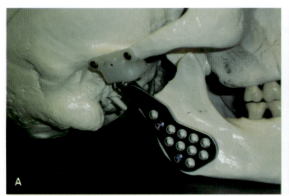
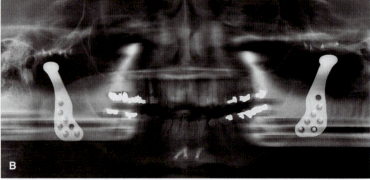

• **Figura 31.30 A.** Modelo craniano demonstra uma prótese de articulação temporomandibular. O crânio do paciente é modificado para conseguir um ajuste adequado da prótese. **B.** Radiografia panorâmica pós-operatória da cirurgia de substituição articular.

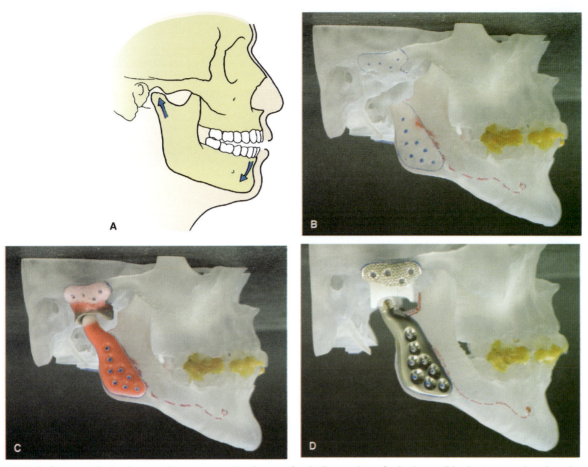

• **Figura 31.31 A.** Doença articular degenerativa grave resultando em má oclusão em decorrência de mordida aberta causada pela reabsorção do côndilo. **B.** Modelo estereolitográfico, com condilectomia proposta e fechamento da mordida aberta, a partir do qual a prótese personalizada será fabricada. **C.** Renderização em cera da prótese, o que permite ao cirurgião fazer modificações antes da confecção final da articulação. **D.** Prótese definitiva.

Disfunções da ATM comumente associadas a deformidades esquelético-faciais incluem artrite reativa, hiperplasia ou hipoplasia condilar, reabsorção condilar idiopática, deformação congênita, traumatismo ou outras condições patológicas da ATM em estágio terminal. Com exceção da hiperplasia condilar, esses distúrbios comuns da ATM frequentemente resultam em perda da altura do ramo condilar. Pacientes com distúrbios avançados terão um ângulo íngreme do plano mandibular, perda da projeção do queixo e, possivelmente, uma mordida aberta anterior ou posterior. Suas principais queixas podem incluir dores nas articulações ou faciais, dificuldade de mastigação e estética. Para esses pacientes, pode-se considerar uma combinação de cirurgia ortognática e reconstrução aloplástica das articulações. Se o paciente tiver uma condição patológica unilateral da ATM, pode-se considerar uma osteotomia Le Fort I combinada com uma reconstrução articular total no lado patológico e uma osteotomia sagital no lado contralateral. Para uma condição patológica da ATM bilateral, seria considerada uma osteotomia Le Fort I combinada com reconstrução articular total bilateral.

A reconstrução da ATM, somada ao avanço mandibular com prótese articular totalmente aloplástica, em conjunto com uma osteotomia maxilar para rotação anti-horária do complexo maxilomandibular tem se mostrado um procedimento estável.[61] No entanto, a cirurgia requer um planejamento meticuloso para restaurar a forma e a função do paciente. A dificuldade da cirurgia decorre do fato de que a prótese articular deve ser fabricada para corresponder à nova posição planejada da maxila e da mandíbula. Qualquer imprecisão pode resultar em má oclusão persistente e estética facial comprometida.

Na última década, houve mudança de paradigma no planejamento cirúrgico para ajudar a combater as imprecisões associadas. Os cirurgiões não estão mais usando modelos analógicos para prever a posição e a oclusão da mandíbula. Havia muitas etapas em que imprecisões podiam acontecer. Erros na aquisição de dados podem ocorrer em moldagens, registro de mordida, transferência de arco facial e cirurgia de modelo. Outra etapa que também pode ter introduzido erros durante o planejamento foi quando a oclusão intermediária era estabelecida em um modelo estereolitográfico. É muito comum que esses modelos apresentem grandes imprecisões na anatomia do dente (Figura 31.34). Há duas razões para isso. A primeira é que os pacientes geralmente têm suas imagens registradas no tomógrafo com a boca fechada. Ter seus dentes superiores e inferiores em contato durante o processo de geração de imagens acaba distorcendo a qualidade da imagem das superfícies oclusais dos dentes. Outra razão é que as restaurações metálicas causam a dispersão da imagem, a qual é transferida para o modelo estereolitográfico. É o cirurgião quem estabelece a posição mandibular com base na articulação da má oclusão.

O planejamento digital, ou planejamento cirúrgico virtual, tornou-se o novo padrão de atendimento com relação ao planejamento cirúrgico. Descritas pela primeira vez por Gateno et al.[62] e tornadas populares por cirurgiões ortognáticos, dados de pacientes de uma TC e um escaneamento intraoral são mesclados e manipulados digitalmente para criar com mais precisão as novas posição e

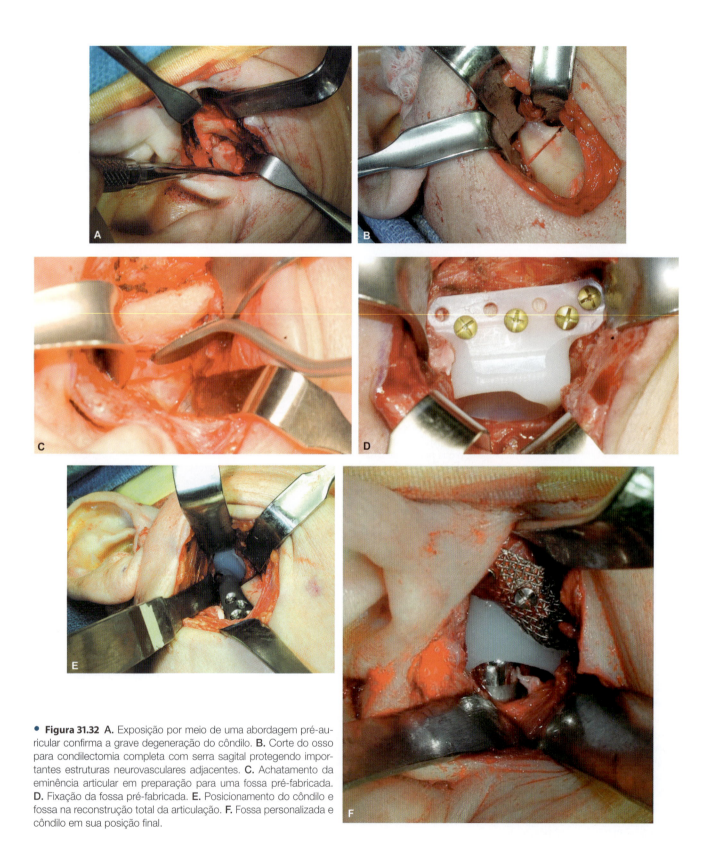

● **Figura 31.32 A.** Exposição por meio de uma abordagem pré-auricular confirma a grave degeneração do côndilo. **B.** Corte do osso para condilectomia completa com serra sagital protegendo importantes estruturas neurovasculares adjacentes. **C.** Achatamento da eminência articular em preparação para uma fossa pré-fabricada. **D.** Fixação da fossa pré-fabricada. **E.** Posicionamento do côndilo e fossa na reconstrução total da articulação. **F.** Fossa personalizada e côndilo em sua posição final.

CAPÍTULO 31   Tratamento das Disfunções Temporomandibulares   655

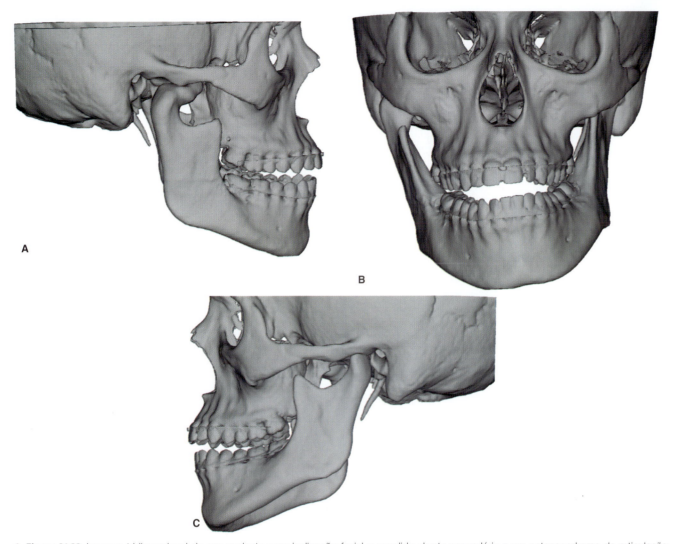

• **Figura 31.33** Imagem tridimensional de um paciente com inclinação facial e mordida aberta secundária a um osteocondroma da articulação temporomandibular direita.

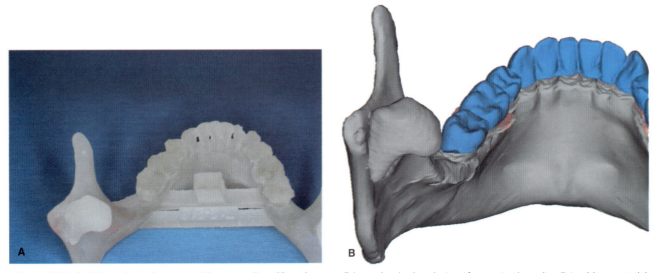

• **Figura 31.34 A.** Vista oclusal de um modelo estereolitográfico. As superfícies oclusais dos dentes têm anatomia muito distorcida no modelo. **B.** Imagem digital do mesmo paciente. As imagens digitais da oclusão do paciente foram mescladas com os dados da tomografia computadorizada para criar uma precisão aprimorada.

oclusão da mandíbula, minimizando, assim, o risco de má oclusão pós-operatória ou má estética facial. Uma vez que os dados tenham sido mesclados e manipulados para criar novas oclusão virtual e posição da mandíbula, um modelo estereolitográfico de peça única pode ser fabricado (Figura 31.35). A partir deste ponto, a prótese personalizada da ATM é fabricada exatamente como a reconstrução articular tradicional, descrita anteriormente. Os passos intraoperatórios para a cirurgia também são semelhantes aos da reconstrução articular tradicional e cirurgia ortognática, no entanto, deve-se ter cuidado para evitar a contaminação das próteses com bactérias orais.

Como para a maioria das cirurgias de ATM, a fisioterapia pós-operatória é recomendada; entretanto, a amplitude passiva dos alongamentos de movimento deve ser evitada se uma osteotomia LeFort for realizada em conjunto com a reconstrução articular. O alongamento passivo contra a maxila instável pode resultar em não consolidação ou consolidação fibrosa da osteotomia maxilar. Se o paciente tiver uma abertura da boca muito limitada antes

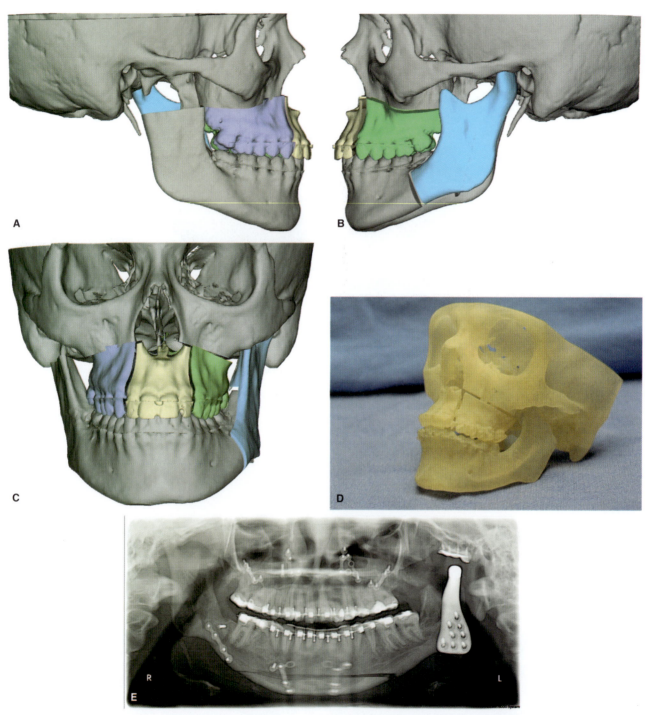

• **Figura 31.35** A cirurgia simulada, realizada por meio de *software* de planejamento virtual, permite ao cirurgião minimizar os erros associados às técnicas analógicas tradicionais. **A.** Vista do lado direito com o côndilo patológico removido com uma osteotomia subcondilar. **B.** Vista lateral esquerda mostra osteotomia sagital fracionada. **C.** Vista frontal mostra correção precisa da assimetria facial. **D.** Modelo estereolitográfico de peça única realizado após planejamento cirúrgico virtual para a fabricação de uma prótese de articulação temporomandibular personalizada aloplástica. **E.** Radiografia panorâmica pós-operatória de paciente submetido a reconstrução combinada da articulação temporomandibular e procedimento ortognático.

da reconstrução articular, o cirurgião pode optar por estadiar os procedimentos assim que o indivíduo possa realizar os alongamentos passivos contra uma maxila estável.

Reconstrução da articulação temporomandibular no paciente em crescimento

A perda da altura vertical do ramo é consequência de uma condição patológica condilar e pode resultar em assimetria e má oclusão, bem como disfunção e dor. Alteração grave da anatomia condilar pode resultar de uma variedade de condições, tais como: distúrbios de crescimento, traumatismo, microssomia hemifacial e outras condições patológicas. Até recentemente, pacientes esqueleticamente imaturos foram tratados principalmente com enxertos de tecido autógeno usando enxerto ósseo costocondral.[63,64] A Figura 31.36 mostra o uso de um enxerto costocondral para a substituição de um côndilo pediátrico gravemente degenerado. Nesta situação, o enxerto substitui apenas a porção condilar da articulação e não aborda anormalidades significativas da fossa. Problemas com enxerto costocondral incluem anquilose recorrente, alterações degenerativas do enxerto e (em alguns casos) crescimento excessivo e assimétrico do enxerto. A necessidade de sítio cirúrgico doador e os resultados imprevisíveis, incluindo anquilose e crescimento assimétrico, produziram resultados inferiores aos ideais em muitos pacientes.

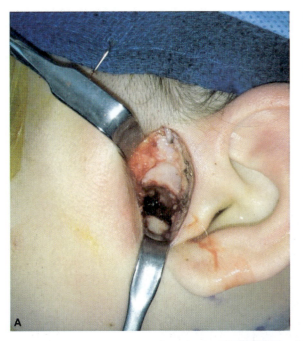
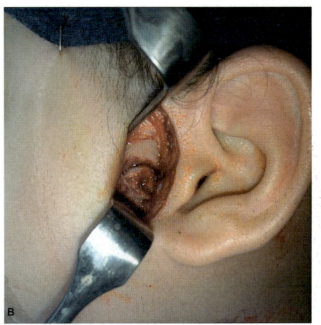
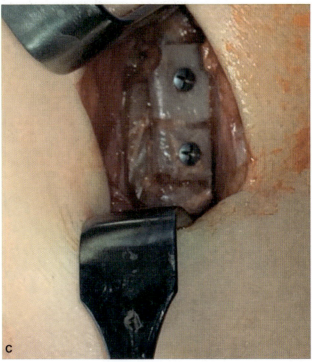

• **Figura 31.36 A.** Uma artroplastia com espaço de pelo menos 1 cm foi criada em um paciente pediátrico com anquilose na articulação temporomandibular. **B.** A capa cartilaginosa do enxerto ósseo costocondral foi contornada para servir como um neocôndilo. **C.** Parafusos de fixação são usados para estabilizar o enxerto ósseo costocondral para a mandíbula nativa.

Distração osteogênica tem sido usada com sucesso para a reconstrução do côndilo mandibular.[65] Este procedimento envolve a exposição do ramo mandibular, geralmente por meio de abordagem extraoral. O distrator é temporariamente estabilizado na superfície lateral da mandíbula, uma osteotomia do ramo posterior é concluída e o distrator é anexado ao segmento osteomizado (côndilo) e à porção estável do ramo (Figura 31.37). Após um período inicial de latência de 5 a 7 dias, o aparelho de distração é ativado, produzindo aproximadamente 1 mm de movimento do osso por dia. Este processo estimula a regeneração óssea em resposta à distração do segmento condilar. A amplitude do movimento é mantida durante a distração, e o controle da oclusão e a moldagem da regeneração podem ser finalizados com a orientação de tração elástica. O período de consolidação é normalmente calculado como três vezes o período de distração. Durante esse tempo, a integridade estrutural sobre a regeneração é mantida com o aparelho de distração. Uma segunda intervenção é necessária para remover o distrator, e uma placa de osso de estabilização pode ser colocada sobre a área em regeneração. O acesso cirúrgico para remover o distrator é através da incisão existente. O restabelecimento da altura do ramo vertical e o aumento da continuidade mandibular permite o restabelecimento da simetria e da oclusão. A finalização da oclusão frequentemente requer detalhamento ortodôntico de equalização para auxiliar na interdigitação estável e equilibrada.

Distração osteogênica não isenta de desafios a serem superados. Os resultados podem ser imprevisíveis devido à dificuldade com o controle vetorial. Além disso, o paciente geralmente requer uma segunda cirurgia para remover o distrator. Por fim, o indivíduo deve ter idade suficiente para permitir que o cirurgião ou os pais ativem o dispositivo várias vezes ao dia. Recentemente, tem sido sugerido que os cirurgiões considerem a reconstrução aloplástica da ATM no paciente em crescimento para evitar as complicações associadas aos enxertos costocondrais e à distração osteogênica.[66] O fundamento lógico é que, embora a prótese aloplástica não

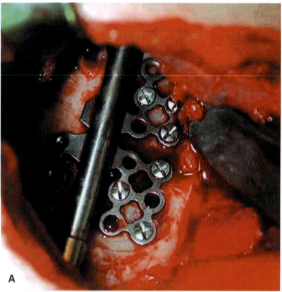
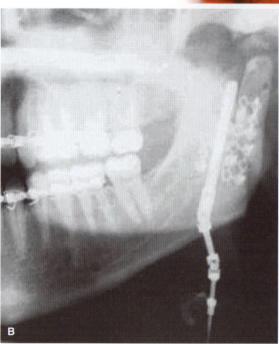
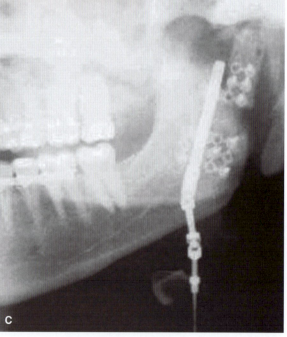

• **Figura 31.37** Distração osteogênica. **A.** Colocação do distrator no ramo mandibular com orientação e direção do vetor para a fossa glenoide. **B.** Radiografia panorâmica antes de distração do ramo para recriar o côndilo mandibular. **C.** Formação do pseudocôndilo após distração.

cresça com a criança, os pacientes estariam em melhor condição com as cirurgias de revisão planejadas, em comparação com as falhas contínuas com enxertos autógenos, que também exigiriam futuras intervenções cirúrgicas.

Referências bibliográficas

1. Bickley LS, Szilagyi PG. *Bates' Guide to Physical Examination and History Taking*. 8th ed. Philadelphia, PA: Lippincott Williams & Wilkins; 2003.
2. Blaschke DD, White SC. Radiology. In: Sarnat BG, Laskin DM, eds. *The Temporomandibular Joint: Biological Diagnosis and Treatment*. 3rd ed. Springfield, IL: Charles C Thomas; 1980.
3. Helms CA, Morrish RB Jr, Kircos LT, et al. Computed tomography of the meniscus of the temporomandibular joint: preliminary observations. *Radiology*. 1982;145:719.
4. Hintze H, Wiese M, Wenzel A. Cone Beam CT and conventional tomography for the detection of morphologic temporomandibular joint changes. *Dentomaxillofac Radiol*. 2007;36:192–197.
5. Hashimoto K, Arai Y, Iwai K, et al. A comparison of a new limited cone beam computed tomography machine for dental use with a multidetector row helical CT machine. *Oral Surg Oral Med Oral Pathol Oral Radiol Endod*. 2003;95:371–377.
6. Manzione JV, Katzberg RW, Tallents RH, et al. Magnetic resonance imaging of the temporomandibular joint. *J Am Dent Assoc*. 1986;113:398.
7. Oesterreich FU, Jend-Rossmann I, Jend HH, et al. Semi-quantitative SPECT imaging for assessment of bone reaction to internal derangements of the temporomandibular joint. *J Oral Maxillofac Surg*. 1987;45:1022.
8. Sternback RA. Varieties of pain games. In: Bonica JJ, ed. *Advances in Neurology: International Symposium on Pain*. Vol. 4. New York: Raven; 1973.
9. Yap AU, Chua EK, Tan KB, et al. Relationship between depression/ somatization and self-reports of pain and disability. *J Orofac Pain*. 2004;18:220–225.
10. Green CS. Orthodontics and temporomandibular disorders. *Dent Clin North Am*. 1988;32:529–538.
11. Kinney RK, Gatchel RJ, Ellis E, et al. Major psychological disorders in chronic TMD patients: implications for successful management. *J Am Dent Assoc*. 1992;123:49–54.
12. Rugh JD. Psychological components of pain. *Dent Clin North Am*. 1987;31:579–594.
13. Moss RA, Adams HE. The assessment of personality, anxiety and depression in mandibular pain dysfunction subjects. *J Oral Rehabil*. 1984;11:233–237.
14. Katon W, Egan K, Miller D. Chronic pain: lifetime psychiatric diagnosis and family history. *Am J Psychiatry*. 1985;142:1156–1160.
15. Turner JA, Whitney C, Dworkin SF, et al. Do changes in patients beliefs and coping strategies predict temporomandibular disorder treatment outcomes? *Clin J Pain*. 1995;11:177–188.
16. Rugh JD, Solberg WK. Psychological implications in temporomandibular pain and dysfunction. *Oral Sci Rev*. 1976;7:3.
17. Wilkes CH. Internal derangements of the temporomandibular joint—pathologic variations. *Arch Otolaryngol Head Neck Surg*. 1989;115:469–477.
18. Nitzan DW, Samson B, Better H. Long-term outcome of arthrocentesis for sudden onset, persistent severe closed lock of the temporomandibular joint. *J Oral Maxillofac Surg*. 1997;55:151.
19. Milam SB, Schmitz JP. Molecular biology of temporomandibular joint disorders: proposed mechanisms of disease. *J Oral Maxillofac Surg*. 1995;53:1445.
20. Nitzan DW. Intraarticular pressure in the functioning human temporomandibular joint and its alteration by uniform elevation of the occlusal plane. *J Oral Maxillofac Surg*. 1994;52:671.
21. Holmlund A, Ekblom A, Hansson P, et al. Concentrations of neuropeptide substance P, neurokinin A, calcitonin gene-related peptide, neuropeptide Y, and vasoactive intestinal polypeptide in synovial fluid of human temporomandibular joint: a correlation with symptoms, signs, and arthroscopic findings. *Int J Oral Maxillofac Surg*. 1991;20:228.
22. Israel HA, Saed-Nejad R, Ratliffe A. Early diagnosis of osteoarthrosis of the temporomandibular joint: correlation between arthroscopic diagnosis and keratan sulfate levels in the synovial fluid. *J Oral Maxillofac Surg*. 1991;49:708.
23. Quinn JH, Bazan NG. Identification of prostaglandin E2 and leukotriene BA4 in the synovial fluid of painful dysfunctional temporomandibular joints. *J Oral Maxillofac Surg*. 1990;48:968.
24. Blaustein D, Scappino RP. Remodeling of the temporomandibular joint disk and posterior attachment in disk displacement specimens in relation to glycosaminoglycan content. *Plast Reconstr Surg*. 1986;78:756.
25. Riggs RR, Rugh JD, Borghi W. Muscle activity of MPD and TMJ patients and nonpatients [abstract]. *J Dent Res*. 1982;61:277.
26. Plesh O, Curtis D, Levine J, et al. Amitriptyline treatment of chronic pain in patients with temporomandibular disorders. *J Oral Rehabil*. 2000;27:834–841.
27. Kreisberg MK. Tricyclic antidepressants: analgesic effect and indications in orofacial pain. *J Craniomandib Disord*. 1988;2:171–177.
28. Raigrodski AJ, Mohamed SE, Gardiner DM. The effect of amitriptyline on pain intensity and perception of stress in bruxers. *J Prosthodont*. 2001;10:73–77.
29. Cohen SP, Mullins R, Abdi S. The pharmacologic treatment of muscle pain. *Anesthesiology*. 2004;101:495–526.
30. Erg-King T, Jankovic J. Treating severe bruxism with botulinum toxin. *J Am Dent Assoc*. 2001;131:211.
31. Von Lindern JJ. Type A botulinum toxin in the treatment of chronic facial pain associated with temporomandibular dysfunction. *Acta Neurol Belg*. 2001;101:39.
32. Kopp S, Carlsson GE, Haraldson T, et al. Long-term effect of intraarticular injections of sodium hyaluronate and corticosteroid on temporomandibular joint arthritis. *J Oral Maxillofac Surg*. 1987;45:929.
33. Poswillo D. The effects of intraarticular deposition of betamethasone in the goat temporomandibular joint: discussion. *J Oral Maxillofac Surg*. 1995;52:1440.
34. Medlicott MS, Harris SR. A systematic review of the effectiveness of exercise, manual therapy, electrotherapy, relaxation training, and biofeedback in the management of temporomandibular disorder. *Phys Ther*. 2006;86:955–973.
35. Sturdivant J, Fricton JR. Physical therapy for temporomandibular disorders and orofacial pain. *Curr Opin Dent*. 1991;1:485–496.
36. Maloney G. Effect of a passive jaw motion device on pain and range of motion in TMD patients not responding to flat plane intraoral appliances. *Cranio*. 2002;20:55–56.
37. Hertling D, Kessler R. *Management of Common Musculoskeletal Disorders: Physical Therapy Principles and Methods*. 2nd ed. Philadelphia, PA: JB Lippincott; 1990.
38. Richardson JK. Iglarsh AI. *Clinical Orthopaedic Physical Therapy*. Philadelphia, PA: WB Saunders; 1994.
39. Griffin JE, Karselis GD, Terrence C. *Ultrasonic Energy in Physical Agents for Physical Therapists*. Springfield, IL: Charles C Thomas; 1979.
40. Travell JG, Simons DJ. *Myofacial Muscles in Myofascial Pain and Dysfunction: The Trigger Point Manual*. Baltimore, MD: Williams & Wilkins; 1983.
41. Nitzan DW. Arthrocentesis for management of severe closed lock of the temporomandibular joint: current controversies in surgery for internal derangement of the temporomandibular joint. *Atlas Oral Maxillofac Surg Clin North Am*. 1994;6:245.
42. Jokstad A. The NTI-tss device may be used successfully in the management of bruxism and TMD. *Evid Based Dent*. 2009;10(1):23.
43. Baad-Hansen L, Jadidi F, Castrillion E, et al. Effect of nociceptive trigeminal inhibitory splint on electromyographic activity in jaw closing muscles during sleep. *J Oral Rehabil*. 2007;34(2):105–111.
44. Sanders B, Buoncristiani R. Diagnostic and surgical arthroscopy of the temporomandibular joint: clinical experience with 137

procedures over a two year period. *J Craniomandib Disord.* 1987;1:202.

45. McCain J, Podrasky A, Zabiegalskin NA. Arthroscopic disc repositioning and suturing: a preliminary report. *J Oral Maxillofac Surg.* 1992;50:568.
46. Moses J, Sartoris D, Glass R, et al. The effect of arthroscopic surgical lysis and lavage of the superior joint space on TMJ disk position and mobility. *J Oral Maxillofac Surg.* 1989;47:674.
47. Mazzonetto R, Spagnoli DB. Long-term evaluation of arthroscopic diskectomy of the temporomandibular joint using holmium YAG laser. *J Oral Maxillofac Surg.* 2001;59:1018–1023.
48. Zeitler D, Porter B. A retrospective study comparing arthroscopic surgery with arthrotomy and disc repositioning. In: Clark G, Sanders B, Bertolami C, eds. *Advances in Diagnostic and Surgical Arthroscopy of the Temporomandibular Joint.* Philadelphia, PA: WB Saunders; 1993.
49. Bertolucci LE. Postoperative physical therapy in temporomandibular joint arthroplasty. *Cranio.* 1992;10:211–220.
50. Dolwick MF. Disc preservation surgery for the treatment of internal derangements of the temporomandibular joint. *J Oral Maxillofac Surg.* 2001;59:1047.
51. McKenna SJ. Discectomy for the treatment of internal derangements of the temporomandibular joint. *J Oral Maxillofac Surg.* 2001;59:1051.
52. Tucker MR, Jacoway JR, White RP Jr. Use of autogenous dermal graft for repair of TMJ meniscus perforations. *J Oral Maxillofac Surg.* 1986;44:781.
53. Tucker MR, Kennady MC, Jacoway JR. Autogenous auricular cartilage implantation following discectomy in the primate temporomandibular joint. *J Oral Maxillofac Surg.* 1990;48:38.
54. Sanders B, Buoncristiani RO. Temporomandibular joint arthrotomy: management of failed cases. *Oral Maxillofac Surg Clin North Am.* 1989;1:944.
55. Bell WH, Yamaguchi Y, Poor MR. Treatment of temporomandibular joint dysfunction by intraoral vertical ramus osteotomy. *Int J Adult Orthodon Orthognath Surg.* 1990;5:9.
56. Hall HD, Navarro EZ, Gibbs SJ. One- and three-year prospective outcome study of modified condylotomy for treatment of reducing disk displacement. *J Oral Maxillofac Surg.* 2000;58:7–17.
57. Kent JN, Misiek DJ, Akin RK, et al. Temporomandibular joint condylar prosthesis: a ten-year report. *J Oral Maxillofac Surg.* 1983;41:245.
58. Mercuri LG, Edibam NR, Giobbie-Hurder A. Fourteen-year follow-up of a patient-fitted total temporomandibular joint reconstruction system. *J Oral Maxillofac Surg.* 2007;65:1140–1148.
59. Westermark A. Total reconstruction of the temporomandibular joint. Up to 8 years of follow-up of patients treated with Biomet® total joint prostheses. *Int J Oral Maxillofac Surg.* 2010;39:951–955.
60. Nale JC. Orthognathic Surgery and the Temporomandibular Joint Patient. *Oral Maxillofac Surg Clin North Am.* 2014;26:551–564.
61. Dela Coleta KE, Wolford LM, Goncalves JR, et al. Maxillo-mandibular counter-clockwise rota- tion and mandibular advancement with TMJ Con- cepts total joint prostheses part I – skeletal and dental stability. *Int J Oral Maxillofac Surg.* 2009;38:126–138.
62. Gateno J, Xia JJ, Teichgraeber JF, et al. Clinical feasibility of computer aided surgical simulation (CASS) in the treatment of complex craniomaxillofacial deformities. *J Oral Maxillofac Surg.* 2007;65:728.
63. Ko EW, Huang C, Chen Y. Temporomandibular joint reconstruction in children using costochondral grafts. *J Oral Maxillofac Surg.* 1999;57:789–800.
64. Lindqvist C, Jokinen J, Paukku P, et al. Adaptation of autogenous costochondral grafts used for temporomandibular joint reconstruction. *J Oral Maxillofac Surg.* 1988;46:465.
65. Stucki-McCormick SU. Reconstruction of the mandibular condyle using transport distraction osteogenesis. *J Craniofac Surg.* 1997;8:48–53.
66. Mercuri LG, Swift JQ. Considerations for the use of alloplastic temporomandibular joint replacement in the growing patient. *J Oral Maxillofac Surg.* 2009;67:1979–1990.

Apêndice 1

Partes que Compõem o Registro da Cirurgia (Prontuário do Consultório)

1. Data
2. Identificação do paciente
3. Diagnóstico
4. Revisão de história clínica, medicamentos e sinais vitais
5. Exame bucal
6. Anestesia (dose e técnica de bloqueio utilizadas)
7. Procedimento, com descrição sobre o progresso e complicações
8. Instruções pós-operatórias
9. Medicamentos prescritos (fármaco e quantidade ou cópia da prescrição)
10. Consulta de retorno (agendamento)
11. Assinatura (legível, ou impressa abaixo ou assinatura eletrônica)

DATA: 1º de julho de 2020

IDENTIFICAÇÃO e DIAGNÓSTICO: Homem de 52 anos de idade precisa extrair o segundo pré-molar inferior esquerdo e o primeiro molar. Ambos os dentes não são restauráveis, devido a cáries extensas.

HISTÓRIA CLÍNICA: O paciente tem hipertensão crônica para a qual foi prescrito um diurético tiazídico. O restante da história clínica é irrelevante. Pulso 84; PA 130/85.

EXAME BUCAL: O tecido mole de bochechas, lábios, língua, assoalho da boca e palato está dentro dos limites normais. Dentes nº 19 e nº 20 encontram-se cariados e não são restauráveis.

ANESTESIA: 36 mg de lidocaína com 0,018 mg de epinefrina via bloqueios bucal e mandibular.

PROCEDIMENTO: Extração de rotina com fórceps dos dentes nº 19 e nº 20. Raiz distal do primeiro molar fraturada – recuperada com o elevador Cryer. Nenhum retalho necessário. O paciente tolerou o procedimento sem dificuldade.

ALTA: Cópia das instruções pós-operatórias de rotina fornecida e analisada em conjunto com o paciente.

MEDICAMENTOS: Paracetamol 300 mg + codeína 30 mg, a 24 comprimidos. Um ou dois comprimidos a cada 4 horas, conforme necessário, para dor.

RETORNO: O paciente foi solicitado a retornar em 1 semana para revisão pós-operatória.

ASSINATURA: John Jay Jones

• **Figura A1.1** Exemplo de registro de uma cirurgia bucal.

Apêndice 2

Listas e Exemplos de Fármacos da Drug Enforcement Administration*

Lista de fármacos controlados I

As substâncias desta lista têm alto potencial para uso abusivo e, atualmente, não são aceitas em tratamentos clínicos nos EUA. Não há segurança aceitável para o uso do fármaco ou de outra substância sob supervisão médica.

Alguns exemplos de substâncias incluídas na lista I são a heroína, a dietilamida do ácido lisérgico (LSD), a maconha (*cannabis*), o peiote, a metaqualona e a 3,4-metilenodioximetanfetamina (*ecstasy*).

Lista de fármacos controlados II

As substâncias desta lista têm alto potencial para uso abusivo, o que pode levar a grave dependência física ou psicológica.

São exemplos de narcóticos da lista II compostos por apenas uma substância a morfina e o ópio. Outras substâncias narcóticas da lista II envolvem combinações de hidrocodona, hidromorfona, metadona, meperidina, oxicodona e fentanila.

Lista de fármacos controlados III

As substâncias desta lista têm potencial para uso abusivo, porém menor que as das listas I ou II; tal uso pode causar dependência física leve a moderada ou dependência psicológica alta.

Os narcóticos da lista III são combinações de produtos contendo não mais do que 90 mg de codeína por unidade de dose. Também se incluem os produtos da buprenorfina, utilizados para tratar o vício em opioides.

Lista de fármacos controlados IV

As substâncias desta lista apresentam baixo potencial para uso abusivo em comparação com as substâncias da lista III.

Um exemplo de narcótico da lista IV é o propoxifeno.

Outras substâncias da lista IV são alprazolam, clonazepam, clorazepato, diazepam, lorazepam, midazolam, temazepam e triazolam.

Lista de fármacos controlados V

As substâncias desta lista apresentam baixo potencial para uso abusivo em comparação com as relacionadas na lista IV e consistem, principalmente, em preparações com quantidades limitadas de certos narcóticos. Em geral, são usadas com finalidade antitussígena, antidiarreica e analgésica.

São exemplos as preparações para tosse contendo não mais que 200 mg de codeína a cada 100 mililitros ou 100 gramas.

---

*No Brasil, o Ministério da Saúde, por meio da Agência Nacional de Vigilância Sanitária (Anvisa), regulamenta os medicamentos controlados. A lista atualizada encontra-se na Resolução – RDC nº 265, de 8 de fevereiro de 2019.
Nota: Os fármacos anti-inflamatórios não esteroidais não são fármacos controlados.

Apêndice 3

Exemplos de Prescrições Úteis*

Don Carlos Buell, DMD
1825 Battlefield Road
Perryville, KY 40468
(859) 555-8631

Nome: Braxton Bragg   Data: 10/8/20
Endereço: 207 Polk St., Perryville, KY

Amoxicilina 500 mg
Quantidade: 4 comprimidos
Posologia: 4 comprimidos às 8 da manhã

Reabastecer ⓪ 1 2 3   Don Carlos Buell, DMD
DEA nº _____

• **Figura A3.1** Prescrição para profilaxia de endocardite bacteriana com amoxicilina por via oral.

Don Carlos Buell, DMD
1825 Battlefield Road
Perryville, KY 40468
(859) 555-8631

Nome: Braxton Bragg   Data: 10/8/20
Endereço: 207 Polk St., Perryville, KY

Penicilina V 500 mg
Quantidade 28 comprimidos
Posologia: 1 comprimido 4 vezes/dia até assintomático

Reabastecer ⓪ 1 2 3   Don Carlos Buell, DMD
DEA nº _____

• **Figura A3.2** Prescrição de terapia oral com penicilina para infecção odontogênica.

Don Carlos Buell, DMD
1825 Battlefield Road
Perryville, KY 40468
(859) 555-8631

Nome: Braxton Bragg   Data: 10/8/20
Endereço: 207 Polk St., Perryville, KY

Ácido acetilsalicílico 325 mg + 5 mg oxicodona
Quantidade: 12 comprimidos
Posologia: 1 comprimido a cada 4 horas conforme necessário, em caso de dor. Ingerir com alimento.

Reabastecer ⓪ 1 2 3   Don Carlos Buell, DMD
DEA nº CBxxxxxxxx

• **Figura A3.3** Prescrição para ácido acetilsalicílico com oxicodona. Esta prescrição deve ter um número da Drug Enforcement Administration e não pode ser solicitada por telefone à farmácia.

Don Carlos Buell, DMD
1825 Battlefield Road
Perryville, KY 40468
(859) 555-8631

Nome: Braxton Bragg   Data: 10/8/20
Endereço: 207 Polk St., Perryville, KY

Paracetamol + codeína
Quantidade: 18 comprimidos
Posologia: 1 comprimido a cada 4 horas conforme necessário, em caso de dor. Ingerir com alimento.

Reabastecer 0 ① 2 3   Don Carlos Buell, DMD
DEA nº CBxxxxxxxx

• **Figura A3.4** Prescrição típica de marca. Este composto tem 300 mg de paracetamol e 30 mg de codeína.

---

*No Brasil, o receituário utilizado é diferente. Consultar o *site* do Conselho Federal de Odontologia (www.cfo.org.br).

Apêndice 4

Consentimento para Exodontias e Anestesia*

1. Eu, _____, dou minha permissão para o(a) Dr(a). _____, e quaisquer assistentes necessários, realizar o(s) procedimento(s) discutido(s) a seguir no item 2.

2. O(s) motivo(s) para a cirurgia e a anestesia foi(foram) explicado(s) para mim e entendo que o(s) procedimento(s) consiste(m) em:

   Terminologia leiga _____

   Terminologia médica _____

   Procedimentos alternativos relevantes, inclusive a não realização da cirurgia, foram discutidos comigo.

3. Fui aconselhado sobre as possíveis complicações deste procedimento, que podem ser razoavelmente antecipadas e são as seguintes:

   _____
   _____

4. Entendo que a anestesia será necessária para minha cirurgia e dou permissão para o uso dos medicamentos que os cirurgiões-dentistas considerem necessários, exceto aqueles aos quais tenho alergia, listados a seguir:

   _____

5. Entendo que não há garantias sobre os resultados de cirurgias no corpo humano, mas que o cirurgião-dentista e a equipe do consultório farão seu melhor para obter excelentes resultados.

6. Todas as minhas dúvidas a respeito deste procedimento foram plenamente sanadas.

Assinatura do paciente indicando concordância com as afirmações de 1 a 6:

_____ Data _____

Testemunha da assinatura de consentimento:

_____ Data _____

• **Figura A4.1** Exemplo de formulário para consentimento do paciente.

*No Brasil, o formulário de consentimento informado é diferente. Consultar o *site* do Conselho Federal de Odontologia (www.cfo.org.br).

Apêndice 5

Visão Geral sobre Antibióticos

Penicilinas

A família das penicilinas, sobretudo a penicilina V e a amoxicilina, tem sido o principal suporte no tratamento antibiótico para as infecções odontogênicas. Estudos clínicos controlados e aleatórios comparando a penicilina com outros antibióticos mais modernos não encontraram diferenças estatisticamente significativas nas taxas de cura clínica. (Observa-se que o nome genérico correto da fenoximetilpenicilina potássica é penicilina V, e não penicilina VK.)

O espectro antibacteriano das penicilinas contempla cocos gram-positivos (exceto estafilococos) e anaeróbios bucais. A penicilina G é administrada por via parenteral, enquanto a penicilina V e a amoxicilina são preferencialmente administradas por via oral. As penicilinas apresentam baixa toxicidade, com exceção das reações alérgicas, as quais ocorrem em cerca de 3% da população.

A amoxicilina e a ampicilina são penicilinas semissintéticas mais eficazes contra os bacilos gram-negativos quando comparadas à penicilina. A amoxicilina tem a vantagem de apresentar meia-vida sérica mais longa do que a ampicilina e a penicilina, tornando sua duração efetiva e seu intervalo entre as doses mais longos. Os custos da amoxicilina e da penicilina são comparáveis. Embora tanto a penicilina quanto a amoxicilina sejam eficazes no tratamento das infecções odontogênicas, muitas vezes se prefere a amoxicilina em vez da penicilina pelo fato de o intervalo mais longo entre as doses melhorar a colaboração do paciente. A amoxicilina é administrada 3 vezes/dia. Já a penicilina V e a ampicilina são administradas 4 vezes/dia.

As penicilinas resistentes à penicinilase, como a meticilina e a dicloxacilina, foram eficazes no passado contra os estafilococos produtores de penicinilase. Como mais de 85% das cepas de estafilococos, em especial de *Staphylococcus aureus* resistentes à meticilina, tornaram-se resistentes a tal classe de penicilinas, sua utilidade tem diminuído.

Clindamicina

O espectro antibacteriano da clindamicina contempla cocos gram-positivos e quase todas as bactérias anaeróbias. A clindamicina é eficaz contra estreptococos, alguns estafilococos e anaeróbios. Tal fármaco é de quatro a cinco vezes mais caro que a penicilina, e o aumento nas taxas de resistência à clindamicina por parte dos estreptococos bucais tem gerado preocupações. Portanto, o melhor uso da clindamicina está nas indicações profiláticas e terapêuticas apenas para pacientes alérgicos à penicilina.

A colite associada a antibióticos, resultando em diarreia persistente e potencialmente fatal, já foi relacionada à clindamicina e a muitos outros antibióticos. Sua causa foi associada ao desenvolvimento de uma exotoxina pelo *Clostridium difficile*, o qual é resistente à clindamicina e a vários outros antibióticos. Ocorre mais em pacientes sistemicamente debilitados. Após o diagnóstico baseado em um exame de fezes para a identificação da exotoxina do *C. difficile*, o tratamento inclui antibioticoterapia por via oral com vancomicina ou metronidazol.

Metronidazol

O metronidazol é eficaz apenas contra bactérias anaeróbias estritas. Não tem efeito sobre bactérias aeróbias ou facultativas (que crescem tanto na presença quanto na ausência de oxigênio). A maioria dos estreptococos bucais é facultativa e, portanto, resistente ao metronidazol. Ao contrário, as bactérias bucais *Prevotella* e *Porphyromonas* são anaeróbias obrigatórias, sensíveis ao metronidazol. Às vezes, esse antibiótico é utilizado na terapia da doença periodontal; também pode ser útil na abordagem das infecções odontogênicas por anaeróbios tanto em combinação a outros antibióticos, como a penicilina, quanto isoladamente.

Macrolídios (família da eritromicina)

Os antibióticos macrolídios mais antigos – como a eritromicina – perderam muito de sua eficácia contra os principais patógenos das infecções odontogênicas, ou seja, estreptococos e anaeróbios bucais. Essa família de antibióticos também tem apresentado desvantagens significativas devido à intolerância gastrintestinal e às frequentes interações com outros fármacos, envolvendo as enzimas microssomais hepáticas responsáveis pelo metabolismo de muitos alimentos e medicamentos.

A azitromicina é o membro mais novo da família dos macrolídios que demonstrou eficácia contra infecções odontogênicas quando combinada com o procedimento cirúrgico adequado. A tolerância pelo sistema gastrintestinal parece ser melhor também. Seu metabolismo envolve uma trajetória levemente diferente quando comparada com a de outros macrolídios; há eliminação da maioria das interações medicamentosas comumente observadas com os macrolídios. A azitromicina pode ser uma boa escolha antibiótica em pacientes que não toleram as penicilinas e a clindamicina.

Tetraciclinas

As tetraciclinas estão disponíveis para administração pelas vias oral e parenteral e são geralmente consideradas antibióticos de amplo espectro. Entretanto, a resistência bacteriana a esses medicamentos é comum. Hoje em dia, as tetraciclinas são consideradas clinicamente úteis apenas contra bactérias anaeróbias, e este é basicamente seu uso nas infecções odontogênicas.

A toxicidade das tetraciclinas costuma ser baixa, mas inclui a pigmentação dos dentes em desenvolvimento se forem administradas a crianças, grávidas e lactantes. A doxiciclina é o medicamento de preferência, já que pode ser administrado apenas 1 vez/dia, o que aumenta a colaboração do paciente.

As tetraciclinas apresentam efeito anticolagenase. Esta atividade pode torná-las úteis no tratamento da doença periodontal e perimplantar. Tal fato incentivou a utilização de preparações tópicas de tetraciclinas para a inserção em bolsas periodontais e para a prevenção de alvéolos secos (alveolite).

Cefalosporinas

As cefalosporinas constituem um grupo de antibióticos betalactâmicos eficazes contra cocos gram-positivos e muitos bacilos gram-negativos. Um grande número de cefalosporinas está disponível. De maneira geral, são divididas em quatro gerações, de acordo com a atividade contra organismos gram-negativos. As cefalosporinas de primeira geração apresentam atividade parecida com a da penicilina, inclusive ação contra cocos gram-positivos e algumas cepas de bactérias gram-negativas, como *Escherichia coli*, *Klebsiella* e *Proteus mirabilis*. As cefalosporinas de primeira geração, entretanto, não são eficazes contra anaeróbios bucais, como as penicilinas.

As cefalosporinas de segunda geração apresentam atividade mais ampla contra bactérias gram-negativas e maior atividade contra bactérias anaeróbias. A segunda geração apresenta menor atividade contra cocos gram-positivos em comparação com a primeira geração.

As cefalosporinas de terceira geração são muito mais ativas contra bacilos gram-negativos entéricos, mas são decididamente menos ativas do que as cefalosporinas de primeira e segunda gerações contra cocos gram-positivos.

As cefalosporinas de quarta geração são desenvolvidas para atuar contra bacilos gram-negativos entéricos, especialmente *Pseudomonas aeruginosa*, os quais não são geralmente encontrados em infecções odontogênicas.

Duas cefalosporinas administradas por via oral são eficazes nas infecções odontogênicas: (1) cefalexina e (2) cefadroxila. Embora nenhuma das duas seja o medicamento de primeira escolha no tratamento das infecções odontogênicas, elas podem ser úteis em situações nas quais seja necessário um antibiótico bactericida e quando os antibióticos de primeira linha não puderem ser utilizados.

A toxicidade do grupo das cefalosporinas é primariamente relacionada à alergia. As cefalosporinas devem ser administradas *de maneira cautelosa* em pacientes alérgicos às penicilinas. Não se deve administrar cefalosporinas a pacientes que apresentaram reações anafiláticas (urticária, angioedema, dificuldades respiratórias, choque ou todos estes) em resposta à penicilina.

Fluoroquinolonas

Esta família de antibióticos inclui ciprofloxacino, levofloxacino e moxifloxacino. As fluoroquinolonas são antibióticos bactericidas de amplo espectro administrados por via oral. As duas primeiras gerações de fluoroquinolonas são apenas parcialmente eficazes contra estreptococos e apresentam pouco ou nenhum efeito contra bactérias anaeróbias.

O moxifloxacino, entretanto, é uma fluoroquinolona de quarta geração eficaz contra estreptococos e anaeróbios bucais. Contudo, apresenta múltiplos efeitos colaterais, como toxicidade para cartilagens em desenvolvimento, fraqueza muscular e interações medicamentosas que podem ser fatais. Portanto, como as outras fluoroquinolonas, deve-se evitar o moxifloxacino em pessoas com menos de 18 anos e em combinações com vários outros fármacos. As fluoroquinolonas são usadas apenas – e de maneira cautelosa – quando os antibióticos de primeira linha não podem ser utilizados.

Fármacos antifúngicos

A candidíase da mucosa ou bucal deve ser tratada com aplicação tópica de agentes antifúngicos. Os dois antibióticos de escolha são a nistatina e o clotrimazol. Ambos os fármacos estão disponíveis no formato de pastilhas mantidas na boca até se dissolverem. O paciente deve utilizar uma pastilha de 4 a 5 vezes/dia durante dez dias para o controle efetivo e para evitar a recidiva da candidíase. Muitas vezes, o clotrimazol é mais bem tolerado em razão de seu sabor mais agradável.

Os agentes antifúngicos azóis mais novos, como o fluconazol, o itraconazol e o voriconazol, costumam ser reservados para pacientes imunocomprometidos, em decorrência de sua eficácia contra fungos resistentes, das interações medicamentosas potencialmente graves e do custo significativamente mais alto. Mesmo os antifúngicos mais novos, como as equinocandinas e as preparações de anfotericina em emulsão lipídica, são também reservados para o tratamento de infecções fúngicas sistêmicas em pacientes gravemente imunocomprometidos, como os que foram submetidos a transplantes de medula óssea e os portadores da síndrome da imunodeficiência adquirida (AIDS).

Índice Alfabético

A

Abandono do paciente, 205
– carta, 205
– formulário de consentimento, 205
Abordagem
– de Caldwell-Luc, 188
– endoscópica, 188
– multidisciplinar
– – introdução, 247
– racional, 183
Abrasão, 486, 487
– queimadura
– – tratamento, 187
Abridor de boca
– de ação lateral, 92
– de Molt, 92
Abscesso
– dentoalveolar agudo, 106
– do espaço bucal, 337
– do espaço vestibular, 321
Absorção intestinal de nutrientes
– comprometida, 11
Abuso de substâncias, 251
Ação judicial, 201
Acessibilidade
– dentes adjacentes, 163
– descolamento de retalhos, 174
Acesso
– ao dente, 106
– ao socorro, 21
– – números telefônicos, 21
– cirúrgico
– – tratamento, 320
– intrabucal, 581
– transcervical, 581
Acessórios, 377, 378
Acidente vascular encefálico (AVE)
– hipercoagulabilidade, 10
– vasos estenóticos, 10
Ácido(s)
– acetilsalicílico, 179, 180
– hialurônico (AH), 587
– poliglicólico, 89, 90
– polilático, 89, 90, 527
– propiônico, 643
– tricloroacéticos, 585
Acompanhamento e encaminhamento
– princípios básicos, 449
Actinomicose, 355

Acúmulo de tártaro, 106
Adaptação em pseudodisco, 642
Adjuvantes
– citologia, 446
– colorações vitais, 446
– luz, 447
– molecular, 446
Administração de antibióticos
– necessidade, 325
Afastador
– de Austin, 84
– de Henahan, 84
– de língua de Weider, 84
– de Minnesota, 84
– de Seldin, 84
– de Weider, 85
Afastamento do tecido mole
– instrumental, 84
Affordable Care Act, 208
Agência Nacional de Vigilância Sanitária (Anvisa), 183
Agentes
– patogênicos transmissíveis, 55–57
– vasoconstritores, 67
Agregado de trióxido mineral (MTA), 371
Água fervente
– desinfecção, 60
Agulha(s)
– com recobrimento automático, 63
– de ponta romba calibre 18, 93
– de sutura, 88
– formas e tipos, 137
– para infiltração
– local de posicionamento, 72
Alavanca(s)
– de primeira classe, 115
– dentária, 93–95
– – tipos, 93
– leste-oeste, 94–96
– triangular, 116
Álcool
– desinfecções, 60
Alegação
– elementos a comprovar, 201
Alendronato
– administrado oralmente, 397
Alergia a anti-inflamatórios não esteroides (AINEs), 11
Alfa-hidroxiácidos, 585

Alinhamento dentário, 105
Aloenxertos, 612
Alteração(ões)
– da consciência, 30–37
– sensorial, 169
– – duração, 169
– ósseas
– – maxilares, 214
Alternativas de tratamento, 204
Alveolite, 185
Alvéolo, 49
– pós-extração
– – cuidados, 129
– seco, 198, 199
Alveoloplastia, 154, 215
– intrasseptal, 220, 221
Ameaça de ação judicial, 206, 207
– documentação, 206
American Academy of Orthopaedic Surgeons, 329
American Association of Endodontists, 376
American Board of Cosmetic Surgery, 576
American Dental Association (ADA), 107
American Society of Anesthesiologists (ASA), 7
Aminoterciários
– amidoamínicos, 67
Amostras
– com sutura
– – identificação, 457
– manejo, 462
– submissão, 457
– – formulário de dados, 457
Amoxicilina-clavulanato, 326
Amputações de dentes, 626
Anafilaxia, 23
Analgésico, 179
– combinações, 183
– de ação periférica, 182
– opioides, 183
– potência, 183
Análise de risco e gerenciamento, 209
Anamnese
– completa, 317
– importância e componentes, 317
Anastomose, 134
Anatomia, 331–337
– cabeça e pescoço, 331
– classificações, 331

– óssea, 216
Anestesia
– duração, 67
– local, 66–74
– – agulhas, 68
– – anatomia, 68
– – barreira hematencefálica, 67
– – depressão miocárdica, 67
– – doses máximas, 67
– – farmacologia, 67
– – hipotensão, 67
– – mecanismo de ação, 66, 67
– – miocárdio, 67
– – músculos lisos, 67
– – ponto de deposição, 72, 73
– – reações tóxicas, 67
– – vasoconstritores, 68
– – epinefrina e levonordefrina, 68
– – vasos sanguíneos periféricos, 67
– pulpar, 67
Anestésico(s)
– alergia, 23
– local(is)
– – dose máxima. Ver Cirurgia dentoalveolar
– – toxicidade
– – – manifestações e tratamento, 35
– tópicos, 69
Angina de peito
– manejo de paciente, 9
– processo básico da doença, 8
Angioplastia, 9
Angulação
– mesioangular, 157
– vertical, 157
Ângulo distovestibular, 119
Anomalias congênitas ou adquiridas, 531
Anotações operatórias, 185, 186
Anquilose, 106, 641
– extracapsular, 641, 642
– intracapsular, 641
– óssea, 641
Ansiedade, 66–80
– ansiolíticos, 75
– demanda de oxigênio, 9
– redução, 9
Antibiótico(s), 179
– administração adequada, 326, 327
– amplo espectro, 326
– – apropriados
– – efeitos adversos, 325
– – prescrição, 325
– bactericida, 326
– custo, 326
– espectro reduzido, 326
– parenteral, 159
– toxicidade e efeitos colaterais, 326
Antibioticoterapia, 337
Anticoagulação terapêutica, 16
– status, 196
Anticoagulantes, 10
Antidumping, 211
Anti-histamínico, 24
Antiplaquetários, 10

Antisséptico(s)
– bucal, 110
– mais usados, 62
Antrostomia maxilar, 410
Aparelho distrator, 568
Aparelhos protéticos
– auxílio à fala, 608
Ápice da raiz
– deslocamento, 151
Ápice radicular, 134
– remoção, 150–152
– – requisitos, 150
– – ressecção, 370
Apicificação, 503
Apinhamento dentário, 156
Aposição e reabsorção de osso
– crescimento mandibular, 533
Apresentação do paciente, 251
Arco zigomático, 513
Área(s)
– chapeável, 216
– edêntula, 153
– – reabilitada, 159
– ostiomeatal, 406
– radiolúcida, 360
– retromolar, 133, 174
– supraperiosteais, 233
Arritmia
– manejo odontológico, 10
Artéria nasopalatina, 134
Arterite
– de células gigantes, 630
– temporal, 630
Articulação
– substituição total, 650
– temporomandibular (ATM), 8
– – avaliação, 635
– – cirurgia aberta, 649
– – disfunção interna, 638
– – lesão, 194
– – – prevenção, 194
– – palpação, 6
– – reconstrução
– – – aloplástica, 651
– – – paciente em crescimento, 657
Artrocentese, 647
Artroscopia, 647
– articulação temporomandibular, 648
Artrose, 639
Asma, 11, 12
– manejo de paciente, 12, 13
– tratamento, 27
Aspecto lingual da mandíbula, 73
Aspiração
– de corpo estranho, 28
– – compressões, abdominais, 28
– – manifestações agudas, 29
– – tratamento, 30
– do conteúdo gástrico, 30, 31
– preventiva, 459
Aspirador
– cirúrgico, 92
– Fraser, 92

Assepsia
– cirúrgica, 58
– conceitos, 58
– médica, 58
– pós-cirúrgica, 63
– técnicas, 58–63
– terminologia, 58
Assimetria(s), 548
– de língua
– – com hipertrofia unilateral, 534
– facial, 566
Assinaturas eletrônicas, 204
Assoalho sinusal, 192
Ataque isquêmico transitório, 37
Atrofia óssea
– grave, 218
Aumento
– do mento, 581
– mandibular, 280
– maxilar, 280
Aura, 628
Auscultação, 7
Ausência congênita da orelha, 293
Autoclave, 60
Autoenxertos, 610
Autoproteção, 57
Autotransplante, 609
Avaliação
– da pré-sedação, 76
– do risco, 21
– frequente do paciente, 327
– imediata, 506
– pré-cirúrgica, 39
Avanço
– mandibular, 549
– maxilar e recuo mandibular, 560
– tipo Le Fort I, 556
Axonotmese, 53

B
Bacillus stearothermophilus, bactéria, 58
Bactérias, 55, 56
– anaeróbias, 159
Bainhas de mielina, 53
Bandas platismais, 580
Bandeja de instrumentais
– configuração típica, 259
– sistema, 100
Benzodiazepínicos, 32
Bifurcação do dente, 122
Biofeedback, 629
Biopsia, 376, 377
– acompanhamento pós, 464
– amostra profunda, 452
– excisional, 452
– – tecido mole, 453
– formulário de requisição, 460
– incisional, 450
– indicações, 450
– instrumental(is), 100
– – tecido mole, 453
– intraóssea

– técnicas e princípios, 459–464
– lesões periapicais, 377
– monitoramento pós, 450
– por aspiração, 452
– princípios, 440–465
– tecido mole, 453–459
– – anestesia, 453
– – estabilização do tecido, 453
– – fechamento, 455
– – hemostasia, 454
– – incisões, 454
– – manipulação, 456
Bisturi, 82
– lâmina, 82
Blefaroplastia, 585
Bloco de mordida, 91
Blocos corticoesponjosos, 280
Bochecho com água e sal, 184
Bolsa infraóssea, 160
Borda anterior do ramo, 165
Bráquete, 172
Breve exame maxilofacial, 8
Broca, 87
Broncodilatadores, 11
Bronquite. *Ver* Doença pulmonar obstrutiva crônica
Bruxismo, 142, 143

C

Cabeça e pescoço
– espaços, 335, 336
CAD-CAM, 538
Calor e eritema, 46
Camadas fasciais
– classificação e hierarquia, 334
– pescoço
– – profundas, 334
Camada superficial da fáscia cervical profunda (CSFC), 332
Campo cirúrgico
– manutenção, 61
– – instrumental, 92
Canal mandibular intraósseo, 194
Cânceres orais e faríngeos (COF), 446
Candidíase, 356
Canino
– inferior, 109
– maxilar, 172
– – impactado, 173
Capa da agulha anestésica
– técnica de coleta, 65
Capeamento pulpar, 495
Caráter autofluorescente
– luz, 447
Carcinoma de lábio, 482
Cáries(s), 105
– por radiação, 383
– prevenção, 157
– radiculares, 109
Categute, 89
Cateteres com balão, 9
Cavação (cavar uma fossa), 175
Cavidade

– marsupializada, 468
– oral, 443
Cefaleia(s)
– crônica(s), 628–630
– – de interesse odontológico, 630
– diagnósticos diferenciais, 631
– em salvas, 630
– episódica
– – tensional, 629
– hípnica, 630
– responsivas à indometacina, 630
– tensional, 629
Célula(s)
– de Schwann
– – tubo, 53
– mesenquimais, 610
– osteocompetentes, 614
– osteogênicas
– – fontes, 49
Celulite pré-septal, 340
Ceratocistos, 467
Cervicoplastia, 578
Cetoacidose, 14
Cicatrização, 374–376
– do nervo, 52
– óssea adequada
– – fatores, 50
– pacientes jovens, 157
– periodontal, 157, 160
– prolongada, 134
– tardia e infecções, 198, 199
Cicatrizador
– ou pilar provisório, 268
Ciência da computação forense, 204
Cinzel, 87
Cirurgia, 1–19
– apical
– – algoritmo, 359
– – comunicação sinusal, 366
– – incisão semilunar, 366
– – tratamento de canal radicular simultâneo, 364
– artroscópica, 647
– bucal
– – básica
– – – instrumentos, 82–103
– – e maxilofacial
– – – exame físico, 7
– – eletiva
– – – anticoagulação contínua, 17
– – técnicas
– – – anestesia, 68
– – – injeção no ligamento periodontal, 73, 74
– – – injeções na mandíbula, 71
– – – injeções na maxila, 71
– – – princípios gerais, 69
– bucomaxilofacial (CBMF), 576
– – corretiva, 372, 373
– – – abordagem cirúrgica, 373
– – – acessibilidade, 373
– – – anatomia, 373
– – – considerações, 373
– – – contraindicações, 373

– – erros, 373
– – indicações, 373
– – material de reparo, 373
– – perfuração, localização, 373
– – perfurações por reabsorção, 373
– – procedimento, 373
– – prognóstico, 373
– da articulação temporomandibular, 646–659
– de impactação
– – dificuldades, 171
– dentoalveolar ambulatorial, 2–19
– endodôntica
– – categorias, 358
– – princípios, 357–380
– facial
– – cosmética, 576–589
– – – perspectiva histórica, 576
– mucogengival, 536
– ocular, 89
– ortognática, 534, 646
– – análise cefalométrica, 536
– – apneia obstrutiva do sono, 548
– – combinada, 651
– – cuidados peroperatórios, 572, 573
– periapical, 358–372
– – anatomia, 365
– – anestesia, 368
– – antibióticos, 366
– – avaliação, 372
– – causa não identificada de falha, 362
– – complicações médicas, 365
– – considerações restauradoras, 360
– – contraindicações, 362
– – curetagem, 369
– – descolamento, 369
– – fatores, 358
– – fratura radicular horizontal, 361
– – incisão submarginal, 366
– – indicações, 360
– – irrigação, 371
– – lesões grandes não resolvidas
– – – canal, 362
– – material irrecuperável dentro do canal, 361
– – pós-operatório, 372
– – problemas anatômicos, 360
– – procedimentos, 358
– – – erro, 361
– – reposição do retalho e sutura, 371
– – retalho, 366
– – verificação radiográfica, 371
– pré-protética, 214–246
– – fatores psicológicos e a adaptabilidade, 216
– – objetivos, 214–216
– – plano de tratamento, 216
– – princípios de avaliação, 216
– – procedimentos avançados, 239
– – princípios básicos, 186
– reconstrutiva maxilofacial, 52
– sem retalho, 260
– sequelas, 181
– simulada, 656
– vascular, 89
Cirurgião(ões)

– bucomaxilofacial(is), 21
– – critérios para encaminhamento, 320
– dentistas, 2
– preparação, 110
Cirúrgica de patologia, remoção, 361
Cistectomia apical, 469
– caso clínico, 470
Cisto(s)
– aspecto multilocular, 468
– aspecto radiográfico, 468
– cirúrgicos ciliados, 407
– dentígeros, 467
– dos ossos gnáticos
– – métodos de tratamento, 467
– odontogênico(s), 160
– – e tumores
– – prevenção, 160
Classes 1, 2 e 3 de Pell e Gregory.
   Ver Classificação de Pell e Gregory
Classificação
– de Fitzpatrick, 578
– de Pell e Gregory, 165
– – A, B e C de Pell e Gregory, 165
– Glogau, 578
Clorexidina, 62,159
Coagulação térmica, 43
Coagulopatia(s), 163, 196–199
– hereditárias
– – manejo de paciente, 16
– – plaquetas, 16
– manejo de pacientes, 16
Coágulos de fígado, 198
Codeína, 179, 180
Colágeno, 196
Colocação de implantes, 250
Colocação intrabucal de suturas, 88
Comidas frias, 184
Compartimento de gordura removido, 580
Compensação dentária, 539
Complexo
– nasoetmoidal, 522
– naso-órbito-etmoidal (NOE), 506
– zigomaticomaxilar, 513,641
Complicações, 204, 205
– pós-operatórias, 159
– prevenção e manejo, 186
– protéticas, 274
– – casos complexos, 274
– – de componentes, 274
– – estruturais, 274
– – peri-implantes, 274
Compostos de amônio quaternário, 60
Compostos de cloro, 60
Comprometimento
– da parte inferior do sistema respiratório, 25
– do sistema cardiovascular, 25
– vascular cerebral, 37
– – em progresso, 36
– – – manifestações e tratamento, 38
Comunicação
– bucossinusal, 188
– – crônica, 195
– – diagnóstico, 194

– – prevenção, 194
– ineficaz, 201
– no consultório, 202
– oroantral(is), 365
– – fechamento, 408
– – tratamento imediato, 407, 408
Condição(ões)
– artríticas sistêmicas, 640
– clínica comprometida, 162, 163
– patológica
– – questionamento, 441
Côndilo, 638
Condilotomia modificada, 650
Cones de reabsorção, 52
Confecção
– da dentadura, 231
– da prótese
– – moldagens, 223
– – problemas, 223
Conforto
– paciente, 184
Conselho Federal de Odontologia, 203
Consentimento informado, 202, 203
– fases, 202
– menores de idade, 202
– pessoas com incapacidades mentais, 202
– por escrito, 203
– requisitos, 202
– risco, 202
– situações especiais, 203
Considerações
– biológicas e funcionais, 247–251
– biomecânicas, 250, 251
– médico-legais, 200–212
– ortodônticas pré-cirúrgicas, 537, 538
– – época do tratamento, 538
– – objetivos, 538
– periodontais, 536, 537
– pós-cirúrgicas
– – dentárias e periodontais, 574
– – restauradoras e protéticas, 574
Consulta de retorno, 185
Contorno ósseo
– irregularidades, 218
Contração da ferida, 48
Contrações deformantes e debilitantes, 48
Controle
– da ansiedade, 74, 75
– – e da dor, 66–80
– – não farmacológico, 75
– da origem
– – infecção, 322
– de hemorragias
– – instrumental, 86
– de risco, 186
– transoperatório do paciente, 179, 180
Contusão, 487
Convulsões, 32
– manifestações e tratamento, 33
Coping de moldagem (*transfer*), 268
Coroa dos dentes
– folículo, 171
Coroas clínicas, 142

Coronoidectomia, 620
Corpo estranho, ferida, 48
Corrente de ouro, 172
Corte axial, 344
Cortical óssea
– bucolingual, 129
– lingual, 128, 129
Corynebacterium diphtheriae, bactéria, 56
Costocondrite, 25
Countersinking, 52
Creme antibiótico, 472
Crescimento facial
– princípios gerais, 533
Cricotireotomia, 25,507
Criptografia, 209
Crise
– aguda de asma
– – manifestações, 27
– – tratamento, 27
– tireoidiana aguda
– – manifestações e tratamento, 36
– tireotóxica, 35
Crista
– alveolar, 214
– – distração, 289
– maxilar anterior
– – deficiente, 256
– milo-hióidea
– – redução, 223
– oblíqua interna (crista milo-hióidea), 198
– óssea, 117
Critérios de Uso Apropriado
   (Appropriate Use Criteria), 329
Cuidados tópicos com a pele, 583
Cunha, 114
Cureta
– periapical, 88
Curetagem, 145
Curvatura do dente
– direção, 168
Curvatura radicular grave
– problema anatômico, 361

D

Dados
– clínicos
– – credibilidade, 3
– diagnósticos, 39
– incompletos, 39
– pessoais
– – nível de instrução do indivíduo, 3
– – personalidade, 3
Danos, 201
– nos tecidos
– – causas, 45
– – meios físicos, 45
– – produtos químicos, 45
Defeitos mandibulares
– reconstrução cirúrgica, 609–622
Defesas do hospedeiro
– estado, 322
Deficiência
– auditiva, 210

ÍNDICE ALFABÉTICO 671

– grave do terço médio da face, 559
– mandibular, 545
– maxilar
– – terço médio da face, 548
Deformidade(s)
– esquelético-facial, 651
– nasal, 595
– combinadas, 548
– dentofaciais, 531–575
– – avaliação, 534–536
– – causas, 532
– – correção, 532–575
– levantamentos, 532
Degeneração walleriana, 52
Degermante antisséptico, 486
Deiscência da ferida, 138, 198
– prevenção, 198
– tratamento, 198
Densidades ósseas
– gênero, 169
– idade, 168
– remoção da impactação, 172
Dente(s)
– adjacentes
– – lesões, 190, 191
– – luxação, 191
– anquilosado, 186
– anterior
– – falta, 294
– – quadrante superior direito, 124–127
– associado a lesões patológicas, 105
– comprimento, 167
– decíduo
– – adaptações, 129
– – reabsorção radicular substancial, 129
– deslocados
– – – para locais anômalos, 491
– do arco oposto
– – proteção, 121
– envolvido em fraturas, 105
– erupcionado, 107
– fraturados, 373, 374
– impactados
– – classificação, 163
– – extremos de idade, 161, 162
– – idade avançada, 162
– – indicações, 157–161
– – plano de tratamento, 163
– – – espaço disponível, 163
– – – idade, 163
– – prótese dentária, 159
– – remoção, 156
– – – contraindicações, 161–163
– – seccionamento, 173
– – tratamento, 156–180
– incluso, 105. Ver também Dentes impactados
– inferior, 112
– intruídos, 492
– mal posicionado, 105
– mandibular, 124–128
– molar inferior, 108
– molar superior, 108

– multirradicular
– – extração, técnica, 146
– perdido na faringe, 189
– quadrante superior direito, 112
– reposição protética, 215
– seccionado, remoção
– – com a alavanca, 178
– – – força excessiva, 178
– superior anterior, 112
– supranumerário, 105,172
– unirradicular, 96
– – extração aberta, técnica, 144–146
Dentística restauradora, 175
Dermatologia, 576
Desaferentação, 627
Desarmonia maxilomandibular, 604
Descolamento
– rápido e atraumático, 136
Descompressão de grande lesão, 365
Desconforto
– da injeção
– – modulação, 68
– respiratório significativo, 25
– torácico, 25
– – ansiedade, 25
– – tratamento, 26
Descontaminação, 58
– e desbridamento, 43, 44
Desenvolvimento radicular
– falta de, 168
Desenvolvimento tecnológico, 208
Desinfecção, 58
– de instrumentos
– – técnicas, 60, 61
– operatória, 61, 62
– química, 56
Desinfetantes
– halogênios, 56
– químicos
– – atividade biocida, 61
– – efeitos biocidas, 61
Deslocamento
– anterior
– – disco com redução, 639
– – disco sem redução, 639
– cronificado do disco, 647
– de disco
– – distúrbios, 638
– dentário, 498
– de raiz, 188
– – prevenção, 188
– do mucoperiósteo, 223
– posterior da língua, 506
– recidivante crônico (luxação), 640
Desmielinização, 52
Desvio de septo, 586
Dexametasona, 179
Diabetes melito, 14
– procedimentos cirúrgicos bucais, 14
– tratamento, 15
Diagnóstico(s)
– adjuvantes, 446
– – tecnologias, 446

– cirúrgico
– – desenvolvimento, 39
– diferencial
– – princípios, 440–465
– métodos, 440
– moldes e fotografias, 252
Diastema, 232
Diazepam, 75
Dificuldade respiratória, 27–30
Dilaceração grave das raízes, 143
Dimensão anteroposterior, 132
Dimensão mesiodistal, 157
Direção vestíbulo-oclusal, 127
Discectomia, 649
Disco
– anteromedial, 639
– bicôncavo, 638
– com redução
– – deslocamento anterior, 638
– deslocado, 642
– normal, 638
Discrepância(s)
– esquelética, 216
– maxilomandibulares
– – correção, 604
Disestesia, 52
Disfunção(ões)
– da tireoide, 35, 36
– – sintomas, 36
– hepática, 11
– cardiovasculares, 8–11
– – angina de peito, 8, 9
– endócrinas, 14–17
– hematológicas, 16, 17
– neurológicas, 17, 18
– pulmonares, 13, 14
– renais, 13, 14
– temporomandibulares
– – anamnese, 633
– – avaliação, 633–637
– – – psicológica, 637
– – exame físico, 634
– – exames de imagem, 635
– – fisioterapia, 643
– – imagem nuclear, 637
– – radiografia panorâmica, 635
– – ressonância magnética, 637
– – tomografia computadorizada, 635
– – tomografia computadorizada de feixe cônico, 635
– – tratamento, 633–666
– – – reversível, 642
Disjunção craniofacial, 513
Disostose mandibulofacial, 533
Dispenser de sabão, 61
Dispneia paroxística noturna, 11
Dispositivos distratores, 569
Distração
– histogênica, 568
– osteogênica, 568–572
Distrator, 658
Distribuição etária
– cirurgia cosmética, 576

Distúrbio convulsivo, 17
– manejo de paciente, 18
Distúrbio(s)
– cardiovasculares preexistentes, 68
– psiquiátricos, 625
– temporomandibulares
– – classificação, 637–642
– – grave, 653
– – orientação ao paciente, 642
– – terapia com órteses, 645, 646
Dobra labiomentual, 545
Doença(s)
– articular degenerativa (DAD), 639
– – mecanismos de lesão, 639
– de Addison. *Ver* Insuficiência suprarrenal primária
– periodontal, 105
– – prevenção, 157
– pulmonar obstrutiva crônica
– – excesso de oxigênio, 28
– vesicobolhosas, 444
Dor(es)
– de desaferentação, 627
– de origem desconhecida
– – tratamento, 160
– difusa, mal localizada e pré-auricular, 637
– e disfunção miofascial, 633
– facial(is)
– – atípica, 625
– – causa desconhecida, 625
– – neuropáticas, 625–628
– – – medicamentos comuns, 627
– glossário, 626
– miofascial, 160, 637, 638, 589
– – mastigatória, 629
– orofacial
– – avaliação, 630
– – classificação, 625
– pós-extração
– – tratamento, 74, 75
– torácica aguda
– – diagnóstico diferencial, 25
Drenagem
– abordagem transcervical, 347
– de abscesso, 358
– métodos, 358
Dreno de não sucção, 44
– tratamento odontológico, 12
Drenos de Penrose, 324
Drug Enforcement Administration (DEA), 183
Ducto de Stensen, 527

E
Edema, 44
– grau, 44
– de extremidade inferior, 11
– e eritema
– – flutuante, 316
– extraoral
– – áreas comuns, 318
– pulmonar, 11
Edêntulos pós-irradiados

– próteses dentárias, 387
Educação continuada, 21
Efeitos da radiação, 384
Eixo longo perpendicular, 164
Elastina, 48
Elevação
– de seio, 287
– do mucoperiósteo, 83, 84
– unitária, 225
Elevador(es)
– princípios, 115–118
– periosteal
– – Molt nº 9, 83
– – periodontistas, 84
Eliminação de espaço morto, formas, 43
Embriologia, 591, 592
– e anatomia, 400, 401
Emergência clínica
– ansiedade, 21
– condições predisponentes, 20
– fatores, 20
– preparação, 21
– prevenção, 20
Eminência canina, 122
Encaminhamento, 204, 378, 379
– precoce, 204
Endocardite infecciosa, 11
Endodontia, 105
– ortógrada, 357–380
Endonasal, 581
Enfisema, 12
Enucleação, 459, 468–471
– após marsupialização, 472–475
– – desvantagens, 474
– – indicações, 472
– – técnica, 474
– – vantagens, 474
– com curetagem, 475–477
– – desvantagens, 476
– – indicações, 475–483
– – técnica, 476
– – vantagens, 476
– de cisto, 462
– desvantagens, 468
– indicações, 468
– técnica, 468
– vantagens, 468
Enxaqueca, 628, 629
– com aura, 629
– sem aura, 629
Enxerto(s)
– alogênicos, 612
– – desvantagens, 612
– – vantagens, 612
– alógenos, 279
– alveolares, 602–604
– – problemas, 602
– – procedimento cirúrgico, 603
– autógenos, 279, 610
– – desvantagens, 611
– – vantagens, 611
– combinações, 614

– compostos, 610
– cutâneo, 650
– de osso autógeno
– – coleta, 279
– em blocos, 610
– ósseo maxilofacial
– – princípios cirúrgicos, 617–621
– ósseo(s), 278–280, 378
– – esponjosos medulares particulados, 610
– – *onlay*, 280
– osso alveolar, 607
– tipos, 610–614
– xenogênicos, 613
– – desvantagens, 613
– – vantagens, 613
– xenógenos, 279
Enzimas proteolíticas, 218
e-PHI, 209
Epinefrina, 9
Epitélio juncional, 249
Epitelização, 45
Epúlide fissurada, 85. *Ver também* Hiperplasia fibrosa inflamatória
Equimose periorbitária, 507
Equipamento cirúrgico, 259
Equipamentos e suprimentos de emergência, 21
Equipe
– autorização e a supervisão, 209
– cirúrgica
– – preparação, 62, 63
– de apoio, treinamento, 21
– de gerenciamento de risco institucional, 206
Erosão na cortical vestibular, 133
Erradicação da condição patológica, 466, 467
Erro clínico, 200
– depoimento
– – sugestões, 207
Erupção contínua
– fatores, 157
Espaço(s)
– bucal, 339
– edêntulo
– – enxerto autógeno, 297
– infratemporal, 339
– interarcadas, 253
– lateral da faringe, 341
– – infecções, 347
– massetérico, 342
– mastigatório, 342
– mesial-distal, 255
– morto
– – manejo, 43
– perimandibular(es), 340, 341
– pterigomandibular, 341
– retrofaríngeo, 341
– sublingual, 341
– submandibular, 341
– submassetérico, 342
– submentoniano, 341
– temporal profundo, 342
– temporal superficial, 342
Espelho bucal, 84

ÍNDICE ALFABÉTICO

Esplintagem, 498
Esplinte interoclusal, 523
Estabilização com placa, 523
Estadiamento de Wilkes
– classificação, 638
Estado
- de mal epiléptico, 33
- hiperosmolar, 34
Estatuto de limitações, 201
Estereolitografia, 527, 536
Esterilização, 58
– com gás, 60
– equipamentos, 59
– – técnicas, 58
– – manutenção, 60, 61
– por calor, 58
– – seco, 58
– – úmido, 59, 60
– técnica, 63
Estimulação nervosa elétrica transcutânea (TENS), 644
Estômio, 577
Estreptococos, 159
– aeróbios
– gram-positivos e anaeróbios, 55
Estresse mental e fisiológico, 20
American Society of Anesthesiologists (ASA), 8
Estrutura(s)
– adjacentes
– – lesões, 193, 194
– – provável dano excessivo, 163
– de suporte, 215
– – características, 215
– facial
– – variações, 215
– ósseas
– – lesões, 191–193
Etilismo (alcoolismo)
– abstinência. Ver Insuficiência hepática
Evolução operatória, 186
Exame
– extrabucal, 216
– físico, 6–9
– – aferição dos sinais vitais, 6
– – meios primários de avaliação, 6
– – região bucomaxilofacial, 6
– – registro dos resultados, 6
– intrabucal, 216, 252
– intraoral oclusal, 244
– métodos, 440–450
– radiográfico, 106–110, 252, 253
– áreas de estudo, 253
Excesso
– mandibular, 541
– maxilar, 545
– – anteroposterior, 548
– – características clínicas, 552
Exercício para a mandíbula, 644
Exodontia, 81–103
– básica, 100
– complexa, 132–155
– de rotina, 104–131

Exostose
– óssea palatina
– – remoção, 224
– palatina lateral, 223
– vestibular
– – remoção, 223
Expansão rápida do palato assistida cirurgicamente, 568
Expectativas razoáveis, 202
Experiência cirúrgica atraumática, 121
Exploração cirúrgica, 360
Exposição
– extrabucal, 520
– intrabucal, 520
– periapical, 369
Extensão anteroposterior (AP), 255
Extração(ões)
– abertas
– – indicações, 140–144
– – princípios e técnicas, 140–154
– atraumática, 118
– básica
– – instrumental, 100
– condição da coroa, 106
– contraindicações, 105
– – locais, 106
– convencional, 163
– de dente(s)
– – errado, 189
– – erupcionado, 104
– – instrumental, 93
– – prevenção, 190
– estruturas vitais, 108
– fatores, 120
– fechada, 118
– – etapas, 118–120
– – função do assistente, 121
– – apoio, 121
– – fundamentos, 118
– – indicações, 104, 105
– – mobilidade, 106
– – não complicada, 104
– – posições do paciente, 110–114
– – – erro, 111
– – – semirreclinado, 113
– pré-irradiação, 385
– – intervalo, 386
– – métodos, 386
– – princípios mecânicos, 114, 115
– problemas, 188
– questões financeiras, 105
– radioterapia, 105
– razões ortodônticas, 105

F

Face
– alveolopalatina, 123
– palatina, 171
– vestibular, 171
Fala hipernasal, 591
Fáscia(s), 331
– retrofaríngea, 347
– superficial, 340

Fasciite necrosante, 347
Fase
– de abscesso, 316
– de celulite, 316
– de inoculação (edema), 315
– de intervalo
– – inflamatória, 47
– de remodelação, 47, 48
– de resolução, 316
– fibroblástica, 47
– – etapa de proliferação, 48
– – etapa inicial, 48
– – etapa migratória, 47
– – etapa tardia, 50
Fatores
– quimiotáticos, 47
– sistêmicos, 214
Febre, 159
Fechamento da ferida
– preparação, 178, 179
Feixe neurovascular, 134
– mentual, 323
Feixe tendinoso pterigomassetérico, 382
Feridas
– manejo, 63
Férula, 221
Fibra(s)
– óptica, 378
– A-delta, 624
– C, 624
– nervosas sensoriais
– – tamanho, 624
Fibrilação atrial. Ver Arritmia
Fibrinólise, 47
Fibroblastos, 610
Fibronectina, 47
Fibroplasia, 47
Fibrose por prótese. Ver Hiperplasia fibrosa inflamatória
Finalização da ortodontia, 574
Fisiologia do envelhecimento, 576–578
Fissura(s)
– alimentação, 596
– anomalias associadas, 598
– labial, 590
– labiopalatina, 590
– – cirurgia reparadora, 598
– – procedimentos cirúrgicos secundários, 605
– – tratamento, 598
– má oclusão, 595
– necessidade de tratamento odontológico, 606–608
– ocultas, 591
– orofaciais
– – causas, 592, 593
– – tratamento, 590–608
– palatina, 590
– problemas, 593–598
– – dentários, 593, 594
– – de fala, 597
– – de ouvido, 596
– tipos, 592
Fístula

– bucossinusal, 191
– oroantral, 46
– – fechamento, 410
– – tratamento tardio, 409
– orocutânea, 332
Fixação
– externa com pinos, 483
– intermaxilar (FIM), 483, 515
– interna, 483
– maxilomandibular, 651
– rígida, 522
Flacidez, 578
Fluorometano, 644
Fluoroquinolona, 326
Folículos, 168
Forame
– mentual ósseo, 257
– palatino, 134
Força(s)
– de tração, 117
– prejudiciais
– – iatrogenicamente, 251
– vestibular, 117
Fórceps
– apicais, 99
– cabo, 120
– chifre de vaca, 99
– de extração, 94–98
– – cabos, 96
– – componentes, 95–98
– – pontas, 96
– força excessiva, 191
– mandibulares, 99
– – nº 17, 99
– – nº 151, 99
– maxilares, 96
– – nº 1, 97
– – nº 53L, 98
– – nº 65, 99
– – nº 150, 96, 97
– – nº 150S, 99
– – nº 210S, 98
– – nº 88, 98
– movimentos, 116
– nº 16 (chifre de vaca), 190
– objetivo, 115
– pontas, 120
– posições da mão, 124
– princípios, 115–118
Formação
– cística, 162
– de *pannus*, 640
Formaldeído, 60
Fotoenvelhecimento, 578
Fragmento de raiz
– permanência
– – justificativa, 152
– remoção, 150–152
– – requisitos, 150
– risco, 153
Fratura(s)
– alveolares, 503
– *blow-out*, 513

– cominutiva, 513
– composta, 513
– coroa-raiz, 496
– coronária, 495
– coronário-radiculares, 496
– da tuberosidade
– – risco, 172
– de mandíbula
– – prevenção, 160
– de osso, 140
– de raiz, 142
– dos ápices, 167
– em galho verde, 513
– faciais
– – etiologia e classificação, 512, 513
– – tratamento, 515–527
– horizontal, 497
– – da raiz, 496
– Le Fort II, 513
– mandibulares, 512, 513
– – distribuição anatômica, 513
– – favoráveis ou desfavoráveis, 513
– – tipos, 513
– oblíqua da mandíbula, 522
– radicular
– – prevenção, 188
– simples, 513
– terço médio da face, 513, 519
Freio(s)
– e exostoses, 215
– incisão a *laser*, 236
– labial
– – eliminação, 235
– – liberação, 236
– – maxilar
– – – excisão simples, 233
– lingual
– – liberação, 237
Frenectomia
– labial, 232
– lingual, 233
Fronte e sobrancelhas, 580, 581
Função
– cardiovascular comprometida, 163
– mastigatória, 215
– neutrofílica, 337
– respiratória comprometida, 163
Fusão da ponta dos vasos cortados, 43

G
Gengiva
– conservação, 218
– margem livre, 134
Gengivites, 157
Glândulas salivares
– efeitos da radiação, 382
Glicocorticosteroides, 37
Glicosímetro eletrônico, 14
Glutaraldeído, 60
Gorro, 63
Goteira
– cirúrgica, 233
– interoclusal, 574

Grau de dificuldade, 165
Gravidez
– cirurgias bucais, 18
– manejo de pacientes, 18
– medicamentos odontológicos, evitar, 19
– óxido nitroso, 19
– tratamentos, 19
Guia cirúrgico, 238
– anterior, 258

H
Hábitos parafuncionais, 251
Haemophilus influenzae, bactéria, 55
Halo radiolúcido, 377
Hemiarcos maxilares, 608
Hemimandibulectomia, 467
Hemodiálise
– manejo de paciente, 13
Hemoglobina glicosilada (HbA1c), 337
Hemorragia, 181, 182
– controle, 130
– intracraniana, 507
– intraparenquimatosa, 507
– subconjuntival, 507
Hemostasia, 41, 42, 179
– da ferida
– meios, 43
Heparina, 17
Hepatite, vírus, 56, 57
Heteroenxertos, 613
Hexaclorofeno, 62
HIPAA. *Ver* Lei de Portabilidade e Responsabilidade do Seguro de Saúde
– Norma de Segurança, 209
Hiperatividade parassimpática, 630
Hipercementose, 106, 143
Hiperestesia, 52
Hiperglicemia, 14
Hipermobilidade da articulação, 641
Hipernasalidade, 608
Hiperplasia(s), 439–465
– fibrosa, 232
– – inflamatória, 231
– – – técnicas, 231
Hipersensibilidade imediata
– manifestações, 23
Hipertensão, 13
– cirurgia bucal eletiva, 13
– cuidado, 13
– manejo de paciente, 13
Hipertireoidismo
– manejo de paciente, 15
Hiperventilação
– manifestações, 27
– tratamento, 27
Hipoestesia, 52
Hipoglicemia, 15
– aguda, 35
– manifestações, 35
– tratamento, 36
Hipotensão ortostática, 31
– predisposição, 31
– síncope, 31

– tratamento, 32
Hipotireoidismo
– sintomas, 16
História clínica, 2–6, 251
– coleta, 3
– dados biográficos, 3
– dados pessoais, 3
– descrições de dor, 3
– documentação, 440
– entrevista, 2
– exame físico, 3
– históricos social e familiar, 3
– lesão específica, 441
– lesão oral patológica, 440, 441
– odontológica, 251
– queixa principal e histórico, 3
– razões, 440
– resultados de exames laboratoriais
    e de imagem, 3
– revisão de sistemas, 3
Histórico de saúde
– base para dados, 3–5
Histórico médico, 186
– revisão, 186
HITECH, lei, 209
Homoenxertos, 612
Hooding, 581

I
Ibuprofeno, 179
Iluminação e ampliação
– aparelhos, 377, 378
Imagem(ns)
– diagnóstica, 289
– digital, 208
– de tomografia computadorizada
– – *cone beam*, 108
Impactação
– classe 1, 166
– classe 2, 166
– classe 3, 166
– classe A, 166
– classe B, 166
– classe C, 166
– de tecido mole, 169
– distoangular, 167
– horizontal, 167
– mesioangular, 167
– óssea completa, 170
– óssea parcial, 169
– transversal, 164
– vertical, 164
Implante(s), 247–275
– alvéolos frescos pós-extração, 277
– análogo ou réplica, 269
– angulação, 250
– avaliação pré-operatória, 251
– casos complexos, 292
– complicações, 265, 266
– componentes, 266–269
– – restauradores, 269
– conceitos avançados e casos
    complexos, 276–312

– corpo, 266
– de silicone, 584
– dentário(s), 154
– – imediato
– – – cirurgia guiada, 277
– – reparo
– – – fatores, 51
– endósseo, 406
– endosteais, 221
– especiais, 292
– estabilidade, 264, 265
– estágio, 267
– exposição do local, 259
– extraorais, 292
– inserção, 261
– interface e adaptação, 248
– local típico, 262
– medidas, 253
– opções de tratamento, 255
– opções protéticas, 269
– plano de tratamento, 251
– – considerações protéticas, 253
– pós-extração
– – imediato, 276–278
– retromolares, 160
– típico, 266
– zigomáticos, 292
Imunodeficiência humana (HIV),
    vírus, 56, 57
– infecção, 57
Inchaço facial, 159
Incidência radiográfica, 511
Incisão, 40
– de alívio vertical, 193
– de liberação vertical, 259
– do tecido
– – instrumental, 82, 83
– e drenagem do abscesso vestibular
– – técnica, 324
– em "Y", 135
– mediana na crista, 259
– mucoperiosteal, 83, 135, 368
– pré-auricular, 650
– princípios básicos, 40
– projetos, 260
– relaxante vertical, 134
– retromandibular, 650
– semilunar, 134, 368
– submarginal, 368
– sulcular, 134
– tipo envelope, 135
– útil, 134
Inervação
– cruzada, 73
– sensorial, 68
Infarto agudo do miocárdio, 9, 10
– ácido acetilsalicílico, 26
– características clínicas, 25
– isquemia, 9
– manejo de paciente, 10
Infecção(ões), 199
– condições clínicas, 44
– e cicatrização

– – nutrição, 44
– na prática cirúrgica
– – controle, 55–65
– odontogênicas
– – avaliação geral, 319
– – complexas, 331–356
– – – comorbidades clínicas, 337
– – dentes inferiores, 340
– – dentes superiores, 338
– – dentista clínico geral, 327
– – de qualquer dente, 338
– – espaço facial
– – – tratamento, 343
– – espaço fascial cervical profundo, 343
– – espaço fascial profundo, 338–345
– – espaço submandibular, 339
– – específicas, 345
– – estágios, 332
– – exame físico, 318
– – exames de imagem, 319
– – exames laboratoriais, 319
– – fatores, 317
– – fisiopatologia, 315, 316
– – gravidade, 317
– – leves e moderadas, exemplos, 321
– – microbiologia, 314, 315
– – organismos isolados, 315
– – polimicrobianas, 314
– – prevenção, 327, 328
– – tratamento, 314–330
– – – cirúrgico, 322, 344
– respiratória, 77
Infiltração
– anestésica, 154
– de toxina botulínica, 643
Inflamação, controle, 44
Influência genética e ambiental, 533, 534
Informação do paciente, 202
– proteção, 209
Inibição de contato, 45
Inibidores
– da ciclo-oxigenase-2 (COX-2), 643
– de ligantes do RANK, 394
Injeção
– intra-arterial, 69
– molares superiores, 72
Inoculação, celulite e abscesso
– características, 316
Insatisfação
– com estética, 201
– com função, 201
Inserção frênica, 232
Inspeção
– intrabucal, 509
– visual, 216
Instrumental(is)
– bandeja plana, 100
– endoscópicos, 584
– uso inadequado, 191
Instrumento irrecuperável
– no canal mesiovestibular, 362
Instrumentos odontológicos
– esterilização ou desinfecção, métodos, 62

Insuficiência
– cardíaca congestiva (cardiomiopatia hipertrófica), 11
– – ICC (CMH), 11
– – manejo de paciente, 11
– – sintomas, 11
– hepática
– – manejo do paciente, 14
– pulmonar obstrutiva crônica, 77
– renal
– – diálises renais, 12
– – manejo de paciente, 13
– suprarrenal
– aguda, 14
– – manifestações, 37
– – tratamento, 37
Insulina, tipos, 14
International Headache Society, 628
– critérios, 629
Intestino crônico, 89
Intraoperatório, 186
Iodofórmio, 159
Iodóforos, 60–62
Irregularidade(s)
– do plano oclusal, 508
– excessivas, 223
– vestibular na mandíbula
– – remoção, 224
Irrigação
– da ferida, 43
– instrumental, 92
Isquemia
– cardíaca, desconforto, 25
– cerebral
– – lenta, 31
– do miocárdio, 25
– ferida, 48
– miocárdica
– – características clínicas, 25

J
Janela óssea, 462

K
Kit
– de biopsia típico, 461
– de emergência, 22

L
Lábio leporino, 590
Laceração(ões), 487–489, 527–530
– desbridamento, 488
– fechamento, 488, 489
– hemostasia, 488
– limpeza, 488
– reparo, 488
Lâmina com um porta-agulha, 82
Lâmina de faca
– rebordo, 218
Largura mesiodistal, 145
Laser de dióxido de carbono, 455
Lavagem da articulação, 647

Lei de Portabilidade de Seguros de Saúde e Responsabilidade, 3
Lei de Portabilidade e Responsabilidade do Seguro de Saúde, 208, 209
– cumprimento, 208
– violações, 209
– – penalidades, 209
Lei dos Americanos com Deficiência (ADA), 210
– Título III, 210
Lei dos Direitos Civis
– Título VI, 210
Lei Médica de Atendimento de Emergência e Trabalho Ativo, 211
Leito periosteal
– cobertura precoce, 242
Lesão(ões)
– ao nervo
– – prevenção, 194
– benignas
– – cirurgia, tecidos moles, 481
– císticas
– – tratamento, 467
– naso-órbito-etmoidais, 509
– nos nervos, tipos, 53
– orais patológicas
– – aparência superficial, 444
– – características físicas gerais, 442
– – consentimento informado, 449, 450
– – consistência à palpação, 444
– – cor, 444
– – diagnóstico, 448
– – encaminhamento, 449
– – – questões, 449
– – exame clínico, 442–446
– – exame dos linfonodos regionais, 444
– – exame radiográfico, 447
– – exemplos, 451
– – investigação laboratorial, 448
– – localização anatômica, 442
– – maligna, característica, 450
– – monitoramento pré-biopsia, 449
– – precisão dos limites e da mobilidade, 444
– – pulsação, 444
– – risco compartilhado, 449, 450
– – tamanho, forma e padrão de crescimento, 444
– – tratamento, 439–465
– patológicas
– – categorias principais, 467
– – orais
– – – tratamento cirúrgico, 466–484
– – – – objetivos, 466, 467
– – – – reabilitação funcional, 467
– radiolucentes, 403
– respostas vasculares, 46
– periapical, 129
– tecidual, 45
– traumáticas
– – classificação e estruturas de suporte, 493
– únicas *versus* lesões múltiplas, 444
Levantamento de seio, 280
Lidocaína, 186

Lifting, 578
– de pescoço, 580
– pré-triquial, 584
Ligações cruzadas do colágeno (*cross-linking*), 644
Ligadura por sutura, 43
Ligamento periodontal, 115, 168
– espaço, 169
Lima para ossos, 87
Limpeza
– técnicas, 62, 63
Linfonodos
– exame-padrão, 444
– – grupos, 446
– localização anatômica, 445
Linha
– mesiocervical, 172
– mesiovestibular, 119
– milo-hióidea, 340
– de extensão
– – anterior e posterior, 256
Lipoaspiração submentoniana, 580
Lise de aderências, 647
Localização e gravidade
– tratamento, 320
Localização intraóssea *versus* extraóssea, 477
Luvas estéreis, 63
Luxação do dente, 119

M
Má conduta (má prática), 200
Macrotraumatismo, 641
Mandíbula
– atrófica, 159
– edêntula
– – atrófica
– – – aumento, 285
– – implante e tratamento protético, 270
– efeitos da radiação, 382
– fechamento demasiado, 216
– fratura, 193
– – espontânea, 215
– inervação sensorial, 68
– osteorradionecrose, 384
– posterior
– – largura, 256
Manguitos, 7
Manipulação de tecido
– instrumentos, 41
Manipulação intrabucal, 488
Manutenção da boca aberta
– instrumental, 91
Manutenção de registros
– período, 204
Má oclusão
– classe III, 539
– grave
– – população, 533
Mão oposta
– força, 121
– função, 121
Mãos e braços
– lavagem cirúrgica, 63

ÍNDICE ALFABÉTICO 677

– preparo, 62
Marca-passo cardíaco, 10
Margem cervical, 120
Marketing, 208
Marsupialização, 471, 472
– desvantagens, 472
– indicações, 472
– técnica, 472
– vantagens, 472
Martelo, 87
Máscara facial, 63
Máscara nasal, 76, 79
Massa óssea pediculada e multiloculada, 225
Materiais descartáveis, 60, 61
Material irrecuperável
– canal mesial, 363
– canal palatino, 363
Matriz morfológica da raiz, 167
Maturação da ferida. *Ver* Fase de remodelação
Maxila
– edêntula
– – tratamento, 271
– *versus* mandíbula, 477
Maxilomandibular (FMM), 515
Mecanismo(s)
– de defesa, 320
– – comorbidades médicas, 320
– hemostático(s)
– – desafio, 195–199
– – naturais, 43
– velofaríngeo, 597
Medicação narcótica, 183
Medicamento(s)
– antigregante plaquetário, 10
– antiangiogênicos, 395
– anticonvulsivos, 31
– antirreabsortivos, 394
– – cuidados odontológicos, 395
– – mecanismo de ação, 395
Medição da pressão arterial sistêmica, 7
Médico da atenção primária, 2
Medidas
– de higiene, 55
– de proteção, 56
– – equipamentos, 56
– odontológicas
– – pré-quimioterapia, 392
Medidores de pressão em cilindros, 76
Medula particulada, 280
Membrana schneideriana, 340
Mensuração da amplitude
– movimento da mandíbula, 635
Mepivacaína 3%, 67
Mesiodentes. *Ver* Dentes
Metástase, 479
Metronidazol, 326
Microbiologia, 337
Microbiota bucal
– normal, 55, 56
Microbiota da pele
– região maxilofacial, 56
Microbiota não maxilofacial, 56
Microlux DL, 447

Micromovimentos, 651
Microneurocirurgia, 54
Microparafusos, 524
Microscópio cirúrgico, 377
Microssomia hemifacial, 533
Mini e microplacas, 523
Modelo cirúrgico
– objetivos, 258
Modelos de estudo, 252
– aspectos clinicolegais, 252
Modelos montados com exatidão
– elementos, 252
Modificação
– da borda inferior, 551
– permanente da oclusão, 646
Molares, 127–130
– anatomia, 124
Montagem de modelos, 229
Morbidade pós-operatória
– remoção precoce, 157
Mordida aberta, 553
Morfologia
– anormal, 186
– radicular, 167–170
– – alteração, 167
Movimento vestibulolingual, 127
Mucoperiósteo, 218
– descolamento mínimo, 220
– palatino, 600
Mucopolissacarídeos, 47
Mucosa bucal
– efeitos da radiação, 382
Mucosa por injeção intrabucal
– local de penetração, 73
Mucostase, 405
Múltiplas extrações, 154, 155
– plano de tratamento, 154
– sequência de extração, 154
– técnica, 154
Músculo(s)
– bucinador, 340
– da mastigação
– – avaliação sistemática, 634
– – pterigóideo medial, 637
– – temporal, 637
– esternocleidomastóideo, 343, 610
– masseter, 517
– milo-hióideo, 217, 257
– pterigóideo, 517
Mycobacterium tuberculosis, bactéria, 57

N
Narcóticos
– controlados, 184
– vício, 184
Násio, 577
Navegação, 528
Necessidades básicas para cirurgia, 39, 40
– assessoramento, 39
– visibilidade adequada, 39
Necrose
– isquêmica, 132
– pulpar, 105

Neoplasia(s), 642
– malignas
– – cirurgia, 481
– – quimioterapia, 480
– – radioterapia, 479
– – tratamento, 479–483
Nervo(s)
– alveolar inferior, 70
– – e lingual
– – bloqueios, 71
– bucal, 193
– craniano
– – exame rápido, 631
– glossofaríngeo, 628
– incisivo
– – infiltração, 72
– lingual, 133
– – e milo-hióideo, 70
– mentoniano, 71, 193
– nasopalatino, 193
– palatino maior
– – anestesia, 73
– – e incisivo, 69
– regional
– – lesão, 193, 194
– sensorial(is), 66
– – auditivo, 597
– vago, 628
Nervo-alvo, 67
Neuralgia(s)
– cranianas, 628
– do trigêmeo, 626
– – medicamentos comuns, 627
– pós-herpética (NPH), 627, 628
– pré-trigeminal (pré-NT), 626, 627
– – características clínicas, 627
Neurofisiologia da dor
– noções básicas, 624, 625
Neuroma, 628
Neuropatologia facial, 624–632
– de origem traumática, 52
Neuropraxia, 53
Neurotmese, 53
Neurotoxinas, 587–589
Nexo causal, 201
Nitroglicerina oral
– para angina de peito, 9
Nível plasmático de pico-alvo, 327
Normas e regulamentos, 208–211

O
Objetivos funcionais e estéticos, 216
Objetos perfurocortantes
– manuseio, 63
Obrigação, 201
Observações iniciais, 251
Obstrução
– da laringe, 25
– das vias respiratórias, 506
Occupational Safety and Health Administration, 457
Oclusão, 191
– anormal, 541

– classe II, 540
– classes, 253
– do dente, 130
Odontalgia atípica, 627
Odontologia
– litígios comuns, 206
– baseada em evidências, 39
– defensiva, 200
Oftalmologia, 576
Opções cirúrgicas *versus* não cirúrgicas, 578
Operação de Partsch, 471
Opérculo, 159
Operculotomia, 159
Oral CDx BrushTest, 446
Organismos
– bucais
– – equilíbrio, 55
– viáveis de uma superfície, redução
– – métodos gerais, 58
– virais, 56, 57
Orofaringe, 189
Órtese(s)
– de autorreposicionamento, 645
– de orientação anterior, 645
– de reposicionamento anterior, 645
– de reposicionamento superior, 645
– musculares, 645
Ortopneia, 11
Osso(s)
– autógeno, 280
– circundante
– – condição, 109
– – densidade, 168
– – configuração, 278
– – cortante, 147
– – cortical, 83
– – lingual, 189
– de recobrimento
– – remoção, 175
– denso, 140
– efeitos da radiação, 384
– espesso, 140
– gnáticos, 459
– – excisão cirúrgica dos tumores, 476
– – tumores
– – – curetagem, 477
– – – enucleação, 477
– – – reconstrução, 481
– – – ressecção marginal ou parcial, 478
– – – tipos, 476
– tipos, 248
– vestíbulo-oclusal e distal, 176
– volume, 278–311
Osteíte
– alveolar, 198
– condensante, 109
Osteoartrite, 639
Osteointegração, 52, 247, 388
– fatores importantes, 248
– de implante, 50–52
– quebra, 250
Osteomielite, 349
– esclerosante crônica, 351

– periostite proliferativa (osteomielite de Garre), 355
– supurativa aguda, 351
– supurativa crônica, 351
Osteonecrose da mandíbula induzida por medicação (MRONJ), 394–397
– bisfosfonatos, 394
– caso progressivo, 396
– cuidados odontológicos, 397
– sinais e sintomas clínicos, 395
Osteoplastia, 223
Osteorradionecrose, 106, 387
– curso progressivo, 385
– tratamento, 388
Osteotomia
– condilotomia modificada, 652
– de corpo, 544
– mandibular, 544
– maxilar
– – segmentada, 554
– preparação, 261
– sagital, 548
– segmentar, 245
– subapical
– – total, 551
Osteótomo, 221
Óstio, 188
– patência, 195
Óxido
– de etileno, 60
– – vantagens e desvantagens, 60
– nitroso, 9
– – advertências importantes, 78
– – armazenamento e fornecimento, 75
– – protocolo geral, 77
Oxigênio hiperbárico (HBO), 387

P
Paciente(s)
– com complicações de saúde, 8–10
– com transplante, 13
– – agentes imunossupressores, 13
– – ciclosporina A, 13
– – corticosteroides, 13
– – renal
– – – manejo de paciente, 13
– edêntulo, 134
– orientação, 181
– preparação, 110
Padrão de cuidado, 200
Palatina. *Ver* Pressão lingual
Palato duro, 134
Palatoplastia, 599
– fechamento do palato duro, 600
– fechamento do palato mole, 602
– objetivos, 599
– técnicas, 600
Palpação bimanual, 507
Pálpebras, 581
Pansinusite, 404
Papanicolaou, 446
Papila, 138
– interdental, 119

– retromolar mandibular
– – redução, 229
Paracetamol, 179, 180
Parafuso
– de retenção da prótese, 269
– sextavado antirrotação, 267
Parcialmente edêntulo
– cirurgia alveolar segmentar, 244
– opções, 271
Parede(s)
– dos vasos (diapedese), 47
– sinusal, 172
Parestesia, 52
Patógeno
– identificação, 55
Patologia(s)
– apical, 361
– terminologia descritiva, 444
Peça de mão, 87
Peelings químicos, 585
Pele sobrejacente, 340
Perfuração
– cortical, 316
– ferida, 187
– lingual, 316
– mucosa, 187
Perfurador de tecido (*punch*), 264
Pericoronarite, 159
– grave, 106
– infecção, 159
– prevenção, 157
Período de remodelamento, 568
Periodontite, 157
Periósteo, 133
Periótomos, 94
Peróxido de hidrogênio, 159
Pilar
– de cicatrização, 268
– zigomaticomaxilar, 520
Pinça(s)
– clínica, 85
– de Adson
– – *pick-up*, 85
– de algodão, 85
– de campo, 85
– de Stillies, 85
– hemostática, 63, 86
– de Allis, 85
Pinças-goivas, 86
Pino irrecuperável, 361
Placa
– cortical vestibular, 192
– em formato de L, 527
– óssea, 619
– pterigóidea, 188, 339
Planejamento
– cirúrgico
– – computadorizado tridimensional, 538
– de tratamento virtual, 291
– do retalho, 41
Plano
– de tratamento
– – cirúrgico, 108

ÍNDICE ALFABÉTICO 679

– – – considerações, 256
– – – final, 258
– oclusal, 165
– de saúde, 207, 208
– – carta, 207
– – negação, 208
Pluripotentes, 47
Polimetacrilato de metila, 587
Polissonografia, 548
Ponta(s)
– de aspiração cirúrgica, 92
– Fraser, 92
– ultrassônicas, 371
Ponto
– de deposição de anestésico local, 71
– de fulcro, 116
Porta-agulha, 82
Pós-exodontia
– características da dor, 183
– dieta, 184
– dor e desconforto, 182–184
– edema, 184
– – com eritema superficial, 185
– – grau, 184
– equimose, 185
– higiene bucal, 184
– manejo do paciente, 181–199
– – advertir, 182
– pacientes diabéticos, 184
– trismo, 185
Pós-operatório
– acompanhamento, 185
– conduta, 264
– exposição, 264
– instrumental, 100
– sangramento, 195–198
– – prevenção, 195
Pós-parto, 19
Pré-eclâmpsia, 19
Preenchedores dérmicos, 587
Preensão do tecido mole
– instrumental, 85
Prega de Passavant, 597
Pré-molares, 127–130
Pré-operatório
– explicações, 186
– planejamento, 186
Preparação cirúrgica, 259–264
Preparo apical, 370
Pressão(ões)
– apical, 188
– digital, 229
– intracística, 471
– lingual, 117
– rotacional, 117
– de *marketing*, 201
Primeiro molar inferior, 107
Primer, 172
Princípios
– da cirurgia, 39–44
– de precaução universal, 110
Procedimento(s)
– cirúrgico, 173–179

– – cosméticos, 578–589
– – dentoalveolares, 87
– – passos básicos, 173
– de Caldwell-Luc, 406
– de descolamento, 118
– de enxerto, 602
– de Janetta, 626
– não cirúrgicos, 583
Processo(s)
– alveolar, 114
– – fratura, 191–193
– – – prevenção, 192
– – ideal, 215
– de envelhecimento facial, 577
– por erro, 201
– por negligência, 189
Proficiência Limitada em Inglês (PLI), 210
Profilaxia
– contra a endocardite infecciosa, 329
– – recomendações, 329
– contra a infecção da prótese articular, 329
– contra a infecção metastática
– – princípios, 328–330
– – regimes antibióticos, 328
– da infecção de feridas
– – princípios, 328
– em pacientes com outras condições cardiovasculares, 330
Prontuário
– bem documentado, 203
– correções, 203
– informações importantes, 203
– itens úteis, 203
– mudanças, 207
Propagação do vírus da hepatite
– métodos de limitação, 57
Propionibacterium acnes, bactéria, 56
Proporções faciais normais, 535
Proteção universal, 57
Proteína(s)
– C reativa (PCR), 630
– ligação, 67
– morfogenéticas ósseas (BMP), 279, 613, 614
– – desvantagens, 614
– – vantagens, 614
Prótese(s), 214
– aloplásticas articulares, 650
– híbrida fixa, 254
– imediatas, 234–238
– – técnica, 235
– implantossuportada, 105, 250, 387
– mucossuportada, 159
Protocolo de redução de ansiedade, 28
Protocolos-padrão, 376
Protrusão da mandíbula, 595
Protuberâncias ósseas excessivas, 223
Pseudocistos
– tratamento, 467, 476
Pseudocistos antrais, 406, 407
Pterigóideo medial, 185
Punção aspirativa por agulha fina (PAAF), 452

Q
Quebra de dever, 201
Queiloplastia, 598
– objetivos, 599
– técnica(s), 599
– – cirúrgicas, 599
– – de Millard, 600
Queixa principal, 251
– história, 3
– perguntas, 317
Questionário de saúde
– condições comuns, 6
Quimioterapia
– candidíase oral, 393
– gestão odontológica geral, 390
– microbiologia bucal, 390
– mucosa oral, 388
– sistema hematopoético, 389
– tratamento, 381–399
– tratamento odontológico, 388–394

R
Radiação terapêutica por câncer, 106
Radiografia
– cefalométrica, 217
– de Waters, 403
– do submento-vértix (TCFC), 641
– panorâmica, 229, 253
– periapical, 163, 402
Radiolucidez
– apical, 110
– periapical, 111
Radioterapia
– avaliação dos dentes, 384, 385
– consciência dental, 384
– dentes remanescentes
– – condições, 384
– dose, 385
– extração dentária, 386
– gestão de dentes cariados, 386
– imediatismo, 384
– implantes dentários, 387
– – dados, 388
– localização, 384
– preparo e manutenção dos dentes, 385, 386
– terceiro molar impactado
– – remoção, 386
– tratamento, 381–399
Radiotransparência, 374
Raiz(ízes)
– cônica, 167
– – fusionada, 167
– distovestibular, 147
– divergentes, 143, 168
– do pré-molar
– – curvatura, 128
– configuração, 108, 109
– fina, 171
– fraturada no nível do osso, 145
– hipercementose, 143
– mesial, 147
– mesiovestibular, 147
– vestibulolinguais, 122

Ramos do nervo trigêmeo, 53
Razão normalizada internacional (INR), 196
Reabilitação dentária implantossuportada, 190
Reabsorção
– externa
– – reparo, 375
– padrão, 214
– radicular, 109, 159
– – prevenção, 159
Reações de hipersensibilidade, 22–38
Reavaliação, 376
Rebordo(s)
– alveolar(es), 159
– – atróficos, 217
– – preservação, 238, 239
– – vestibular
– – – prevenção da fratura, 122
– externo oblíquo, 174
– maxilar, 219
– ósseos
– – correção das relações anormais, 242–244
Reconstrução
– avaliação, 614–617
– defeito do tecido duro, 614
– defeito do tecido mole, 614
– defeitos mandibulares
– – princípios, 618
– mandibular
– – princípios e objetivos, 617
– óssea
– – bases biológicas, 609, 610
– – resposta imune, 610
– problemas associados, 617
– protética maxilofacial, 621
Reconstrução tridimensional de uma tomografia, 641
Recontorno de rebordo, 220
– alveolar, 218–225
Redução fechada, 515
Redundância platismal, 580
Reepitelização, 486. *Ver também* Epitelização
– da mucosa, 239
Regeneração
– guiada de tecidos, 52
– óssea guiada, 282
– tecidual guiada, 378
Região retromolar, 160, 194
Registros e documentação, 203, 204
– insatisfatórios, 203
– má manutenção, 203
Registros eletrônicos, 186, 204
Regra "ALARA", 319
Regulamentos de privacidade, 208
Reimplante de um dente avulsionado
– fatores, 503
Relação(ões)
– cêntrica (RC), 635
– coroa-raiz
– – insuficiente, 365
– dentista-paciente, 200
– – gerenciamento de risco, 202
– interarcos, 216
– maxilomandibular, 216

– normalizada internacional (INR), 13
Relocação de área, 533
Remoção
– acessibilidade, 163
– avaliação clínica, 106
– caninos, 122
– de fluidos
– – instrumental, 92
– de múltiplos dentes
– – alveoloplastia simples, 218
– – dentes maxilares, 121–124
– de osso
– – adicional, 147
– – instrumental, 86
– – inter-radicular, 87
– do(s) dente(s), 75
– – incisivos, 121
– – molares, 123
– – pré-molar inferior, 116
– – primeiro pré-molar, 122
– – segundo pré-molar, 123
– – superiores, 96
– do tecido mole de cavidades ósseas
– – instrumental, 88
– técnicas específicas, 121–129
Reparação óssea
– fase de remodelação, 51
Reparo
– das feridas, 45–54
– – conceitos
– – – importância cirúrgica, 48
– de alvéolos pós-extração, 49
– do nervo, 54
– – fases, 52
– fase(s), 46
– – inflamatória, 46
– fatores que prejudicam, 48
– mediadores químicos, 45
– ósseo, 49
– – primeira intenção, 50
– ou remoção do disco, 649
– perfuração, 364
– pós-perfuração, 374
– preparação do ferimento, 45
– primeira, segunda e terceira intenções, 49
Reposicionamento
– cirúrgico, 498
– do disco
– – cirurgia, 648
– inferior da maxila, 558
Reprogramadores musculares, 645
Responsabilidade
– conceitos jurídicos, 200
Ressecção
– apical, 365
– da mandíbula
– – tipos comuns, 477
– de granuloma, 300
Restauração(ões)
– altura do osso alveolar, 617
– continuidade, 617
– volume ósseo, 617
– adjacente

– fratura ou deslocamento, 190
– – prevenção, 190
– da dentição, 214
– do ápice radicular
– – preparo, 370
– de amálgama ou coroas, 106
Resurfacing a *laser*, 587
Retalho
– bicoronal, 522
– delineamento, 132–138
– – tecido mole, 132–154
– de músculo temporal, 651
– descolamento, 146
– de vômer, 602
– manejo, 132–138
– mucoperiosteal, 144
– – técnicas, 135
– – tipos, 134
– mucoperiósteo, 459
– mucoso
– – rompimento, 187
– palatino, 134
– prevenção da dilaceração, 40
– prevenção de deiscência, 40
– prevenção de necrose, 40
– quadrangular, 134
– realização, 132–138
– reflexão, 259
– – exemplos, 261
– rompimento, 187
– – irregular, 187
– tipo envelope, 133
– tipos, 42
– triangular, 136
– W-Y *push-back* (Wardill), 602
Revisão dos sistemas
– cardiovascular e respiratório, 6
Revisões de rotina, 6
Rinoplastia, 581–583
– aberta e fechada, 586
Risco
– fetal, medicações, 19
– redução, 201, 202
Rosto e terço médio da face, 578
Rugas, 589

S

Sabão antisséptico, 63
Sachê de chá, 182
Saco pericoronário, 160
– tamanho, 168
Sangramento
– controle primário, 196
– pulsátil, 134
– secundário, 196
Sangue anticoagulado terapeuticamente
– manejo de paciente, 17
Saúde geral e cicatrização de feridas, 44
Saúde periodontal
– parâmetros básicos, 160
S. aureus, bactéria, 56
Seccionamento, 147
– método alternativo, 149

ÍNDICE ALFABÉTICO

Seccionamento do dente, 175
Sedação
– com óxido nitroso, 75
– farmacológica, 75
– oral, 75
Segmento
– intermaxilar, 592
– osteomizado (côndilo), 658
Segundo molar mandibular, 169
Seio maxilar
– cirurgias orais
– – complicações, 407
– doenças odontogênicas, 400–412
– estrutura e posição, 172
– exame clínico, 401
– exame radiográfico, 401–403
– infecções não odontogênicas, 403
– infecções odontogênicas, 405
– óstio, 402
– pneumatizado, 143
– transiluminação, 401
Sensação "fantasma", 626
Sensibilidade
– antibiótica, 323
– muscular pericraniana, 629
S. epidermidis, bactéria, 56
Sepse, 58
Septoplastia, 583
Sequelas pós-operatórias
– controle, 181, 185
Silicone injetável, 587
Simulação
– termo, 625
Síndrome
– da ardência bucal, 628
– da disfunção, 160
– de Apert, 548
– de Crouzon, 548
– de Ramsay Hunt, 628
– de Treacher Collins. *Ver* Disostose mandibulofacial
– significado, 592
Sinusite, 404
– frontal, 404
– maxilar, 404
– – tratamento, 405
– tratamento transnasal, 410
Sistema
– ASA
– – adaptações, 8
– de lâmina basal de hemidesmossoma, 52
– de registro totalmente eletrônico
– – *pads*, 203
– musculoaponeurótico superficial, 579
– respiratório, parte superior
– – microbiota, 55, 56
– de numeração de dentes, 190
Sítio cirúrgico
– regime antibiótico, 328
Slot, 176
Sobrancelha "ideal", 584
Sobredentadura
– cirurgia, 239

– removível, 254
Solubilidade lipídica, 67
Solução salina estéril, 179
Sondagem da comunicação, 195
Splints, 483
Staphylococcus aureus, bactéria, 55
Streptococcus tipo *viridans*, 314
Substâncias vasoconstritoras, 43
Substituição de dente único, 272
Substitutos para enxertos, 278–280
Sulco gengival, 118
Sulfato de protamina, 17
Supercrescimento bacteriano, 404
Superfície
– de osteointegração, 52
– oclusal, 167
Suporte clínico, 324
Supressão suprarrenal
– cirurgias ortognáticas, 15
– manejo de paciente, 15
Suspensão com fio de aço, 524
Sutura(s)
– cicatrização, 136–154
– do tecido mole
– – instrumental, 88
– em alça, 372
– em colchoeiro horizontal, 142
– em formato de 8, 137
– ferida aberta, 137
– formas, 138
– hemostasia, 137
– intrabucal, 140
– monofilamentares, 90
– múltiplas, 142
– não reabsorvíveis
– – material, 89
– polifilamentares, 90
– princípios, 136–140
– propósito, 138
– reabsorvíveis
– – material, 89
– retalho, 264
– – triangular, 142
– superficial, 137
– tecido de recobrimento, 137
– técnica, 138

T
Tábua palatina, 220
Tampa ou parafuso de cicatrização, 266
Taquipneia com sonolência, 14
Tecido(s)
– de revestimento
– – natureza, 169
– duro
– – interface, 247, 248
– fibroso
– – hipermóvel, 217
– – vascularização e fornecimento do oxigênio, 50
– hipermóvel
– – palpação, 217
– – remoção superperiosteal, 231

– – sem suporte, 230
– – – remoção, 231
– mole(s)
– – anormalidades, 228–234
– – aumento do rebordo mandibular, 239
– – aumento do rebordo maxilar, 242
– – contusões, 487
– – de suporte
– – – avaliação, 217
– – e dentoalveolares
– – – ferimentos, 486–505
– – incisão, 132
– – lateral palatino
– – – excesso, 229
– – lesões, 186
– – – prevenção, 187
– – peri-implantar, 249
– – ptótico, 579
– – queratinizado
– – – conservação, 218
– necrótico, ferida, 48
– ósseo
– – de suporte
– – – avaliação, 216
– – osteoblastos, 49
– – osteoclastos, 49
– palatino, 69
– queratinizado, 172, 217
– retrodiscal, 638, 639
Técnica(s)
– a retalho. *Ver* Técnica aberta
– aberta
– – cirúrgica, 118
– asséptica, 40
– cirúrgica(s)
– – básicas, 259
– – infecção, 322
– da pulpotomia, 495
– da zetaplastia, 233
– de assepsia, 55
– fixação intermaxilar, 516
– de janela aberta, 152
– de marsupialização, 471
– de percussão, 7
– de rotina. *Ver* Extração fechada
– de von Langenbeck, 601
– de Wardill, 604
– eletrocirúrgicas, 231
– para infiltrar ápices
– – dentes individuais, 71
Telemedicina e internet, 208
– aconselhamento, 208
– transferência de informações, 208
Tempo de tromboplastina parcial ativado (TTPa), 13
Tensão, ferida, 49
Teoria
– da osteogênese de duas fases, 609
– de hipoxia-reperfusão, 639
Terapia(s)
– antibiótica adjuvante, 325
– anticoagulante, 17
– empírica, 325, 326

– endodôntica, 159
– farmacológica, 643
– imunossupressora, 325
Terceiros molares
– direção vestibulopalatina, 171
– impactação, tipos, 169
– mandibulares
– – angulação, 163
– – – direções, 164
– – impactação
– – – sistemas de classificação, 163–166
Terço inferior da face e pescoço, 578
Tesoura, 90
– de Metzenbaum, 91
– de pele, 91
– de sutura, 91
– de tecidos, 91
– Iris, 91
Teste de cultura, 323
Teste de rastreamento MOP, 447
Tintura de benzoína, 472
Tireotoxicose, 15
Tomografia computadorizada (TC), 163
– feixe cônico (TCFC), 172, 534
Torneiras de pia, 61
Torus
– mandibular
– – remoção, 227
– maxilares, 225–227
– palatino
– – remoção, 226
– remoção, 225–228
Totalmente edêntulo
– correção de anormalidades esqueléticas, 244
Toxina botulínica, 589
Transcutânea, 581
Transdução, 624
Transferência de material estéril, método, 62
Transfusões plaquetárias, 16
Transmissão de doença
– risco, 63
Transmissão dolorosa trigeminal, 625
Transudação, 44
Traqueostomia
– localização, 507
Tratamento
– cirurgião bucomaxilofacial, 320
– cirúrgico, 541–549
– – inadequado, 327
– clínico geral, 320
– com implante
– – conceitos básicos e técnicas, 247–275
– condições infecciosas, 205
– da polpa, 503

– endodôntico
– – possibilidade, 364
– odontológico
– – problemas clínicos comuns, 3
– ortodôntico
– – facilitação, 160
– planejamento virtual, 289
– pós-cirúrgico, 574
– pré-cirúrgico, 536–541
– – considerações restauradoras, 537
– – planejamento final, 538
– – predição por imagem, 538
– problemas, 205
– sem consentimento informado
– – agressão, 202
– trombolítico, 10
– vírus da imunodeficiência humana (HIV), 205
Traumatismo(s)
– bucomaxilofacial, 485–505
– – história, 489, 490
– condilar, 535
– dentoalveolares, 489–503
– – avulsão, 498
– – classificação, 493
– – exame clínico, 490
– – exame radiográfico, 491
– – extrusão, 498
– – intrusão, 498
– – luxação lateral, 498
– – mobilidade, 498
– – períodos de estabilização, 502
– – sensibilidade, 496
– – tratamento, 489,493
– facial
– – avaliação, 506–512
– – – radiográfica, 509
– – história e exame físico, 507
– panfacial, 525
Trincas da coroa dental, 494
Trismo, 159
Trombina tópica, 196
Trombopoetina, 13
Trombose do seio cavernoso, 345
Tropocolágeno, 47
Tubérculo geniano
– redução, 225
Tuberculose, 57
– infecção, 57
– teste cutâneo, 57
Tuberosidade, 172
– maxilar
– – fratura, 193
– – redução, 222

– – removida, 193
Tubetes
– quantidade, 67
Tumores
– malignos, 479–481
– na maxila e na mandíbula
– – agressividade da lesão, 477
– – anatomia, 477
– – duração, 477
– – estruturas vitais adjacentes, 477
– – tamanho, 477
– – tentativas de reconstrução, 477
– – tratamento cirúrgico, 476–478
Tumores odontogênicos, 160

U
Ulceração ou erupção cutânea, 188
Uncinectomia, 410
Unidade(s)
– de controle de sedação por inalação, 78
– côndilo-ramo nativo, 650
– controlador de sedação de fluxo contínuo, 77
Uniforme odontológico, 63
Uvulofaringopalatoplastia, 548

V
Vapor, 59
Varfarina, 17
Varredura por TC, 404
Vasoconstritor, 186
Veias sanguíneas (marginação), 47
Velocidade de condução, 624
Vestíbulo e assoalho da boca
– aumento, 240
Vestibuloplastia
– localizada, 233
– maxilar
– – com enxerto de tecido, 242
– por retalho transposicional (*lip switch*), 239
– submucosa, 242
Vias respiratórias
– estreitas ou colapsadas, 567
– tratamento, 343
Vírus
– da imunodeficiência humana, 57
– tipos, 56
ViziLite TBlue, 447

X
Xenoenxertos, 613
Xerostomia
– tratamento, 382